기·초·의·학·시·리·즈

SERIES OF BASIC MEDICINE

2 기초의학시리즈

QUICK MASTER PATHOLOGY

최신 심플 병리학

● 저 자 : YUTAKA TSUTSUMI

● 편 역 : 김경아, 김미향, 김인숙, 김향이, 박미화, 배은숙, 배익렬, 서연희, 이상민, 이선미, 정인숙, 조 경, 허금희

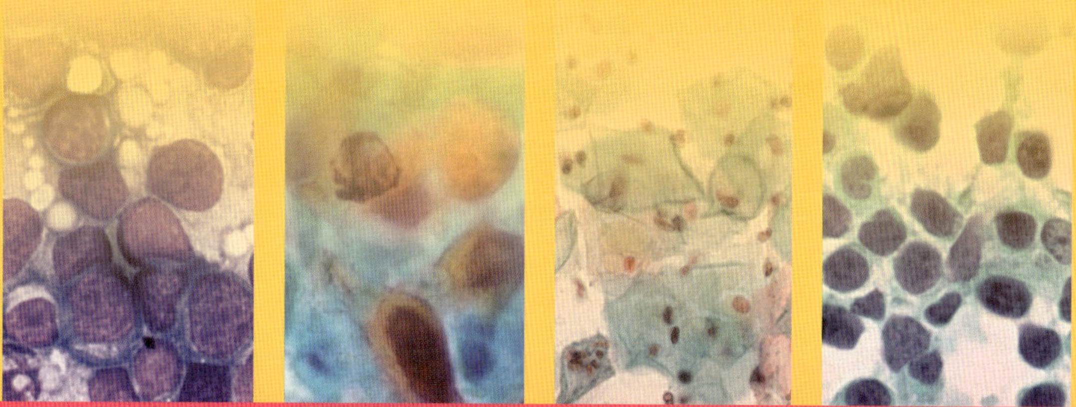

DK 대광의학
DaeKwang Medical

대표저자	Yutaka Tsutsumi 후지타 보건위생대학 의학부 제1병리학교수

편역자(가나다 순)

김경아	인천가톨릭대학교 간호학과
김미향	청암대학교 간호학과
김인숙	수원과학대학교 간호학과
김향이	경인여자대학교 간호학과
박미화	전남과학대학교 간호학과
배은숙	김해대학교 간호학과
배익렬	건양대학교 간호학과
서연희	신경대학교 간호학과
이상민	서라벌대학교 간호학과
이선미	진주보건대학교 간호학과
정인숙	초당대학교 간호학과
조 경	서영대학교 간호학과
허금희	대경대학교 간호학과

Then you will know the truth, and the truth will set you free - John 8 : 32

PREFACE

최근 임상에서는 의료인에게 필요로 하는 자질 중에 가장 중요한 것은 실력이라는 말을 많이 한다. 그것을 증명하는 길은 자신이 하는 임상의 처치들이 왜 이렇게 이루어지는지에 대한 근거중심 보건의료와 간호 등의 지식이 필요한데 그 모든 지식의 기본은 바로 병리학적 접근일 것이다.

특히 병리학적, 임상 의학적 지식은 병명 나열만으로는 아무런 의미가 없으며, 또 항목별로 분류한다고 해서 이해가 쉽지는 않다. 간호사뿐만 아니라 많은 의료종사자에게 무엇이 중요한지는 병리의사인 저자도 쉽게 간파하기 힘들다. 각 장과 항목을 그냥 나열해서 만들어진 교재도 많이 보아왔지만 병의 기전과 질환을 이해하기에는 부족한 부분이 많았다.

그래서 본서에서는 '질환분류'와 '발생기전'을 가능한 한 알기 쉽게 서술하였다. 또한, 임상증상이나 검사소견을 상세히 기술한다면 책의 내용이 너무 무거워지므로 이해하기 힘든 부분만 간략히 서술하였다. 되도록 삽화를 많이 넣어서 이해하기 쉽게 만들려 노력하였으며 필요에 따라 임상사진을 첨부하였으며, 현미경 소견의 사진은 책의 지면이 허락하는 범위 내에서 이해하기 쉬운 것만을 실으려 노력하였다.

각론의 서두에는 복습을 위해 각 기관의 '인체 구조와 기능'을 첨부하여서 해부학의 기초를 정리하였다. 각 항목에는 'Point'를 실어서 본문의 주요 요점을 풀어서 정리해 따로 찾아봐야 하는 시간을 절약할 수 있다. 또한, 본문에서 언급하지 않은 내용이지만 관련된 내용을 'Note'에서 보충하여서 이해를 돕고자 하였고 약간 깊은 내용도 삽입하여 심화학습에 도움이 될 것이다. 그리고 도표에도 자세한 설명을 첨부하여 독자들의 이해를 돕고자 노력하였다.

이 책의 장점은 타 교재와 비교해 내용 면에서 중복되는 부분이 없고 총론과 각론의 균형이 잘 맞는다는 점이다. 필요한 곳에 삽입한 'column'은 독자들이 병리학이라는 학문에 애정을 갖길 바라는 마음을 담았다. 편안하게 칼럼을 읽으면 병리학이라는 과목이 친근하게 느껴지며 왜 알아야 하는지를 독자 스스로 깨닫게 될 것이다.

이 책을 보면서 공부할 기분이 생기고 특히, 질환의 병리학적 접근 시 '왜(Why)?'라는 궁금증을 풀 수 있는데 도움이 된다면 저자로서 더할 나위 없이 기쁠 것이다.

후지타 보건위생대학 의학부 제1병리학교수

츠츠미 유타카(Yutaka Tsutsumi, M.D.)

CONTENTS

총론

각론

제4장 호흡계통 질환 237

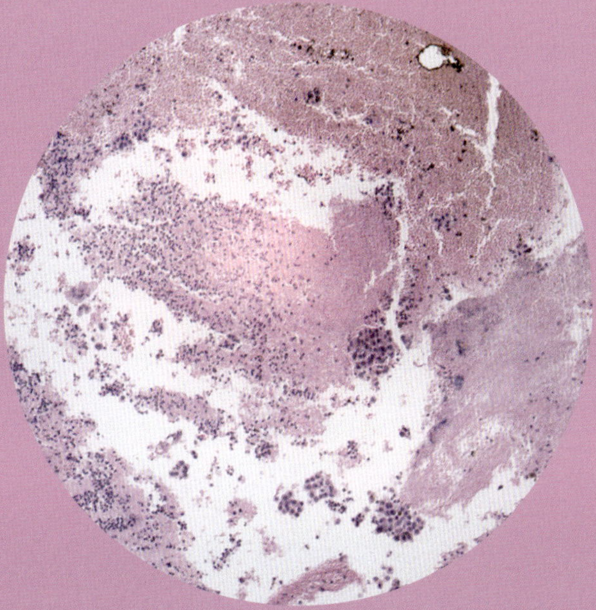

총 론

1. 병리학과 병리진단
2. 세포손상
3. 선천이상
4. 순환장애
5. 염증
6. 면역이상과 알레르기
7. 감염병
8. 종양

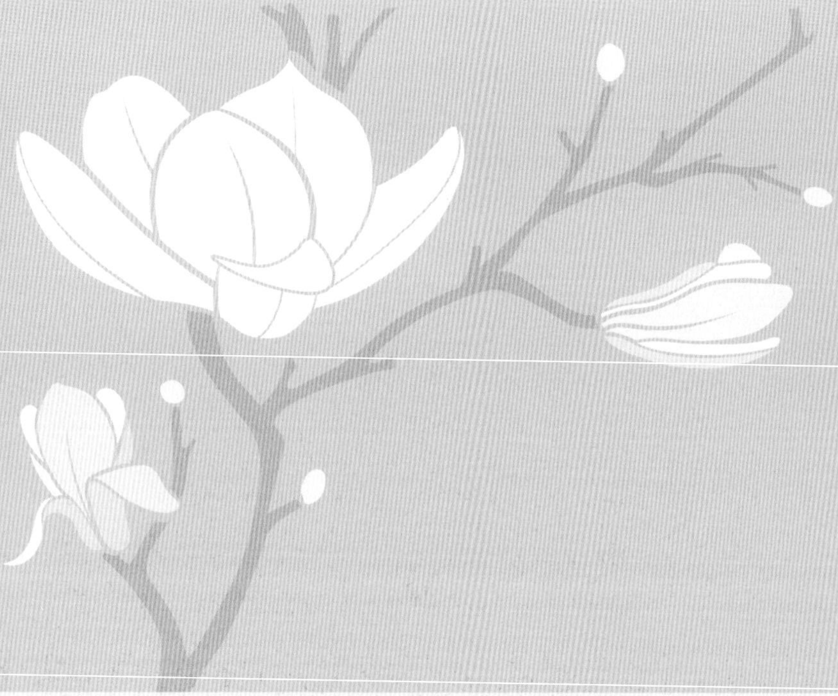

병리학(pathology)

질병의 본질적 성질을 취급하는 의학의 한 분야로서, 특히 질병에 의해 발생하는 신체의 조직이나 기관의 형태학적 변화 및 기능적 변화를 연구하는 학문. 즉, 병의 원인-발생-경과 및 그 변화 등에 관한 연구를 하는 학문으로 넓은 의미로는 생물체에서 볼 수 있는 모든 이상(질환) 및 기형을 대상으로 하며 좁은 의미로는 사람에게 일어나는 병변의 본태를 규명하고 병태의 구조와 기능의 변화를 분명히 하여 치료와 예방에 공헌하는 기초의학 분야를 가리킨다.

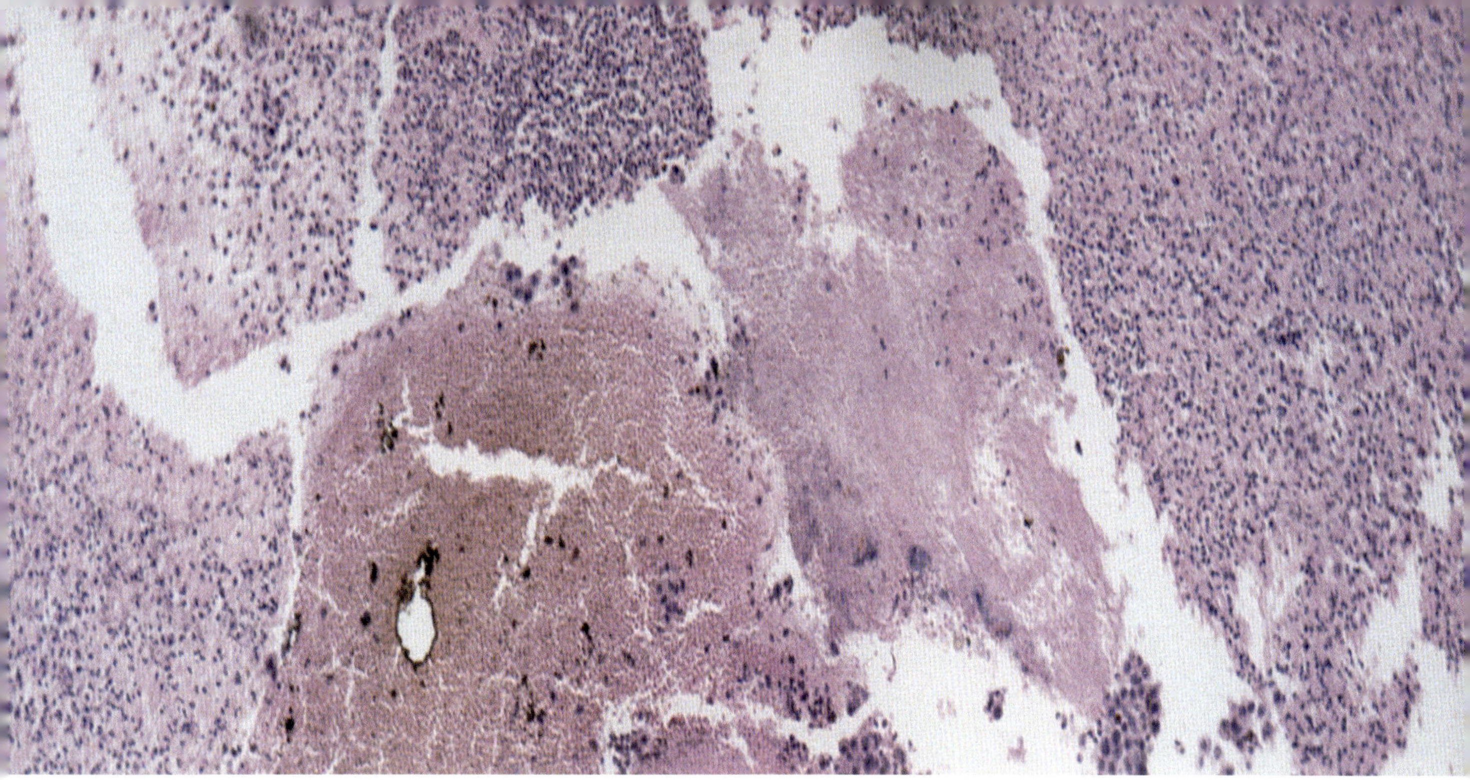

제1장 병리학과 병리진단

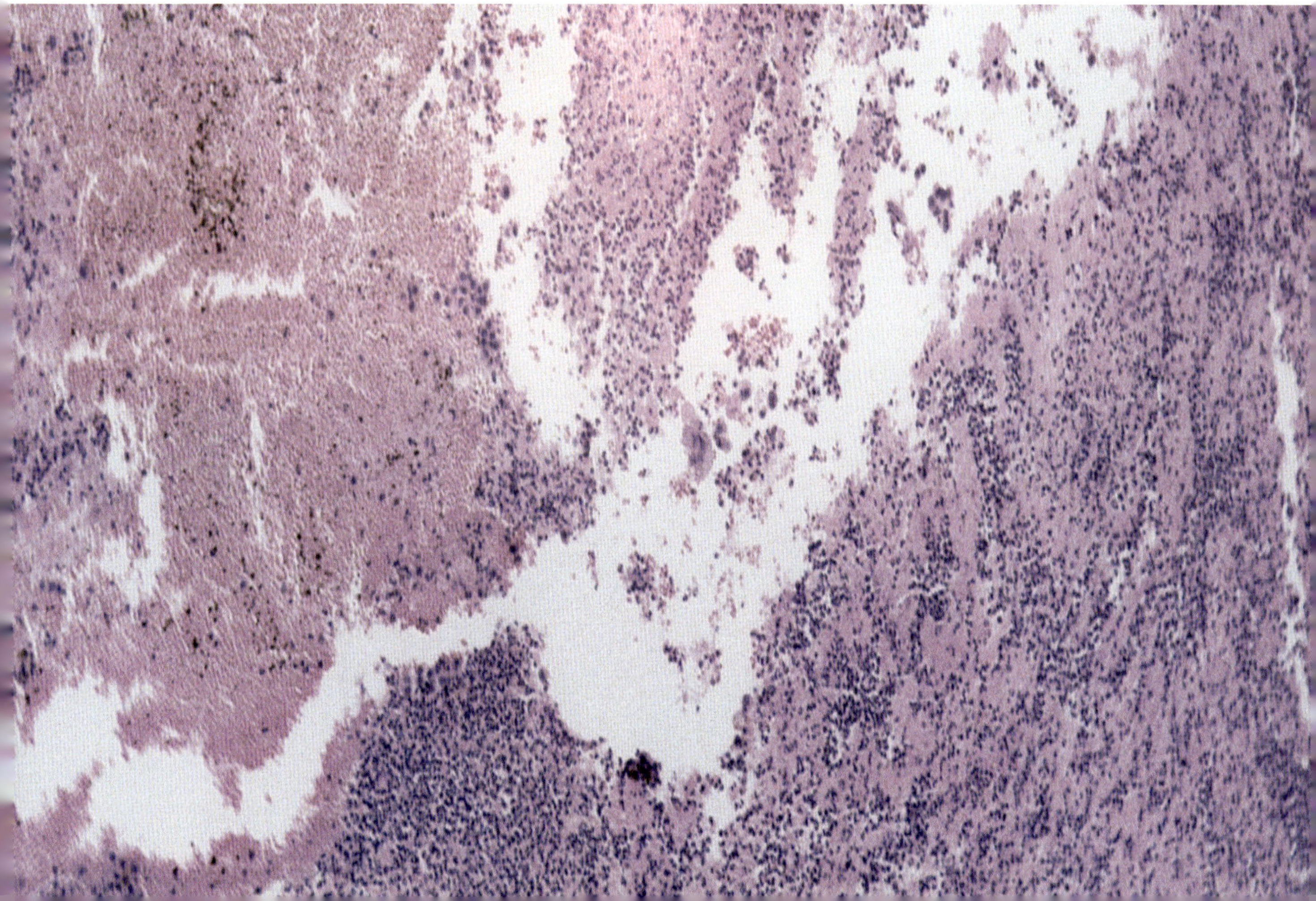

주요 용어해설

- **고정(fixation)** : 생물 시료를 자가분해나 부패에 의한 열화로부터 보호하기 위한 화학처리를 말한다. 고정을 통해 모든 생화학반응이 정지하며, 경우에 따라서는 물리적 강도나 화학적 안정성이 향상되기도 한다.
- **김자염색(Giemsa stain)** : 말라리아 연구의 선구자인 독일 의학자 Gustav Giemsa(1867~1948)의 이름을 딴 혈액표본염색법 중 하나이다. 독일 함부르크의 열대병연구소에서 말라리아원충 염색법으로서 개발되었다. 지금도 임상현장에서 널리 사용되고 있다.
- **병리진단(pathology diagnosis)** : 인체에서 채취된 재료에 대해 현미경으로 관찰하면서 병리학 지식이나 방법을 사용해서 병변 유무나 병변의 종류에 대해 진단하는 것을 말한다.
- **병리학(pathology)** : 질병의 원인, 발생기전 해명, 질병의 진단 확정을 목적으로 하는 의학의 한 분야이다.
- **생검(biopsy)** : 질병의 진단이나 경과 예후 판정을 위해 생체의 조직이나 장기에서 재료를 채취하는 방법이다. 채취된 조직편이나 세포에 대해 병리조직학적 검색, 현미경적 검색 등의 병리진단을 시행한다.
- **세포진단(세포진, cytodiagnosis)** : 검체를 현미경으로 관찰하여 비정상 세포(이형 세포) 등을 검출함으로써 병변 유무나 병변부위의 병리학적 진단이나 임상진단을 내리는 것을 말한다. 임상검사의 한 분야이며 병리진단의 하나이다.
- **파파니콜로염색(Papanicolaou stain)** : 가래, 소변 등을 채취하여 악성종양세포나 감염병 등을 동정하는 방법으로, 핵은 헤마톡실린, 세포질은 오렌지G, 라이트그린, 에오신, 유지질은 비스마르크 브라운으로 염색한다. 세포진단에서 널리 사용된다.
- **헤마톡실린-에오신염색(H-E염색, hematoxylin eosin staining)** : 조직학에서 조직박편을 관찰하는 데에 널리 사용된다. 헤마톡실린은 청자색 색소이며, 이것에 염색되는 조직을 헤마톡실린 호상 또는 호염기성이라고 한다. 구체적으로는 세포핵, 뼈조직, 연골조직 일부, 장액성분 등이다. 에오신은 적색~분홍색 색소이며 이것에 염색되는 조직을 에오신호성 또는 호산성이라고 하며, 구체적으로는 세포질, 연부조직의 결합조직, 적혈구, 섬유소, 내분비과립 등이 있다.

제 1 장 병리학과 병리진단

1. 병리학이란?

병리학(pathology)이란 질병의 원인과 그 성립 과정을 과학적으로 이해하기 위한 학문이다. 사람은 질병에 걸리면 우선 무엇이 원인이 되어 그러한 상태가 되었는지 의문이 생길 것이다. 그것을 해명하는 것이 병인학(etiology)이고, 그 질병이 어떠한 기전으로 인체에 영향을 미치는가를 연구하는 학문이 발생병리학(pathogenesis)이며, 질병으로 인해 조직구조가 어떻게 변화되는지 관찰하는 것이 조직병리학(histopathology)이다. 병리학은 주로 이 세 가지로 성립된다.

일반적으로 병리학은 크게 총론과 각론으로 나뉜다. 총론에서는 세포손상, 선천이상, 순환장애, 염증, 종양 등 대략적인 질환의 범주를 학습하고, 각론에서는 각 장기나 조직에서 발생하는 병변에 관해 구체적으로 학습한다.

2. 병리학과 간호의 관계

올바른 간호를 위해서는 질병의 원인과 그 경과, 그로 인해 인체가 형태적 또는 기능적으로 어떻게 변화해 가는지를 알아야 한다. 병리학을 학습하면 하나하나의 간호처치에 대하여 '왜 그렇게 하는가?'를 배울 수 있다.

예를 들어 거동을 못하는 환자에게 발생하는 욕창은 병리학적으로 보면 순환장애의 일종이다. 신체의 일부분이 장시간에 걸쳐 압박을 받아 피부조직에 순환장애가 발생하면 발적, 종창, 미란, 궤양 형성을 거쳐 결국은 압박부위의 피부조직이 괴사하게 되는 상태이다. 따라서 정기적으로 자세를 바꾸어주는 이유는 순환장애를 예방하기 위함이다.

이처럼 특정 질병이나 병변이 어떻게 발생하여 진행되는지를 올바르게 이해하고 있으면 간호하는 환자의 질병의 진행 또는 회복 여부를 알 수 있게 된다. 자신이 하고 있는 간호가 무엇을 위함인지, 또 그 결과는 환자의 신체에 어떤 영향을 미치는지를 파악한다면 간호의 내용도 더욱 충실해질 것이다.

Note

병리학(pathology)

pathology는 그리스어 유래의 *pathos*(질병)와 *logos*(학문)의 합성어이다.

병리학의 아버지 피르호

루돌프 칼 피르호(Rudolph Carl Virchow, 1821~1902)는 병리학의 아버지라고 불린다. '모든 세포는 세포에서 유래한다'는 사실을 처음으로 증명하였다(세포병리학, cytopathology). 또 혈전증과 백혈병의 개념을 확립하여 오랫동안 독일 의학계의 최고봉으로 군림하였다. 피르호는 고고학의 아버지로도 명성이 높다. 베를린 시민의 생활환경을 개선하기 위해 베를린 시내에 상하수도를 정비한 정치가로서도 업적을 세운 슈퍼맨이었다. 노벨 의학생리학상 후보로 거론되던 1902년 비 내리는 베를린 시내에서 넘어져 넙다리뼈목골절(대퇴골경부골절)을 일으켰고 폐렴 합병으로 사망하였다. 노벨상 수상자격은 생존자에게 있었기 때문에 그는 노벨상을 받지 못하였다.

3. 의료에서 병리진단의 역할

의료는 크게 진단, 치료, 예방의 3가지로 나뉜다. 병원에서는 주로 진단과 치료를 한다. 병리진단은 진단의 일부이며, 특히 암의 진단에서는 '최종진단'으로서 중요한 역할을 맡고 있다(▶ **그림 1-1**).

병리진단에는 병리해부(부검), 조직진단, 세포진단의 3가지가 있다(▶ **그림 1-2**). 병리해부는 사망한 환자의 병태, 사인, 치료효과를 형태학적으로 판단하여 최종적으로 진단을 내리게 된다.

조직진단은 내시경으로 채취한 생검 조직이나 수술로 절제한 검체를 육안 및 현미경으로 보고 판단을 내린다. 이는 현대 병리과 의사에게 가장 중요한 업무에 속한다. 수술 중 단시간에 이루어지는 수술 중 신속진단도 중요한 조직진단의 일부이다.

세포진단은 병변을 면봉으로 긁거나 주사기로 뽑아낸 세포검체, 가래 · 소변 · 체강액(가슴막삼출액, 복수, 심장막액)과 같은 액상검체의 원심도말표본을 현미경으로 관찰하여 질적인 판단을 내린다.

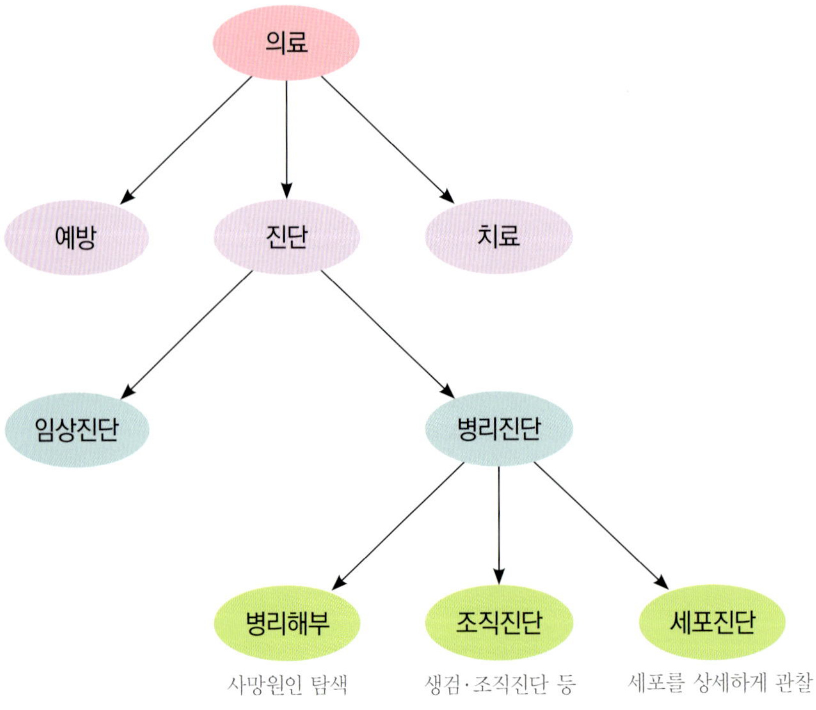

[그림 1-1] 의료에서 병리진단의 위치

Note

생검의 종류

① 바늘생검
② 찍어냄생검(펀치생검)
③ 내시경생검
④ 수술적 생검(병변의 부분 채취, 병변의 전체 채취).

검시(necropsy)

유족에게 병리해부의 허가를 받지 못하고, 또한 최종 병리진단을 내릴 수 없는 경우 바늘 또는 절개를 통해 시체에서 조직의 일부를 채취하여 진단하는 것을 말한다. 엄밀하게 말해 환자 사망 이후에는 의사법이 적용되지 않고 형법의 대상이 된다. 형법 161조의 사체 손괴죄에 해당될 우려가 있기 때문에 절개를 이용한 검시는 최대한 피하는 것이 좋다.

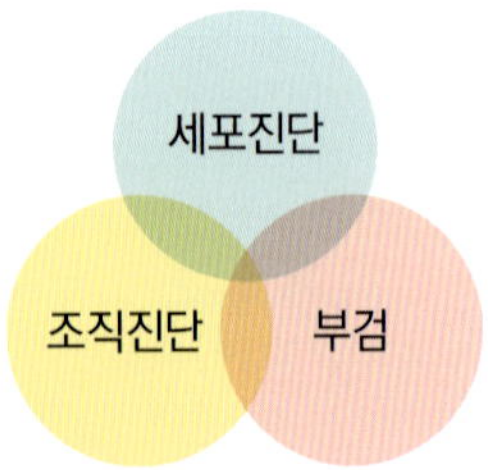

[그림 1-2]
병리진단의 3가지 중심

원격병리진단(telepathology)

병리과 의사가 없는 의료시설에서 수술 중 신속한 병리진단이 필요한 경우, 원격지에 있는 병리과 의사에게 전화 등을 통해 임상병리사가 제작한 신선 동결절편의 현미경 영상을 전송하여 병리진단을 내릴 수 있다. 하드웨어적인 측면에서는 화질이나 전송속도, 조작성 향상 등 기능이 개량되고 있으며 원격병리진단 전용기기도 보급되고 있지만, 진단에 관한 책임 소재, 병원 간의 비용배분 등 소프트웨어적인 측면에서 해결해야 할 과제가 남아 있다.

4. 생검이란?

바늘이나 겸자, 집게, 절개 등으로 채취한 생체조직의 일부를 현미경으로 검사하는 진단행위를 생검(biopsy)이라고 한다. 내시경기술의 발달과 초음파 · CT 유도 하에 이루어지는 바늘생검기법이 진보함에 따라 최근 생검 횟수는 비약적으로 늘고 있다.

대개 가장 많이 시행되는 것이 위생검이다. 그 밖에도 큰창자(대장)생검, 자궁목부분(자궁경부)의 찍어냄생검(펀치생검), 자궁속막(자궁내막) 겸자생검, 피부생검, 기관지경 · 흉강경에 의한 허파(폐)생검, 심장카테터에 의한 심장근육생검 등이 있다. 채취되는 조직의 크기는 1~5mm 정도로 매우 작다.

생검으로는 국소마취와 피부 및 점막절개를 병용하는 수술적인 방법도 있다. 수술적 생검은 병변 일부만 채취하는 경우와 병변 전체를 절제하는 경우의 2종류가 있다. 편도, 막창자꼬리(충수), 치핵, 쓸개주머니(담낭), 소화관폴립, 소화관 점막절제검체, 자궁속막소파, 전립샘이나 방광의 요도 경유 절제검체와 같은 작은 수술에 의해 얻어진 검체를 병리학적으로 조사하는 것도 넓은 의미로 생검이라고 한다.

큰 수술 시 일반적으로 사전에 생검이 시행된다. 최종 진단명 확정에 추가적으로 절제부분에 종양세포 유무, 침윤 정도, 림프절 전이 정도와 같은 악성 정도를 조사하고 예후나 치료효과도 판정한다. 이와 같은 육안적 진단이 현미경적 최종진단의 기본이 된다.

생검은 출혈이나 감염, 천공, 공기가슴증(기흉), 순환장애, 마취사고 등의 위험이 동반되는 관혈적 검사법(출혈이 동반되는 검사법)이다. 시행 시에는 안전조치를 충분히 취하고 경과를 관찰해야 한다.

Note

병리진단의 흐름(▶ 그림 1-3)

① **검체채취** : 영상진단에 근거하여 필요한 병리검체를 채취한다. 임상의사가 행한다.

② **표본제작** : 임상병리사가 행한다. 조직진단에는 헤마톡실린-에오신염색, 세포진단에는 파파니콜로염색, 김자염색, 세포진단에는 사전에 세포검사사에 의한 표본 선별검사가 시행된다.

③ **병리진단** : 병리과 의사가 행한다. 필요에 따라 효소항체법(면역염색) 등 특수염색이 시행된다.

④ **병리진단보고서의 환자치료 활용** : 임상의사가 행한다. 필요에 따라 임상의사와 병리과 의사가 협의한다.

임상병리학적 컨퍼런스 (clinicopathological conference, CPC)

병리해부가 이루어진 경우 병리부문과 임상부문이 행하는 케이스 컨퍼런스

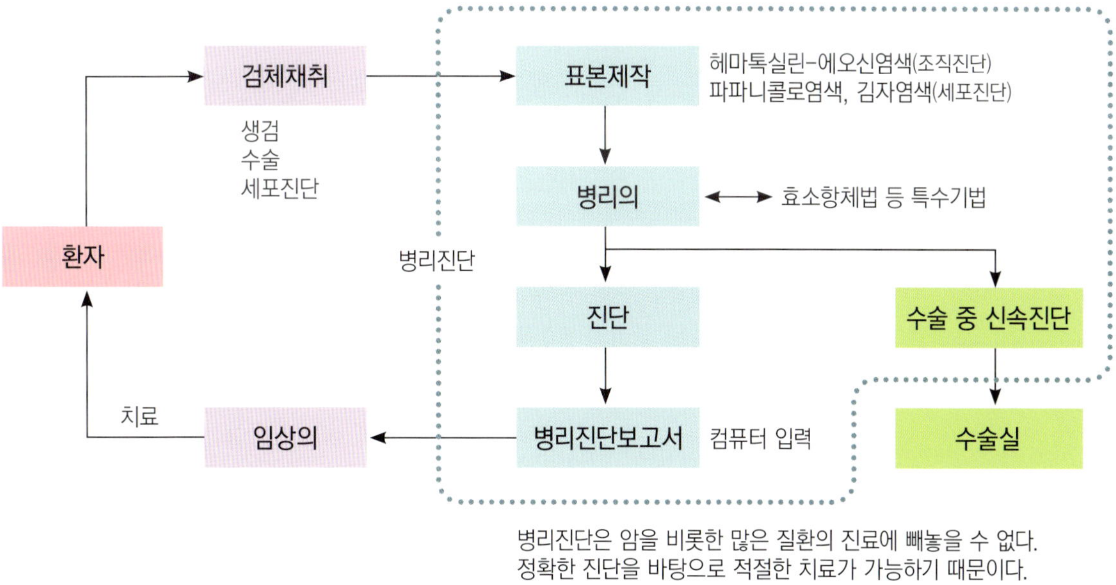

[그림 1-3] 병리진단의 흐름

column

■ 병리해부와 사법해부

해부라고 하더라도 병사가 확실한 경우와 그렇지 않은 경우에는 명칭이 달라진다. 병사가 확실한 경우에 행해지는 인체해부는 병리해부라고 하며, 질병의 원인이나 진행상황을 명확히 하기 위해 유족의 승낙을 얻어 시행한다.

이에 비해 사고나 사건과 관계가 있다고 의심되는 경우의 해부는 법의해부라고 하며, 병리학이라기보다는 법의학 영역에 속한다. 법의해부는 더 나아가 사법해부와 행정해부로 나뉘는데, 사법해부는 사건성이 있는 경우에 강제적으로 이루어지며(대학의 법의학교실에서 시행), 행정해부는 사고사 또는 의문사인 경우에 유족의 승낙을 얻어 시행한다(▶ 표 1-1).

[표 1-1] 해부의 종류

해부의 종류	유족의 승낙	비용
병리해부	필요	무료
행정해부	필요	유료
사법해부	불필요	무료

■ 축소수술과 병리진단

악성종양 수술에서 악성종양이 남지 않도록 광범위하게 절제하는 확대수술이 아니라 최대한 절제범위를 줄이려는 축소수술(보존수술) 방침을 택하는 경우가 많아졌다. 환자의 삶의 질(quality of life, QOL)을 고려하여 수술 후의 조직결손이나 기능장애를 최대한 줄이려는 의도에 따른 것이다.

축소수술 방침을 취할 경우 악성종양이 모두 제거되었는지를 진단하는 병리학적 검증이 더욱 중요해진다. 병리진단의 결과 악성종양이 남아 있는 경우에는 재수술이나 방사선조사가 추가적으로 시행된다.

Note

생물재해(biohazard)

생물재해란 인체에 대한 병원미생물의 생물학적 위험성을 나타낸다.

그 위험도는

① 병원체가 가진 병원성
② 병원체의 양
③ 감염에 대한 예방법과 치료법의 유무
④ 감염경로
⑤ 지역사회에서 병원체의 역학적 상황에 따라 규정된다.

5. 수술 중에 행하는 병리진단(수술 중 신속진단)과 그 의미

병원 내에 병리과 의사가 있는 경우 병리진단이 수술 중 이루어지기도 한다. 수술 중 일부만 채취한 병변 조직에 대해 신속하게 병리진단을 내리는 것은 병리과 의사의 중요한 업무 중 하나이다. 이것을 수술 중 신속진단이라고 하며 이 진단에 따라 최종적인 수술 방침이 결정된다.

수술 중 신속진단은 사전에 생검을 시도하였으나 병변에 도달하지 못해 병리진단을 내리지 못한 경우나 환자에게 가해지는 침습을 최소화 하기 위한 경우에도 시행된다. 검체 제출부터 진단까지 필요한 시간은 10분 정도이다.

이때 검체 취급은 충분한 주의가 필요하다. 검체는 신선한 상태로 병리검사실로 운반되어야 한다. 포르말린 등의 고정액에 담가서는 안 되며, 표본이 건조해지면 진단할 수 없기 때문에 생리식염수를 적신 거즈 등에 싸서 제출한다.

미고정 상태에서 검체를 다루기 때문에 생물재해(biohazard)의 우려가 있다. 간염바이러스 보균자, AIDS 바이러스(HIV) 보균자, 매독반응 양성자, 결핵이 의심되는 경우는 사전에 그 내용을 병리진단부에 전달해야 한다. 의료현장에서 위험이 높은 병원체로는 B형 · C형 간염바이러스, AIDS 바이러스(HIV), 인플루엔자바이러스, 결핵균이 있다. 에볼라출혈열이나 사스(SARS)로 많은 의료인이 병원 내에서 2차 감염을 일으켜 사망한 바 있다.

column

■ 병리과 의사가 부족한 현실

현재 임상의사인 병리과 의사를 육성하는 시스템이 아직 미비하다. 임상 현장에서 '병리과'를 내세울 수 있을 만큼 병리과 의사에 대한 위상도 정립되어 있지 않다.

병리과 의사의 50% 이상은 대학이나 대학병원에서 근무하고 있다. 300병상 이상의 중대형 규모의 병원에서조차 상근 병리과 의사를 채용한 곳이 절반 정도밖에 되지 않으며, 그마저도 대부분 1명에 불과하다. 상근 병리과 의사가 없는 중대형 규모 병원에서는 비상근 병리과 의사가 병리진단을 담당한다.

따라서 소규모 병원과 진료소의 생체검체, 수술재료 또는 표본에 관한 병리진단은 대부분 외부 검사소에서 이루어진다. 이러한 외주에 의한 병리검사는 전체 병리검사의 70%에 이를 것으로 추정된다.

■ Doctor's Doctor

병리과 의사의 업무는 병리해부에서부터 병리조직 진단, 세포진단에 대한 비중이 높아지면서 업무량도 계속 증가하고 있는 반면, 병리과 의사의 수는 제자리걸음을 하고 있다.

미국의 병리과 의사는 임상의사로부터 검사나 진단에 관한 모든 질문에 대해 항상 대답할 수 있도록 폭넓은 분야의 지식이 요구되기 때문에 그 지위도 높다.

미국에 비해 산부인과, 소아과, 마취과, 병리과의 의사 수가 적은 반면, 뇌신경외과, 정형외과, 외과의 의사 수는 많다.

6. 병리검체의 취급방법

올바른 병리진단을 내리기 위해서는 검체를 바르게 취급해야 하며, 병리검체의 올바른 취급방법을 반드시 익혀야 한다.

■ 병리검체의 취급방법 (▶ 그림 1-4)

반드시 숙지해야 할 병리검체를 다룰 때의 기술적이고 실무적인 요점 몇 가지가 있다.

생검, 수술, 병리해부에서 얻은 병리검체는 반드시 고정액에 보관한다. 상온에 방치하거나 생리식염수에 담근 채로 두면 검체가 부패하여 현미경으로 관찰할 수 없기 때문에 주의하기 바란다.

① 고정액

조직이나 장기의 고정에 흔히 사용되는 10% 포르말린액은 3.7% 포름알데히드 수용액이다(포르말린액은 포름알데히드의 37% 수용액). 포르말린은 발암성이 확인되고 있으며 눈과 목을 자극하는 액체이다. 바닥이나 테이블에 쏟게 되면 포름알데히드 가스로서 휘발된다. 적정한 환기와 함께 올바르게 폐기해야 한다. 함부로 싱크대에 버리지 않도록 한다.

② 형태 유지

포르말린에 고정된 장기나 조직은 그 형태대로 굳기 때문에 핀으로 고정하거나 여과지에 붙이거나 포르말린액에 살짝 띄우는 등 형태를 유지하는 처치가 필요하다.

Note

포르말린(formalin) 원액

37% 포름알데히드 수용액을 말한다. 10% 포르말린이란 3.7% 포름알데히드 수용액에 해당된다. 포르말린의 장기 및 조직 내 침투 속도는 의외로 느려서 하룻밤에 몇 mm 정도이다(▶ 그림 1-4ⓓ 참조).

고정(fixation)

수술이나 생검 또는 병리해부에서 얻어진 조직이나 장기는 10~20% 포르말린액에 담근다. 세포진단 검사용으로 채취된 세포는 파파니콜로염색을 해서 현미경으로 관찰하기 쉽도록 유리판 위에 넓게 펴 바르고 바로 알코올액에 담근다. 이러한 처리를 고정이라고 한다. 고정을 함으로써 세포의 자가용해(autolysis)를 방지할 수 있으며, 적절하게 고정을 해야 올바른 병리진단이 가능하다.

ⓐ 고정

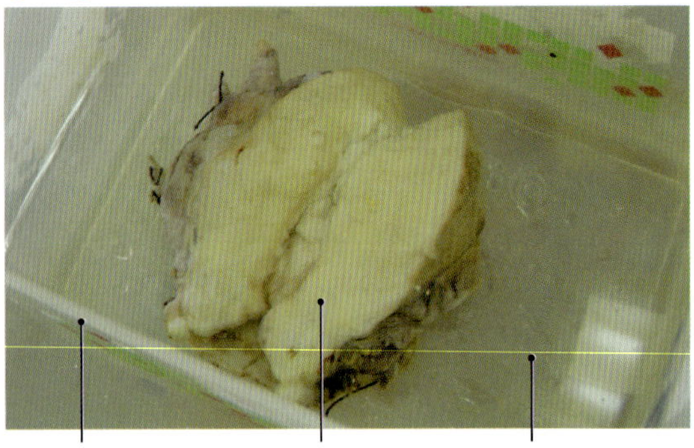

수술에서 채취된 조직은 이처럼 반으로 잘라 충분한 양의 10% 포르말린액에 하룻밤 이상 담가둔다. 포르말린은 소독 효과와 함께 방부 효과도 발휘한다. 병리조직학적 검사에 '고정'은 필수단계이다.

ⓑ 절제

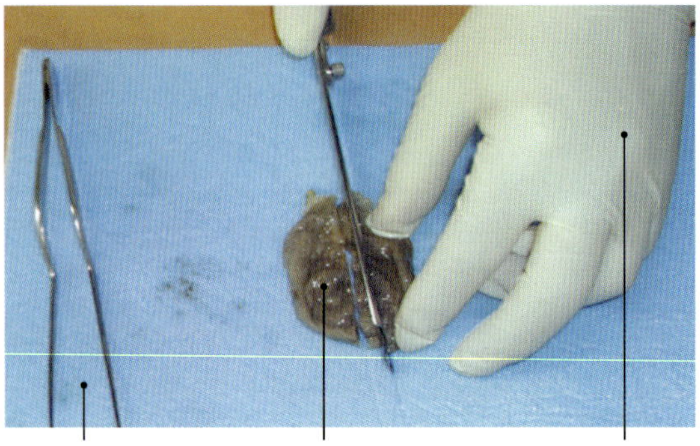

병리표본 제작 시 포르말린에 고정된 장기나 조직으로부터 적절한 부위를 현미경 표본용으로 샘플링해야 한다. 육안적인 '안목'이 요구된다. 이 절제는 원칙적으로 병리과 의사의 업무이다.

ⓒ 파라핀 블록

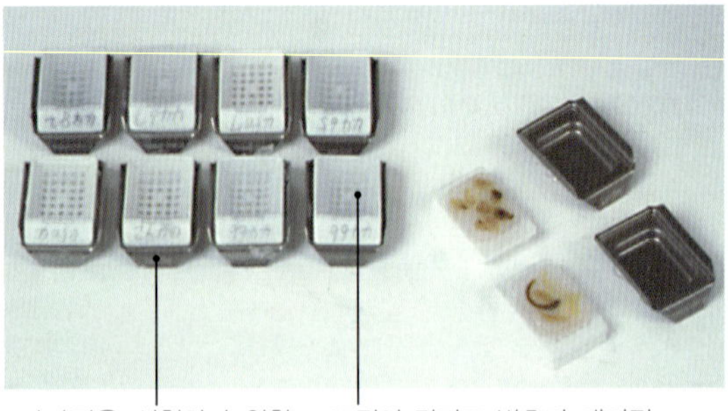

포르말린에 고정된 표본은 탈수 및 탈지 후에 파라핀에 포매된다. 이 블록으로부터 현미경 표본이 제작된다. 파라핀 블록은 원칙적으로 영구 보존되기 때문에 언제든지 재검색이 가능하다.

ⓓ 고정액 침투

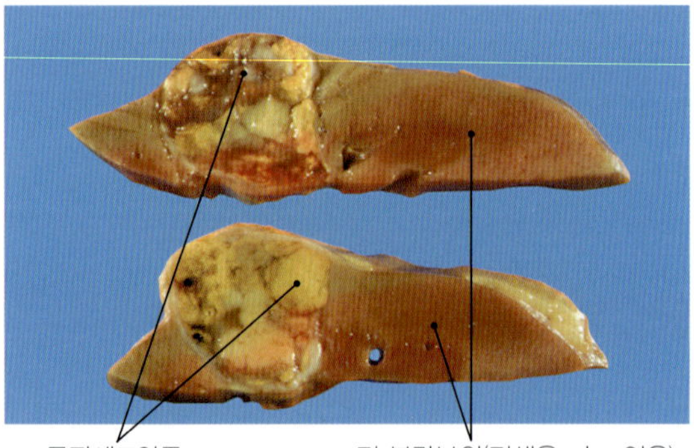

포르말린이 조직 안으로 침투되는 속도는 의외로 느리다. 수술로 절제된 콩팥 전체를 포르말린액에 하룻밤 고정시킨 콩세포암종(황색결절) 주위의 콩팥실질을 살펴보면, 포르말린 고정에 의해 색조가 변한 부분은 피막 아래의 몇 mm에 지나지 않는다. 심부의 콩팥조직은 아직 적색을 띠고 있어 고정이 충분하지 않았다.

ⓔ 부적절한 검체처리 1

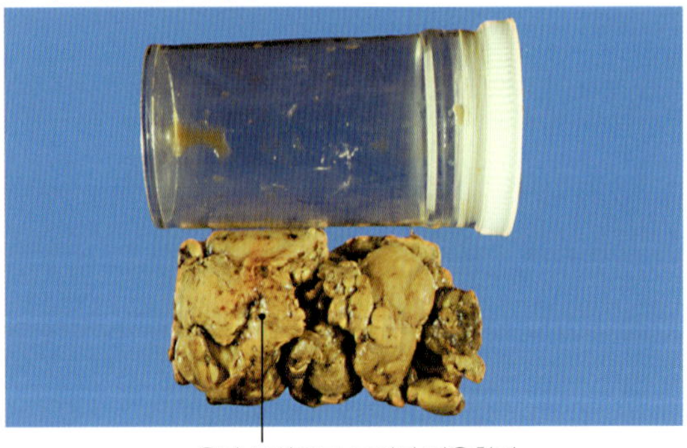

적절한 고정은 올바른 병리진단의 기본이다. 장기나 조직의 양과 비교하여 충분한 고정액에 담그는 것이 중요하다. 작은 용기에 담겨 용기 모양으로 고정된 작은창자(소장)이다.

ⓕ 부적절한 검체처리 2

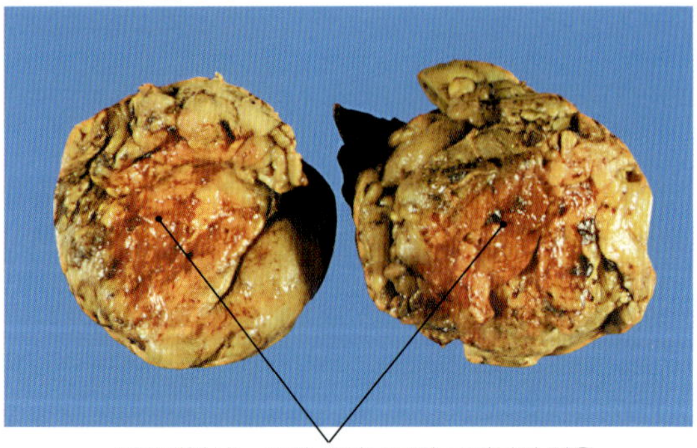

작은 용기에 담긴 작은창자를 가로로 절단하였다. 하룻밤 고정하였는데도 중앙부분은 충분히 고정되지 못하였다. 이처럼 검체처리를 부적절하게 하면 어디가 절제단면인지 식별하기 어려워진다.

[그림 1-4] 병리검체의 취급방법

좋은 고정을 위해서는 장기나 조직의 2배 이상 되는 고정액이 필요하다. 장기나 조직을 작은 용기에 꾹꾹 눌러 담지 않도록 해야 한다(▶ 그림 1-4ⓔ · ⓕ 참조).

③ 건조 방지

또 한가지 주의해야 할 점으로 장기나 조직의 건조를 막아야 한다. 육안으로 관찰하거나 사진으로 촬영하느라 곧바로 포르말린액에 담그지 못할 경우에는 채취한 재료를 생리식염수 거즈로 감싸는 등 건조를 방지할 수 있는 대책을 강구해야 한다.

④ 침적 시간

수술 재료의 경우 최소한 하룻밤은 담그어 고정시킨다. 다만 크기가 작은 생검 재료는 몇 시간만 고정해도 되는 경우가 있다.

포르말린액이 조직 안으로 침투하는 속도는 그다지 빠르지 않다(▶ 그림 1-4ⓓ 참조). 수술이나 부검에서 채취된 조직이나 장기는 적절하게 절단하여 병변의 질을 관찰함과 동시에 양호한 고정을 진행해야 한다. 포르말린은 소독제로 작용하기 때문에, 충분한 고정은 생물재해의 방지에도 도움이 된다.

⑤ 염색

조직진단은 일반적으로 헤마톡실린-에오신염색(HE염색)이 사용된다. 염기성 색소인 헤마톡실린(hematoxylin)은 세포 내의 산성 성분(핵 내의 핵산인 DNA 및 형질세포 등의 세포질에 풍부한 리보솜 RNA)과 반응하여 조직표본을 파란색으로 염색한다.

또 산성 색소인 에오신(eosin)은 산성 용액 속에서 단백질성분(아교원섬유, 근육섬유나 많은 세포의 세포질 등)과 반응하여 조직표본을 붉은색으로 염색한다. 적절한 염색은 조직의 상태를 관찰하기 쉽게 해준다. H-E염색에 걸리는 시간은 15분 정도이다. 염색된 조직 단편은 에탄올로 탈수시키고 자일렌(xylen)으로 투명하게 한 후 덮개유리로 덮어서 봉입한다.

⑥ 검체 확인

위생검 등의 경우 검사실 한 곳에서 비슷한 검체가 연이어 채취되기도 한다. 이때 검체가 바뀌지 않도록 적절하게 라벨링하는 것이 중요하다. 검체와 환자 이름을 대조하는 작업은 꼼꼼히 이루어져야 한다.

⑦ 감염방지

생물재해를 방지하기 위해 병리진단 신청용지가 혈액이나 체액에 오염되지 않도록 주의해야 한다. 간염바이러스, AIDS 바이러스(HIV) 등 혈액을 매개로 하는 검체는 병원체의 유무와 상관없이 모든 혈액과 체액이 늘 위험이 존재한다는 전제 하에 검체를 다루어야 한다(▶ 총론 제7장 감염병, 표준지침의 개념과 감염경로별 대책 참조). 앞에서도 언급했지만, 환자가 간염바이러스 보균자일 경우 그 내용을 반드시 병리진단부에 알려야 한다.

Note

절제(excision)

수술 재료 등의 크기가 큰 조직인 경우 덮개유리에 들어가도록 폭 2~3cm, 두께 약 3~5mm로 잘라 크기를 조절한다. 절제 시 육안진단능력이 요구되며 원칙적으로 병리과 의사의 업무이다.

탈수(dehydration)

조직표본에서 현미경용 절편을 얇게 자르기(두께 3~4㎛) 위해서는 어느 정도 단단함이 있어야 한다. 이를 위해 알코올로 조직에서 수분을 제거하고, 알코올과 파라핀이 모두 녹는 자일렌(xylen)으로 알코올을 빼내는 조작이 필요하다. 최종적으로 조직은 파라핀(양초의 일종)에 넣는다.

헤마톡실린-에오신염색(H-E염색, hematoxylin eosin staining)

조직진단의 염색에서 가장 많이 사용된다. 염기성 색소인 헤마톡실린에 물드는 성질을 '호염기성', 산성 색소인 에오신에 물드는 성질을 '호산성'이라고 한다. 산에 저항성을 가진 결핵균이 나타내는 '항산성(acid-fast)'과는 구별하도록 한다.

■ 세포진단검체의 취급방법

세포검체의 초기 처리 방법은 그 검체가 가래, 소변, 체강액 등의 액체 검체인지, 도말이나 천자흡인 검체인지에 따라 큰 차이가 있다. 액체 검체는 필요한 양을 적절한 용기에 넣고 이름 등을 확인한 후 곧바로 병리진단부에 제출한다. 하룻밤 상온에 방치된 검체는 세포의 변질이 진행되어 충분한 진단이 내려질 수 없으므로 주의해야 한다. 그 후의 검체 처리는 세포검사사가 한다.

한편, 자궁질부분의 도말표본이나 젖샘, 갑상샘 등의 천자흡인 검체는 채취된 현장에서 즉시 표본을 제작(슬라이드글라스에 세포도말과 고정)해야 한다.

고정 시에는 다음과 같은 주의가 필요하다.

① 파파니콜로염색(Papanicolaou stain)

조직진단의 검체와 마찬가지로 고정 후의 세포를 염색하여 현미경으로 관찰한다. 세포진단검사에서 가장 많이 사용되는 방법이 파파니콜로염색이다. 파파니콜로염색에 의해 세포는 보라, 초록, 주황, 분홍 등으로 염색되며 현미경으로 관찰이 가능하다(▶ **그림 1-5**). 이때 세포의 습고정(wet fixation; 마르기 전에 바로 에탄올에 담금)이 필수이다. 파파니콜로염색에서는 표본이 절대로 건조해져서는 안 된다.

② 김자염색(Giemsa stain)

한편, 혈액검사나 림프절 천자세포진단에 사용되는 김자염색은 건조고정(세포를 신속하게 건조)이 필수이며, 헤어드라이어가 자주 사용된다. 건조가 고정 역할을 하기 때문에 충분히 건조되지 않으면 진단이 불가능해진다.

김자염색액은 아주르블루(azure blue), 메틸렌블루(methylene blue), 에오신(eosin)의 메탄올용액이며, 메탄올 고정을 겸해서 염색된다. 염색에 소요되는 시간은 30분 정도이다.

③ 고정법의 차이

파파니콜로염색은 습고정, 김자염색은 건조고정이 사용된다. 세포진단은 일반적으로 에탄올 습고정, 파파니콜로염색 표본이 사용된다. 김자염색은 혈액질환의 진단에 적합하다. 김자염색 표본은 건조에 의해 세포가 슬라이드글라스에 강하게 부착하기 때문에 경우에 따라서는 파파니콜로염색과 병용하는 것이 좋다. 특히 빨리 진단을 내려야 할 경우에는 신속한 김자염색으로 1분 정도에 염색 가능한 딥퀵염색이라는 방법을 사용하는 경우도 있다. 참고로 세포진단에는 포르말린고정은 사용하지 않는다.

동일한 검체를 파파니콜로염색과 김자염색으로 염색한 경우의 차이를 그림으로 나타내면(▶ **그림 1-5ⓓ**), 김자염색을 한 세포의 크기가 2배 정도로 크게 보인다.

Note

세포진단의 종류

① **박리세포진단** : 체강액(가슴막삼출액, 복수, 심장막액), 소변, 뇌척수액, 관절액, 쓸개즙, 가래, 콧물, 정액
② **찰과세포진단** : 자궁질부분, 자궁속막, 기관지점막
③ **날인세포진단** : 림프절, 소화관점막이나 종양의 생검 조직 절편
④ **천자흡인세포진단** : 젖샘, 갑상샘, 침샘, 림프절, 연부종양, 골수

파파니콜로염색 (Papanicolaou stain)

염색에는 헤마톡실린액, 오렌지G액, EA50액(에오신 Y와 라이트그린SF의 혼합액)이 순차적으로 이용된다. 핵은 청색으로, 세포질은 주황색이나 녹색으로 염색된다. 각화세포나 건조한 세포의 세포질은 오렌지G 호성을 나타낸다. 파파니콜로는 100여 년 전에 이 염색법을 발명한 미국 해부학자인 파파니콜로(George Papanicolaou)의 이름에서 유래한다.

김자염색(Giemsa stain)

김자액에 의한 염색법이다. 김자액은 메틸렌블루, 아주르블루 등의 염기성 색소와 에오신의 산성 색소 혼합물로, 메틸렌블루를 알칼리용매 속에서 산화시켜 아주르블루를 생성시킨다. 혈액질환의 진단에 빠져서는 안 되는 염색법이며, 독일 세균학자인 김자(Gustav Giemsa)의 이름에서 유래한다.

ⓐ 파파니콜로염색

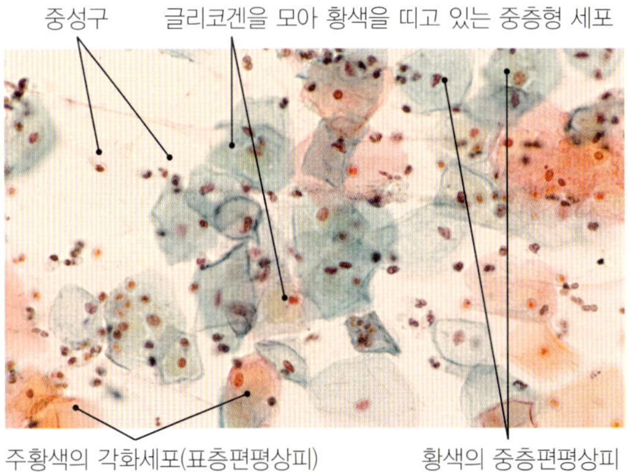

파파니콜로염색은 세포진단의 기본이 되는 염색법이다. 임신시의 자궁목 찰과세포진단이다. 각화세포는 주황색으로, 비각화세포는 초록색으로, 핵은 자주색으로 염색된다. 에탄올고정시에는 원칙적으로 습고정을 해야 한다. 도말한 표본은 건조되면 진단이 불가능하다는 점을 꼭 기억해두기 바란다. 혈액의 김자염색에서 충분한 건조가 중요한 것과는 대조적이다.

ⓑ 자궁목 편평세포암종의 파파니콜로염색 소견

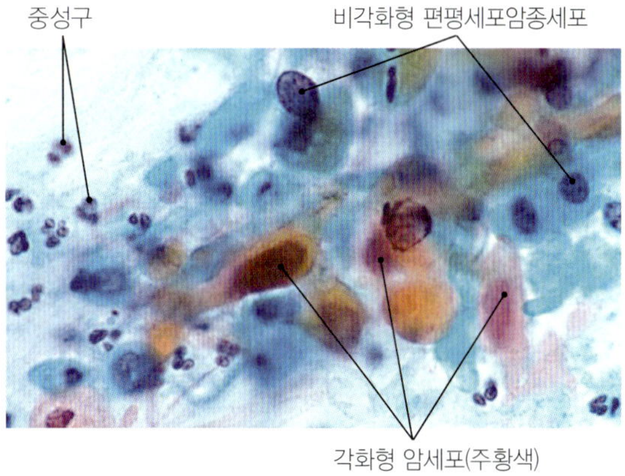

각화형 편평세포암종에서 핵이형과 비정상적 각화를 나타내는 암세포의 세포질은 주황색으로 염색되어 있다. 비각화 암세포는 청록색으로 염색되어 분명한 대조를 이룬다. 핵은 크기와 모양이 일정하지 않으며 짙은 자주색으로 염색되어 있다. 자궁목의 찰과세포진단은 자궁목암의 선별검사에 최적의 방법이며 널리 응용되고 있다.

ⓒ 동일 증례에서 얻은 악성림프종세포의 파파니콜로염색 소견(좌)과 김자염색 소견(우)의 비교

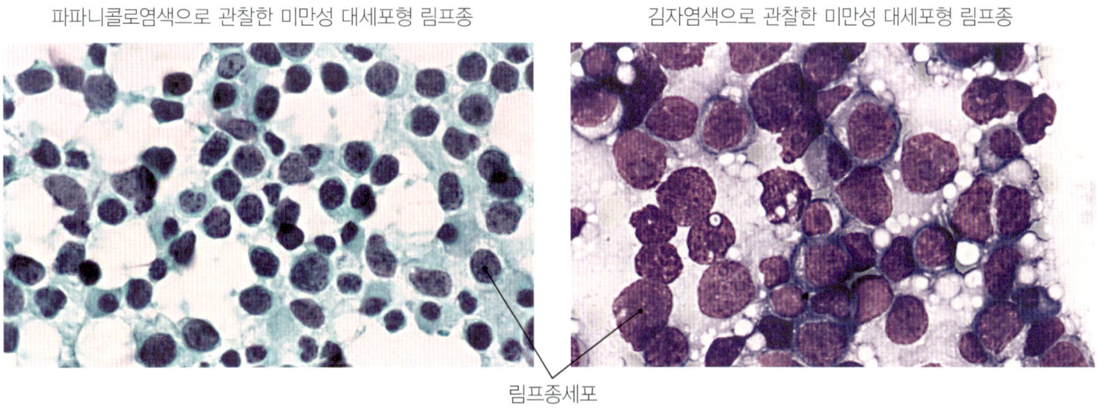

파파니콜로염색에 비해 김자염색이 세포의 크기가 크다는 점에 주의해야 한다. 아래의 모식도에 나타낸 달걀 요리를 비교하여 참조하기 바란다.

ⓓ 고정법에 따른 세포의 크기 차이와 달걀 요리의 비교

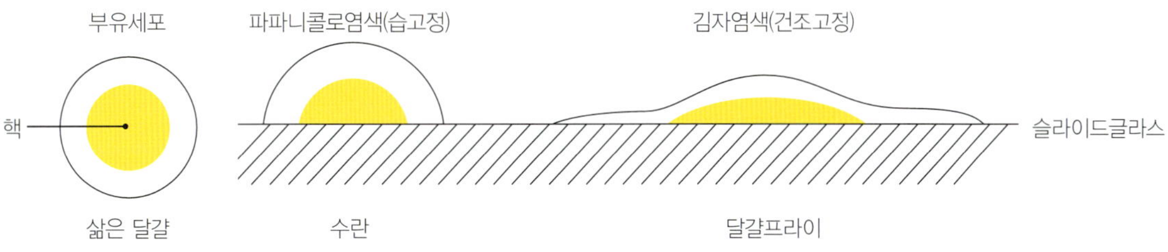

같은 크기의 달걀도 조리법에 따라 크기가 달라진다. 습고정을 이용하는 파파니콜로염색은 수란(삶은 달걀보다 크게 보임)에 해당되는데 그에 비해 건조고정에 의한 김자염색은 달걀프라이에 해당된다. 평면상의 크기는 수란의 2~3배가 된다.

[그림 1-5] 염색된 세포(세포진단의 실례)

임상 현장에서는 병리진단은 전문 병리과 의사가 담당하지만, 적절한 검체 처리는 임상의사의 책임이기도 하다. 임상의사로부터 검체처리 지시를 받는 많은 간호사의 실무적인 지식이 환자 표본의 올바른 병리진단과 직결된다는 사실을 잊지 말기 바란다.

7. 치료와 직결되는 병리진단의 예

병리진단은 종양성 질환뿐만 아니라 비종양성 질환의 치료에도 크게 도움된다. 대표적인 예는 다음과 같다.

■ 종양성 질환에서 병리진단의 역할

① 양성인지 악성인지에 대한 암의 최종 진단

② 종양의 조직 아형 분류 : 치료방침 결정

③ 절제단면, 림프절 전이, 이형도, 분화도, 침윤도의 판정 : 악성도 판단, 예후 추정

④ 호르몬 수용체 발현, 다약제 내성인자 발현 : 치료약물 선택

⑤ 혈중에서 측정 가능한 종양표지자 발현의 면역조직화학적 검토 : 치료 후의 관리, 재발 지표

■ 비종양성 질환에서 병리진단의 역할

① 감염병의 병원체 동정 및 추정 : 치료약물 선택

② 염증의 활동성 판정(만성 간염) : 인터페론주사의 적용 여부 결정

③ 염증 피부 질환의 질적 진단 : 치료방침 결정

④ 토리콩팥염(사구체신염)의 진단 및 활동성 판정 : 치료법 선택, 콩팥기능의 예후 판정

⑤ 히르슈슈프룽병(선천거대결장증)의 벽재신경세포 유무 판정 : 수술 절제범위 결정

질병의 종류는 실로 다양하다. 질병은 세포 또는 세포가 집합된 조직이나 장기가 변화함으로써 야기된다. 정상범위를 벗어난 상태를 질병이라고 정의할 수도 있다. 그러나 column(p.29 참조)에서 설명하듯이 무엇이 정상인가를 정의하기란 상당히 어려운 것도 사실이다.

8. 질병의 분류

일반적으로 질병은 크게 6가지로 나뉜다(▶ 표 1-3). 다만 중독이나 영양실조는 세포 손상을 일으키고 선천대사장애는 유전성 질환(선천이상)에 포함되며, 감염병은 외인성 질환의 대표라고도 할 수 있다. 종양의 일부는 종양원성 바이러스에 의한 감염병으로 파악될 수도 있다. 이처럼 질병의 분류는 서로 중복되는 경우도 있음을 기억해 두기 바란다.

Note

세포진단의 판정

파파니콜로염색에서는 class I~V의 5단계로 분류한다. 그 밖에 양성, 양성 의심, 음성의 3단계로도 분류된다(▶ 표 1-2).

[표 1-2] 세포진단의 판정기준

class I	이형세포는 확인되지 않는다.	음성
class II	이형세포의 소견은 확인되지만, 악성의 증거는 없다.	
class III	악성의 의심이 있는 세포진단 소견이지만 악성이라고 판단할 수 없다.	양성 의심
class IV	악성의 의심이 농후한 세포진단 소견	양성
class V	악성으로 판정할 수 있는 세포진단 소견	

거짓양성과 양성 의심

'거짓양성'은 본래는 음성이지만 어떠한 이유로 양성으로 보이는 가짜 양성을 말한다. 이에 대해 '양성 의심'은 양성이라고도 음성이라고도 할 수 없는 회색의 반응을 의미한다. 세포진단으로 말하면 class III에 상당한다.

히르슈슈프룽병 (Hirschsprung's disease)

congenital megacolon (선천거대결장증)

[표 1-3] 질병의 분류

분류	특징	실제 사례
외인성 질환	외상, 중독, 영양실조(기아), 의원병 등 외인에 의한 병태	외상성 골절, 일산화탄소중독, 각기, 약물의 부작용
선천이상	개체복제의 이상(선천기형, 염색체 이상, 유전성 질환)	다운증후군, 입술입천장갈림증, 심실사이막결손
세포손상	물질대사 이상에 의한 손상	당뇨병, 고지혈증, 통풍, 쓸개돌(담석)
순환장애	혈액이나 림프액의 순환 이상	심근경색증, 뇌출혈, 림프부종
염증	조직손상인자를 제거하여 조직손상을 회복시키는 반응과정 (알레르기, 자가면역질환, 감염병으로 크게 나뉨)	꽃가루병, 벌레물림, 콜라겐병, 자가면역질환, 폐렴, 간염, 결핵, 매독
종양	체세포의 자율적, 무제한 증식	위암, 폐암, 백혈병, 자궁근종, 지방종

column

■ '정상'의 정의

질병을 이해하려면 '정상(normality)'을 올바르게 이해해야 하는데, 실제로 정상이란 무엇인가 하는 질문에 대답하기란 의외로 쉽지 않다.

국어사전을 찾아보면 정상이란 '특별한 변동이나 탈이 없이 제대로인 상태'라고 되어 있다. 즉, 정상이란 다른 것과 비교함으로써 성립되는 상대적인 개념에 불과하다.

구체적인 예를 생각해 보자. 보통 노인의 얼굴이 주름투성이라도 별로 놀라지 않는다. 그러나 젊은 사람의 얼굴이 주름투성이라면 어떨까? 어딘가 몸에 이상이 생겼다고 여길 것이다. 주름투성이라는 상태는 동일하지만 노인이라면 정상, 젊은이라면 비정상이 되는 것이다.

마찬가지로 위의 점막을 예로 들어 보자. 노인의 위점막에는 대부분 위축성 변화가 관찰된다. 이것을 비정상적인 '병적 변화'라고 할 수 있을까? 노인인데도 위점막에 아무런 염증도 관찰되지 않는다면 그것이 오히려 '비정상'이라고 해야 하지 않을까?

건강한 사람의 검사수치는 보통 '기준치'라고 표현하지 정상치라고 하지 않는다. 검사수치에는 기술적 변동이나 생리적 변동, 개인차 등이 영향을 미치기 때문이다. 실제로 간경변 환자라도 간기능 검사를 해보면 AST나 ALT, 빌리루빈 수치 등이 기준치 내에 있는 예가 적지 않다.

무엇이 정상이고 무엇이 비정상인지를 구분하기 위해서는 개인차에 대한 이해와 그 개체가 처한 환경도 고려해야 한다. 검사수치를 보고 그것이 기준치에서 벗어난다고 해서 '비정상'이라고 단정할 수는 없다.

■ 조직과 장기의 색상

조직과 장기의 색상은 병태를 파악하는 데 중요한 정보가 된다. 우선 다음과 같은 질문을 해보자.

"사람의 지방조직은 노란색인데, 소나 돼지의 지방조직은 하얗다. 왜 그럴까?"

"꽁치, 전갱이, 도미 등의 근해어는 흰 살인데, 가다랑어, 참치 등의 원해성 회유어가 붉은 살이다. 왜 그럴까?"

생체가 가진 색소성 물질의 종류는 멜라닌(melanin), 지방갈색소(lipofuscin), 헴단백질[헤모글로빈(hemoglobin), 미오글로빈(myoglobin), 시토크롬(cytochrome)], 혈철소(hemosiderin), 쓸개즙색소인 빌리루빈(bilirubin), 카로티노이드(carotenoid), 그리고 외래성 탄가루 등으로 한정되어 있다. 예를 들어 지방갈색소는 대뇌 회색질의 회백색을 띠게 하고 시토크롬은 미토콘드리아에 분포하고 있다.

화려한 색채 문신의 조직절편을 현미경으로 관찰하면 진피에 침작한 색소는 모두 검은색으로 보인다. 검은 멜라닌색소가 조직 심부에 분포하면 표면에서는 모두 파랗게 보인다.

단백질이든 지방이든 염분이든 이들 물질은 보통 백색(무색)을 띠고 있다. 사람, 새, 개구리의 지방조직이 노란 것은 지용성 카로티노이드 함량이 많기 때문이다. 카로티노이드는 당근이나 호박 껍질의 색상을 만들며 지용성 비타민 A의 바탕이 된다.

분명 신생아의 지방조직은 백색이다. 또 소나 돼지의 지방조직도 흰색인데 이는 카로티노이드의 양이 적기 때문이다. 귤을 많이 먹으면 손바닥과 발바닥이 카로티노이드 때문에 노랗게 되는 현상은 감피증(aurantiasis)이라고 불린다.

병리학(pathology)

질병의 본질적 성질을 취급하는 의학의 한 분야로서, 특히 질병에 의해 발생하는 신체의 조직이나 기관의 형태학적 변화 및 기능적 변화를 연구하는 학문. 즉, 병의 원인-발생-경과 및 그 변화 등에 관한 연구를 하는 학문으로 넓은 의미로는 생물체에서 볼 수 있는 모든 이상(질환) 및 기형을 대상으로 하며 좁은 의미로는 사람에게 일어나는 병변의 본태를 규명하고 병태의 구조와 기능의 변화를 분명히 하여 치료와 예방에 공헌하는 기초의학 분야를 가리킨다.

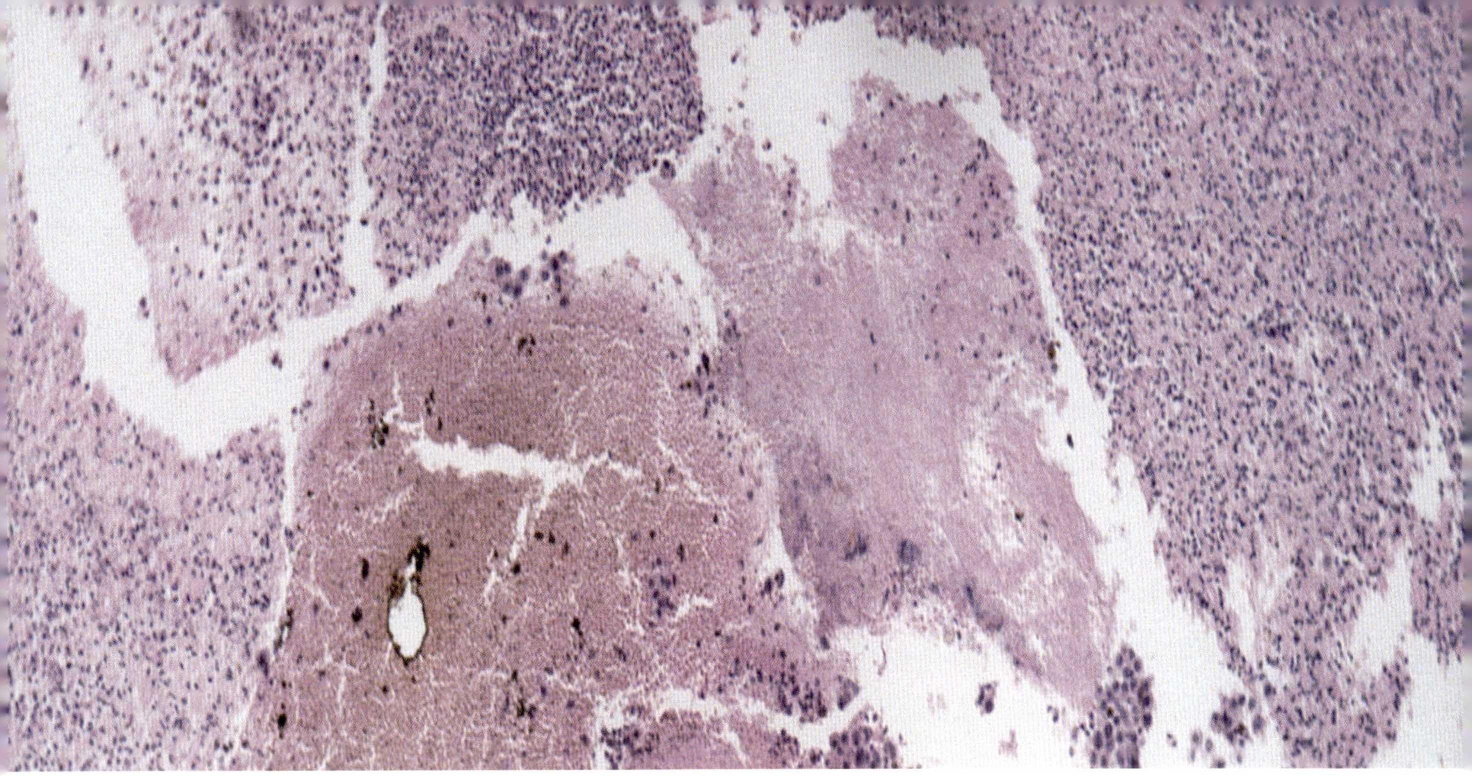

제2장 **세포손상**

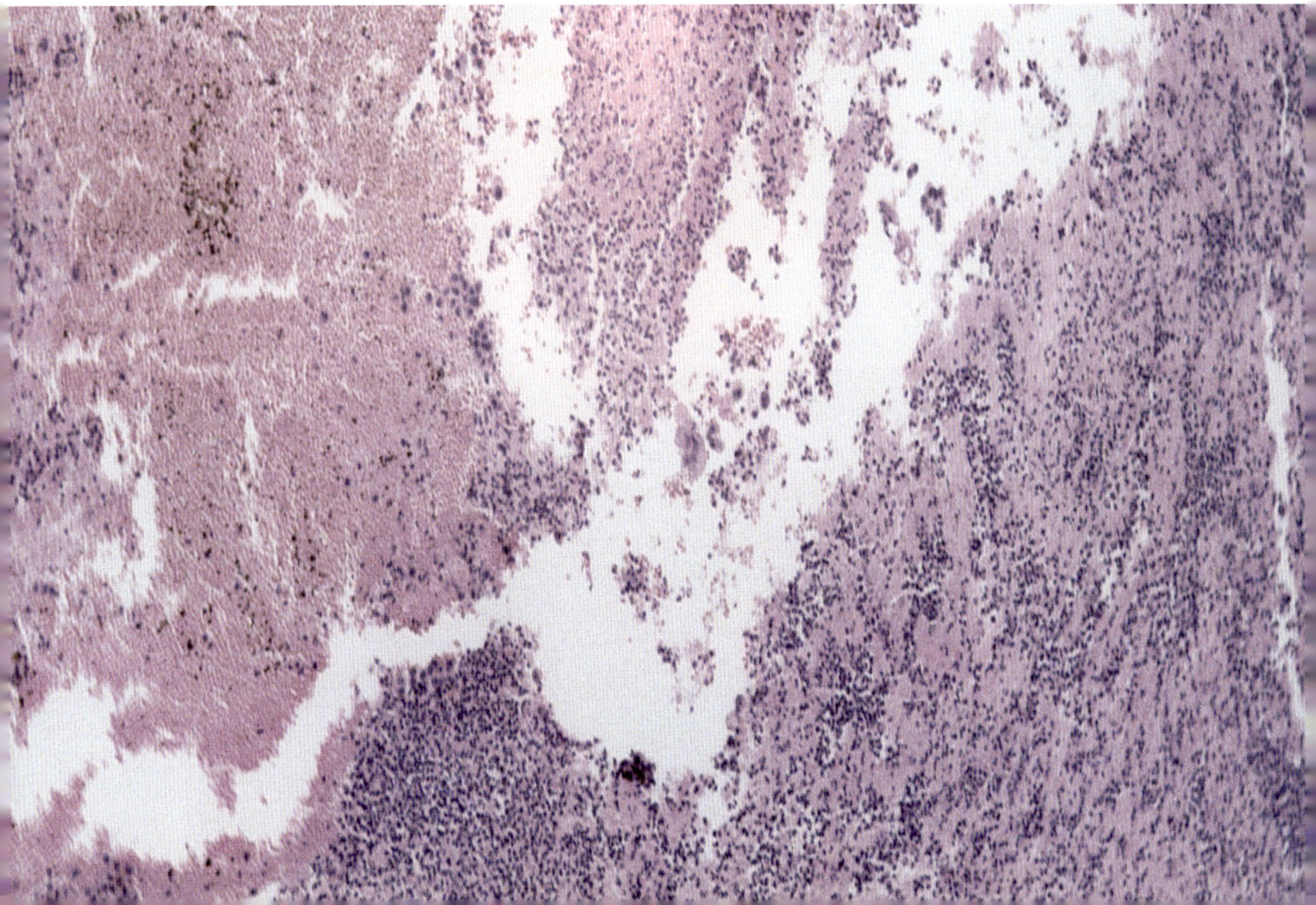

주요 용어해설

- **과형성(hyperplasia)** : 외부 자극에 대한 정상세포의 반응으로 세포증식이 일어남으로써 조직의 체적이 증가하는 것이다. 외부 자극은 생리적인 것과 비정상적인 것이 모두 포함된다.
- **괴사(necrosis)** : 생물의 조직 일부분이 죽어가는 또는 죽은 세포의 흔적을 말한다.
- **내인(intrinsic factor)** : 생체에 내재되어 있는 질병의 원인으로, 어떤 사람이 선천적 또는 후천적으로 가지고 있는 질병에 쉽게 걸리는 경향이나 질병에 잘 걸리지 않는 경향과 관계가 있다.
- **대사증후군(metabolic syndrome)** : 내장지방형 비만(내장비만, 복부비만)에 고혈당, 고혈압, 이상지질혈증 가운데 2가지 이상의 증상이 한꺼번에 나타난 상태를 말한다.
- **무형성(aplasia)** : 조직이나 장기의 선천적 결손이나 세포생성의 결손을 말한다.
- **비대(hypertrophy)** : 조직 또는 기관이 보통의 용적보다도 크기가 늘어난 상태이다. 좁은 의미의 비대는 세포수의 증가를 동반하지 않고 각 세포의 용적 증가로 인한 조직이나 조직의 용적 증가를 나타내는데, 세포수 증가에 의한 조직이나 기관의 용적 증가를 의미하는 과형성과 동시에 일어나는 경우가 많아 엄밀하게 이 둘을 구별하기는 어렵다.
- **산증(acidosis)** : 혈액의 산염기평형은 일정한 pH(7.4)가 되도록 유지되고 있는데, 그 평형을 산성 쪽으로 하려는 상태를 산증이라고 한다. 이와 반대로 평형을 염기성 쪽으로 하려는 상태를 알칼리증이라고 한다.
- **세포자멸사(apoptosis)** : 다세포생물이 개체를 더 나은 상태로 유지하기 위해 적극적으로 일으키는, 관리 및 조절된 세포의 자살 즉, 예정된 세포사를 말한다.
- **외인(extrinsic factor)** : 외부로부터 신체에 들어와 작용하는 원인을 말한다.
- **위축(atrophy)** : 정상적으로 발육한 장기나 조직의 용적이 다양한 원인에 의해 감소한 상태를 말한다. 위축 형식에 따라 실질세포의 축소에 의한 단순위축과 실질세포수의 감소에 의한 수적위축으로 분류된다.
- **의원병(iatrogenic disease)** : 의료행위가 원인이 되어 발생하는 질환을 말한다. 원인으로는 의료기구, 의약품, 의료재료 외에도 의사에 의한 오진, 의료과오(부적절한 약물 선택, 부적절하고 미숙한 수술, 검사 등), 원내감염 등을 들 수 있다.
- **재생(regeneration)** : 조직의 괴사나 외상성 조직결손을 보충하는 조직이나 세포의 반응을 재생이라고 하며, 여기에는 완전재생, 불완전재생, 과잉재생이 있다.
- **저형성(hypotrophy)** : 성숙이나 발생의 이상으로 세포수가 감소하는 현상이다.
- **항상성(homeostasis)** : 생체의 내부나 외부 환경인자의 변화에 관계없이 생체 상태가 일정하게 유지되는 성질 또는 그 상태를 가리킨다. 생물의 요건 중 하나이면서 동시에 건강을 정의하는 중요한 요소이기도 하다.
- **화생(metaplasia)** : 세포가 어떠한 자극 또는 손상을 받아 재생하는 것이 계기가 되어 발생하는데, 한번 분화된 세포가 재생에 의해 다른 분화세포로 변화되는 현상을 말한다.

제 2 장 세포손상

1. 세포손상의 내인과 외인

세포가 손상을 받는 원인 즉, 병인(etiology)은 크게 두 가지로 나눌 수 있다. 하나는 내인(intrinsic factor)으로 생체에 내재해 있는 질병의 원인을 가리킨다. 내인은 어떤 사람이 선천적 또는 후천적으로 가지고 있는 질병에 쉽게 걸리는 경향이나 질병에 잘 걸리지 않는 경향과 관계가 있다.

내인과는 달리 외부로부터 신체에 들어와 작용하는 것을 외인(extrinsic factor)이라고 하며, 대표적인 외인성 질환 및 병태는 외상, 중독, 감염병이다.

알레르기나 동맥경화, 당뇨병, 종양 등 많은 질환은 내인과 외인이 맞물려서 발병한다. 또 유전성 질환의 발병에 환경요인(외인)이 관계하는 경우도 있으며 감염병의 발병에 유전적 요인(내인)이 관계하는 경우도 있다.

기존 병리학 교재는 내인성 질환에 대한 언급이 많았지만, 실제로 임상 현장에서는 외인성 질환의 환자와 만나는 경우도 많다. 외상 등의 외인성 질환에 대해서도 올바른 지식을 익혀두기 바란다.

2. 의원병

의료가 발달함에 따라 새로운 약물요법, 신약, 신규 수술법, 장기이식, 재생의료 등이 잇달아 개발되고 있다. 이는 분명 치료는 향상되고 있지만, 이로 인한 약물 부작용이나 이차적인 장애가 발생할 가능성도 증가하고 있다. 이처럼 의료행위가 원인이 되는 질병이나 병태를 의원병(iatrogenic disease; 의원성 질환)이라고 한다.

대표적인 예는 다음과 같다.

① 항암제와 방사선조사에 의한 부작용과 이차적 장애
② 항생물질 투여에 의한 내성균의 출현과 균교대현상
③ 수술에 의한 조직결손으로 동반되는 기능장애(림프절제거에 따른 림프부종 등)
④ 면역억제제, 스테로이드호르몬 투여에 의한 감염성 증가
⑤ 수혈에 의한 간염바이러스의 감염이나 그 밖의 병원감염

Note

질병의 내인

① 연령, 성별, 인종 등에 의한 것
② 알레르기 체질 등 개인적인 것
③ 호르몬 이상 등 내분비와 관련되는 것
④ 유전, 염색체이상 등 선천적인 것

질병의 외인

① 세균과 바이러스 등의 생물학적인 인자
② 일산화탄소 등 유해한 화합물질에 의한 화학적 인자
③ 외상, 화상, 방사선, 자외선 등의 물리적 인자
④ 영양소 부족에 의한 영양장애
⑤ 의료행위에 의한 의원병

소인(disposition)

질병에 걸리기 쉬운 신체적 성향을 소인이라고 한다.

【일반적 소인】

① **연령 소인** : 홍역은 소아, 암은 고령자에게 많다.
② **성 소인** : 식도암은 남성, 쓸개돌(담석)은 여성에게 많다.
③ **인종 소인** : 위암은 한국인, 유방암은 서양인에게 많다.
④ **장기 소인** : 결핵은 허파, 아밀로이드증은 콩팥을 위협한다.

【개인적 소인】

① **발육부전체질**
② **가슴샘림프체질**(미세한 외부자극에 과잉 반응)
③ **뇌졸중체질**
④ **알레르기체질**

⑥ 수혈에 의한 이식편대숙주병(GVHD) 발병

⑦ 약물알레르기와 아나필락시스쇼크

⑧ 소아에게 진통해열제 투여에 의한 뇌병증(라이증후군)

⑨ 배란촉진제 투여에 의한 난소비대와 쇼크

⑩ 진통촉진제 투여에 의한 태아 사망

3. 세포의 변성

병리학 교재에는 종종 '변성'이라는 단어가 나오는데, 변성이란 어떠한 것일까?

세포는 대사를 함으로써 항상 낡은 것을 새로운 것으로 교체한다. 그러나 세포가 손상되면 대사가 잘 이루어지지 않기 때문에 세포 내에 지방이나 단백질, 탄수화물 등의 축적이 일어난다. 기존 병리학에서는 이것을 변성이라고 보았다.

그러나 최근의 교재를 살펴보면 병리총론 항목에 변성이라는 단어가 없다. 그 대신 침착(deposition), 축적(accumulation), 변화(change)라는 용어가 주로 사용되고 있다. 지금까지 변성이라고 하는 단어가 확대 해석되어 애매하게 사용되는 경향이 강했기 때문에 일부러 사용하지 않도록 하고 있는 것이다.

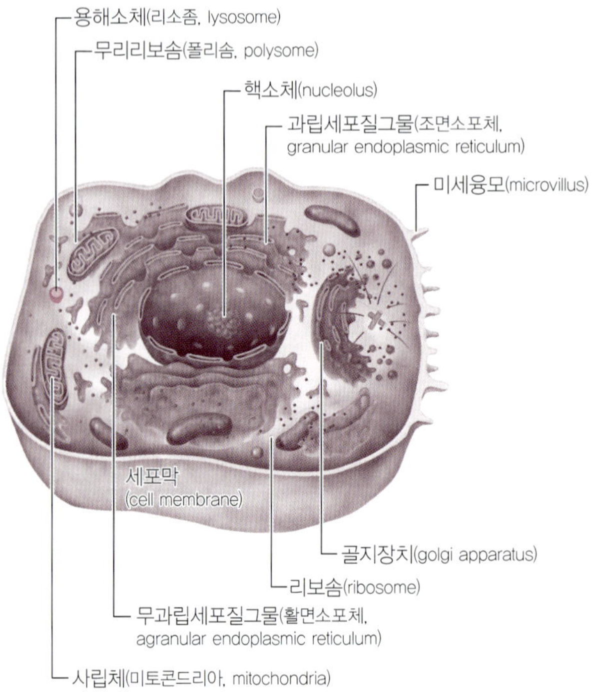

[그림 2-1] 세포의 구조

Note

세포의 구조

세포는 핵과 세포질로 구성된다. 세포질 내에는 다양한 세포소기관이 분포해 있다. 세포 외부를 둘러싼 막을 세포막이라고 한다. 여기에 나타내는 원주상피세포에서는 표면(속공간면)에 미세융모가 형성되어 있다[광학현미경에 미세융모는 솔가장자리(쇄자연)에 해당한다](▶ 그림 2-1).

단백질의 변성

생체고분자(단백질이나 핵산)의 '변성'이란 생체고분자가 생리적 조건에서 고차구조를 잃어 변화하는 것을 말하며 기능도 상실된다. 기능을 회복하는 것을 '재생'이라고 한다. 변성의 원인으로는 열(고온이나 동결), 산 및 알칼리, 표면활성제, 유기용매나 변성제라고 불리는 화학물질, 압력, 초음파나 교반 등을 들 수 있다.

column

■ 손상과 장애

손상(injury)은 상처를 입는 것, 장애(disturbance)는 흐트러지는 것을 의미한다. 이 책에서는 조직이나 세포가 상처를 입는 경우의 손상(세포손상, 조직손상성 간세포손상)과 조직이나 세포의 기능이 흐트러지는 경우의 손상(순환장애, 대사장애, 간기능장애)을 구분하여 사용하였다.

변성을 불러일으키는 손상인자가 강하게 작용하면 '세포사'를 일으킨다. 따라서 변성에는 '죽어가는 세포'라는 뜻도 내포되어 있다. 유기화학 영역에서 단백질의 기능 소실을 '변성'이라고 부르고 있는데, 이 뜻을 떠올리기 쉬우므로 조직이나 세포에 대해서도 변성이라는 용어를 안일하게 사용해 온 것으로 판단된다. 그러나 가역적 변화(회복 가능)인 병리학적 의미에서의 변성과 비가역적 변화(회복 불가능)인 세포사는 기본적으로 다르다. 이러한 차이를 감안하여 최근에는 오해를 피하기 위해 '신경변성 질환'을 제외하고는 변성이라고 하는 단어를 굳이 사용하지 않고 있는 것이다.

이 책에서도 변성이라는 단어를 최대한 사용하지 않으려고 하였다. 아무래도 변성이라는 용어를 사용해야 할 경우에는 '지방변성', '아밀로이드변성' 등 그 앞에 축적되는 물질의 명칭이 가능한 경우에 붙여야 할 것이다. 물론 이 책에서는 '지방침착', '아밀로이드침착'이라고 바꾸어 사용하였다.

4. 세포의 죽음 1 – 괴사

세포손상의 결과 생체 내의 세포나 조직이 국소적으로 죽음을 맞이하는 것을 괴사(necrosis)라고 한다(necro는 죽음을 의미). 세포는 일단 괴사되면 원래대로 되돌아갈 수 없기 때문에 괴사는 비가역적 변화이다.

괴사에는 몇 가지 종류가 있다. 그 하나는 응고괴사(coagulation necrosis)라고 불리는 것이다. 응고괴사는 장기로 가는 혈류가 갑자기 끊겨 조직 내의 단백질 성분이 굳음으로써 발생한다. 심근경색증에서 관찰되는 심장근육의 괴사가 그 대표적인 예이다. 결핵에서 관찰되는 치즈괴사(건락괴사, caseous necrosis)도 응고괴사의 한 종류이다.

이와 달리 세포의 모양이 바뀌는 액화괴사(colliquative necrosis)가 있다. 세포의 액화는 손상에 의해 세포 내에 있는 효소(용해소체)가 방출되어 세포 자체가 소화됨으로서 일어나는데, 이것을 자가용해(autolysis)라고 한다. 중추신경의 허혈성 장애(뇌경색증)에서 자주 관찰된다.

또 다리와 창자에 많이 발생하는 괴사에는 괴저괴사(gangrenous necrosis)가 있다. 대부분은 혈관폐쇄에 뒤이어 발생한다. 괴사에 빠진 조직이 부패균(무산소세균)의 영향을

Note

Point

괴사의 종류와 발생하기 쉬운 부위

응고괴사 : 혈류가 끊겨서 발생한다. 심장 등

액화괴사 : 자가용해로 발생한다. 중추신경 등

괴저괴사 : 부패균의 영향으로 발생한다. 다리나 창자 등

개체의 죽음과 세포의 죽음

세포의 죽음은 개체의 죽음이 아니다. 다만 심장이나 뇌와 같은 중요 장기의 세포사(괴사) 즉, 심근경색증과 뇌경색증은 개체의 죽음을 초래하는 중요한 원인이 된다.
한편, 개체가 죽더라도 장기나 조직 내의 세포가 한꺼번에 죽는 것은 아니다. 사체의 콩팥이나 각막은 이식에 널리 사용되고 있다. 머리카락이나 수염은 사후에도 어느 정도 계속 자란다. 물론 심장이 멈추면 산소가 운반되지 않아 조만간 장기나 조직 내의 세포도 죽음에 이르기 때문에, 이식을 하려면 사망선고 후 최대한 재빨리 장기를 적출해야 한다.

세포자멸사의 어원

세포자멸사(apoptosis)의 어원은 그리스어로 푸르른 잎이 낙엽이 되어 떨어지는 현상을 가리키는 말에서 왔다.

받으면 괴저 상태가 된다. 괴저막창자꼬리염(괴저충수염)이나 허파괴저(폐괴저)에서는 무산소세균의 감염이 원인이 된다.

또 혈관벽에 피브린 유사 단백질성 물질이 침착하여 일어나는 괴사를 섬유소모양괴사(피브린모양괴사, fibrinoid necrosis)라고 한다. 이전에는 섬유소모양변성(피브린모양변성, fibrinoid degeneration)으로 불리던 것이다.

5. 세포의 죽음 2 - 세포자멸사

세포자멸사(apoptosis)란 세포가 죽어서 제거되는 과정의 하나이다. '프로그램화된 세포의 죽음'이라고도 한다. 물론 세포자멸사도 원래대로 되돌아가지 못하지만, 개체를 더욱 나은 상태로 유지하기 위해 적극적으로(에너지를 사용하여) 이끌어내는 생리적인 세포사라는 점에서 병적 세포사인 괴사와는 근본적으로 다르다.

개체의 발생과정에서 손이 커질 때를 생각해보자. 사람도 처음에는 오리처럼 물갈퀴에 상당하는 구조를 취하면서 손이 성장한다. 그런데 사람의 경우 어느 시점에 물갈퀴 부분의 세포는 죽도록 프로그램화되어 있다. 그런데 이 세포자멸사의 프로그램이 기능하지 않으면 기형으로 남게 된다.

또 다른 예를 들어보자. 정상의 표피나 창자점막은 암세포도 깜짝 놀랄 정도의 속도로 증식하여 계속해서 새로운 세포를 공급하고 있다. 표피나 창자점막의 증식은 가장 깊은 부분에서 분열을 반복하면서 새로운 세포를 위쪽으로 밀어 올린다(▶ **그림 2-2**). 이때 표피나 창자점막의 가장 표층에 도달한 세포가 사라지지(세포자멸사에 의해 죽지) 않으면 표피나 창자점막이 점점 두꺼워져 곤란해질 것이다.

생리적 상태에서는 세포증식과 세포자멸사의 속도는 정확히 일치한다. 바꾸어 말하면 증식이 빠른 조직이나 세포에서는 세포자멸사가 두드러지게 나타난다. 이렇게 해서 항상성(homeostasis)이 유지되고 있는 것이다.

6. 외인에 의한 세포 및 개체의 죽음

세포사를 일으키는 외인으로는 외상이나 화상, 방사선 등의 물리적 요인과 담배나 마약 등으로 대표되는 화학적 요인이 있으며, 각각 급성 손상과 만성 손상으로 나뉜다.

■ 물리적 손상에 의한 죽음

다음은 세포손상을 통해 관찰한 개체의 죽음을 살펴보자. 개체의 죽음과 세포의 죽음이 반드시 일치하지는 않지만(▶ **p.35 Note 참조**), 손상요인에 따라 개체에 미치는 영향은 정도의 차이로 볼 수 있다.

Note

섬유소모양괴사(피브린모양괴사, fibrinoid necrosis)

섬유소 유사물질(fibrinoid)이란 섬유소(피브린, fibrin)와 닮은(-oid) 물질이라는 의미이다. 섬유소 유사물질의 침착을 동반하는 괴사를 섬유소모양괴사라고 하며, 콜라겐병 및 그 관련 질병(자가면역질환)에서 관찰되는 괴사혈관염의 조직학적 특징이다. 즉, 섬유소 유사물질은 섬유소에 면역복합체나 보체가 혼재하여 형성되는 단백질 복합체이다.

작은창자 점막상피의 증식, 분화와 세포자멸사

작은창자(소장)는 움(음와, crypt)과 융모(villus)로 구성된다. 움과 융모는 연속되어 있으며 모두 점막고유층과 그것을 덮고 있는 단층원주상피세포로 되어 있다. 작은창자의 상피는 활발하게 증식을 반복하고 있는 세포지만, 같은 속도로 세포자멸사가 일어나고 있기 때문에 항상성이 유지되고 있다. 세포증식은 움의 중앙에서만 관찰된다. 새로 생성된 상피는 융모의 끝을 향해 질서정연하게 이동한다. 3일 정도에 융모의 끝에 도달하면 그곳에서 세포자멸사에 이른다. 세포가 생기는 장소와 죽는 장소는 다름에도 불구하고 둘의 속도가 일정하게 유지되는 것은 자연의 이치라고 할 수 있다(▶ **그림 2-2**).

Point

세포자멸사(apoptosis) : 예정된 세포의 죽음(생리적 세포사)

괴사(necrosis) : 예정되지 않은 세포의 죽음(병적 세포사)

세포자멸사와 괴사의 비교

	세포자멸사	괴사
크기	현미경	육안
분포	단일세포	세포집단
에너지	사용	사용하지 않음
염증반응	없음	있음

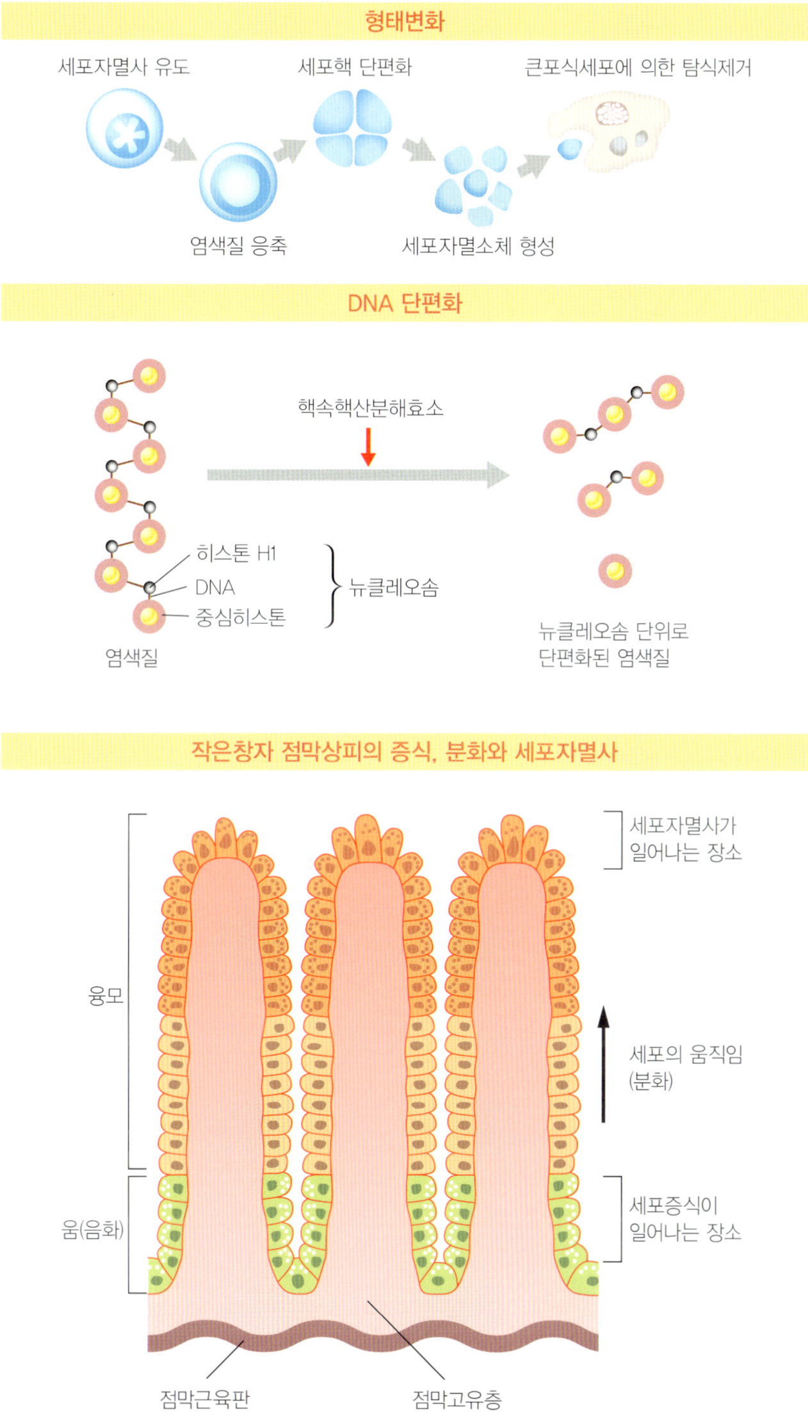

← 세포자멸사는 원래 형태학적으로 정의된 개념이다. 핵염색질이 핵 주변부위에 응집한 후 핵이 단편화되어 세포자멸소체가 된다. 세포자멸소체는 큰포식세포(대식세포)에 의해 탐식된다. 생화학적으로는 염색질을 구성하는 뉴클레오솜이 효소(핵속핵산분해효소)에 의해 뉴클레오솜 정수배 크기로 분해된다.

← 작은창자 점막상피의 증식, 분화와 세포자멸사를 모식화하고 있다. 세포증식은 음와에서, 세포자멸사는 융모 끝에서 일어난다. 움에서 생성된 상피세포는 순서대로(질서정연하게) 융모를 올라가 3일 정도에 세포자멸사한다. 증식 속도와 세포자멸사 속도는 일정하게 유지되고 있다.

[그림 2-2] 세포자멸사의 형태 및 생화학적 변화와 작은창자 점막상피의 증식, 분화와 세포자멸사

column

■ 세포증식력에 따른 3종류의 세포

세포증식의 특성에 따라 생체를 형성하는 세포를 3종류로 분류할 수 있다(▶ 표 2-1). 항상 증식을 반복하고 있는 '증식성 세포', 평소에는 증식하지 않지만 자극이 가해지면 증식할 수 있는 '잠재적 증식성 세포', 그리고 증식력이 없는 '비증식성 세포'이다.

증식성 세포는 골수조혈세포, 림프절이나 편도의 종자중심(배중심, germinal center), 가슴샘 겉질, 표피, 털집(모낭), 위창자 점막상피, 고환의 정조세포(spermatogonium) 및 암세포가 있다. 비증식성 세포는 신경세포, 난세포, 가로무늬근세포가 있다. 잠재적 증식성 세포는 섬유모세포, 혈관내피세포, 민무늬근세포, 지방세포, 신경아교세포, 간세포, 요세관 상피세포 등 그 밖의 대다수 세포가 포함된다.

증식성 세포는 반드시 세포자멸사를 동반한다. 비증식성 세포가 세포자멸사에 빠지는 것은 병적현상 또는 노화현상으로 간주된다.

예를 들어 작은창자 점막의 증식세포가 세포자멸사에 빠지면 증식과 세포사의 균형이 깨져 작은창자 점막은 위축된다. 이러한 병적 상태는 방사선조사 후, 항암제 투여 후 등에 관찰된다. 반대로 소화관 점막의 폴립이나 표피가 두꺼워지는 병변에서는 세포증식의 항진보다는 세포자멸사의 억제가 원인일 가능성이 있다.

방사선이나 항암제에 대한 감수성(방사선치료나 화학요법의 유효성)은 세포증식력이 강할수록(증식이 빠를수록) 높다고 할 수 있다. 이러한 암 치료의 부작용으로 문제가 되는 것이 정상적인 '증식성 세포'에 대한 손상이다. 방사선요법이나 화학요법의 부작용으로서 빈도가 높은 탈모, 손발톱 변화, 구토, 설사, 골수억제(혈소판 감소, 백혈구 감소 등)는 모두 증식성 세포의 손상(증식성 세포의 세포자멸사)이 원인이다.

[표 2-1] 세포증식력에 따른 3종류의 세포

세포의 종류	예
증식성 세포	골수조혈세포, 림프절이나 편도의 종자중심, 가슴샘 겉질, 표피, 털집, 위창자 점막상피, 정조세포, 암세포
잠재적 증식성 세포	섬유모세포, 혈관내피세포, 민무늬근세포, 지방세포, 신경아교세포, 간세포, 요세관 상피세포 등
비증식성 세포	신경세포, 난세포, 가로무늬근세포

Note

외상에 의한 사망원인

① 대량출혈(massive hemorrhage)
② 골절에 의한 지방색전증(fat embolism)
③ 뇌타박상(뇌좌상, cerebral contusion)
④ 내장파열
⑤ 으깸증후군(압궤증후군, crash syndrome; 급성 콩팥기능상실)
⑥ 이차감염(패혈증, 가스괴저)

① 외상

외상은 그 정도에 따라 개체사를 일으킨다. 외상이란 기계적 외부의 힘에 의한 손상이다. 머리외상에 의한 뇌타박상은 치명적이다. 그 밖에 외상에 동반되는 대량출혈, 골절에 의한 지방색전증, 내장파열, 으깸증후군(압궤증후군), 이차감염 등이 사망원인이 된다.

② 화상, 동사, 열사병

화상은 고온에 의한 조직손상의 일종이다. 비교적 가벼운 화상인 경우 피부가 빨갛게 붓거나 물집이나 미란이 생긴다. 심한 화상인 경우에는 세포의 괴사나 탄화를 일으킨다. 상기도화상은 중증이며, 녹농균에 의한 이차감염 등 죽음에 이르는 심각한 합병증을 일으키기도 한다.

저온에서의 손상인 동상은 신체의 노출부위가 타격을 받는다. 온몸의 저체온이 진행되면 동사에 이른다.

화상의 정도는 부상 면적에 따르는데, '9의 법칙'(▶ **각론 제12장 피부질환, p.453 참조**)에 따른 계산이 중요하다.

열사병(heat stroke)은 발한으로 인해 탈수증상이 일어나고 전해질 불균형이 생긴 결과 고체온과 쇼크상태를 나타낸다.

③ 전류, 자외선, 방사선에 의한 손상

전류가 뇌 또는 심장을 통과하면 대부분 치명상을 입게 된다. 전류에 의한 사망을 감전사라고 한다.

자외선에 의한 손상도 심각한 경우에 물집을 형성하지만, 치명상이 되지는 않는다. 만성적인 피폭은 피부암을 일으키는 요인이 되기도 한다.

전리방사선에 의한 세포손상은 X선 피폭, 방사성 폐기물, 핵폭발 등의 방사능오염으로 발생한다. 자유라디칼(free radical)이라고 불리는 불안정한 원자가 DNA나 세포막 등 중요한 세포의 구성요소를 손상시킨다. 악성종양 치료 시 방사선을 머리에 조사하면 머리카락이 빠지는 사실은 잘 알려져 있다. 이것은 털집(모낭) 세포의 방사선 감수성이 높기 때문이다. 그 밖에 방사선 감수성이 높은 세포에는 림프계통 세포나 조혈계통 세포, 표피세포, 소화관상피세포 등이 있다.

④ 기타 물리적 손상

기압의 급격한 변화에 의한 잠함병(공기색전증)이나 고산병도 사망원인이 된다.

■ 화학적 손상에 의한 죽음

① 알코올, 담배, 마약에 의한 중독

고도의 만성 알코올(에탄올) 중독에서는 호흡마비가 일어나 사망하는 경우가 있다. 술을 원샷하는 것은 위험이 높은 음주방법이다. 만성 알코올중독(알코올의존증)의 경우 지방간, 알코올간염, 간경변, 만성 이자염(췌장염), 심장근육병(심근증) 등을 일으킨다.

중증 흡연은 악성종양화, 만성 폐쇄폐질환, 죽경화증(죽상경화증), 폐쇄성 혈관장애의 원인이 된다. 흡연은 심근경색증의 위험인자이다.

마약(코카인, 헤로인)이나 각성제의 중독은 약물의존을 일으킨다. 정신적인 손상 외에 정맥주사를 통한 감염병(AIDS, 간염, 패혈증)을 유발할 우려가 있다.

② 급성 중독에 의한 치사적 손상

일산화탄소중독이나 시안중독이 대표적이다. 일산화탄소는 헤모글로빈에 대해 산소의 200배 이상의 친화성을 나타내기(결합하기 쉽기) 때문에 대량의 일산화탄소를 들이마시면 혈액의 산소운반능력이 저하되어 저산소성 뇌병증을 일으킨다. 사망한 사례의 혈액이나 내장은 선홍색을 띠고 있는 것이 특징이다.

시안화합물은 사립체(미토콘드리아)의 시토크롬산화효소(cytochrome oxidase) 활성화를 억제한다. 시안중독을 일으킨 사체의 위 내용물은 특유한 암모니아 냄새를 풍긴다. 혈액은 응고되지 않고 선홍색을 띤다.

Note

화상범위 추정

광범위 화상의 경우, 화상면적을 추정하는 것은 치료계획을 세우고 예후를 판정하는 데 중요하다. 성인은 '9의 법칙', 유아는 '5의 법칙'에 따라 계산한다. 화상의 중증도는 화상면적뿐만 아니라 화상의 깊이와도 관계된다. 화상의 깊이는 I도, II도, III도로 분류된다(▶ 각론 제12장 피부질환, p.453 참조).

자유라디칼(free radical)

약 100종류가 되는 원자의 주위를 도는 전자는 늘 결합할 짝을 찾는 성질이 있다. 수소원자는 1개, 산소원자는 2개인데, 산소원자끼리 또는 산소원자와 수소원자 2개가 결합되면 안정된다. 그것이 산소분자(O_2)와 물분자(H_2O)이다. 이 H_2O로부터 억지로 수소전자 1개를 떼어내면 짝이 없는 쪽이 1개 남아서 자유라디칼이 된다. 즉, 자유라디칼이란 '짝이 없는 전자를 가지고 있어 매우 반응하기 쉬운 원자나 분자'를 가리킨다.

공기색전증(air embolism)

순환하는 혈류 속에 공기가 섞임으로써 일어난다. 수술이나 외상 등으로 대동맥이 손상되는 경우에 발생한다. 정맥주사 시에도 주입액이 다 들어간 것을 인식하지 못하면 공기가 주입되는 경우가 있다. 다이버들에게 관찰되는 잠수병도 공기색전증의 일종이다. 고압의 깊은 해저에서 급격히 해수면으로 떠오르면 혈액에 녹아 있던 공기(주로 질소)가 기포화되어 혈액의 순환을 차단해버린다. 질소는 지방조직과 친화성이 있기 때문에 비만한 사람일수록 잠수병의 위험이 크다.

column

■ 흡연은 왜 몸에 해로운가?

담배에는 니코틴, 일산화탄소, 타르와 같은 유해물질이 함유되어 있다.

니코틴은 혈관수축작용이 있기 때문에 혈액의 흐름이 나빠져 협심증이나 심근경색증(허혈심장질환)을 일으킨다. 일산화탄소는 헤모글로빈과의 결합성이 산소의 200배로 혈액의 산소 운반기능을 억제한다. 타르는 필터에 갈색으로 부착되는 담뱃진의 일종으로 다수의 발암물질이 함유되어 있다.

암 전체의 30%, 특히 폐암은 대부분 흡연과 관련이 있다. 매일 담배를 피우는 사람은 피우지 않는 사람보다 폐암에 걸릴 확률이 4~5배 높고, 또 하루에 피는 개비 수가 50개를 넘는 경우 그 확률은 15배나 된다. 간접흡연에 의한 피해도 심각한 문제이다. 흡연자는 주변 사람의 건강도 배려해야 한다. 세계적으로 흡연율은 줄고 있지만 젊은 여성의 흡연율은 증가하고 있다. 임신, 출산, 육아를 해야 하는 시기의 모체 흡연이 아기에 미치는 영향이 우려된다. 담배는 미용의 최대 적이며 기미, 주름 외에 입냄새의 원인이 되므로 삼가는 것이 건강에 좋다.

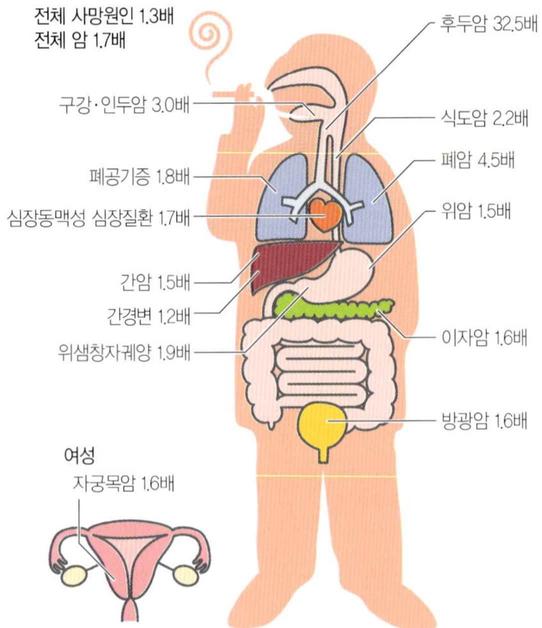

[그림 2-3] 흡연이 전신에 미치는 악영향

■ 일산화탄소중독의 초기증상

어느 여자 기숙사에서 일어난 비극이다. 한밤중에 화재가 발생했다. 여자 기숙사 1층에서 불길이 솟아올랐고, 떨어진 2층의 침대가 있는 거실에는 미치지 않고 진압되었다. 소방대가 수색하니 거실에 있던 젊은 여성들이 일산화탄소중독으로 사망해 있었다. 그녀들은 옷을 갈아입고 화장을 하려던 흔적이 있었다. 그러한 여유가 있던 여성들이 왜 죽은 것일까?

일산화탄소는 헴단백질에 대해 산소의 200배 이상 되는 친화력을 갖고 있다. 뼈대근육 속에는 헤모글로빈으로부터 산소를 빼앗는 역할을 하는 붉은 헴단백질 '미오글로빈'이 함유되어 있다. 미오글로빈은 적혈구의 헤모글로빈으로부터 산소뿐만 아니라 일산화탄소를 즉시 빼앗는다. 그 결과, 온몸의 장기가 산소결핍상태가 되기 전에 근육이 산소 부족에 빠져버리는 것이다. 즉, 목의 근육이 마비되어 "살려 주세요!"라고 외칠 수 없게 되고, 도망치려고 해도 발이 움직일 수 없게 된다. 미오글로빈에 의존하는 심장근육의 활동도 나빠지게 된다.

한밤중에 화재가 일어난다면 설령 벌거벗은 상태라도 바로 도망치는 것이 상책이다.

대량 살상무기로 사용되는 독가스 중에서도 사린(sarin)은 강력한 신경독이다. 콜린에스테라아제(cholinesterase) 활성이 회복 불가능한 정도까지 억제시킨다.

클로로포름, 사염화탄소는 간에 과산화 손상에 의한 소엽중심성 괴사와 지방화를 일으킨다. 에틸렌글리콜은 급성 요세관괴사에 의한 콩팥기능상실(신부전)을 일으킨다. 강산, 강알칼리는 접촉한 피부나 점막을 부식시켜 괴사와 흉터형성을 일으킨다. 농약(제초제)인 파라콰트중독(이전에 자살 목적으로 자주 복용되었음)은 성인호흡곤란증후군(미만성 허파꽈리손상)을 일으킨다.

독버섯중독은 환상 펩티드에 의한 간장애가 사망원인이 된다. 구근식물인 콜히쿰(colchicum)에는 대량의 콜히친(colchicine)이 함유되어 있으며 미세소관장애에 의한 급성 중독을 일으킨다.

③ 만성 중독

만성 중독에서 특히 문제가 되는 것은 중금속(납, 수은, 카드뮴, 크롬, 비소 등)이다. 납중독은 적혈구 손상(작은적혈구빈혈)과 요세관 손상을 일으킨다. 무기수은중독은 콩팥기능을 손상시키고, 유기수은중독은 미나마타병(소뇌를 중심으로 하는 중추신경 손상)을 일으킨다.

카드뮴의 만성 중독은 이타이이타이병의 원인으로 알려져 있으며 뼈손상(뼈연화증)과 콩팥위축을 동반한다. 6가크롬중독은 폐암, 만성 비소중독은 피부의 편평세포암종을 유발한다. 발암성 화학물질로는 간의 혈관육종을 일으키는 염화비닐, 방광이행세포암종의 원인이 되는 β-나프틸아민과 벤지딘(아닐린염료 즉, 방향족아민) 등이 있다.

단열재로 사용되어 온 석면의 미세섬유를 흡입하면 폐섬유증과 함께 폐암, 악성 중피종이 유발된다.

석유제품인 노멀 헥산(normal hexane; 탄소원자 6개의 사슬탄화수소)에 의한 만성 중독은 말초신경손상을 일으킨다.

Note

일산화탄소중독

헤모글로빈은 일산화탄소와 결합하면 선홍색을 띠기 때문에 중독 환자는 핑크색의 '좋은' 안색을 띠는 것처럼 보인다. 그래서 흡광도로 혈중 산소포화도를 측정하는 맥박산소측정기(pulse oximeter)는 정확한 수치를 나타낼 수 없다. 맥박산소측정기를 이용한 호흡 모니터링은 이 질환에서는 금기이다.

사린(sarin)

사린은 살상능력이 매우 높아서 경구뿐만 아니라 피부에서도 흡수되며 즉시 자율신경을 손상시킨다. 자극증상으로는 맨 처음 눈이 따끔거리는 등의 이상이 생기고(동공축소) 이어서 눈물이 멈추지 않거나 재채기와 콧물이 나오는 등 호흡계통에 장애가 일어난다. 호흡곤란을 동반하기도 한다. 중증의 경우 전신경련 등을 일으켜 죽음에 이른다. 공기보다 무겁고 해당 장소에 잘 머무르는 특징이지만 화학적으로 불안정해서 물과 접촉하기만 해도 쉽게 분해된다.

에틸렌글리콜 (ethylene glycol)

물에 잘 녹고 녹는점이 −13℃로 비교적 낮기 때문에 수냉 엔진 등의 부동액으로 사용되고 있다. 에틸렌글리콜은 단맛이 나며 생체 내에서 대사되면 독성이 생긴다. 부동액을 잘못 마시거나 와인 등의 식품첨가물로 잘못 사용되어 중독사건이 발생하기도 한다.

column

■ 산마늘의 비극

일본의 한 지방에서 있었던 실제 사건이다. 어느 이른 봄날, 혼자 살고 있던 25세 청년이 하숙방에서 사체로 발견되었다. 그가 아주 좋아하던 산마늘을 잔뜩 넣은 라면을 먹은 흔적이 남아 있었다. 산마늘은 북쪽 지방과 고원 지방에서 나는 마늘향이 있는 산나물이다. 사법해부 결과, 사망원인은 콜히친중독으로 판명되었는데, 도대체 무슨 일이 있었던 것일까?

그가 산마늘이라고 생각했던 잎사귀는 실은 콜히쿰(colchicum)이었던 것이다. 콜히쿰은 가을에 아름다운 꽃을 피우는 구근식물로, 관리가 쉽기 때문에 가정에서 키우는 식물로서 인기가 있다. 이른 봄날 잎이 나는데 이것이 산마늘 잎과 똑같이 생겼다. 그래서 콜히쿰에 다량으로 함유된 콜히친에 의한 중독에 빠진 것이다.

독버섯을 식별하기 어려운 것과 마찬가지로 산나물도 경우에 따라서는 목숨을 위협한다.

Note

자유라디칼과 활성산소

자유라디칼은 전자쌍(electron pair)을 만들기 위해 다른 분자로부터 강제로 전자를 빼앗는 과격한 분자이며, 그 대표적인 예가 '활성산소'이다. 산소를 이용하여 살아가고 있는 생물은 자유라디칼이나 활성산소가 반드시 생산되는 환경에 처해 있다. 그 자유라디칼을 완충해주는 역할을 하는 것이 불포화지방산이다. 자유라디칼과 반응한 불포화지방산은 과산화지질이 된다. 자유라디칼은 급격하게 세포손상을 일으킬 뿐만 아니라 암 형성이나 노화의 원인으로도 중요하다.

DNA 복구효소

DNA는 활성산소, 자외선조사, 화학물질에 의해 손상을 받지만, 생물은 이들을 제거하여 원래 상태로 돌아가려는(DNA 복구) 기전을 갖고 있다. 포유류의 세포에는 약 100종류의 효소가 DNA 복구에 사용되고 있다.

7. 노화

모든 생물은 나이가 들어가면서 노화된다. 장기의 기능은 저하되고 장기 상호 간의 통합기능도 순조롭지 못하게 된다. 그로 인해 온몸의 항상성을 유지하기 어려워 결국 죽음에 이른다. '사람의 정상 체세포는 분열 가능한 횟수에 한계가 있다'고 밝혀졌는데, 수명이 유전적으로 결정되어 있음을 나타내는 생물학적 현상이라고 할 수 있다.

생명유지에 중요한 심장의 심장근육세포나 중추신경계통의 뉴런(neuron)에는 재생능력이 없다. 노화에 동반한 순환계통이나 중추신경계통의 기능 상실은 때로 사망원인이 된다. 세포가 산소를 사용해 살아가는 한, 부산물로서 자유라디칼은 발생되고 그 과산화반응에 의한 세포손상은 피할 수 없다. 세포에는 손상을 방어하는 시스템이 있지만 노화와 함께 그 방어기능도 저하된다. 손상된 유전자(DNA)를 정상상태로 회복시키는 효소계통의 기능도 나이가 들어감에 따라 저하된다. 또 연령이 높아짐에 따라 면역기능이 저하되면 감염병이나 자가면역질환, 암 발생이 증가된다(**▶ 그림 2-4**).

내분비계통의 기능 저하로서 가장 특징적인 것은 여성의 폐경이다. 여성은 폐경 후에도 생식 가능 연령(15~50세)과 비슷한 기간을 생존한다(평균수명 85세). 이것은 생물학적으로 보면 비정상이라고 볼 수도 있다. 매미를 비롯한 곤충의 대부분은 생식이 끝나면 죽고 연어도 배란이나 사정을 하면 곧 죽는다. 옛날에는 우리나라도 평균수명이 50세였다. 오늘날에도 빈곤국의 평균수명이 50세를 채우지 못하는 경우도 적지 않다. 그렇게 생각하면 사람도 생식이 끝나면 개체의 죽음을 맞이하는 것이 자연계의 섭리일지도 모른다.

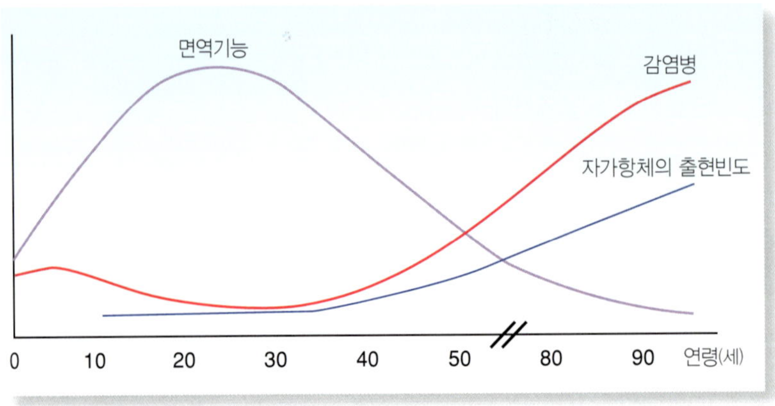

연령 증가에 따라 면역기능이 저하되면 감염병이 증가하고 자가항체의 출현빈도가 늘어난다.

[그림 2-4] 연령 증가에 동반한 면역기능의 추이와 감염병, 자가항체

8. 대사이상의 결과로서 일어나는 세포손상

최근의 병리학 교재에서는 '대사장애'라는 단어를 사용하지 않는다. 이 책에서도 굳이 대사장애 항목을 두지 않았다. 기존에 '대사장애'로 분류되던 선천성 대사이상에 대해서는 유전질환에서 다루고, 대사장애의 대표적인 예인 당뇨병 등은 각론을 참조하기 바란다. 여기서는 대사이상의 결과로서 일어나는 세포손상의 실제 사례에 관해 간단히 설명하기로 한다.

■ 지질 대사이상에 의해 발생하는 지방간, 죽상경화증, 이상지질혈증(고지혈증)

지질 대사에 이상이 생기면 세포 내에 중성지방이 축적된다(지방침착). 특히 지질 대사가 가장 왕성한 장기인 간에는 지방 축적이 일어나기 쉽다. 지방이 고도로 축적된 간을 지방간(fatty liver)이라고 하며, 육안으로는 노랗고 비대해 보인다. 대부분의 경우 비만을 합병한다. 지방간을 현미경으로 살펴보면 간세포의 세포질 내에 크고 작은 지방방울(fat droplet)이 확인된다(▶ 그림 2-5).

비만 이외에 지방간을 일으키는 원인으로서 알코올중독과 기아를 들 수 있다. 기아상태에 있는 아동의 배가 크게 부풀어 있는 것은 복수 저류와 지방간에 의한 간비대가 원인이다. 영양불량상태의 간에 지방이 축적되는 것은 역설적이지만 사실이다.

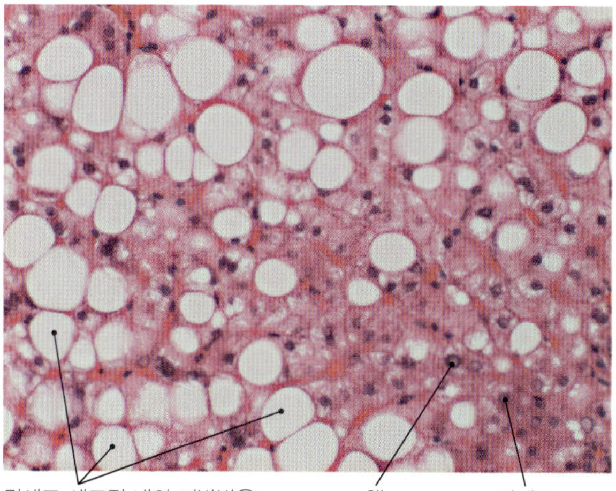

간세포의 호산성(분홍색으로 염색) 세포질에 하얗게 뚫린 구형 구조가 다수 확인된다. 구형 구조는 지방방울로, 간세포 내에 축적된 중성지방을 반영하고 있다. 이 사례의 지방간은 비만에 동반하여 발생하였다.

[그림 2-5] 지방간(현미경소견, 헤마톡실린-에오신염색)

Note

니제르(Niger)의 현황

아프리카대륙의 내륙에 있는 국가 니제르는 사하라사막 남부에 있다. 세계 최빈국에 속하는 국가로, 2006년 현재 니제르 전국에 심각한 가뭄피해가 확산되어 수백 만 명이 기아의 위기에 처해 있다. 평균수명은 40세 정도, 영아사망률은 26% 이상을 넘으며, 여성 1인당 출산자녀 수는 평균 8명이다. 영양장애를 겪고 있는 아이들은 홍역이나 풍진으로 너무나도 쉽게 죽어간다. 아이들이 제대로 성장할 확률이 낮기 때문에 더 많이 낳고 그만큼 식량문제는 더욱 심각해지는 악순환을 겪고 있다.

Point

지방침착 : 중성지방의 침착(지방간), 콜레스테롤의 침착(죽상경화증)

아밀로이드증(amyloidosis) : 단백질의 침착(온몸, 특히 콩팥과 심장)

글리코겐침착 : 글리코겐의 침착(온몸, 특히 간과 뼈대근육)

통풍(gout) : 요산의 침착(관절과 피부)

황달(jaundice) : 혈중빌리루빈 농도의 증가

석회침착과 결석 : 칼슘의 침착

지질의 분류

【저장지질】

① 중성지방(triglyceride) : 글리세린+지방산 3분자의 결합체

【구조지질】

① 콜레스테롤(cholesterol)

② 인지질(phospholipid)

지질 대사이상에 의해 생기는 병태는 그 밖에도 죽경화증(죽상경화증, atherosclerosis), 이상지질혈증(dyslipidemia; 고지혈증)이 있다. 굵은 동맥에 생기는 동맥경화를 죽경화증이라고 한다. 침착되는 것은 콜레스테롤인데, 지방간에서는 중성지방이 간세포에 축적되는 것과는 대조적이다. 콜레스테롤은 두꺼워진 동맥 속막에 침윤되는 큰포식세포(대식세포)나 민무늬근세포(평활근세포) 안에 침착된다. 육안으로 보면 동맥은 노랗고 약해져 있으며 이차적인 석회화에 의해 경화된다. 동맥 속공간이 막히면 심근경색증(cardiac infarction)과 뇌경색증(cerebral infarction)의 원인이 된다. 약해진 동맥 속공간에 혈전이 생겨서 혈류를 따라 흐르다가 말초 동맥에 걸리면 혈전색전증(thrombus embolism)을 일으키기도 한다. 어쨌든 죽경화증은 생활습관병의 원인이 되는 중요한 병태이다.

이상지질혈증은 혈중의 지질이 증가하는 병태이다. 주로 동물성 지방단백질에 함유된 포화지방산의 섭취량이 증가함으로써 발생한다. 혈중 콜레스테롤과 중성지방(triglyceride) 중 하나 또는 모두가 증가한 상태를 가리킨다. 중성지방이 높은 혈청은 하얗게 혼탁되는 것이 특징이다(▶ 그림 2-6).

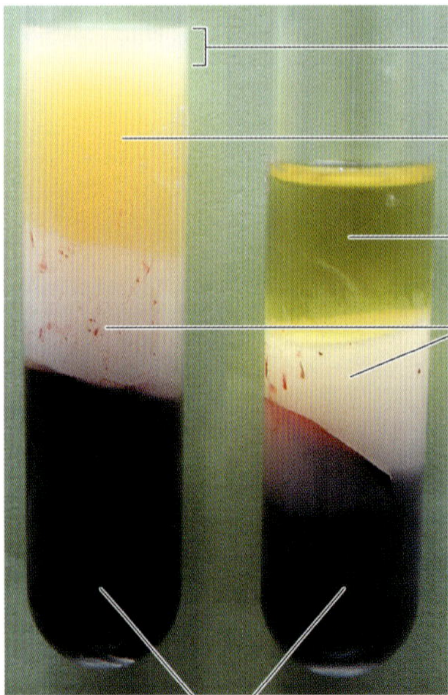

왼쪽의 혈청 성분은 노랗게 혼탁되어 있다. 오른쪽의 정상 혈청과 비교하면 중성지방이 혈청 속에 증가한 상태이다. 가장 바깥층에 우유 형태를 띠는 것은 암죽미립(킬로미크론, chylomicron)이라는 지질단백질이 증가해 있음을 반영한다. 콜레스테롤의 증가는 혈청을 혼탁시키지 않는다.

[그림 2-6] 중성지방이 많은 혈청(중성지방이 증가한 고지혈증)

Note

혈중 지질단백질(lipoprotein)

지질은 단백질과 결합함으로써 혈중의 용해도를 증가시킨다. 지질단백질은 다음의 5종류가 있다.

① 암죽미립(킬로미크론, chylomicron)
② 초저밀도지질단백질(very low density lipoprotein, VLDL)
③ 중밀도지질단백질(intermediate density lipoprotein, IDL)
④ 저밀도지질단백질(low density lipoprotein, LDL) : 나쁜 콜레스테롤
⑤ 고밀도지질단백질(high density lipoprotein, HDL) : 좋은 콜레스테롤

(이 순서대로 입자의 지름과 중성지방의 양이 줄어들고 아포단백질의 양이 증가한다. 콜레스테롤 함량은 LDL이 가장 많다. 또한, 유리지방산은 알부민에 결합한다.)

도미노 이식

'가족성 아밀로이드신경병증(amyloid neuropathy)'은 정상 간을 이식함으로써 치료할 수 있는 예외적인 전신성 아밀로이드증이다. 이 질환에서는 간세포가 만드는 비정상 전알부민(prealbumin)이 말초신경에 아밀로이드로서 침착된다. 이식을 위해 절제된 아밀로이드증 환자의 간은 전알부민 생산 이외의 기능은 정상이기 때문에 다른 간질환(전격간염이나 간경변) 환자에게 '도미노 이식'을 할 수 있다. 그 이유는 아밀로이드로서 침착될 때까지는 보통 20년 이상의 세월이 필요하기 때문이다.

■ 단백질 대사이상에 의해 발생하는 아밀로이드증

단백질 대사이상의 대표가 아밀로이드증(amyloidosis)이다. 온몸의 다양한 부위에 아밀로이드(amyloid)라는 특수한 미세섬유 모양의 단백질이 침착된다.

아밀로이드섬유는 불용성으로 일단 조직 내에 침착되면 대사되기 어렵고 치료방법도 없는 것이 특징이다. 콩팥에 침착되면 콩팥기능상실(신부전), 심장에 침착되면 심장기능상실(심부전)과 부정맥을 일으킨다. 아밀로이드물질은 콩고레드염색(Congo red stain)에서 붉게 염색되는 것이 특징이다(▶ 그림 2-7).

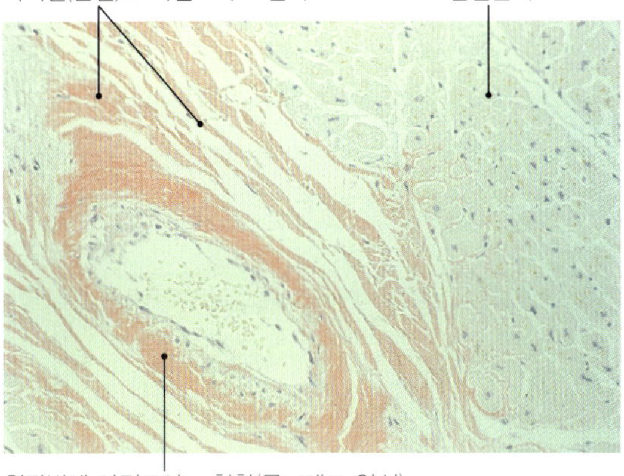

아밀로이드증(amyloidosis)은 콩고레드염색에서 붉게 염색되는 아밀로이드가 온몸의 여러 장기에 침착되는 진행성 질환으로, 근본적인 치료법은 없다. 이 사진에서는 아밀로이드가 혈관벽과 심장근육 사이질(간질)에서 관찰된다. 심장기능상실(심부전) 및 콩팥기능상실(신부전)이 문제가 되는 경우가 많다.

[그림 2-7] 전신성 아밀로이드증(현미경소견, 심장의 콩고레드염색)

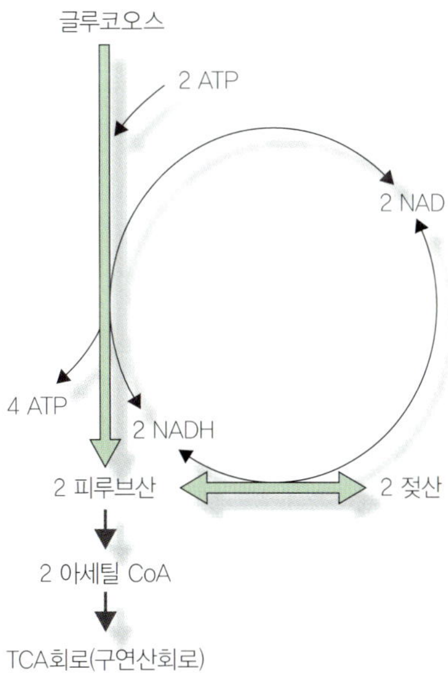

1분자의 글루코오스가 글루코오스-6-인산을 경유해서 2분자 피루브산 또는 젖산까지 대사되는 경로를 해당과정(glycolytic pathway)이라고 한다. 이 과정에서는 산소 없이 아데노신삼인산(ATP)이 생산된다. 산소를 사용하는 TCA회로에서는 많은 ATP가 효율적으로 생산된다.

NAD : 니코틴아미드 아데닌 디뉴클레오티드(nicotinamide adenine dinucleotide)

TCA회로 : 트리카르복시산회로(tricarboxylic acid cycle)

[그림 2-8] 해당경로

Note

해당과정(glycolytic pathway)

포도당(글루코오스)은 우선 헥소키나아제(hexokinase; 혈당치에 의해 활성이 제한)의 작용으로 글루코오스-6-인산이 된다. 프룩토오스-6-인산으로의 변환을 거쳐 인슐린(insulin)으로 제어되는 포스포프룩토키나아제(phosphofructokinase; 해당계의 속도조절효소)의 작용으로 프룩토오스-1,6-비스인산이 되며, 알돌라제(aldolase)의 작용으로 글리세르알데히드-3-인산이 생성된다. 최종산물인 피루브산(pyruvic acid)은 구연산회로로 들어가는데, 과잉의 피루브산은 사립체에서 아세틸 CoA(acetyl coenzyme A)가 된 후 지방산 합성과정으로 들어간다(▶ 그림 2-8).

Note

당의 구성단위

【육탄당】

① 글루코스(glucose, 포도당)
② 프룩토오스(fructose, 과당)
③ 만노오스(mannose)
④ 갈락토오스(galacatose)
⑤ 프락토오스(fructose)

【오탄당】

⑥ 리보오스(ribose)
⑦ 데옥시리보오스(deoxyribose)
⑧ 자일로오스(xylose)

【이당류】

⑨ 수크로오스(sucrose, 자당) : 포도당 + 과당
⑩ 말토오스(maltose, 맥아당) : 포도당 + 포도당
⑪ 락토오스(lactose, 젖당) : 포도당 + 갈락토오스

피리미딘, 퓨린, 요산의 화학구조식

핵산의 염기(탄소, 수소, 질소로 구성)에는 피리미딘 뼈대를 갖는 시토신(cytosine, C), 티민(thymine, T), 우라실(uracil, U)과 퓨린 뼈대를 갖는 아데닌(adenine, A)과 구아닌(guanine, G)이 있다. 요산은 퓨린의 대표적인 산물이며 퓨린 뼈대에 수산기가 3개 붙어 있다(▶ **그림 2-9**).

아밀로이드증은 전신성 아밀로이드증과 국소성 아밀로이드증으로 나뉜다. 전신성 아밀로이드증은 근본적인 치료법이 없는 만성 질환이다. 아밀로이드를 형성하는 단백질은 몇 가지 종류가 있으며, 아밀로이드 미세섬유를 구성하는 단백질의 차이에 따라 원발성, 속발성, 가족성 등으로 분류된다(**▶ 각론 제15장 전신질환, p.507 참조**).

그 밖에 단백질 대사이상에 의한 병태로는 콩팥증후군(신증후군), 요독증, 간기능상실(간부전)에 의한 고암모니아혈증 등을 들 수 있다. 자세한 내용은 각각 콩팥 및 소화계통(간, 쓸개, 이자)의 각론을 참조하기 바란다.

■ 당 대사이상에 의해 발생하는 당뇨병과 글리코겐증

포도당(glucose)은 인슐린의 조절 하에 해당과정에서 대사된다. 따라서 인슐린이 절대적이나 상대적으로 부족해지면 당 대사에 이상이 생겨 혈당치가 필요 이상으로 증가하거나 소변으로 당이 섞여 나오는데, 이것이 바로 당뇨병이다(**▶ 각론 제10장 내분비계통 질환, p.406 참조**).

즉시 대사에서 사용되지 않는 포도당은 보통 글리코겐(당원, glycogen)의 형태로 세포 내에 축적된다. 그러나 글리코겐이 다량으로 축적되면 글리코겐침착 상태가 된다. 이 대표적인 예가 유전성 질환인 글리코겐증(glycogenosis)이며, 글리코겐이 주로 간에 축적되는 병형과 뼈대근육(골격근)에 축적되는 병형의 2종류가 있다.

■ 핵산 대사이상에 의해 발생하는 통풍

핵산(nucleic acid)은 데옥시리보핵산(DNA)과 리보핵산(RNA)로 구성되며, 유전자는 DNA의 연쇄로 구성되어 있다. DNA는 핵과 사립체(미토콘드리아)에 존재한다. RNA는 단백질의 합성 장소인 리보솜 RNA(rRNA), DNA 정보를 단백질로 번역하기 위한 전령 RNA(mRNA), 전령 RNA가 가진 정보에 의해 아미노산을 나르는 운반 RNA(tRNA)의 3종류가 있다.

핵산의 구성성분은 유전정보를 나르는 4종류의 염기, 탄소 5개로 구성된 오탄당(DNA는 데옥시리보오스, RNA는 리보오스)과 인산이다. 염기는 퓨린(purine)에 속하는 구아닌(guanine)과 아데닌(adenine), 피리미딘(pyrimidine)에 속하는 시토신(cytosine)과

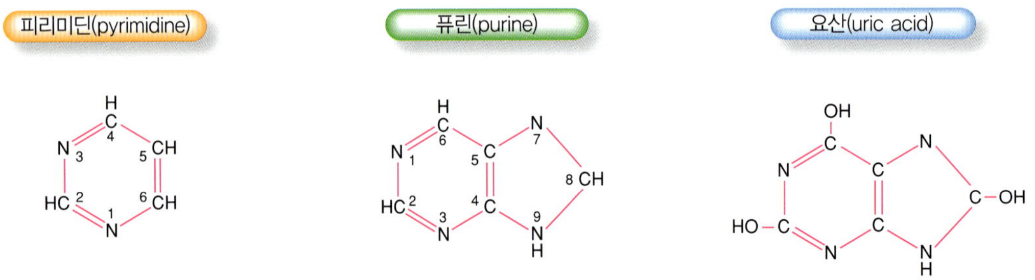

[그림 2-9] 핵산 기본단위의 화학구조식

티민(thymine; RNA는 티민 대신 우라실)이 있다. 통풍(gout)은 퓨린의 대사이상에 의해 발생하는 질병이다.

퓨린의 최종 대사산물은 요산이다. 요산은 요소, 암모니아와 함께 질소 대사의 최종 형태로, 수용성이 낮은 것이 특징이다. 따라서 혈액 중 요산농도가 일정 이상이 되면 관절과 피부에 요산염이 침착된다. 피부에 침착되는 것을 통풍결절(gouty node)이라고 한다. 통풍은 남성에게 많이 발생하는 질환으로, 엄지발가락 관절에 요산염이 침착되어 심한 통증을 일으킨다. 요산염이 콩팥에 침착되어 콩팥기능장애를 일으키기도 한다(▶ **각론 제11장 근육뼈대계통 질환, p.434 참조**).

■ 빌리루빈 대사이상에 의해 발생하는 황달

빌리루빈(bilirubin; 쓸개즙색소)은 황색의 색소로, 노화된 적혈구의 헤모글로빈에 함유되어 있는 헴(heme)의 최종 대사산물이다. 간이나 지라(비장)의 큰포식세포(대식세포)는 오래된 적혈구를 파괴하는데 이때 생기는 빌리루빈은 물에 잘 녹지 않기 때문에 알부민과 결합한 형태로 간세포로 운반된다.

간세포는 이 빌리루빈을 글루쿠론산(glucuronic acid)과 결합하여 수용성을 높이고 쓸개즙으로 배설한다. 결합형 빌리루빈은 직접 측정할 수 있기 때문에 직접빌리루빈이라고 불리며, 알부민 결합형 빌리루빈은 간접빌리루빈이라고 불린다.

창자로 배설된 빌리루빈은 분해되어 무색의 우로빌리노겐(urobilinogen)이 되고, 다시 갈색의 우로빌린(urobilin)이나 스테르코빌린(stercobilin)으로 변환된다. 우로빌리노겐의 일부는 창자에서 재흡수된 후 간으로 돌아가 다시 빌리루빈으로서 쓸개즙으로 배설된다. 이것을 빌리루빈의 창자간순환(장간순환, enterohepatic circulation)이라고 한다(▶ **그림 2-10**). 우로빌리노겐의 일부는 소변으로 배설된다.

혈중 빌리루빈이 상승한 상태를 황달(jaundice)이라고 한다. 그 원인에 따라 간전성(prehepatic), 간성(hepatic), 간후성(posthepatic)으로 분류된다(▶ **그림 2-13**). 간전성 황달은 용혈에 의해 헤모글로빈 분해가 항진되는 것이 원인이며, 간접빌리루빈이 상승한다. 간후성 황달은 쓸개길(담도)이 막힌 것이 원인으로 폐쇄황달(obstructive jaundice)이라고도 하며, 직접빌리루빈이 상승한다. 간성 황달은 간염과 간경변에 의한 간세포 손상이 원인이며, 주로 직접빌리루빈이 상승한다. 직접빌리루빈이 현저하게 상승하는 병태(간후성 황달과 간성 황달의 대부분)에서는 대변이 회백색을 띠며 피부의 가려움을 호소하는 것이 특징이다. 피부의 가려움은 혈중에서 증가하는 쓸개즙산 때문이다.

Note

빌리루빈의 어원

빌리루빈(쓸개즙색소)은
빌리(bili-) : 쓸개즙(담즙, bile)
루비(rubi-) : 붉은(루비색)
인(-in) : 물질의 접미어 이다.

대사이상의 혈중 표지자

통풍 : 고요산혈증
콩팥기능상실(신부전) : 고요소질소혈증
간기능상실(간부전) : 고암모니아혈증
황달 : 고빌리루빈혈증
당뇨병 : 고글루코오스혈증
비만 : 고지혈증

Note

빌리루빈의 구조

빌리루빈은 헴(heme)의 환상구조가 절단 및 개환되고 중앙부위의 철이온이 없어진 구조를 나타낸다(▶ 그림 2-11).

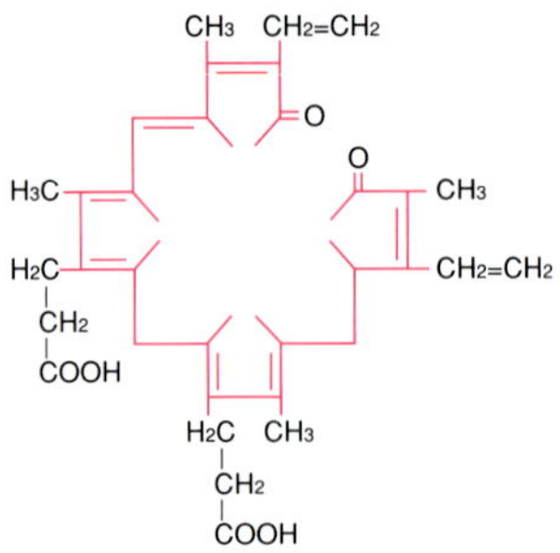

[그림 2-11]
빌리루빈의 화학구조식

쓸개즙성분

(수분 97%)

쓸개즙산염
무기염
결합형 빌리루빈
유리지방산
레시틴
콜레스테롤

쓸개즙산(담즙산, bile acid)

쓸개즙산(콜산과 케노데옥시콜산)은 간세포에서 콜레스테롤로부터 합성되며, 글리신(glycine) 또는 타우린(taurine)과 결합해 있다. 콜산의 구조식은 다음과 같다(▶ 그림 2-12).

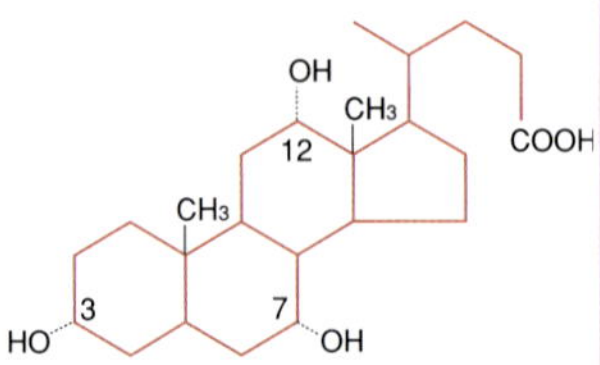

[그림 2-12]
쓸개즙산(콜산)의 화학구조식

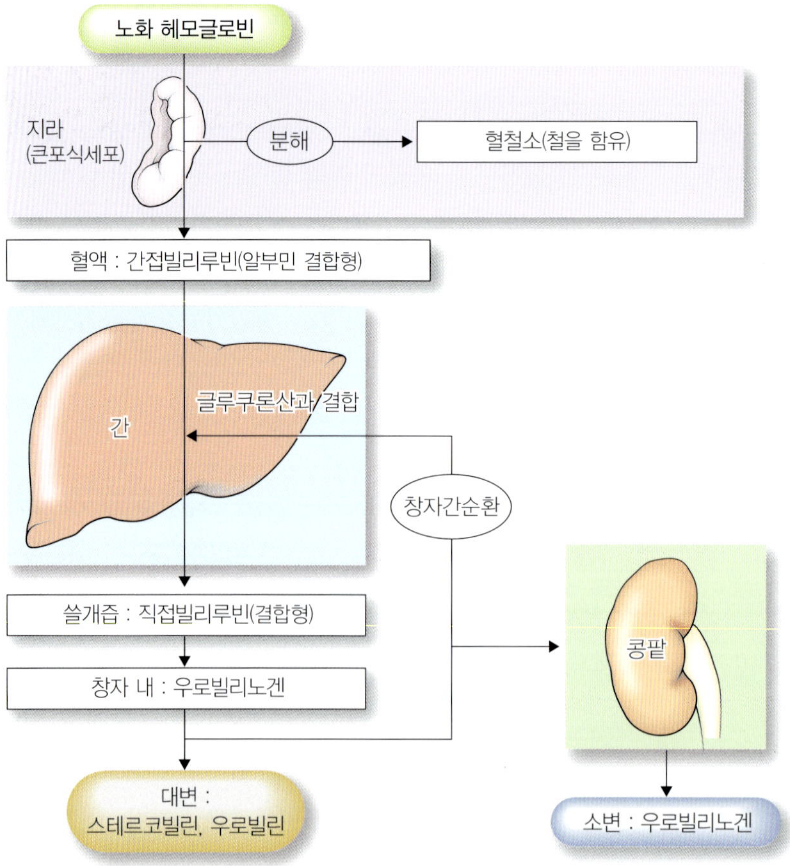

빌리루빈은 헤모글로빈의 헴 성분이 지라 등의 큰포식세포(대식세포)에 의해 분해된 대사산물로, 혈중에서 알부민과 결합한 형태(간접빌리루빈)로 간까지 운반된다. 간세포에서 글루쿠론산과 결합하여 쓸개즙으로 분비된다. 수용성의 결합형 빌리루빈을 직접빌리루빈이라고 한다. 창자세균에 의해 빌리루빈은 우로빌리노겐으로 변환되고, 다시 스테르코빌린과 우로빌린이 되어 대변으로 배설된다. 우로빌리노겐의 일부는 창자에서 재흡수된 후 간으로 돌아가 다시 빌리루빈으로서 쓸개즙으로 분비된다(창자간순환). 우로빌리노겐의 일부는 소변으로 배설된다.

[그림 2-10] 빌리루빈의 대사경로

신생아기에는 적혈구에 함유된 헤모글로빈이 태아기의 헤모글로빈 F로부터 생후형 헤모글로빈 A로 대체된다. 그 과정에서 태아기의 적혈구가 대량으로 파괴되기 때문에 생리적 용혈황달(hemolytic jaundice)이 발생한다. 이 황달이 모자의 혈액형 부적합(특히 Rh형) 등으로 심해지면 간접빌리루빈이 대뇌 바닥핵(기저핵)에 침착되어 장애를 남기는데, 이것을 핵황달(nuclear jaundice)이라고 한다. 핵황달은 피부에 빛을 조사함으로써 빌리루빈의 분해를 촉진하는 광선요법이나 혈장교환요법으로 예방할 수가 있다.

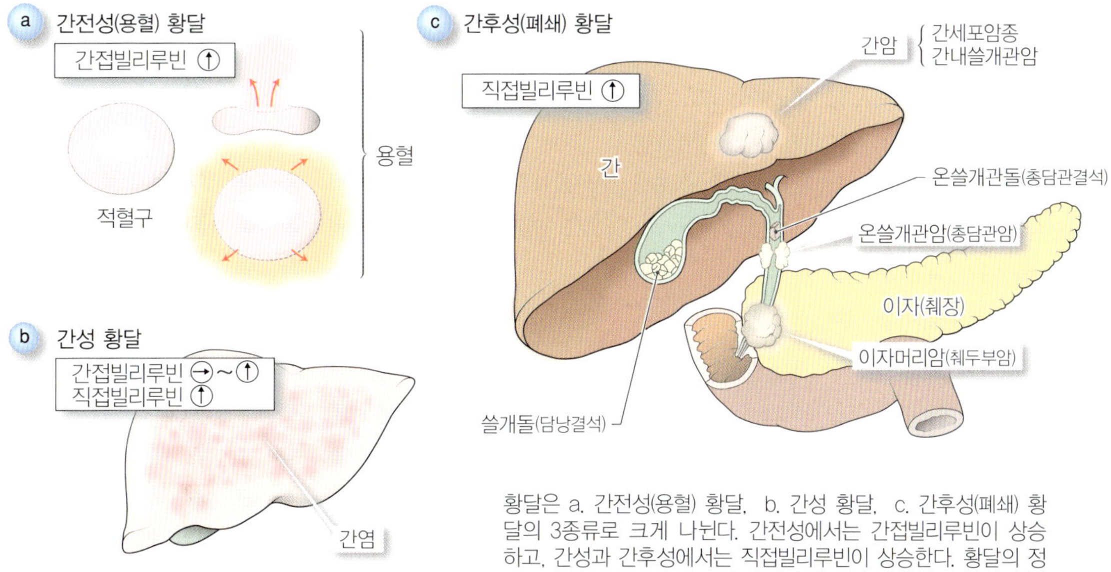

황달은 a. 간전성(용혈) 황달, b. 간성 황달, c. 간후성(폐쇄) 황달의 3종류로 크게 나뉜다. 간전성에서는 간접빌리루빈이 상승하고, 간성과 간후성에서는 직접빌리루빈이 상승한다. 황달의 정도는 간후성 황달에서 가장 심하다. 쓸개길 폐쇄(특히 암)에 의한 황달에서는 빌리루빈 수치가 현저히 상승한다.

[그림 2-13] 빌리루빈 대사이상에 의해 발생하는 황달

■ 칼슘 대사이상에 의해 발생하는 석회침착과 돌증

혈청 칼슘농도는 부갑상샘이 분비하는 부갑상샘호르몬(parathormone)과 비타민 D에 의해 조절된다. 이들은 창자의 칼슘 흡수, 콩팥의 칼슘 배설, 뼈의 칼슘 침착 등을 조절한다. 칼슘은 인산과 결합하여 인산칼슘으로 석출되기 때문에 석회침착은 칼슘농도와 인산농도의 관계가 중요하다. 콩팥은 원칙적으로 과잉의 인산을 배설하여 칼슘을 재흡수한다.

부갑상샘종(parathyroid adenoma)에 의해 부갑상샘호르몬이 과잉으로 분비되거나 다발골수종이나 암의 뼈전이에서 뼈가 용해되면 혈청의 칼슘 수치가 높아진다(고칼슘혈증). 비타민 D의 과잉 섭취 시에도 고칼슘혈증이 관찰된다. 이 경우 콩팥이나 허파에 인산칼슘이 침착되기 쉬워지는데, 이것을 전이성 석회침착이라고 한다(▶ 그림 2-14).

한편, 조직이 괴사되거나 국소적으로 pH가 변화되면 혈청의 칼슘 수치가 정상임에도 불구하고 석회(인산칼슘)가 침착되는데, 이것을 이영양성 석회침착이라고 한다. 동맥의 죽경화증이나 유방암의 괴사부위에 일어나는 석회침착은 X선 사진에 나타나기 때문에 임상적으로 중요한 지표가 되고 있다.

Note

Point

석회침착(석회화)의 2가지 유형

전이성 석회화 : 고칼슘혈증이 원인

이영양성 석회화 : 국소적인 조직괴사가 원인

용해도곱(solubility product)

인산칼슘의 석출은 칼슘이온(Ca^{2+}) 농도와 인산이온(PO_4^{3-}) 농도의 곱에 의존한다. 이 용해도곱($Ca^{2+} \cdot PO_4^{3-}$)이 일정 수치에 도달하면 용액은 포화된다. 또 그 일정 수치를 넘은 경우 인산칼슘이 석출된다.

Note

석회화 증명법

현미경으로 석회화를 증명할 때는 종종 탈회조작(decalcification; 산용액에 담가 인산칼슘을 용해시키는 조작)가 필요한데, 석회화가 있는 부위는 단단해서 절편이 잘리지 않기 때문이다. 석회화된 부분은 헤마톡실린(hematoxylin)에 파랗게 염색된다.

한편, 영상진단에서도 석회화는 각종 질환의 표지자가 된다. X선이나 CT 사진에서 찍히는 석회화로서 동맥의 죽경화증(죽상경화증)과 돌증(결석증)이 대표적이다. 초음파검사에서도 석회화 부분(결석)은 강한 에코상과 그 뒷부분의 '음향음영'이 관찰된다. 유방암 검진에 사용되는 유방촬영술(mammography)이나 초음파검사에서도 미세석회화가 암 발견의 지표가 된다.

돌증(결석증)의 종류

① 쓸개길돌증(담도결석증)
② 요로돌증(요로결석증)
③ 이자돌증(췌석증; 만성 이자염에 동반)
④ 침돌증(타석증; 만성 침샘염에 동반)
⑤ 전립샘돌증(전립선결석증)
⑥ 정맥돌증(정맥결석증; 오래된 혈전)

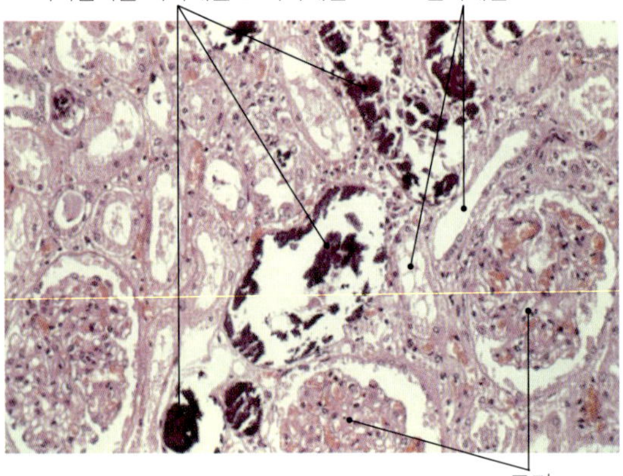

토리쪽세관(근위요세관)에 자주색 석회(인산칼슘)가 침착되어 있다. 고칼슘혈증에 동반되는 전이성 석회화의 예이다. 심하면 콩팥기능상실(신부전)에 이르지만 이 사례는 증상이 없었다.

[그림 2-14] 고칼슘혈증에 동반되는 전이성 석회침착(현미경소견, 콩팥의 헤마톡실린-에오신염색)

칼슘염이 속공간(관강)에 침착되면 돌증(결석증, lithiasis)이 생긴다. 대표적인 예가 요로돌(요로결석)이다. 소변의 산성도나 소변 중으로 배설되는 칼슘농도에 더하여 요로염증이 생기거나 소변 흐름이 정체되면 돌(결석)이 형성된다. 요관돌(요관결석)은 급통증의 원인이 된다. 요로돌을 계기로 고칼슘혈증이 발견되기도 한다. 요로돌에서 침착되는 것은 옥살산칼슘 결석이 많지만, 비타민 C를 과잉으로 섭취하면 비타민 C가 옥살산으로 변환되기 때문에 요로돌이 형성된다고 알려져 있다(**▶ 각론 제7장 비뇨계통 질환, p.341 참조**).

한편, 쓸개돌증(담석증, cholelithiasis)은 칼슘과는 관련이 없다. 쓸개돌(담석)은 노란 콜레스테롤돌과 검은 빌리루빈돌이 있다. 콜레스테롤돌은 비만과 고지혈증과 관계가 있다. 빌리루빈돌은 글루쿠론산 결합의 분해효소(β-글루쿠로니다아제)를 생산하는 창자세균의 감염이 계기가 되기도 한다. 결합형 빌리루빈이 비결합형으로 변환되기 때문에 수용성이 감소된다(**▶ 각론 제6장 간 · 쓸개 · 이자 질환, p.318 참조**).

국시 적중문제

Q 인체 내 칼슘대사에 작용하는 호르몬은?

가. 부갑상샘호르몬(parathormone, PTH) **나. 티록신**(thyroxine)
다. 티로칼시토닌(thyrocalcitonin) **라. 글루코코르티코이드**(glucocorticoid)

① 가, 나, 다 ② 가, 다 ③ 나, 라
④ 라 ⑤ 가, 나, 다, 라

A 칼슘대사에 작용하는 호르몬

1) 부갑상샘호르몬(parathormone, PTH) : 혈액 내 칼슘과 인의 양을 조절
2) 티로칼시토닌(thyrocalcitonin) : 혈액 내 칼슘의 농도를 낮춤

정답 : ②

9. 영양장애

영양장애에는 비만과 영양실조가 포함된다.

■ 비만

비만(obesity)은 지방조직이 과잉으로 축적된 상태로, 대개 과식과 운동부족(영양과잉 상태)이 원인이다. 대부분은 고혈압, 당뇨병, 고지혈증, 동맥경화증을 동반하며 통풍, 돌증(담석증)이나 변형관절증과도 밀접한 관계를 나타낸다. 비만은 지방세포의 수적 증가를 특징으로 하며 선진국에 많은 생활습관병 증상의 하나로 볼 수 있다. 비만 중에서도 내장형 비만(내장 주위의 지방조직 증가)은 심근경색증이나 뇌경색증의 위험인자이다.

비만의 원인이 내인에 의한 경우가 있다. 시상하부 질환으로 인해 식욕중추에 이상이 생기는 경우나 이자(췌장)의 인슐린 세포 종양으로 인해 장기간에 걸쳐 저혈당이 계속되는 경우(공복감 조장)도 현저한 비만을 일으킨다.

■ 영양실조

영양실조(malnutrition)는 후진국의 아동에게 많으며 선진국에서는 알코올중독자, 과도한 다이어트 실천자, 신경성 식욕부진(anorexia nervosa)과 같은 섭취 장애자나 중증의 소모성 질환자에게서 확인된다.

후진국에서의 단백질 섭취 부족은 단백열량부족증(크와시오르코르, kwashiorkor)이라는 병태를 일으킨다. 전분은 풍부해도 단백질이 부족한 식사를 섭취하고 있는 소아에게 발생하는데, 성장지연과 근육의 소모가 특징이며 지방간, 심한 부종과 복수, 빈혈, 작은창자 융모 위축에 의한 영양흡수부전이 관찰된다.

Note

『죽음의 사중주』

비만, 고지혈증, 고혈압, 고혈당을 모두 앓고 있는 것을 말한다. 생활습관병인 죽경화증(죽상경화증)과 그에 따른 심근경색증의 빈도가 높아지는 데 대해 경종을 울리는 슬로건이다.

비만 판정

비만은 키에 대한 체중의 지수(body mass index, BMI)로 판정된다.

BMI = 체중(kg)/키(m)²

BMI	판정
18.5 이하	저체중
18.5~25	보통 체중
25~30	비만 1도(전비만)
30~35	비만 2도
35~45	비만 3도
45 이상	비만 4도

표준체중(kg) = 키(m)²×22
(가장 질병이 적은 BMI = 22)

column

■ 대사증후군(metabolic syndrome)

비만(특히 내장형 비만), 고혈압, 고혈당, 고트리글리세리드혈증, 고콜레스테롤혈증과 같은 위험인자가 2개 이상 있으면 그 인자가 전혀 없는 사람에 비해 심근경색증 발병률이 10배, 3~4개 있는 사람은 30배 이상이 된다. 비만에 기인하는 인슐린 저항성을 기반으로 한 일련의 대사이상을 대사증후군(내장지방증후군)이라고 한다.

대사증후군의 진단기준은

① **내장형 비만**(배둘레 : 남자 > 90cm, 여자 > 85cm)
② **고트리글리세리드혈증**(≥ 150mg/dL)
③ **저HDL콜레스테롤혈증**(남자 모두 < 40mg/dL)
④ **고혈압**(≥ 130/85mmHg)
⑤ **공복 시 고혈당**(≥ 110mg/dL)

이 가운데 3항목 이상을 충족해야 한다. HDL(high density lipoprotein)이란 고밀도지질단백질을 말하며 이른바 좋은 콜레스테롤을 운반한다.

대사증후군의 치료는 식사요법과 운동요법에 의한 생활습관 개선이 기본이다. 약물요법으로 고콜레스테롤혈증에는 HMG-CoA환원효소억제제(스타틴), 고트리글리세리드혈증에는 피브레이트 제제가 사용된다.

Note

비타민결핍증

비타민 B_1 : 각기(급성), 베르니케뇌병증(만성)
비타민 B_2 : 입꼬리염(구각염), 혀염(설염), 각막혈관 신생
비타민 B_3 : 펠라그라
비타민 B_6 : 입꼬리염, 혀염, 빈혈
비타민 B_{12} : 거대적혈모구빈혈
엽산 : 거대적혈모구빈혈
비타민 C : 괴혈병
비타민 A : 야맹증
비타민 D : 구루병(소아), 뼈연화증(성인)
비타민 E : 결핍증상 없음
비타민 K : 신생아 출혈증

악성종양 말기에 관찰되는 극심한 '쇠약'은 악액질(카켁시아, cachexia)라고 불린다(▶ 총론 제8장 종양, p.163, Note 참조).

■ 수용성 비타민결핍증

비타민 B군에는 B_1(티아민, thiamin), B_2(리보플라빈, riboflavin), B_3(나이아신, niacin), B_6(피리독신, pyridoxine)와 B_{12}(코발라민, cobalamin), 엽산이 포함된다. 비타민 C(아스코르빈산, ascorbic acid)를 포함한 수용성 비타민은 체내에 축적되지 않는다. 따라서 비타민 B_{12}를 제외하고 지속적인 섭취가 필요하다. 과잉의 수용성 비타민은 소변으로 배설되기 때문에 과잉섭취에 의한 독성은 문제가 되지 않는다. 또한, 최근에는 지용성 비타민 C도 개발되었다.

비타민 B_{12}는 월 또는 연 단위의 섭취부족에도 견딜 수 있는 충분한 양이 간에 비축되어 있다. 다른 수용성 비타민과 달리 비타민 B_{12}는 동물 유래 식품만 함유하고 있다.

column

■ 비타민과 고열량수액

고열량수액에는 비타민 B_1을 보충해야 한다. 고열량수액에는 고농도의 포도당이 함유되어 있으며, 당 대사에는 비타민 B_1이 없어서는 안 되기 때문이다.

고열량수액이 필요한 환자는 전신상태나 영양상태가 나빠 산증(acidosis)이 생기기 쉬운 상황에 있다. 여기에 비타민 B_1 없이 포도당을 급격하게 방울주입(점적)하면 젖산이 축적되어 젖산산증의 우려가 높아진다. 이러한 대사산증에서는 빠른호흡(빈호흡)과 빠른맥(빈맥)에 더하여 구역질, 구토가 생긴다.

또 수액 중의 비타민 B_1은 장시간 경과하면 불활성화되기 때문에 비타민 B_1은 사용 직전에 혼합 주입해야 한다. 방울주입용 종합비타민제를 혼합 주입하면 수액이 노랗게 될 것이다. 무색의 고열량수액을 보면 즉시 의문을 가져야할 필요가 있다.

환자에게 고열량수액을 주입하는 경우에는 비타민 K 결핍에도 유의해야 한다. 식사 섭취가 나쁘고 장기간 항생물질을 투여받고 있는 환자의 경우, 항생물질이 창자세균무리(장내세균총)를 변화시켜 창자세균에 의한 비타민 K 생산을 감소시키기 때문이다.

고열량수액을 투여할 때에는 비타민을 함유하는 종합비타민제를 혼합 주입하도록 한다.

■ 여성이 남성보다 장수하는 까닭

여성은 월경에 의한 혈액유실로 1달에 10~40mg의 철분이 소실된다. 월경 2~3일째에 응혈덩어리가 나오는 여성은 철결핍빈혈(iron deficiency anemia)에 걸리기 쉽다. 여성의 적혈구수 및 혈청의 철 농도는 남성보다 낮은데, 이 낮은 철 농도가 여성의 장수 비결이다.

2가 철은 세균이나 진균의 증식에 필수이므로 철 농도가 낮은 여성은 남성보다 감염병에 걸릴 확률이 낮기 때문이다.

철이온은 펜톤반응에 의한 과산화반응을 유도한다. 산소를 들이마시며 살아가는 생명의 숙명인데, 이 과산화반응은 노화나 암형성의 원인이 되며 이는 2가 철에 의해 촉매된다.

즉, 철 농도가 낮은 여성은 과산화에 의한 세포손상이 비교적 가볍기 때문에 노화의 진행이나 암형성 빈도가 낮게 억제되는 것이다.

비타민 B군 결핍에 공통되는 임상증상은 현저한 혀염(설염; 혀가 빨갛게 부음), 피부염, 그리고 설사이다. 비타민 B_{12}를 제외하고 선진국에서는 만성 알코올중독에 동반하는 경우가 많은 것이 특징이다.

비타민 B_1의 급성 결핍은 각기(beriberi), 만성 결핍증은 베르니케뇌병증(Wernicke's encephalopathy)을 일으킨다. 각기의 경우 팔다리의 근육위축을 동반하는 말초신경장애나 심장기능상실(확장심장근육병)이 확인된다. 고기를 주식으로 하는 서구에서는 발생이 드물었지만, 백미가 주식인 지역에서 많이 발생하는 질병이었다.

베르니케뇌병증은 일반적으로 알코올의존증에서 관찰된다. 착란(의식이 이상해짐), 소뇌실조(휘청거림), 눈근육마비(사물이 이중으로 보임)가 특징이다.

비타민 B_3 결핍은 음식 중의 나이아신(niacin)과 그 전구체인 트립토판(tryptophane)이 동시에 부족할 때 나타나는데, 임상적으로는 펠라그라(pellagra)로서 발병한다. 옥수수를 주식으로 하는 남미에 비교적 많은 질병이다. 그 특징은 치매, 피부염, 설사이다. 피부염은 얼굴, 목, 손발등과 같은 햇빛 노출 부위에 나타나는 것이 특징이다.

비타민 B_{12} 결핍은 거대적혈모구빈혈(megaloblastic anemia)이 특징이다. 비타민 B_{12}는 위점막에서 분비되는 내인자의 작용으로 흡수된다(**▶ 그림 2-15**). 내인자는 벽세포에서 생산되기 때문에 벽세포가 파괴되는 자가면역성 위염에서는 비타민 B_{12}가 부족해진다. 거대적혈모구빈혈의 대표인 악성빈혈에서는 항벽세포항체를 동반하는 자가면역성 위염(A형 위염)이 관찰된다. 위 전체절제 후 초기에는 철흡수 불량에 의한 철결핍빈혈이 확인되지만, 수년 후에는 비타민 B_{12} 결핍이 나타나기도 한다.

엽산 결핍 시에도 거대적혈모구빈혈이 나타난다. 식사를 통한 섭취부족 이외에 임신이나 용혈빈혈을 동반한 필요량 증가(상대적 결핍)나 엽산길항제(메토트렉세이트)의 투여가 관련되는 경우도 있다. 임신 중에 엽산이 부족해지면 태아에게 신경관 폐쇄장애(심하면 무뇌증)가 발생하기도 한다.

Note

각기심(beriberi heart)

각기심은 급성 비타민 B_1(티아민) 결핍증의 사망원인으로서 중요하며, 확장심장근육병(확장성 심근증)에 의한 고심장박출성 심기능상실(심부전)을 나타낸다. 병태에는 교감신경손상이 관여하고 있다. 극단적 편식, 과도한 식사제한 또는 만성 알코올중독의 합병증으로서 드물게 발병하기도 한다.

8대 영양소

① 단백질
② 지방
③ 탄수화물
④ 핵산
⑤ 물
⑥ 무기질(미네랄)
⑦ 비타민
⑧ 산소
(①~③은 3대 영양소)

수분

체중의 60%는 수분이며, 수분은 생명유지에 가장 중요한 '영양소'라고 할 수 있다. 건강한 사람은 음식을 먹지 않아도 물만으로 30~60일은 살 수 있다. 아동은 특히 많은 수분을 필요로 하며, 아동 환자나 고열, 설사 환자에게는 수분과 전해질 보충을 최우선시해야 한다.

column

■ 엽산 결핍과 무뇌아

엽산(folic acid)은 1941년에 녹색채소의 엽록체에서 발견되었다. 만약 엽산이 임신 초기에 부족해지면 태아에게 신경관 폐쇄장애가 생겨 무뇌아나 척추파열(수막탈출증) 아이가 태어날 가능성이 있다.

선천성 질환 중 하나인 신경관결손증은 임신 4주 전후부터 임신 12주까지 엽산을 매일 4mg씩 투여함으로써 70% 정도 예방할 수 있다. 미국에서는 현재 곡류 상품 100g당 140μg의 엽산 강화가 의무화되어 있다.

Note

내인자(intrinsic factor)

난황, 생선, 간 등의 동물성 식물로부터 섭취되는 비타민 B_{12}는 위몸통 점막의 위바닥샘(위저선)에 분포하는 벽세포(parietal cell)로부터 분비되는 '내인자'라고 불리는 당단백질과 결합하여 창자로 운반된다. 돌창자(회장) 점막에 존재하는 내인자·비타민 B_{12} 복합체에 특이적인 수용체를 통해 흡수되어 혈액으로 이동한다. 따라서 내인자의 분비저하(벽세포 소실) 또는 항내인자항체가 있으면 비타민 B_{12}의 흡수가 장애를 받아 결핍증(악성빈혈)을 일으킨다.

산소 결핍

산소도 넓은 의미에서는 영양소이다. 산소 부족은 수분 부족보다 신속하게 생명을 위협한다. 산소 결핍의 원인은 다음과 같이 분류된다.

① **환경 산소 농도의 저하** : 고공, 밀실
② **허파꽈리(폐포)에 공급되는 산소 농도의 저하** : 기도협착, 호흡근마비
③ **허파기능부전** : 폐렴, 폐공기증(폐기종), 폐부종
④ **혈액의 산소결합력 저하** : 빈혈, 일산화탄소중독

PIVKA-II

PIVKA-II(protein induced by vitamin K absence or antagonist II)는 간세포암종의 혈중 종양표지자 중 하나이다. 실제로 이것은 비타민 K 결핍 시에 간세포에서 합성되는 비정상 프로트롬빈(제II인자)이다. 즉, PIVKA-II는 비타민 K 결핍 시에도 혈중에서 증가한다.

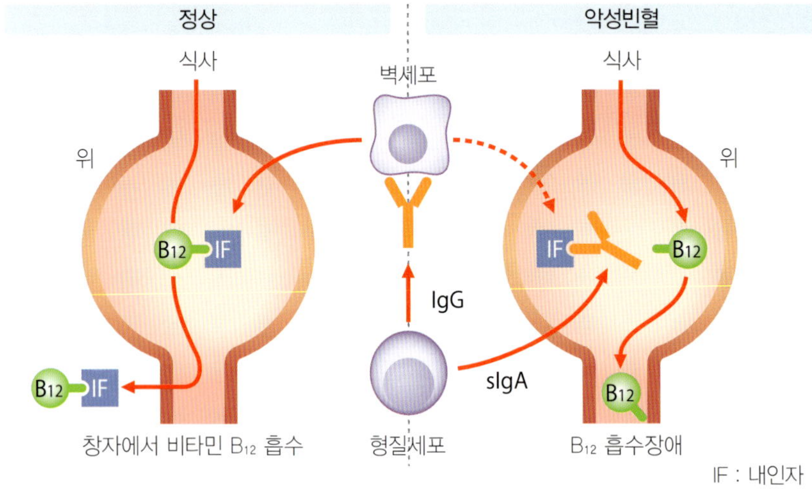

비타민 B_{12}가 돌창자(회장)에서 흡수되려면 위몸통 점막에 분포하는 벽세포가 염산과 함께 분비되는 '내인자'와 반드시 결합해야 한다. 악성빈혈은 항벽세포항체 및 항내인자항체가 생산되는 자가면역질환이다. 혈중 IgG형 항벽세포항체가 벽세포를 파괴한다. 위액 중으로 분비되는 분비형 IgA(sIgA)는 항내인자항체가 내인자를 불활성화한다. 그래서 비타민 B_{12}의 흡수가 저해되어 악성빈혈(비타민 B_{12} 결핍성 빈혈)이 발병한다. 비타민 B_{12} 결핍성 빈혈은 위 전체절제를 시행한 수년 후에도 관찰된다.

[그림 2-15] 비타민 B_{12}의 흡수

■ 지용성 비타민결핍증

지용성 비타민인 비타민 A, D, K의 결핍은 영양실조, 창자의 흡수장애증후군, 이자외분비기능부전증 또는 쓸개관폐쇄가 원인이 되어 발생한다. 종종 지방흡수불량을 동반한다. 비타민 A와 D는 과잉증도 발생한다.

비타민 A 결핍에서는 야맹증과 점막의 편평상피화생(squamous metaplasia)이 확인되며, 콩팥돌(신장결석)을 동반하기도 한다.

비타민 D 결핍으로 소아는 구루병, 성인은 뼈연화증을 일으킨다. 비타민 D는 창자의 칼슘흡수를 통해 뼈에 칼슘이 침착되는 것을 촉진한다. 비타민 D의 활성화 장애는 햇볕 노출 부족, 간경변, 콩팥기능상실(신부전)에 기인한다.

비타민 K는 간의 혈액응고인자 합성에 필요한 성분이다. 녹황색채소나 유제품에 함유되어 있으며 창자세균에 의해서도 합성된다. 항응고제인 와파린(warfarin)은 비타민 K의 작용을 저해한다. 청국장에는 대량의 비타민 K가 함유되어 있고 또 청국장균이 창자 내에서 비타민 K를 합성하기 때문에 와파린과 대항작용(길항작용)을 나타낸다. 비타민 K 결핍증은 특히 신생아에게 출혈성 질환(신생아흑색변)을 일으킨다.

column

■ 영양지원팀의 역할

어느 진행위암 환자의 영양평가에 관해 생각해보자.

〈사례〉

65세 남성. 날문 안뜰부위(유문 전정부)의 보르만 3형 위암수술을 앞두고 입원 중. 키 170cm, 체중 58kg. 심전도, 허파기능, 콩팥기능, 간기능에 이상 없음. 다리부종 없음. 복수 없음. 활동성 양호. 식욕부진 있음. 과거 3개월 동안 8kg의 체중감소. 삼킴(통과)장애가 있어 식사섭취량은 일반 식사량의 절반 정도.

검사치 : 적혈구 410만/μL, 헤모글로빈 13.6g/dL, 적혈구용적률 37.8%, 백혈구 5,400/μL, 혈소판 32만/μL, 혈청총단백질 6.6g/dL(기준치 6.2~8.1), 알부민 3.5g/dL(3.6~5.1), 트랜스페린 176mg/dL(200~340), 전알부민 15.8mg/dL(22~40), 레티놀 결합단백질 2.6mg/dL(2.4~7.0), AST 18U/L, ALT 20U/L, 콜린에스테라아제 2,460U/L, 요소질소 11.8mg/dL, 크레아티닌 0.8mg/dL, 혈청철 45μg/dL, 총콜레스테롤 174mg/dL

이 사례에 관해 영양지원팀(nutrition support team, NST) 간호사가 행한 주관적 포괄평가(SGA)는 중등도의 영양불량(B등급)이었다. SGA는 환자의 이야기와 간단한 진찰로 평가한다. SGA가 B 또는 C등급(고도의 영양장애) 환자에 대해 NST가 중점적으로 회진하여 객관적 데이터평가(ODA)를 시행한다.

170cm인 사람의 표준체중 = 1.7×1.7×22 = 63.6kg

%IBW(%이상체중) = 58÷63.6×100 = 91.2%

비만도 BMI(body mass index) = 체중(kg)÷[키(m)]²
= 58÷1.7÷1.7 = 20.1

체중감소율 = 8÷(58+8)×100 = 12.1%(고도의 영양장애에 속함)

(%IBW와 BMI는 정상범위 내이지만, 체중감소율이 높은 점이 문제. 원래 경도 비만인 사람이 갑자기 체중이 감소하였기 때문에, 현시점에서는 언뜻 문제가 없는 것처럼 보일뿐이다.)

다음으로 혈액검사를 사용하는 영양평가에 대해 소개한다.

혈청알부민이 3.5g/dL로 정상 하한치, 총단백질이 6.6g/dL로 정상범위 내였다. 여기서 중요한 것이 급속대사단백질(RTP)의 평가이다. 알부민의 반감기는 17~23일로 영양장애를 평가하기에는 민감성이 떨어진다. RTP는 반감기가 짧기 때문에 영양평가의 지표로서 뛰어나다. 일반적으로 트랜스페린(transferrin, Tf), 전알부민(prealbumin, PA), 레티놀 결합 단백질(retinol binding protein, RBP)이 사용된다. 반감기는 각각 7~10일, 1.9일, 0.4~0.7일이다. 이 환자는 모두 수치가 낮아서 명백한 영양장애라고 평가된다.

RTP가 낮은 수치를 나타내는 것은 간기능장애와 영양장애시이다. 또한 C반응단백질(C-reactive protein, CRP) 수치가 높을 때에도 RTP 수치는 낮아진다. CRP는 급성기 반응단백질에 속하는 데 비해, RTP는 급성기 음성단백질이라고 불린다(▶ p.99 참조). 다만, 철결핍빈혈을 합병할 때는 Tf 수치가 상승하고, 콩팥장애가 있을 때는 RBP 수치가 상승한다.

RTP는 경도의 영양장애 검출에 효과적이며 영양치료에 대한 반응성의 지표가 된다. 알부민 수치만으로는 지표로 삼지 않는다는 사실이 중요하다.

이러한 NST에 의한 수술 전 영양평가의 중요성을 반드시 인식해두도록 하자.

■ 청국장과 와파린

1920년 북미의 한 목장에서 소들이 갑자기 피를 흘리며 잇따라 죽었는데, 그 원인은 소가 뜯어먹은 전동싸리(sweet clover)라는 풀이었다. 부패한 전동싸리에는 출혈 유발 물질인 디쿠마롤(dicumarol)이 함유되어 있는데, 이 디쿠마롤이 유도체로서 합성되었다. 비타민 K 억제제인 와파린(warfarin)은 간에서 응고인자의 합성을 억제하여 혈전이 생기는 것을 막는다.

청국장에는 100g당 350μg으로 대량의 비타민 K가 함유되어 있는데다 청국장균이 창자 내에서 더 많은 비타민 K를 합성하기 때문에 와파린의 효과가 없어진다. 따라서 혈전방지를 목적으로 와파린을 복용하고 있는 사람은 청국장의 섭취를 피해야 한다.

Note

Point

위축(atrophy) : 장기의 후천적인 중량 감소

저형성(hypotrophy) : 성숙과 발생 이상에 의한 장기 크기의 소형화

무형성(aplasia) : 발생 이상에 의한 장기 결손

비대(hypertrophy) : 세포 크기 증가에 의한 장기 중량 증가

과형성(hyperplasia) : 세포수 증가에 의한 장기 중량 증가

화생(metaplasia) : 만성 자극에 대한 적응반응

재생(regeneration) : 장기결손을 보충하는 생체반응

갈색위축(brown atrophy)

갈색위축에서는 간이나 심장과 같은 실질세포 내(핵의 근방)에 지방갈색소(라이포푸신, lipofuscin)가 침착된다. 지방갈색소는 과산화지질을 포함하는 황갈색 색소이다. 지방갈색소가 심하게 축적되면 장기는 육안적으로 갈색 색조가 증가한다.

불사용위축(무위위축, disuse atrophy)

장기, 조직, 세포의 기능이 억제되거나 사용되지 않고 장기간 경과하면 확인되는 위축으로, 국소의 혈액순환양 감소도 영향을 미친다. 불사용위축의 예는 다음과 같다.

① 깁스 고정에 의해 장기간 고정되어 있던 뼈대근육과 뼈의 위축
② 장기간 거동하지 못해 발생하는 팔다리 뼈대근육의 위축
③ 무중력상태에 노출된 우주비행사의 뼈대근육
④ 콩팥의 토리손상에 의한 소속요세관의 위축

10. 환경 스트레스에 대한 조직과 세포의 적응

각각의 세포는 늘 외부의 자극과 스트레스에 노출되어 있는데, 만성적인 과잉자극에 대해 적응능력을 갖추고 있다. 그 자극이 적응능력을 넘는 경우 앞에서 설명한 바대로 세포손상이나 세포사가 발생한다.

■ 위축, 저형성, 무형성

일단 성숙한 조직이나 장기가 후천적으로 그 용적(크기)을 줄이는 현상을 위축(atrophy)이라고 한다. 위축 시에는 세포용적의 감소와 세포수의 감소 중 하나 또는 동시에 발생한다(**▶ 그림 2-16**). 성숙이나 발생의 이상으로 세포수가 감소하는(작은 크기의 조직이나 장기가 발생하는) 현상을 저형성(hypotrophy)이라고 하며 위축과 구별된다. 조직이나 장기의 선천적 결손이나 세포생성의 결손은 무형성(aplasia)이라고 한다.

위축에는 ①노화에 따른 생리적 위축, ②영양장애에 따른 위축, ③불사용위축(무위위축), ④압박 위축, ⑤신경원성 근육위축, ⑥내분비성 위축 등이 있다.

① **노화에 따른 생리적 위축** : 종종 장기의 갈색 색조가 증가하기 때문에 갈색위축이라고도 한다.

② **영양장애에 따른 위축** : 콩팥동맥경화성 협착의 결과 발생하는 장기허혈에 의한 콩팥위축이 대표적인 예이다.

③ **불사용위축(무위위축)** : 장기간에 따른 뼈대근육의 위축을 들 수 있다. 무중력상태에 노출된 우주비행사의 근육은 운동을 하지 않으면 쉽게 위축된다.

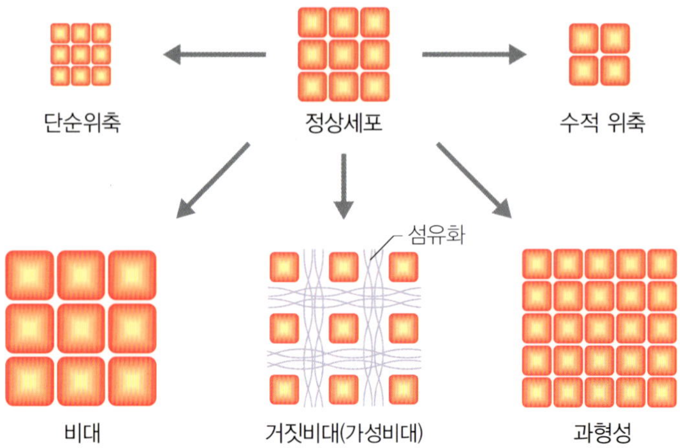

세포가 위축되면 장기의 크기가 축소된다(보통 세포 개개의 크기 감소와 세포수 감소를 모두 반영한다). 한편, 장기의 크기가 커질 경우 개개의 세포 크기가 증가하면 비대, 세포수가 증가하면 과형성이라고 하여 구분한다. 세포수와 세포 크기가 모두 변하지 않고 사이질(간질)만 증가하면 거짓비대(가성비대, pseudohypertrophy)라고 한다(근육퇴행 위축 시의 뼈대근육).

[그림 2-16] 세포의 위축·비대·과형성

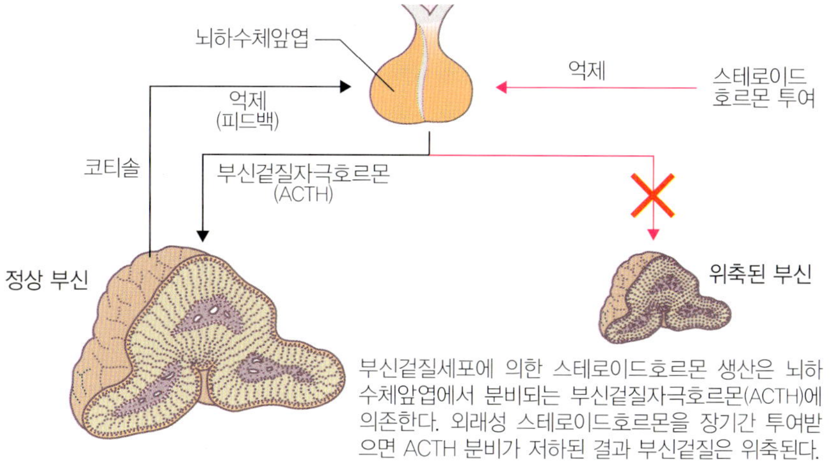

[그림 2-17] 부신겉질의 내분비성 위축

④ **압박위축** : 소변이나 뇌척수액의 흐름이 정체되어 생기는 물콩팥증(수신증)과 물뇌증(수두증)의 경우 콩팥실질이나 뇌실질이 압박위축에 빠진다.

⑤ **신경원성 근육위축** : 말초신경손상에 의한 뼈대근육의 위축이다.

⑥ **내분비성 위축** : 자극호르몬의 분비가 억제되면 호르몬의 표적장기가 위축된다. 예를 들어 스테로이드호르몬 투여 시 뇌하수체앞엽에서 부신겉질자극호르몬(adrenocorticotropic hormone, ACTH)의 분비가 억제된 결과 부신겉질은 위축된다(▶ 그림 2-17).

■ 비대와 과형성 (▶ 그림 2-16)

위축과는 반대로 세포용적을 증가시키려는 적응현상을 비대(hypertrophy)라고 한다. 고혈압의 경우 심장비대나 운동선수의 심장근육이나 뼈대근육 비대가 대표적인 예이다. 심장근육과 뼈대근육의 세포는 증식능력이 없기 때문에 세포수의 증가는 관찰되지 않는다.

조직이나 장기의 용적이 증가하는 경우(비대) 외에 세포수가 증가하는 경우도 있다. 이것을 과형성(hyperplasia)이라고 한다. 과형성은 세포의 분열이나 증식 과잉에 의해서도 야기된다. 자궁목에서 관찰되는 자궁목관폴립이나 잇몸에서 관찰되는 폴립(잇몸종)이 대표적인 예이다. 과형성은 어디까지나 반응성(비종양성) 변화이며, 종양처럼 무한히 증식하지는 않는다.

임신 중 젖샘 상피세포의 증식도 과형성이라고 볼 수 있다. 위점막이나 큰창자점막에서 관찰되는 폴립은 과형성에 의한 경우 외에 종양성인 경우도 적지 않다.

또한, 약물에 의한 간비대나 호르몬 과잉에 의한 내분비장기의 종창은 비대와 과형성이 모두 발생한 것이다.

Note

위축된 부신겉질의 색상

치료를 목적으로 스테로이드호르몬을 장기간 투여받으면 혈중 부신겉질자극호르몬(ACTH)이 저하된 결과 부신겉질이 위축된다(내분비성 위축). 이때 위축되어 두께가 줄어든 부신겉질 다발층(코티솔 생산 세포)에 대량의 콜레스테롤이 축적되기 때문에 육안으로는 황색 색조를 띤다. 콜레스테롤은 스테로이드호르몬의 원료이며, 사용하지 못하게 된 콜레스테롤은 세포 내에 축적된다. 이에 대해 ACTH 자극이 계속되는 상태에서는 두꺼워진 다발층의 세포에서 콜레스테롤이 코티솔로 잇달아 변환되기 때문에 세포 내 콜레스테롤 함량이 감소한 결과 갈색 색조를 띠게 된다.

비대와 과형성의 오용

과형성은 과잉증식을 동반하는 장기나 조직의 국소적 또는 전체적 종창을 가리키는데, 비대나 종양성 증식과 종종 혼동하여 잘못 사용되고 있다. 대표적인 예는 다음과 같다.

① **전립샘비대** : 전립샘의 과형성이다.
② **자궁속막증식증** : 실제의 과형성과 종양성 증식을 포함하는 개념이며, 병리총론적으로 보아 오용이다.
③ **과형성 골수** : 세포성분이 많은 골수조직을 표현할 때 사용되는데, 종종 종양성 병변을 포함해서 사용되고 있다.

Note

흉터(반흔, scar)

흉터란 궤양, 상처, 경색에 의한 괴사 때문에 생긴 다양한 기관의 조직결손이 육아조직의 형성을 거쳐 최종적으로 치밀한 아교원섬유성 결합조직으로 치환됨으로써 회복된 상태를 가리킨다. 보통 오그라든 상태가 되지만 경우에 따라서는 과잉재생에 의해 부풀어오른 흉터도 있다(흉터종이 대표적).

재생의학(regenerative medicine)

재생의학은 현대의료의 중요한 주제로, 상처나 수술 등으로 상실한 장기나 세포의 기능을 원래대로 되돌려 놓으려는 진료행위이다. 혈액질환에 대한 조혈줄기세포이식(골수이식), 화상흉터에 대한 피부이식, 1형 당뇨병에 대한 이자섬(췌도) 이식을 비롯해 어렵다고 여겨지던 신경세포나 심장근육세포의 재생치료가 시도되고 있다.

사이질(간질)의 화생

화생은 중간엽계통 조직에서도 관찰된다. 결합조직 내의 뼈형성을 뼈화생(골화생)이라고 한다. 골수섬유증이나 만성 골수성 백혈병, 암의 뼈전이 등에서 골수의 섬유화가 진행되면 지라(비장)와 간에서 골수외조혈이 일어나는 경우가 있다. 이전에는 골수화생이라고 했으나 이는 진정한 화생이라고 할 수 없다(백혈병의 경우는 종양의 침윤으로 간주된다).

■ 재생

조직의 괴사나 외상성 조직결손을 보충하는 조직이나 세포의 반응이 재생(regeneration)이다. 증식이 활발한 장기나 세포는 늘 증식과 세포자멸사를 반복하는데, 이것은 생리적 재생이라고 볼 수 있다. 여기서는 병적 상태에서의 재생에 관해 설명하겠다.

① **완전재생** : 완전히 기존의 구조로 회복되는 경우

② **불완전재생** : 불완전한 형태로 회복되는 경우(점막밑조직보다 깊은 소화궤양이나 진피 심층에 이르는 욕창의 흉터치유가 대표적인 예)

③ **과잉재생** : 골절 후 과잉 뼈생산, 수술상처를 따라 흉터종(켈로이드, keloid) 형성 **(▶ 각론 제12장 피부질환, p.451 참조)**

*

재생능력이 높은 세포는 원래 증식능력을 가진 증식성 세포 또는 잠재적 증식성 세포에 속한다**(▶ p.38, column 참조)**, 구체적으로는 피부, 털집(모낭), 점막상피, 혈액세포, 혈관내피세포, 섬유모세포, 뼈모세포, 말초신경, 간세포, 요세관 상피세포 등을 들 수 있다.

재생의 하나인 상처치유에 대해서는 **▶ 총론 제5장 염증(p.104)**을 참조하기 바란다.

■ 화생

화생(metaplasia)이란 세포가 어떠한 자극 또는 손상을 받아 재생하는 것이 계기가 되어 발생하는데, 한번 분화된 세포가 재생에 의해 다른 분화세포로 변화되는 현상을 가리킨다.

예를 들어 만성 기관지염에 의한 염증 등으로 기도점막의 섬모상피가 여러 차례 탈락되고 재생을 반복해 가는 도중에 더 튼튼한 중층편평상피로 대체되는 경우가 있다. 이것은 상피세포가 환경에 적응하여 변화한 것으로, 화생의 일종이다. 이러한 편평상피화생(squamous metaplasia)은 자궁질부분에서도 관찰된다.

만성 위염의 경우 위의 점막이 작은창자의 점막으로 변환되는 현상이 일어나기도 하는데, 이를 창자상피화생(intestinal metaplasia)이라고 한다.

화생은 불리한 환경에서도 변화를 통하여 살아남으려는 세포의 지혜, 강한 적응능력을 나타내는 현상이라고 할 수 있다.

column

■ 재활의 의의

중추신경의 신경세포는 재생능력이 없기 때문에 뇌경색증이나 뇌출혈로 손상된 부분은 재생에 의해 기능을 회복할 수 없다. 그러나 재활에 의해 남겨진 중추신경을 훈련시키면 남은 신경세포끼리 시냅스를 다시 만들어서 잃어버린 기능을 어느 정도 대신할 수 있게 된다. 재활은 신경세포의 재생 없이 기능회복을 달성하는 수단이다.

국시 적중문제

Q 다음 중 악성빈혈의 원인으로 옳은 것은?

① 비타민 C 결핍
② 비타민 D 결핍
③ 비타민 B_{12} 결핍
④ 철분 결핍
⑤ 비타민 B_6 결핍

A 악성빈혈은 위벽에서 분비되는 내인자의 작용이 부족해 식사를 통해 섭취한 B_{12}를 흡수하지 못하여 발생하는 빈혈이다.

정답 : ③

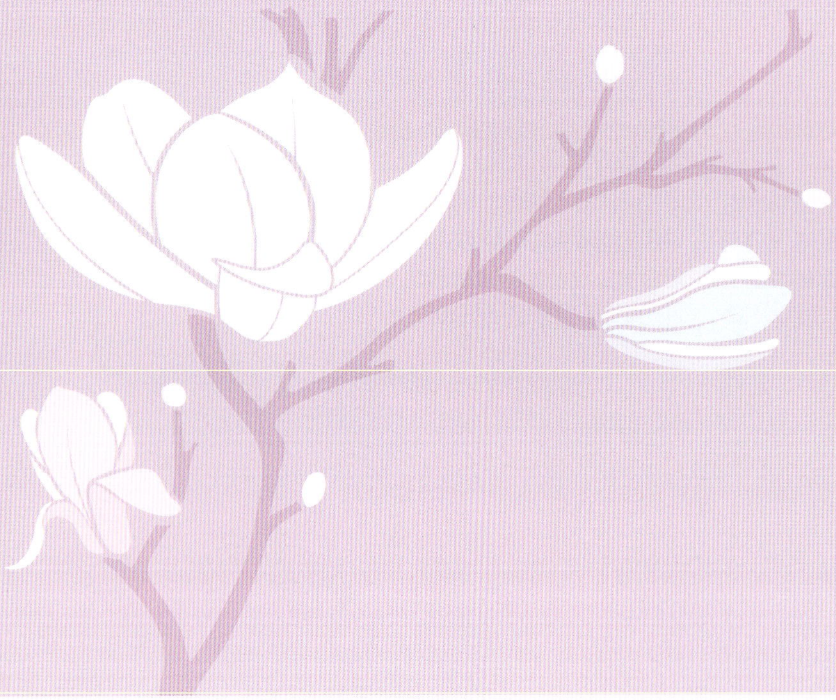

병리학(pathology)

질병의 본질적 성질을 취급하는 의학의 한 분야로서, 특히 질병에 의해 발생하는 신체의 조직이나 기관의 형태학적 변화 및 기능적 변화를 연구하는 학문. 즉, 병의 원인-발생-경과 및 그 변화 등에 관한 연구를 하는 학문으로 넓은 의미로는 생물체에서 볼 수 있는 모든 이상(질환) 및 기형을 대상으로 하며 좁은 의미로는 사람에게 일어나는 병변의 본태를 규명하고 병태의 구조와 기능의 변화를 분명히 하여 치료와 예방에 공헌하는 기초의학 분야를 가리킨다.

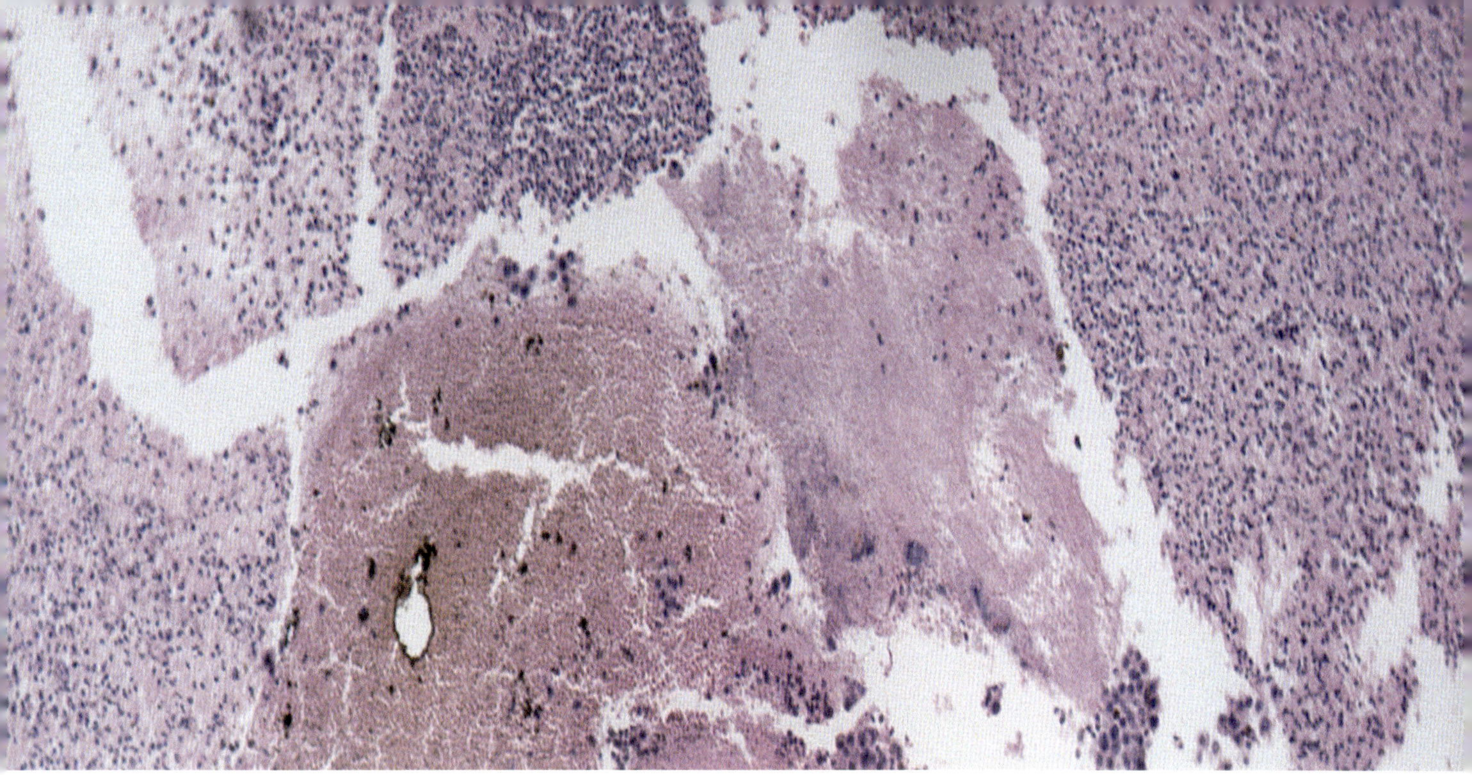

제3장 선천이상

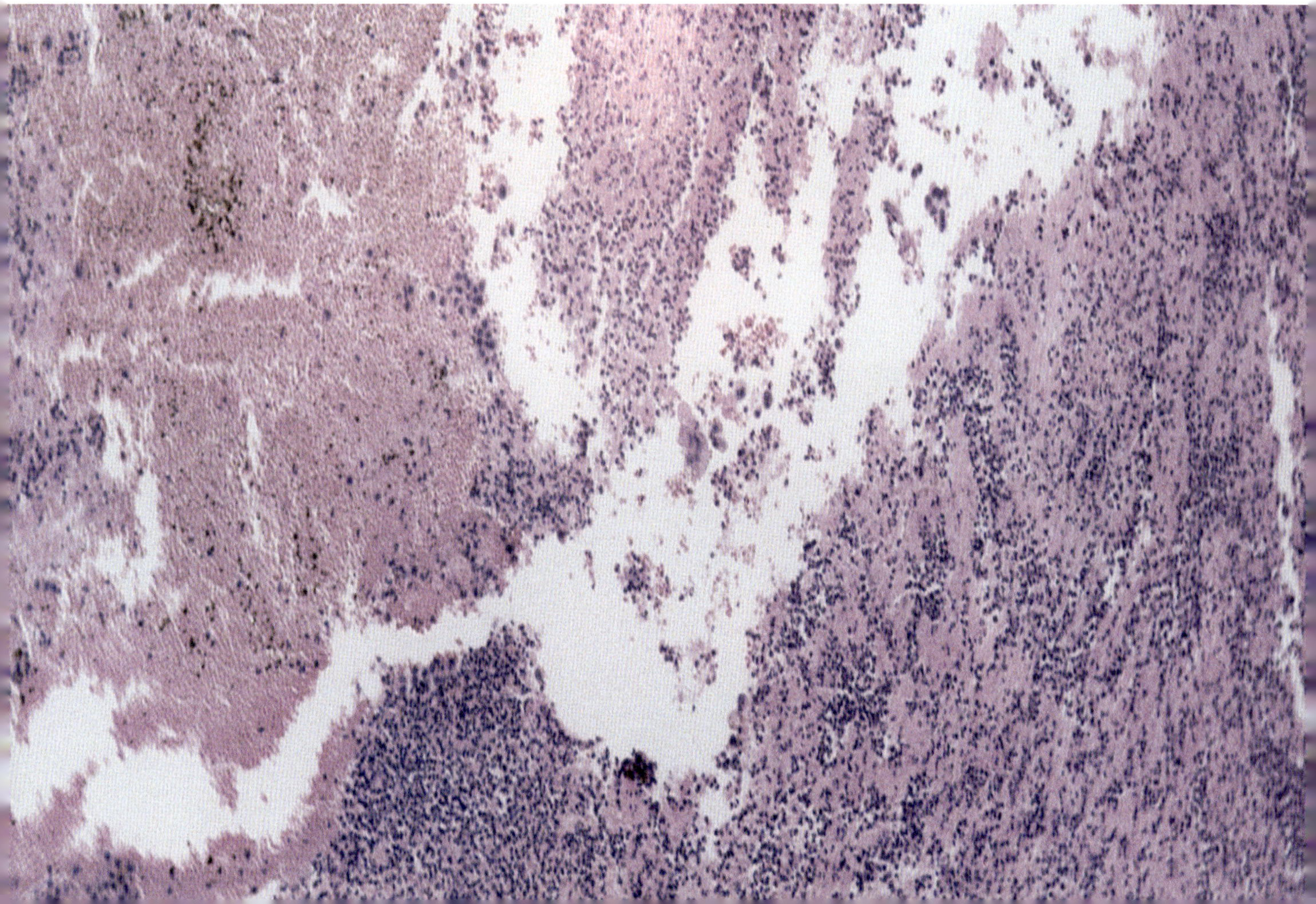

주요 용어해설

- **감수분열**(meiosis) : 진핵생물의 세포분열양식 중 하나이다. 동물에서는 배우자(이끼, 버섯류 등에서는 포자)를 형성할 때 감수분열이 일어나며, 형성된 딸세포는 염색체수가 분열 전 세포의 절반이 된다.
- **게놈**(유전체, genome) : 어떤 생물이 그 생물답게 하는 데에 필수적인 유전정보를 말한다. gene(유전자) + chromosome(염색체) 또는 gene(유전자) + –ome(집단, 덩어리)을 합성한 말이며, 1920년에 독일 함부르크대학 식물학자 Hans Winkler에 의해 만들어졌다.
- **결실**(deletion) : 염색체 또는 DNA의 염기배열 일부가 없어진 것으로, 많은 유전질환의 원인 중 하나이다. 종양유전자나 종양억제유전자에 결손이 일어나면 비정상 단백질이 다량으로 생산되어 암을 형성한다.
- **다유전자질환**(polygenic disease) : 하나의 유전자만으로는 질병을 일으키지 않는 발병력이 약한 유전자라도 여러 유전자가 관여함으로써 질병을 일으킬 수 있는데, 이처럼 여러 유전자가 관여하는 유전자질환을 말한다.
- **멘델의 법칙**(Mendel's law) : 사람의 세포는 부모로부터 1개씩 유전자를 물려받아 1쌍의 유전자를 형성한다. 일반적으로 부모로부터 다른 유전자를 물려받은 경우 어느 한쪽의 유전자에 들어 있던 형질이 나타나고 다른 쪽의 형질은 나타나지 않는다. 이때 형질이 나타나는 쪽의 정보를 가진 유전자형을 '우성'이라고 하며, 나타나지 않는 쪽을 '열성'이라고 한다. 당시 멘델은 유전자라는 단어조차 사용하지 않았지만, 이 법칙의 근본이 되는 개념을 완두콩 교배실험을 통해 발견하였다.
- **선천이상**(inborn error) : 출생 시에 관찰되는 정신적, 육체적 이상을 말하며, 특이성, 기형, 질환 등이 포함된다. 유전성인 경우와 임신기에 어떤 원인으로 발생하는 비유전성인 경우가 있다.
- **세염색체**(trisomy) : 염색체 이수성의 일종으로, 상동염색체 1쌍 외에 1개의 염색체를 여분으로 가진 개체 또는 세포를 말하며, 삼염색체성이라고도 한다.
- **역위**(inversion) : 염색체가 두 곳에서 절단되어 중간부분의 염색체 단편이 역방향으로 다시 삽입되는 재결합을 가리킨다.
- **전위**(translocation) : 결손된 염색체 부분이 쌍이 아닌 다른 염색체와 결합한 상태이다. 비상동염색체 상호간에 생기는 염색체 단편의 교환을 가리킨다. 종양유전자의 활성화기전 중 하나이다.
- **중합효소연쇄반응**(PCR법, polymerase chain reaction) : DNA를 증폭하기 위한 원리 또는 그 원리를 이용한 방법을 말한다.
- **키메라**(chimera) : 하나의 개체 중에 서로 다른 두 유형의 염색체를 가진 세포가 있는 상태이다.
- **홑염색체**(monosomy) : 감수분열 시 염색체가 분리되지 않아서 2개 있어야 할 상동염색체가 1개밖에 없는 것을 말한다.

제3장 선천이상

1. 선천이상이란?

사람은 원래 다양한 차이를 갖고 태어난다. 하지만 그 차이가 일정 범위를 넘을 때 그것을 선천이상(inborn error)이라고 한다. 선천이상 가운데 육안으로 확인되는 이상을 선천기형이라고 한다.

선천이상에는 부모로부터 자식에게 유전됨으로써 발생하는 것이 있다. 개체의 형질을 전달하는 유전정보는 세포의 핵 속에 있는 데옥시리보핵산(deoxyribo nucleic acid, DNA)이라는 물질에 보존되어 있다. DNA는 4종류의 염기가 길게 이어져 이루어져 있으며, 이 일련의 염기배열이 개개의 형질을 전달하는 유전정보가 된다.

이러한 유전정보에 이상이 있으면 그 이상은 부모로부터 자식에게 계승되어 형태나 기능상의 이상으로 나타난다. 이렇게 부모로부터 자식에게 계승되는 선천이상을 특히 유전성 질환(유전병)이라고 한다.

유전자 즉, DNA란 개체가 발생하기 위한 설계도와 같은 것이다. 사람이 어떠한 형질적 특징을 갖고 태어나는가는 이 설계도에 의해 결정된다. 그리고 그 중요한 설계도를 담는 용기의 역할을 하는 것이 염색체(chromosome)이다.

사람의 정상적인 세포의 염색체수는 23쌍(46개)으로, 구체적으로는 22쌍의 보통염색체(상염색체)와 1쌍의 성염색체(여성은 XX, 남성은 XY)로 구성되어 있다. 생식세포로부터 난자나 정자를 형성할 때는 감수분열이 일어나 난자는 22개의 보통염색체+1개의 성염색체(X), 정자는 22개의 보통염색체+1개의 성염색체(X 또는 Y)를 갖게 된다. 이렇게 만들어진 난자와 정자가 수정하면 다시 46개의 염색체를 갖는 세포가 만들어지게 되는 것이다.

그러나 이들 염색체의 수나 구조에 어떠한 이상이 있으면 태어날 아기에게 그에 동반한 질환이 생길 수도 있다.

선천이상의 원인은 다양하다. 유전적인 인자와 관련되기도 하고 또는 태아의 발생이나 발육 중에 모체를 통해 가해진 환경인자와 관련되기도 한다. 또 그 두 인자가 서로 얽혀서 발생하기도 한다. 따라서 선천기형이 모두 유전이라고 생각해서는 안 된다.

모든 사람은 유전자에 몇 군데의 비정상적 상처가 있다고 한다. 그 상처가 우연히

Note

DNA의 구조

데옥시리보핵산(DNA)은 4종류의 염기가 연결되어 이루어진 이중의 나선구조를 나타낸다. 염기는 아데닌(adenine, A)과 티민(thymine, T), 구아닌(guanine, G)과 시토신(cytosine, C)이 각각 짝(염기쌍)을 이루고 있다. 유전정보는 정확히 복제되어 자손에게 전해진다(▶ 그림 3-1).

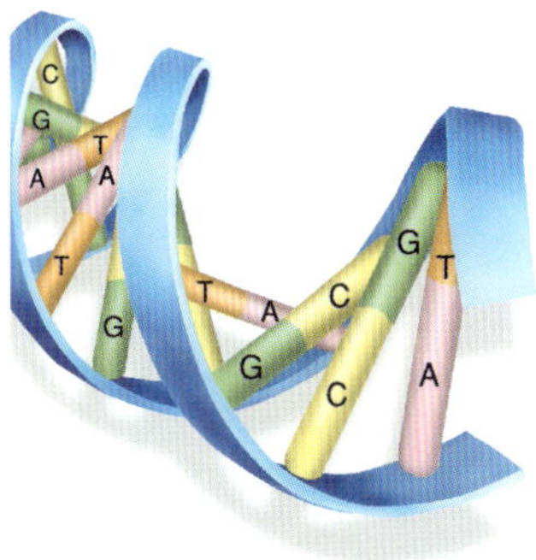

[그림 3-1] DNA의 이중나선구조

게놈(유전체, genome)

상동염색체(같은 번호의 두 염색체)의 각각 1개씩을 모은 한 쌍을 게놈이라고 한다. 사람의 게놈에는 약 30억 개의 염기가 있다. 사람의 게놈은 3~4만의 유전자가 존재하며 사람과 침팬지의 염기배열 차이는 겨우 1.23% 밖에 되지 않는다고 밝혀졌다.

column

■ 유전체각인(genomic imprinting)

사람을 비롯한 포유류의 세포는 모두 2개의 쌍을 이룬 염색체(상동염색체)를 갖고 있다. 그중 1개는 부친으로부터, 다른 1개는 모친으로부터 물려받기 때문에 각각 부계 대립유전자, 모계 대립유전자라고 한다.

정상적인 발생에서는 부모로부터 물려받은 염색체가 모두 갖추어져 있어야 한다(이형접합성, heterozygosity). 쌍을 이룬 염색체는 보통 모두 발현해서 개체의 발생이나 생존을 조절하고 있다.

그러나 몇 개의 염색체에는 한쪽의 대립유전자만 발현한다. 이러한 발현의 제어는 유전자가 모계, 부계 중 어느 쪽에서 물려받았는가를 기억하고 있는 '유전체각인'에 의한 것이다.

대립유전자가 부모 중 어느 쪽에서 유래했는가에 대한 정보는 생식세포 형성 단계에서 이미 염색체에 각인되어 있다. 그 각인은 수정 후에도 사라지지 않고 그 염색체가 어느 부모 쪽에서 유래했는가를 나타내는 각인으로서 기능한다.

모든 사립체(미토콘드리아)는 모친(난자) 유래인데, 이것도 유전체각인이 관여하고 있다. 수정 시 정자의 꼬리에 다수 존재하는 사립체는 모두 배제되고 수정란에는 난자의 세포질에 있는 사립체만 남는다.

또 유전체각인은 다양한 선천이상이나 질환에도 관여하고 있다. 암세포에서는 종종 이형접합성이 붕괴되어 각인이 해제되어 있다고 한다.

Note

수를 나타내는 접두어

헤미	hemi	1/2
모노	mono	1
디	di	2
트리	tri	3
테트라	tetra	4
펜트라	pentra	5
헥사	hexa	6
헵타	hepta	7
옥타	octa	8
노나	nona	9
데카	deca	10

생명현상에 중요한 단백질을 담당하는 부분에 생기면 장애로서 나타난다. 반대로 말하면 DNA에 생긴 상처의 대부분은 눈에 보이는 형태로 나타나는 것은 아니다.

2. 염색체이상의 종류

사람 세포의 염색체가 22쌍의 보통염색체와 1쌍의 성염색체로 구성되어 있음은 이미 설명하였다. 22쌍의 보통염색체에는 큰 것부터 작은 것까지 순서대로 1~22까지 번호가 매겨져 있다. 어떤 번호의 염색체에 이상이 있는지 또는 결손이나 결핍이 있는지에 따라 병태의 발현에 차이가 있다(▶ **그림 3-2**).

염색체의 이상은 크게 수 이상과 형태 이상으로 나눌 수 있다. 수 이상의 대표적인 예는 세염색체(trisomy)라고 불리는 것으로, 정상에서는 1쌍에 2개 있어야 할 염색체가 3개 있는 상태를 가리킨다. 1개밖에 없는 경우는 홑염색체(monosomy)라고 한다.

형태 이상으로는 염색체의 일부가 결손되어 있는 '결손(deletion)', 그 결손이 있는 부분이 다른 염색체와 결합한 '전위(translocation)' 등이 있다. 또 1개의 개체 중에 서로 다른 2종류의 염색체를 가진 세포가 있는 상태를 키메라(chimera)라고 한다(▶ **그림 3-3**).

■ 보통염색체이상에 의한 질환

① 다운증후군(Down syndrome)

21번 염색체의 세염색체에 의한 것이다. 심한 정신발달지체가 특징이다. 큰 이마, 넓은 코뿌리, 손바닥의 일자손금 등이 관찰되지만, 성인으로 성장할 수 있다(▶ **p.75, column 참조**) 산모가 고령출산인 경우에 발생 빈도가 높아진다.

② **에드워드증후군(Edward's syndrome)**

18번 염색체의 세염색체에 의한 것이다. 정신발달지체나 뒤통수 돌출, 작은턱증(소악증), 손가락의 굴곡변형 등이 특징이다. 생존할 수 없다.

③ **고양이울음증후군(cat's cry syndrome)**

5번 염색체의 결손에 의한 것이다. 심한 정신발달지체나 작은머리증(소두증), 고양이 울음소리를 낸다. 생존할 수 없다.

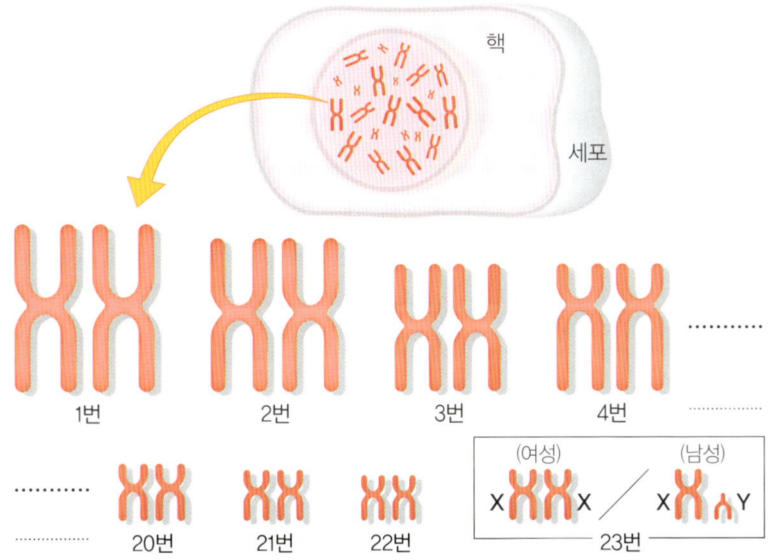

세포의 핵 안에는 길이 약 2m나 되는 DNA가 복잡하게 접혀 보존되어 있다. 세포분열 시에 46개의 염색체로 분리된다. 염색체의 크기나 형태가 다양하며, 큰 것부터 순서대로 번호가 매겨져 있다. 성염색체에는 X, Y의 2종류가 있다(남성 = XY, 여성 = XX). Y염색체는 작다.

[그림 3-2] 사람의 염색체

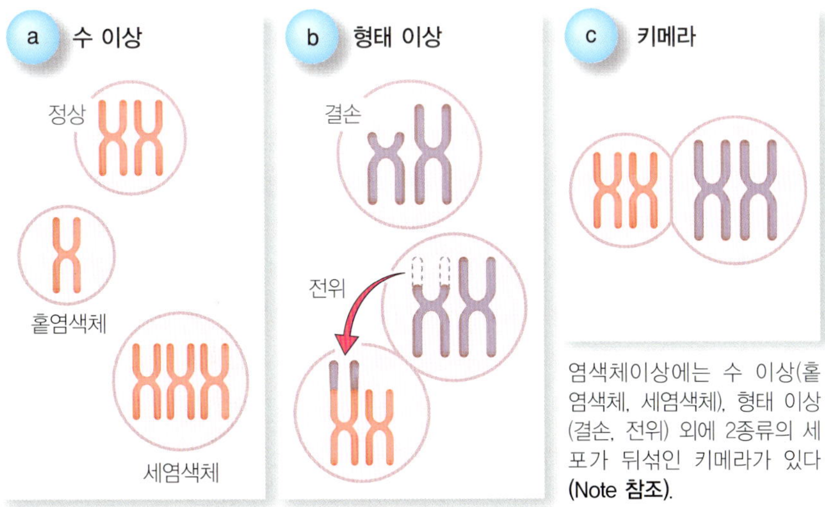

염색체이상에는 수 이상(홑염색체, 세염색체), 형태 이상(결손, 전위) 외에 2종류의 세포가 뒤섞인 키메라가 있다(Note **참조**).

[그림 3-3] 다양한 염색체이상

Note

염색체이상의 종류(▶ 그림 3-3)

【수 이상】

이배수체 : 염색체수가 정상의 반수체 숫자인 23의 배수가 아닌 경우를 가리킨다. 정상적인 상태에서는 상동염색체가 1쌍 2개인데, 3개 존재하는 상태는 세염색체(trisomy)라고 하며 염색체수 이상에서 가장 많이 관찰된다. 염색체가 1개만 있는 경우를 홑염색체(monosomy)라고 한다.

다배수체 : 염색체수가 반수체의 2배보다 큰 반수체의 정배수가 되는 경우를 가리킨다.

【형태 이상】

결실(deletion) : 대부분의 경우 염색체의 부분적 결손을 가리킨다. 종양억제유전자의 기능 상실과 관련하여 확인되는 경우가 많다. 염색체 1개 모두가 결손되면 홑염색체가 된다.

전위(translocation) : 결손된 염색체 부분이 쌍이 아닌 다른 염색체와 결합한 상태이다. 비상동염색체 상호 간에 생기는 염색체 단편의 교환을 가리킨다. 종양유전자의 활성화기전 중 하나이다.

역위(inversion) : 염색체가 2곳에서 절단되어 중간부분의 염색체 단편이 역방향으로 다시 삽입되는 재결합을 가리킨다.

키메라(chimera) : 1개의 개체 중에 서로 다른 두 유형의 염색체를 가진 세포가 있는 상태이다.

남녀한몸증(반음양, hermaphroditism)

남녀한몸증은 일차성징에서의 성별 판별이 어려운 상태로, 유전자, 염색체, 생식샘, 속성기, 바깥성기의 일부 또는 전부가 비전형적이다. 남녀 양성의 특질을 모두 갖는 경우를 참남녀한몸증(진성 반음양, true hermaphroditism), 유전자와 외견적인 성별이 바뀐 경우를 거짓남녀한몸증(가성 반음양, spurious hermaphroditism)이라고 한다.

Note

감수분열(meiosis)

감수분열은 세포분열의 한 양식으로, 배우자(정자, 난자) 형성 시에 관찰된다. 감수분열의 결과 생긴 딸세포는 염색체수가 분열 전의 절반이 된다. 한편, 체세포가 증식할 때 관찰되는 양식을 유사분열(mitosis)이라고 한다. 염색체 복제 후에 상동염색체가 서로 대치하여 2회 연속으로 세포분열(감수 제1분열, 제2분열)이 일어난다. 난자의 감수분열은 태아기에 종료되는 데 비해 정자의 감수분열은 성인기(사춘기 이후)에도 반복된다.

■ 성염색체이상에 의한 질환

① 클라인펠터증후군(Klinefelter syndrome)

2개 이상의 X염색체와 1개 이상의 Y염색체를 가짐으로써 생기는 질환(보통은 XXY로, 염색체수 47개)이다. 고환의 저형성(형성이 나쁜 상태)과 그에 동반되는 변화가 특징이다. 모체의 감수분열 시 염색체가 분리되지 않는 것이 원인이다. 발병률은 모체의 나이가 많을수록 상승한다. 정신발달지체는 나타나지 않거나 드물다.

② 터너증후군(Turner syndrome)

X염색체의 완전한 또는 부분적 홑염색체를 나타낼 때 발생하는 질환으로 여성에게만 나타난다. 염색체의 총수는 45개이다. 여성성기의 발육부전과 그에 동반되는 변화가 특징이다. 원발무월경의 원인이 가장 많다. 검은점이 많은 것도 특징이다.

③ XYY증후군(XYY syndrome)

Y염색체가 1개 많은 남성에게만 관찰되는 질환이다. 폭력적인 행동을 취하는 범죄자에게 많다고는 하지만, XYY를 가진 개체 전체의 2%에 그런 행동이상이 나타나는 데 불과하므로 이 둘의 연관성은 불분명하다.

④ XXX증후군(XXX syndrome)

여성의 성염색체에 X염색체가 1개 더 많은 상태로, 월경이상이나 경증의 정신발육지체를 동반하기도 한다. X염색체의 수가 많아짐에 따라 정신발육지체의 정도도 심해진다.

column

■ 유전병과 유전자병

부모로부터 물려받은 핵 내 또는 사립체(미토콘드리아) 내의 유전자는 모든 세포에 공통한다. '유전병'의 검사는 유핵세포라면 무엇이든 가능하다.

DNA 검사에는 보통 말초혈액의 림프구가 이용된다. 경우에 따라서는 털뿌리(모근)나 손발톱, 대변도 가능하며, 포르말린 등으로 고정된 조직 및 장기나 얇게 자른 현미경표본으로부터도 DNA 진단이 가능하기 때문에 채취 전에는 충분한 설명에 기초한 사전동의를 얻어야 한다.

유전병은 생식세포 수준에서의 이상이며, 부모로부터 자식에게 전달되는 변화이다.

한편, 유전자병은 유전자의 후천적 이상에 의해 생기는 질병이며, 그중 하나가 암이다. 암에서의 비정상유전자는 종양유전자 또는 종양억제유전자라고 불린다. 그 이상은 암세포에서만 관찰된다. 말초혈액의 림프구를 검사해도 이상을 알 수 없고, 생식세포에도 이상은 없기 때문에 부모로부터 자식에게 유전되는 것은 아니다. 이 차이를 분명히 이해해 두어야 한다.

다만, 일부의 한정된 종양은 유전된다. 가족성샘종폴립증, 다발내분비샘종양이나 양쪽망막모세포종은 우성유전을 일으킨다(▶ p.67, Note 참조). 가족성샘종폴립증과 다발내분비샘종양은 종양유전자의 이상, 양쪽망막모세포종은 종양억제유전자의 이상이 부모로부터 자식에게 전달되는데, 이것은 예외적인 예이다.

3. 단일유전자가 관여하는 유전성 질환

유전자정보에 이상이 있는 유전성 질환 가운데 그 이상이 단일유전자에 의존하는 것을 단일유전자질환이라고 한다. 단일유전자질환은 고전적인 멘델의 법칙(Mendel's law)에 따라 유전된다.

멘델의 법칙은 오스트리아의 수도사제였던 멘델에 의해 1865년에 보고되었다. 크게는 우성의 법칙, 독립의 법칙, 분리의 법칙 3가지로 이루어지며, 유전학이 시작되는 계기가 되었다.

사람의 염색체는 1쌍인 2개로 이루어지며 각각 부계 대립유전자, 모계 대립유전자라고 한다. 멘델이 발견한 것은 각 대립유전자의 발현이 균등하지 않아 강한 쪽의 대립유전자만 나타난다는 사실이었다. 당시는 아직 유전자라는 단어가 없었기 때문에 멘델이 발견한 것은 그 근본이 되는 이론이다. 멘델은 장기간에 걸친 실험을 통해 '키가 큰 완두콩의 수술에 키가 작은 완두콩의 화분을 묻혀도 반드시 키가 큰 완두콩이 생긴다'고 하는 즉, 키가 작은 완두콩의 유전자보다 키가 큰 완두콩의 유전자가 우위라는 사실을 발견한 것이다.

유전학에서는 상동염색체(같은 번호의 2개 염색체)에 포함되는 대립유전자 가운데 그 기능이 발현되는 쪽을 우성유전자, 발현되지 않는 쪽을 열성유전자라고 한다. 우성유전자에 이상이 있을 경우 한쪽 부모로부터 그것을 물려받기만 해도 발병한다. 보통염색체 우성유전병을 나타내는 질환에는 종종 '가족성'이라는 단어가 붙는다.

그러나 열성유전자에 이상이 있는 경우에는 한쪽 부모로부터 그것을 물려받더라도 보인자(carrier)가 될 뿐 발병하지 않는다. 이때 부모 양쪽으로부터 비정상 유전자를 물려받을 때에 한해서 발병한다(▶ 그림 3-4).

유전성 질환이 반드시 가족성이라고 단정할 수 없다. 생식세포의 유전자에 돌연변이가 새롭게 생기기도 하기 때문이다.

X연관열성유전(X-linked recessive inheritance) 질환은 여성의 경우 유전자의 보인자이므로 발병하지 않고 남성에게만 발병한다.

요약하면 단일유전자질환은 ①보통염색체의 우성유전에 의한 것, ②보통염색체의 열성유전에 의한 것, ③성염색체에 이상이 있는 것의 3가지로 분류된다. 주요 유전성 질환을 ▶ **표 3-1**에 정리하였다.

Note

멘델의 법칙(Mendel's law)

사람의 세포는 부모로부터 1개씩 유전자를 물려받아 1쌍의 유전자를 형성한다. 일반적으로 부모로부터 다른 유전자를 물려받은 경우 어느 한쪽의 유전자에 들어 있던 정보의 형질이 나타나고 다른 쪽의 형질은 나타나지 않는다. 이때 형질이 나타나는 쪽의 정보를 가진 유전자형을 '우성'이라고 하며, 나타나지 않는 쪽은 '열성'이라고 한다. 당시 멘델은 유전자라는 단어조차 사용하지 않았지만, 이 법칙의 근본이 되는 개념을 완두콩 교배실험을 통해 발견하였다.

유전되는 종양

① **망막모세포종**
② **다발내분비샘종양(MEN)**
MEN I형 : 이자섬세포종양, 부갑상샘종, 뇌하수체샘종
MEN II형 : 갑상샘속질암종, 부신갈색세포종, 부갑상샘종
③ **가족성샘종폴립증**(가드너증후군)
④ **신경섬유종증**(폰레클링하우젠병)
⑤ **윌름즈종양의 일부**

단일유전자질환의 종류

보통염색체 우성유전병 : 보통염색체 위에 있는 상동유전자 가운데 한쪽의 이상만으로 발병한다.

보통염색체 열성유전병 : 보통염색체의 상동유전자 양쪽에 이상이 있는 때에만 발병한다.

X 연관 열성유전병 : 성염색체(X염색체) 위에 있는 유전자에 이상이 있는 경우에 발병하는데, 남녀의 차이에 따라 발현 방법이 다르다. 남성은 X염색체를 1개만 갖고 있기 때문에 열성유전병이라도 병적 유전자를 1개만 가져도 발병한다. 여성은 X염색체를 2개 갖고 있기 때문에 동형접합에서만 발병하며 이형접합인 경우에는 보인자가 된다.

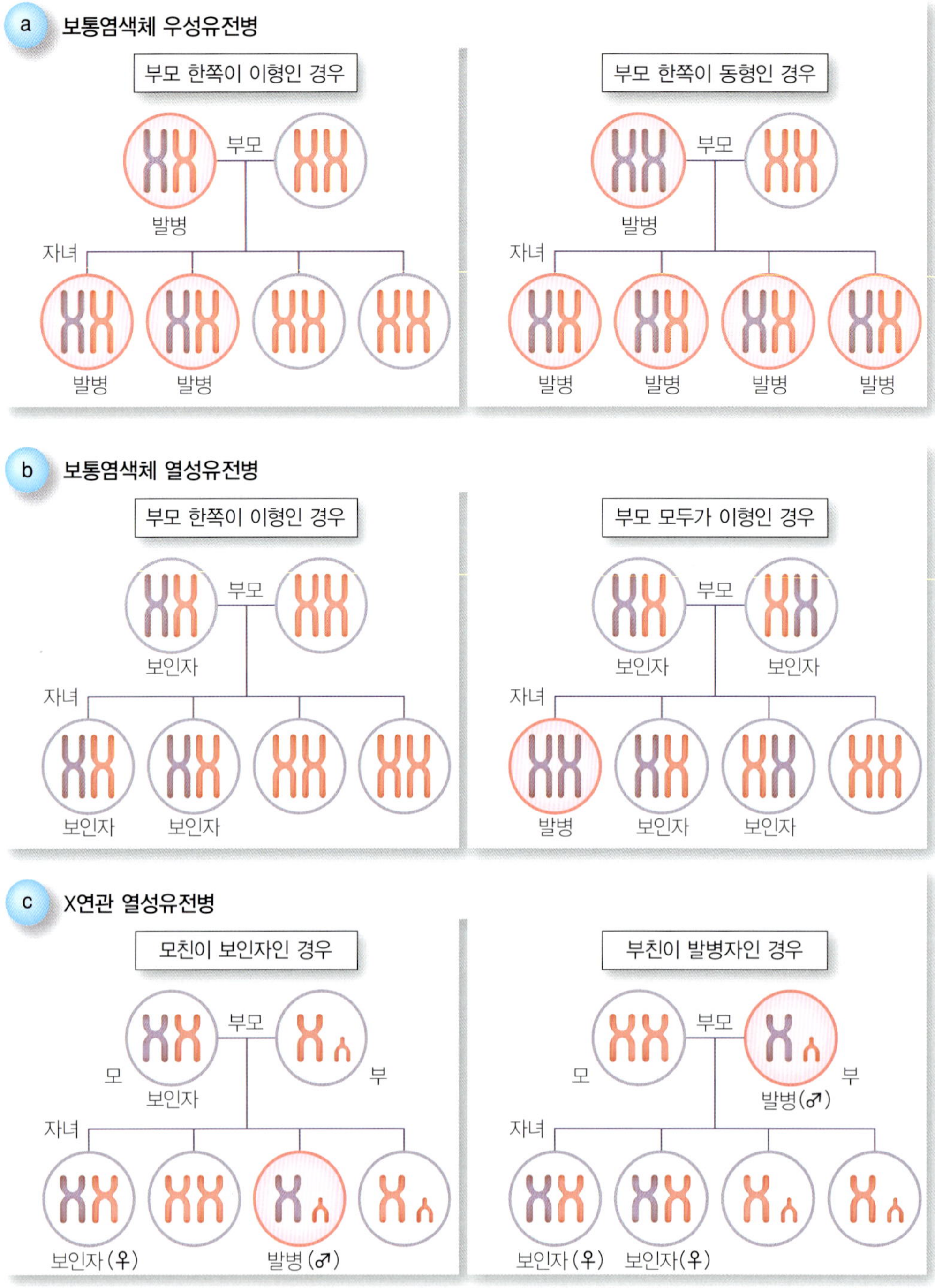

보통염색체 우성유전병으로, 부모 한쪽이 이형(발병자)인 경우에는 반수의 자녀가 발병한다. 부모 한쪽이 동형인 경우(보통은 죽기 때문에 매우 드묾)는 모든 자녀가 발병한다.

보통염색체 열성유전병의 경우 발병하는 것은 부모 모두가 이형인 경우이며 확률은 1/4이다. 부모가 근친결혼을 한 경우 자녀에게 발병자가 생기기 쉽다.

X연관 열성유전병에서는 보인자인 모친으로부터 태어난 남자아이만 발병한다(확률 1/4). 발병한 부친으로부터 발병자는 태어나지 않는 점이 특징적이다.

[그림 3-4] 유전성 질환의 3가지 유전양식

[표 3-1] 유전성 질환(유전병)

보통염색체 우성유전병	폰레클링하우젠병(신경섬유종증), 결절성 경화증, 폰히펠-린다우병, 헌팅톤병, 가족성 고콜레스테롤혈증, 가족성 아밀로이드다발신경병증, 마르팡증후군, 성인형 뭇주머니콩팥병(다낭신장병), 유전공모양적혈구증(유전성 구상적혈구증), 낫적혈구증(겸상적혈구증), 가족성샘종폴립증, 다발내분비샘종양, 유전성 망막모세포종
보통염색체 열성유전병 (대부분의 선천성 대사이상증)	고셰병, 니만픽병, 헐러증후군, 글리코겐증, 페닐케톤뇨증, 단풍시럽뇨병, 호모시스틴뇨증, 갈락토오스혈증, 피부건조증, 윌슨병, 혈색소침착증, 낭성섬유증, 중증면역결핍증
X연관 열성유전병	혈우병, 색각이상증(색맹), 뒤시엔느형 근육퇴행위축증, 파브리병, 헌터증후군

■ 선천성 대사이상증

보통염색체 열성유전병에는 대부분의 선천성 대사이상증이 포함된다.

대표적인 질환으로서 아미노산 대사이상증인 페닐케톤뇨증(phenylketonuria)을 들 수 있다. 페닐알라닌(phenylalanine)이라는 아미노산을 티로신(tyrosine)으로 바꾸는 효소가 결핍되어 있기 때문에 페닐알라닌이 체내에 축적된다. 방치하면 지능장애를 일으킨다. 조기에 발견하여 생후 몇 개월 이내에 식사요법(저페닐알라닌식)을 시작하면 지능장애의 발병을 막을 수 있다. 현재, 조기발견을 위해 신생아의 소변을 이용한 선별검사가 보급되어 있다(▶ p.72, column 참조).

보통염색체 열성유전병을 나타내는 선천성 대사이상증은 다음과 같이 분류된다.

① **용해소체축적병(용해소체 효소 결핍에 의한 질환군)** : 테이-삭스병(Tay-Sachs disease), 고셰병(Gaucher's disease), 니만-픽병(Niemann-Pick disease), 헐러증후군(Hurler syndrome)

② **글리코겐축적병(글리코겐증)** : 폰기르케병(von Gierke's disease; I형), 폼페병(Pompe's disease; II형), 포브스병(Forbe's disease; III형), 맥아들병(McArdle's disease; V형) 등 전부 8형(간형=I, II형, 근육형=V형)

③ **당질 대사이상증** : 갈락토오스혈증(galactosemia)

④ **아미노산 대사이상증** : 페닐케톤뇨증(phenylketonuria), 알캅톤뇨증(alkaptonuria), 단풍시럽뇨병(maple syrup urine disease), 호모시스틴뇨증(homocystinuria)

Note

대사(metabolism)

대사란 생체 내의 화학반응을 말하는 것으로, 몸 밖에서 섭취한 물질로부터 다른 물질을 합성하거나 에너지를 얻는다. 물질대사와 에너지대사를 모두 일컫는다. 동화(anabolism: 생체고분자의 합성반응)와 이화(catabolism: 유기물 또는 무기물의 분해반응)로 이루어진다. 대사경로로는 해당경로, 지질의 β 산화, 구연산회로, 전자전달계 등을 들 수 있다.

저페닐알라닌식

페닐케톤뇨증 환아가 섭취하는 저페닐알라닌식은 보통의 미각을 지닌 성인에게는 매우 맛이 없다. 그래서 성인이 먹어도 맛있는 저페닐알라닌식이 개발되었다. 그런데 이 '맛없는' 식사를 계속 먹는 환아들은 새로 개발된 '맛있는' 식사를 조금도 즐거워하지 않는다고 한다. 아마도 '맛없는' 식사에 미각이 길들어져 있기 때문일 것이다.

용해소체축적병(lysosomal storage disease)

용해소체(리소좀)는 60종에 이르는 가수분해효소를 보유하는 세포소기관의 하나로, 세포 내의 쓰레기 처리 공장이라고 할 수 있다. 용해소체 안으로 흡수된 생체고분자를 가수분해한다. 분해된 물질은 세포질에서 재이용된다. 이용할 수 없는 경우는 세포 밖으로 버려지거나 잔여 소체로서 세포 내에 남는다. 용해소체축적병은 용해소체 효소가 결손되어 있기 때문에 분해되어야 할 물질이 체내에 축적되는 선천성 대사이상증을 일컫는다. 결손효소에 따라 증상과 병태가 다른 약 30종류의 질병이 있다.

column

■ 유전성 질환이 생체를 지킨다?
- 아프리카에 많은 질환

유전성 질환은 생명유지에 불리하다고 생각하기 쉽지만, 반드시 그렇지만은 않다. 아프리카계 미국인의 7%, 아프리카의 특정 지역에서는 인구의 1/3이 헤모글로빈S유전자를 보유하고 있으며, 보통염색체 우성유전병인 낫적혈구증(겸상적혈구증, drepanocytosis)을 앓고 있다. 하지만 그들은 이 질환을 가지고 있어서 열대열말라리아(falciparum malaria) 감염에 대한 저항성이 있다고 한다.

말라리아 저항성은 또한 적혈구 내 6-인산포도당탈수소효소(glucose-6-phosphate dehydrogenase) 결핍증 또는 더피 혈액형 항원 상실 시에도 나타난다. 이러한 유전성 질환은 아프리카의 사람들에게 높은 비율로 발현되지만, 어떤 의미에서는 환경에 적응한 결과로서 질환이 발생하여 그 질환이 생명을 위험으로부터 지켜주고 있다고 볼 수 있다.

Note

글리코겐축적병(glycogen storage disease)

글리코겐(당원)의 대사에 관계하는 효소의 선천적인 결손에 의해 여러 장기에 글리코겐이 축적되는 질병이다. 축적되기 쉬운 장기는 간과 근육이며, 임상적으로 8형으로 분류된다. 결손 효소에 의해 간손상이 일어나는 유형(간형)과 근육손상이 일어나는 유형(근육형)으로 나뉜다. 현재 치료에 대증요법이 시행되고 있지만, 결손 효소를 보충하는 효소보충요법이 시도되고 있다.

질환 감수성 유전자

다유전자질환에서 문제가 되는 유전자를 '질환 감수성 유전자'라고 한다. 자주 관찰되는 질병 대부분은 다수의 질환 감수성 유전자와 환경인자에 의해 발병한다. 바꾸어 말해 질환 감수성 유전자의 상호작용이 '체질'을 만들고 있다. 소수의 질환 감수성 유전자가 있어도 질환이 발병하는 것은 아니다.

4. 여러 유전자가 관여하는 유전성 질환

하나의 유전자만으로는 질병을 일으키지 않는 발병력이 약한 유전자라도 여러 개의 유전자가 관여함으로써 질병을 일으킬 수 있다.

단일유전자질환과 달리 여러 유전자가 관여하는 유전자 질환을 다유전자질환(polygenic disease)이라고 한다. 단일유전자질환보다 발병 빈도가 높은 유전성 질환이다.

다유전자질환은 관여하는 유전자의 수가 많을수록 중병이 된다고 한다. 또 환경인자도 유전적 결함을 부추기는 중요한 역할을 하고 있다. 다유전자질환에는 허혈성 심장질환, 당뇨병, 고혈압, 통풍, 조현병(정신분열증), 기분장애(조울증), 신경관이상증과 같은 보편적인 질환도 포함된다. 그러나 2005년 시점에서 다유전자질환 가운데 발생기전이 완전히 밝혀진 질환은 아직 없다.

5. 선천기형

선천기형은 어떠한 이유로 장기나 조직의 발생과정에 이상이 생겨 출생했을 때 육안으로 인식할 수 있는 구조상의 이상을 동반한 질병을 일컫는다(▶ **그림 3-5**).

기형은 생명에 지장이 없는 경미한 것부터 태어난 직후에 사망하는 위험한 유형까지 다양하다. 가장 많은 것이 근육뼈대계통의 기형이고 피부와 소화관 기형이 그 다음이다.

기형 가운데 중증인 경우는 태아가 성숙하지 못하고 유산된다. 자연유산의 40~60%에 염색체이상을 동반하는 기형이 관찰되며, 수정에서 착상까지의 1주간 사망률이 특히 높다고 한다.

ⓐ 가락과다증(다지증)

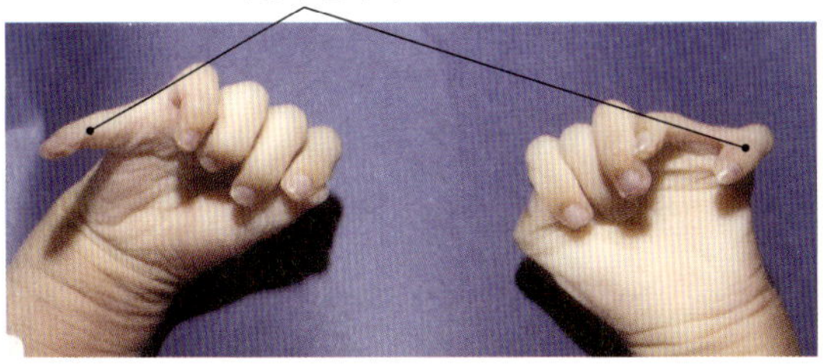

이 신생아에게는 새끼손가락 바깥쪽에 손톱이 있는 여분의 손가락이 1개씩 확인된다.

ⓑ 가슴배결합체

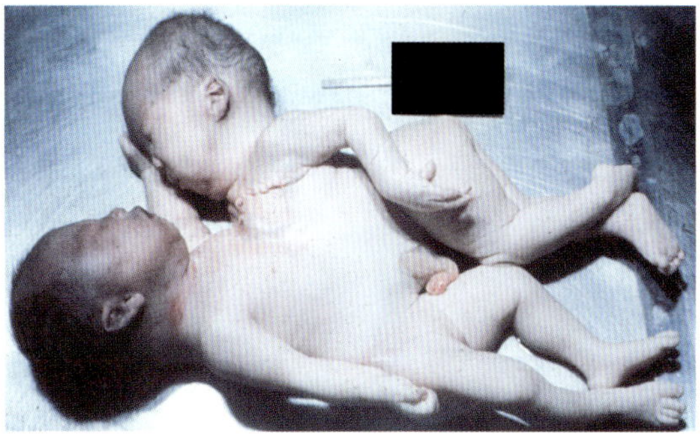

일란성 쌍둥이의 분리불량으로 가슴배가 결합되어 있다. 심장은 각각 존재한다.

ⓒ 입술 · 입천장갈림증(구순 · 구개열)

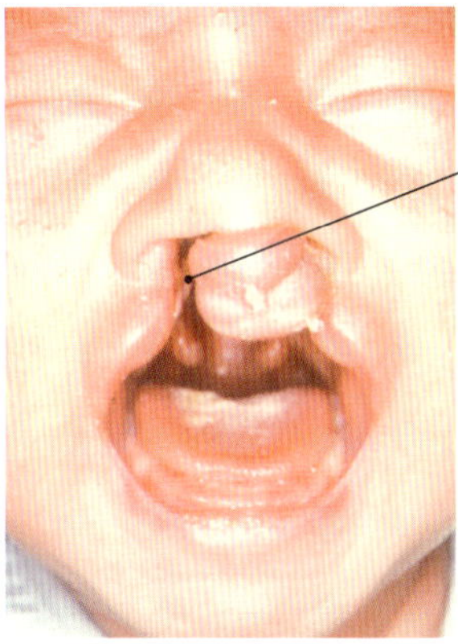

입술 및 입천장에 커다란 균열이 발생해 있다. 젖을 빨기 힘들기 때문에 성형수술을 할 수 있을 때까지는 전용 젖꼭지 또는 수유용 입천장을 사용해서 수유한다.

ⓓ 수막탈출증(수막류)

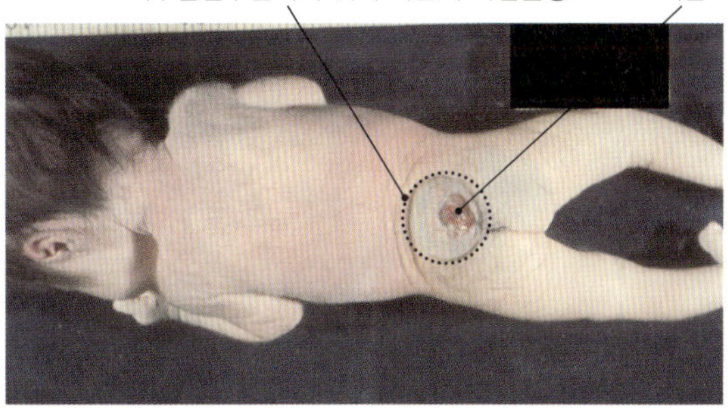

태생 초기의 엽산 부족으로 인해 생기는 신경관이상증으로, 척추갈림(이분척추)에 의해 척수 아래 뇌척수막이 엉덩이 피부로 튀어 나와 있다. 뇌없음증(무뇌증)을 합병하기도 한다.

[그림 3-5] 대표적인 선천기형

■ 선천기형을 일으키는 다양한 인자

선천기형을 일으키는 인자 중 하나가 염색체이상이다. 대표적인 질환은 앞에서 설명한 다운증후군, 에드워드증후군, 고양이울음증후군 등이다. 일란성 쌍둥이가 생기는 과정에서 수정란이 각각 완전히 분리되지 않는 경우 신체의 일부가 결합한 상태의 쌍둥이가 생기기도 한다. 결합체(이른바 샴쌍둥이)나 상악체가 그 예이다.

그 밖에도 물리적 인자나 화학적 인자가 선천기형의 유발요인이 되기도 한다. 임신 초기의 풍진바이러스 감염이나 방사선조사, 탈리도마이드(thalidomide) 등의 약물복용, 메틸수은중독 등이 그 대표적인 예이다.

뇌전증(간질)에 대한 항경련제인 히단토인(hydantoin)의 복용은 입술 · 입천장갈림증의 발생 빈도를 증가시킨다. 임신 초기에 황체호르몬제를 투여하면 생식기이상이나 요도밑열림(요도하열, hypospadia)이 발생하기도 한다.

> **Note**
>
> **선천기형의 원인**
>
> 【환경적 요인】
> ① 생물학적 인자 : 바이러스, 세균, 스피로헤타
> ② 화학적 인자 : 약물, 화학오염물질
> ③ 물리적 인자 : 방사선, 자궁 내 압박
>
> 【유전적 요인】
> ① 염색체이상
> ② 유전자이상

심장기형, 비뇨기계통 기형, 소화관기형 등 선천기형의 원인은 대부분 아직 밝혀져 있지 않았다. 분명한 것은 기관형성기에 어떠한 원인으로 정상적인 발생이 억제된 결과로서 기형이 생긴다는 점이다. 임신 초기의 12주, 특히 3~8주에 위험이 가장 높다.

6. 선천기형, 유전성 질환의 진단과 치료

건강한 아이를 얻고 싶다는 공통된 염원에 부응하기 위해 선천이상이나 유전성 질환에 대한 다양한 진단방법이 시행되고 있다.

■ 출생 전 진단

임신 중 태아의 선천이상이나 유전성 질환 유무를 확인할 목적으로 몇 가지 출생 전 진단이 시행되고 있다. 그중 하나가 초음파진단으로, 임신 중 필수로 시행되고 있다. 자궁 내 태반융모조직(임신 8~9주)이나 양수 중에 부유하는 태아세포(임신 15~18주)를 채취함으로써 선천성 대사이상증이나 염색체이상 유무를 진단할 수 있다.

이들 조직이나 세포와 함께 태아의 제대혈이나 임신부의 말초혈액으로부터 DNA를 추출하는 유전자진단도 시행된다.

현재, 염색체이상이나 유전자이상에 의한 많은 질환이 이러한 출생 전 진단의 대상이 된다. 모체가 고령인 경우, 먼저 태어난 아이에게서 염색체이상이 관찰되는 경우, 모체가 X연관 열성유전병 보인자인 경우 등에 적용된다.

다만, 출생 전 진단과 이를 바탕으로 한 선택적 인공임신중절은 의사의 윤리적인 입장에서 신중한 검토가 필요하다.

Note

선천풍진증후군(congenital rubella syndrome)

임신 초기에 모체가 풍진바이러스에 감염되면 태아에게 발병한다. 심장혈관기형(동맥관열림증, 심실사이막결손증), 청각장애, 정신지체를 동반하는 작은머리증(소두증), 성장지체 등이 나타난다.

입술 · 입천장갈림증(구순 · 구개열, cleft lip and palate)

입술갈림증(구순열)이란 윗입술이 태어나면서부터 갈라져 있는 상태, 입천장갈림증(구개열)이란 입천장이 태어나면서부터 갈라져 있는 상태를 가리킨다. 질환 빈도는 입술갈림증 단독 : 입술·입천장갈림증 : 입천장갈림증 단독 = 1 : 2 : 1이다. 입술갈림증 단독에서는 남녀 차이가 없지만, 입술·입천장갈림증은 남아, 입천장갈림증 단독은 여아가 많다. 입술갈림증은 왼쪽에 발생하기 쉽다. 질환이 없는 부모에게 환아가 있는 경우 다음에 태어날 형제에게 질환이 나타날 확률은 1~2%(일반 발생률 0.2%), 입술·입천장갈림증이 있는 부모로부터 환아가 태어날 확률은 2~4%이다.

column

■ 신생아 집단선별검사의 뒷이야기

신생아 집단선별검사 대상은 선천성 대사장애 4개 질환(페닐케톤뇨증, 호모시스틴뇨증, 단풍시럽뇨증, 갈락토오스혈증)과 선천성 내분비장애 2개 질환(갑상샘저하증, 부신과형성증)이다. 신생아기(생후 1주)에 발바닥에서 혈액을 여과지로 채취하고 건조시켜 검사센터로 보낸다. 검사로 질환의 조기발견을 해서 지능장애의 이상을 방지해왔다.

그런데 이러한 검진에서 이상이 있다고 모두가 치료의 대상은 아니다. 페닐케톤뇨증 중에 일과성 고페닐알라닌혈증이 다수 관찰되는데, 발육이 정상적이고 증상이 나타나지 않는 양성 병태이다. 예전에는 대사질환이던 히스티딘혈증(histidinemia)은 이상이 발견되던 수의 절반을 차지하였다. 이 이상은 지능장애를 일으킨다고 보았지만, 결과적으로 전체 사례가 정상으로 판명되었다. 지금은 생화학적인 개인차에 불과하다고 보아 검사 대상 질환에서 제외되었다.

■ 신생아 집단선별검사

조기발견을 하면 치료가 가능한 선천성 질환에 대해 신생아 집단선별검사(mass screening)가 시행되고 있다. 대상 질환을 표에 정리하였다(▶ 표 3-2). 대상 질환 모두 선천성 대사장애나 내분비장애를 나타내는 질환이다. 이러한 검사에는 생후 5~7일째에 발바닥에서 채취한 혈액을 특정 여과지에 흡수시키는 방법이 채택되고 있다. 식사요법이나 호르몬을 보충함으로써 지능장애를 미연에 방지할 수 있다(부신겉질과형성증의 경우에는 성 발달의 이상을 방지한다).

이전에 생후 6개월 시점에 시행되던 신경모세포종(neuroblastoma) 선별검사(소변을 이용한 카테콜아민 대사산물 검사)는 그 유용성이 의문시되어 이미 폐지되었다.

[표 3-2] 신생아에 대한 집단선별검사 대상 질환

대사장애	① 페닐케톤뇨증(phenylketonuria) ② 단풍시럽뇨증(maple syrup urine disease) ③ 호모시스틴뇨증(homocysteinuria) ④ 갈락토오스혈증(galactosemia)
내분비장애	④ 크레틴병(cretinism; 선천성 갑상샘저하증) ⑤ 선천성 부신겉질과형성증(congenital adrenal hyperplasis; 부신성기증후군)

■ 출생 후 DNA 진단법

지금까지 많은 유전성 질환의 원인 유전자 이상이 밝혀졌다. 또한, 소량의 혈액을 대상으로 시행되는 중합효소연쇄반응(PCR법, polymerase chain reaction)에 의한 DNA 진단은 기술적으로 매우 쉽게 시행할 수 있게 되었다. 예를 들어 X연관 열성유전병의 보인자 증명이 가능해졌다.

한편, 헌팅톤무도병(Huntington's chorea)과 같이 치료법이 없는 지발성(발병연령이 늦음)의 유전성 질환(성인기에 치매가 진행)에 대해서는 애초에 진단을 내려도 되는지의 판단이 중요해진다. 진단 후 본인이나 가족에게 어떻게 전달해야 하는가는 큰 문제이다. 가족성 아밀로이드신경병증(familial amyloidotic neuropathy; 성인기에 말초신경장애로 인해 마비가 진행)이나 성인형 낭성콩팥병(cystic kidney disease; 성인기에 콩팥기능상실로 진행)도 마찬가지이다. 다만, 이 두 질환에 대해서는 간이식 또는 콩팥이식에 의한 근본적 치료가 가능하기는 하다. 기본적으로 환자나 가족의 '모를 권리'는 충분히 존중되어야 하며, 그러한 의미에서 유전상담은 중요할 것이다.

Note

기관발생 시기

신경관의 발생은 3주에 시작되어 4주면 닫힌다. 3주에 중배엽(mesoderm)이 형성된다. 심장의 발생은 7주 말에 종료된다. 소화관 원기(primordium)는 4주에 발생하며, 앞창자(전장)에서는 호흡기, 중간창자(중장)에서는 간과 이자(췌장)가 발생한다. 뒤창자(후장)는 7주에 비뇨생식굴(비뇨생식동)로 나뉜 후 곧창자(직장)가 된다. 소화관은 10주 중에 배안(복강)으로 회선하면서 복귀한다. 호흡기의 기형은 4~5주에 집중된다. 팔다리는 4주 말에 나타나기 시작한다. 이렇게 9주 초까지는 각 장기의 원형이 거의 생긴다. 입술은 임신 4~7주에 형성되는데, 입천장은 조금 늦게 7~11주에 형성된다. 외피의 발생은 4주에 시작되어 11주에 완성된다.

Note

용해소체축적병과 조혈줄기세포이식

용해소체축적병은 용해소체 효소의 결손에 의해 나타난다. 시간이 경과하여 중추신경계통과 뼈대의 이상이 비가역적으로 변하기 전에 조혈줄기세포이식(골수이식)을 하면 정상의 용해소체를 가진 큰포식세포(대식세포)가 공급되어 증상이 경감된다. 조기진단, 조기치료가 필요하다.

■ 선천성 질환에 대한 치료

유전자공학의 기술 발달과 함께 유전자를 직접 조작하는 치료법이 시도됨으로서 선천성 면역결핍증 등 몇 가지 선천성(유전성) 질환에서 성공사례가 보고되고 있다. 이러한 유전자치료가 이론적이고 기술적으로 가능해짐에 따라 안전성 문제나 윤리적 문제가 새롭게 발생하고 있다.

고셰병(Gaucher's disease) 등의 용해소체축적병이나 선천성 면역결핍증의 일부에 대해 조기에 조혈줄기세포이식(골수이식)을 하는 유용성이 확립되어 있다. 용해소체축적병은 일단 완성된 지능이나 체격의 이상은 치유할 수 없으므로 조기치료가 필수사항이다.

고셰병에 대해서는 그 밖에 '효소보충요법'이 유효하며 안전성도 뛰어나다. 고셰병으로 결손되어 있는 효소(글루코세레브로시다아제)를 유전자 재조합기술로 제작하여 체외에서 방울주입(점적)으로 보충하는데(2주에 1회), 효소가 축적되어 있는 당지질을 분해해 준다. 금전적 부담은 크지만, 2년 정도 치료를 계속하면 장기는 원래의 크기로 회복되며 그 결과 빈혈, 혈소판감소도 개선된다. 이 경우도 조기진단과 조기치료의 시작이 중요하다.

column

■ 가족성 아밀로이드신경병증의 DNA 진단

말초혈액 림프구에서 분리한 DNA에 대해 전알부민(prealbumin) 유전자를 중합효소연쇄반응(PCR)으로 증폭시켜 전기영동 상에 199염기쌍의 밴드를 얻었다. 이 DNA 절편을 제한효소 nsi I로 소화하면 점돌연변이가 있는 비정상 전알부민 DNA(a)만 113염기쌍과 91염기쌍의 밴드로 절단된다(화살표). 이상이 없는 사례(b), (c)는 절단되지 않는다. (d)~(f)는 효소처리 전의 영동도이다(▶ 그림 3-6). 가장 왼쪽 라인은 크기 표식을 나타낸다. 이처럼 DNA 진단 자체는 기술적으로 쉽고 신속하다.

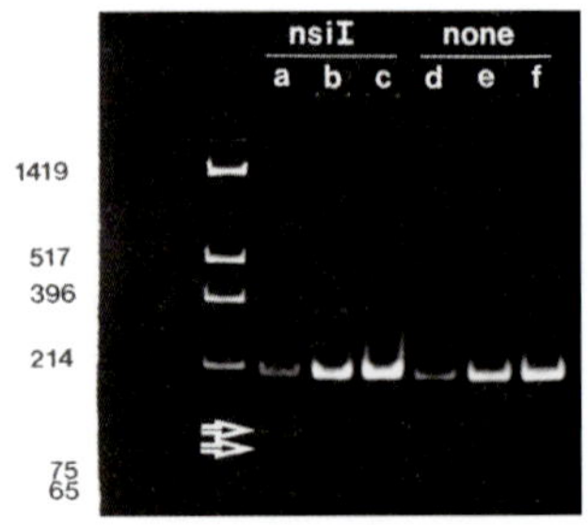

[그림 3-6] 가족성 아밀로이드신경병증의 DNA 진단(전기영동도)

column

■ 유전학적 검사와 유전상담

의료의 발달로 누가 어떠한 질병에 어느 정도 걸리기 쉬운가를 유전학적으로 조사할 수 있게 되었다. 이른바 유전자진단이라고 불리는 것이다.

유전학적 검사에서는 생식세포계열의 유전자변이 또는 염색체이상을 조사한다. 구체적으로는 유전질환의 확정진단, 보인자 검사, 발병 전 검사, 발병성 검사(체질진단), 가족성 종양에 관한 검사, 약리 유전학적(약물반응성) 검사, 출생 전 진단, 신생아 집단선별검사 등이 있다.

유전학적 검사는 ①검사 결과는 평생 변화하지 않고, ②일부는 혈연 관계자와 공유되고 있으며, ③머리카락, 손발톱이나 침 등을 검체로서 사용할 수 있기 때문에 의료관계 이외의 기관(예를 들어 보험회사나 고용자, 정부 등)이 유전학적 검사를 한다면 유전적 차별의 근원이 될 수 있다고 하는 특징을 염두에 두고 시행해야 한다. 검사 시의 사전동의, 개인정보 보호, DNA 자료의 취급은 특히 중요하다.

유전학적 검사에 선행하여 유전상담(genetic counseling)이 이루어진다. 검사 결과에 따라서는 피험자가 커다란 정신적 충격을 받을 것으로 예상되기 때문에 사전에 충분한 상담이 필요하다.

상담에서는 유전학적 검사의 목적과 방법, 예상되는 결과, 정밀도, 피험자의 선택항목, 위험성과 같은 정보에 대해 피험자가 이해할 수 있도록 구두뿐만 아니라 문서를 사용하여 충분히 설명해야 한다. 검사를 받을지의 여부는 피험자의 자유의지에 따른다는 점, 검사를 받지 않아도 된다는 점, 검사를 받더라도 그 결과를 듣지 않을 자유가 있다는 점('모를 권리')도 확실하게 전달해두어야 한다.

피험자의 동의가 있고, 결과 공개가 혈연 관계자에게 유익하다고 판단될 경우는 혈연 관계자에게만 정보를 공개할 수 있다. 유전상담은 검사 후에도 계속해서 이루어지며, 질환의 빈도, 자연경과, 재발률, 병상의 다양성, 각종 검사의 의의에 관한 최신정보를 전달하고 있다.

■ 내분비 교란 화학물질(환경호르몬)

내분비 교란 화학물질(환경호르몬)이라는 단어를 들어본 적이 있는가? 환경호르몬이란 에스트로겐 유사 작용 또는 항안드로겐작용을 나타내는 인공화학물질을 일컫는 말이다. 폴리염화비닐(PCB), 다이옥신류, 살충제인 6염화벤젠(BHC), 디클로로디페닐트리클로로에탄(DDT), 클로르덴, 합성 여성호르몬제인 다이에틸스틸베스트롤(DES) 등 70종류 이상이 알려져 있다.

환경호르몬은 생식기능이상, 기형유발성, 발암성이 있다고 지적되고 있다. 이들 물질의 대부분은 이미 제조가 규제되고 있지만, 환경 잔류가 사회적 문제가 되고 있다.

DDT는 현재 말라리아 대책에 사용되고 있다. 다이옥신은 염소화합물의 불완전연소에 의해 발생하기 쉬우므로 소각로의 정비기준이 강화되었다(800℃ 이상의 고온에 의한 소각이 필요하다).

■ 다운증후군과 음악

다운증후군 환아는 음악을 매우 좋아한다고 한다. 리듬감이 아주 좋고 춤추기, 흔들기 등을 빨리 기억한다. 이 환아들은 음악이 흐르면 몸이 자연스럽게 움직이기 시작한다. 다운증후군 환아들로 구성된 몇몇 밴드가 일본에서는 활동하고 있다.

일본의 아이치현에 살고 있는 29살 된 다운증후군 천재 피아니스트가 있다. 2004년 싱가포르에서 제8회 국제다운증후군회의, 2005년 아이치박람회의 라이브연주를 비롯해 초·중·고교, 음대 등 전국 각지에서 연주활동을 계속하고 있다.

그의 음악은 모두 즉흥 연주이기 때문에 악보는 없으며 평범하지 않은 음악이 연주된다. 절대음감을 갖춘 그는 감성에 따라 피아노를 연주하는데, 기억력도 뛰어나다. 피아니스트인 어머니의 노력도 훌륭하지만, 바람과 같은 그의 음악은 결코 누구도 흉내를 낼 수 없다. 다운증후군 환아의 음악적인 감성을 재평가하도록 해보자.

병리학(pathology)

질병의 본질적 성질을 취급하는 의학의 한 분야로서, 특히 질병에 의해 발생하는 신체의 조직이나 기관의 형태학적 변화 및 기능적 변화를 연구하는 학문. 즉, 병의 원인-발생-경과 및 그 변화 등에 관한 연구를 하는 학문으로 넓은 의미로는 생물체에서 볼 수 있는 모든 이상(질환) 및 기형을 대상으로 하며 좁은 의미로는 사람에게 일어나는 병변의 본태를 규명하고 병태의 구조와 기능의 변화를 분명히 하여 치료와 예방에 공헌하는 기초의학 분야를 가리킨다.

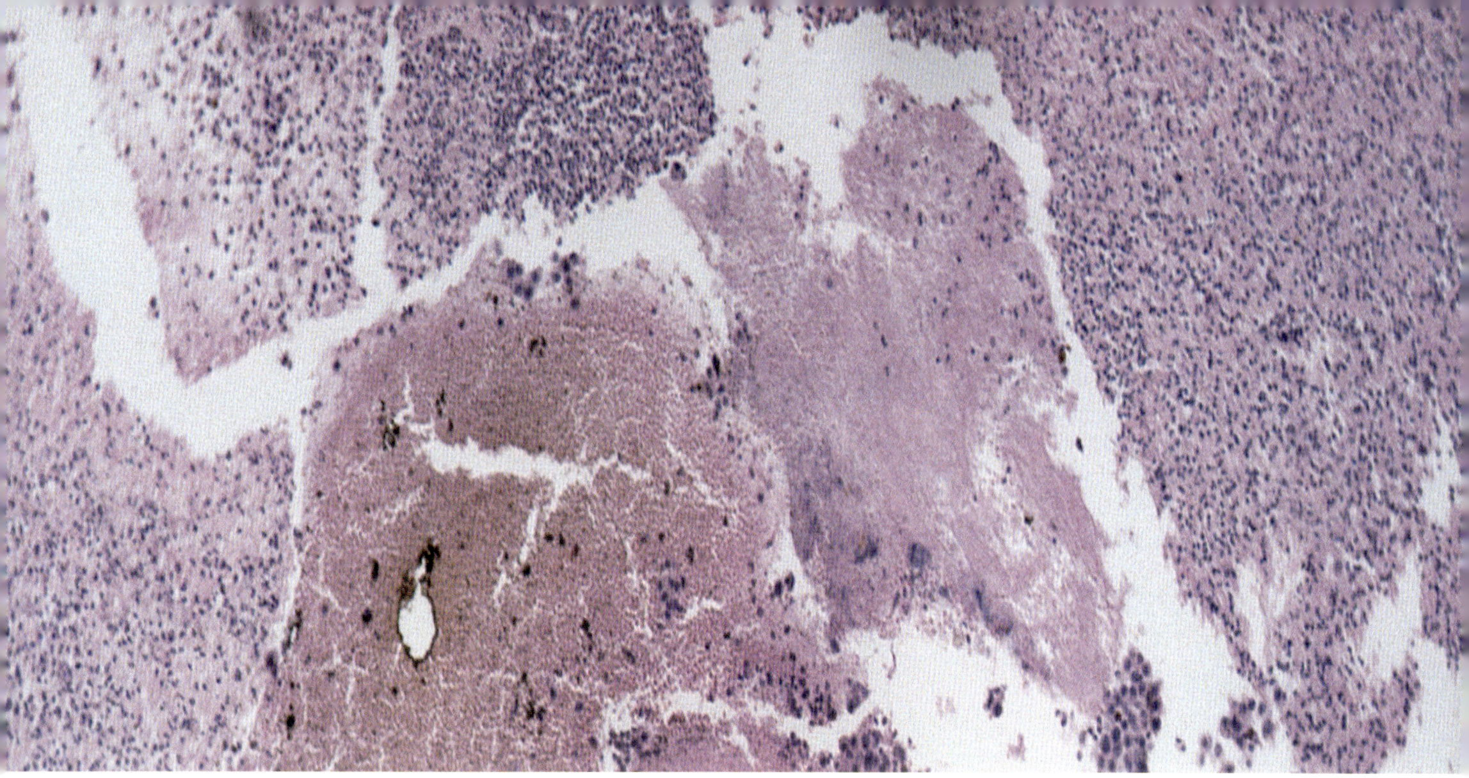

제4장 **순환장애**

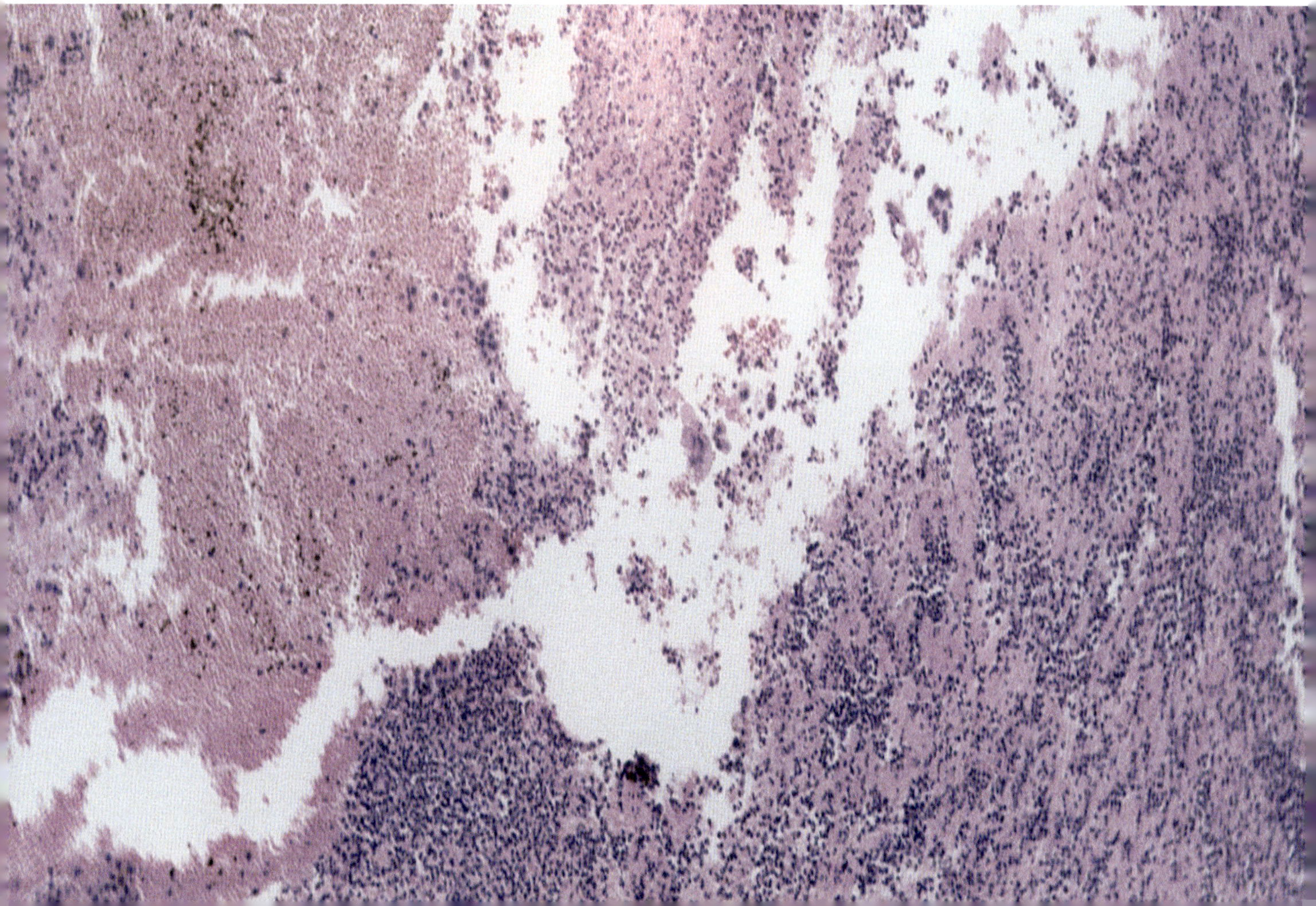

주요 용어해설

- **경색(infarct)** : 끝동맥 · 끝정맥이 막힘으로써 혈관의 지배영역에서 허혈이 일어나 혈액 순환이 어려워지고 이로 인해 산소나 영양분이 충분하게 도달하지 않아 산소결핍에 빠진 부분의 세포조직이 괴사하는 국소성 괴사 상태를 말한다.
- **곁순환(측부순환, collateral circulation)** : 혈관이 어떠한 원인으로 막혔을 때 다른 혈관에서 혈액이 공급되는 것을 말한다.
- **누출액(transudate)** : 혈액 중 액체성분 일부가 혈관벽에서 조직틈새나 체강 안으로 스며 나온 것을 말한다.
- **부종(edema)** : 얼굴이나 손발 등의 말단이 체내 수분에 의해 통증을 동반하지 않는 형태로 붓는 증상을 말한다.
- **삼출액(exudate)** : 염증 시, 조직의 변질과 그에 동반한 충혈, 울혈 등의 순환장애가 일어나고, 손상을 받은 혈관에서 혈액성분이 혈관 밖으로 누출되어 조직 안이나 점막 표면 등에 고인 것을 말한다.
- **색전증(embolism)** : 색전자가 혈액 중으로 유리되어 덩어리를 형성해서 혈관을 막음으로써 혈류가 차단되는 것을 말한다.
- **쇼크(shock)** : 신체의 조직순환이 세포의 대사 요구를 충족하지 않을 정도까지 저하되는 것을 특징으로 하는, 생명의 위기를 동반하는 병태를 말한다.
- **울혈(congestion)** : 혈전 등의 다양한 원인에 의해 장기 조직 내의 정맥이나 모세혈관 내의 혈류가 정체하여 증가한 상태를 가리킨다.
- **출혈(hemorrhage)** : 혈액이 혈관 밖으로 유출되는 것을 말한다.
- **충혈(hyperemia)** : 질병이나 상처, 수술 등 다양한 요인에 의해 모세혈관 등의 말초혈관이 확장해서 그곳에 동맥성 혈액의 유입이 증가한 상태를 가리킨다.
- **파종혈관내응고(disseminated intravascular coagulation, DIC)** : 본래 출혈 개소에만 발생해야 하는 혈액응고반응이 전신의 혈관 내에서 무질서하게 일어나는 증후군이다. 조기진단과 조기치료가 요구되는 심각한 상태이며, 치료가 늦어지면 죽음에 이르는 경우도 많다.
- **허혈(ischemia)** : 동맥혈의 감소에 의한 국소 빈혈을 말한다. 핍혈 또는 빈혈과 구별해서 국소성 빈혈이라고 불리기도 한다.
- **혈전(thrombus)** : 혈관 내의 혈액이 어떠한 원인으로 덩어리를 형성하는 것으로, 주로 혈관벽이 손상됨으로써 일어난다.

제4장 순환장애

1. 순환장애란?

순환계통은 온몸의 세포에 필요한 산소와 영양소를 운반하고 불필요한 노폐물을 몸 밖으로 배출하기 위한 운반시스템이다. 크게는 혈액 순환과 림프액 순환으로 나눌 수 있다.

혈액은 심장 왼심실(좌심실) → 대동맥 → 동맥 → 모세혈관 → 정맥 → 위 · 아래대정맥(상 · 하대정맥) → 오른심방(우심방) → 오른심실(우심실) → 허파동맥(폐동맥) → 허파(폐) → 허파정맥(폐정맥) → 왼심방(좌심방) → 왼심실의 흐름을 반복한다. 세포와 세포 사이에 있는 조직액의 일부는 림프관을 통해 정맥으로 흐른다. 림프계통은 이른바 혈액순환의 우회로(하수도)와 같은 것이다. 배안(복강)에 있는 림프액은 가슴림프관(흉관)으로 모여 왼빗장밑정맥(좌쇄골하정맥)으로 흘러 들어간다(▶ 각론 제2장 혈관계통 질환, p.198 참조).

이 운반시스템에 장애가 생기면 개개의 세포에 필요한 영양소나 산소가 공급되지 않을 뿐만 아니라 불필요한 노폐물이 세포 내에 축적된다. 순환장애란 병변이 혈액 순환 또는 림프액 순환을 방해하는 병태이다.

여기서는 순환장애의 병태를 크게 폐쇄(혈전, 색전, 경색), 누출(출혈), 정체(울혈, 부종)의 3가지로 분류하였다.

■ 곁순환(측부순환)

본래의 혈관이 막혀 혈류가 끊긴 경우 생리적인 혈류 이외에 특수한(보통은 기능하지 않음) 혈행로로 혈액이 흐르는 상태를 곁순환(측부순환, collateral circulation)이라고 한다.

간경변에 동반하는 문맥고혈압(portal hypertension; 문맥 환류장애)에서 관찰되는 곁순환이 특히 중요하다.

① **위 · 식도정맥으로의 흐름** : 식도정맥류(esophageal varix; 파열되면 간경변의 사망원인이 됨)

② **곧창자정맥(직장정맥)으로의 흐름** : 치핵(hemorrhoid)

③ **탯줄 주변 배벽 피부밑정맥(피하정맥)으로의 흐름** : 메두사머리(caput medusae)라고 불리는 배벽정맥의 방사상 확장

Note

미세순환(microcirculation)

지름 100μm 정도 이하의 매우 가는 모세혈관을 비롯하여 이곳으로 유입되는 세동맥이나 세정맥, 나아가 비슷한 지름의 모세림프관에 의해 혈액과 주위 조직이나 사이질액(간질액) 사이에서 물질대사나 체액순환을 조절하는 것을 미세순환이라고 한다. 말초혈관은 전체 혈관의 90%를 차지하고 있다. 다양한 장기손상의 발생에는 항상 미세순환장애가 깊이 관여하고 있다.

문맥순환(portal circulation)

문맥(portal vein)은 간 내에서 모세혈관그물[소엽사이정맥에서 굴모양혈관(미세순환)]을 만들어 중심정맥을 거쳐 간정맥이 된 후 간을 나와 아래대정맥(하대정맥)으로 흐른다. 간 내의 전체 혈액량 중 동맥혈은 1/5이고, 문맥혈이 4/5를 차지한다.

Point

순환장애의 종류

폐쇄 : 혈전, 색전, 경색
누출 : 출혈
정체 : 울혈, 부종

Note

혈전의 종류

① **백색혈전** : 혈관벽에 혈소판이 점착하여 백혈구나 섬유소가 부착된 상태
② **적색혈전** : 다수의 적혈구가 응집하여 부착된 상태
③ **혼합혈전** : 백색혈전과 적색혈전이 섞인 상태

혈액응고기전

혈액응고(blood clotting)란 가용성의 섬유소원(피브리노겐, fibrinogen)이 불용성의 섬유소(피브린)로 변하는 일련의 반응이다. 섬유소 단량체(monomer)는 활성화 XIII인자에 의해 안정화된다. 혈액응고의 활성화에는 내인계와 외인계가 있다. 내인계 활성화는 제XII인자의 활성화로 시작된다. 외인계는 제VII인자가 활성화된다. 최종적으로 공통경로를 거쳐 프로트롬빈(prothrombin; 제II인자)이 트롬빈(thrombin)이 되며, 이것이 섬유소 형성을 촉진한다(▶ **그림 4-3**).

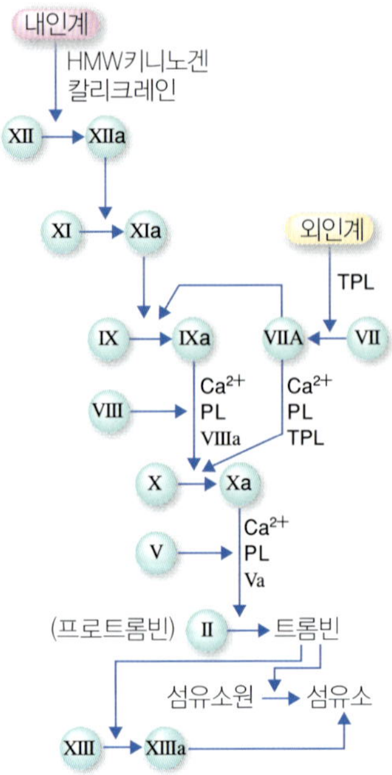

(a : 응고인자의 활성화형, HMW키니노겐 : 고분자 키니노겐, PL : 혈소판인지질, TPL : 조직트롬보플라스틴)

[그림 4-3] 혈액응고기전

2. 폐쇄 – 혈전, 색전, 경색의 관계

혈관이 손상을 받으면 정상적인 상태에서는 지혈기전이 작동하여 혈소판이나 응고인자의 작용으로 손상된 부근의 혈액을 응고시켜 혈관벽을 복구한다(▶ **그림 4-1**). 이때 혈액이 굳어서 생긴 덩어리를 혈전(thrombus)이라고 한다.

보통은 혈액응고가 일어나지 않을 혈관 속공간이나 심장막안 내에 혈전이 생기면 그것은 비정상으로 간주된다. 이 혈전이 커지면 혈관 속공간을 좁히거나(협착) 완전히 막아(폐쇄) 혈류를 저해한다(▶ **그림 4-2**). 혈류를 저해하는 혈전이 생긴 상태를 혈전증(thrombosis)이라고 한다.

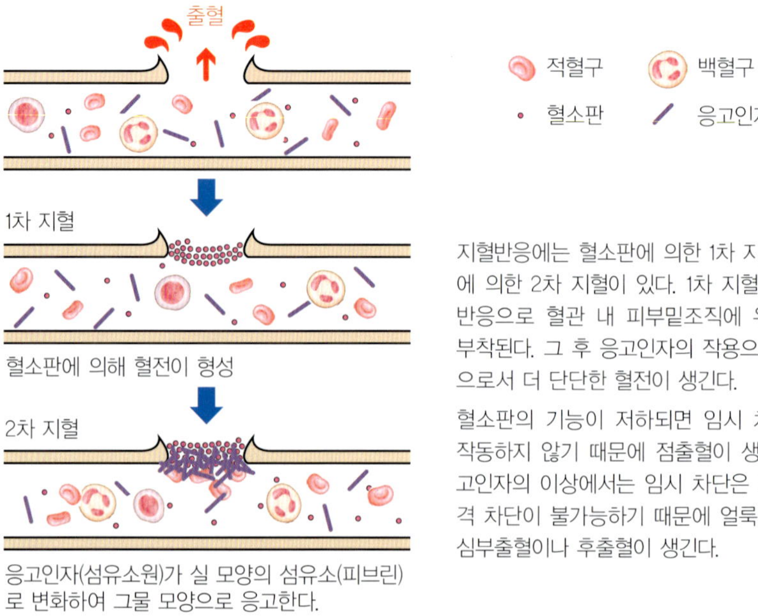

지혈반응에는 혈소판에 의한 1차 지혈과 응고인자에 의한 2차 지혈이 있다. 1차 지혈은 '임시 차단' 반응으로 혈관 내 피부밑조직에 우선 혈소판이 부착된다. 그 후 응고인자의 작용으로 '본격 차단'으로서 더 단단한 혈전이 생긴다.

혈소판의 기능이 저하되면 임시 차단이 제대로 작동하지 않기 때문에 점출혈이 생긴다. 한편, 응고인자의 이상에서는 임시 차단은 가능하지만 본격 차단이 불가능하기 때문에 얼룩출혈(반상출혈), 심부출혈이나 후출혈이 생긴다.

[그림 4-1] 지혈 및 응고기전

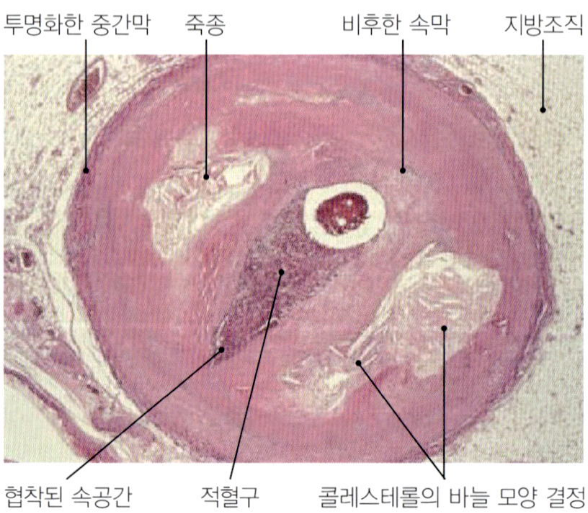

급성 심근경색증의 원인이 된 심장동맥(관상동맥) 병변의 현미경 소견이다. 죽경화증(죽상경화증)에 의한 속공간 폐쇄가 환류 영역에서 심장근육괴사의 원인이 되었다. 죽종에는 콜레스테롤의 바늘 모양 결정이 침착되어 있다.

[그림 4-2] 심장동맥의 죽경화증(현미경소견, 헤마톡실린-에오신염색)

혈전의 원인으로는 다음과 같은 것이 있다.

① **혈관벽의 이상** : 동맥경화나 혈관염 등으로 혈관 속면을 덮고 있는 내피세포가 손상되거나 박리되면 그 부분에 혈전이 형성된다.

② **혈액성분의 이상** : 혈소판이나 혈장단백질이 증가하면 혈액 자체의 점성(점조도)이 높아진다.

③ **혈류의 이상** : 혈압저하 등에 의해 혈류속도가 느려지거나 동맥류 및 정맥류에 의해 혈류에 변화(정체)가 생긴다.

*

연결(문합, anastomosis)이 없는 끝동맥(종동맥, end artery)에서 혈전이 생기면 그 말초 영역에는 혈액이 공급되지 않게 된다. 이 상태를 경색(infarction)이라고 한다. 혈전의 일부가 유리되어 혈관을 막으면 색전증(embolism)을 유발시키는데, 색전을 일으키는 것을 색전자(embolus)라고 한다. 요컨대 혈전이 형성된 결과 색전증을 일으키고, 색전의 결과 경색을 일으킨다.

혈관이 막히면 국소적으로 혈류의 감소나 끊김이 생겨 주위 세포가 산소부족에 빠진다. 이 상태를 허혈(ischemia)이라고 한다. 경색이란 허혈 상태가 현저하여 조직이 괴사에 이르는 것이라고 정의할 수 있다.

경색을 일으키기 쉬운 곳은 갈라진 지류 사이에 연결(문합)이 없는 끝동맥이 있는 장기이다. 심장이나 뇌에 산소와 영양을 공급하는 심장동맥(관상동맥)과 뇌동맥의 폐색이 대표적인 예이다. 산소소비량이 많은 뇌나 심장은 허혈(저산소 상태)에 대해 매우 약한 장기라고 할 수 있다.

색전에는 혈전색전 이외에 공기색전(▶ **총론 제2장 세포장애, p.39 Note 참조**), 지방색전, 양수색전, 종양색전 등이 있다.

■ 혈전의 용해와 재소통

생체는 혈전을 녹이는 기능도 갖추고 있다. 막 형성된 혈전은 섬유소용해효소(플라스민)나 단백질분해효소의 작용으로 어느 정도는 녹는다. 이때 섬유소분해산물(fibrin degradation product, FDP)이 만들어진다. 이것을 섬유소용해계라고 한다. 그러나 미처 용해되지 못한 혈전은 시간이 지나면서 육아조직으로 바뀌고 혈관벽 내의 민무늬근세포가 혈전 안으로 흘러들어와 혈관벽과 동일한 조직으로 바뀐다. 이것을 혈전의 기질화라고 한다.

이러한 기질화에 의해 혈전 내에 새롭게 모세혈관이 형성되고 혈관 내에 다시 혈액이 흐르는 경우가 있다. 이것을 혈전의 재소통이라고 한다.

Note

끝동맥(종동맥, end artery)

연결(문합)이 없는 말초동맥계통을 끝동맥이라고 한다. 이 동맥이 막히면 말초조직은 경색에 빠진다(▶ **그림 4-4**). 대표적인 끝동맥은 심장동맥(관상동맥), 뇌동맥, 콩팥동맥(신장동맥)이다. 허파나 간처럼 혈류의 이중지배가 있거나 피부나 소화관 점막처럼 소동맥의 연결(문합)이 조밀한 부위에서는 경색이 발생하기 어렵다. 또한, 뇌에서는 뇌바닥 부위에 윌리스동맥고리(cicle of Willis)가 형성된다. 이에 따라 말초의 뇌동맥은 끝동맥이지만 속목동맥(내경동맥)이 막혔다고 반드시 뇌경색을 일으키는 것은 아니다. 반대쪽의 목동맥(경동맥)이나 척추동맥(추골동맥)으로부터 혈류가 보충될 가능성이 있기 때문이다.

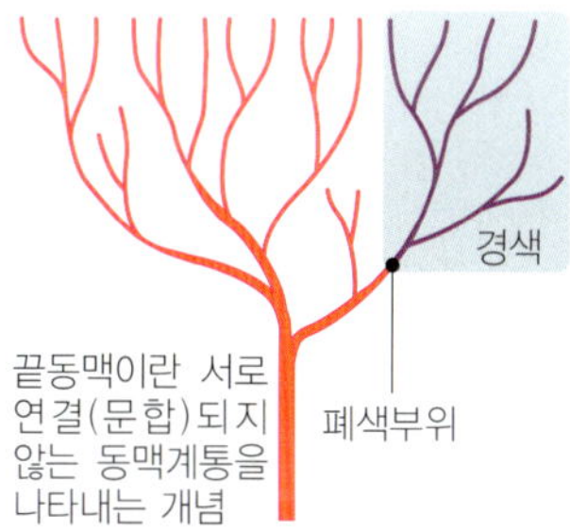

[그림 4-4] 끝동맥

정맥각(venous angle)

속목정맥(내경정맥)과 빗장밑정맥(쇄골하정맥)의 합류부위를 정맥각이라고 한다. 왼쪽은 가슴림프관(흉관), 오른쪽은 오른림프관줄기(우림프본간)로부터 림프액이 정맥 내로 유입된다.

혈전색전증(thrombotic embolism)

혈전성 색전자에 의한 색전으로, 색전증 중에서도 가장 빈도가 높다.

■ 경색의 2가지 유형 – 빈혈경색과 출혈경색

경색에는 크게 나누어 빈혈경색(anemic infarction)과 출혈경색(hemorrhagic infarction)이 있다. 빈혈경색은 경색을 일으킨 장소의 혈액이 부족해짐에 따라 육안으로는 창백해 보인다(▶ 그림 4–5). 반대로 경색 부위에 출혈을 동반하기 때문에 육안으로 붉게 보이는 유형의 경색도 있는데, 이 유형을 출혈경색이라고 한다.

혈액의 흐름이 저해되어 혈액의 양이 부족해지는 빈혈경색의 발생기전은 이해하기 쉬울 것이다. 그러나 경색 부분에 출혈을 동반하는 것은 어떠한가?

허파(폐)를 예로 들어 간단히 살펴보기로 한다. 출혈경색에서 출혈을 일으키는 것은 혈압의 불균형이다. 허파에는 소순환계통에 속하는 허파동맥(폐동맥)과 대순환계통에 속하는 기관지동맥 2종류의 혈관계통이 포함되어 있다. 따라서 허파동맥이 막혀서 허파가 경색에 빠지면 혈압의 균형이 무너져 기관지동맥계통으로부터 경색 부분으로 혈액이 흘러 들어가는 것이다.

마찬가지로 간에서도 간동맥이 막혀 경색을 일으키면 문맥계통의 혈액이 흘러 들어 출혈경색에 빠진다. 또 뇌와 심장근육에서도 혈전에 재소통을 동반하면 출혈경색을 일으킬 수 있다.

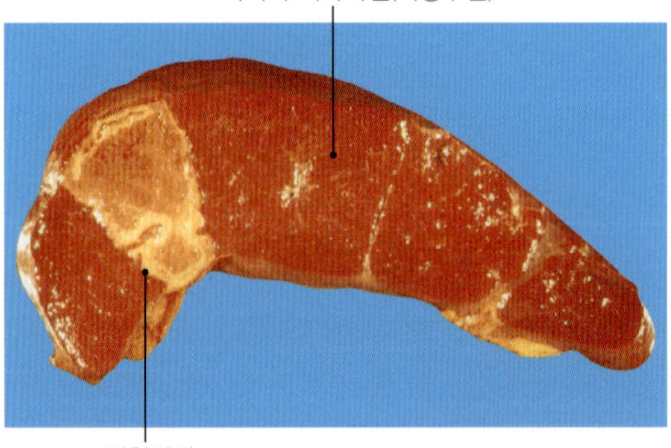

지라(비장) 일부가 쐐기 모양으로 회백색화되어 있다(빈혈경색). 정상적인 지라의 단면은 적색이다. 지라동맥(비장동맥)의 혈전색전증 결과 생긴 병변이다.

[그림 4–5] 지라의 빈혈경색(자른 단면의 육안소견)

Note

혈전의 용해

응고에 의해 생긴 섬유소(피브린)의 분해에 플라스민(plasmin)이 관여하여 섬유소분해산물(FDP)이 생성된다. 이 반응에 의해 혈전이 용해된다. 이 섬유소용해계는 혈관 내의 혈액유동성을 유지하는 데에 중요한 역할을 담당하고 있다.

Point

경색의 종류

빈혈경색(anemic infarct) : 끝동맥(종동맥)을 갖는 뇌나 심장근육, 콩팥(신장), 지라(비장) 등의 장기에서 발생한다.

출혈경색(hemorrhagic infarct) : 혈관의 이중지배를 받고 있는 허파(폐)나 간, 창자(장관) 등에서 발생한다.

기이한 색전증

심실사이막결손 등의 선천성 심장질환에 의해 오른심장계통과 왼심장계통 사이에 우회로(bypass)가 있는 경우 정맥계통의 혈전이 왼심장계통으로 들어가 뇌색전증(cerebral embolism) 등을 일으키기도 한다.

폐색전증 (pulmonary embolism)

돌연사의 원인으로 중요하다. 수술 등으로 장시간 움직이지 못하는 상태가 계속되면 다리에 정맥혈전증을 일으킨다. 그 결과 약해진 혈전 일부가 떨어져 나와 정맥의 흐름을 타고 허파동맥(폐동맥) 분지에 도달하면 허파색전증이 발병한다.

■ 파종혈관내응고(DIC)

파종혈관내응고(disseminated intravascular coagulation, DIC)는 온몸의 모세혈관에 미세한 혈전(섬유소혈전)이 생겨 혈장 내의 응고인자와 혈소판의 소비로 출혈 경향이 나타난다. 혈액검사 결과에서는 섬유소원(피브리노겐)과 혈소판의 감소, 적혈구침강속도의 정상화, 섬유소분해산물(FDP)의 증가가 관찰된다. FDP는 섬유소용해계의 활성화에 의해 증가한다. 또 순환부전으로 인해 각종 조직이나 장기에 허혈성 변화를 일으킨다. 이 미세혈전에 의해 여러 장기에 생기는 손상을 다발성 장기부전(multiple organ failure, MOF)이라고 한다.

DIC는 대부분 패혈증이 원인이지만, 급성 백혈병이나 암의 전신전이, 급성 이자염(췌장염), 산부인과질환, 수술 후, 전신 화상 등도 DIC를 일으킨다.

DIC에 의한 다발성 장기부전(MOF)의 증상은 다음과 같다.

① **콩팥** : 핍뇨 또는 무뇨(급성 콩팥기능상실)
② **호흡기** : 호흡곤란(미만성 허파꽈리손상)
③ **순환기** : 쇼크 증상
④ **소화기** : 복통, 하혈(소화관의 허혈)
⑤ **중추신경** : 혼수, 경련

Note

동맥색전증(arterial embolism)

심장막안 또는 대형 동맥의 벽에 혈전(벽혈전)이 생긴 경우에 일어난다. 왼심방(좌심방) 벽에 생긴 혈전은 심방세동(atrial fibrillation)이나 승모판협착증(mitral stenosis)의 합병증으로 발생하기 쉽다. 왼심실(좌심실) 벽에 생긴 혈전은 심근경색증이 원인인 경우가 많다. 목동맥(경동맥)의 가지가 막히면 뇌경색, 창자간막동맥(장간막동맥)의 분지가 막히면 창자의 출혈경색, 콩팥동맥(신장동맥)의 가지가 막히면 콩팥의 빈혈경색을 일으킨다.

지방색전증(fat embolism)

골반골절 등의 중증 골절에서 골수나 지방이 풍부한 골내 조직의 작은 절편이 순환혈 안으로 유입됨으로써 발생한다. 색전자는 허파나 뇌, 콩팥 등의 작은 혈관을 막는다. 증상이 없는 경우도 많지만 때로 치명적인 지방색전증후군을 동반하기도 한다. 그 경우는 호흡이 거칠어지거나 피부에 점출혈이 생기는 외에 다양한 신경증상을 동반한다.

양수색전(amniotic embolism)

분만 시에 양수가 모태순환 안으로 유입되기 때문에 일어난다. 혈액응고과정을 활성화시켜 파종혈관내응고(DIC)를 유발한다. 모체의 사망률이 현저하게 높다. 분만 10만 회에 1회의 비율로 발생한다.

column

■ 이코노미클래스증후군(심부정맥혈전증)이 발생하는 이유

장시간에 걸쳐서 좁은 비행기 좌석에 계속 앉아 있으면 골반 안이나 다리의 심부정맥에 혈전이 생기기 쉬워진다. 이 혈전이 좌석에서 일어난 순간 박리되면 대순환계통의 흐름을 따라 오른심장을 거쳐 허파로 흘러들어가 급성 허파혈전색전증을 일으킨다. 이것이 이른바 이코노미클래스증후군이다.

이코노미클래스증후군은 비행기뿐만 아니라 정체된 고속도로에서의 운전 중이나 혼잡한 장거리 열차 속에서도 발생한다. 화장실 가기를 참거나 물 마시기를 참으면 생기기 쉬우며, 비만한 여성에게 많다고 한다.

Note

Point

출혈의 종류

파열성 출혈 : 혈관벽이 손상되어 발생한다.

누출성 출혈 : 점막 등의 모세혈관에서 일어난다. 혈소판의 감소나 혈액응고인자의 이상이 원인이다.

3. 누출 – 출혈기전

출혈(hemorrhage)이란 혈관 안을 통과하는 혈액 성분이 혈관 밖으로 새어나오는 것을 가리킨다. 적혈구는 보통 백혈구처럼 혈관 안에서 혈관 밖으로 나오는 일은 없다. 그러나 출혈이 일어나면 적혈구도 혈관 밖으로 빠져나간다.

출혈은 크게 파열성 출혈과 누출성 출혈로 나뉜다. 파열성 출혈이란 혈관벽이 손상되어 발생하는 출혈을 말하며 보통 출혈량이 많아진다. 외상 등으로 혈관이 손상된 경우, 동맥경화 등에 의해 혈관벽이 약해진 경우, 갑자기 혈압이 상승한 경우 등에 의해 발생한다. 외상 원인이 아닌 경우는 물러진 혈관벽의 약한 부분이 부풀어서 동맥류(aneurysm)를 형성하고 그것이 파열되어 출혈이 생긴다. 소화궤양의 궤양바닥 소동맥이 파열된 경우는 대량의 소화관출혈로 이어진다.

한편, 누출성 출혈이란 혈관 자체가 파열되지 않았음에도 적혈구 성분이 누출되는 상태를 가리킨다. 주로 점막 등의 모세혈관에서 일어난다. 출혈경향을 나타내는 혈소판의 감소나 혈액응고인자의 이상이 원인이 된다.

누출성 출혈이라도 혈소판 감소인 경우와 응고인자 감소인 경우의 출혈 양상은 달라진다(▶ **표 4-1**). 저혈소판증(thrombocytopenia)은 피부나 점막의 점출혈이 특징적인데 비해 응고인자 감소는 관절 등의 심부출혈과 후출혈(일단 지혈한 후의 재출혈)이 특징적이다.

[표 4-1] 출혈의 특징

소견	1차 지혈의 이상 (혈관 손상, 혈소판 감소)	2차 지혈의 이상 (응고인자 감소)
점출혈	특징적	드묾
얼룩출혈	소형, 다발	대형, 단발
심부출혈(관절 내 출혈, 근육 내)	드묾	특징적
후출혈	드묾	특징적

column

■ 저혈소판증과 출혈경향

건강한 사람의 혈소판수는 평균 25만 개/μL(mm³)인데, 10만 개 이하가 된 경우를 저혈소판증(thrombocytopenia)이라고 한다. 4만 개 이하가 되면 출혈경향이 나타나고 2만 개 이하가 되면 혈소판수혈의 대상이 된다. 1만 개 이하가 되면 뇌내출혈이나 장기출혈을 일으키므로 응급상황으로 간주해야 한다. 저혈소판증의 초기 증상은 ①손발에 빨간 점(점출혈) 또는 빨간 멍(자반)이 생기고, ②치아출혈이나 코피 등이 난다.

[그림 4-6] 출혈의 종류

■ 죽음을 부르는 출혈

과다출혈은 생명을 위협한다. 급격한 출혈로 인해 온몸 혈액의 1/3이 소실되면 쇼크에 빠져 사망한다. 또 출혈량은 많지 않더라도 부위에 따라서는 위독한 결과를 초래한다.

사망원인이 되는 출혈 가운데 중요한 것은 머리속출혈(두개내출혈, intracranial hemorrhage)이다(▶ **그림 4-7**). 뇌내출혈은 뇌내출혈 대부분은 고혈압성 뇌출혈이다. 거미막밑출혈(지주막하출혈, subarachnoid hemorrhage)의 원인 대부분은 윌리스동맥고리의 동맥류이다. 앞대뇌동맥(전대뇌동맥), 속목동맥(내경동맥)의 뒤교통동맥(후교통동맥) 분지부, 뇌바닥동맥(뇌저동맥)의 뒤대뇌동맥(후대뇌동맥) 분지부, 중간대뇌동맥(중대뇌동맥) 분지부 등 뇌동맥 분지부에서의 딸기 모양 동맥류 파열이 원인이 된다. 만성 경막밑혈종(경막하혈종, subdural hematoma) 및 급성 경막바깥혈종(경막외혈종, epidural hematoma)은 모두 외상에 의한 것이다.

대동맥류의 파열도 출혈로 인해 사망을 초래 할 수 있으며, 외상에 의한 사망원인으로 출혈은 특히 중요하다.

간경변에 동반되는 식도정맥류 파열이나 소화궤양에 의한 동맥파열이 대량의 소화관출혈을 유발하면 치명적이다.

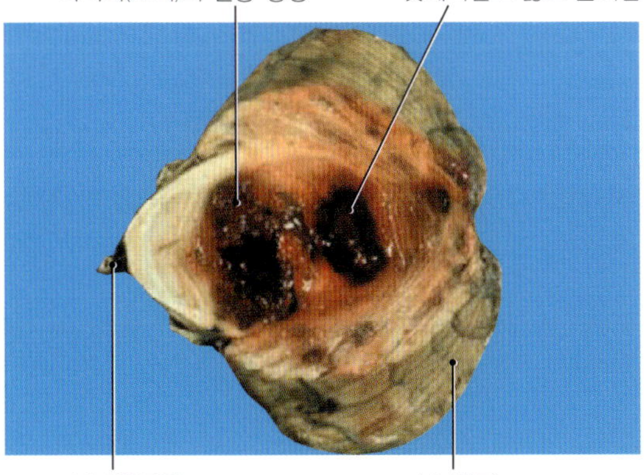

고혈압성 뇌출혈이 다리뇌(교뇌)에 생긴 결과 치명적인 상태가 되었다. 혈종은 넷째뇌실로 뚫고 들어갔다. 다리뇌출혈은 뇌출혈 가운데서도 사망률이 높다.

[그림 4-7] 다리뇌출혈(포르말린 고정 후 자른 단면)

Note

출혈의 종류(▶ 그림 4-6)

① **자반** : 피부나 점막의 출혈이다. 자반 중에서도 깨알 크기의 작은 점을 점출혈(점상출혈), 그보다 큰 출혈을 얼룩출혈(반상출혈)이라고 한다.

② **혈종** : 출혈을 일으킨 혈액이 덩어리로 굳어버린 것이다. 조직이나 장기의 국한성 출혈을 가리킨다.

③ **객혈** : 기도에서의 출혈이다.

④ **토혈** : 소화기관 내의 혈액을 토한 경우이다.

⑤ **하혈** : 대변에 혈액이 섞여서 나온 경우이다.
- ⓐ 타르변(흑색변) : 상부소화관에서의 출혈
- ⓑ 선혈변(적색변) : 큰창자(특히 왼쪽)나 항문에서의 출혈
- ⓒ 잠혈변 : 검사를 해야 증명이 되는 미량의 소화관출혈

누출성 출혈의 원인 질환

① **저혈소판증** :
- ⓐ 파종혈관내응고(DIC)
- ⓑ 재생불량빈혈
- ⓒ 백혈병
- ⓓ 특발저혈소판자색반병
- ⓔ 혈전저혈소판자색반병

② **혈액응고인자의 감소**
- ⓐ 혈우병 A(제VIII인자 결핍)
- ⓑ 혈우병 B(제IX인자 결핍)

③ **모세혈관벽의 손상**
- ⓐ 헤노흐-쇤라인자색반
- ⓑ 오슬러병(유전성 출혈모세혈관확장증)

column

■ 심장기능상실(심부전)에서 허파와 간의 울혈

오른심장기능상실(우심부전)에 의한 울혈은 오른심실(우심실)의 기능이 약하기 때문에 허파에 혈액을 충분히 보낼 수 없어 발생한다. 즉, 온몸의 여러 장기에서 심장으로보내는 혈액이 혈관 내에서 정체함으로써 울혈이 생긴다.

허파의 만성 수동울혈(passive congestion) 대부분은 왼심장기능상실(좌심부전) 또는 승모판막협착증(mitral stenosis)이 원인이다. 왼심실(좌심실)의 펌프기능이 저하되어 혈액을 온몸으로 보낼 수 없게 되면, 허파순환(폐순환) 내의 혈류량이 증가하여 허파꽈리(폐포) 모세혈관에 울혈이 생기거나 혈관이 확장된다. 이것이 심해지면 모세혈관이 파괴되어 허파꽈리(폐포) 안으로 적혈구가 새어나온다. 이 상태가 폐부종(pulmonary edema)이다.

이러한 경우 허파꽈리 내에서는 새어나온 적혈구를 처리하기 위해 큰포식세포(대식세포)가 등장한다. 큰포식세포는 적혈구를 탐식하여 헤모글로빈을 혈철소(hemosiderin)로 바꾸어 내부에 축적하는데, 이러한 세포를 심부전세포(heart failure cell)라고 한다.

간의 울혈이 장시간 계속되면 울혈을 일으킨 중심정맥과 지방화된 황갈색의 간세포가 반점의 얼룩간(육두구간, nutmeg liver)을 생성한다. 울혈로 인해 간 내에 섬유가 증식하여 간경변으로 이행된 것을 울혈간경변(congestive liver cirrhosis)이라고 한다.

4. 정체 – 울혈과 부종

■ 울혈

울혈(congestion)이란 국소적 또는 전신적으로 정맥혈이 정체된 상태를 가리킨다. 울혈의 원인으로는 심장기능상실(울혈심장기능상실) 및 정맥의 협착이나 폐색을 들 수 있다. 정맥의 협착이나 폐색의 원인으로 정맥혈전 이외에 혈관 밖에서의 압박(종양이 대표적)이 있다. 울혈을 일으킨 조직이나 장기는 정맥혈이 고여 청색증을 띠며 용적의 증가(팽륭)와 경화를 나타낸다. 만성 울혈의 경우 부종을 일으켜 적혈구의 누출(출혈)을 동반하기 쉬워진다.

만성 울혈은 하지정맥류, 울혈심장기능상실(울혈심부전) 시의 간이나 허파, 간경변에 동반되는 문맥고혈압 시의 지라(비장)에서 관찰된다. 만성 간울혈이 계속되면 얼룩간(육두구간)에서 울혈간경변으로 진행되기도 한다. 만성의 허파울혈에서는 허파꽈리(폐포) 내에 혈철소를 축적한 큰포식세포(심장병세포)가 출현한다. 간경변에 동반되는 문맥고혈압은 울혈지라비대(울혈비장비대, congestive splenomegaly)가 특징적이다. 이 경우 지라의 적색속질에 혈철소의 침착이 두드러진다.

또한, 국소적으로 동맥혈이 증가하는 현상을 충혈(hyperemia)이라고 하며 울혈과 구별한다.

■ 부종

세포 밖으로 비정상적인 양의 액체성분이 고이는 것을 부종(edema)이라고 한다. 심장이나 콩팥, 간의 질환, 국소적 염증 등의 원인으로 발생한다.

Note

충혈의 원인

① **생리적 충혈** : 소화 시의 소화관 점막
② **혈관운동성 충혈** : 자율신경의 국소적 이상
③ **근육성 충혈** : 혈관 민무늬근(평활근)의 이완에 의한 혈관 확장(음경의 발기)
④ **염증성 충혈** : 염증부위의 혈관 확장

다리의 정맥혈전증(▶ 그림 4-8)

정맥에 혈전이 생기면 혈전부위보다 말초부위에 부종과 누출성 출혈이 생긴다. 만성적으로 정맥환류가 나쁘면 종아리부위 피부에 난치성 궤양이 형성된다. 또 다리의 정맥혈전이 박리되면 폐색전증의 원인이 된다.

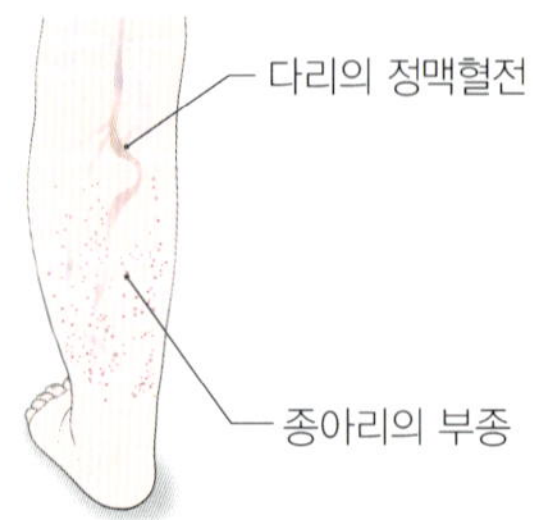

[그림 4-8] 다리의 정맥혈전증

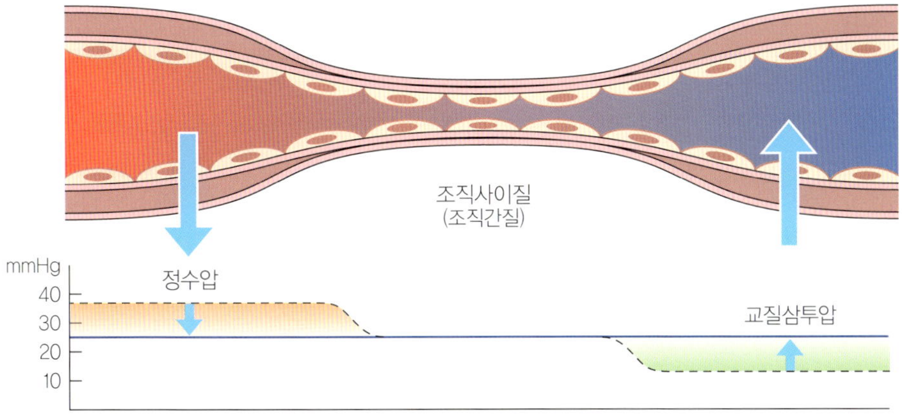

세동맥 쪽에서는 조직사이질압(교질삼투압=25mmHg)보다 혈관내압(정수압)이 높기(35mmHg) 때문에 혈관 안에서 사이질로 수분이 이동한다. 혈압이 낮은(15mmHg) 세정맥 쪽에서는 반대로 조직사이질에서 혈관 안으로 수분이 유입된다.

[그림 4-9] 미세순환에서의 수분 이동

부종은 미세순환 수준에서 수분이동의 균형이 무너지면 발생한다. 정상적인 미세순환에서의 수분이동을 그림으로 나타내면 다음과 같다(▶ **그림 4-9**). 혈관 밖으로 나오는 수분양이 혈관 안으로 되돌아가는 수분양보다 많으면 부종이 생긴다. 부종의 대부분은 세정맥 수준에서 일어나는 이상이 주원인이다. 부종이 일어난 부분은 부풀어 오르지만, 혈구성분을 함유하지 않기 때문에 색조의 변화는 관찰되지 않는다.

혈관에서 새어나온 액체는 누출액(transudate)과 삼출액(exudate)으로 나뉜다. 누출액은 비염증성 부종액으로써 정수압 또는 삼투압의 변화에 의해 생긴다. 단백질 농도가 낮고, 비중은 1.012 이하이다. 리발타반응(Rivalta's reaction)은 음성이다.

한편, 삼출액은 혈관의 투과성이 항진됨으로 인해 생기는 부종액으로, 염증이 원인이 된다. 단백질 농도가 높고, 비중은 1.020을 넘는다. 염증성 백혈구를 다수 함유하는 점이 특징이다. 리발타반응은 양성이다.

누출액과 삼출액의 차이는 특히 체강액 저류의 경우에 중요하며 원인 추정에 유용하다(▶ **각론 제4장 호흡계통 질환, 표 4-5, p.266참조**).

■ 부종을 일으키는 요인

① 정맥압 상승

부종을 일으키는 요인 중 하나는 정맥압의 상승이다. 정맥압이란 말초모세혈관을 혈액이 흐를 때의 압력을 말한다. 울혈이 심하면 이 정맥압이 상승하기 때문에 혈관 내의 수분이 밀려나와 조직과 조직 사이나 체강 안으로 새어나오게 된다. 이러한 부종의 예로 울혈심장기능상실(울혈심부전)에 의한 폐부종(pulmonary edema)을 들 수 있다.

Note

Point

부종액의 종류

누출액 : 비염증성 부종액
삼출액 : 염증성 부종액

리발타반응(Rivalta's reaction)

복수, 가슴막삼출액(흉수) 등 단백질량을 정성반응으로 판정하는 간이검사로, 삼출액에서 양성, 누출액에서 음성이 된다. 양성의 경우 세균감염병, 결핵, 암의 파종과 같은 병태를 생각할 수 있다. 음성의 경우 콩팥증후군(신증후군), 울혈심장기능상실, 간경변, 문맥폐쇄성 질환과 같은 병태를 생각할 수 있다.

Point

부종의 원인

정맥압 상승
염증
교질삼투압 저하
림프관 폐쇄
전해질균형 파괴

콩팥증후군(신증후군, nephrotic syndrome)

콩팥의 토리(사구체)에 장애가 생겨 다량의 단백질이 소변과 함께 몸 밖으로 배출되는 병태를 말하며, 교질삼투압을 저하시킨다.

전신부종과 그 원인

빈도가 높은 전신부종의 원인 질환은 다음과 같다.

① **가슴막삼출액(흉수)** : 울혈심장기능상실(울혈심부전), 결핵, 암성 가슴막염(폐암, 유방암)
② **복수** : 간경변, 암성 배막염(위암, 난소암)
③ **심장막액(심낭액)** : 울혈심장기능상실, 암성 심장막염(폐암)

Note

체액의 체내분포

체중 60kg인 사람의 체액총량은 36L로, 세포속액이 24L, 세포바깥액이 12L이다. 혈장량은 3L이다(▶ 그림 4-10).

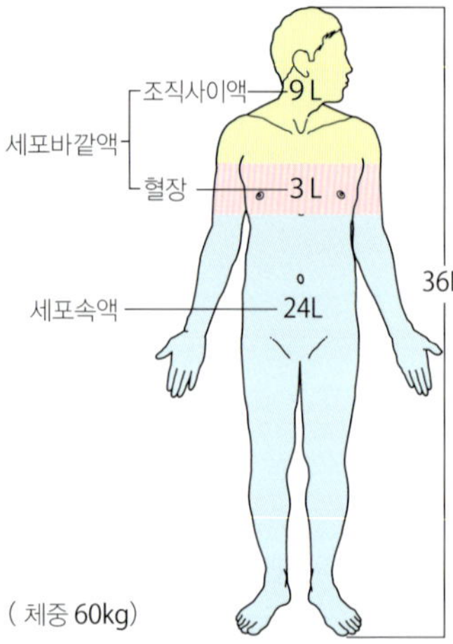

[그림 4-10] 체액의 체내분포

정상 림프관(▶ 그림 4-11)

림프관은 조직 사이에 있는 하수도와 같은 혈관계통으로, 중계기지로서 림프절이 분포되어 있다. 림프관에는 역류를 방지하기 위한 판막이 있다. 조직 내의 모세림프관에는 민무늬근층은 없지만, 아래의 사진에서는 조직 사이를 잇는 림프관에는 민무늬근층이 관찰된다.

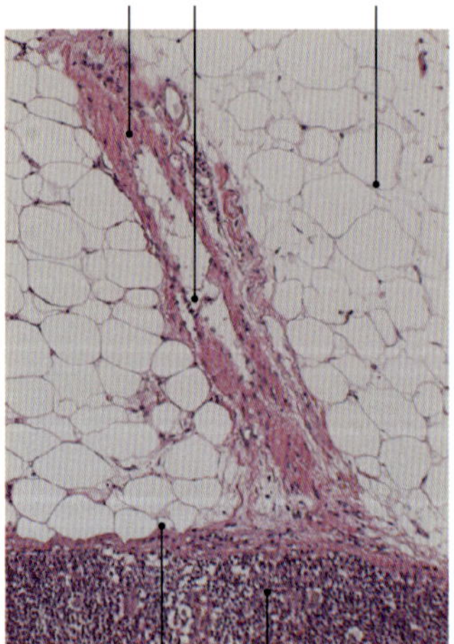

[그림 4-11] 정상 림프관(현미경소견, 헤마톡실린-에오신염색)

② 염증

또 다른 부종의 원인은 염증이다. 염증을 일으키는 혈관의 투과성이 높아져 분자가 큰 단백질 등의 성분을 함유하는 액체(삼출액)가 혈관 밖으로 새어나온다. 이러한 염증의 예로 가슴막염(흉막염)에 의한 가슴막삼출액(흉수, pleural effusion fluid)과 화상을 들 수 있다.

③ 교질삼투압 저하

또 교질삼투압이 저하된 경우도 부종이 생긴다. 교질삼투압(colloid osmotic pressure)이란 단백질(주로 알부민)이 물을 끌어당기는 힘을 말한다. 동맥 쪽 혈관(세동맥)에서는 혈압과 교질삼투압의 균형조절에 의해 결과적으로 혈액 중의 액체성분이 혈관 밖으로 밀려난다(▶ 그림 4-9).

교질삼투압이 저하되면 동맥 쪽에서는 우선 상대적으로 혈압의 힘이 강해져 혈관에서 평소보다 많은 액체성분이 새어나온다. 정상의 경우, 정맥 쪽(세정맥)은 혈압보다 교질삼투압이 높은데, 교질삼투압이 저하되면 상대적으로 혈압이 높아져 물이 사이질(간질)에서 혈관 안으로 이동하기 때문에 혈관 안으로 액체성분을 끌어당기는 힘이 약해진다. 따라서 동맥 쪽에서 새어나온 액체성분을 충분히 회수할 수 없게되면 그 결과 액체성분이 조직과 조직 사이에 머무르게 된다.

교질삼투압의 저하를 초래하는 요인으로는 저단백혈증(hypoproteinemia)이 있다. 원인의 대부분은 간기능이나 콩팥기능의 장애이다. 간에서는 아미노산을 알부민과 글로불린이라는 단백질로 바꾼다. 그러나 간경변 때문에 알부민 생산능력이 저하되거나 콩팥증후군(신증후군) 때문에 소변 내에 알부민 누출이 증가되면 혈액 내의 단백질 농도가 저하되어 교질삼투압이 낮아진다.

④ 림프관 폐쇄

당연히 림프관이 막혀도 부종이 생긴다(▶ 그림 4-12). 림프관에는 정맥이 다 회수하지 못한 혈액을 회수하여 혈관 안으로 되돌리는 기능이 있다. 따라서 어떠한 원인으로 림프관이 막히면 회수하지 못하고 남은 혈액이 조직 안에 고이게 되는 것이다.

피부압박에 의한 오목부종(함요부종)

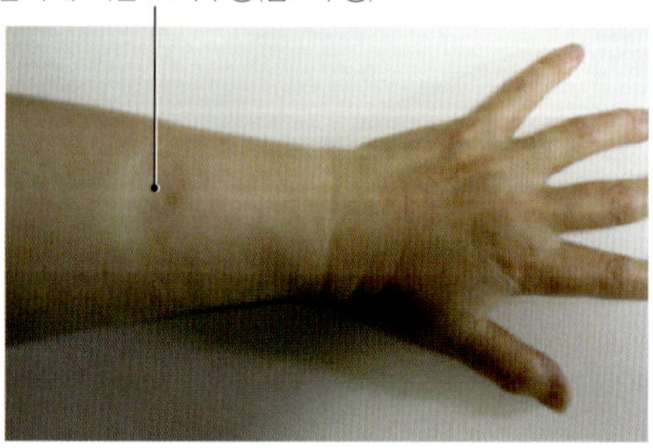

유방암 수술에 동반하여 겨드랑림프절절제가 시행되면 수술 후 팔의 림프부종을 속발하기도 하여 여생 동안 환자의 삶의 질이 손상된다. 환자는 만성적인 나른함, 저림, 통증, 냉감을 호소한다. 피부를 압박하면 장시간 오목해 있다.

[그림 4-12] 림프부종

⑤ **전해질균형 파괴**

콩팥기능장애의 결과로서 전해질균형이 무너져도 부종이 생긴다. 대표적인 것은 나트륨이온의 저류이다. 이미 알고 있듯이 나트륨이온은 물을 끌어당기는 힘이 있다. 나트륨이온이 이동할 경우 물도 반드시 함께 이동하는 사실은 잘 알려져 있다. 따라서 체내의 체액조절이 잘되지 않아 나트륨이온이 고이게 되면 그 장소에는 물도 함께 고이게 된다.

직접적으로 나트륨이온의 저류를 유발시키는 것은 콩팥질환이다. 울혈심장기능상실(울혈심부전)로 심장박출량이 저하된 경우도 그로 인해 콩팥혈류량의 저하를 초래하여 간접적으로 나트륨이온을 저류시킨다. 콩팥혈류량이 저하되면 그에 동반하여 레닌-앤지오텐신계통(renin-angiotensin system)이 활성화되며, 알도스테론(aldosterone) 생산이 자극되어 나트륨이온과 물이 저류된다(**▶ 각론 제2장 혈관계통 질환, p.210 참조**).

심장기능상실(심부전)에 의한 부종은 저녁에 심하고, 콩팥기능상실(신부전)에 의한 부종은 이른 아침에 심해지는 것이 특징이다.

■ 부종의 분류

부종을 분류하면 다음과 같다.

① **심장성 부종(cardiac edema; 저녁에 두드러짐)**
- ⓐ 오른심장기능상실(우심부전)에 의한 전신부종 : 다리에 심함
- ⓑ 왼심장기능상실(좌심부전)에 의한 폐부종과 가슴막삼출액(흉수) 저류

② **콩팥성 부종(renal edema; 이른 아침에 두드러짐)**
- ⓐ 알부민의 소변 중 누출에 따른 저단백혈증(콩팥증후군) : 전신부종, 특히 눈꺼풀 주위에 심함
- ⓑ 요독증에 합병하는 폐수종(요독증성 허파) : 부종액의 단백질 농도가 높음

③ **간성 부종(hepatic edema)** : 간경변에 의해 알부민 합성이 저하됨으로써 동반되는 저단백질혈증과 문맥고혈압(복수가 가장 두드러짐)

④ **위대정맥증후군(상대정맥증후군, superior vena cava syndrome)** : 암(특히 폐암)에 의해 위대정맥(상대정맥)이 막힘으로써 동반되는 양쪽 팔, 목, 얼굴의 울혈부종

⑤ **아래대정맥폐색증(하대정맥폐색증, obstruction of inferior vena cava)** : 암(위암이나 자궁암)에 의해 아래대정맥(하대정맥)이 막힘으로써 동반되는 양쪽 다리의 울혈부종

⑥ **저영양에 의한 부종** : 단백질 섭취부족에 의한 저알부민혈증

⑦ **림프부종(lymph edema)**

Note

특정 물질이나 세포가 증가 또는 감소하는 기전

물질이나 세포의 수는 생산과 분해의 균형에 의해 결정된다. 다음의 ○○와 △△는 알부민, γ-글로불린, 칼슘, 호르몬, 종양표지자, 백혈구, 혈소판 등 다양한 예가 적용된다.

① 고○○혈증
- a. ○○의 생산량 증가
- b. ○○의 분해량 감소

② 저△△혈증
- a. △△의 생산량 감소
- b. △△의 분해량 증가

사망원인이 되는 부종

① 폐부종(pulmonary edema) : 허파꽈리(폐포) 내에 부종액이 고여 호흡부전의 원인이 된다. 원인 질환에는 울혈심장기능상실(울혈심부전), 요독증, 쇼크가 있다.

② 뇌부종(cerebral edema) : 뇌가 비대해짐에 따라 머리속압력이 항진되어 뇌탈출(encephalocele)의 원인이 된다. 원인 질환에는 뇌염, 뇌병증, 뇌종양, 머리외상이 있다.

코끼리피부병(상피병, elephantiasis)

코끼리피부병(상피병)은 주로 사상충의 장기간 기생에 의한 후유증이다. 다리나 음낭의 피부나 피부밑조직의 결합조직이 현저하게 증식하여 경화되어 병명처럼 코끼리 피부와 같은 양상을 나타낸다. 사상충 기생으로 인한 림프관 파괴와 그에 따른 조직액의 체류가 원인이다.

암종림프관염(lymphangitis carcinomatosa)

폐암, 위암 등이 허파 내 림프관으로 광범위하게 전이한 때에 관찰되는 림프관염으로, 폐부종과 가슴막삼출액(흉수) 저류, 고도의 호흡곤란이 나타나며 예후가 나쁘다.

ⓐ 사상충증(filariasis)에 의한 림프관 폐쇄 : 다리의 코끼리피부병(상피병)

ⓑ 암수술 후의 림프관 폐쇄(▶ 그림 4-12) : 유방암 수술 시 겨드랑림프절절제로 인한 팔의 림프부종, 자궁목암 수술 시 골반 내 림프절절제 + 방사선조사에 의한 다리의 림프부종

ⓒ 암종림프관염 : 림프관으로 암세포가 심하게 침윤됨에 따른 림프액 정체(허파에 많음)

5. 쇼크

쇼크(shock)란 혈류에 급격하게 장애가 생겨 저산소상태가 일어난 상태를 말한다. 패혈증, 대량출혈과 왼심장기능상실(좌심부전) 등에 의한 심장박출량의 저하, 광범위한 말초혈관확장이 그 원인이 된다. 심리적인 쇼크와는 구별해서 이해하기 바란다.

쇼크에 빠지면 혈압은 저하되고 맥박은 약해지며, 피부는 차가워지고 땀을 흘리게 된다. 생명유지에 빼놓을 수 없는 심장이나 뇌, 허파, 콩팥 등이 허혈상태가 되고 그 결과 청색증(cyanosis)이나 소변량 감소가 일어난다.

쇼크를 방치하면 다발성 장기부전(multiple organ failure, MOF)을 일으켜 사망에 이른다. 따라서 신속한 진단과 치료가 필수이다. 쇼크 환자가 이송되어 오면 우선 기도확보, 환기유지, 정맥확보(IV route)를 해야 한다. 정맥라인이 확보되면 심장성 쇼크(cardiogenic shock)의 경우를 제외하고 수액을 투여한다. 출혈이 있는 경우는 물론 수혈을 포함한 처치를 시행한다.

동시에 호흡, 혈압, 심전도, 소변량, 체온을 모니터링하며, 필요에 따라서는 카테콜아민(에피네프린)을 투여한다.

■ 쇼크의 분류

쇼크는 원인에 따라 다음의 표와 같이 분류된다(▶ 표 4-2).

[표 4-2] 쇼크의 분류

① 출혈쇼크(hemorrhagic shock)	체내 또는 체외로 혈액 상실
② 심장성 쇼크(cardiogenic shock)	심근경색증에 의한 급성 왼심장기능상실(좌심부전)
③ 패혈쇼크(septic shock)	그람음성 막대균(간균)에 의한 내독소쇼크(그람양성 알균에 의한 독소쇼크증후군)
④ 외상쇼크(traumatic shock)	출혈쇼크나 미세순환계통의 이상을 동반
⑤ 신경성 쇼크(neurogenic shock)	신경반사에 의한 쇼크(1차성 쇼크)
⑥ 아나필락시스쇼크(anaphylactic shock)	전신성 알레르기반응(대부분은 약물이 원인)

Note

내독소(endotoxin)

그람음성 막대균(간균)의 세포벽을 구성하는 지질다당류(lipopolysaccharide, LPS)로, 패혈쇼크의 원인으로서 중요하다. 그람양성균에는 LPS가 없기 때문에, 내독소쇼크(endotoxin shock)는 일어나지 않는다.

쇼크의 5대 특징

① 창백
② 식은땀
③ 허탈
④ 미약하고 빠른 맥박
⑤ 호흡곤란

쇼크의 초기치료

① 기도확보
② 호흡관리
③ 정맥라인 확보
④ 산소공급

column

■ 등장(isotonic)의 개념

정맥을 확보해서 수액을 투여하는 것은 쇼크 치료의 첫걸음이다. 수액에는 등장액(isotonic solution)이 사용된다.

등장이란 교질삼투압이 혈청과 같은 상태를 말한다. 생리식염수는 0.9%(0.15M)의 염화나트륨(NaCl)용액이다. 젖산링거액은 그 밖의 전해질을 함유하는 균형 잡힌 등장액이다. 포도당(glucose)은 5%액이 등장이다. 자당(sucrose)을 방울주입(점적)하는 경우는 10%액을 사용한다. 포도당은 단당이지만 자당은 이당이므로 같은 삼투압을 유지하는 데 2배의 농도가 필요하기 때문이다.

출혈쇼크의 경우에는 저분자 덱스트란(dextran) 등의 교질액(colloidal solution)이 수액으로 사용되기도 한다.

국시 적중문제

Q 넙다리뼈골절(대퇴골골절) 환자에게서 지방색전증이 의심된다. 이때 나타날 수 있는 증상은?

가. 빠른맥(빈맥)	**나. 청색증**
다. 짧은 호흡	**라. 심장 부위의 통증**

① 가, 나, 다　② 가, 다
③ 나, 라　④ 라
⑤ 가, 나, 다, 라

A 지방색전증에 따른 증상으로는 짧은 호흡, 빠른맥(빈맥), 청색증, 심장 부위의 통증, 기침, 호흡수 증가, 급성 폐부종, 혼수, 어지러움 등이 있다.

정답 : ⑤

병리학(pathology)

질병의 본질적 성질을 취급하는 의학의 한 분야로서, 특히 질병에 의해 발생하는 신체의 조직이나 기관의 형태학적 변화 및 기능적 변화를 연구하는 학문. 즉, 병의 원인-발생-경과 및 그 변화 등에 관한 연구를 하는 학문으로 넓은 의미로는 생물체에서 볼 수 있는 모든 이상(질환) 및 기형을 대상으로 하며 좁은 의미로는 사람에게 일어나는 병변의 본태를 규명하고 병태의 구조와 기능의 변화를 분명히 하여 치료와 예방에 공헌하는 기초의학 분야를 가리킨다.

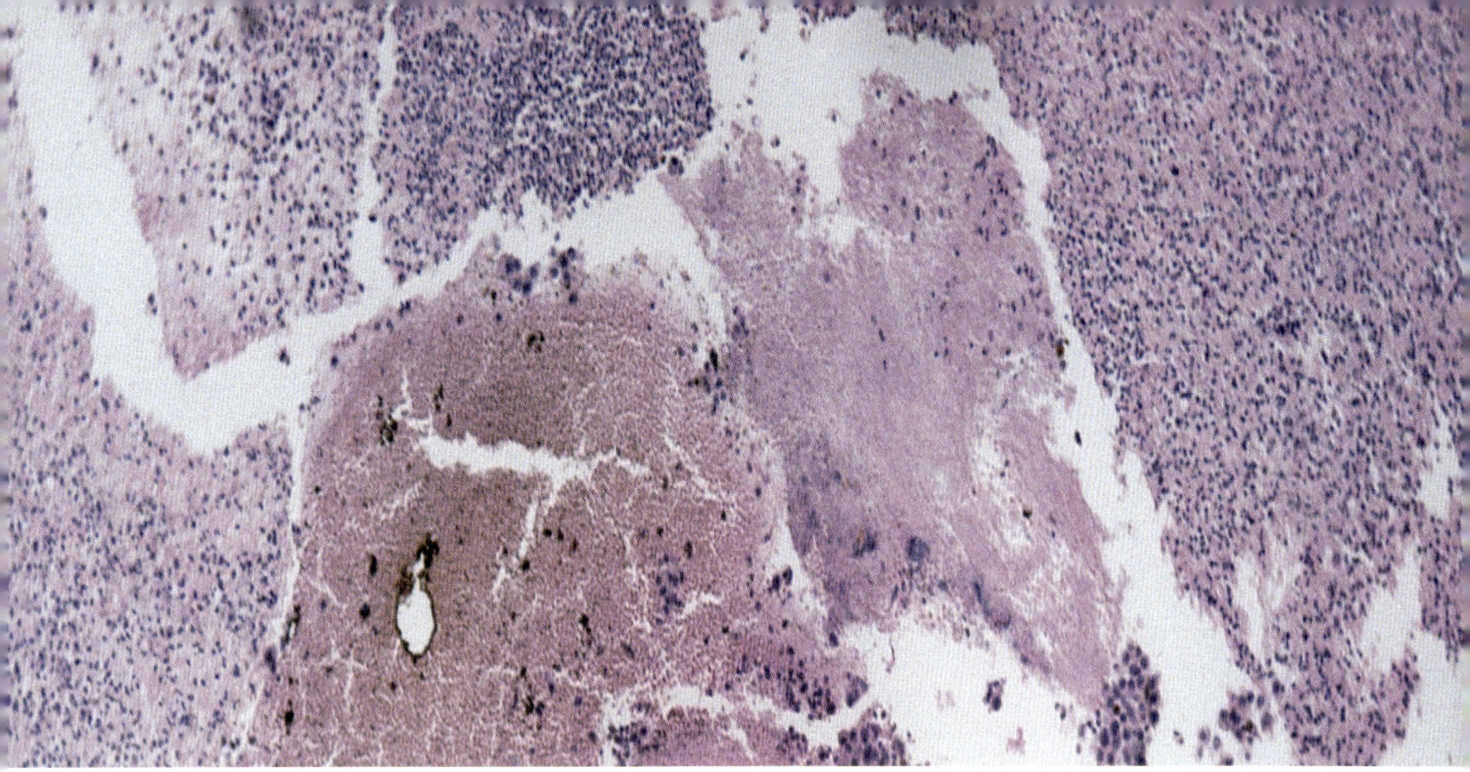

제5장 염증

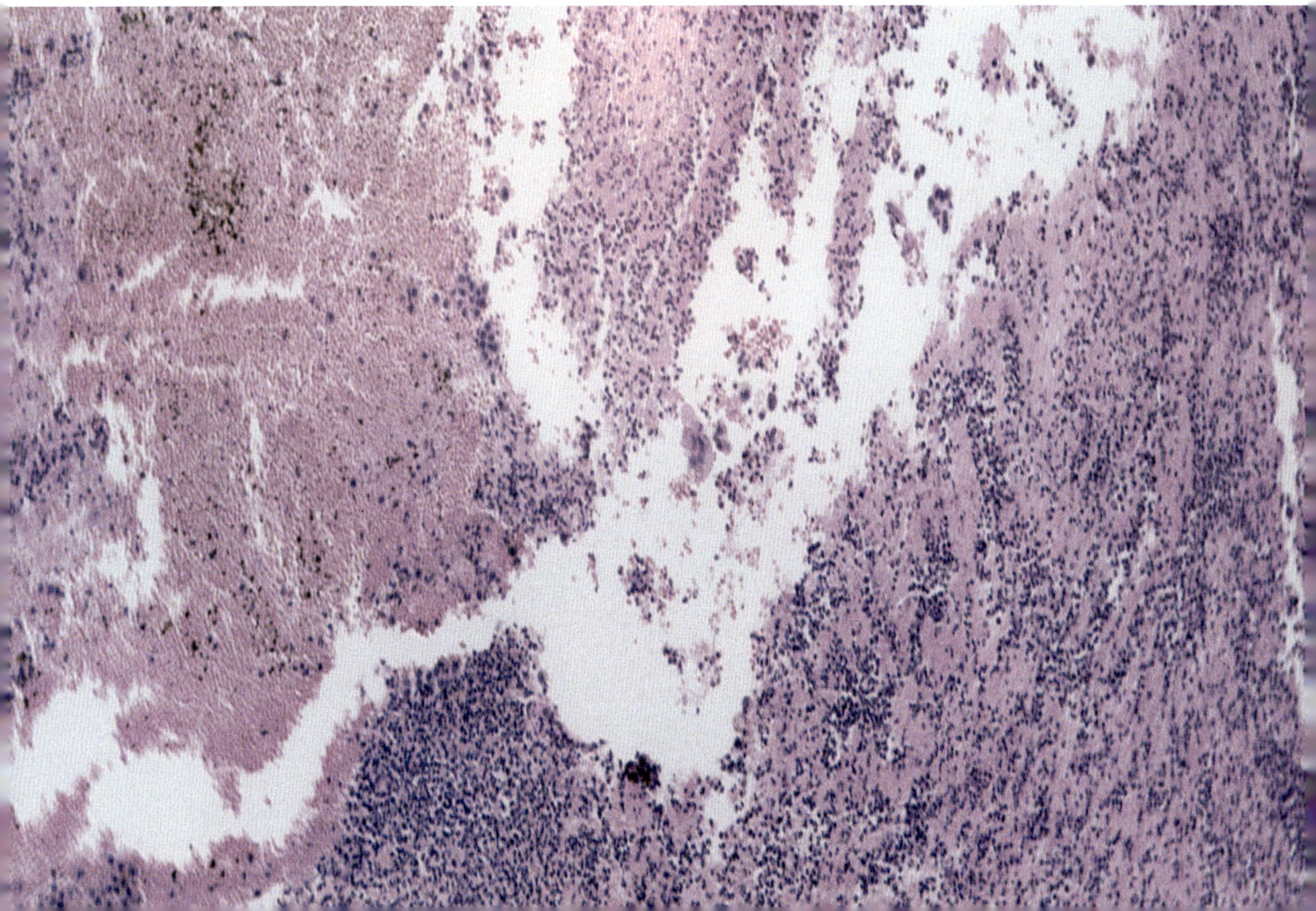

주요 용어해설

- **기질화(organization)** : 대표적인 이물질 처리방법으로, 보통의 이물질뿐만 아니라 체내에 생긴 혈전이나 괴사조직 등도 이물질로 인식하여 주위 건강한 조직으로부터 육아조직이 침입 및 증식하여 이물질을 흡수 및 치환해 버리는 과정이다.

- **보조T세포(helper T cell)** : 각종 사이토카인을 생산해서 B세포와 공동으로 항체 생산을 유도하거나 또는 세포독성T세포의 분화와 성숙을 유도하는 기능적 T세포를 말한다.

- **비만세포(mast cell)** : 혈액 중의 호염기구와 유사한 세포로, 조혈줄기세포에서 유래한다. 세포질 내에 과립이 들어 있으며 과립 내에는 히스타민이나 세로토닌 등의 화학전달물질이 저장되어 있다. 세포 표면에 결합되어 있는 IgE 항체에 특정 항원이 결합하면 이것이 발단이 되어 과립 내용물을 세포 밖으로 방출하여(탈과립) Ⅰ형 알레르기반응을 일으킨다.

- **사이토카인(cytokine)** : 면역계통의 세포에서 분비되는 단백질로, 표적세포가 특정되어 있지 않은 정보전달을 하는 것을 말한다. 많은 종류가 있는데, 특히 면역, 염증에 관계된 것이 많다. 또 세포의 증식, 분화, 세포사 또는 상처치유 등에 관여하는 것이 있다.

- **염증(inflammation)** : 생체의 항상성을 구성하는 해부생리학적 반응의 하나로, 비특이방어기전에 해당한다. 염증은 조직손상 등의 이상이 생체에 생겼을 때 해당 조직과 생체 전체의 상호반응에 의해 발생한다.

- **옵소닌화(opsonization)** : 미생물 등의 항원에 항체나 보체가 결합함으로써 항원이 탐식세포에 흡수되기 쉬워지는 현상을 말한다.

- **육아조직(granulation tissue)** : 상처치유에서 섬유소 응고물로 치환되는 삼출성 섬유성 결합조직이다. 육아조직은 기본적으로 상처를 치유하기에 충분한 크기로 증식한다.

- **육아종염증(granulomatous inflammation)** : 증식염증의 하나로, 육아종(큰포식세포, 상피모양세포, 다핵거대세포의 증식으로 이루어진 결절성 육아)이 형성되는 것이 특징이다.

- **이물거대세포(foreign body giant cell)** : 여러 큰포식세포(대식세포)가 결합한 포식세포이다. 임플란트 등의 생체 안 비분해성 이물질을 제거하기 위해 만성 염증에 동반하여 형성되는 자연면역계통 세포이다. 세포 내 핵의 배치는 규칙성을 갖지 않는다.

- **큰포식세포(대식세포, macrophage)** : 생체 안을 아메바 유사 운동을 하여 이동하는 탐식세포로, 죽은 세포나 그 파편, 체내에 생긴 변성물질이나 침입한 세균 등의 이물질을 탐식하여 소화하는 청소부 역할을 한다.

- **화학쏠림성(화학주화성, chemotaxis)** : 생물체(단세포나 다세포의 생물체에 상관없이 세포나 세균 등) 주위에 존재하는 특정 화학물질의 농도기울기에 대해 방향성을 가진 행동을 일으키는 현상을 말한다.

제5장 염증

1. 염증이란?

염증(inflammation)이란 예로부터 빨갛게 붓고 아프며 국소 또는 전신의 발열을 동반하는 것으로 알려져 왔다. 벌에 쏘이거나 종기가 날 때를 생각하면 이해할 수 있을 것이다. 기관지염이나 폐렴 등 염증이라는 이름이 붙는 질환이 많아서 매우 익숙한 병태이다.

염증이란 간단히 말해 손상에 대해 모세혈관을 중심으로 나타나는 반응으로, 생체 방어반응의 일부이다.

이미 알고 있듯이 외상이나 화상, 약물에 의한 자극, 세균이나 바이러스에 의한 감염 등으로 조직이 손상을 받으면 생체는 손상인자를 제거하려고 한다. 염증반응(inflammatory response)이란 조직을 손상시키는 인자를 제거하고 손상된 조직을 복구 및 재생하여 생체의 기능을 유지하려는 일련의 반응이다.

생체방어반응을 통해 손상인자를 제거할 수 있으면 염증은 일시적인 것으로 끝난다. 이러한 염증을 급성 염증이라고 한다. 한편, 생체방어반응이 손상인자를 억제하지 못하면 염증이 장기간으로 이어진다. 이러한 염증을 만성 염증이라고 한다.

2. 염증이 생기는 과정

염증에는 정상적인 생체방어반응이 관여하고 있다. 여기서 말하는 생체방어반응이란 주로 중성구(호중구), 단핵구 및 큰포식세포(대식세포), 림프구, 형질세포 등에 의한 방어이다. 알기 쉽게 설명하면 조직을 손상하려는 외부물질에 대해 생체 내부의 방위대(백혈구)가 전쟁에 임하는 과정에서 생기는 부기, 통증, 발열 등의 반응이 염증인 것이다. 이러한 염증세포는 모세혈관 안팎으로 드나들면서 외부물질과 싸운다. 바꾸어 말하면 열이나 통증은 신체가 외부물질에 대항하고 있다는 증거이다.

염증반응이 일어나는 과정을 조금 더 상세히 살펴보자(▶ **그림 5-1**).

Note

염증의 징후

급성 염증의 4대 징후는 발적, 부기(종창), 열감, 통증이다. 이것은 2000년이나 전에 켈수스(Celsus, 30BC~38AC)가 언급한 것으로, 갈레누스(Galenus)는 여기에 기능장애를 더해 5대 징후로 분류하였다.

① **발적**(rubor) : 혈관확장으로 인해 붉어지는 것
② **부기**(종창, swelling) : 액체가 혈관 밖에 고여 생기는 부종
③ **열감**(fever) : 혈류증가에 의한 발열
④ **통증**(pain) : 조직액(사이질액) 저류에 의한 조직압 상승 및 브라디키닌(bradykinin) 등의 매개물질에 의해 초래되는 통증
⑤ **기능장애**(dysfunction) : 기능의 상실

염증의 원인

① 감염
② 외상
③ 고온이나 전리방사선에 의한 물리적 손상
④ 화학적 손상
⑤ 면역학적 손상(알레르기)
⑥ 조직의 괴사(세포자멸사는 염증을 일으키지 않음)

Point

급성 염증 : 생체방어반응으로 손상인자가 제거된 경우

만성 염증 : 생체방어반응으로 손상인자를 제거하지 못한 경우

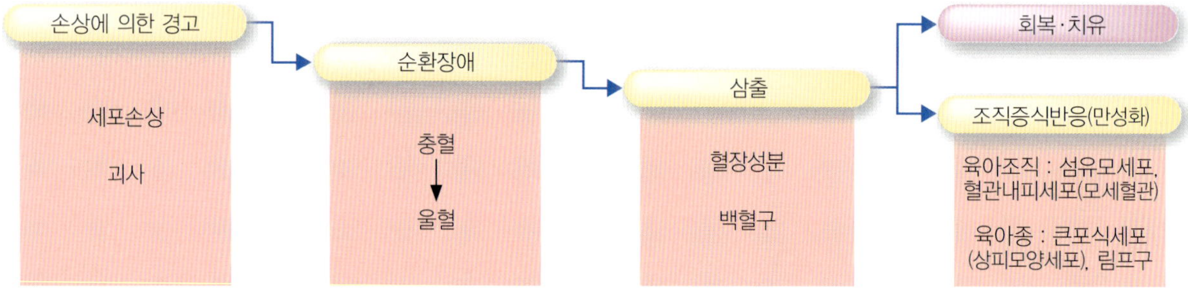

염증 과정은 다음의 4단계로 구분된다. 즉, ①손상에 의한 경고(염증의 원인에 의해 세포손상이나 괴사가 발생), ②순환장애(충혈에 이어 울혈이 발생), ③삼출(혈장성분과 혈구가 혈관 밖으로 누출), ④세포증식에 의한 복구이다. 만성화되지 않는 경우는 치유된다. 세포증식기(만성기)에는 증식능력이 있는 염증세포가 주로 활약한다. 육아조직에서는 섬유모세포와 혈관내피세포, 육아종에서는 큰포식세포(상피모양세포)와 림프구가 증식한다.

[그림 5-1] 염증 과정

① 손상에 의한 경고

세균감염이나 외상, 화상 등으로 조직이 손상되면 우선 화학인자에 의해 일종의 '경고'가 울리는데, 이를 담당하는 것이 혈관을 확장시키는 히스타민(histamine)과 키닌(kinin) 등의 염증성 물질이다.

이들 염증성 물질은 ❶혈관을 확장시키고, ❷모세혈관의 투과성을 높이며, ❸ 통증 수용기를 활성화시키고, ❹포식세포(백혈구)를 유주(swarming)시키는 등의 작용이 있다.

② 순환장애

경고를 받아 확장된 혈관 내에서는 혈액의 흐름이 느려지고(울혈) 혈류가 증가한다. 빨갛게 붓거나 열을 띠는 반응은 이때부터 나타난다.

③ 삼출

첫 경고에 의해 모세혈관의 투과성이 증가한다. 그로 인해 울혈에 의한 혈류 증가와 더불어 혈장이 혈관 내에서 조직으로 새어나와 국소적으로 부종 상태를 유발한다.

실제로 이렇게 새어나온 혈액에는 다양한 염증세포(백혈구)가 포함되어 있다. 이 염증세포가 세균 등의 이물질을 제거하고 손상물질이 확산되는 것을 방지하며 회복을 위한 토대를 만들어가는 것이다.

ⓐ **급성 삼출반응** : 손상을 받은 조직 주위에는 1시간 이내에 중성구(호중구, neutrophil)가 모여든다. 중성구는 세균 등의 이물질에 대한 반응이 빨라서 혈관을 빠져나오면 화학쏠림성(화학주화성, chemotaxis)에 의해 손상부위까지 도달한다. 목표물에 접근하면 그 근원이 된 세균이나 미생물을 마치 삼키듯이 흡수하여 세포질의 과립(용해소체) 속에 있는 단백질분해효소를 사용하여 처리한다.

Note

유주(swarming)

염증성 백혈구가 혈관 내 세포 사이를 빠져나와 인접한 사이질(간질)로 이동하는 현상을 가리킨다. 유주에 앞서 순환혈 중의 백혈구는 혈류의 중앙부위에서 혈관내피세포의 표면으로 이동한다.

혈청(serum)과 혈장(plasma)

혈청은 혈액응고 후에 남는 액체성분(상청액)을 가리킨다. 혈장은 항응고제를 넣어서 채혈한 혈액을 원심분리하여 얻을 수 있는 상청액이다. 혈청에는 섬유소원(피브리노겐)이 함유되지 않지만, 혈장에는 함유된다.

화학쏠림성(화학주화성, chemotaxis)

백혈구가 손상부위로 끌어당겨져 이동하는 과정을 말한다. 염증 국소에서 생산되는 중성구 화학쏠림인자(화학주성인자)에는 세균의 산물(포르밀화 펩티드) 외에 보체(특히 C5a), 아라키돈산 대사산물, 칼리크레인 등이 있다.

염증부위에서는 과립구 동원 인자가 생성되고 그에 의해 골수의 저장부분에서는 지원군인 백혈구를 잇달아 방출한다. 중성구가 싸울 수 있는 시간은 그리 길지 않은데, 기껏해야 염증 초기의 24시간이다.

ⓑ **지연성 삼출반응** : 염증이 2~3일간 계속되면 수명이 짧아 분열 및 증식할 수 없는 중성구만으로는 결말이 나지 않아 다음으로 염증세포인 단핵구(monocyte)와 큰포식세포(대식세포, macrophage)가 전선으로 나온다.

단핵구도 중성구와 마찬가지로 세포 내에 분해효소를 갖고 있다. 단핵구 자체의 포식작용(phagocytosis)은 그리 강하지 않지만, 혈관 밖으로 나오면 큰포식세포라고 불리는 식욕이 왕성한 세포로 변하여 커다란 입자형태 물질을 탐식(engorgement)한다. 중성구에 비해 수명이 길어 염증부위 내에서 분열 및 증식할 수 있기 때문에 장기전에 돌입한다.

또 염증반응이 시작되었을 때 세포의 파편이나 병원체의 잔해를 처리하는 것도 큰포식세포의 중요한 업무이다.

조직을 손상시키는 이물질이 중성구나 단핵구, 큰포식세포가 감당할 수 없을 경우, 방위대의 3번 타자인 림프구에 의한 면역반응이 일어난다. 림프구는 앞선 중성구, 단핵구, 큰포식세포에 의한 싸움과는 달리 특정 외부물질에 대해 특이적 반응을 한다. 나중에 자세하게 설명할 만성 염증에서는 이 림프구(lymphocyte)와 형질세포(plasma cell)가 방어의 중심 역할을 한다.

④ 조직증식반응

최종적으로 회복반응으로서 세포증식이 일어나면 만성 염증이 된다.

3. 염증세포와 그 특징 (▶ 그림 5-2)

염증에서는 주로 혈액에서 유래하는 유주세포가 관여한다. 염증의 종류에 따라 유주세포의 종류나 구성에 있어 차이가 있다.

① 중성구(호중구, neutrophil)

염증 초기의 24시간 동안 급성 염증이 발생한 국소에서 가장 우세한 것은 염증세포이다. 세균 감염이나 경색의 결과로서 급성 염증이 발생하면 먼저 골수 내에 저장되어 있던 중성구가 말초혈액 안으로 방출된다. 중성구증가증(neutrophilia)의 주요 원인은 세균 감염 및 경색에 동반되는 급성 염증이다. 중성구는 세포 밖에서 증식하는 고름형성균(화농균)을 활발하게 탐식하지만, 세포 내에서 증식하는 병원체(결핵균, 바이러스, 원충 등)에는 무력하다.

② 단핵구(monocyte) · 큰포식세포(대식세포, macrophage)

염증이 2~3일 지속되면 중성구는 단핵구나 큰포식세포로 바뀐다. 중성구에 비해

Note

단백질분해효소(protease, proteinase)

단백질을 10개 정도의 아미노산이 연결되는 폴리펩티드까지 분해하는 효소군을 일컫는다. 트립신(trypsin), 키모트립신(chymotrypsin), 펩신(pepsin)은 소화효소의 중심 역할을 한다. 탄력섬유를 분해하는 엘라스타아제(elastase), 짧은 펩티드를 분해하는 펩티다아제(peptidase)도 있다. 효소활성의 특징에 따라 세린 단백질분해효소, 시스테인 단백질분해효소, 아스파라긴산 단백질분해효소, 금속단백질분해효소로 구분된다. 식물성 단백질분해효소에는 파파인(papain; 파파야 유래), 브로멜라인(bromelain; 파인애플 유래), 피신(ficin; 무화과나무 유래), 세균성 단백질분해효소에는 스트렙토키나아제(streptokinase), 프로테이나아제 K(proteinase K), 프로나제(pronase) 등이 있다.

탐식(engorgement)

포식세포가 입자형태 물질(조직파쇄물질, 생균, 사균, 기타 이물세포)을 먹는 현상을 가리킨다. 중성구와 단핵구, 큰포식세포가 그 대표적인 탐식세포이다. 탐식을 촉진하는 작용에 옵소닌화(opsonization)가 있다. 옵소닌이라는 미립자상태 물질이 포식세포에 부착해서 탐식되어야 할 입자를 세포 표면으로 떠올린다. 포식세포에 둘러싸인 입자형태 물질은 포식세포 안 용해소체에 포함된 효소에 의해 소화되어 분해, 처리된다. 림프구나 형질세포에는 탐식능력이 없다.

염증세포의 증식능력

① 증식능력이 없는 염증세포 : 과립구(중성구, 호산구, 호염기구), 형질세포

② 증식능력이 있는 염증세포 : 단핵구, 큰포식세포, 림프구, 비만세포

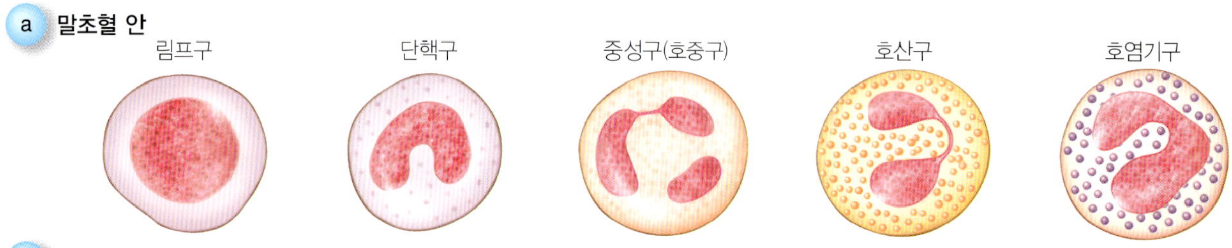

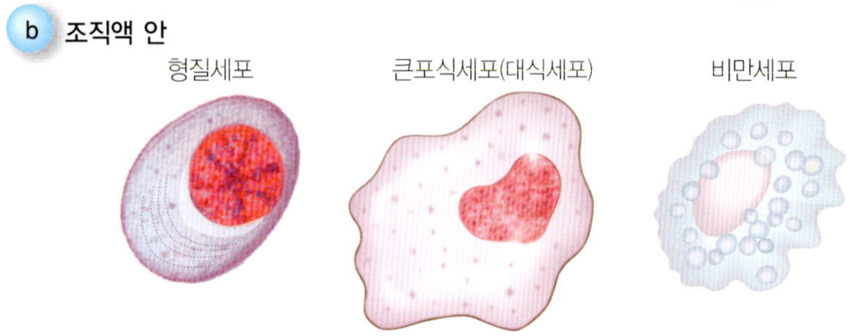

염증세포에는 말초혈을 흐르는 세포와 초기에 분포하는 세포가 있다. 말초혈을 흐르는 림프구, 단핵구와 과립구(중성구, 호산구, 호염기구)를 상단, 조직 내의 염증세포인 형질세포, 큰포식세포, 비만세포를 하단에 나타내었다. 혈액 중의 염증세포는 감염부위에서 유주된다. 그 때 단핵구는 큰포식세포(대식세포)로 바뀐다. 과립구 3종과 형질세포는 자가복제를 할 수 없는(증식성이 없는) 세포이다(**▶ 각론 제3장 조혈·림프계통 질환, 그림 3-1, p.216 참조**).

[그림 5-2] 염증세포의 종류

더 큰 입자형태 물질을 탐식할 수 있는 데다가 세포수명이 더 길어 염증부위 내에서 분열 및 증식할 수 있다. 말초혈액 안의 단핵구는 조직 내에서 큰포식세포로 바뀐다. 단핵구증가증(monocytosis)의 원인으로는 결핵이나 브루셀라증(brucellosis), 발진티푸스, 살모넬라증을 들 수 있다. 큰포식세포는 자극에 반응하여 다양한 형태를 취한다. 종종 다핵거대세포(multinuclear giant cell)를 형성한다(**▶ 그림 5-3**).

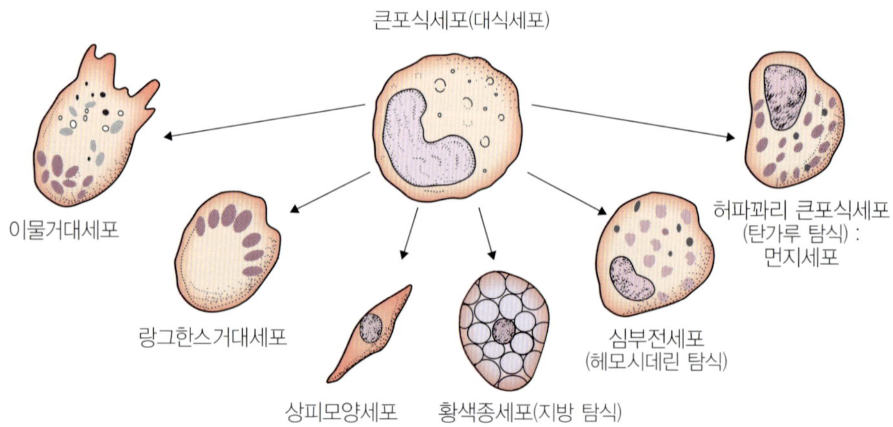

증식능력을 가진 큰포식세포(대식세포)는 병변 내에서 다양한 형태로 변화한다. 이물질에 반응하면 이물거대세포(foreign body giant cell), 결핵성 육아종에서는 상피모양세포(epithelioid cell)와 랑그한스거대세포(Langhans giant cell), 지방을 탐식하면 황색종세포(xanthoma cell)로 바뀐다. 혈철소나 탄가루를 탐식한 허파꽈리 큰포식세포는 심부전세포(heart failure cell; 왼심장기능상실에서 관찰)나 먼지세포(dust cell; 흡연자에게 많음)라고 불린다.

[그림 5-3] 큰포식세포의 형태변화

③ 림프구(lymphocyte)

림프구는 많은 바이러스 감염병에서 주요 염증세포이다. 단핵구, 큰포식세포(대식세포) 및 형질세포와 함께 만성 염증의 중심적인 역할을 맡고 있다. 탐식능력은 없고, 세포질 내에 과립을 갖지 않는다. B세포(B림프구)는 항체 생산, T세포(T림프구)

> **Note**
>
> **큰포식세포(대식세포)와 작은포식세포(소식세포)**
>
> 큰포식세포(대식세포, macrophage)의 macro는 '거대한', phage는 '탐식입자'를 의미한다. 작은포식세포(소식세포, microphage)는 소형의 탐식세포를 의미하며 중성구(호중구)를 가리킨다. 그러나 중성구를 작은포식세포라고 부르는 경우는 거의 없다. 큰포식세포가 자가증식하여 육아종이나 다핵거대세포로 변화하는 데 비해, 증식능력이 없는 중성구는 고름이 되어 죽는(세포자멸사) 운명을 가진다. 림프구에는 탐식능력이 없다는 사실을 기억하기 바란다.
>
> **생체아민(biogenic amine)**
>
> 생체 내에서 활약하는 아민은 아미노산에서 카르복시기가 빠진 단순한 구조이다.
>
> ① **히스타민**(histamine) : 비만세포, 호염기구(히스티딘 유래)
> ② **세로토닌**(serotonin) : 창자 내 내분비세포, 그물체(트립토판 유래)
> ③ **카테콜아민**(catecholamine) : 부신속질, 교감신경(티로신 유래)(도파민, 노르에피네프린, 에피네프린의 총칭)

는 세포면역을 담당한다. 자연살해세포(NK세포)는 질병 초기에 비특이적 세포면역을 담당하고 있다. 림프구증가증(lymphocytosis)은 인플루엔자나 유행귀밑샘염(유행성이하선염), 풍진, 감염단핵구증 등의 바이러스 감염병, 백일해나 결핵 등의 특정 세균 감염병에 동반되어 발생한다.

④ 형질세포(plasma cell)

면역글로불린(immunoglobulin)을 생산하는 최종 분화단계인 B세포(B림프구)이다. 아급성 염증과 매독(syphilis)에서 특히 두드러진다.

⑤ 호산구(eosinophil)

알레르기반응이나 기생충증에서 중요한 염증세포이다. 호산구증가증(eosinophilia)의 가장 중요한 원인으로 천식이나 고초열, 두드러기, 기생충증을 들 수 있다.

⑥ 비만세포(mast cell) · 호염기구(basophilis)

염증과정의 초기에 히스타민을 방출한다. 호염기성으로 염색되는 푸른 과립을 갖고 있다. 호염기구증가증(basophilia)의 주요 원인은 만성 골수성백혈병이나 기타 골수증식성 질환이다. 알레르기 질환으로 혈중에서 증가하지는 않는다.

4. 염증을 평가하기 위한 검사

염증은 주로 국소 소견으로 진단되는데, 진단 보조나 염증 정도를 평가하기 위해 몇 가지 검사가 시행된다. 이 검사들은 모두 비특이적이며, 염증 이외에서도 양성이 되기 때문에 다른 소견과 함께 종합적으로 판단된다.

염증이나 암 등으로 조직파괴산물 등의 자극이 있으면 간세포에서 급성기 단백질의 생산량이 증가한다. 대표적인 급성기 단백질이 C-반응단백질(C-reactive protein, CRP)이다. 그 밖에 α_1-항트립신(α_1-antitrypsin), 합토글로불린(haptoglobulin), 섬유소원(피브리노겐, fibrinogen), 보체(complement; C3, C4), 세룰로플라스민(ceruloplasmin)도 급성기 반응단백질에 속한다. 염증에 동반하여 생산량이 감소되는 단백질은 알부민, 전알부민, 트랜스페린이나 레티놀결합단백질을 들 수 있으며, '급성기 음성단백질'이라고 한다(▶ **그림 5-4, 총론 제2장 세포손상, p.55 참조**).

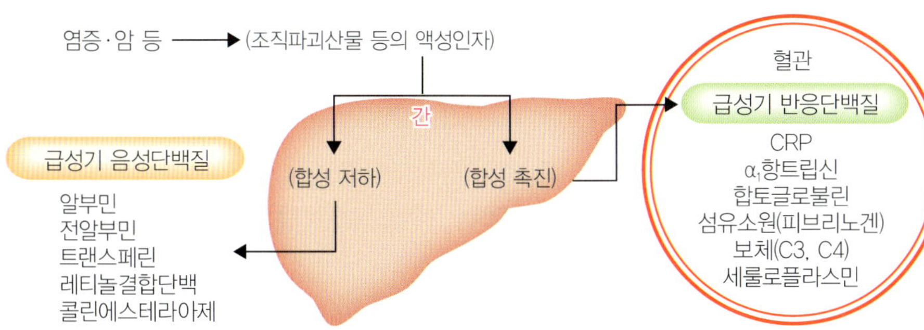

[그림 5-4] 급성기 반응단백질과 급성기 음성단백질(설명은 본문 참조)

Note

α_1-항트립신(α_1-antitrypsin)

혈청 중의 단백질분해효소(트립신) 억제 단백질의 주력이다. 전기영동에서 α_1분획으로 영동된다.

합토글로불린(haptoglobulin)

헤모글로빈과 강력하게 결합하여 간으로 운반하는 역할을 하는 혈청단백질이다. 용혈(hemolysis)이 있으면 혈중 수준이 급감한다.

세룰로플라스민(ceruloplasmin)

구리 결합단백질로 구리이온의 색상인 청색을 띤 당단백질이다 (cerulo=파랑). 윌슨병(Wilson's disease)에서 낮은 수치를 나타낸다.

전알부민(prealbumin)

트랜스타이레틴(transthyretin)이라고도 불리는 갑상샘호르몬 운반단백질이다. 반감기가 짧고 대사회전이 빠르다. 급성기 음성단백질의 대표이다. 전알부민 유전자의 점돌연변이(point mutation)는 가족성 아밀로이드증의 원인이 된다.

트랜스페린(transferrin)

철 운반단백질로 적색을 띤다 (trans=운반, ferrin=철). 적혈모구에 철을 건네주고 헴 합성을 돕는다. 혈액의 총철결합력(total iron binding capacity, TIBC)을 반영하며 철결핍빈혈에서 증가한다.

왼쪽이동(좌측이동)과 오른쪽 이동(우측이동)

말초혈의 백혈구분획(백혈구의 종류 및 분화도의 형태학적 판정)에서 유약한 백혈구(막대핵백혈구, 늦골수세포, 골수세포)가 증가 및 출현하는 상태를 왼쪽이동(좌측이동, shift to the left)이라고 하는 데 비해 성숙한 중성구의 비율이 증가하는(과분엽중성구, 분엽핵구의 비율이 증가하고 막대핵백혈구가 감소하는) 상태를 오른쪽이동(우측이동, shift to the right)이라고 한다. 왼쪽이동은 감염병에 많고, 오른쪽이동은 악성빈혈에서 관찰된다.

ⓑ **백혈구수** : 말초혈의 백혈구수는 염증에 의해 증가한다. 급성 염증의 경우 중성구(호중구)가 증가하며 또 약간 유약한 막대핵백혈구(간상핵백혈구, rhabdocyte)의 비율이 증가한다(이것을 핵의 왼쪽이동이라고 함). 급성 막창자꼬리염(충수염)의 보조적 진단에 자주 사용된다.

ⓑ **적혈구침강속도**(혈침, erythrocyte sedimentation rate) : 채혈한 혈액을 가는 유리관에 넣어 세워두면 적혈구가 자연히 가라앉는다. 이 가라앉은 높이를 1~2시간 후에 측정한다. 염증이나 빈혈이 있으면 침강속도는 느려지게 된다.

ⓒ **C-반응단백질**(C-reactive protein, CRP) : 폐렴알균(폐렴구균)이 가진 C다당체와 침강하는 혈청단백질이다. 염증이 있으면 증가하기 때문에 급성기 단백질이라고 불린다. 정상의 경우 정성반응에서 음성이며 정량반응에서도 매우 미량만 검출된다.

ⓓ **갈륨스캔**(gallium scan) : 갈륨은 염증이나 종양의 부위에 달라붙는 성질이 있다. 갈륨의 동위원소를 사용한 섬광조영술(scintigraphy)은 몸의 심부에 있는 염증 부위나 정도를 평가하는 데 도움이 된다.

5. 급성 염증의 결과

급성 염증의 결과로서 다양한 병태가 속발되기도 한다.

① 고름집(농양, abscess)과 가슴고름증(농흉, empyema)

급성 염증에 의한 조직파괴의 결과 고름집(농양)이 형성된다. 고름집 속공간에는 중성구(호중구)와 그 파편으로 이루어진 고름이 가득 차 있다. 이것을 고름염증(화농염증, purulent inflammation)이라고 한다. 즉, 고름이란 사멸한 세포와 그 파편, 중성구의 전투 흔적이다. 체강 내에 고름이 고인 상태를 가슴고름증(농흉)이라고 한다.

② 연조직염(봉와직염, phlegmon)

중성구가 국소적으로 모이는 고름집(농양)에 대해 중성구가 미만성(경계 불분명)으로 확산되는 고름염증을 연조직염(봉와직염)이라고 한다.

③ 궤양(ulcer)과 샛길(누공, fistula)

염증으로 인해 점막이 결손되면 궤양이 된다. 두 장기 사이 또는 1개의 장기와 다른 표면 사이가 비정상적인 상태로 연결되면 샛길(누공)이 된다.

④ 육아조직(granulation tissue)

급성기의 염증이 치유되면 파괴된 조직을 복구시키려는 반응이 시작된다. 모세혈관과 섬유모세포가 육아조직을 만들어간다. 이 육아조직에는 제거된 노폐물을 운반하거나 조직의 복구에 필요한 재료를 수송하는 역할이 있다. 육아조직을 육안으로 보면 붉은빛이 강하고(선홍색) 팽팽하며 표면이 과립형태를 띠고 있음을 알 수 있다.

Note

적혈구침강속도(ESR)를 규정하는 인자

전체 혈액 1.6mL에 구연산나트륨(항응고제) 0.4mL를 유리관에 넣고 수직으로 세워둔다. 적혈구의 침강으로 생긴 혈장층의 두께를 1시간 후에 측정한다. 적혈구침강속도의 기준치는 남성 10mm/시간 이하, 여성 15mm/시간 이하이다. 적혈구침강속도의 촉진인자는 혈장섬유소원이나 글로불린분획의 증가와 적혈구의 감소(빈혈)이다.

Point

급성 염증의 결과

① 고름집(농양), 가슴고름증(농흉) 형성
② 연조직염(봉와직염) 형성
③ 궤양 또는 샛길(누공) 형성
④ 육아조직 형성
⑤ 흉터 형성

급성 염증과 만성 염증

급성 염증은 손상에 대한 모세혈관의 반응이다. 중성구(호중구)가 가장 우세한 염증세포로서 존재하며 2~3일 경과하면 중성구는 단핵구, 큰포식세포(대식세포)로 치환된다.

만성 염증은 손상이 지속되거나 반복되는 경우 또는 염증의 원인물질(세균, 조직파괴산물, 이물질)을 생체방어반응으로 제거할 수 없는 경우에 생긴다. 종종 급성 염증반응의 선행 없이 새로 생기기도 한다. 원형의 단핵구(큰포식세포, 림프구, 형질세포)가 주로 분포한다.

아급성 염증

급성 염증과 만성 염증의 중간에 있는 상태로, 형질세포가 두드러지는 경우가 많다.

⑤ **흉터 형성(반흔화, cicatrization)**

시간이 지나면 육아조직은 최종적으로 흉터(반흔, scar)가 되어 기능장애를 남기기도 한다. 화상으로 인한 피부의 흉터는 수십 년이 지나 피부암(편평세포암종)을 발생시키는 원인이 되기도 하는데, 이를 흉터암(scar cancer)이라고 한다.

6. 조직반응에 따른 염증의 분류

염증은 임상경과에 따라 급성 염증과 만성 염증으로 분류되는데, 조직형태에 따라서는 다음과 같이 분류된다.

① **삼출염증(exudative inflammation)** : 삼출을 주체로 하는 급성 염증
- ⓐ **장액염증**(serous inflammation) : 혈장의 삼출
- ⓑ **카타르염증**(catarrhal inflammation) : 점막의 분비항진, 점막파괴가 없는 중성구 삼출
- ⓒ **섬유소염증**(brinous inflammation) : 섬유소를 주체로 하는 삼출
- ⓓ **고름염증**(화농염증, purulent inflammation) : 중성구를 주체로 하는 삼출 – 고름집(농양), 가슴고름집(농흉), 연조직염(봉와직염)
- ⓔ **출혈염증**(hemorrhagic inflammation) : 적혈구를 주체로 하는 삼출

② **괴저염증(gangrenous inflammation)** : 비산소성 조건 하의 고름염증(괴사가 두드러짐)

③ **증식염증(proliferative inflammation)** : 세포증식을 주체로 하는 만성 염증 – 비특이적 증식염증, 육아종염증

④ **변질염증(alterative inflammation)** : 조직 실질세포의 변화를 주체로 하는 염증 – 바이러스성 간염, 바이러스성 심근염 등

7. 만성 염증 – 만성 비특이성 염증

만성 염증은 손상이 지속되거나 반복될 경우에 생긴다. 염증의 원인 물질(세균, 조직파괴산물, 이물질)을 염증반응이 완전히 제거할 수 없는 경우에는 급성 염증에서 만성 염증으로 진행되기도 한다. 세포증식을 동반하기 때문에 증식염증(proliferative inflammation)이라고도 한다.

급성 염증에서 진행되는 경우와는 별도로 처음부터 만성 염증으로서 발병하는 경우도 적지 않다. 바이러스성 간염, 토리콩팥염(사구체신염), 류마티스관절염 등이 여기에 해당된다.

만성 염증은 만성 비특이성 염증과 육아종염증(granulomatous inflammation)의 2가지 형태가 있다. 만성 비특이성 염증은 원형의 단핵구(큰포식세포, 림프구, 형질세포)를 주체로 하는 세포반응을 특징으로 한다.

Note

육아조직(granulation tissue)

염증성 사이토카인(cytokine)의 작용으로 섬유모세포가 모여 결손부위의 복구에 필요한 아교원섬유(콜라겐)가 생산된다. 또 혈관내피세포에 의해 모세혈관이 발달하며 그곳으로 유입되는 신선한 혈액은 섬유모세포에 영양과 산소를 공급하여 아교원섬유를 더욱 생성하는 자가증식의 사이클을 구성한다. 섬유모세포, 모세혈관을 주체로 하는 조직을 육아조직이라고 한다. 큰포식세포, 중성구, 형질세포, 림프구, 비만세포와 같은 다양한 염증세포가 혼재한다(▶ 그림 5-5). 육아조직에서 granule은 작은 과립(small grain)을 의미한다. 육안적인 과립모양을 따라 붙여진 이름이다.

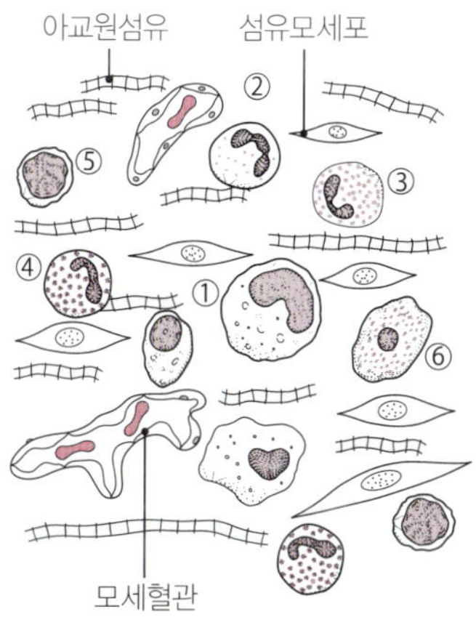

①큰포식세포, ②중성구, ③호산구, ④형질세포, ⑤림프구, ⑥비만세포

[그림 5-5] 육아조직의 모식도

Point

만성 염증의 종류

만성 비특이성 염증 : 원형의 단핵구를 주체로 하는 반응으로, 병원체를 특정할 수 없다.

육아종염증(만성 특이성 염증) : 육아종을 형성한다. 육아종의 형태에 따라 병원체를 특정할 수 있다. 큰포식세포 유래의 상피모양세포와 다핵거대세포가 존재한다.

손상 정도가 중성구와 큰포식세포만으로 감당하지 못할 경우 큰포식세포는 특이적 면역반응을 담당하는 림프구에 응원을 요청한다. 이때 사이토카인(cytokine)이라는 정보전달물질을 방출하여 '여기에 적이 침입했다'라는 정보를 림프구에게 알리게 되는데, 이를 항원제시(antigen presentation)라고 한다.

항원제시가 일어나면 조직으로 보조T세포(helper T cell)가 달려온다. 보조T세포는 큰포식세포와 결합하여 다른 T세포나 큰포식세포를 활성화시키는 사이토카인을 방출한다.

사이토카인이 방출되면 적을 공격하는 살해T세포(killer T cell), 항원에 대한 항체를 생산하는 B세포가 잇달아 활성화된다. B세포는 항체를 생산하기 시작하면서 동시에 분열 및 증식함으로서 항체를 대량으로 생산할 수 있는 형질세포로 분화해 간다.

만성 비특이성 염증은 종종 섬유모세포와 신생혈관의 증식을 동반한다. 염증이 치유되지 않는 경우 조직의 일부가 파괴되어 섬유성 세포로 바뀌기도 하는데, 이것을 흉터(반흔, scar)라고 한다.

8. 만성 염증 – 육아종염증(특이성 염증)

염증의 원인이 되는 물질을 도저히 몸 밖으로 제거할 수 없는 경우, 그것을 조직 내에 가두려고 하는 반응이 일어난다. 염증 원인 물질을 가두는 수단이 육아종이다.

육아종(granuloma)이란 상피모양세포로 구성되는 결절모양 병변으로, 이러한 육아종을 동반하는 염증을 육아종염증(granulomatous inflammation)이라고 한다. 염증에 의해 생긴 육아종은 림프구에 둘러싸여 있으며, 그 형태에 따라 병명을 특정할 수 있다. 그 특이적인 조직을 보면 원인이 된 병원체를 검출하지 않아도 그 원인을 추측할 수 있기 때문에 특이성 염증이라고도 불린다.

육아종을 형성하는 과정에는 T세포와의 상호작용에 의한 큰포식세포(대식세포)의 활성화가 관여하고 있다. 소화되기 어려운 항원이 발견되면 큰포식세포가 T세포에 항원을 제시하여 보조T세포가 사이토카인(특히 인터루킨 γ)을 방출한다. 그 결과 단핵구 및 큰포식세포가 상피모양세포와 다핵거대세포로 변화되어 간다. 큰포식세포 유래의 다핵거대세포가 존재하는 것은 육아종염증의 특징이다. 감염병에서 육아종을 형성하는 경우 병원체는 세포 내에서 증식한다.

육아종염증의 대표적인 질환에는 결핵(tuberculosis), 한센병(Hansen's disease), 매독(syphilis), 사르코이드증(sarcoidosis)을 들 수 있다(▶ p.106, Note 참조). 결핵에서는 결핵결절이라고 불리는 육아종을 형성하며 그 중심부분에 치즈괴사(건락괴사, caseation necrosis)가 관찰된다(▶ 그림 5-6). 괴사부위의 육안적인 외관이 치즈를 닮아 있어서 붙여진 이름이다. 결핵에서는 또한 세포 주변부위를 따라 말발굽 모양으로 배열된 핵을 가진 랑그한스거대세포(Langhans giant cell)도 관찰된다.

Note

사이토카인(cytokine)

사이토카인은 염증반응이나 면역반응에서 세포 간의 정보전달물질로서 기능한다(cyto=세포, kine=동원물질을 의미). 림프구, 단핵구 및 큰포식세포, NK세포를 비롯한 다양한 세포에서 분비되는 가용성 단백질로, B세포, T세포, NK세포, 단핵구, 큰포식세포, 조혈세포, 그 밖에 많은 세포들의 기능에 영향을 주는 분자이다. 주로 림프구의 상호작용에 관계하고 있어서 인터루킨(interleukin, IL)이라고도 한다(inter=상호간, leuko=백혈구, -in=물질).

T세포의 분류

기능에 따라 $CD3^+$의 T세포는 다음과 같이 분류된다.

① **보조T세포**(helper T cell) : 항체의 생산을 돕는다. $CD4^+$

② **살해T세포**(killer T cell) : 바이러스에 감염된 세포나 암세포에 달라붙어 그 세포를 죽인다. $CD8^+$

③ **억제T세포**(suppresser T cell) : 면역반응을 억제하여 종료를 유도한다. $CD8^+$

결핵(tuberculosis)

대부분은 허파를 첫 번째 감염장소로 삼는다. 허파꼭대기(폐첨부) 또는 아래엽(하엽) 상부의 첫 감염병소와 허파문림프절(폐문림프절)의 결핵성 염증을 합하여 원발복합체(초기변화군, primary complex)라고 한다. 결핵균이 혈류를 따라 확산되며 각종 장기에 결핵병소를 형성한 상태를 좁쌀결핵(속립결핵, miliary tuberculosis)이라고 한다.

매독(syphilis)

매독균(*Treponema pallidum*)의 감염으로 발병한다. 보통 제1기~제3기로 분류된다. 고무종(gumma)이 형성되는 것은 제3기이다(▶ 그림 5-7).

column

■ 육아조직과 육아종

육아조직(granulation tissue)과 육아종(granuloma)은 아주 비슷한 명칭의 단어로, 모두 염증의 회복반응으로서 관찰되는 조직의 증식반응이다. 그러나 이 둘은 확실하게 구별되어야 하는 병변이다(▶ 표 5-1). 육아조직에서 증식하는 것은 주로 섬유모세포와 혈관내피세포로, 조직손상이나 조직결손의 회복반응으로서 관찰된다. 한편, 육아종은 결핵이나 사르코이드증 등 특수한 원인에 의한 만성 염증에서만 확인되며 큰포식세포와 림프구가 증식한다. 큰포식세포는 상피모양세포라고 불리는 상피세포를 닮은 형태변화를 나타내며 종종 다핵거대세포를 동반한다. 육아종이라는 명칭처럼 종양 유사의 국한된 병변을 만드는 경우가 많은 것이 특징이다.

[표 5-1] 육아조직과 육아종의 차이

	육아조직	육아종
원인	조직손상, 조직결손	특수한 만성 염증
원인 질환	급성 염증, 상처 및 외상 등	결핵, 사르코이드증 등
육안소견	빨갛고 과립 모양	노랗고 국한성
증식세포	섬유모세포, 혈관내피세포	큰포식세포, 림프구
기타 조직학적 특징	중성구, 형질세포 등 다양한 염증세포가 혼합	상피모양세포, 다핵거대세포가 형성
치유소견	완치, 섬유성 흉터	섬유성 흉터, 피막형성

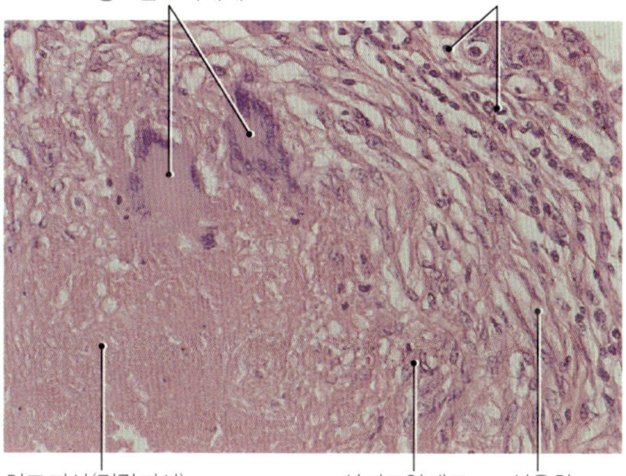

병변의 중앙부분에서 치즈괴사(건락괴사)를 나타내는 육아종결절 형성이 결핵의 특징이다. 랑그한스거대세포는 핵이 세포질 바깥쪽에 말발굽 모양으로 늘어선다. 상피모양세포 바깥쪽에는 림프구의 침윤이 확인된다(▶ p.258, 그림 4-16 참조).

[그림 5-6] 결핵결절(결핵성 육아종)(현미경소견, 헤마톡실린-에오신염색)

한센병에서는 거품 모양의 큰포식세포가 다수의 나균(*Mycobacterium leprae*)을 탐식하는 나종형나병(lepromatous leprosy)과 결핵 유사 육아종을 만드는 결핵나병(tuberculoid leprosy)이 관찰된다. 주로 피부와 표재성 말초신경이 침범되며 얼굴의 변형이나 손발가락의 결손(감각마비로 인해 외상이나 감염을 반복)에 이른다.

매독은 고무종(gumma)이라고 불리는 육아종을 형성한다(다만 제3기 매독만)(▶ 그림 5-7).

사르코이드증은 원인 불명의 전신성 질환으로, 림프절이나 허파 등에 치즈괴사(건락괴사)가 없는 육아종(비치즈육아종)을 형성한다.

Note

나균의 감염과 치료

나균 감염병을 한센병(Hansen's disease)이라고 한다. 1990년 이후 신규 발생은 연간 10명 정도이다. 감염의 대부분은 나종형나병 환자와 장기간 접촉 경험이 있는 가족 내에서의 감염에 따른다. 나균은 저온을 좋아하기 때문에 피부, 코점막, 체표면의 신경이나 고환 등에 병변을 형성한다. WHO에서는 리팜피신(rifampicin), 클로파지민(clofazimine), 답손(dapsone), 아스피린(aspirin), 스테로이드(steroid) 등의 약물을 병형이나 중증도에 맞게 함께 사용하는 치료법을 권장하고 있다.

사르코이드증(sarcoidosis)

20대에 자주 발생하는 원인 불명의 전신성 질환으로, 양쪽 허파문림프절(폐문림프절)의 비대나 허파 내의 비치즈육아종 형성이 관찰된다. 눈에 포도막염(uveitis)을 합병한다.

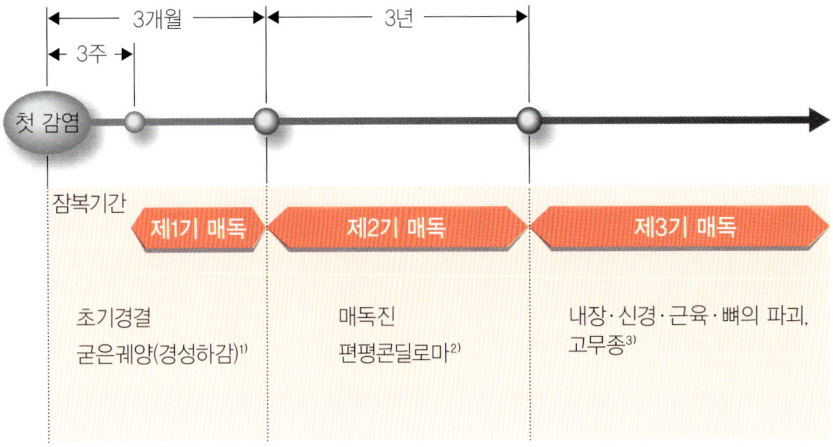

매독은 대표적인 만성 염증으로, 3단계의 임상병기로 나뉜다. 잠복기간은 3주, 제1기 매독은 3개월, 제2기 매독은 3년까지가 기준이다. 제3기 매독은 감염 3년째 이후에 관찰된다.

1) 굳은궤양(경성하감, hard chancre) : 남성에서는 귀두, 포피 등, 여성에서는 음순, 질 등에 생기는 단단한 구진(papule; 초기경결이라고 불림)의 중앙부분이 얕게 궤양화한 것으로 무통성이다.

2) 편평콘딜로마(flat condyloma) : 항문, 외음부, 입꼬리, 겨드랑이에 편평 융기성 구진이 생겨 미란이나 궤양을 동반한다. 악취를 풍긴다.

3) 고무종(gumma) : 제3기 매독에서 관찰되는 고무 유사의 단단함을 띠는 국한성 육아종이다.

[그림 5-7] 매독의 진행

9. 상처치유

지금까지 염증의 회복과정으로서 육아조직에 대해 설명했는데, 육아조직은 조직의 손상이나 결손을 일으키는 병태에 공통적으로 관찰된다. 전형적인 예로 상처가 치유되어가는 과정을 들 수 있다. 이 항목에서는 외과적으로 본 외상에 대한 피부의 '상처치유(wound healing)'를 정리하겠다. 상처치유의 중심적인 역할은 육아조직이 맡고 있다.

① **1차성 상처치유** : 수술의 절개상처처럼 조직 결손양이 적고 감염이 없는 경우 조직의 회복은 신속하게 진행된다. 큰 흉터를 남기지 않고 치유된다.

② **2차성 상처치유** : 조직결손이 큰 경우나 감염 등으로 대량의 괴사조직이 생긴 경우에는 다수의 염증세포가 동원되어 괴사조직이나 결손부분에 채워진 삼출물이 육아조직으로 치환된다. 결과적으로 큰 흉터조직이 남는다.

상처치유에 영향을 미치는 인자로서 연령 이외에 개체의 영양상태, 국소의 혈류상태 또는 감염 여부를 들 수 있다. 상처부위에 이물질이 혼입되어 있으면 감염의 원인이 됨과 동시에 염증의 지연이 조장된다.

최대한 1차성 치유에 가까운 형태의 상처치유를 촉진하기 위해 상처면을 씻어 이물질을 제거하고 상처면을 밀착시키듯이 고정한다. 상처가 건조해지지 않도록 보습하는 것이 중요하다. 상처면의 소독은 치유를 지연시킨다는 사실이 증명되었다. Note의 질문에 답해보고 지금까지 상식에 오류가 있었음을 인식하기 바란다(▶ **각론 제12장 피부질환, p.455 참조**).

Note

죽은조직제거술 (데브리망, debridement)

상처면이 으깨어져 불규칙적이고 더러운(감염을 동반) 경우, 상처로부터 괴사조직이나 이물질을 절제하여 새롭게 청결하고 매끄러운 상처면을 만들 필요가 있다. 이 처치를 죽은조직제거술(데브리망)이라고 한다.

상처치유에 관한 질문 (다음 중 올바른 것은?)

① 상처(열상, 좌상, 봉합상처, 화상, 욕창)는 반드시 소독한다.

② 상처는 소독하지 않으면 고름이 생긴다.

③ 상처에 고름이 생겼기 때문에 소독한다.

④ 상처에는 거즈를 댄다.

⑤ 상처는 물에 적셔서는 안 된다.

⑥ 딱지(가피)가 생기면 상처는 아문다.

실제로 정답은 없다. 상식의 오류를 인식하도록 하자.

■ 과잉육아, 불량육아

육아조직이 과잉으로 증식되면 이른바 '과잉육아'를 형성하여 상피화(epithelization) 되기 어려워진다. 과잉으로 증식된 육아조직은 분비물이 많고 통증이 동반된다. 치료는 긁어내거나 질산은으로 태운다. 부종 형태로 붉은기가 적은 '이완육아'와 함께 불량육아(병적육아)라고 불린다.

Note

column

■ 형질세포의 형태

형질세포(plasma cell)는 염증 국소나 림프절, 지라(비장)와 같은 림프조직에 분포하는 세포이다. 육아조직에서도 많이 출현한다. 과립구, 림프구, 큰포식세포(대식세포)와 나란히 염증 세포의 대표이기도 하다.

체액면역의 중심이 되는 면역글로불린(immunoglobulin)을 생산하는 이 세포는 광학현미경으로 살펴보면 다음과 같은 매우 특징적인 형태를 하고 있다(▶ 그림 5-8).

① 둥근 핵이 '바퀴 모양'을 하고 있다.

② 세포질은 호염기성(염기성 색소에 푸르게 염색되어 보임)

③ 핵이 세포질 한쪽으로 치우치고 바로 그 주변의 세포질만 훤하게 비어 있는 듯 보인다.

이러한 특징에는 각각의 이유가 있다.

①은 이 세포가 하나의 기능으로 특화된 세포임을 나타내고 있다. 세포핵의 데옥시리보핵산(DNA) 속에는 모든 유전 정보가 들어있는데, 다세포생물에서는 1개의 세포에서 모든 유전정보가 사용되는 것은 아니다. 사용되지 않는 불활성화 DNA는 뭉친염색질(heterochromatin)로서 응집된다. 형질세포는 오로지 면역글로불린 생산만 담당하기 때문에 불필요한 유전정보도 많아 결과적으로 뭉친염색질의 응집이 강해진다. 둥근 핵이 바퀴 모양을 나타내는 것은 이 응집에 따른 것이다.

②는 음성으로 전하를 띠고 있는 물질, 즉 리보핵산(RNA)이 풍부함을 반영하는 것이다. 전자현미경으로 보면 과립세포질그물(조면소포체; 분비 단백질의 합성장소)에 부착한 무수한 리보솜(RNA 덩어리)이 보인다.

면역글로불린을 활발하게 생산하는 형질세포에서는 특히 골지장치가 잘 발달해 있다. ③은 이 발달한 골지장치에 따른 것이다.

ⓐ 형질세포

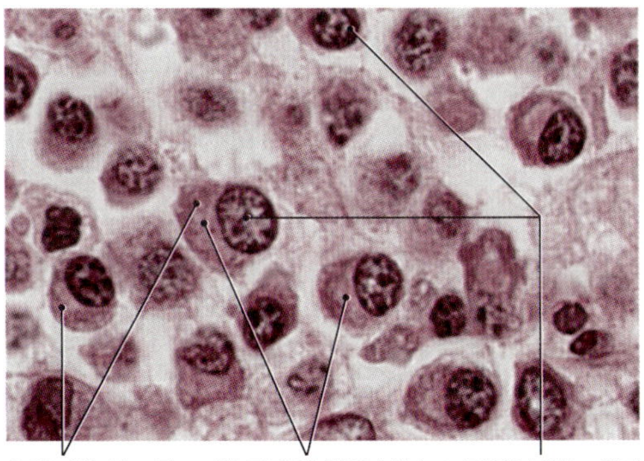

항체를 생산하는 형질세포는 타원형의 세포로, 치우쳐 있는 원형 핵, 호염기성 세포질, 핵 주변의 밝은 부분이 특징이다. 여기에서 관찰되는 세포는 거의 모두 형질세포이다. 세포질의 푸른빛은 풍부한 과립세포질그물(조면소포체) 위의 리보솜 RNA를 반영하고 있다.

ⓑ 형질세포

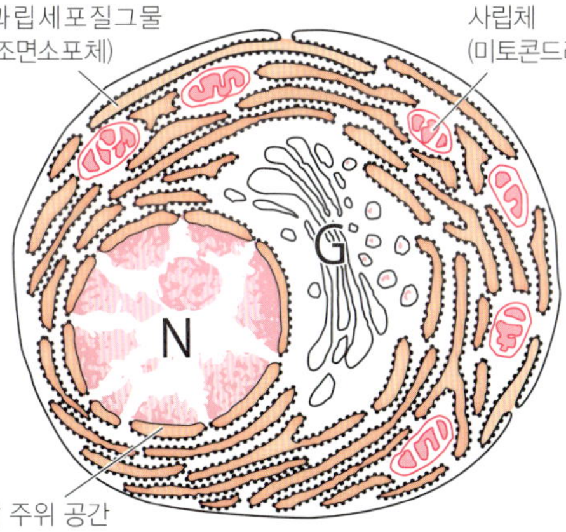

형질세포의 세포질에는 과립세포질그물(조면소포체)이 발달해 있다. 과립세포질그물은 단백질을 생산하는 장소이며, 형질세포의 활발한 항체 생산을 반영하고 있다. N=핵, G=골지장치(골지장치는 광학현미경으로 볼 때 밝은 주변부분에 해당)

[그림 5-8] 형질세포의 형태[현미경소견(헤마톡실린-에오신염색)과 모식도]

Note

육아종을 일으키는 질환

① 만성 세균 감염병에 의한 특이성 염증 : 결핵, 한센병, 제3기 매독
② 효모형 진균 감염병 : 크립토코쿠스증, 히스토플라스마증, 콕시디오이데스진균증
③ 고름육아종(육아종과 고름집의 중간적 조직반응) : 고양이할퀸병, 야생토끼병, 예르시니아증, 제4성병, 스포로트릭스증, 색소진균증
④ 소육아종결절 : 장티푸스, Q열, 브루셀라증, 리슈만편모충증, 충란결절
⑤ 황색육아종 : 대장균에 의한 연화판증, 나종형나병, 위나선균에 의한 위의 황색종, 고지혈증에 동반되는 황색종
⑥ 사르코이드증 : 비치즈성 육아종
⑦ 원인 불명의 피부육아종 : 고리육아종, 소아황색육아종
⑧ 이물육아종
⑨ 알레르기성 육아종 : 류마티스열, 류마티스관절염, 알레르기성 육아종성 혈관염, 거대세포성 혈관염, 베게너육아종증, 과민성 폐렴
⑩ 종양에 동반되는 육아종 : 호지킨림프종, 레너트림프종, 고환종, 암 소속림프절에서의 사르코이드 유사 반응

10. 이물질처리

이물질(foreign body)이란 본래 생체에 없는, 외부로부터 침입한 미생물이나 무기물을 가리킨다. 원래는 생체의 구성성분이었던 괴사조직이나 각화물질도 이물질이 된다. 생체는 이러한 이물질을 제거하여 격리하려고 한다. 이러한 기능이 이물질처리이다. 현미경적으로 이물거대세포(foreign body giant cell)의 출현이 특징이다.

① **흡수(absorption)** : 가용성 이물질은 직접 림프관이나 모세혈관으로 흡수된다. 섬유소(피브린)와 같은 불용성 단백질은 중성구(호중구)의 분해효소에 용해된 후 흡수된다.

② **탐식(engorgement)** :세균 등의 이물질은 중성구와 큰포식세포(대식세포)에 탐식되어 분해 및 처리된다.

③ **기질화(organization)** : 탐식에 의한 분해가 어려운 이물질(무기물, 견사, 거즈)에 대해서는 이물질을 흡수한 이물육아종이 형성된다. 최종적으로는 섬유화 및 흉터화되는데, 이 반응을 기질화라고 한다.

④ **피막형성(encapsulation)** : 이물질이 기질화되지 못한 경우에는 주위에 이물육아종의 장벽을 만들고 둘러싸서 생체로부터 분리시키려는 피막형성이 관찰된다.

⑤ **이물육아종(foreign-body granuloma)** : 특이성 염증 이외에도 육아종을 형성하는 병태가 있다. 이물육아종은 생체 내로 침입한 이물질을 제거하려는 생체반응이다(▶ 그림 5-9).

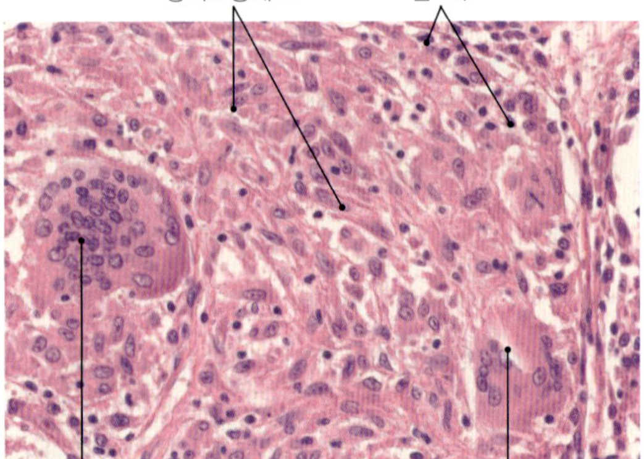

상피모양세포와 림프구가 혼재하는 육아종으로, 이물질형태의 다핵거대세포가 흩어져 있다. 이물거대세포는 핵이 밀집해 있고 일정한 배열을 이루지 않는 점이 결핵에서 관찰되는 랑그한스거대세포와의 차이이다. 거대세포는 일부 결정 모양의 이물질을 탐식하고 있다.

[그림 5-9] 이물육아종의 현미경소견(헤마톡실린-에오신염색)

국시 적중문제

Q 염증성 부종의 원인은 무엇인가?

① 염증으로 인한 삼출액이 조직 내 혈관으로 들어와서
② 피부밑조직으로 조직액이 나와서
③ 모세혈관의 투과성이 감소되어서
④ 염증으로 인한 삼출액이 혈관 밖으로 새어 나와서
⑤ 림프액이 세포내액으로 스며들어서

A 염증성 부종은 염증성 변화로 인해 혈관의 투과성이 항진되어 혈관 안에 있는 수분이 조직으로 빠져 나가서 생기는 부종이다.

정답 : ④

Q 염증이 생겼을 때 나타나는 4가지 증상이 아닌 것은?

① 발열 ② 발적 ③ 종창 ④ 통증 ⑤ 설사

A 염증 발생 시에 나타나는 증상은 발열, 발적, 종창, 통증이다.

정답 : ⑤

병리학(pathology)

질병의 본질적 성질을 취급하는 의학의 한 분야로서, 특히 질병에 의해 발생하는 신체의 조직이나 기관의 형태학적 변화 및 기능적 변화를 연구하는 학문. 즉, 병의 원인-발생-경과 및 그 변화 등에 관한 연구를 하는 학문으로 넓은 의미로는 생물체에서 볼 수 있는 모든 이상(질환) 및 기형을 대상으로 하며 좁은 의미로는 사람에게 일어나는 병변의 본태를 규명하고 병태의 구조와 기능의 변화를 분명히 하여 치료와 예방에 공헌하는 기초의학 분야를 가리킨다.

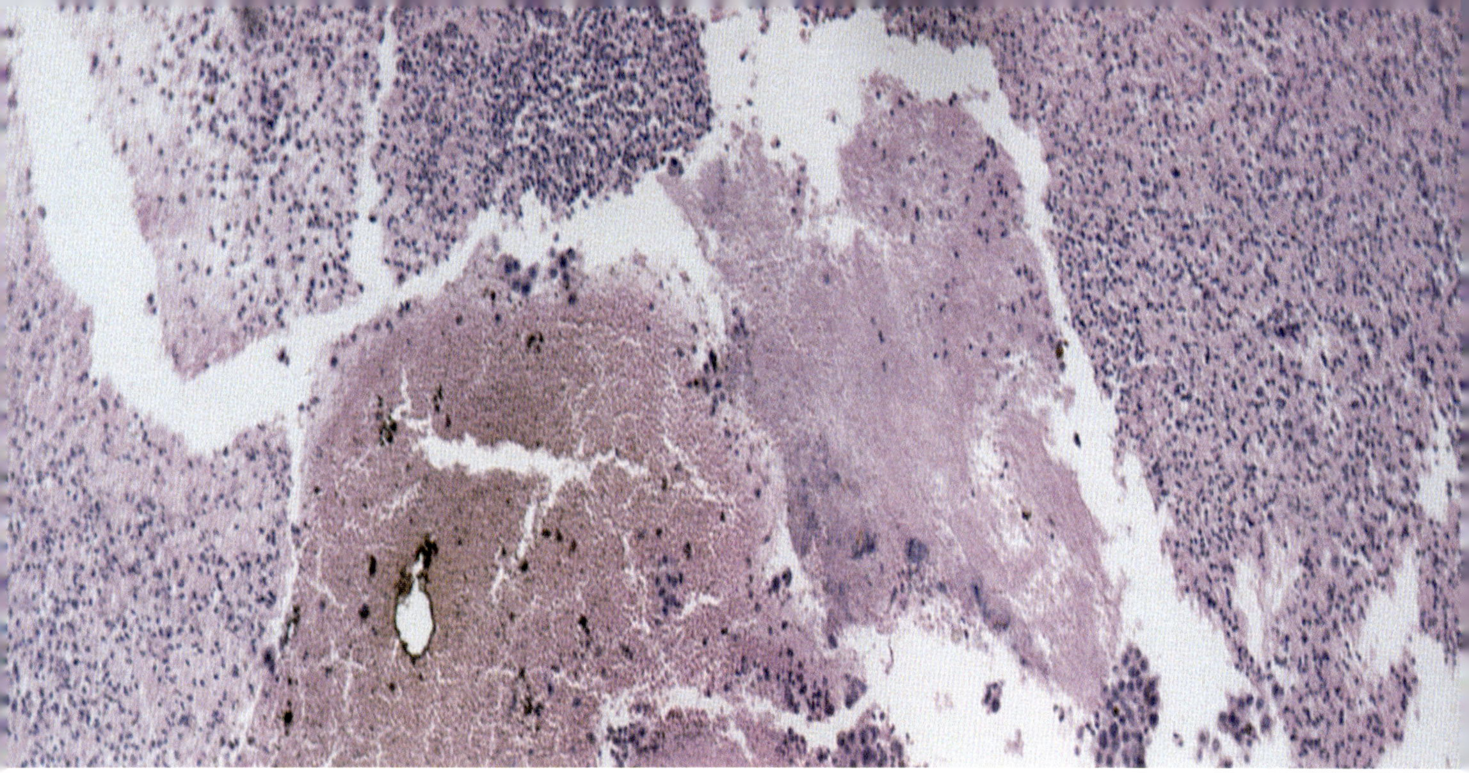

제6장 **면역이상과 알레르기**

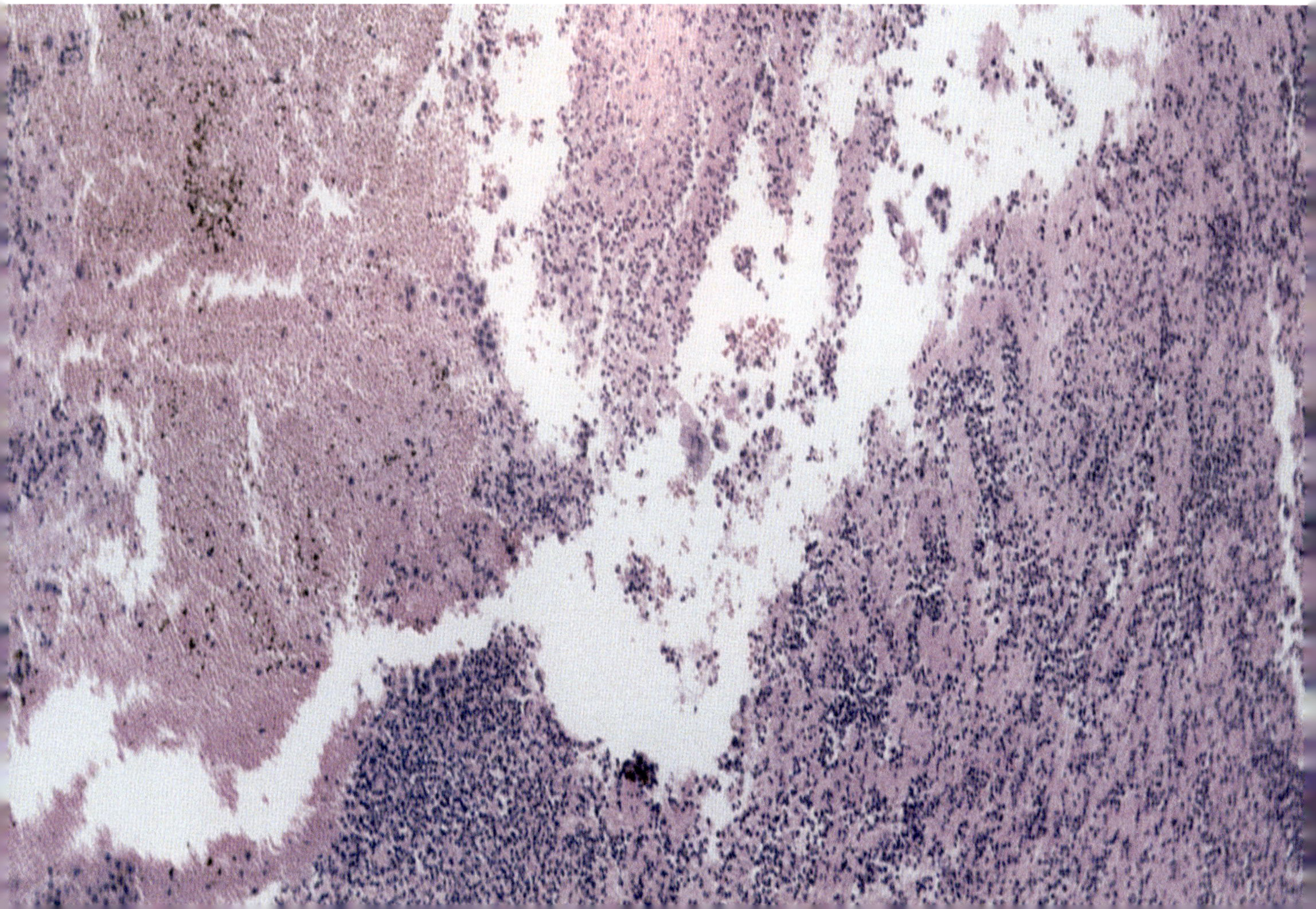

주요 용어해설

- **기회감염(opportunistic infection)** : 건강한 상태에서는 감염병을 일으키지 않는 병원체(약독미생물, 비병원성 미생물, 무해균 등이라고 불림)가 원인으로 감염을 일으키는 것을 말한다.
- **면역(immunity)** : 생체 내에서 병원체 등의 비자기 물질이나 암세포와 같은 비정상적인 세포를 인식해서 죽임으로써 생체를 질병으로부터 보호하는 기전을 말한다.
- **면역반응(immune reaction)** : 외부 이물질(항원)을 제거하기 위해 작용하는, 인체에서 매우 중요한 생리기능이다.
- **면역허용(immune tolerance)** : 특정 항원에 대한 특이적 면역반응이 결여 또는 억제된 상태를 말한다.
- **보체(complement)** : 병원체나 이물질의 제거를 매개하는 혈청단백질의 한 무리로, 면역반응이나 염증 발현에 중요한 각종 생물학적 기능을 발휘한다.
- **세포면역(cellular immunity)** : 탐식세포, 세포독성T세포, 자연살해세포가 체내의 이물질 제거를 담당하는 면역계통이다. T세포가 관여한다.
- **아나필락시스(anaphylaxis)** : 사람이나 다른 포유류에서 관찰되는 급성의 전신성 I형 알레르기반응 중 하나이다.
- **알레르기(allergy)** : 면역반응이 특정 항원에 대해 과도하게 일어나는 것을 말한다.
- **자가면역질환(autoimmune disease)** : 이물질을 인식하여 제거하기 위한 역할을 가진 면역계통이 자신의 정상적인 세포나 조직까지 과잉으로 반응하여 공격함으로써 염증을 일으키는 질환을 일컫는다.
- **체액면역(humoral immunity)** : 항체나 보체를 중심으로 한 면역계통이다. 항체가 혈청 중에 용해되어 존재해서 이렇게 불린다.
- **항원(antigen)** : 면역반응을 유도하는 물질을 면역세포 위의 항원수용체와 결합시켜 면역반응을 유도시키는 물질을 일컫는 말이다. 항체나 림프구의 기능에 의해 생체 내에서 제거된다.
- **항원제시세포(antigen-presenting cell)** : 혈구의 하나로, 체내에 침입해온 세균이나 바이러스 감염 세포 등의 단편을 항원으로서 자기 세포의 표면 위에 제시하여 T세포를 활성화시키는 세포이다.
- **항원항체복합체(antigen-antibody complex)** : 항원항체반응의 결과 생성되는 항원과 항체의 복합물로, 불용성이 되는 경우도 있다. 이 점을 이용하여 특이적인 항원이나 항체를 검출하거나 생산할 수 있다.
- **항체(antibody)** : 림프구 가운데 B세포가 생산하는 당단백질분자로, 특정 단백질 등의 분자(항원)를 인식해서 결합하는 작용을 갖는다.

제6장 면역이상과 알레르기

1. 면역이란?

면역(immunity)이란 자신의 구성성분인가 아닌가, 즉 '자기(self)' 또는 '비자기(non-self)'를 인식하여 비자기가 체내에 침입한 경우에 이것을 특이적으로 제거하는 기전이다.

생체의 이물질로는 세균이나 곰팡이, 바이러스, 원충 등과 같은 외부 미생물, 이종 단백질, 체내에 생긴 암세포, 다른 사람으로부터 이식받은 장기 등이 있다. 의학에서는 이러한 이물질을 일컬어 항원(antigen)이라고 부르고 있다.

생체에는 각각의 항원에 결합하여 다양한 반응을 일으키는 항체(antibody; 단백질의 일종)가 존재하고 있다. 1개의 항원에 결합할 수 있는 항체는 1종류뿐이며, 정해진 상대에게만 반응하는 것을 특이성이라고 한다.

항원에 의한 항체의 반응은 생체를 감염병 등으로부터 지킬 뿐만 아니라 때로 자신

> **Note**
>
> **면역반응(immune reaction)**
>
> 면역반응의 기본은 '자기'와 '비자기'를 식별하는 것이다. 이러한 정보는 체세포 위에 있는 주조직적합복합체(major histocompatibility complex, MHC)에 의한다. 사람의 MHC 항원은 사람 조직적합 백혈구 항원(human histocompatibility leukocyte antigen, HLA)이라고 불린다. 이것은 6개의 종류로 분류되며 각 분류된 종류에 수 종류 이상의 항체가 존재하여 불일치는 거부반응의 원인이 된다.

column

■ 두 번 다시 걸리지 않는 감염병

한번 걸린 감염병에는 두 번 다시 걸리지 않는 것이 본래의 면역(역병을 피하는 것)이라고 경험적으로 정의되어 왔다. 홍역, 수두, 유행귀밑샘염(유행성 이하선염), 천연두 등의 발진성 바이러스성 질환이 대표적이다. 이 질환 모두 예방접종이 가능한 바이러스 감염병이다. 두 번 다시 걸리지 않는 이유는 혈청에 특이적인 중화항체(neutralizing antibody)가 유도되기 때문이다. 즉, 두 번 다시 걸리지 않는 병원체에서는 혈중항체의 존재가 병원체(항원)의 제거를 의미한다.

중화항체가 유도되는(즉, 백신접종이 유효한) 병원체는 크게 3종류이다. ①바이러스혈증을 나타내는 바이러스성 질환(위에서 설명한 것 외에 B형 간염, 황열병, 광견병 등), ②독소성 질환(백일해, 파상풍, 디프테리아, 살무사 등의 독사), ③협막 생산균 감염병(폐렴알균, 인플루엔자균, 수막염균, 탄저균)이다.

그러나 세균감염의 대부분, 인플루엔자나 말라리아는 몇 번씩이고 반복해서 걸리며, C형 간염바이러스, AIDS 바이러스나 위나선균은 혈중항체의 존재가 병원체의 진단에 사용되고 있다. 혈중항체가 있더라도 병원체를 중화시킬 수 없다(죽일 수 없다). 이처럼 유효한 중화항체를 만들 수 없는 병원체는 적지 않다. 처음부터 세포 내로 감염되는 병원체는 유효한 항체를 만들 수 없고, 설령 만든다고 하더라도 병원체에 직접 반응하지 못해 효과가 없다(항체 분자가 살아 있는 세포 속에 들어가지 못한다).

이처럼 면역반응이 만능은 아니며, 어디까지나 병원체의 숙주 공격으로부터 몸을 지키는 전략에 불과하다.

Note

Point

T세포 : 3종류의 세포가 연계하여 항원에 대처한다(세포면역).

B세포 : 형질세포로 분화해서 면역글로불린(항체)을 생산한다(체액면역).

NK세포 : 혼자서 직접 항원에 신속하게 대처한다(특이성 결핍).

큰포식세포(대식세포) : 항원제시세포로서 작용한다.

주요 림프구 표면 표지자 (CD번호)

CD1 : 미숙T세포
CD3 : T세포
CD4 : 보조T세포
CD5 : T세포, B세포의 일부
CD8 : 살해T세포, 억제T세포
CD19 : B세포
CD20 : B세포
CD38 : 형질세포
CD45 : 림프구 전체
CD56 : NK세포
CD68 : 큰포식세포
CD79 : B세포

의 세포나 조직을 공격하여 손상을 일으키기도 한다. 대표적인 예가 알레르기반응(allergic reaction)이며, 이물질의 침입에 대해 과잉의 면역반응을 일으킴으로써 발병한다.

2. 면역계통 세포

면역이상을 이해하려면 우선 정상적인 면역 시스템을 알아야 한다. 항원항체반응(antigen-antibody reaction)에 관여하는 것은 림프구인데, 각 림프구의 기능을 알아보기로 한다.

■ T세포의 기능

골수에서 생산되는 림프구 줄기세포(간세포) 가운데 가슴샘(흉선, thymus gland)에서 성숙한 것을 T세포라고 한다. 말초혈액을 순환하는 림프구의 약 70%를 차지하고 있다.

가슴샘에서 성숙하는 과정에서 T세포는 그 표면에 T세포수용체(T-cell receptor, TCR)나 표면 표지자라고 불리는 분자(CD3)를 준비한다. 이들은 이른바 자신과 일치하는 항원을 식별하는 안테나와 같은 것으로, 그 항원이 발견되면 T세포는 활성화되어 증식한다.

표면 표지자에는 CD4나 CD8이라고 불리는 분자가 있다. T세포 가운데 처음으로 반응하는 것은 보조T세포(helper T cell)라는 CD4를 발현한 T세포(T4세포)이다.

보조T세포의 역할은 그 이름처럼 다른 세포를 돕는 것이다. 림포카인(lymphokine)을 생산해서 다른 T세포의 기능을 유발하거나 B세포의 분화성숙이나 항체생산을 유도하기도 한다.

이어서 작용하는 것은 $CD8^+$ T세포(T8세포)를 발현하는 살해T세포(killer T cell)이다. 바이러스 감염 세포 등을 파괴하기 때문에 세포독성살해T세포(cytotoxic killer T cell)라고도 불린다.

column

■ 능동면역과 수동면역

백신을 예방접종하여 면역을 획득하는 것(중화항체를 유도하는 것)을 능동면역(active immunity)이라고 한다. 이에 대해 중화항체를 포함한 항독소혈청 등을 투여하여 일시적으로 면역을 부여하는 것을 수동면역(passive immunity)이라고 한다. 수동면역용으로 투여된 면역글로불린은 말 등의 이종 동물에서 제작된 것이 많아 머지않아 분해되어 면역의 기억은 신체에 남지 않는다. 또다시 말의 혈청을 사용할 때 혈청병(serum disease) 등의 아나필락시스반응(anaphylactic reaction)을 일으킬 우려가 있는 문제가 있다.

능동면역 개발자는 종두의 유효성을 증명(1796년)한 제너(Edward Jenner)이며, 수동면역 개발자는 파상풍독소에 대한 항혈청의 유효성을 증명한 기타사토 시바사부로(北里 柴三郎)이다.

살무사에 물린 경우 능동면역은 유효하지 않다. 살무사독소에 대한 항체가 유도되는 데 2주일 정도 걸리기 때문이다. 이 경우에는 즉효성이 있는 수동면역이 필요하다.

T세포에는 또한 항체의 생산 상황을 감시하여 면역기능의 작용을 억제하는 억제T세포(suppressor T cell)는 자가면역을 일으키는 원인이라고 추정한다. 이것도 $CD8^+$ 이다.

면역반응에는 이처럼 여러 종류의 T세포와 큰포식세포(대식세포)가 각자 역할을 가지고 연계하면서 이물질에 대처하고 있다. 이 기전을 세포면역(cellular immunity, 세포성 면역)이라고 한다. 세포면역에서는 T세포 자체가 항원물질과 접촉할 필요가 있다.

■ B세포의 기능

B세포는 말초혈액을 순환하는 림프구의 약 15%를 차지하고 있다. 세포 표면에 면역글로불린 분자를 가지고 있는 것이 특징이다.

면역글로불린의 기본구조는 2개의 무거운 사슬(H사슬, heavy chain)과 2개의 가벼운 사슬(L사슬, light chain)로 되어 있다. H사슬과 L사슬, H사슬과 H사슬 사이에는 이황화결합(disulfide bond, S-S)으로 연결되어 있다. 4개의 사슬이 결합되면 전체가 Y자형이 된다(▶ **그림 6-1**).

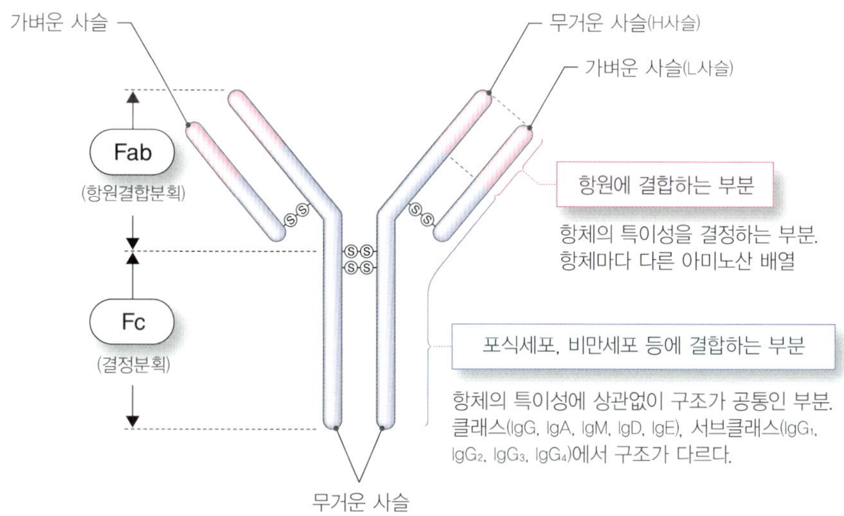

IgG는 2개의 H사슬(무거운 사슬)과 2개의 L사슬(가벼운 사슬)로 이루어지며 Y자형 구조 끝에 2곳의 항원결합부위를 갖는다. H사슬과 L사슬로 이루어진 항원결합부위(가변부)를 Fab부분, IgG 클래스에 공통 구조(불변부)를 나타내는 H사슬을 Fc부분이라고 한다. 덧붙이자면 IgM은 오량체, 점막면으로 분비되는 분비형 IgA는 이량체이며, Fc부분이 J사슬로 연결된다.

[그림 6-1] IgG의 구조

면역글로불린 분자에는 가변부(Fab부분)와 불변부(Fc부분)가 있다. 분자마다 형태가 다른 가변부가 항원과 결합을 한다. B세포 표면의 면역글로불린은 항원에 대한 특이적 수용체로 작용한다. 불변부는 큰포식세포(대식세포)나 비만세포에 결합하거나 보체에 반응하는 특징이 있다.

자기와 특이적으로 결합하는 항원과 만난 B세포는 활성화되어 증식한다. 동시에 형질세포로 분화한다. B세포가 형질세포로 분화하면 더 많은 면역글로불린을 생산하여

Note

T세포수용체(T-cell receptor)

T세포수용체는 T세포 표면에 발현하는 단백질로, α사슬과 β사슬 또는 γ사슬과 δ사슬로 구성된다. 면역글로불린과 마찬가지로 가변영역과 정상영역으로 이루어지며, 면역글로불린과 마찬가지의 유전자 재구성에 의해 가변영역의 항원 특이성이 생긴다. T세포수용체는 주조직적합복합체(MHC) 단백질과 결합한 항원 및 이물질만 인식한다.

면역글로불린의 종류

형질세포가 생산하는 면역글로불린에는 다음의 5가지 클래스가 있다. γ(감마)글로불린이라고도 한다.

① IgG : 혈청 중에 가장 많이 포함되어 있다. 태반을 통과할 수 있는 유일한 면역글로불린으로, 신생아에게서는 모유로부터 받은 IgG가 감염방어에 중요한 역할을 한다. 보체결합성이 있다.

② IgM : 분자량이 가장 큰 단백질이다. IgM 분자에는 많은 항원접합부가 있으며, IgG와 비교해 적혈구응집능, 세균응집능, 용혈능, 살균능 등이 높다. 감염 초기에 제일 먼저 반응하는 면역글로불린이다.

③ IgA : 침이나 눈물, 콧물, 창자분비액 등에 대량으로 포함되어 있다. 이량체가 점막 국소에서 방어기능을 담당한다.

④ IgD : 혈액 중에는 미량밖에 없다. 주로 유약한 B세포의 세포 표면에 분포하며 항체생산을 조절한다.

⑤ IgE : 혈액 중에는 극히 미량밖에 없다. 기도나 소화관점막, 림프절 등의 국소에서 생성된다. I형 알레르기를 일으킨다.

Note

정상인의 혈청단백분획(전기영동도)

혈청단백질은 전기영동에 의해 양극에서부터 알부민, α_1-글로불린, α_2-글로불린, β-글로불린, γ-글로불린의 5분획으로 나뉜다. γ-글로불린분획에는 IgG나 IgM 등의 항체가 포함된다. 혈청단백질의 60~70%가 알부민으로 차지하고 있으며 γ-글로불린이 10~20%로 그 뒤를 잇는다. γ-글로불린분획은 만성 염증이나 간경변에서 증가한다. 그림에 나타낸 '단클론성 고감마글로불린혈증'에서는 γ-글로불린이 뾰족한 꼭대기를 나타낸다(▶ 그림 6-3). 이것은 M단백질이라고 불리는데 γ-글로불린 생산 세포인 형질세포의 종양인 다발골수종에 특징적이다.

[표 6-1] 혈청단백분획의 기준치(성인)

분획	(%)	농도(d/dL)
알부민	59.5~69.1	4.75±0.35
α_1	2.2~3.8	0.22±0.06
α_2	5.5~9.9	0.57±0.16
β	8.3~12.3	0.76±0.15
γ	10.3~18.7	1.07±0.31

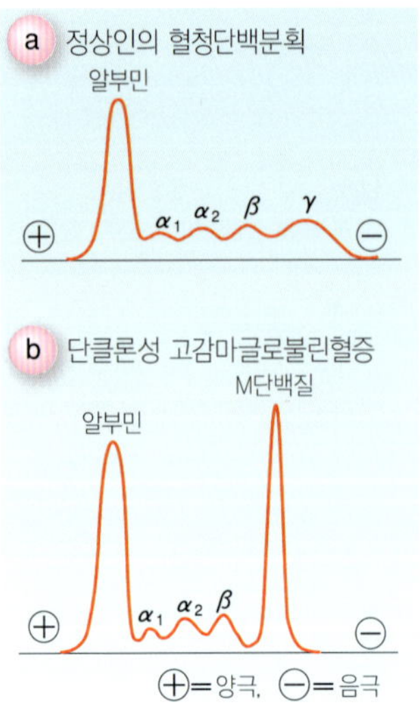

[그림 6-3] 정상인(a)과 다발골수종(b)에서의 혈청단백분획(전기영동도)

혈액 안으로 분비한다. 혈액 중에 분비된 면역글로불린은 항체로서 작용한다. 재미있는 사실은 형질세포로 분화하면 세포 표면의 면역글로불린은 음성화된다는 것이다.

일단 항원과 반응하면 B세포의 일부(기억B세포)에는 반응한 기억이 남는다. 이에 따라 다시 항원이 나타났을 때 재빨리 반응할 수 있다.

이처럼 혈액 중에 분비된 항체 분자에 의해 항원을 파괴 및 제거하는 작용을 체액면역(humoral immunity, 체액성 면역)이라고 한다(▶ 그림 6-2).

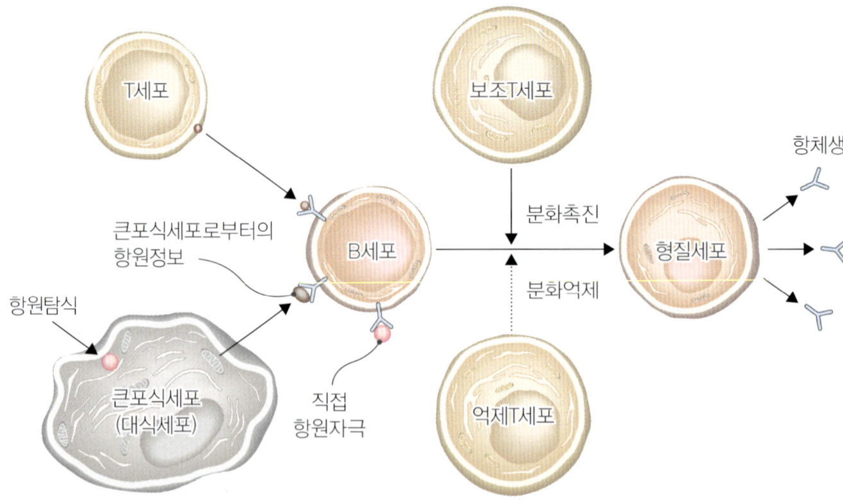

체액면역의 최종 주자는 항원특이적인 항체를 생산하는 형질세포이다. 항원자극을 받은 B세포는 보조T세포, 억제T세포의 제어를 받으면서 분화한다. B세포로의 항원제시는 주로 큰포식세포가 담당한다.

[그림 6-2] 체액면역의 기전

■ 자연살해세포의 기능

자연살해세포(NK세포, natural killer cell)는 크기가 크고 투명한 세포질에 과립이 분포되어 있기 때문에 대형과립림프구(large granular lymphocyte, LGL)라고도 불린다. 말초혈액을 순환하는 림프구의 약 15%가 이 세포이다.

자연살해세포는 종양세포나 진균, 바이러스 감염 세포를 직접 파괴한다. 혈액과 함께 체내를 늘 순회하며 표적세포가 나타나면 재빨리 공격을 가한다. 이 때는 특이적인 감작이나 항체는 관여하고 있지 않다. T세포나 B세포가 특이적으로 공격하는 데 2주일을 필요로 하는 것과는 대조적으로 이전에 만난 적도 없는 표적세포에도 작용하는 자연면역의 일부이다.

■ 큰포식세포의 기능

큰포식세포(대식세포, macrophage)는 활발한 탐식능력을 가진 세포이다. 혈액의 단핵구에서 유래하며, 단핵구 · 큰포식세포계통으로 일컬어진다. 염증 국소에서는 괴사조직이나 병원체를 탐식한다. 면역반응으로 큰포식세포는 탐식하여 처리한 항원물질을

T세포에 제시하는 기능을 갖고 있다. 이러한 세포를 항원제시세포(antigen-presenting cell)라고 한다. T세포는 항원제시세포에 의해 제시된 항원을 인식함으로써 면역반응을 시작한다.

3. 알레르기반응(과민반응)

생체에 불리하게 작용하는 면역기전에 의한 반응을 알레르기반응(allergic reaction)이라고 한다. 알레르기반응은 5가지 유형으로 나뉜다(쿰즈 분류). I형, II형, III형, V형에서는 비정상 항체의 작용에 의한 체액면역의 변조가 확인된다. IV형은 T세포와 큰포식세포의 상호작용에 따른 세포면역의 변조이다. 또한, III형 알레르기반응은 알레르기반응에서만 특징적인데, 다른 유형은 보통의 면역반응에서도 관찰되는 기전이라고 할 수 있다.

■ I형 알레르기반응(즉시형 또는 아나필락시스형 과민반응) (▶ 그림 6-4)

이 유형의 알레르기반응은 다음과 같은 단계로 일어난다.

① 항원자극에 의해 면역글로불린(IgE)이 분비된다. IgE형 항체는 호염기구 및 비만세포의 표면에 있는 IgE 수용체에 결합한다.

② 두 번째 노출이 있으면 항원은 세포 표면에 결합한 IgE와 반응하여 호염기구 및 비만세포의 탈과립(degranulation)이 일어난다.

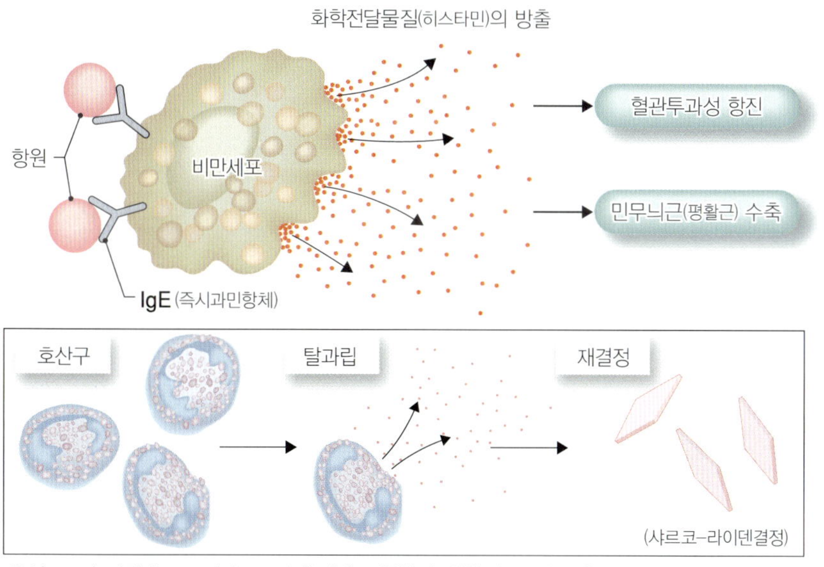

우선 IgE가 비만세포 표면의 IgE 수용체에 부착한다. 항원이 IgE에 반응하면 비만세포는 탈과립하여 히스타민 등의 화학전달물질을 방출한다. IgE는 즉시과민항체(reagin)라고도 불린다. I형 알레르기반응에서는 호산구의 침윤을 동반하는 경우가 많다. 대량으로 분비된 호산구과립이 샤르코-라이덴결정(Chatcot-Llyeden crystal)을 만들기도 한다.

[그림 6-4] I형 알레르기반응(즉시형 또는 아나필락시스형 과민반응)

Note

아네르기(anergy)

알레르기(allergy)는 과민반응인데 비해 아네르기는 항원에 대해 무반응 상태를 나타내는 용어이다. 특정 항원에 대한 면역허용(immune tolerance) 상태를 의미하는 경우와 병원체에 대해 반응할 수 없는 면역부전(immunological incompetence) 상태를 나타내는 경우가 있다.

꽃가루병(화분증, pollinosis)

다양한 꽃가루에 대하여 I형(즉시형)의 알레르기반응을 일으키는 질환이다. 꽃가루가 부착한 결막이나 코점막에서 비만세포로부터 히스타민 등의 화학전달물질이 방출된다. 혈관투과성 항진에 의한 부종이나 분비항진이 일어나 말초신경이 자극되어 가려움을 느낀다. 알레르기결막염, 알레르기코염(알레르기비염)의 아형으로, 계절성 결막염, 계절성 코염(비염)이라고도 불린다. 국소 아나필락시스의 대표적 사례에 해당한다. 예방은 원인이 되는 항원의 접촉을 피하는 것이며 치료는 항히스타민제가 사용된다.

아나필락시스쇼크(anaphylactic shock)

I형(즉시형) 알레르기반응은 항원 노출 후 수분~30분 이내에 일어난다. 이때 전신성 두드러기, 호흡곤란이나 혈압저하 등의 전신적인 반응을 아나필락시스(anaphylaxis)라고 하며, 생사와 관계되는 위독한 증상을 동반하는 경우를 아나필락시스쇼크라고 한다. CT나 혈관조영의 조영제로 사용되는 요오드제에 대한 아나필락시스반응에는 특히 주의를 요한다. 말벌에 쏘여 사망하는 예는 이 아나필락시스쇼크 때문이다.

③ 탈과립에 의해 히스타민이 방출되어 혈관투과성이 항진한다.

④ 화학전달물질이 호산구를 동원하여 조직 내 및 혈액 중에 호산구의 증가를 일으킨다.

항원에 노출된 직후에 급격하게 두드러기나 기관지연축, 인두부종, 쇼크 등이 생기는 것을 전신아나필락시스(generalized anaphylaxis)라고 하는데, 치명적인 병태이다. 의료 질환으로서 CT 검사에 사용되는 요오드 조영제에 대한 알레르기반응이 중요하다. 증상이 심각할 때는 에피네프린이나 기관지 확장제를 사용하고 쇼크를 일으킨 경우 삽관이나 부신겉질스테로이드를 정맥주사가 필요하다.

[예] 계절성 코염(비염)인 꽃가루병(화분증)이나 알레르기성 기관지천식, 두드러기, 모기나 벌의 자상, 요오드 알레르기

■ II형 알레르기반응(세포손상형 과민반응)(▶ 그림 6-5)

이 유형은 표적세포의 표면 구조가 변화하는 등, 원래 항원이 아닌 것이 항원이 되고 그것에 항체인 면역글로불린(IgG, IgM)이 반응함으로써 일어나므로 항체매개형 과민반응이라고 한다. 이때 보체와 세포 표면과의 상호작용에 의해 세포막 표면에 구멍이 생기고 세포는 용해되어 파괴된다.

또 NK세포 등 세포손상성 백혈구가 표면의 항원과 반응함으로써 세포가 파괴되는 등 보체가 관여하지 않는 반응도 있다.

[예] 모자간 혈액형 부적합에 의한 용혈빈혈, 굿파스처증후군(항토리바닥막항체 양성)

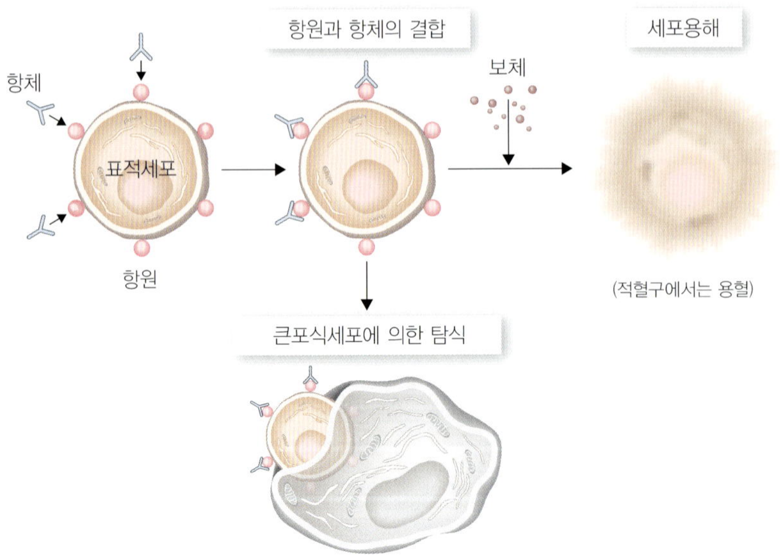

표적세포의 표면항원에 대한 항체가 반응하여 보체를 통해 표적세포가 용해되거나 큰포식세포(대식세포)에 의해 탐식되어 파괴된다.

[그림 6-5] II형 알레르기반응(세포손상형 과민반응)

Note

기관지천식 (bronchial asthma)

기관지에서 I형 알레르기반응이 생기는 질환으로, 소아에게 많다. 기관지 민무늬근(평활근)의 경련, 점막의 부종, 점액분비의 항진에 의해 기관지가 협착된다. 그 때문에 쌕쌕거림(천명)을 동반한 호흡곤란을 호소한다. 또한, 성인에게서는 비알레르기성 천식도 확인된다.

보체(complement)

생체방어에 관계하는 20종류 이상의 단백질을 일컫는다. 세균이나 혈액형이 다른 적혈구와 결합하면 활성화되어 이 이물질에 대해 방어반응을 나타낸다. 보체가 활성화되면 표적이 되는 세포막을 파괴하여 표면에 구멍을 만든다. 염증반응을 증강시키거나 혈관확장인자나 중성구 및 큰포식세포의 쏠림성(주화성)을 촉진하는 작용도 있다.

■ Ⅲ형 알레르기반응(면역복합체형 과민반응) (▶ 그림 6-6)

항원 노출로 인해 만들어진 항체가 항원과 결합하면 순환혈액 안을 흐르는 항원항체복합체(antigen-antibody complex)가 된다. 이 면역복합체가 다시 보체와 결합함으로써 중성구(호중구)를 불러들인다. 중성구는 용해소체(lysosome)를 유리하여 주변 세포에 염증을 일으키며 그 결과 조직손상이 일어난다.

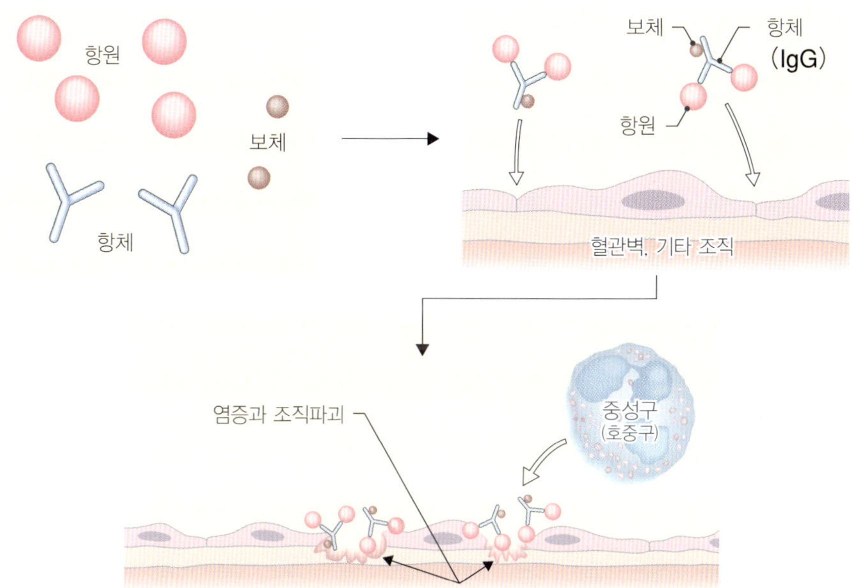

혈중에서 형성된 항원항체복합체가 조직에 침착하여 염증과 조직파괴를 야기하거나 기능장애를 일으킨다. 침윤하는 중성구로부터 단백질분해효소가 방출된다.

[그림 6-6] Ⅲ형 알레르기반응(면역복합체형 과민반응)

Note

IgG와 보체의 결합

보체는 간세포에서 분비되는 혈청단백질 무리이다. 항원항체복합체에 의해 보체는 활성화된다. 우선 항원과 결합한 IgG 분자의 정상부(Fc부분)에 보체 성분 C1q가 결합한다. 이어서 C1r, C1s, C4, C2, C3, C5, C6, C7, C9의 순서로 보체 활성화가 일어난다.

보체결합반응(complement fixation reaction)

혈청항체가 측정법의 하나로, 효소항체법(ELISA)과 더불어 널리 활용되고 있다. 항원항체복합체가 보체를 결합하는 현상을 이용한 항원측정법이다. 양의 적혈구에 대한 항체인 용혈소를 결합시킨 감작 혈구에 보체를 첨가하면 용혈(hemolysis)이 일어난다. 환자 혈청의 배수희석 예에 일정량의 항원과 보체를 첨가한 후에 감작 혈구를 추가한다. 혈청항체가 있으면 항원항체복합체가 생겨서 보체가 소비되기 때문에 감작 혈구를 추가하더라도 용혈이 일어나지 않는다. 용혈을 저지하는 혈청의 최고희석배수를 보체결합항체가(complement fixation antibody titer)라고 한다.

column

■ 피부 및 점막의 중요한 장벽

병원미생물이 생체 안으로 침입하는 경로는 피부와 점막이다. 두터운 중층편평상피가 아니라 1층의 원주상피로 덮인 점막은 영양분이나 산소의 흡수에 적합한 만큼 병원미생물이 침입하기 쉽다. 그 때문에 점막에는 점막면역이라는 특별한 면역기전이 갖추어져 있다.

창자점막에는 잘 발달한 림프장치가 있다. 돌창자(회장)의 파이어판(Peyer's patch), 작은창자(소장)에서 큰창자(대장)에 흩어져 있는 홑림프소절(고립림프소절, solitary lymphatic follicles) 및 막창자꼬리(충수)의 림프장치를 통틀어 점막연관 림프조직(mucosa-associated lymphoid tissue, MALT)이라고 한다. 위점막과 달리 창자점막에는 생리적 상태에서도 점막 고유층에 $CD4^+$의 소림프구와 형질세포가 분포하며 또 점막상피 내에도 $CD8^+$의 상피세포 간 림프구가 다수 분포해 있다.

점막면역에는 병원미생물이 생체 내에 침입하지 못하도록 막는 장벽 기능이 있기 때문이다. 이 면역을 잘 활용한 백신이 회색질척수염(폴리오, poliomyelitis)에 대한 경구백신이다.

Note

혈청병(serum disease)

이종 혈청 중의 단백질 성분과 이에 대한 항체의 면역복합체에 의한 병태(III형 알레르기반응)이다. 말에서 제작한 항독소혈청을 2번 사용함으로써 생기는 경우가 많다. 1~2주 후에 발열, 관절통, 피진, 림프절비대를 나타내며 콩팥병변, 혈관염을 합병한다.

괴사혈관염이 확인되는 질환

① 결절다발동맥염
② 전신홍반루푸스
③ 악성 류마티스관절염
④ 베게너육아종증
⑤ 한랭글로불린혈증(저온글로불린혈증)
⑥ 악성 고혈압

또 항원항체복합체는 혈소판의 활성화나 응집도 야기한다. 그 결과 복합체 부착부위에서는 출혈이나 괴사, 부종 등의 반응이 일어난다.

[예] 혈청병, 토리콩팥염(사구체신염), 전신홍반루푸스(SLE), 괴사혈관염(▶ 그림 6-7)

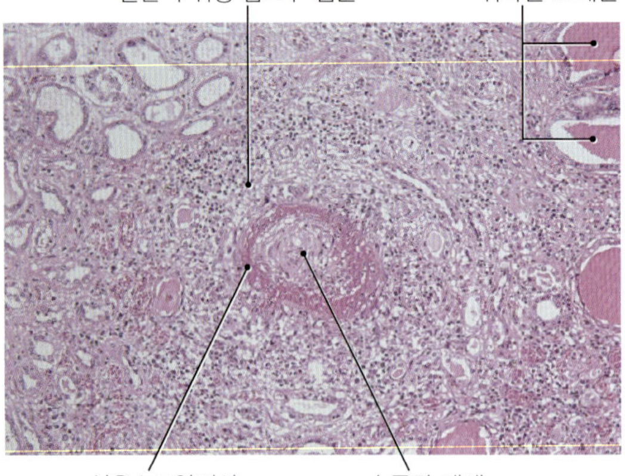

악성 류마티스관절염 환자의 콩팥에서 관찰된 괴사혈관염(necrotizing angiitis)이다. 중앙의 작은 동맥에 호산성 섬유소 유사물질이 침착되고 주위에 심한 염증성 세포침윤을 동반하고 있다. 혈관 속공간은 폐쇄되었다. 주위의 콩팥실질에는 허혈성 변화가 관찰된다. III형 알레르기반응에 의한 병변이다.

[그림 6-7] 괴사혈관염(현미경소견, 헤마톡실린-에오신염색)

column

■ 모기에 물리면 빨갛게 부어오르고 가려운 까닭은?

모기에 물리면 물린 부분이 빨갛게 붓고 가려워진다. 실제로 이 현상은 꽃가루병(화분증)과 같은 I형 알레르기반응이다.

모기는 흡혈 시에 피를 쉽게 빨기 위해 항응고물질을 함유한 침을 피부에 주입한다. 모기의 침 안에 있는 단백질이 항원이 되어 IgE 항체가 만들어진다. 그리고 이어서 모기에 물리면 피부에 들어간 침의 단백질이 IgE와 결합해서 비만세포로부터 히스타민이 방출된다. 방출된 히스타민은 혈관에 작용하여 혈관을 확장시킨다. 그 결과 모기에 물린 부분이 빨개진다. 또 혈관투과성 항진에 의해 혈장이 혈관 밖으로 누출되어 부어오른다. 그리고 감각신경이 자극을 받아 가려움이 생긴다. 그 결과 모기에게 물리면 빨갛게 부어오르고 가려워지는 것이다. 아직 한 번도 모기에게 물린 적이 없는 신생아(모기 침 안의 단백질에 대한 IgE 항체를 갖지 않은 사람)는 물려도 빨갛게 부어오르고 가려워지는 일은 없다.

국시 적중문제

Q 항체에 대한 설명으로 틀린 것은?

① 항원을 무력화시키거나 제거한다.
② 태반을 통해 유일하게 통과되는 항원은 IgG 이다.
③ 항원이 들어오면 맨 처음 혈액검사에서 IgM 항체가 검출된다.
④ B림프구에 의해 생성된다.
⑤ Ⅰ형 알레르기 반응을 일으키는 것은 IgA 이다.

A Ⅰ형 알레르기 반응을 일으키는 것은 IgE이다.

정답 : ⑤

■ Ⅳ형 알레르기반응(지연형 과민반응) (▶ 그림 6-8)

I~III형이나 V형처럼 항체가 아니라 세포면역에 의해 야기된다. 반응이 시작되기까지 24시간, 최대까지 48시간 정도를 요한다. 보조T세포가 생산하는 사이토카인에 의해 활성화된 큰포식세포나 살해T세포의 직접 손상작용으로 일어난다.

[예] 투베르쿨린반응(투베르쿨린액을 피부내주사하면 일어나는 국소적인 염증반응. 림프구, 단핵구의 증식과 중성구 침윤이 작은 혈관 주위에 관찰됨), 접촉피부염, 종양세포에 대한 손상, 바이러스 감염 세포에 대한 손상, 만성 육아종염증

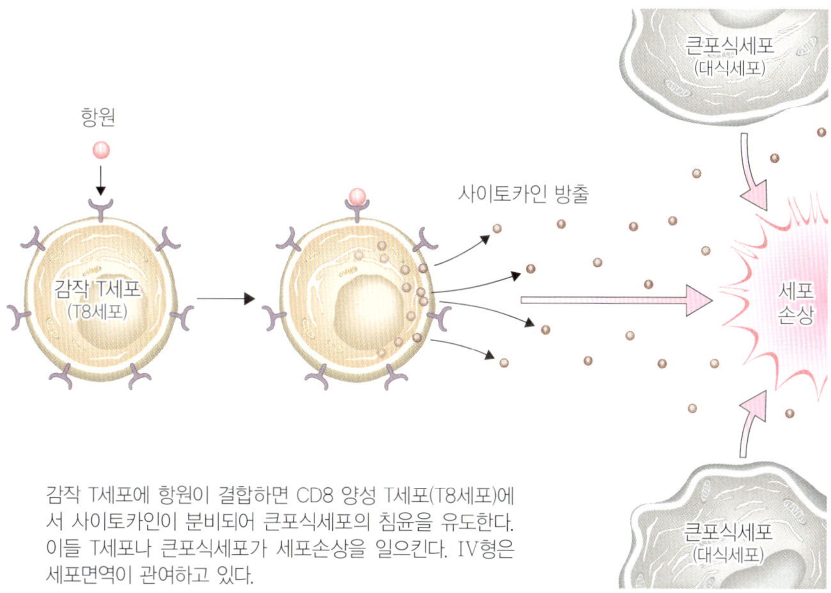

[그림 6-8] Ⅳ형 알레르기반응(지연형 과민반응)

Note

투베르쿨린반응 (tuberculin reaction)

순화시킨 결핵균성분(PPD)에 대한 IV형 알레르기반응을 보는 피부내검사. 결핵균에 대한 세포면역의 성립 여부를 검사할 목적으로 시행된다.

만성 육아종염증과 Ⅳ형 알레르기반응

육아종염증의 대부분은 IV형 알레르기반응이 관여한다. 활성화된 큰포식세포가 상피모양세포로 바뀌며 다수의 T세포 침윤을 동반한다.

column

■ 면역글로불린 IgG의 알려지지 않은 역할

백신 접종 후에 혈중에 증가하는 IgG는 병원체에 대해 특이적으로 반응하는 항체의 역할을 한다. 하지만 혈청 중에 존재하는 IgG 모두가 이처럼 항체분자로서 기능하고 있지는 않다.

예를 들어 토끼에 특정 항원성 물질을 반복해서 피부밑주사를 놓아 과잉면역 상태에 두었다고 하자. 그 경우에도 이 항원에 대한 특이항체로서 기능하는 것은 혈중에 존재하는 IgG 전체의 1%에 지나지 않는다. 그러면 남은 대다수의 IgG 분자는 도대체 무엇을 하고 있는 것일까?

이 점에 관해서는 흥미로운 연구가 있다. 그 연구에 따르면 감염이나 염증이 발생하는 장소에서는 IgG 분자의 일부가 혈관 밖으로 삼출 및 유주(swarming)한 중성구로부터 방출되는 단백질분해효소에 의해 분해되어 염증성 세포에 대한 유주인자를 생성하고 있는 것이다. 이 경우 IgG는 항체분자가 아니라 유주인자의 전구체 단백질로서 기능하게 된다.

■ V형 알레르기반응(항수용체반응형 과민반응) (▶ 그림 6-9)

II형 알레르기반응의 아형으로, 항수용체항체가 수용체의 기능에 영향을 미친다.

그레이브스병(Graves' disease)에서는 갑상샘자극호르몬 수용체에 대한 항체가 갑상샘의 기능을 항진시키는 것과는 달리 그레이브스병(Graves disease)에서는 뼈대근육(골격근)의 신경절접합부에 있는 아세틸콜린수용체(acetylcholine receptor)에 대한 항체가 근육수축을 억제한다. 그레이브스병처럼 기능항진을 자극하는 점을 중시해서 '자극형' 과민반응이라고도 한다.

[예] 그레이브스병에서의 갑상샘 자극 면역글로불린, 중증근무력증에서의 아세틸콜린 수용체항체

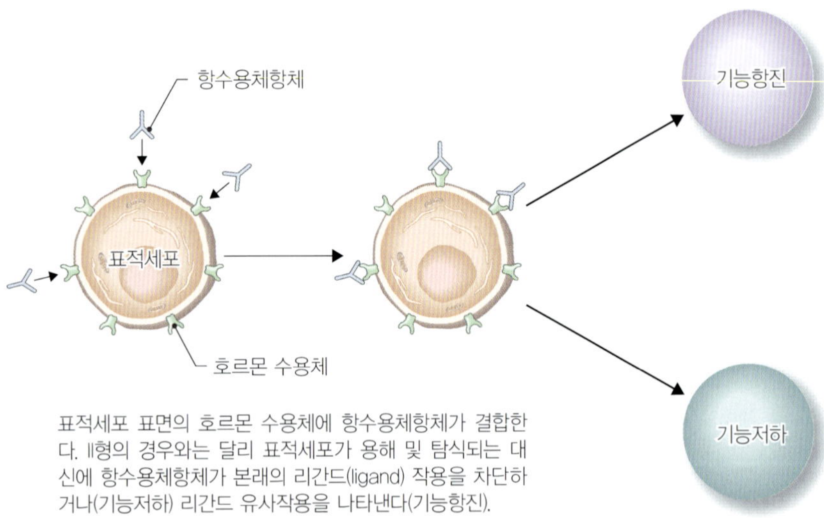

표적세포 표면의 호르몬 수용체에 항수용체항체가 결합한다. II형의 경우와는 달리 표적세포가 용해 및 탐식되는 대신에 항수용체항체가 본래의 리간드(ligand) 작용을 차단하거나(기능저하) 리간드 유사작용을 나타낸다(기능항진).

[그림 6-9] V형 알레르기반응(항수용체반응형 과민반응)

Note

갑상샘 자극 면역글로불린

그레이브스병(Graves' disease) 환자의 혈액 중에는 시간적으로 오랫동안 갑상샘을 자극하는 물질(LATS)이 관찰된다. 이것은 건강한 사람들에게서는 검출되지 않는다. 정상 갑상샘은 뇌하수체에서 분비되는 갑상샘자극호르몬(thyroid stimulating hormone, TSH)에 의해 분비가 조절된다. LATS는 TSH와 같은 기능을 발휘하는 자가항체(면역글로불린 G)이며, 갑상샘 자극 면역글로불린이라고도 불린다.

아세틸콜린수용체 (acetylcholine receptor)

아세틸콜린수용체는 콜린신경(cholinergic nerve; 아세틸콜린이 신경전달물질로서 작동하는 신경)의 수용체이다. 콜린신경에는 부교감신경의 신경절이전섬유·신경절이후섬유, 교감신경의 신경절이전섬유, 운동신경이 있다. 아세틸콜린수용체는 니코틴수용체(nicotine receptor)와 무스카린수용체(muscarinic receptor)의 2가지로 크게 나뉜다. 니코틴수용체는 다시 신경근접합부의 종말판에 있는 근육형과 자율신경절이나 부신속질에 존재하는 신경형으로 나뉜다. 무스카린수용체는 부교감신경 신경절이후섬유 이외에 뇌 내에도 존재한다. M1~M3의 3종류가 있다. 중증근무력증에서 증명되는 항아세틸콜린수용체 항체는 근육형 니코틴수용체에 대해 특이적이다.

column

■ 새롭게 발견된 림프구의 분화경로

최근 B세포의 새로운 분화경로가 주장되고 있다. 림프조직의 종자중심(배중심, germinal center)을 경유하지 않고 형질세포로 직접 분화하는 다른 경로가 존재하며 이들 형질세포가 분비하는 면역글로불린은 종종 자가항원에 대해 반응성을 가진다고 한다. 다발골수종에서 증식하는 형질세포는 이 계통인 것으로 확인되었다.

지금까지 모든 T세포는 가슴샘(흉선, thymus gland)이라는 가슴 앞쪽에 위치하는 림프계통 장기를 통과하며 그 과정에서 자기성분에 반응하는 세포가 선택적으로 제거된 후에야 성숙한 T세포로 분화할 수 있다고 보았다. 하지만 소화관 점막에는 가슴샘을 통과하지 않고 분화한 오래된 계통의 T세포(가슴샘 외분화 T세포)가 다수 분포해 있다는 사실도 밝혀졌다. 가슴샘에 의한 선택 및 제거 과정을 거치지 않기 때문에 이들도 자기반응성 세포군이 다수 관찰된다. 오히려 상피세포의 분화나 세포자멸사(예정된 세포사)에 적극적으로 관여하고 있을 것으로 추측된다.

4. 장기이식과 거부반응

장기이식으로는 콩팥(신장)이식과 각막이식이 가장 많이 보급되어 있다. 최근에는 조혈줄기세포이식(골수이식)과 간이식도 널리 시행되고 있다. 뇌사자로부터 심장, 콩팥(신장), 간, 허파(폐), 이자(췌장), 작은창자(소장)의 이식도 시작되었다. 또한 이자랑게르한스섬, 뼈, 피부의 이식도 시행되고 있다. 수혈도 일종의 장기이식으로 간주할 수 있다.

장기이식은 공여자(장기제공자)와 수여자(장기를 받는 환자)의 ABO혈액형이 동일해야 하고, 최대한 많은 HLA(사람백혈구항원)가 일치해야 한다. 하지만 모두 일치한다고 하더라도 생체는 이식된 장기나 조직에 대해 거부반응(rejection reaction)을 일으킬 수 있다. 이것은 이식된 장기나 조직을 이물질로 간주하여 제거하려는 살해T세포(T8세포)를 중심으로 하는 일종의 면역반응이다.

거부반응에 관해서는 면역억제제나 스테로이드호르몬, 수여자의 T세포 제거를 통해 억제할 수 있다. 그러나 이러한 처리는 필요한 면역반응까지도 억제해버리기 때문에 심각한 면역결핍상태를 일으키기도 한다.

Note

조혈줄기세포이식(골수이식)

조혈줄기세포이식은 백혈병(leukemia)이나 재생불량빈혈(aplastic anemia) 등의 질병에 의해 정상적인 조혈이 일어날 수 없게 된 환자의 조혈줄기세포를 건강한 사람의 것으로 대체함으로써(실제는 골수액의 정맥주사) 조혈기능을 회복시키는 치료법이다. 공여자의 림프구가 수여자의 조직을 이물질로 인식해 공격하는 이식편대숙주병(graft-versus-host disease, GVHD)이 생기기 쉽다. GVHD를 줄이기 위해 공여자와 수여자의 사람백혈구항원(HLA)을 일치시킨다. 또 수여자의 골수나 림프장치를 비우는(면역억제상태로 만드는) 전처리가 시행된다. 최근에는 말초혈이나 제대혈의 줄기세포도 이식으로 이용되고 있다.

5. 면역결핍병

선천성 또는 후천성의 이유로 면역계통이 잘 작용하지 않게 되는 것을 면역결핍병(immunodeficiency disease)이라고 한다. 면역결핍상태가 되면 정상적인 상태에서는 병원성을 일으키지 않을 약독 미생물에 의해 쉽게 감염을 일으키게 된다. 이를 기회감염(opportunistic infection)이라고 한다.

면역결핍병은 크게 나누어 선천성 면역결핍병(유전적인 원인에 의해 발생)과 후천성 면역결핍증후군(AIDS)이 있다.

그 밖에 면역결핍상태가 만성 질환이나 약물요법, 나이가 많아짐에 따라 생기는 경우도 있다.

■ 선천성 면역결핍병

선천성 면역결핍병은 특정 유전자의 이상이나 결손에 의해 일어난다. 일반적으로 유전성 질환으로 분류되며, 이상이 있는 유전자에 따라 병태는 다양하다.

① 브루톤형 무감마글로불린혈증(Bruton's agammaglobulinemia)

B전구세포에서 B세포로 제대로 성숙되지 않기 때문에 B세포나 형질세포가 결손된다. 면역글로불린이 생산되지 않기 때문에 고름형성균(화농균)에 대한 저항력이 약해 쉽게 감염을 반복한다. X연관 열성유전을 나타내기 때문에 남아에게만 관찰된다. 임상적인 발병 시기는 모체 유래의 항체가 소실되는 6개월 이후이다.

② 선택적 IgA 결손증(selective IgA deficiency)

IgA형 B세포가 형질세포로 잘 분화되지 않기 때문에 일어난다. 가장 빈도가 높은 B세포의 유전적 장애이며, 700명 가운데 1명 비율로 관찰된다. 수혈받은 혈액이나 감염에 대한 아나필락시스반응이 확인되기도 한다.

③ 디조지증후군(DiGeorge syndrome, DGS)

가슴샘(흉선)의 발달이 장애를 받기 때문에 T세포가 결손되어 일어난다. 아래턱, 귀, 대동맥활(대동맥궁)에도 이상을 동반한다. 림프구가 감소되어 바이러스나 진균, 결핵 등에 대한 저항력이 없어지지만, B세포는 유지된다. 부갑상샘도 결손되기 때문에 저칼슘혈증에 의한 테타니(tetany; 혈액 중의 칼슘농도가 저하되어 말초신경의 흥분성이 높아지고 지속적인 근육의 경직을 일으킴)가 나타난다(▶ **각론 제10장 내분비계통 질환, p.402, Note 참조**).

④ 중증복합면역결핍병(severe combined immunodeficiency, SCID)

B세포와 T세포가 모두 고도로 결핍됨으로써 일어난다. 림프구가 현저히 감소되고 체액면역과 세포면역의 모든 기능이 장애를 받기 때문에 중증 감염병을 반복한다. 보통염색체 열성유전인 경우와 X연관 열성유전인 경우가 있다. 보통염색체 열성유전의 절반은 아데노신탈아미노효소(adenosine deaminase, ADA) 결손이 원인이다. ADA결손증에서는 데옥시아데노신(deoxyadenosine)과 dATP(deoxy-ATP)가 축적되고 이들이 림프구에 대해 독성을 나타낸다. ADA결손증은 유전자치료가 가능하다.

■ 후천면역결핍증후군(AIDS)

사람면역결핍바이러스(human immunodeficiency virus, HIV)에 감염되면 발병한다. 감염되면 곧 발병하는 것이 아니라 수년~10년간의 무증상 기간이 있다(▶ **그림 6-10**). 바이러스가 $CD4^+$의 보조T세포에 감염되어 그것을 파괴함으로써 면역결핍을 일으킨다. HIV는 역전사효소를 가진 레트로바이러스(retrovirus)에 속한다. 주폐포자충폐렴(pneumocystis carinii pneumonia), 거대세포바이러스 감염병(cytomegalovirus infection)이

Note

콩팥이식편거부반응의 병형

① 초급성 거부(hyper-acute rejection) : 항체를 매개로 한 반응으로, 생체 내에 사전에 공여자 항원에 대한 항체가 존재하는 경우에 생긴다. 보통 이식 후 분 단위로 발생한다. 국한형 아르투스반응(arthus reaction)이며, 급성 염증, 작은 혈관의 섬유소모양괴사, 광범한 혈전형성이 특징이다.

② 급성 거부(acute rejection) : T세포를 매개로 일어난다. 일반적으로 이식 후 수일부터 수주일 내에 발생한다. 림프구와 큰포식세포의 침윤이 특징이다. 혈전증을 동반하는 동맥염 및 양쪽성 콩팥겉질괴사를 일으키기도 한다.

③ 만성 거부(chronic rejection) : 항체를 매개로 한 혈관손상이 원인이다. 일단 이식 후 수개월에서 수년간에 걸쳐 발생한다. 혈관속막의 섬유성 증식이 조직학적인 특징이며 콩팥은 종종 소형화, 흉터화된다. 급성 거부를 면역억제요법으로 극복한 후에 만성 거부에 빠지는 예가 증가하고 있다.

이식편대숙주병(graft-versus-host disease, GVHD)

이식된 T세포(특히 $CD8^+$ 살해T세포)에 의해 숙주세포가 이물질로 간주되어 거부반응이 발생한다. 특히 조혈줄기세포이식(골수이식)의 경우에 문제가 된다. 조혈줄기세포이식의 처리에서는 면역학적인 활성을 유지하는 세포가 이식되기 때문이다. 그 밖에도 중증복합면역결핍병(severe combined immunodeficiency disease) 환자에게 전혈수혈을 한 경우에도 GVHD는 발생한다. 드물게 수혈에 의해 발생하면(이른바 수혈 후 홍피증) 치명적이기 때문에 수혈용 혈액에 방사선을 조사하여 림프구를 사멸시키는 처리가 시행되고 있다.

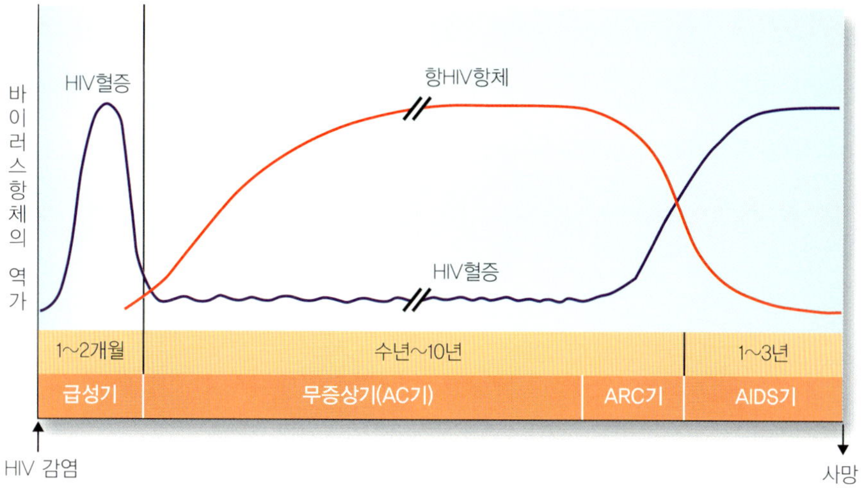

HIV에 감염되면 발열 등의 급성기 증상이 나타나고 HIV가 혈중에서 양성이 된다. 1~2개월 후에는 항HIV 항체가 양성화되면서 바이러스는 음성화되어 오래 계속되는 무증상기가 된다. AIDS 진단은 기회감염이 명확해진 시점에 이루어진다. 그 전에 림프절비대나 발열을 나타내는 ARC기가 선행된다.

[그림 6-10] HIV 감염과 임상경과

나 결핵을 잘 일으킨다. 기회감염을 일으킨 상태가 AIDS이다. AIDS 발병 전의 단계를 포함하여 HIV 감염병이라고 한다. 진단으로는 HIV 항체검사가 시행된다. 혈중 $CD4^+$ 림프구수, CD4/CD8 비율이 병세의 지표로 사용되고 있다.

AIDS에서 기회감염을 일으키기 쉬운 것은 세포면역이 감염방어의 중심 역할을 하는 병원체에 한정된다(▶ **그림 6-11**). 기본적으로는 표적세포 내에 감염되는 세포 내 기생성 병원체에 감염되기 쉽지만, 중성구가 감염을 방어해주는 MRSA를 포함한 고름형성균(화농균)에는 쉽게 감염되지 않는다. 자세한 내용은 ▶ **총론 제7장 감염병** (p.136)을 참조하기 바란다.

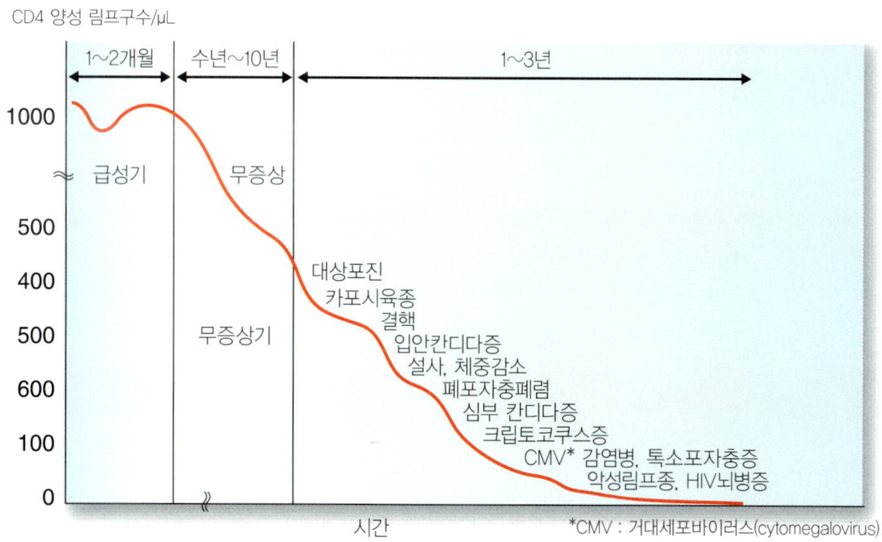

HIV 감염병에서 기회감염이 발생한 상태가 AIDS이다. 말초혈 $CD4^+$ 림프구(T4세포) 수의 저하 정도에 따라 기회감염을 일으키기 쉬운 병원체가 어느 정도가 정해져 있다. AIDS의 초기 증상으로 나타나기 쉬운 것은 대상포진, 결핵, 입안칸디다증이다. 거대세포바이러스 감염병, 톡소포자충증, HIV뇌병증은 말기에 발생하기 쉽다.

[그림 6-11] HIV 감염병의 $CD4^+$ 림프구수와 기회감염

Note

후천면역결핍증후군 (acquired immune deficiency syndrome, AIDS)

사람면역결핍바이러스(HIV)에 감염되면 $CD4^+$ T세포가 결핍된다. 이로 인해 순환혈액 중의 림프구수가 현저히 감소한다. $CD4^+$ (보조)T세포의 소실은 체액면역 및 세포매개성 과민반응의 기능부전을 일으킨다. HIV에 감염되어도 바로 AIDS를 발병시키지 않고 수년~10년간의 잠복기간이 있다.

HIV의 아종

사람면역결핍바이러스(HIV)에는 10종류 이상의 아종이 알려져 있다. 항문성교로 전파되기 쉽고, 서양에 많은 아형 B는 병원성이 가장 높다. 남성 동성애자의 특징은 동일인이 성교의 능동적 및 수동적 역할을 담당하고, 또 성교 대상이 매우 많으며, 국경을 넘어 여행하면서 성교한다는 점이다. 질성교로 전파되기 쉬워 남녀비가 1:1에 가까운 아형 A, C, E는 아시아, 아프리카지역에 많고 병원성은 비교적 낮다.

AIDS에서 생기는 주요 기회감염(▶ 그림 6-11)

① 점막칸디다증(입안, 식도)
② 거대세포바이러스 감염병(최종적으로 망막염에 의한 실명이 문제가 됨)
③ 폐포자충폐렴
④ 결핵
⑤ 비결핵성 항산균증(허파, 소화관)
⑥ 크립토코쿠스증(허파, 뇌척수막)
⑦ 아메바이질
⑧ 와포자충증(크립토스포리듐증)
⑨ 톡소플라스마뇌염
⑩ 분선충증
⑪ 악성뇌림프종(EB바이러스 감염에 의함)
⑫ 카포시육종
(⑦~⑨는 원충증)

Note

역전사효소(reverse transcriptase)

보통 유전자정보는 DNA로부터 RNA로 전사되는데, 레트로바이러스(retrovirus)에서는 RNA로부터 DNA로 전사된다. 이것을 역전사라고 하며 그러한 작용을 나타내는 효소를 역전사효소라고 한다. 특히 HIV, 성인T세포백혈병바이러스의 레트로바이러스가 역전사효소를 특징적으로 보유하고 있다.

쿰즈검사(Coombs test)

쿰즈검사란 적혈구의 세포막에 결합하는 면역글로불린(자가항체)이 존재하는지의 여부를 조사하는 실험이다. 면역글로불린이 적혈구에 결합해 있을 때, 항사람면역글로불린항체를 첨가하면 항원항체반응이 일어난 결과, 적혈구는 응집된다(직접쿰즈검사). 응집이 일어난 경우가 직접쿰즈검사 양성이다. 간접쿰즈검사에서는 환자의 혈청과 건강한 사람의 혈액을 혼합한 것에 항사람면역글로불린항체를 첨가하여 적혈구응집반응이 일어나는지를 검사한다.

6. 자가면역질환

자기와 비자기를 구별하지 못하고 자신의 세포에 대해 면역반응을 일으키는 질환군이다. 자가면역현상이 일어나는 원인은 아직 밝혀지지 않았지만, 생각할 수 있는 기전으로는 ①감염이나 염증, 약물 등에 의해 복합체가 만들어진 결과 숙주의 항원이 비자기로 인식되고, ②특이적인 자가항체가 존재하며, ③면역제어에 이상이 있는 등이 지적되고 있다.

자가면역질환에는 콜라겐병으로 대표되는 전신성(장기 비특이적) 자가면역질환과 장기 특이적 자가면역질환(하시모토병, 자가면역용혈빈혈 등)으로 크게 나뉜다(▶ **그림 6-12**). 장기 비특이적 자가면역질환은 여성에게 많은 것이 큰 특징이다.

■ 주요 자가면역질환

① **자가면역용혈빈혈(autoimmune hemolytic anemia)** : 적혈구막에 있는 항원에 대하여 어떠한 원인으로 인해 자가항체가 만들어지고 그것이 결합함으로써 용혈을 일으켜 빈혈이 된다. 전신 권태감이나 헐떡임을 동반하며 가끔 황달이 생긴다. 쿰즈검사(Coombs test)에서는 양성을 나타낸다.

② **하시모토병(Hashimoto's disease; 자가면역성 갑상샘염)** : 자가면역반응에 의해 갑상샘에 림프구가 침입하여 갑상샘을 공격하는 항체가 만들어짐으로써 발병한다.

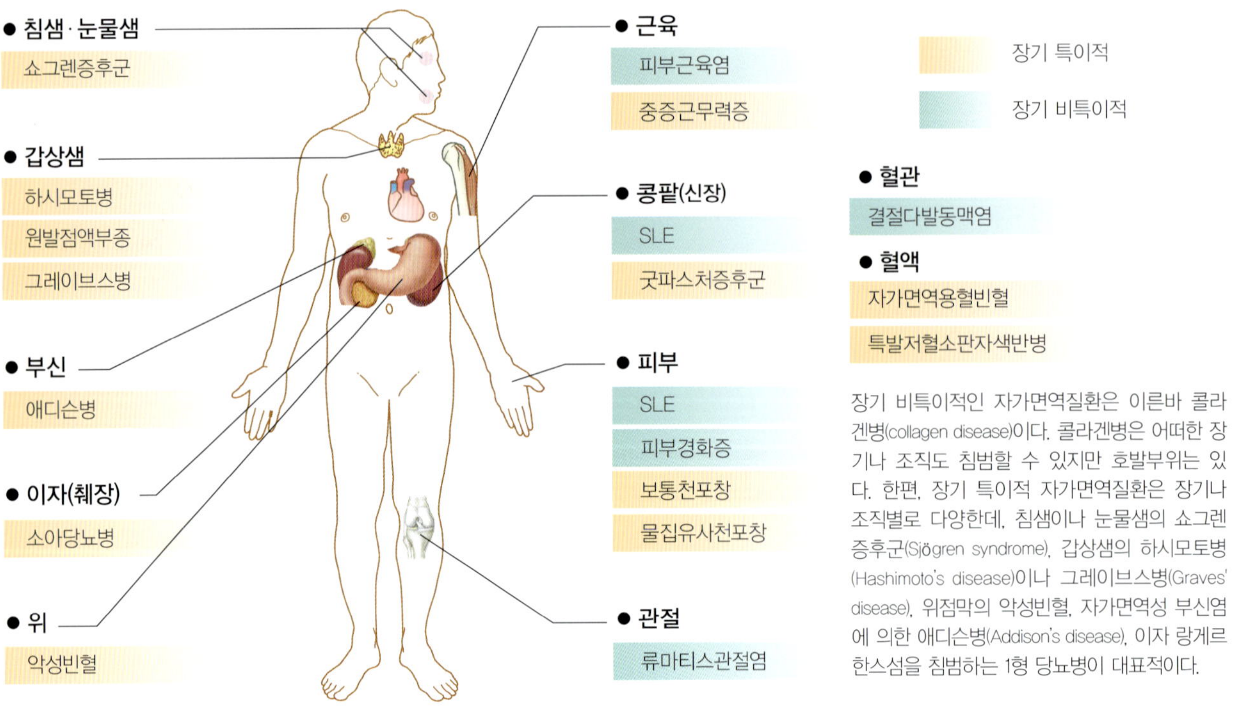

장기 비특이적인 자가면역질환은 이른바 콜라겐병(collagen disease)이다. 콜라겐병은 어떠한 장기나 조직도 침범할 수 있지만 호발부위는 있다. 한편, 장기 특이적 자가면역질환은 장기나 조직별로 다양한데, 침샘이나 눈물샘의 쇼그렌증후군(Sjögren syndrome), 갑상샘의 하시모토병(Hashimoto's disease)이나 그레이브스병(Graves' disease), 위점막의 악성빈혈, 자가면역성 부신염에 의한 애디슨병(Addison's disease), 이자 랑게르한스섬을 침범하는 1형 당뇨병이 대표적이다.

[그림 6-12] 주요 자가면역질환

쇼그렌증후군(Sjögren syndrome), 악성빈혈(자가면역성 위염), 류마티스관절염, 전신홍반루푸스(SLE) 등 다른 자가면역질환을 동반하는 경우가 있다. 여성에게 많은 질환이다.

③ **콜라겐병(collagen disease)** : 전신 결합조직에 손상을 일으키기 때문에 결합조직병(connective disease)라고 하며 섬유소모양괴사와 자가항체의 출현이 특징이다(▶ **그림 6-13**). 대표적인 질환으로 류마티스관절염, 전신홍반루푸스(SLE), 전신경화증, 다발근육염 · 피부근육염, 결절다발동맥염, 류마티스열의 6가지가 있다(▶ **각론 제15장 전신질환, p.503 참조**).

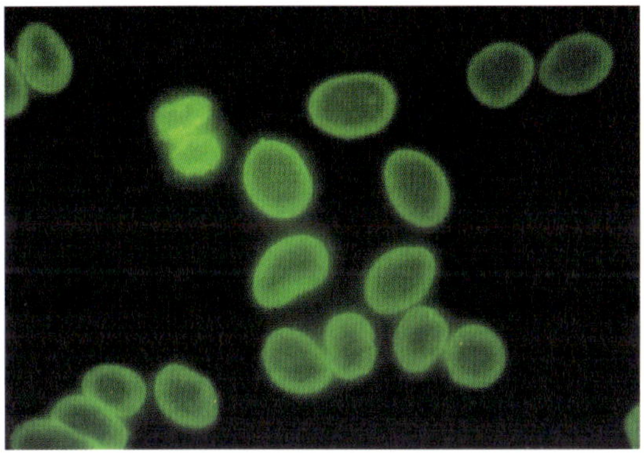

간접형광항체법에서 핵에 결합하는 자가항체가 있으면 핵이 녹색으로 빛나 보인다. 혈청 중의 항핵항체(antinuclear antibody; 사람 IgG)에 이어 형광색소를 표식한 항사람 IgG항체를 반응시키고 있다. SLE 등의 콜라겐병 진단에 유용한 검사이다.

[그림 6-13] 항핵항체(형광현미경 관찰)

Note

원인 불명 질환의 원인

원인이 불명확한 질환은 수없이 많다. 질환을 치료하려면 먼저 원인을 규명해야 하는데, 원인을 없애면 질병이 치유되기 때문이다. 질환의 원인이 불명확한 경우, 원인의 가능성이 큰 것이 자가면역 기전이다. '원인을 잘 모르면 자가면역'이라고 보는 것이 타당할 듯하다. 예를 들어 궤양대장염이라는 큰창자(대장)를 침범하는 염증성 창자질환은 아직까지 원인을 알 수 없기 때문에 자가면역질환으로 분류하기도 한다. 이 질환에는 바이러스, 창자세균이나 효모의 감염설이나 이물질에 의한 자극설을 비롯해 많은 원인설이 있다.

column

■ '면역'의 출발점은 '자기'의 인식부터

면역이란 자기와 비자기를 구별하는 작용인데, 본래 면역을 담당하는 세포의 기능은 자기의 인식에 있었다고 판단된다. 자기세포의 제어나 비정상 세포 및 죽은 세포의 제거, 세포의 신생에 대한 조절이야말로 면역을 담당하는 세포군의 역할이었던 것이다.

이 사실은 자가면역질환에 관여하는 자가항체가 왜 존재하는가를 생각하게 하는 힌트이기도 하다. 자가항체가 존재하는 것은 자가면역질환을 진단하는 수단이 되는데, 자가항체가 있더라도 그것이 매우 미량이라면 문제가 없다. IgG와 같은 고분자량의 단백질은 원래 살아 있는 세포의 막을 통과할 수 없도록 되어 있다. 그러므로 항체가 생성되어도 그것이 살아 있는 세포에 손상을 입히는 것은 아니다.

그러나 상대가 죽은 세포라면 자가항체는 틀림없이 그 핵이나 사립체(미토콘드리아)를 제거한다. 미량의 자기반응성 항체분자가 원래 이러한 불필요한 자기세포를 제거하기 위해 존재하는 것이라면 자가면역질환이란 자가항체가 양적으로 비정상이 되는 질환이라고 정의해야 할지도 모른다.

국시 적중문제

Q 즉시형 과민반응에서 면역글로불린 E(IgE)가 비만세포를 자극해 히스타민이 방출되어 나타나는 증상은?

가. 계절성 코염(비염)　　나. 알레르기성 기관지천식
다. 꽃가루병(화분증)　　라. 국소적 과민반응

① 가, 나, 다　② 가, 다　③ 나, 라
④ 라　⑤ 가, 나, 다, 라

A 즉시형 과민반응(I형 알레르기반응) : 항원에 대한 비만세포의 IgE 항체 반응

1) 계절성 코염(비염)　2) 알레르기성 기관지천식　3) 꽃가루병(화분증)
4) 전신적 과민반응　5) 아토피성 알레르기

정답 : ①

Q 전신아나필락시스에 관여하는 면역체는?

① IgE　② IgG　③ IgM
④ IgA　⑤ IgD

A 전신아나필락시스(I형 알레르기반응)는 IgE 항체에 의해 매개되며, 급속히 발생한다. 초기에는 국소적 가려움, 부종, 콧물 등의 증상을 보이다가 몇 분 안에 쌕쌕거림(천명), 호흡곤란, 청색증이 나타나고 순환기 쇼크에 빠지게 된다.

정답 : ①

Q 알레르기반응에 대한 설명이다. 틀린 것은?

① 면역반응이 지나치게 나타나 조직이 손상된 것을 말한다.
② 알레르기를 일으키는 원인을 알레르기항원이라고 한다.
③ 알레르기항원은 히스타민, 세로토닌, 브라디키닌 등의 매개물질을 방출한다.
④ 과민반응은 주로 알레르기항원에 반복 노출되어 있다.
⑤ 과민반응의 발생 강도는 숙주의 방어력과 항원 노출정도와는 관계없다.

A 숙주의 방어력이 낮을수록, 항원 노출정도가 심할수록 과민반응의 정도는 강해진다.

정답 : ⑤

국시 적중문제

Q 체내에 침입한 바이러스, 곰팡이 또는 암세포에 대한 면역기전에 관여하는 면역세포는?

① B세포 ② T세포 ③ 그물내피계통
④ 보체 ⑤ 큰포식세포(대식세포)

A 백혈구 종류와 기능

1) T세포 : 보조T세포, 유도T세포, 억제T세포가 있으며 다양한 인자, 사이토카인과 림포카인을 토해 면역 활동을 강화
2) 세포독성T세포 : 바이러스에 감염된 세포, 이식, 이식된 기관을 포함한 비자기세포를 선택하여 공격하고 파괴
3) 자연살해세포(NK세포) : 비자기세포를 무작위적으로 공격, 특히 돌연변이를 일으키거나 악성으로 신체 세포를 공격, 이식과 이식기관을 공격

정답 : ②

Q 혈청 항체의 75%를 차지하고 태반을 통해 신생아에게 전달되는 면역글로불린은?

① IgG ② IgM ③ IgA
④ IgD ⑤ IgE

A IgG : 혈청 중에 가장 많이 함유되어 있다. 태반을 통과할 수 있는 유일한 면역글로불린으로, 신생아에게서는 모유로부터 받은 IgG가 감염방어에 중요한 역할을 한다.

정답 : ①

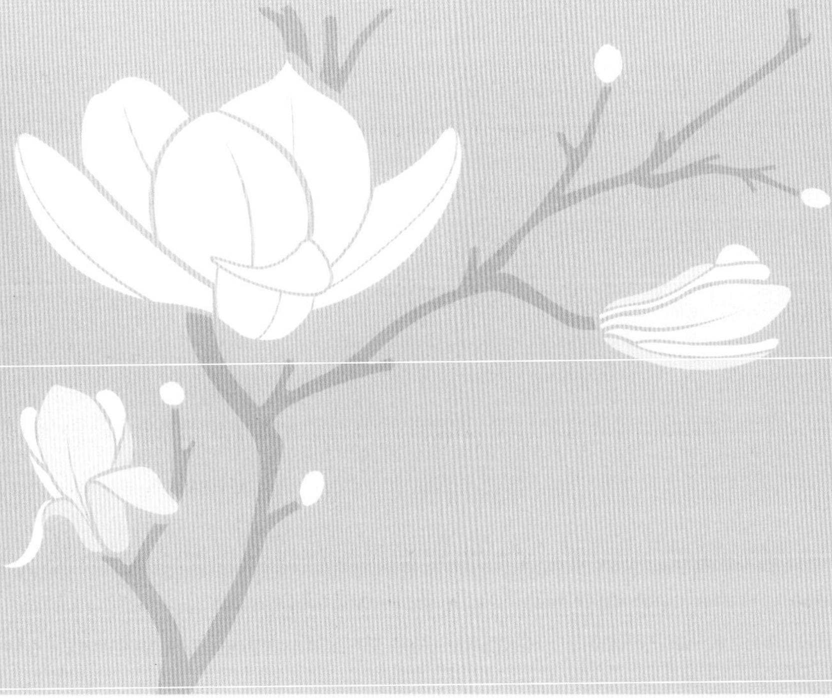

병리학(pathology)

질병의 본질적 성질을 취급하는 의학의 한 분야로서, 특히 질병에 의해 발생하는 신체의 조직이나 기관의 형태학적 변화 및 기능적 변화를 연구하는 학문. 즉, 병의 원인-발생-경과 및 그 변화 등에 관한 연구를 하는 학문으로 넓은 의미로는 생물체에서 볼 수 있는 모든 이상(질환) 및 기형을 대상으로 하며 좁은 의미로는 사람에게 일어나는 병변의 본태를 규명하고 병태의 구조와 기능의 변화를 분명히 하여 치료와 예방에 공헌하는 기초의학 분야를 가리킨다.

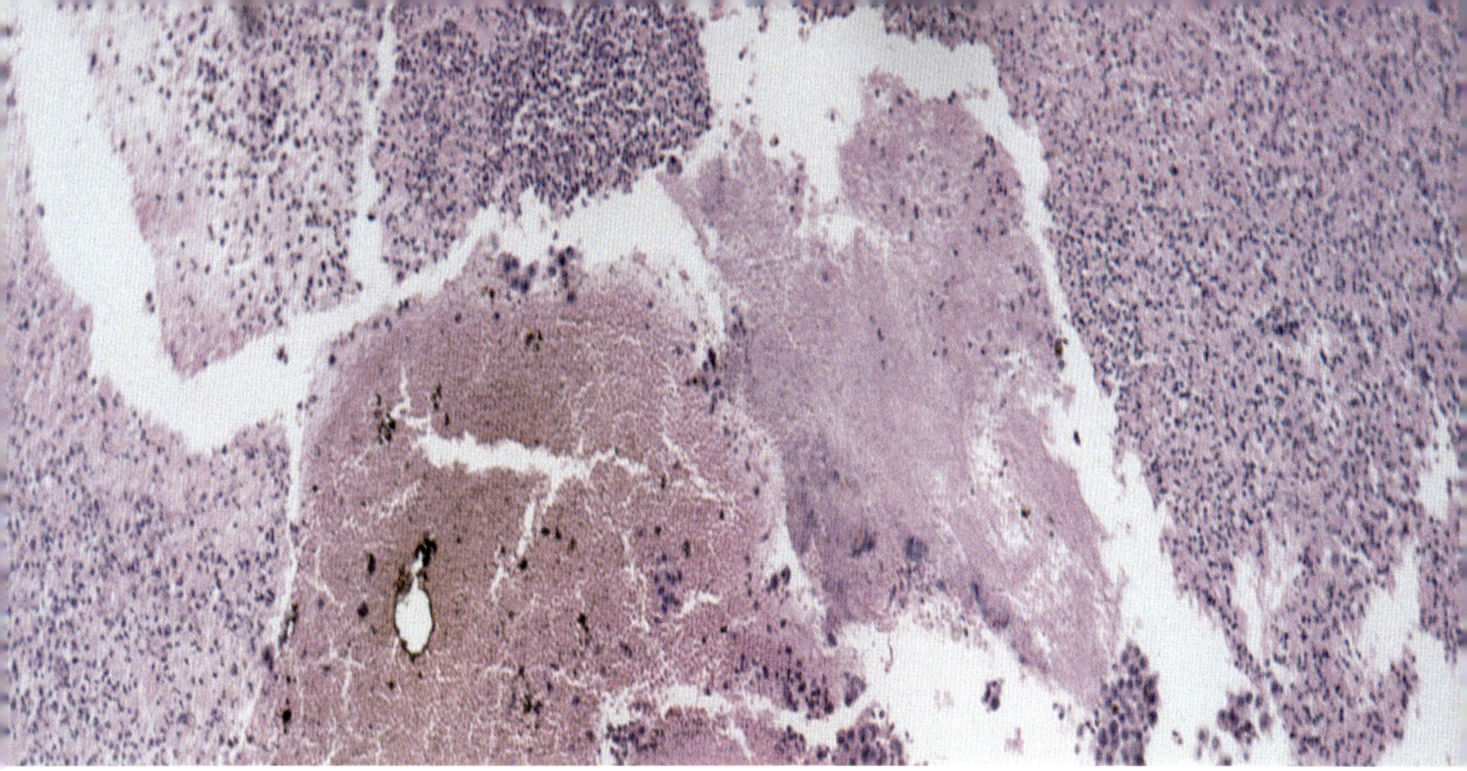

제7장 **감염병**

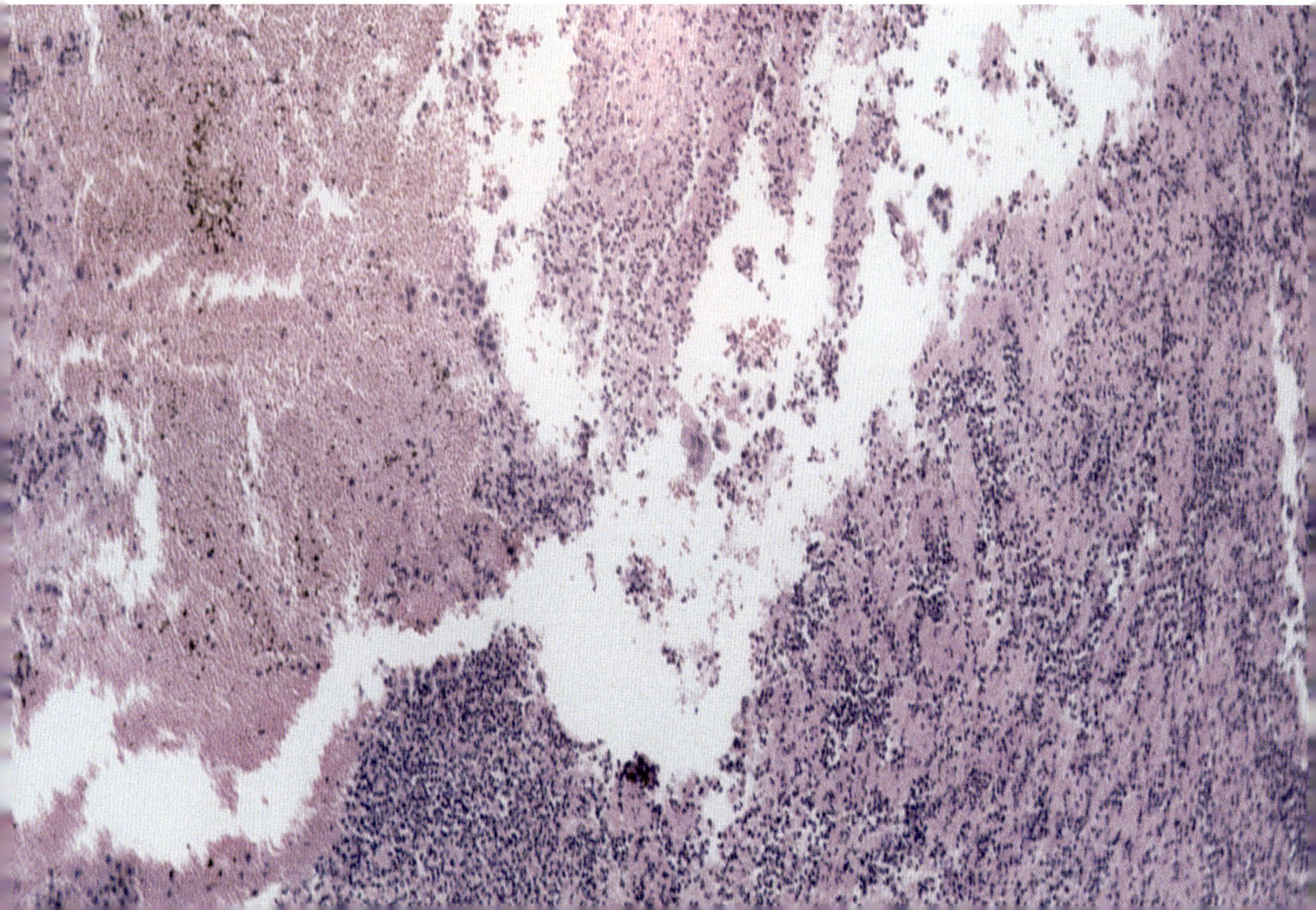

주요 용어해설

- **감염병(infectious disease)** : 기생충, 세균, 진균, 바이러스, 프리온 등의 병원체에 감염되어 숙주에 생기는 바람직하지 않은 반응(질환)을 일컫는다.
- **공기감염(aerial infection)** : 공기 중에 떠있는 병원체가 바람(기류)을 타고 운반되어 피부에 그대로 부착하거나 호흡을 통해 흡입되어 코, 목, 기관, 허파 등의 점막에 직접 부착해서 발병의 원인이 되는 감염경로 중 하나이다.
- **균교대현상(microbial substitution)** : 생체에서 정상세균무리의 감소 등에 의해 평소에는 존재하지 않거나 소수밖에 없던 균이 비정상적으로 증식을 일으켜 정상세균무리가 흐트러지는 현상을 말한다.
- **기회감염(opportunistic infection)** : 건강한 상태에서는 감염병을 일으키지 않는 병원체(약독미생물, 비병원성 미생물, 무해균 등이라고 불림)가 원인으로 감염을 일으키는 것을 말한다.
- **메티실린 내성 황색포도알균(methicillin resistant *Staphylococcus aureus*, MRSA)** : 항생물질인 메티실린에 대한 약제내성을 획득한 황색포도알균(황색포도구균)을 의미하지만, 실제로는 많은 항생물질에 내성을 나타내는 다제내성균이다.
- **비말감염(droplet infection)** : 보균자나 증상이 있는 환자 또는 이미 감염되어 있는 사람의 호흡에서 나온 지름 10μm 또는 그 이하의 액체 입자에 떠 있는 병원체를 흡입함으로써 감염되는 것을 말한다.
- **잠복감염(latent infection)** : 임상적으로 확인되는 증상을 나타내지 않고 체내에 병원체가 존속하는 상태이며, 지속감염의 일종이다.
- **접촉감염(contact infection)** : 미생물이 존재하는 병소와 직접적인 접촉을 통해 일어나는 감염을 말한다.
- **지속감염(persistent infection)** : 한 사람이 어떤 특정 바이러스에 만성적으로 감염되어 있는 것을 말한다.
- **패혈증(sepsis)** : 폐렴이나 깔때기콩팥염(신우신염) 등 감염을 일으킨 생체의 일정 부분에서 혈액 중으로 병원체가 들어가 심각한 전신증상을 일으키는 증후군을 말한다.
- **표준주의지침(standard precaution)** : 미국 질병통제예방센터(center for disease control and prevention, CDC)가 1996년에 제창한 '격리예방법'에 따른 감염 예방책이다.

제 7 장 감염병

1. 감염병이란?

생체는 병원균으로부터 몸을 지키기 위한 다양한 생체방어반응이 작용하고 있다. 예를 들어 사람의 신체를 덮고 있는 피부는 물리적으로 병원체의 침입을 막고 있으며, 각질화된 표피세포가 때가 되어 계속 벗겨짐으로써 부착하는 미생물 등을 제거하는 작용도 하고 있다. 또 코나 기관, 창자 등의 점막은 늘 항균작용이 있는 분비물로 적셔지고 있어 병원체의 침입이나 세균의 번식을 막고 있다.

분비액에 함유된 항균물질은 용균효소(리소자임, lysozyme), 락토페린(lactoferin) 그리고 분비형 IgA가 대표적이다. 용균효소와 락토페린은 중성구(호중구)에도 함유되어 있지만, 눈물, 침, 소화액이나 모유에도 다량으로 함유되어 있다. 분비형 IgA는 항원체에 특이적으로 작용한다.

병원균이 조직 내부로 침입해오면 중성구나 단핵구 및 큰포식세포(대식세포), 림프구 등이 동원되어 그것을 제거하려고 한다.

감염(infection)이란 이러한 다양한 생체방어반응을 뚫고 병원체가 생체 내로 침입하여 정착함으로써 면역반응을 불러일으키는 것을 가리킨다.

감염은 병원체의 감염력과 개체의 저항력 사이의 힘의 균형에 따라 성립된다. 병원체의 감염력이 개체의 저항력을 능가할 경우 병원체는 생체 내로 침입한다. 생체 내에서 병원체가 활발하게 증식을 시작할 수 있는 상태가 되면 숙주에 염증반응을 동반하는 각종 병태가 발생하여 감염병(infectious disease)에 이른다. 급성 감염에서는 발병하면 면역반응으로 치유되는 경우와 개체가 죽음에 이르는 경우로 나뉜다. 한편, 만성적인 지속감염이 계속되는 경우도 있다. 대표적인 예로 결핵, 만성 간염, 위나선균성 만성 활동성 위염 등을 들 수 있다.

세균이나 바이러스가 생체 내에 침입하여 감염이 성립되더라도 장기간 발병하지 않는 경우도 있다. 감염되어도 발병하지 않는 감염을 잠복감염(latent infection)이라고 한다.

Note

Point

감염(infection) : 병원체가 생체의 방어반응을 뚫고 생체 내로 침입하여 증식하는 상태

지속감염(persistent infection) : 감염이 만성적으로 지속되는 상태

잠복감염(latent infection) : 감염되더라도 장기간 발병하지 않는 상태

정착(병원체 존재)과 발병의 차이

병원체가 점막이나 피부 표면에 존재하는 것을 '정착(colonization)'이라고 한다. 병원체가 정착한다고 해서 감염병을 일으킨다고는 할 수 없다. 소화관, 입안, 피부와 질에는 토박이균(상주균, indigenous bacterium)이 분포해 있다. 정착한 병원체가 메티실린 내성 황색포도알균(methicillin-resistant *Staphylococcus aureus*, MRSA)과 같은 병원균이라고 하더라도 무증상인 경우는 드물지 않으며 무증상감염(불현성 감염, inapparent infection)의 일종이다. 정착과 발병의 차이를 인식해야 한다.

용균효소(리소자임, lysozyme)

중성구(호중구), 호산구와 큰포식세포(대식세포)가 가진 용균성 단백질로, 뮤라미다제(muramidase)의 다른 명칭이다. 침, 눈물, 위액, 창자액, 젖 등에도 다량으로 함유되어 있다.

Note

병원체와 생체 내 기생양식

① **세포외 기생성으로 중성구가 감염방어의 중심(고름집 형성)** 고름형성균(화농균), 창자세균(장내세균), 무산소성균(혐기성균), 바큇살균(방선균), 아스페르길루스, 칸디다(심재성 감염인 경우)

② **세포외 기생성으로 호산구의 침윤을 나타냄(호산구성 연조직염·고름집)** 연충(특히 선충, 흡충)

③ **체액성 항체가 감염방어의 중심(백신이 유효한 병원체)**

ⓐ 협막형성균(수막염균, 인플루엔자균, 폐렴알균 등)에 의한 수막염(협막형성균의 감염소에서는 균은 중성구의 탐식에서 벗어남)

ⓑ 단순헤르페스바이러스

ⓒ 발진성 질환의 원인 바이러스(바이러스혈증을 일으킴)의 대부분(홍역, 수두, 유행귀밑샘염, 풍진)

④ **세포내 기생성으로 큰포식세포와 T세포(세포면역)가 감염방어의 중심(육아종 형성)** 결핵균, 나병균, 매독균(제3기), 장티푸스균, 크립토코쿠스, 히스토플라스마, 톡소포자충, 리슈만편모충

⑤ **세포내·외 기생성으로 중성구 반응과 육아종 반응이 동시에 발생(고름육아종 형성)** 바르토넬라(고양이할퀸병), 야생토끼병균, 예르시니아, 심재성 진균(색소진균증, 스포로트릭스증)

⑥ **세포내 기생성으로 T세포가 감염방어의 중심(비육아종성 림프구 침윤)** 간염바이러스를 포함한 대부분의 바이러스(일부 포함체 형성), 매독균(제1, 2기), 리케차

⑦ **비특이적 이물반응을 일으킴(특이적 면역반응이 아님)** 주혈흡충란, 유구낭충, 고래회충(첫 감염)

⑧ **무증상감염을 일으킴(조직학적으로 정상)** 헤르페스바이러스속, 폴리오마바이러스속, B형 간염바이러스(간유리 모양 간세포 있음)

2. 병원체의 종류

사람에게 감염병을 일으키는 병원체로는 세균, 진균, 바이러스, 원충, 기생충(연충) 등이 있다(▶ **그림 7-1, p.134 참조**). 주요 병원체에 관해 간단히 설명한다.

■ 세균

세균(bacterium)은 진정세균류(*Eubacteria*), 바큇살균류(방선균류, *Actinomyces*), 스피로헤타류(*Spirochaeta*), 미코플라스마류(*Mycoplasma*)가 있다. 다음에 설명할 리케차(*Rickettsia*)와 클라미디아(*Chlamidia*)도 세균의 일종이다.

진정세균류는 크기 1μm 전후로 그 형태에 따라 공 모양인 알균(구균, coccus)과 막대 모양인 막대균(간균, bacillus)으로 나뉘고, 그람염색(Gram's stain)에 대한 염색성에 따라 그람양성균(gram-positive bacterium)과 그람음성균(gram-negative bacterium)으로 나뉜다(▶ **표 7-1**). 결핵균이나 나균은 그람양성 막대균으로 분류되지만, 그람염색에는 염색되지 않고 항산균염색(Ziehl-Neelsen stain)에 붉게 염색되는 것이 특징이다.

세균에는 핵이 없지만, 핵산인 DNA와 RNA를 모두 갖고 있으며 숙주세포가 없어도 증식한다. 그러나 생체 내에서는 세포 밖에서 증식하는 균과 세포 안에서 증식하는 균으로 크게 나뉜다. 디프테리아균, 보툴리누스균, 파상풍균 등은 외독소(exotoxin)를 분비한다. 그람양성 막대균류는 내독소(endotoxin)를 갖고 있다. 이러한 독소의 작용으로 감염부위에서 세포사와 염증반응을 일으킨다.

증식에 산소를 필요로 하는지의 여부에 따라 산소성균(호기성균, aerobe ; 결핵균, 녹농균 등), 조건무산소성균(통성혐기성균, facultative anaerobe; 대장균, 포도알균 등 다수), 절대무산소성균(편성혐기성균, obligate anaerobe; 파상풍균, 웰치균 등)으로 나뉜다. 산소성균은 산소가 필수이고, 절대무산소성균은 산소가 있으면 사멸한다. 조건무산소성균은 산소 유무에 상관없이 증식할 수 있다.

감염부위를 통해 혈액 속으로 침입하여 세균이 온몸을 순환하게 된 상태를 세균혈증(bacteremia), 그 결과 온몸에 다발성으로 세균이 증식하여 감염병소를 형성한 상태를 패혈증(sepsis)이라고 한다.

[표 7-1] 그람염색에 의한 세균의 분류

	그람양성	그람음성
알균	포도알균(포도구균), 사슬알균(연쇄구균), 폐렴알균(폐렴구균), 창자알균(장구균)	나이세리아속(임균, 수막염균), 모락셀라
막대균	디프테리아균, 유산균, 고초균, 탄저균, 보툴리누스균, 웰치균	창자세균(대장균, 이질균, 티푸스균), 인플루엔자균, 백일해균, 레지오넬라, 박테로이데스
기타	진균류(곰팡이)	미코플라스마, 스피로헤타

column

■ 세계의 감염병

세계적으로 살펴보면 감염병은 여전히 사람의 질환 가운데 중요한 위치를 차지하고 있다.

WHO의 통계에 따르면 2000년의 사망원인은 암이 12%인데 비해, 감염병·기생충증이 19%이다. 사망원인이 되는 감염병·기생충증으로는 설사, 폐렴, AIDS, 말라리아, 결핵이 5대 질환이며, 그 밖에 홍역, 파상풍, 백일해, 주혈흡충증 등도 비교적 높은 순위에 있다.

최근에는 병원감염 방지가 새로운 이슈로 부각되면서 의료인이라면 감염병에 관한 정확한 지식과 예방법을 확실히 익혀두어야 한다.

[표 7-2] 세계의 사망원인(WHO 통계, 1999)

연간 총사망	**5,400만 명**
순환장애(심근경색증, 뇌경색 등)	1,670만 명
감염병	1,350만 명
악성신생물	700만 명
불의의 사고	590만 명
감염병	**1,350만 명**
폐렴	396만 명
AIDS(결핵 합병을 포함)	267만 명
설사	220만 명
결핵	167만 명
말라리아	109만 명
홍역	89만 명
파상풍	38만 명
백일해	30만 명
성병	18만 명
수막염	17만 명

■ 리케차

리케차(*Rickettsia*)는 리케차속균을 일컫는다. 진드기나 이 등의 절지동물(매개체라고 함)을 매개로 하여 사람에게 감염되어 쯔쯔가무시병, 일본홍반열이나 록키산홍반열, 리케차두창 등 각종 리케차병(rickettsial disease)을 일으킨다. 발진티푸스를 일으키는 리케차는 사람이 유일한 보인자이다.

비운동성으로 그람음성의 세포벽을 가지며, 0.3~0.5μm의 알균 또는 막대균 형상을 하고 있다. 숙주의 혈관내피세포 내에서 증식하며 숙주세포의 대사저하 시에 가장 높은 증식성을 나타낸다. 감염된 온몸의 작은 혈관에는 혈전이 생겨 혈관파열, 괴사를 일으킨다.

세포 밖에서는 증식할 수 없는 절대(편성) 세포 내 기생균이므로, 숙주세포에서 꺼내어 단독으로 두면 급격히 사멸한다.

■ 클라미디아

클라미디아(*Chlamidia*)는 0.2~0.3μm의 공모양 병원체로, DNA와 RNA를 모두 가진 세균의 일종이다. 대사에너지를 생산하는 기전이 없기 때문에 살아 있는 세포 내에서만 증식할 수 있다. 앵무새병, 클라미디아폐렴, 트라코마, 성병림프육아종, 비임균요도염(성병의 대표) 등을 일으키는 병원체이다.

Note

그람염색에 따른 세균의 분류

세균은 형태(알균과 막대균), 그람염색의 염색성(양성과 음성)에 따라 4가지로 크게 나뉜다. 즉, 그람양성 알균, 그람음성 알균, 그람양성 막대균, 그람음성 막대균이다. 그람양성 알균과 그람음성 막대균이 많다. 대표적인 그람염색의 염색소견은 ▶ **각론 제4장 호흡계통 질환(p.254)**을 참조하기 바란다.

크기의 단위

cm(센티미터) = 1/100m

mm(밀리미터) = 1/1,000m

μm(마이크로미터) = 1/1,000,000(1/1,000mm)

nm(나노미터) = 1/1,000,000,000(1/1,000μm)

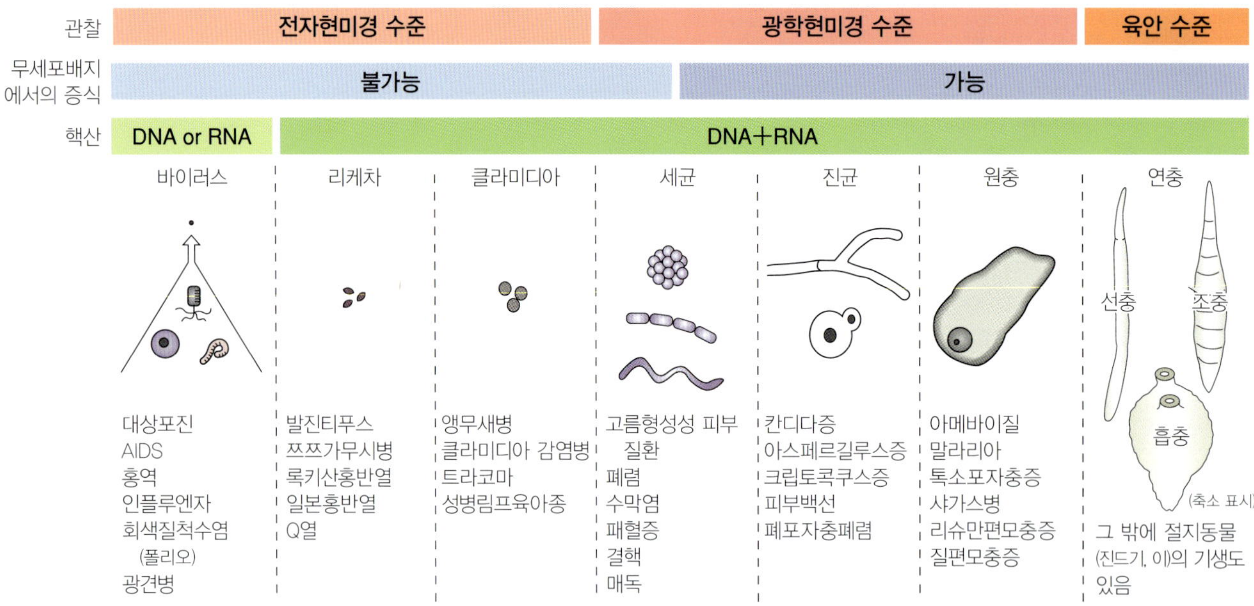

병원체는 크기 순서에 따라 연충, 원충, 진균, 세균, 클라미디아, 리케차, 바이러스를 들 수 있다. 대표적인 질환과 특징을 정리하였다.

[그림 7-1] 병원체의 분류와 그 특징

■ 바이러스

바이러스(virus)는 15nm~수백nm 크기의 병원체이다. 핵산은 DNA나 RNA 중 하나만 가지며 살아 있는 세포 내에서만 증식할 수 있다. 생체 내에 침입하면 혈류를 타고 특정 장기의 표적세포에 도달한 후 세포 내에 침입하여 병변을 일으킨다. 바이러스에 따라서는 10년 이상의 잠복기를 갖는 것도 있다.

■ 진균

진균(mycete)은 버섯이나 곰팡이, 효모라고 불리는 생물의 일종인데, 사람에게 병원성을 갖는 종류는 비교적 적다. 세균과 달리 핵을 가지고 있다. 외부의 유기물을 이용하는 종속영양생물(heterotroph)이며, 분해효소를 분비하여 세포 밖에서 영양분을 소화하며 세포 표면으로부터 섭취한다. 효모형 진균은 세포 내에서 증식하는 데 비해 균사를 형성하는 진균은 세포 밖에서 증식한다.

■ 원충

원충(protozoa)은 2~30μm 정도 크기의 핵을 가진 단세포생물이다. 원충 중에 풍토병의 원인이 되는 경우(말라리아원충, 리슈만편모충, 크루스파동편모충)를 제외하면 모두 병원성은 약하다. 하지만 기회감염의 감염원으로는 매우 중요하다. 학질모기가 매개하는 말라리아 때문에 사망하는 사람은 세계적으로 연간 100만 명을 넘어 결핵과 함께 중요한 감염병에 속한다. 이질아메바나 질편모충과 같이 사립체(미토콘드리아)를 갖지 않는 원충도 있다.

Note

고름형성균(화농균, pyogenic bacterium)

고름염증의 원인이 되는 세균으로, 황색포도알균, 사슬알균(연쇄구균), 폐렴알균, 수막염균, 임균 등을 일컫는다.

창자세균(장내세균, enteric bacterium)

창자 내의 정상세균무리를 구성하는 그람음성 막대균을 일컬으며, 조건무산소성균(통성혐기성균)에 속한다. 대장균, 폐렴막대균(클레브시엘라)이 대표적이지만, 장티푸스균과 이질균과 같은 병원균도 포함하는 개념이다.

항산균(mycobacteria)

일단 염색되면 산이나 알코올에 잘 탈색되지 않기 때문에 항산균이라고 불린다. 칠-넬센 염색(Ziehl-Neelsen stain)에서 붉게 염색된다. 산소를 좋아하는 그람양성 막대균으로 분류되지만, 그람염색에는 염색되지 않으며, 육아종성 변성을 일으킨다. 결핵균, 비결핵성 항산균, 나균을 일컫는다.

■ 연충

연충(helminth)이란 대형(다세포성) 기생충을 말한다. 선충(nematoda; 회충, 요충, 십이지장충 등), 흡충(trematode; 디스토마), 촌충(tapeworm)의 3종류로 크게 나뉜다. 흡충류를 제외하면 일반적으로 성충이 기생하는 경우의 증상은 가볍지만, 유충이 기생하는 경우 다양한 임상증상을 일으키는 경우가 많다. 병변조직에 호산구 침윤을 나타내고 말초혈액의 중성구수가 증가하는 것이 특징이다.

■ 절지동물

진드기는 리케차증(rickettsiosis)을 매개한다. 그 밖에 라임병(보렐리아), 크리미아-콩고출혈열(바이러스), 진드기뇌염(바이러스), 바베스열원충증(원충) 등도 매개한다. 대형 참진드기는 수일간 피부에 달라붙어 흡혈한다. 소형 진드기에 의한 감염병으로 옴(scabies)이 중요하다. 가려움이 심한 피진을 만들고 종종 병원감염, 시설감염을 일으킨다. 얼굴의 털집(모공) 내에는 털집진드기(모낭충)이 상주하고 있는데, 평소에는 증상을 일으키지 않는다.

3. 병원체에 대한 숙주반응

여기서 중요한 것은 병원체의 종류와 숙주반응이 밀접하게 관계하고 있다는 점이다. 특히 중성구(호중구)가 감염방어의 중심이 되는 세포외 기생성 병원체와 T세포 · 큰포식세포(대식세포)가 감염방어의 중심이 되는 세포내 기생성 병원체는 정확히 구분해 두어야 한다.

각각의 병원체와 그에 관계하는 방어기전(▶ 표 7-3), 조직이나 세포의 반응(▶ 표 7-4), 숙주반응에 따른 분류(▶ p.132 Note)를 정리하였으므로 참조하기 바란다.

[표 7-3] 조직반응의 종류

조직반응	주요 염증세포	특징
고름집(농양)	중성구	국한성 병변(급성 염증)
연조직염(봉와직염)	중성구	미만성 병변(염증성 부종)
호산구성 연조직염	호산구	알레르기, 기생충 감염
림프구 침윤	T세포, NK세포	만성 염증, 바이러스 감염
림프소포 형성	B세포	만성 염증, 자가면역질환
형질세포 침윤	형질세포	아급성 염증, 매독
육아종	큰포식세포	세포면역반응
치즈육아종		결핵
이물육아종		이물처리반응
황색육아종		지질 탐식
육아조직	혈관내피	조직회복반응

Note

스피로헤타(*Spirochaeta*)

산소성 그람음성의 나선 모양 막대균으로, 활발한 운동성을 나타낸다. 스피로헤타는 트레포네마(매독), 보렐리아(라임병), 렙토스피라(바일병)의 3속이 사람에게 질병을 일으킨다.

진균증의 임상적 분류

① **표재성 진균증** : 피부, 손발톱, 점막 등 외표나 점막 표면에 한해 증식한다. 백선균(무좀균)에 의한 피부사상균증, 입안칸디다증 등

② **심재성 피부진균증** : 외상에 의해 피부로 침입한 진균이 피부 내에서 증식한다. 스포로트릭스증, 색소진균증

③ **심재성(전신성) 진균증** : 허파나 뇌척수막 등의 내장에 감염된다. 면역력이 저하되면 진균이 혈관 안으로 침입하여 전신성으로 증식하기도 한다. 아스페르길루스증, 크립토콕쿠스증, 칸디다증, 털곰팡이증

Point

병원체의 병원성을 결정하는 요소

조직·세포 침습성 : 어느 정도 침범하는가?

조직손상성 : 어느 정도로 강한 독인가?

증식성 : 어느 정도 빠르게 증식하는가?

[표 7-4] 병원체와 그 방어시스템

주요 방어시스템	병원체	특성	조직반응	감염 증가 상태
중성구(호중구)	아스페르길루스, 칸디다(심재성), 고름형성균(화농균), 창자세균(장내세균)	세포외 기생	고름집(농양)	골수억제
T세포 큰포식세포(대식세포)	칸디다(표재성), 크립토콕쿠스, 결핵균, 헤르페스속바이러스, 원충	세포내 기생	육아종	AIDS 스테로이드 투여
중화항체 보체	수막염균, 폐렴알균, 인플루엔자균	유협막균	연조직염	보체결손증
	단순헤르페스바이러스, 수두바이러스, B형 간염바이러스, 홍역바이러스	지속감염	포함체(봉입체) 형성	제한적 면역억제

* 조혈줄기세포(골수) 이식 후 : 조기에는 중성구 감소, 중기에는 T세포 부전, 후기에는 항체형성 부전

4. 병원성과 증식속도

병원체가 나타내는 병원성은 감염력뿐만 아니라 질병의 중증도와 만성화를 결정한다. 병원성을 결정하는 요소는 ①조직이나 세포를 어느 정도 침범하는가, ②어느 정도 강한 독을 가지고 있는가, ③어느 정도의 속도로 증식하는가 하는 3가지이다.

장염비브리오균은 증식속도가 빠른 세균 중 하나이다. 한편, 결핵균의 증식속도는 현저하게 느리다고 할 수 있다. 병원감염을 일으키는 것으로 대표적인 MRSA(메티실린 내성 황색포도알균, methicillin resistant *Staphylococcus aureus*)의 증식속도는 MSSA(메티실린 감수성 황색포도알균, methicillin sensitive *Staphylococcus aureus*)보다 상당히 느리기 때문에 항생물질을 사용하지 않는 상황에서는 MRSA는 서서히 MSSA로 바뀌어간다.

발병에 필요한 세균의 양도 병원균에 따라 크게 달라진다. 식중독균이 식중독을 일으키는 데는 10^5~10^8개가 필요하지만, 창자출혈성 대장균 O-157, 이질균, 결핵균은 10^1개 수준에서도 발병할 수 있는 '감염력'이 높은 세균이다(▶ 표 7-5). 따라서 이러한 세균에 오염되었을 때는 더 엄격하게 소독해야 한다. 또 세균의 종류에 따라 소독에 저항성이 있다는 사실도 유의해야 한다(▶ 표 7-6).

[표 7-5] 세균의 증식속도(최적조건 하의 세대시간)와 감염병 발병에 필요한 병원체의 양

병원균	발병에 필요한 병원체의 양	증식속도
장염비브리오균	10^5 ~ 10^8개	7.5 ~ 8분
콜레라균	10^4 ~ 10^6개	20 ~ 30분
창자출혈성 대장균 O-157	10^1 ~ 10^2개	20 ~ 30분
이질균	10^1 ~ 10^4개	30 ~ 40분
티푸스균	10^1 ~ 10^3개	30 ~ 40분
살모넬라	10^5 ~ 10^8개	30 ~ 40분
메티실린 감수성 황색포도알균(MSSA)	10^5 ~ 10^8개	50 ~ 60분
메티실린 내성 황색포도알균(MRSA)	10^5 ~ 10^8개	90 ~ 120분
결핵균	10^1 ~ 10^3개	11 ~ 12시간

Note

MRSA(메티실린 내성 황색포도알균, methicillin resistant *Staphylococcus aureus*)

각종 항생물질이 듣지 않게 된 다약제 내성의 황색포도알균으로, 0.5~1.5μm 크기의 그람양성 알균이다. MRSA에 의한 감염병으로는 폐렴, 패혈증, 창자염(장염), 수막염, 쓸개관염(담관염) 등이 있다. MRSA 감염병은 1961년에 영국에서 최초로 발견되어 그 후 전 세계적으로 확산되었다. 건강한 사람은 균에 접촉되어도 발병하지 않거나 균을 제거해버리지만, 수술 후 환자, 고령 환자, 장기간 카테터를 유치하고 있는 환자 등 저항력이 약한 상태에서는 중증화한다. MRSA 감염병이 확산된 배경에는 의료현장에서의 항생물질 남용과 병동에서 의료인들이 손씻기를 철저히 하지 않는 것이 직접적 원인으로 간주되고 있다.

MSSA(메티실린 감수성 황색포도알균, methicillin sensitive *Staphylococcus aureus*)

MRSA의 2번째 단어 resistant가 sensitive로 바뀐 것으로, 메티실린이라는 항균제(광역 페니실린제)에 감수성이 있는 보통의 황색포도알균을 말한다.

[표 7-6] 병원체의 소독저항성

	클로르헥시딘	차아염소산, 에탄올	글루탈알데히드, 포르말린	비등	가압증기멸균 (보통은 121℃, 10분)
프리온	무효	무효	무효	무효	유효(134℃, 1시간)
아포균	무효	무효	유효	무효	유효(121℃, 10분)
바이러스	무효	유효	유효	유효*	유효
결핵균	무효	유효	유효	유효	유효
진균 포자	무효	유효	유효	유효	유효
일반세균·진균	유효**	유효	유효	유효	유효

글루탈알데히드와 포르말린은 차아염소산이나 에탄올보다 강력(아포균에는 탄저균, 파상풍균, 가스괴저균, 디피실균이 포함됨)

* B형 간염바이러스는 비등저항성, ** 녹농균은 클로르헥시딘액 안에서 생존할 수 있음

5. 기회감염

저항력이 낮아 감염병에 걸리기 쉬운 상태를 감염성 증가상태라고 한다. 감염성 증가상태에서는 평소라면 문제가 되지 않을 병원성이 약한 병원체와 접촉하기만 해도 감염병을 발병하는 경우가 있다. 이러한 감염을 기회감염(opportunistic infection)이라고 한다.

전신성의 감염성 증가상태와는 별도로 국소적 요인에 의한 감염성 증가상태가 생기기도 한다. ①항생물질 복용에 의한 창자의 균교대현상(microbial substitution), ②스테로이드의 피부도포에 의한 진균 감염, ③수술상처로의 감염, ④카테터 등의 이물질 삽입에 의한 감염 등을 들 수 있다.

Note

기생충(parasite)

기생충이란 원충과 연충을 일컫는 말이다. 원충이 단세포생물로 눈에 보이지 않는 데 비해 연충은 다세포생물로 육안으로 볼 수 있는 크기이다. 조충은 길이가 수 미터(m)에 달한다.

진드기(acari)

진드기는 절지동물이지만, 곤충은 아니다. 진드기는 대형의 참진드기와 소형의 진드기로 크게 나뉜다. 참진드기는 사람의 피부에 1주일 정도 흡착하지만 가렵지는 않다. 리케차증에서는 진드기에 물린 상처를 확인하는 것이 진단의 실마리가 되는 경우가 많다. 기관지천식의 항원(allergen)이 되는 진드기는 미세하여 침구나 먼지 속에 숨어 있다.

프리온(prion)

프리온병의 병원체로, 핵산이 없는 감염성 단백질이다. 크로이츠펠트-야콥병(Creutzfeldt-Jakob disease, CJD)과 광우병의 원인이 된다. 소독 저항성이 매우 높다.

column

■ 항암제와 폴리오백신을 둘러싼 오해

5-플루오로우라실(5-fluorouracil, 5-FU) 계열에 속하는 항암제(독시플루리딘, TS-1 등) 는 소화기암이나 유방암에 대한 경구제로서 널리 이용되고 있다. 그 사용법을 교육하는 한 홈페이지에서 오해로 인한 잘못을 발견하였다. 감염방어시스템의 성립 과정을 생각하지 않는, 자주 있는 오해이므로 여기서 소개한다.

그것은 '5-FU를 사용하는 동안 또는 직후에는 자녀의 폴리오바이러스 백신접종을 피하라'라는 기술이다. 생백신인 폴리오백신을 접종하면 다량의 살아 있는 약독바이러스가 변으로 배출된다. 5-FU를 사용하는 동안은 면역상태가 저하되어 있기 때문에 아이의 변을 통해 바이러스가 전달되어 폴리오에 걸릴 우려가 있다는 논리였다. 그러나 그 주장은 틀렸다. 이유는 다음과 같다.

① 5-FU의 부작용은 골수억제이며, 중성구감소증은 있으나 림프구가 감소하는 세포면역의 결핍은 생기지 않는다.

② 폴리오바이러스의 감염방어는 중화항체에 의한다. B세포에 큰 영향이 없는 5-FU의 투여로 혈중 항체가가 내려가는 일은 없다.

③ 소아기에 폴리오백신을 접종했기 때문에 90% 이상의 성인은 폴리오바이러스에 대해 중화항체를 갖고 있다.

④ 항체 음성인 사람에게 약독바이러스가 감염되어 폴리오 증상을 일으킬 위험은 1/100만 정도로 지극히 드물다.

⑤ 즉, 5-FU를 투여받은 사람이 폴리오를 발병할 위험은 보통의 성인과 거의 같은 1/1,000만 정도로 추측된다.

Note

결핵의 역사

대표적 만성 감염병으로 공기감염을 일으키는 결핵은 산업혁명의 시대(18세기)에 서양에서 현저하게 만연하였다. 당시 런던, 파리나 뮌헨에서 발생한 결핵에 의한 사망률은 실제로 1,000명/10만 명/년에 달하였다(▶ **그림 7-2**). 밀실과 같은 공장에서의 공기감염이 원인인 것으로 추정된다.

아포형성균

가스괴저균(웰치균), 디피실레균, 파상풍균, 탄저균 등이 가진, 건조, 소독제, 자비에 견디는 특수한 구조가 아포(spore)이다. 아포를 갖는 균을 아포균이라고 한다. 일단 오염되면 소독이 어려운 경우가 있다.

균막(biofilm) 감염병

점막면이나 이물질 표면에서 세균 자신이 분비하는 점액다당류로 만든 은신처 안에서 천천히 증식해서 집락(colony)을 형성한 상태를 균막(biofilm; 고체와 액체의 경계에 형성되는 미생물의 생식권)이라고 한다. 감염의 지연화와 관계가 있으며 부유균 유리에 의한 급성 악화를 반복한다. 치료 저항성이 있기 때문에 치료보다는 예방이 중요하다.

출혈방광염 (hemorrhagic cystitis)

심한 혈뇨가 나타나는 병태로, 염증반응이 없는 방광출혈의 형태를 취하는 경우가 많다. 면역억제상태에서 아데노바이러스나 폴리오마바이러스의 기회감염이 원인이 된다. 면역억제제인 시클로포스파미드(cyclophosphamide)가 원인인 경우도 있다.

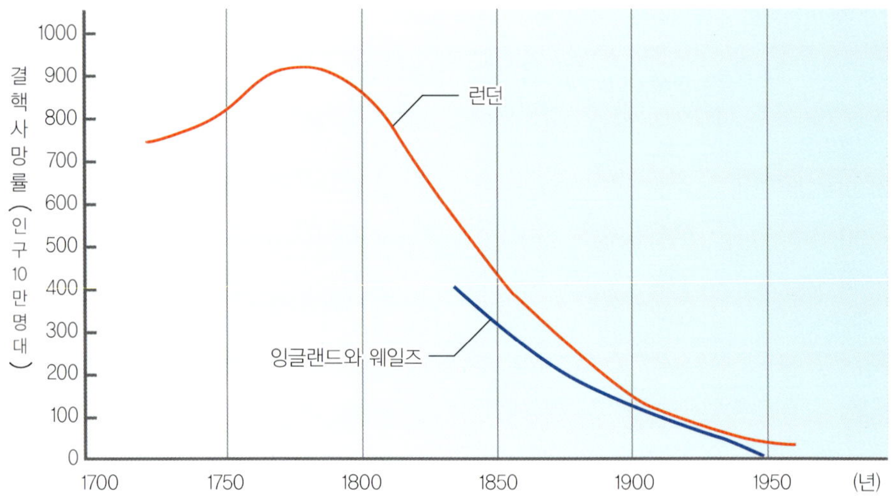

[그림 7-2] 영국의 결핵사망률 변화

기회감염을 일으키는 질환으로 대표적인 것은 AIDS이다. 또한 골수이식(조혈줄기세포이식) 직후에도 기회감염을 동반할 가능성이 높다고 할 수 있다.

여기서 기억할 점은 앞에서 설명한 병원체에 대한 숙주반응이다. 중성구(호중구)가 없는 상태에서는 고름형성균(화농균)에 감염되기 쉽고, 세포면역이 결핍된 상태에서는 결핵균이나 바이러스에 대한 감염성이 증가한다. 중성구가 유지되는 AIDS에서는 MRSA에 쉽게 걸리지 않는다는 사실을 이해하기 바란다(▶ **표 7-4**).

골수이식 후 1개월까지는 골수세포가 거의 없는 상태이기 때문에 과립구 소실에 의한 고름형성균, 칸디다, 아스페르길루스의 감염 위험성이 높아진다. 이식편(graft)이 생착되는 이식 후 1~3개월[급성 이식편대숙주병(GVHD)의 호발시기]에는 과립구는 회복되어 세포면역결핍에 의한 감염, 즉 거대세포바이러스 감염병, 폐포자충폐렴, 출혈방광염, 원충증이 주로 발생한다. T세포수가 회복되어 만성 GVHD가 생기는 이식 후 3~4개월 이후에는 대상포진(수두대상포진바이러스 감염병)이 많아진다.

6. 병원체의 감염경로

병원체의 감염경로를 생각할 때 ①감염경로에 따른 분류, ②감염방지대책 측면에서의 분류, ③내인성 감염과 외인성 감염으로 나누는 개념이 중요하다. ③에 대해서는 다음 항목에서 설명하겠다.

① 감염경로에 따른 분류

- 입안감염(경구감염, oral infection)
- 피부경유감염(경피감염, percutaneous infection)
- 기도감염

- 태반감염
- 산도감염
- 수혈 · 절창사고에 의한 감염

② 감염방지대책 측면에서의 분류(▶ 그림 7-3)

- **공기감염**(aerial infection) : 비말 증발물(비말핵)에 의한 감염. 비말핵은 공기의 흐름을 타고 확산된다.
- **비말감염**(droplet infection) : 기침이나 재채기의 비말 등에 의한 감염. 비말은 1m 이내에 낙하한다.
- **접촉감염**(contact infection) : 병원체에 직접 접촉한 경우에 생기는 감염
- **일반운반체 매개감염** : 오염된 식품, 물, 기구 등을 매개로 하는 감염
- **병원균 매개생물에 의한 감염** : 모기, 파리, 쥐 등을 매개로 하는 감염

*

여기서 주의해야 할 점은 공기감염(비말핵감염)과 비말감염이 성립하는 조건이다. 비말로부터 수분이 증발되고 남은 비말핵에는 극히 소량의 병원체만 포함되어 있다 **(▶ 그림 7-4)**. 즉, 공기감염(비말핵감염)은 ①사방으로 흩날린 병원체가 상당히 강한 감염력을 갖는 경우에만 성립된다.

또 공기감염이 성립되려면 ②병원체가 건조에 강해야 한다. 대부분의 세균이나 바이러스는 건조하면 사멸하는 것이 보통이다. 공기감염이 성립하는 것은 ①과 ②의 조건에 부합되는, 매우 한정된 병원체에 해당된다.

병원감염으로 알려진 MRSA는 건조에 강한 특징이 있지만, 소수의 균으로는 감염이 성립되지 않기 때문에 비말감염의 가능성은 우선 없다. 출혈열바이러스는 소수만으로 감염을 일으킬 가능성이 있지만, 건조상태에 약하기 때문에 공기감염을 일으킬 우려는 없다.

Note

AIDS 바이러스(HIV) 감염병의 감염경로

① 남성 동성애자 간의 항문성교에 의한 감염
② 이성 간의 성교에 의한 감염
③ 혈액이나 혈액제제를 매개로 한 감염
④ 모자감염

수두는 백혈병의 적

수두바이러스는 공기감염을 일으킨다. 면역억제상태에 있는 백혈병 환자가 수두에 다시 걸리면 치명적인 수두폐렴을 일으킨다. 얼핏 건강해 보여도 아이는 수두 발병 직전일 가능성이 있다. 그러므로 백혈병 치료 중인 소아 환자의 형제는 원칙적으로 면회를 금지하는 조치가 내려지고 있다. 중화항체가 음성인 의료인(40세 이하의 수%)도 자신의 감염위험을 고려하기 바란다. 자세한 내용은 ▶ p.144, column '백신접종은 의료인의 의무'를 참조하기 바란다.

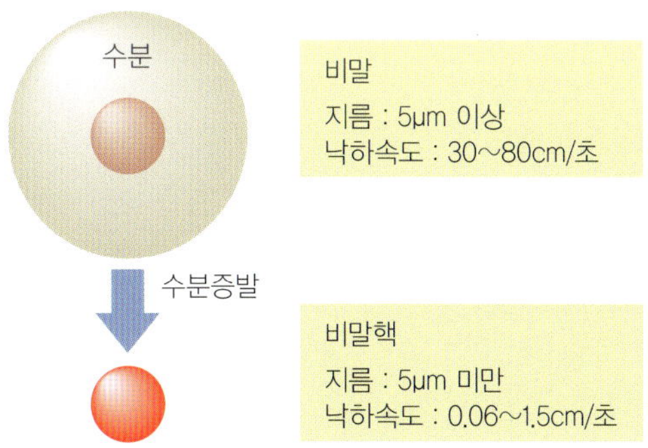

비말은 재채기나 기침으로 흩날리는 파편을 말하며, 입자가 크기 때문에 1m 이내에 낙하한다. 비말의 수분이 증발하면 지름 5μm 이하의 미립자(비말핵)가 된다. 비말핵은 입자 지름이 작기 때문에 장시간 공기 중을 떠다닌다.

[그림 7-3] 비말핵의 형성

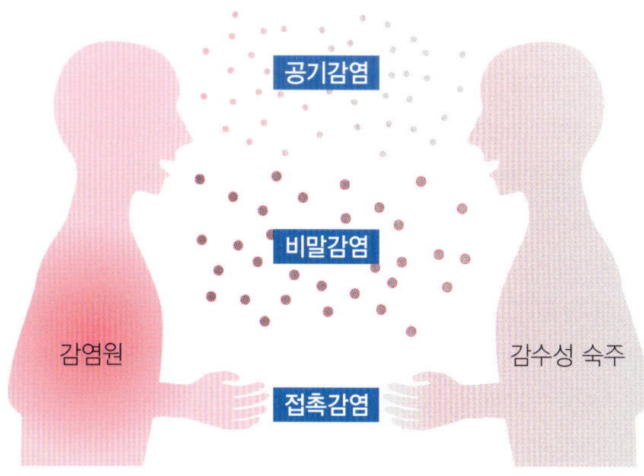

병원감염에 중요한 3가지 감염경로이다. 공기감염과 비말감염을 구별하도록 하자. 접촉감염은 의료인과 환자의 손을 통해 전파된다.

[그림 7-4] 감염경로

Note

Point

내인성 감염병 : 환자의 감염방어력 저하로 발생한다. 감염방지대책은 무효하다.

외인성 감염병 : 외부에서 병원균이 반입되어 발생한다. 감염방지대책이 효과적이다.

이 사실들을 종합하면 공기감염의 위험이 높은 것은 결핵균, 홍역바이러스, 수두바이러스의 3가지로 한정된다.

결핵병변은 가슴막(흉막) 바로 아래의 허파꽈리(폐포)에서 시작된다. 이 부위까지 병원체가 도달하려면 반드시 비말핵이어야 한다. 비말은 입자 크기가 크기 때문에 상기도에 걸려 허파까지 도달할 수 없다. 반대로 비말감염을 일으키는 병원체는 모두 상기도감염을 유발한다.

7. 내인성 감염병과 외인성 감염병

암 등 악성 소모성 질환의 말기나 감염성 증가상태에 있는 환자는 창자 내에 서식하는 균이 창자의 막을 통과하여 혈액 중으로 침입함으로써 감염병을 일으키기도 한다. 이처럼 환자의 감염방어능력 저하에 동반되는 감염병을 내인성 감염병이라고 한다.

column

■ 감염경로에 대응한 감염방지대책

공기감염대책의 기본원칙은 마스크의 착용이다. 환자가 외출할 때에는 일반 거즈마스크나 외과용 마스크를 착용하게 하고, 진료하는 의료인은 N95 미립자마스크(공기감염대책용 특수마스크)를 착용해야 한다(▶ 그림 7-5).

배균 환자는 1인실에 격리하고 최대한 꼼꼼하게 병실을 환기시키는 것이 중요하다. 환기구에는 결핵균을 막는 HEPA 필터를 설치하는 것이 바람직하다. 가능하면 내부가 음압으로 설정된 1인실이 바람직하다. 배균성 결핵 환자는 결핵예방법에 따라 결핵병동에 입원하는 것이 원칙이다.

병리관계자에게는 폐결핵이 많은데(병리해부 시 감염), 결핵에 걸린 병리관계자의 대부분은 BCG접종에 의해 투베르쿨린 반응이 양성을 나타낸다. 이 사실은 대량의 결핵균을 흡입할 가능성이 높은 의료인이나 환자 가족들은 BCG접종에 의한 세포면역반응은 결핵균 감염방지에 효과적이라고 할 수 없다는 사실을 여실히 보여주고 있다.

비말감염대책의 기본원칙은 마스크 착용과 입헹굼이다. 비말이 부착된 책상이나 테이블을 비말이 마르기도 전에 손으로 만지거나 오염된 손으로 코를 만지면 이차적인 접촉감염을 일으킨다. 이러한 접촉감염은 감기바이러스의 주요 감염경로이다. 따라서 비말감염을 방지하는 데에는 손씻기도 중요하다.

입헹굼 시에는 소독제를 사용하면 물을 사용하는 것보다 오히려 감기에 잘 걸린다고 하는 데이터가 나왔다. 소독제로 입안 토박이균무리의 균형이 파괴되어 감염방지 장벽기능이

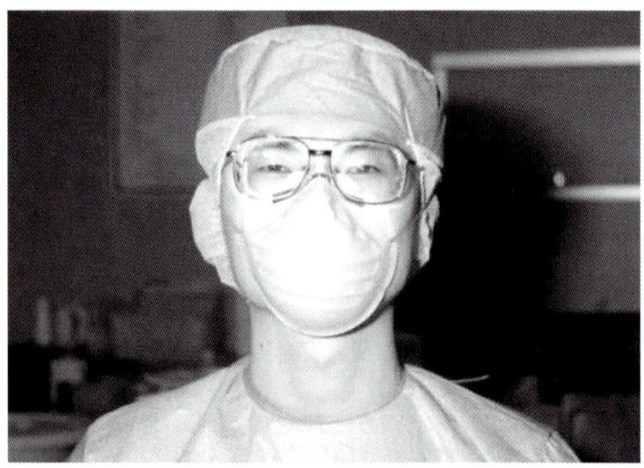

[그림 7-5] N95 미립자마스크(병리해부 시)

저하되기 때문이다.

접촉감염에서 주의해야 하는 것은 메티실린 내성 황색포도알균(MRSA)이다. 의료인의 올바른 손씻기(반팔 복장과 손목시계, 반지를 빼고 손을 씻기)와 손소독은 MRSA 대책에 매우 중요하다. 유감스럽게도 국내 병원에는 세면장이 없는 병실도 많기 때문에 병동에서 항상 손씻기를 장려하기가 어렵다. 최근에는 휴대할 수 있는 소독용 손세정제도 보급되고 있으며, 효과적인 속건성 손소독제의 사용이 요구된다. 의료인은 '1회 처치, 1회 손씻기'가 기본원칙이다.

한편, 병문안을 온 사람이나 의료관계자가 병원균을 반입하거나 수액용 액체나 방울주입과정에 병원균이 오염되는 등 외적인 요인에 의해 감염병이 유발되는 경우를 외인성 감염병이라고 한다.

중요한 사실은 손씻기나 마스크 착용이 감염방지에 유효한 것은 외인성 감염이며, 내인성 감염에 대해서는 이러한 대책이 효과가 없다는 것이다. 내인성 감염을 방지하려면 기저질환을 치료하여 저항력(면역력)을 높이는 수 밖에 없다.

8. 표준주의지침의 개념과 감염경로별 대책

표준주의지침(standard precaution)은 병원감염 방지대책의 기본이 되는 개념이다. '감염원으로서 확인된 병원체의 유무와는 관계없이 모든 환자의 체액(혈액, 대변, 소변), 상처, 삼출물은 감염원이 될 가능성이 있다고 간주'하는 것이다. 그 목적은 의료종사자를 통한 교차감염(cross infection)으로부터 환자를 지키고, 또 의료종사자를 모든 감염병으로부터 보호하는 데 있다(의료종사자가 그 업무수행에 동반하여 얻을 수 있는 감염병은 업무감염이라고 불린다).

감염예방에는 감염경로를 차단하는 것이 가장 효과적이다.

① **접촉감염(contact infection)** : 접촉감염을 일으키는 대표적인 균은 메티실린 내성 황색포도알균(MRSA)이다. 이에 대한 병원감염 예방대책으로는 손씻기와 장갑 착용이 효과적이다.

② **공기감염(aerial infection)** : 결핵균은 공기감염을 일으킨다. 결핵균을 포함한 미세한 비말핵이 공기의 흐름에 따라 실내 안으로 확산되기 때문에 N95 미립자마스크 등의 공기감염대책용 특수 마스크가 필요하다.

③ **비말감염(droplet infection)** : 감기바이러스를 포함한 비말은 1m 이상 떨어진 장소로 확산되는 일은 없다. 일반 마스크로 전파를 방지할 수 있다.

*

그 밖의 감염예방대책으로서 주삿바늘찔림 · 절창사고 예방대책이 있다. 주삿바늘찔림 · 절창사고에서 문제가 되는 것은 B · C형 간염과 HIV이다. 예리한 기자재는 안전장치가 부착된 것을 도입하고 전용 폐기용기를 사용하도록 한다. 또 B형 간염백신의 접종은 의료종사자의 의무이다.

Note

이해하기 쉬운 표준주의 지침 개념

① 얼굴을 만지면 'MRSA'가 손에 묻었다고 생각하라.
② 가래를 보면 '결핵균'이 있다고 생각하라.
③ 대변을 보면 '병원성 대장균 O-157'이 있다고 생각하라.
④ 혈액을 보면 'HIV'와 '간염바이러스'가 양성이라고 생각하라.

3종류의 감염방지대책

① **병원체 대책** : 환자의 1인실 격리 또는 병소의 격리
(근절된 병원체는 천연두바이러스뿐)
(동물이 사람에게 감염을 일으켰다면 동물을 죽임)
② **감염경로 대책**(가장 효과적)
③ **숙주 대책** : 백신접종
(그러나 백신이 없는 병원체도 적지 않음)

N95 미립자마스크

N95 마스크는 공기감염대책용의 얼굴밀착형 마스크이다. 결핵균을 포함한 미립자를 통과시키지 않기 때문에 확실히 공기감염방지에 효과적이지만, 숨쉬기 힘들어서 장기간의 착용에 견딜 수 없다. 만약 장시간 착용해도 힘들지 않다면 착용법이 잘못되어서 공기감염예방에 불충분하다는 말이 된다.

Note

ICN에게 요구되는 자질 (영국의 예)

명랑함과 흡인력
냉정한 탐구심
자비로운 마음

멸균(sterilization)과 소독(disinfection)

멸균 : 병원체를 완전히 없애는 처리로, 체내에 삽입하는 기구류에 대해 시행한다.

소독 : 병원체수를 감염 수준 이하로 낮추는 처리로, 점막에 닿는 기구류에 대해 시행한다.

9. 향후 요구되는 병원감염 방지대책

ICN, ICD, ICT라는 단어를 들어본 적이 있는가? 각각 감염관리전문간호사(infection control nurse), 감염관리의사(infection control doctor), 감염관리팀(infection control team)의 약자로 사용되고 있다.

이들의 역할은 ①병원체의 병원 내 감시나 감염병의 실태파악과 그 대책에 대한 조언, ②감염성 폐기물대책, ③올바른 항균제나 소독제의 사용법 지도(감염 위험에 대응한 소독)(▶ 표 7-6), ④안전교육을 위한 세미나, 매뉴얼 작성 등 병원감염방지를 위해 반드시 필요한 것들이다.

영국이나 미국에서 ICN 제도가 발족한 것은 40년 전이다. 지금은 어느 병원이나 ICN이 있어서 병원감염 방지대책을 위한 중심적 역할을 담당하고 있다. 이에 비해 우리나라에서 병원감염 방지대책이 논의된 것은 비교적 최근의 일이다. 대한간호협회에 의해 감염관리전문간호사(ICN)가 처음으로 인정된 것은 2006년이다.

column

■ 불필요한 무균실

우리나라에서는 골수이식(조혈줄기세포이식)에 의한 백혈병 치료 시 무균실(bioclean room)을 사용한다. 하지만 공기조절 관리를 제외하면 감염방지의 의미는 거의 없다. 왜냐하면 골수이식 후에 생기는 감염병의 대부분은 내인성 감염병(칸디다, 창자세균, 헤르페스속 바이러스 등)이며 무균실 등의 대책을 아무리 해도 감염병을 막을 수 없기 때문이다. 이러한 이유로 서양에서는 무균실을 사용하지 않는다.

골수이식 직후라도 상태가 허락한다면 샤워를 해서 신체를 청결하게 해야 한다. 샤워를 하지 않으면 피부의 세균증식에 의한 내인성 감염 위험이 높아지기 때문이다. 신체를 닦는 것만으로는 불충분한 경우가 많다.

홍역이나 수두, 인플루엔자 등 감염력이 높은 바이러스는 외인성 병원감염의 대표이다. 이러한 병원체는 병동 내에 반입되지 않도록 해야 한다. 보통 상태에서 외인성 감염병으로 가장 두려운 것은 아스페르길루스(*Aspergillus*)이다. 아스페르길루스가 부착되어 있을 가능성이 있는 꽃다발 등의 꺾은 꽃은 금지되어야 한다. 실내를 양압(positive pressure)으로 하고 곰팡이의 혼입을 방지하는 것도 중요한 감염방지책이다. 가습기의 사용도 금지된다. 위험을 올바르게 이해하도록 하자.

■ 가정청소와 병실청소의 차이

가정에서의 청소는 먼지를 없애려는 차원에서 주로 쓸어서 청소한다. 병원에서는 많은 사람(환자, 의료인)이 접촉하는, 반짝반짝해서 얼핏 보기에 더럽지 않은 듯한 장소를 중점적으로 닦아서 청소해야 한다. 병실에 먼지가 쌓여 있어도 곤란하지만, 먼지가 쌓여있는 장소는 아무도 손을 대지 않았다는 증거이기 때문에 감염경로가 될 리는 없다.

반대로 병원에서 모든 사람들이 접촉하는 장소에는 MRSA가 부착되어 있을 가능성이 높다고 할 수 있다. 그러므로 그런 장소를 중점적으로 청소해야 한다. 원칙적으로 시판하는 액체세제를 사용하여 닦아내는 청소로도 충분하다.

일부러 바닥에 접촉하는 사람은 없을 것이다. 그러므로 최소 위험에 속하는 바닥을 소독할 필요는 없다. 슬리퍼를 갈아신는 것은 바닥과 접촉할 위험을 만든다. 바닥소독은 경제적으로 병원의 부담이 되며, 소독하는 사람의 건강에도 나쁜 데다가 환경오염도 될 수 있으니 하지 않는 편이 좋다.

[표 7-6] 감염위험과 소독의 수준

위험	내용	소독 수준	예
고위험	직접 체내에 접촉·도입되는 기구	멸균	수술기구, 주삿바늘, 드레싱재료
중간위험	점막에 닿는 기구, 면역저하자용 기구, 체액·병원체에 오염된 기구	소독	내시경, 삽관튜브, NG튜브
저위험	건강한 피부에 닿는 것	세정·건조	화장실 좌변기, 세면대, 문손잡이, 린넨류
최소위험	피부에 닿지 않는 것	청소	바닥, 벽, 천장

서양에서는 어느 병원에 가더라도 여러 명의 감염병 전문의가 배치되어 있는 데 비해 우리나라에서는 대학병원에서조차 감염병학과로 한정되어 있다. 이러한 감염병에 대한 체제의 차이가 MRSA율의 차이로 나타나고 있다(▶ 그림 7-6).

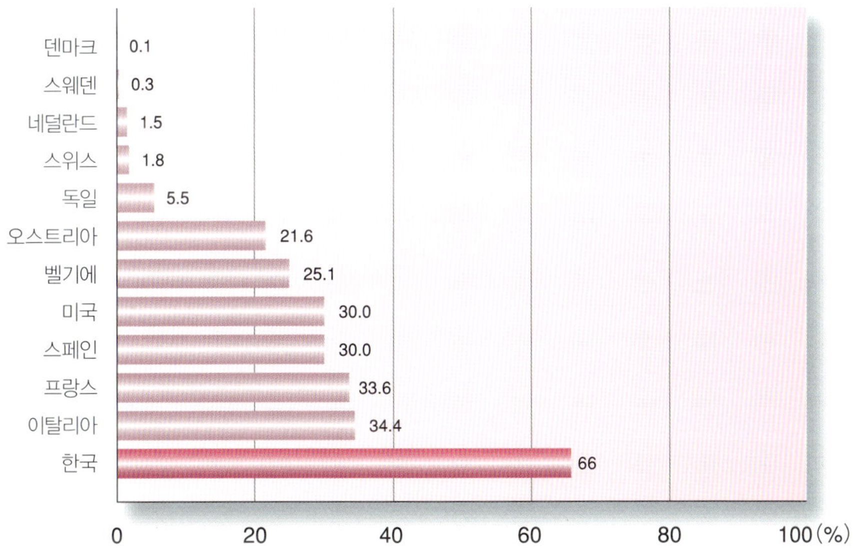

MRSA율이란 환자로부터 분리동정되는 모든 황색포도알균이 차지하는 MRSA의 비율을 가리킨다. 우리나라의 MRSA율은 상당히 높다. MRSA가 만연해 있는 사태를 어쩔 수 없다고 생각하지 말고 세계표준에 근접시키도록 해야 한다. 북유럽 여러 나라의 수치는 믿기 어려울 정도이다. 네덜란드와 벨기에의 기후는 거의 비슷한데도 MRSA율은 크게 차이가 난다. MRSA가 만연하는 것이 결코 기후 때문이라고 할 수 없다.

[그림 7-6] 세계 각국의 MRSA율

Note

생물재해표시 (biohazard mark)

감염성 폐기물을 넣는 용기 바깥쪽에 표시한다(▶ 그림 7-7).

녹색 : 재활용 태반

적색 : '감염병의 예방 및 관리에 관한 법률' 제2조 제1항에 따른 감염병으로부터 타인을 보호하기 위해 격리된 사람에 대한 의료행위에서 발생한 일체의 폐기물(격리의료폐기물)

황색 : 인체 또는 동물의 조직·장기·기관·신체의 일부, 동물의 시체, 혈액·고름 및 혈액생성물(혈청, 혈장, 혈액제제), 시험·검사 등에 사용된 배양액, 배양용기, 보관균주, 폐시험관, 슬라이드, 커버글라스, 폐배지, 폐장갑(병리계 폐기물), 주삿바늘, 봉합바늘, 수술용 칼날, 한방침, 치과용침, 파손된 유리 재질의 시험기구(손상성 폐기물), 폐백신, 폐항암제, 폐화학치료제(생물·화학 폐기물), 폐혈액백, 혈액투석 시 사용된 폐기물, 그 밖에 혈액이 유출될 정도로 포함되어 있어 특별한 관리가 필요한 폐기물(혈액오염폐기물)

검은색 : 혈액·체액·분비물·배설물이 함유되어 있는 탈지면, 붕대, 거즈, 일회용 기저귀, 생리대, 일회용 주사기, 수액세트(일반의료폐기물)

[그림 7-7] 생물재해표시

column

■ 환자를 위해 인플루엔자백신을 접종하자

인플루엔자바이러스는 감염력과 증식력이 높은 바이러스로, 유행하는 바이러스의 종류(아형)가 매년 바뀐다. 불활성화 백신(inactivated vaccine)은 다음 시즌에 유행할 것으로 예상되는 아형 3종을 바탕으로 만들어진다. 최근에는 유행되는 아형의 적중률이 높아 백신의 유효성은 높다고 할 수 있다.

IgG 반응을 유도하는 이 백신은 분비형 IgG 반응에 의해 저지되는 점막 표면에서의 바이러스 감염 자체를 방지할 수는 없다. 그러나 일단 침입한 바이러스를 효율적으로 공격하기 때문에 중증화나 사망을 피할 수 있다.

영국의 의료인은 "자신이 인플루엔자에 감염되면 담당하는 고령의 암환자나 신생아에게 옮길 수도 있기 때문에 자진해서 접종을 받는다"고 한다. 복지시설에서 일하는 사람이나 간병인, 고령자의 가정간호 등을 하고 있는 가족들도 마찬가지이다.

의료에 종사하는 사람 한 사람 한 사람이 솔선해서 백신을 접종하여 자신을 지킴과 더불어 환자나 이웃, 가족에게 인플루엔자를 옮기지 않도록 실천해야 한다.

■ 백신접종은 의료인의 의무

병원감염을 일으키는 병원체 가운데 예방접종이 가능한 것은 일부이며, C형 간염바이러스나 HIV에 대한 백신은 없다.

B형 간염과 인플루엔자의 백신접종은 의료인의 의무라고 봐야 한다. B형 간염백신으로 중화항체가가 양성이 되면 절상사고에 의한 B형 간염의 감염은 완전히 막을 수 있다. 인플루엔자백신은 증상을 경증화시킨다. 소아, 고령자, 혈액투석 환자는 고위험군으로 중증화되기 쉬우므로 인플루엔자백신의 접종을 장려해야 한다.

잊어서는 안 되는 것이 홍역, 수두, 유행귀밑샘염(볼거리), 풍진과 같은 외래성 바이러스 감염병이다. 이 감염병에는 유효한 생백신이 있다. 40세 이하의 의료인이 이 바이러스에 대한 항체가(antibody titer)를 갖지 않는 경우 적극적으로 백신접종을 해야 한다. 성인기에 발병되는 이 바이러스 감염병은 중증화되기 쉽고, 특히 홍역은 뇌염의 위험이 적지 않다. 잠복기간에 환자에게 옮길 위험성도 있다(▶ p.439, Note 참조).

소아기에 BCG를 접종하여 투베르쿨린반응이 양성이 되어도 결핵균에 대한 감염방지효과는 낮다는 사실을 재인식할 필요가 있다. 자신은 투베르쿨린반응 양성이므로 결핵에는 걸릴 리가 없다고 생각하는 것은 대단히 위험한 발상인 것이다.

■ 사람에게서 사람으로 전염되지 않는 감염병이 있다

감염병에는 사람에게서 사람으로 전파되지 않는(되기 어려운) 것이 있다. AIDS 환자 간호 시에 무서운 것은 바늘찔림사고(절창사고)뿐이며 보통의 간호에서 HIV에 감염될 우려는 없다. 이는 감염경로가 성립되지 않기 때문이다. 말라리아, 일본뇌염, 리케차증과 같은 절지동물 매개성 감염병의 경우는 모기나 진드기에 물리지 않는 한 감염이 성립되지 않는다. 조심해야 하는 것은 AIDS와 마찬가지로 절창사고이다.

감염병 예방에서 감염경로를 차단해야 하는 것은 매우 중요하다는 사실을 재인식하기 바란다. 메티실린 내성 황색포도알균(MRSA)의 대부분은 확실한 손씻기와 손소독을 하면 감염을 방지할 수 있다. 인플루엔자바이러스, 인플루엔자균, 디프테리아균, 수막염균과 같이 비말감염을 일으키는 병원체는 마스크 착용과 철저한 손씻기가 중요하다. 결핵, 홍역, 수두는 공기감염(비말핵감염)을 일으키므로 실내 환기와 함께 N95 미립자마스크의 착용이 중요하다. 요컨대 감염경로를 차단하면 감염은 일어나지 않는다.

결핵균과 유사한 비결핵성 항산균은 약독균이기 때문에 사람에게서 사람으로 전파되지 않는다. 레지오넬라폐렴은 고령자에게 관찰되는 중증 폐렴이지만, 이것도 환자 간호로 옮는 일은 없다. 매독의 경우 매독혈청반응 양성인 혈액을 수혈하더라도 전염될 가능성은 낮다. 감염의 성립에는 점막의 직접적인 접촉이 필요한데, 건강한 피부는 접촉되더라도 감염되지 않는다. 한센병에는 나종형나병(다형균)과 결핵나병(소균형)이 있는데, 나균이 많은 나종형나병에서조차 감염 위험은 거의 없다. 또 기회감염 병원체의 대부분은 약독성이며, 건강한 간호직원에게 감염이 일어나는 경우는 없다.

올바른 지식을 가지고 있으면 감염병을 두려워하지 않아도 된다. 감염성을 생각할 때는 감염경로와 병원체의 감염력이 고려되어야 할 것이다. 중요한 사실은 환자를 차별적으로 대하지 않도록 해야 한다는 점이다.

국시 적중문제

Q 농가진에 대한 설명으로 알맞은 것은?

가. 원인균은 포도알균이며 아동에게 자주 발생한다.
나. 물집이 생기지만 그대로 두면 저절로 치유된다.
다. 항생제 도포나 전신적인 항생제요법을 사용한다.
라. 전염력이 없기 때문에 개인수건을 사용할 필요가 없다.

① 가, 나, 다　② 가, 다　③ 나, 라
④ 라　⑤ 가, 나, 다, 라

A 물집은 고름물집이 되고 벌꿀색의 딱지 형태로 건조해진 후 반점을 남긴다. 농가진 환자에 대한 교육은 감염의 전파방지에 초점을 둔다. 가족이나 의료인은 환자와 접촉한 후 반드시 항균성 비누로 손을 씻고 환자는 개인수건을 사용해야 한다. 치료 후에는 침구를 세탁한다.

정답 : ②

Q 다음 중 세균성 식중독에 해당하는 것은?

① 복어중독　② 조개중독　③ 매실중독
④ 살모넬라 식중독　⑤ 조미료 과량 사용

A 세균성 식중독은 다음과 같이 나뉜다.

1) 감염형 : 살모넬라 식중독, 호염균 식중독, 창자알균 식중독, 병원성 대장균 식중독
2) 독소형 : 포도알균 식중독, 보툴리누스 식중독, 웰치균 식중독

정답 : ④

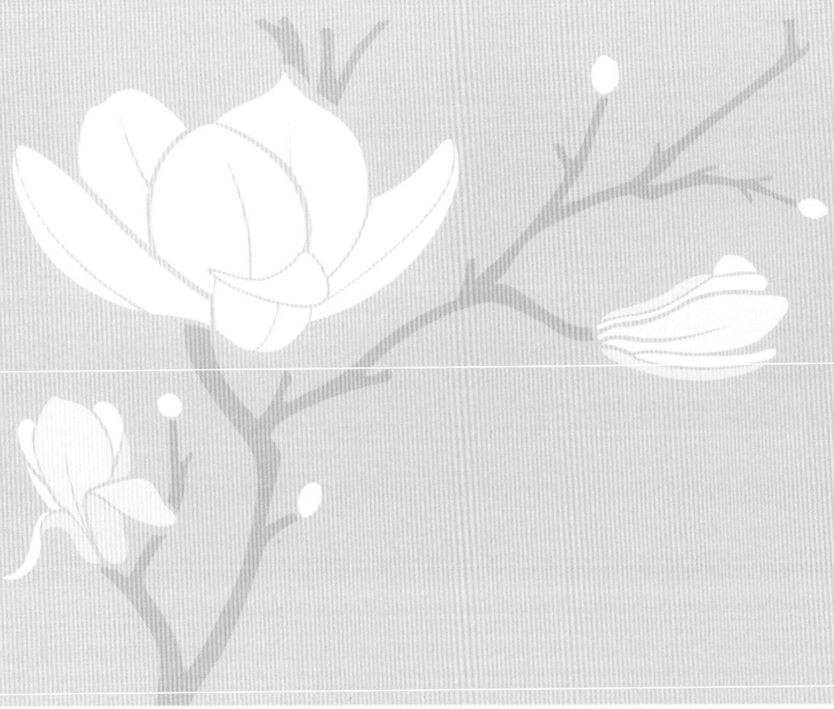

병리학(pathology)

질병의 본질적 성질을 취급하는 의학의 한 분야로서, 특히 질병에 의해 발생하는 신체의 조직이나 기관의 형태학적 변화 및 기능적 변화를 연구하는 학문. 즉, 병의 원인-발생-경과 및 그 변화 등에 관한 연구를 하는 학문으로 넓은 의미로는 생물체에서 볼 수 있는 모든 이상(질환) 및 기형을 대상으로 하며 좁은 의미로는 사람에게 일어나는 병변의 본태를 규명하고 병태의 구조와 기능의 변화를 분명히 하여 치료와 예방에 공헌하는 기초의학 분야를 가리킨다.

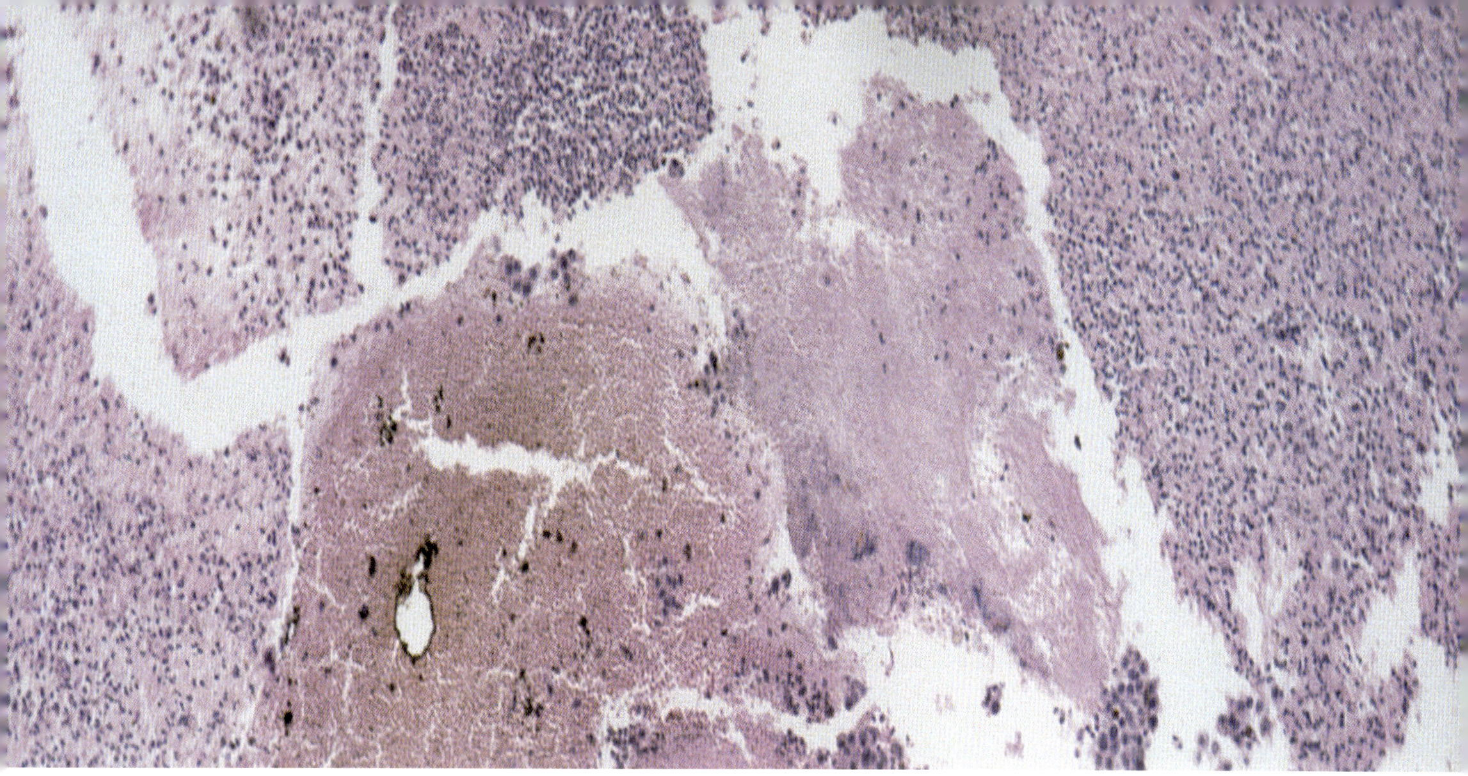

제8장 **종양**

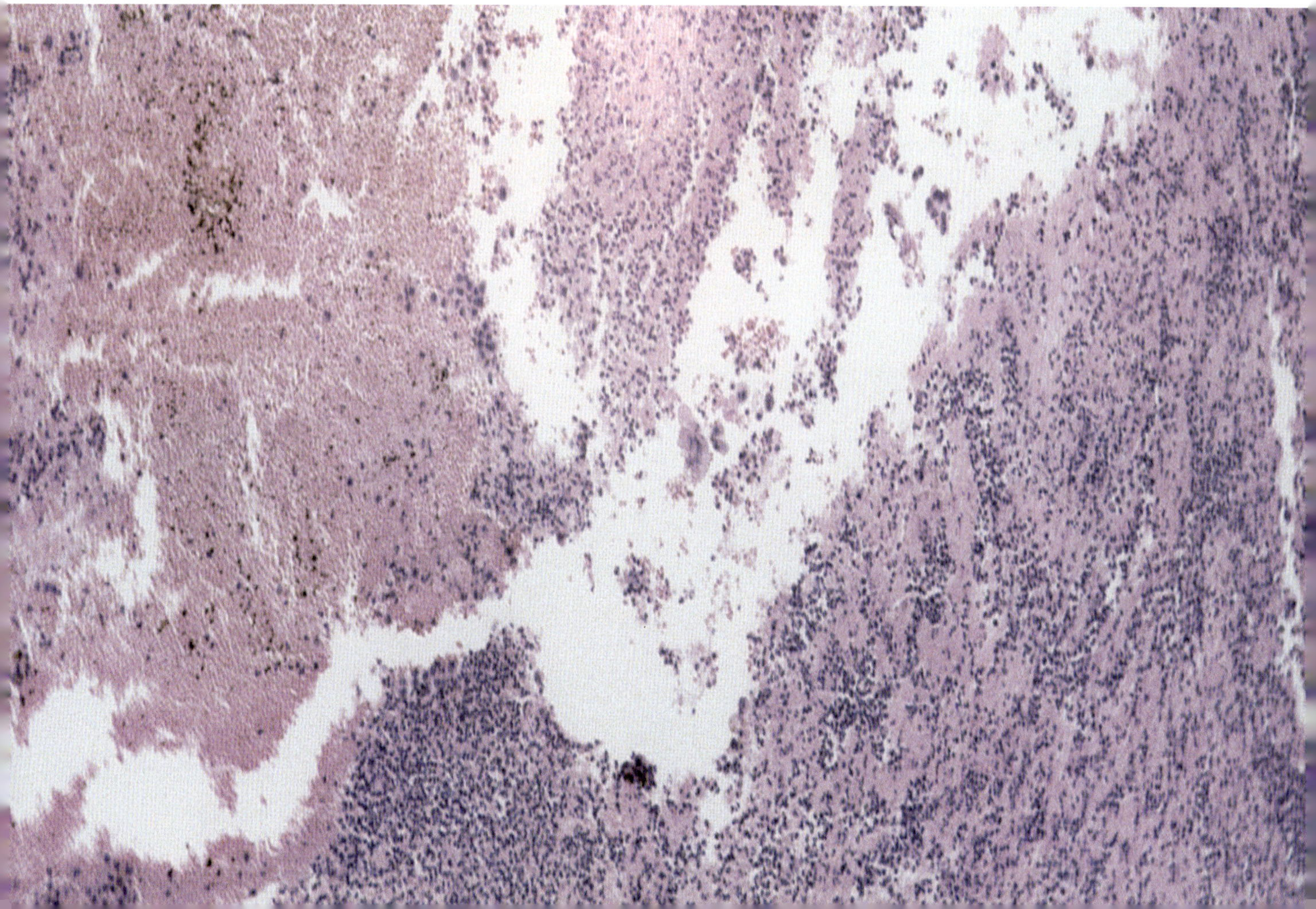

주요 용어해설

- **비정형성(atypia)** : 세포의 성숙장애와 공간적인 배열이 흐트러지거나, 핵의 크기와 형태가 고르지 않은 것을 형태학적으로 가리키는 말이다.
- **악액질(cachexia)** : 악성종양 말기에 나타나는 체중감소, 탈진, 소모, 빈혈, 식욕부진 등의 심각한 증상으로, 특히 소화기암에서 심하게 나타난다. 원인은 밝혀지지 않았지만, 단순한 영양장애가 아니라 종양이 생산하는 유해물질의 영향이나 종양에 반응하여 큰포식세포(대식세포)가 생산하는 TNF-α(종양괴사인자)에 의한 식욕 억제나 대사의 변조 등이 지적되고 있다.
- **육종(sarcoma)** : 비상피조직에서 발생하는 악성종양으로, 소아나 젊은 층에서 많이 발생하며 혈행성 전이를 잘 일으킨다.
- **전암성 병변(precancerous lesion)** : 임상적으로는 방치하면 암이 형성될 확률이 높다고 판단되는 병변을 말한다.
- **전이(metastasis)** : 병원체나 악성종양세포가 혈액 또는 림프의 흐름을 타고 떨어진 곳에 있는 장기로 운반되어 그곳에 원발 병소와 같은 병변을 일으키는 것을 말한다.
- **종양억제유전자(tumor suppressor gene)** : 세포분열의 제어로 세포증식을 억제하는 단백질을 부호화하는 유전자이며, 암의 발생을 억제하는 기능을 가진다.
- **종양유전자(oncogene)** : 어떤 정상적인 유전자에 변화가 일어나 무질서한 자율적 증식을 촉진하는 새로운 변이단백질을 만들고, 그 결과 정상 세포를 암으로 유도하는 유전자 무리를 말한다.
- **종양표지자(tumor marker)** : 암의 진행과 함께 증가하는 생체인자를 말하며, 주로 혈액 중에 유리되는 인자를 항체를 사용해서 검출하는 임상검사의 하나이다. 또 생체검체나 적출된 종양의 병리조직표본을 면역염색하여 종양의 확장병리진단이나 조직형 감별에 사용되는 등 임상검사 현장에서 널리 사용된다.
- **침윤(infiltration)** : 본래 그 조직 고유의 것이 아닌 세포가 조직 중으로 출현하는 것을 말한다.
- **크루켄버그종양(Krukenberg's tumor)** : 위암은 진행되면 장막에서 직접 배안(복강) 내로 암세포가 흩뿌려지거나 림프나 혈액의 흐름을 타고 다른 부위로 전이되는 경우가 있다. 특히 왼쪽 빗장위림프절로의 전이를 비르효림프절성 전이, 창자자궁오목(직장자국오목)으로의 전이를 슈니츨러전이, 전이성 난소종양을 크루켄버그종양이라고 한다.
- **파종(dissemination)** : 악성 종양 전이의 한 형태로 종양세포가 배안(복강), 가슴안(흉강)에 씨를 뿌린 것 같이 떨어져서 배막(복막), 가슴막(흉막)에 전이 병소를 형성하는 것을 말한다.
- **형태이상(dysplasia)** : 세포가 정상에서는 관찰되지 않는 형태가 되는 형태변화의 일종이다.

제 8 장 종양

1. 종양이란?

종양(tumor)이란 비정상적인 증식성 세포로 구성되는 병변으로, 원칙적으로 단일 세포에서 유래한다. 제어가 불가능하여 무질서하게 자율적인 증식을 나타내는 것이 특징이다. 종양은 통계학용어로 신생물(neoplasm)이라고 불린다.

비정상적인 세포가 종양인지의 여부는 세포의 형태변화로 결정되는데, 최종적으로는 병리진단에 맡겨진다. 그러면 병리과 의사는 어떻게 그것을 구별하는 것일까?

종양인지의 여부 판단은 간단히 말하면 그 '나쁜 생김새'와 '흐트러진 정도'에 따른다. 세포의 성숙장애와 공간적인 배열이 흐트러지거나, 핵의 크기와 형태가 고르지 않은 것을 형태학적으로는 비정형성(atypia)이라고 한다. 악성종양은 비정형성의 정도가 심하고, 양성종양은 비정형성이 적거나 없는 것으로서 판단한다.

종양세포는 그 특징에 따라 양성과 악성으로 나뉜다. 이를 판단하는 핵심은 주위 조직으로의 침윤과 분화도이다. 침윤(infiltration)이란 비정상 세포가 발생부위에 머무르지 않고 주위의 조직이나 장기로 무질서하게 퍼져가는 것을 가리킨다. 그 정도가 심한 것이 악성종양의 특징이다.

분화도(differentiation)란 그 비정상 세포가 원래의 정상세포와 비슷한 정도를 말한다. 정상세포와 닮을수록 분화도가 높다고 하고 양성으로 판단된다. 유사성이 없는 경우는 분화도가 낮다(또는 미분화)고 하며 악성으로 간주된다(▶ 그림 8-1).

그 밖에 종양을 분류하는 방법으로 상피조직 유래인가, 비상피조직 유래인가 등 발생한 조직이나 장기에 따른 구분이 있다. 다음에 주요 분류법을 정리하였다.

【종양의 분류】

① **생물학적 형상 또는 예후에 따른 분류** : 양성인가, 악성인가

② **조직발생에 따른 분류** : 상피조직에서 발생하는 종양을 상피성 종양이라고 하고, 비상피조직에서 발생하는 종양을 비상피성 종양이라고 한다.

③ **원발 장기별 분류** : 종양이 발생한 장기에 따라 분류

④ **원발과 전이에 따른 분류**

Note

종양과 덩이(종괴)

덩이(종괴, mass)는 응어리를 표현하는 용어로, 응어리의 원인은 종양뿐만 아니라 염증이나 출혈인 경우를 포함한다.

자율성 증식

정상적인 신진대사의 상황을 생각하지 않고 자율적으로 무제한 또는 비가역적으로 계속 증식하는 것을 말한다. 주위의 세포나 조직과는 조화를 이루지 못한 상태라고 할 수 있다.

침윤(infiltration)

침윤이란 악성종양세포에 의한 주위조직으로의 직접적 진행 및 침입을 가리킨다. 종종 림프관 및 혈관 안으로 진행되어 종양색전증(tumor embolism)을 일으킨다.

상피조직과 비상피조직

① **상피조직** : 신체의 표면을 감싸는 피부의 표피, 소화관, 기도, 요도의 점막, 침샘(타액선), 갑상샘, 간, 이자(췌장) 등(내분비 장기를 제외하고 상피세포는 외부와 연속되어 있다. 내분비 장기도 태아기에는 연속성이 있었다.)

② **비상피조직** : 발생단계의 중간엽(간엽, mesenchyma)에서 유래하는 결합조직이나 지방조직, 근육조직, 뼈조직, 신경조직

Note

암에 의한 사망

우리나라에서는 악성신생물(암)이 사망원인 1위를 차지하고 있다. 사망원인 2위, 3위인 뇌혈관 질환이나 심장질환에 의한 사망률을 합한 숫자보다 많아 암 정복이 우리나라 최대의 중요 과제임을 의미하고 있다. 암에 의한 사망률은 사망원인 통계집계가 시작된 1983년 이후 32년째 1위를 유지하고 있는데, 이는 평균수명의 연장으로 암 연령층이 증가한 데다가 암 이외의 질환에 의한 사망 수의 감소와도 관련이 있다(▶ **그림 8-2**).

[표 8-1] 양성종양과 악성종양의 주요 차이

	양성종양	악성종양
발육	느림	빠름
발육상황	팽창성	침윤성
주위와의 경계	명료	불명료
전이	없음	있음
재발	적음	많음
전신적 영향	적음	많음
예후	양호	불량

Point

양성종양 : 침윤 및 전이하지 않는다. 팽창성으로 발육

악성종양 : 침윤 및 전이한다. 침윤성으로 발육

악성종양보다 성질이 나쁜 양성종양

양성종양이 증식하여 주위 조직을 압박하는 경우에는 장애를 나타내기도 한다. 예를 들면 양성의 머리종양은 악성의 피부종양보다 치사성이 높다. 양성의 난소점액낭샘종이 배안(복강) 내에서 파열되면 예후가 나쁜 복막거짓점액종(복강가성점액종, pseudomyxoma peritoneum)이 되는 경우가 있다.

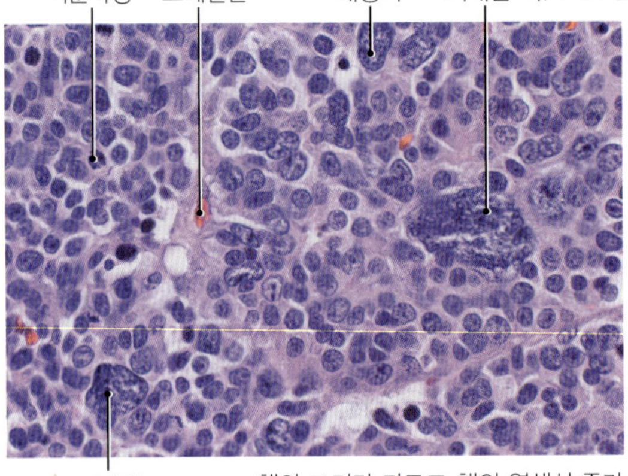

악성종양의 비정형성을 나타낸다. 모세혈관을 제외하고 모두 암세포인데, 핵의 크기가 모두 다르고 핵이 헤마톡실린에 짙게 염색되어 있다. 핵분화상이 흩어져 있다. 암의 병리진단은 이러한 정상세포와의 현미경 형태상의 차이(편차)를 바탕으로 내려진다.

[그림 8-1] 핵의 이형(헤마톡실린-에오신염색)

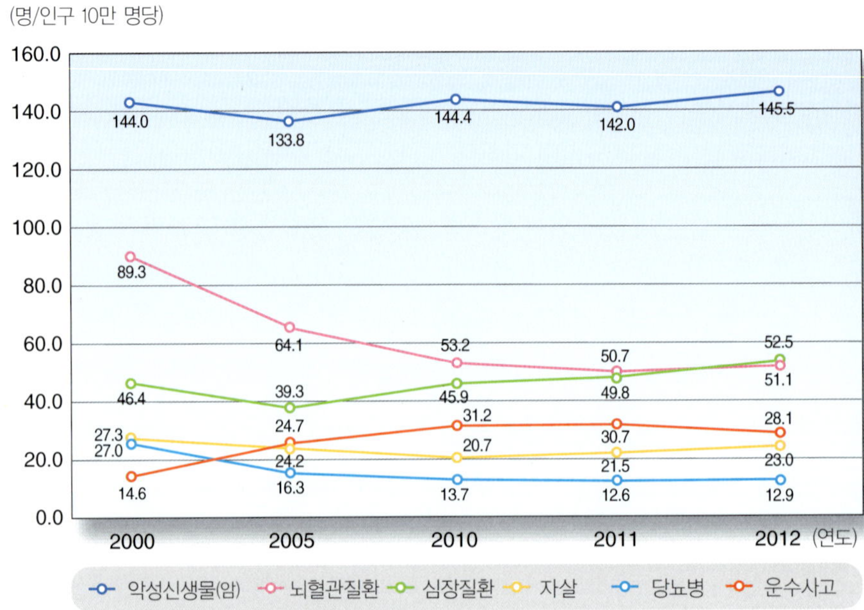

(출처 : 통계청)

[그림 8-2] 악성신생물(암)의 사망률 추이(해설은 Note 참조)

2. 양성종양과 악성종양

종양은 크게 양성종양(benign tumor)과 악성종양(malignant tumor)으로 나뉜다(▶ **표 8-1**). 양성종양은 일반적으로 분화도가 높고 유래하는 조직과 비슷한 형태를 하고 있다. 팽창성으로 발육하여 침윤(infiltration; 주위 조직구조로 종양이 연속적으로 진행) 및 전이(metastasis; 비연속부위로 종양이 착상이나 증식)하는 일은 없다. 증식속도는 느리며, 일정한 상태에서 증식은 정지하게 된다(▶ **그림 8-6ⓐ, p.156 참조**).

반대로 악성종양은 침윤과 전이가 가장 중요한 특징이다. 현미경으로 관찰하면 악성종양은 양성종양보다 분화도가 낮다(발생모세포와의 유사성이 없다). 핵분열이나 세포자멸사의 수도 두드러진다.

그러나 칼럼에서 소개하는 경계성 악성종양이 있는가 하면, 침윤성을 나타내는 양성종양이나 경계가 명료한 악성종양과 같은 예외도 있다.

Note

3. 상피성 종양과 비상피성 종양

종양은 그 유래하는 세포에 따라 상피성 종양(epithelial tumor)과 비상피성 종양(nonepithelial tumor)으로 나뉜다. 상피조직이란 신체의 표면을 덮는 피부의 표피, 소화관, 기도, 요로 점막, 침샘(타액선), 갑상샘, 간, 이자(췌장) 등을 말하고, 비상피조직이란 발생단계의 중간엽(간엽)에서 유래하는 결합조직, 지방조직, 혈관조직, 근육조직, 뼈조직, 신경조직을 말한다.

상피조직세포 유래의 악성종양은 암종(carcinoma)이라고 불린다. 암종은 편평세포암종(squamous cell carcinoma), 샘암종(선암, adenocarcinoma), 이행세포암종(transitional cell carcinoma; 요로상피세포암종), 신경내분비암종(neuroendocrine carcinoma; 허파의 소세포암종을 포함), 미분화암종(undifferentiated carcinoma; 허파의 대세포암종)으로 분류된다.

암종과는 달리 중간엽(간엽) 계통 세포(사이질, 결합조직) 유래의 악성종양은 육종(sarcoma)이라고 불린다. 지방육종(liposarcoma), 뼈육종(골육종, osteosarcoma) 등 종종 종양이 유래하는 조직명을 앞에 붙여서 사용한다. 다만, 백혈병, 악성림프종, 악성뇌종양은 비상피조직의 악성종양이지만 육종이라고는 하지 않는다.

상피조직의 양성종양은 유두종(papilloma), 샘종(선종, adenoma), 낭종(cystoma)으로 나뉜다. 비상피조직의 양성종양은 유래하는 조직의 이름에 '종'을 붙여서 지방종(lipoma), 민무늬근종(평활근종, leiomyoma), 신경집종(신경초종, neurilemmoma), 혈관종(hemangioma)과 같이 불린다. 또 조혈계통, 림프계통에 양성종양의 개념은 없다. 진짜 종양이 아닌 양성의 종괴 형성성 질환으로 분리종(이소종, choristoma)과 과오종(hamartoma)이 알려져 있다.

종양 중에는 상피조직의 성분과 비상피조직의 성분이 혼합된 것도 있다. 젖샘(유선)의 섬유샘종(섬유선종, fibroadenoma; 양성), 엽상종양(phyllodes tumor; 양성 또는 악성),

column

■ 악성과 양성의 중간을 나타내는 종양

현미경으로 관찰하면 양성종양과 악성종양의 구별은 대부분의 경우 명확하다. 그러나 드물게 양성과 악성이 구별되지 않거나 식별할 수 없는 종양을 볼 수 있다. 이것을 경계 악성 또는 저악성도 종양이라고 한다. 이 유형에는 국소침윤은 하지만 전이되지 않는 종양(피부의 바닥세포암종이나 피부섬유육종)이나 전이되는 빈도가 낮은 종양(카르시노이드종양, 부신의 갈색세포종, 난소의 과립막세포종 등)이 포함된다.

[표 8-2] 종양의 명명법

	정상조직	양성종양	악성종양
상피조직	중층편평상피	편평세포유두종	편평세포암종
	이행상피	이행세포유두종	이행세포암종*
	원주상피	샘종	샘암종
비상피조직	섬유조직	섬유종	섬유육종
	지방조직	지방종	지방육종
	민무늬근조직	민무늬근종(평활근종)	민무늬근육종(평활근육종)
	가로무늬근조직	가로무늬근종(횡문근종)	가로무늬근육종(횡문근육종)
	뼈조직	뼈종(골종)	뼈육종(골육종)
	신경아교조직	양성신경아교종	악성신경아교종
	조혈조직	없음	백혈병
	림프조직	없음	악성림프종

* 이행세포암종은 최근에는 요로상피암종으로 불리는 경우가 많다.

암육종(carcinosarcoma; 악성) 등이 있다. 침샘(타액선)의 혼합종이라고 불리는 종양(연골 모양 사이질을 가진 샘종이지만, 근육상피조직의 세포증식이 연골 모양으로 보임)은 현재 여러형태샘종(다형선종, pleomorphic adenoma)이라고 불린다(▶ 표 8–2).

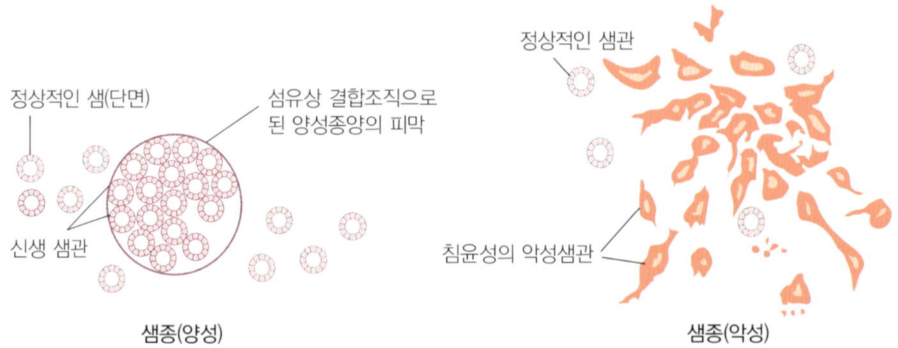

악성종양(샘암종)은 침윤성으로 증식하는 데 비해 양성종양(샘종)은 팽창성으로 증식한다. 종종 섬유성 피막을 형성한다. 악성종양에서 팽창성 증식을 일으키는 유형은 악성도가 낮은 경우가 많다.

[그림 8-3] 종양의 증식양식

4. 전암성 병변

정상에 비해 현미경적인 모양새가 치우쳐 있지만(비정형성) 암이라고 할 수 없는 병변으로, 시간이 지나면서 암으로 진행될 가능성이 큰 병변을 전암성 병변(precancerous lesion)이라고 한다. 육안으로는 큰 변화가 없기 때문에 현미경적인 소견이라고 할 수 있다. 또 이러한 비정형성을 갖는 전암성 병변을 형태이상(dysplasia) 또는 경계병변(borderline leision)이라고도 한다. 전암성 병변이 발견되면 암으로 진행될 것이 우려

Note

양성종양의 종류(▶ 그림 8–3)

① **유두종(papilloma)** : 피부, 후두, 혀의 중층편평상피를 포함하는 표면 상피 유래의 양성종양이다. 상피세포가 손가락 모양, 돌기 모양으로 증식하여 혈관을 포함한 결합조직성 사이질(간질)을 덮는다.

② **샘종(선종, adenoma)** : 샘상피(선상피) 유래의 양성종양을 가리킨다.

③ **낭종(cystoma)** : 속공간에 액체가 든 낭(cyst)을 계속 만들며 증식하는 양성종양을 가리킨다. 낭샘종(낭선종)이라고 부르는 경우가 많다.

④ **중간엽 계통 유래의 양성종양** : 대부분은 유래 세포의 이름을 앞에 붙여서 부른다. 민무늬근종(평활근종), 가로무늬근종(횡문근종), 지방종, 혈관종 등이 있다.

⑤ **분리종(이소종, choristoma)** : 성숙한 비종양성 조직이 다른 장기에서 확인되는 경우를 분리종이라고 한다. 위벽에서의 이소성 이자조직(췌장조직)이 대표적이다.

⑥ **과오종(hamartoma)** : 해당 조직의 구성성분인 성숙세포 성분이 비종양성이지만, 정상적인 통제가 안 되는 형태로 덩이(종괴)를 형성하듯이 과잉으로 증식하는 상태를 가리킨다. 혈관종이 대표적인 예이다.

세포진단 class Ⅳ

세포진단의 class Ⅳ는 자궁목찰과 세포진단에서는 상피내암종(intraepithelial carcinoma)을 의미하지만, 다른 세포진단에서는 암이 매우 의심되는 경우에 사용한다. 다른 장기의 상피내암종은 class Ⅴ에 속한다. 같은 표현이라도 의미가 다르다는 것이 매우 이해하기 힘든 부분이지만 반드시 구별해야 한다.

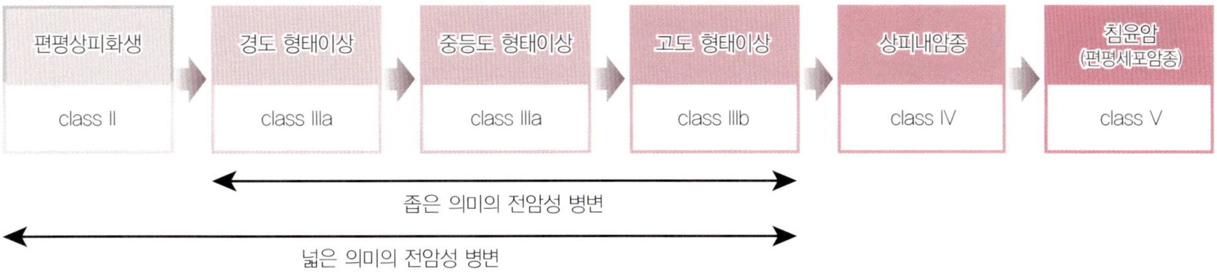

실제로 편평상피화생은 여성호르몬의 영향으로 생기는 생리적 병변인 반면, 형태이상(및 암)은 사람유두종바이러스(human papilloma virus, HPV) 감염에 의해 생기는 병변이다. 따라서 편평상피화생을 전암성 병변에 포함시키는 것은 부적절하다고 할 수 있다.

[그림 8-4] 자궁목의 암 형성 과정과 세포진단의 class 분류

되기 때문에 정기적인 검진이 필요하다. ▶ **총론 제1장 병리학과 병리진단 Note(p.26 참조)**에서 설명한 세포진단이 자궁목 형태이상의 발견수단으로서 매우 유용하다. 자궁목 세포진단에서는 형태이상은 class III, 상피내암은 class IV, 침윤암은 class V로 표현된다(**▶ 그림 8-4**).

전암성 병변은 앞에서 설명한 좁은 의미로 사용되는 경우 외에도 암에 걸리기 쉬운 변화를 넓게 파악하여 부르는 경우(넓은 의미의 전암성 병변)가 있어 다소 복잡하다. 예를 들어 위점막의 창자상피화생(intestinal metaplasia)이나 기도의 편평상피화생(squamous metaplasia) 등이 여기에 해당한다. 암의 주변 점막에는 이러한 화생성 병변이 빈번하게 관찰된다. 화생(metaplasia) 자체로 비정형성은 관찰되지 않는다. 위점막의 창자상피화생은 고령자, 기도의 편평상피화생은 흡연자에게 높은 빈도로 관찰되지만, 위암이나 폐암이 발생하는 것은 일부에 지나지 않는다.

그 밖에 위를 절제한 환자의 경우 연결부(문합부) 위암이 발생되기 쉽다고 알려져 있다. 이 경우 위절제 자체를 '전암 상태'로 보아야 한다는 견해도 있다.

5. 악성종양의 전이양식

종양에는 양성과 악성이 있으며, 악성종양의 큰 특징은 침윤성 증식과 전이 이다. 그러면 전이란 어떠한 현상을 가리키는 것일까?

악성종양의 전이(metastasis)란 원발소(종양세포가 발생한 장소)에서 원격부위로 종양세포가 정착하는 것을 가리킨다. 그리고 이 정착에는 일정한 과정이 있다.

전이는 우선 침윤(infiltration)에서 시작된다. 양성종양의 경우, 증식하더라도 일정한 크기에 도달하면 증식을 멈춘다. 따라서 주위 조직으로 직접적으로 진행되어 침입하는 힘은 없다. 이에 비해 악성종양은 마치 가느다란 뿌리가 땅속에서 뻗어나가듯이 조직 사이를 비집고 발육하여 주위 조직으로 침입한다.

주위 조직으로 침윤한 악성종양은 그 후 종종 림프관 및 혈관 안으로 진행되어 종양

Note

화생은 암 때문에 발생하는 것이 아니다!

화생(metaplasia)이라는 현상은 분화한 세포가 다른 분화세포로 변화하는 생체의 적응현상으로, 암 때문에 발생하는 병변은 아니다(**▶ 총론 제2장 세포손상, p.58 참조**).

위생검, 큰창자(대장)생검의 그룹 분류

세포진단의 파파니콜로 분류(Papanicolaou classification, 클래스분류, **▶ 총론 제1장 병리학과 병리진단, p.28 참조**)와 마찬가지로 위생검이나 큰창자(대장)생검의 진단을 그룹분류로 표현한다. 의미하는 바는 다음과 같다.

그룹 1 : 정상
그룹 2 : 이형을 나타내는 비종양성 병변
그룹 3 : 양성과 악성의 경계 병변
그룹 4 : 암이 매우 의심되는 병변
그룹 5 : 암

전이(metastasis)

전이란 원격부위로 종양세포가 정착되는 것을 가리킨다.

column

■ 비정형성과 형태이상

비정형성과 형태이상은 헷갈리기 쉬운 대표적인 의학용어 중 하나이다. 비정형성(atypia)은 세포의 현미경적 형태 이상으로, 핵의 대형화, 핵의 형태 부정연, 염색질 증량, 핵소체의 명료화, 핵분화상의 증가와 같은 비정상 소견을 가리킨다(▶ 그림 8-1 참조). 이러한 세포형태의 이상(세포이형)에 추가하여 조직구축의 이상(샘관의 융합·비정상 분지·크기 다름, 세포배열의 흐트러짐 등)을 구조이형이라고 하여 구별한다. 비정형성은 악성종양의 큰 특징이지만, 비교적 정도가 가벼운 비정형성이 확인되는 전암성 병변이 형태이상(dysplasia)인 것이다.

또 경도의 비정형성은 양성종양이나 재생성 변화를 나타내는 양성 병변으로 보이기도 한데, 이것을 양성이형이라고 한다. 양성종양과 형태이상은 명확히 구별하기 바란다(양성종양이 악성화되는 경우도 있으므로 양성종양을 전암성 병변으로 보는 것도 불가능하지는 않지만, 일반적으로는 별도로 다루어진다). 양성종양은 육안으로 인식할 수 있는 병변, 형태이상은 현미경으로 파악되는 병변이라고 구별하면 이해하기 쉬울 것이다. 암에 비정형성은 반드시 나타나지만, 비정형성이 있다고 암이라고는 볼 수 없다.

■ 상피내암종(비침윤암)에 대한 견해

젖샘(유선)의 비침윤암 때문에 유방전절제술(total mastectomy)을 받은 환자가 상담을 해왔다. 생명보험의 암보험이 비침윤암에는 적용되지 않는다는 점이 아무래도 이해가 가지 않는다는 것이었다. '비침윤암은 전이되지 않기 때문에 생명을 위협하지 않는다'는 것이 보험회사 측의 주장이었다.

암은 침윤 및 전이되어 사람을 죽음에까지 이르게 하기 때문에 매우 두려워한다. 따라서 침윤 및 전이가 없는(즉, 환자를 죽이지 않는) '상피내암종(상피 내에 머무르는 악성증식성 병변)'을 암이라고 하지 않는 장기가 있다. 그 대표적인 예가 갑상샘 소포암종(follicular carcinoma)이다. 큰창자폴립(대장폴립)에서는 우리나라에서 점막내암종(상피내암종)이라고 불리는 병변이 서양에서는 형태이상으로 진단되는 경우가 있다.

한편, 발암과정의 초기상에 근거하여 그 조기발견이나 조기치료를 목표로 하는 학문적 입장에서 보면 상피내암종이야말로 대단히 중요한 조기병변이라고 할 수 있다. 매우 이해하기 어려운 사실에 다양한 장기의 병리진단명에는 이 둘의 개념이 섞여서 사용되고 있다.

그러면 상피내암종(비침윤암)은 어느 정도의 확률로 진행암으로 진행되는 것일까? 현재로서는 명확한 근거는 없다고 할 수 있다. 상피내암종으로 진단받으면 보통은 수술 등으로 병변이 제거되기 때문에 이후의 추적데이터를 얻을 수 없기 때문이다.

피부의 상피내암종(보웬병)은 좀처럼 침윤암으로 진행되지 않는다는 사실은 널리 알려져 있다. 위의 점막내암종에 관한 우발적 장기관찰 데이터에서는 진행암으로의 진행은 예상 이상으로 느리다.

상피내암종은 원래 자궁목부분에서 확립된 개념인데도 불구하고 자궁속막에는 사용되지 않고 대신 '이상증식증'이라고 불리는 혼란도 있다. 암의 정의에 대해서는 여전히 애매한 부분이 있다고 할 수 있다.

앞에서 말한 젖샘의 비침윤암에 대해서 말하면 원칙적으로 침윤암과 같은 치료가 이루어진다. 왜냐하면 비침윤암이라고 확정되는 것은 수술 후 엄격한 병리학적 검사가 이루어진 후이기 때문이다. 환자에게 있어 침윤암과 같은 치료가 이루어지는 (유방이 모두 없어지는 사실에는 변함이 없는) 병변인데, 보험이 적용되지 않는다는 사실이 이해가지 않는 것은 당연하다.

Note

색전을 형성한다. 이렇게 만들어진 종양색전은 혈류를 타고 원격부위로 운반된다. 이것을 혈행성 전이(hematogenous metastasis)라고 한다.

다만, 종양색전이 형성되었다고 해서 그것이 바로 전이성 종양병변을 일으키는 것은 아니다. 종양세포가 혈관 안에 있는 것만으로는 종양세포가 혈관 바닥막(기저막)을 투과했다고 하며 전이되었다고는 하지 않는다. 종양세포가 원격부위에 정착해야 비로소 전이가 성립된다.

전이경로는 종양마다 특징이 있다. 암종(carcinoma)은 림프의 흐름을 따라 잘 전이되는 경향이 있다. 이 림프성 전이(lymphogenous metastasis)에서는 종양세포가 림프벽을 파괴하여 림프관 안으로 침입한 후 림프의 흐름을 따라 근처 림프절로 전이된다(▶ 그림 8-5, 8-6ⓑ).

한편, 육종(sarcoma)은 초기에 혈관으로 들어가기가 쉬워 광범위한 혈행성 전이를 일으킨다. 혈행성 전이에서는 종양세포가 비교적 벽이 약한 모세혈관이나 정맥벽을 뚫고 혈관 안으로 침입하여 말초에서 전이소를 형성한다. 정맥계통으로 침입하는 경우가 많기 때문에 대부분 허파로 전이된다. 암종이라도 혈관이 풍부한 종양은 혈행성 전이를 잘 일으키는 것이 특징이다. 콩팥세포암종(신장세포암종, hypernephroma), 간세포암종(hepatocellular carcinoma), 융모막암종(choriocarcinoma)이 그 대표적인 예이다. 또 소화계통에서 발생한 암종(위암, 대장암, 이자암 등)은 문맥(portal vein)을 통해 간으로 혈행성 전이를 일으키기 쉽다(▶ 그림 8-6ⓒ).

암세포가 심한 림프관침윤을 나타내는 경우를 암종림프관염(lymphangitis carcinomatosa)이라고 한다. 허파의 암종림프관염은 심한 호흡곤란을 동반하기도 한다.

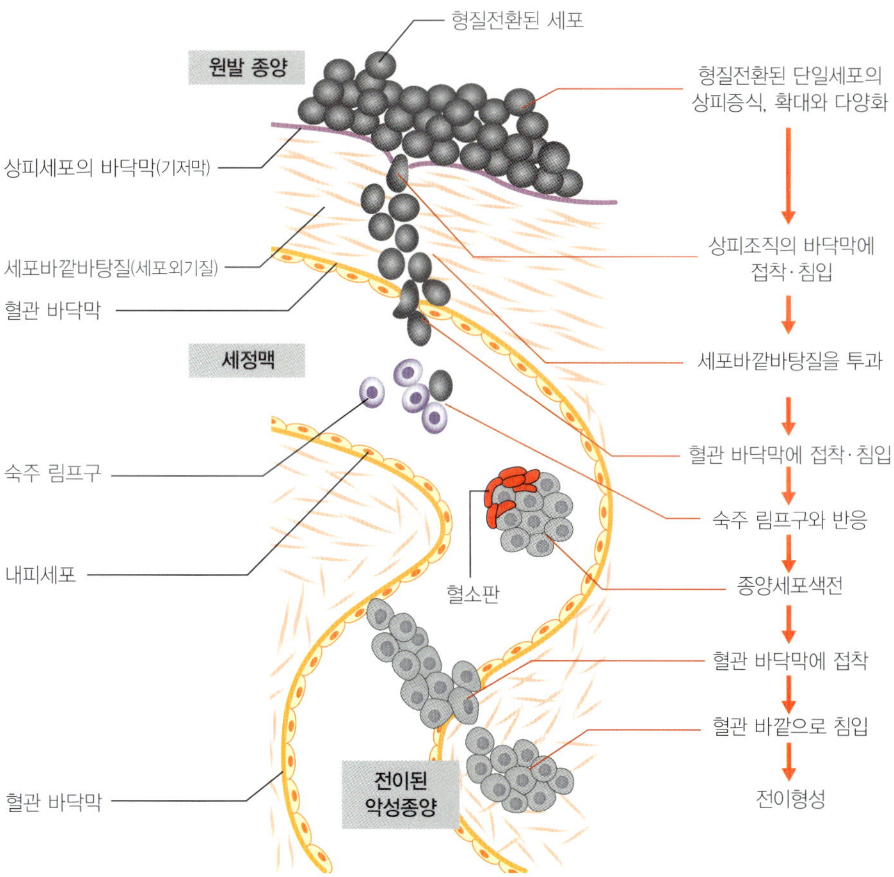

[그림 8-5] 전이의 성립과정

Note

Point

전이의 정리

① 혈행성 전이(hematogenous metastasis) : 육종에 많다.
② 림프성 전이(lymphogenous metastasis) : 암종에 많다.
③ 파종성 전이(disseminated metastasis) : 복수와 가슴막 삼출액(흉수)을 동반한다.
④ 종양세포가 정맥으로 침입 → 허파전이를 일으키기 쉽다.
⑤ 소화계통 종양 → 문맥을 통해 간으로 전이되기 쉽다.

특수한 이름이 붙은 전이

① 비르효림프절성 전이(Virchow's node metastasis) : 원격 림프절성 전이의 대표적인 예로서 위암 등의 왼쪽 빗장위림프절(쇄골상림프절) 전이가 있으며 이것을 비르효림프절성 전이라고 한다. 배안(복강) 내의 림프액이 가슴림프관(흉관)을 통해 왼쪽 정맥각(venous angle)에서 빗장밑정맥(쇄골하정맥)으로 흐르기 때문에 그 주위의 왼쪽 빗장위림프절로 전이가 생기기 쉽다.
② 슈니츨러전이(Schnitzler's metastasis) : 배안(복강) 내 장기의 암이 배막(복막)파종을 일으켜 곧창자자궁오목(직장자궁오목, Douglas pouch; 곧창자와 자궁 사이, 남성은 곧창자와 방광 사이)으로 전이된 상태를 슈니츨러전이라고 한다.
③ 크루켄버그종양(Krukenberg's tumor) : 위암이나 대장암 등이 양쪽 난소에 충실성 전이를 일으킨 경우, 그 난소종양을 크루켄버그종양이라고 한다(▶ 그림 8-6ⓓ). 원발소보다 난소 전이소가 더빨리 발견되기도 한다.

파종성 전이를 잘 일으키는 종양

가슴막(흉막) : 폐암, 유방암
심장바깥막(심외막) : 폐암, 유방암
배막(복막) : 위암, 난소암
뇌척수막 : 폐암, 위암, 백혈병

ⓐ 자궁근종(양성의 민무늬근종, 포르말린 고정 후의 자른 단면)

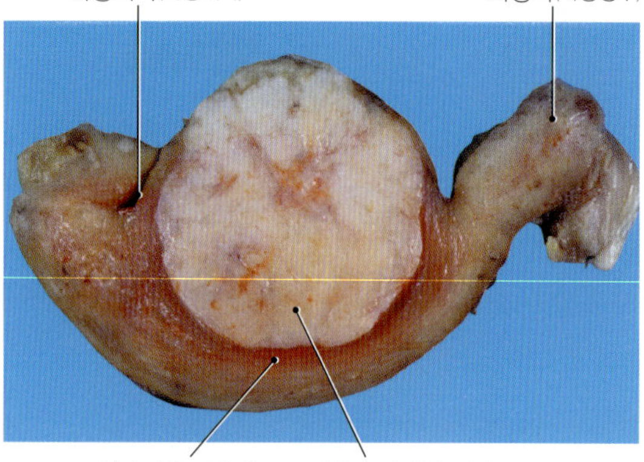

자궁벽에 생긴 양성종양으로, 회백색의 경계가 명료한 종양이 정상적인 자궁근육층을 압박하고 있다.

ⓑ 유방암세포의 림프관 침윤(헤마톡실린-에오신염색)

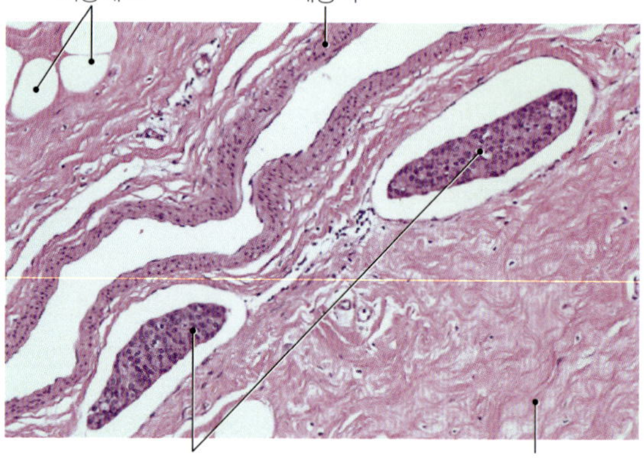

유방암세포가 세동맥을 따라 분포하는 림프관 내에 침윤해 있다. 소속 림프절성 전이를 동반할 가능성이 높은 소견이다.

ⓒ 간전이(육안소견, 포르말린 고정 후 간의 자른 단면)

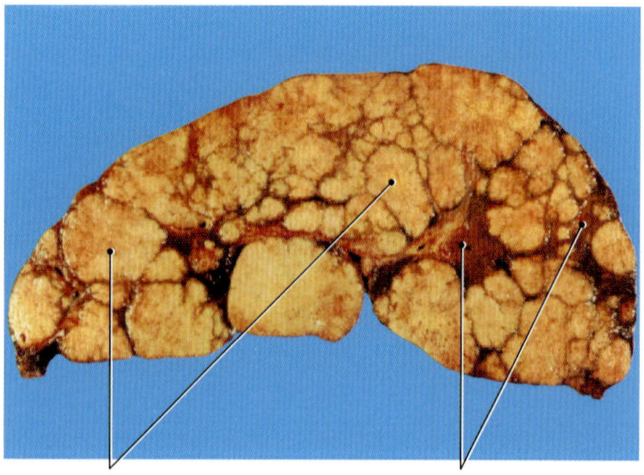

분화형 위암의 간전이로, 간실질 대부분이 전이성 종양으로 치환되어 간은 현저하게 비대해져 있다. 문맥을 통한 혈행성 전이이다.

ⓓ 위암의 양쪽 난소전이(크루켄버그종양)

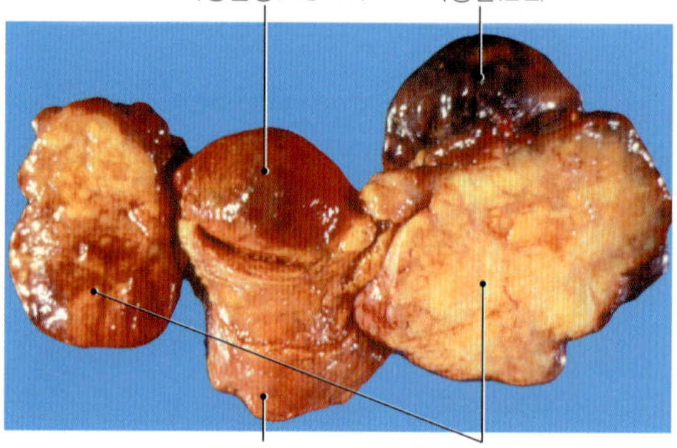

양쪽 난소가 충실성 종양의 전이로 치환되어 10cm 크기까지 비대해져 있다. 난소종양에는 갈라진 흔적이 있다. 저분화형 샘암종의 전이가 현미경적으로 확인되었다.

[그림 8-6] 자궁근종과 대표적인 암의 전이

column

■ 종양의 발육양식

양성종양은 주위 조직을 계속 압박하면서 팽창성으로 발육한다. 한편, 악성종양의 대부분은 주위 조직을 향해 침윤성으로 발육한다. 그러나 침윤성 발육을 하는 양성종양이 있는 반면에 비상피성 악성종양은 '육종'이라고 불리듯이 고기 덩어리 모양으로 경계가 명료한 결절이 되는 경우가 많다. 양성종양과 악성종양의 결정적인 차이는 전이 여부라고 할 수 있다(상피내암종은 전이되지 않는 악성종양이 되어 모순이 생기기도 하지만).

점막이나 피부의 표면에 발생하는 종양의 발육형식은 침윤 여부에 상관없이 융기성 병변(폴립)과 함요성 병변(궤양)으로 크게 나뉜다. 예를 들어 폴립(polyp)은 표면으로 돌출되어 있는 병변을 일컫는 것으로, 악성인 경우도 있고, 양성인 경우도 있다는 사실을 이해해 두기 바란다.

혈행성, 림프성과 함께 제3의 전이양식은 파종성 전이(disseminated metastasis)이다. 파종(dissemination)이란 종양세포가 원발 장기 및 조직의 장막이나 피막을 뚫고 체강 내로 넓게 퍼진 상태를 가리킨다. 배막(복막)이나 가슴막(흉막)의 파종에서는 파종 병소로부터 출혈이나 림프액 누출이 생겨 복수나 가슴막삼출액(흉수)을 동반하기 때문에 배막염(복막염)이나 가슴막염(흉막염)과 유사한 증상을 나타낸다.

배막파종(암성배막염이라고도 함)은 위암이나 난소암에서 많고, 가슴막 및 심장바깥막으로의 파종은 폐암과 유방암에서 많이 관찰된다. 뇌척수막파종(암성수막염)은 허파나 위의 점액생산성 샘암종이나 백혈병에서 많이 발생하는 경향이 있다. 관절공간으로 암이 파종되는 일은 거의 없다.

6. 종양의 악성도와 병기

악성종양이 증식하는 속도나 전이 정도를 악성도라고 한다. 악성도가 높은 종양일수록 환자의 예후는 나빠진다.

악성도를 파악하는 기준 중 하나로 종양세포의 비정형성을 보는 방법이 있다. 비정형성(atypia)이란 세포의 현미경적인 '외형의 나쁨'을 가리킨다.

비정형성에 따른 분류는 뇌종양(신경아교종), 방광암, 유방암, 전립샘암에서 널리 사용되고 있다. 이러한 분류는 치료법의 선택과 예후 추정에 도움이 된다(▶ 그림 8-7).

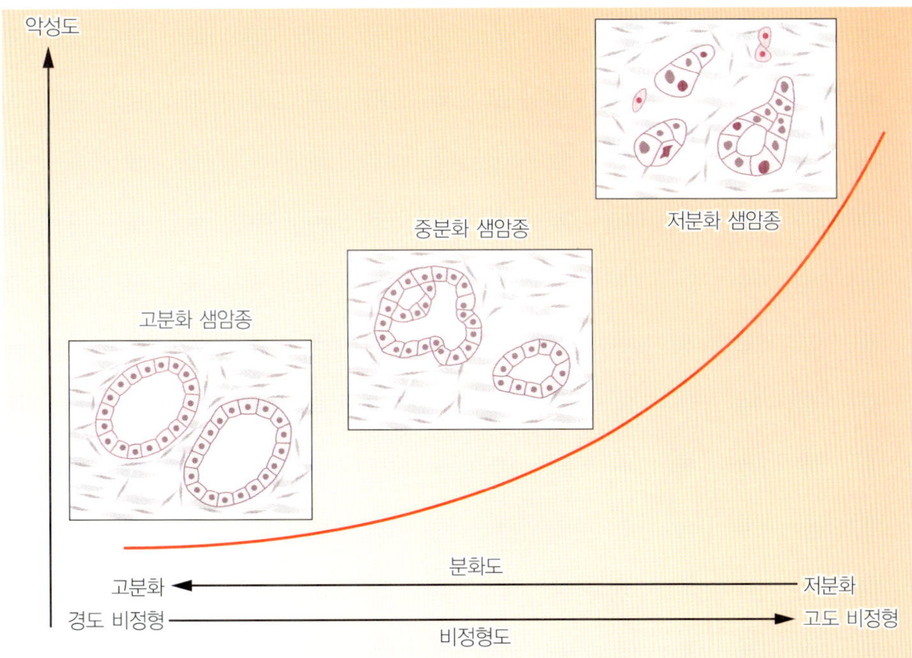

[그림 8-7] 악성종양의 악성도와 분화도 및 비정형도의 관계

Note

혈행성 전이를 나타내는 종양

콩팥세포암종, 간세포암종, 융모막암종은 암종에 속하지만, 초기에 혈관으로 침입해서 혈행성 전이를 나타낸다. 이 세 암종에서는 종양사이질이 혈관성분으로 구성되어 있기 때문으로 판단된다.

분화(differentiation)

종양의 발생모세포가 모체의 조직과 유사성을 나타내거나 발생모세포가 갖는 기능에 가까운 기능을 가진 상태를 가리킨다.

고분화 샘암종

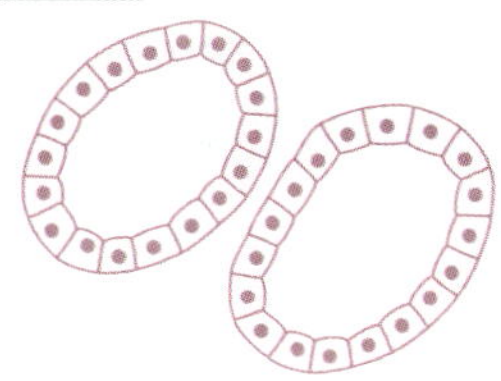

샘암종세포에 의해 명료한 관강이 형성되어 있다.

저분화 샘암종

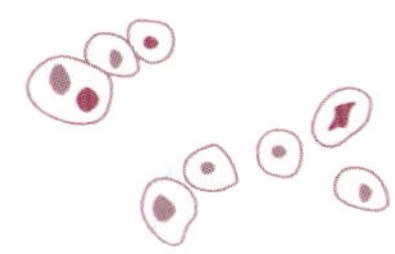

샘암종세포가 줄 모양이거나 흩어져 증식해 있다.

[그림 8-8] 종양세포의 분화

TNM 분류

T : 원발 부위의 종양 크기나 확장 (T0~T4의 5단계)

N : 림프절로의 전이 정도 (N0~N3의 4단계)

M : 원격전이 유무(전이가 없는 것을 M0, 전이가 있는 것을 M1)

column

■ 성질이 좋은 암과 나쁜 암

암이라는 이름이 붙는다고 모두 치명적이지는 않다. 암이 발생하는 장기에 따라 5년 생존율(즉, 치유비율)은 매우 다르다(▶ 표 8-3).

일반적으로 식도, 간, 쓸개주머니(담낭)와 쓸개관(담관), 이자(췌장), 허파(폐)에 발생하는 암은 예후가 나빠서 아무리 암이 국소에 머무르는 경우라도 5년 생존율이 50% 이하를 나타낸다. 그에 비해 젖샘(유선), 갑상샘, 자궁, 방광에 발생하는 암은 비교적 '착한' 암이다. 일반적으로 여성 암은 남성 암에 비해 예후가 좋다고 한다.

위암, 대장암, 난소암도 주위 조직으로 침윤이나 원격전이가 없는 경우는 90% 가까이 5년 생존율이 기대된다. 젖샘, 자궁, 방광에서 암 생존율이 높은 이유는 전체 사례에 대한 국소 국한성 병변(주위 장기로의 침윤 및 소속 림프절로의 전이나 원격장기로의 전이가 없는 병변)의 비율이 50%를 넘기 때문이다.

한편, 간암에서는 국소 국한성 종양이 61%나 되는데도 불구하고 예후가 나쁘다. 이는 간경변을 합병하는 경우가 많기 때문이다. 갑상샘암은 국소 침윤성 병변(소속 림프절 전이 양성 또는 주위 장기로의 침윤을 동반하는 것)이 많은데도 불구하고 상당히 높은 5년 생존율을 나타내는 것이 특징이다. 갑상샘암의 경우 아무리 허파로 전이가 되더라도 장기 생존하는 예는 드물지 않다. 유방암에서도 국소 침윤형의 5년 생존율은 79%에 이른다.

임상병기(즉, 암의 진행도)에 따라 5년 생존율이 크게 달라지는 점은 특기할 만하다. 유방암은 수술 후 5년 이후에 재발하는 경우가 비교적 많기 때문에 5년 생존율이 아니라 10년 생존율이 치유기준으로 사용된다.

[표 8-3] 각종 암의 임상병기별 5년 생존율과 임상병기별 분포

부위	평균5년 생존율(%)	5년 생존율(%)*1			임상병기별 분포(%)		
		국소 국한성	국소 침윤성	원격 전이성	국소 국한성	국소 침윤성	원격 전이성
식도암	15	36	11	1	25	57	17
위암	47	89	33	3	41	38	21
대장암*2	53	89	52	5	40	36	24
간암	9	16	3	2	61	17	22
쓸개주머니·쓸개관암	11	49	4	0	20	54	26
이자암	5	31	4	0	8	50	42
폐암	12	47	10	2	17	42	40
유방암	83	96	79	15	55	41	5
자궁암	67	88	44	14	62	32	6
난소암	38	86	23	7	28	39	33
전립샘암	52	75	52	32	47	13	40
방광암	75	91	30	6	83	11	6
갑상샘암	85	100	87	-*3	37	55	8
악성림프종	35	69	46	23	18	19	63
백혈병	23	-*4	-*4	-*4	-*4	-*4	-*4

5년 생존율(%)*1
국소 국한성 : 암이 원발장기에 국한된 것(조기암과 함께 소화관 등에서는 근육층으로의 침윤을 나타내는 진행암 사례도 포함)
국소 침윤성 : 암이 소속 림프절로 전이되어 있거나 인접 장기로 침윤한 것
원격 전이성 : 암이 원격 장기로 전이되어 있는 것

*1 : 5년 상대 생존율을 표시
*2 : 결장암의 데이터를 표시(직장암은 제외)
*3 : 소수이기 때문에 표시하지 않음
*4 : 전신질환인 백혈병에서는 임상병기를 3군으로 분류할 수 없음

그러나 비정형성에 따른 분류만으로는 충분하지 않다. 종양이 아닌데 종양과 같은 모양을 하고 있는 염증성 병변이 있기 때문이다. 이것을 보충해주는 것이 임상병기이다. 병기의 분류는 종양의 확장 정도(분포 정도)를 보는 임상적 판정이다. 일반적으로 조직학적 비정형성보다도 예후와의 연관성이 높다.

병기분류로는 대부분의 경우 범용성이 높은 TNM 분류가 이용된다. TNM 분류란 국제암연합(UICC)이 제시하는 분류법으로, T는 종양(tumor)의 크기 및 확장, N은 림프절(lymph node) 전이, M은 원격전이(metastasis)의 약자이다.

이 분류법은 우선 TNM 각각의 인자에 대해 등급별로 평가하고, 그것을 종합하여 다시 병기 I부터 IV까지 분류한다. 병기 I은 종양이 원발부위에 머물러 있고 전이가 관찰되지 않아 상당히 좋은 예후가 기대된다. 가장 예후가 걱정되는 것은 병기 IV로, 이미 파종과 혈행성 전이를 일으킨 경우가 여기에 해당된다.

또한 종양마다 개별적으로 사용되는 병기분류(대장암의 듀크스분류나 호지킨림프종의 앤아버분류 등)도 있다.

7. 암의 발생기전

정상세포가 종양세포로 변화할 때는 ①화학적 및 물리적 인자가 관여하고, ②바이러스 감염에 의해 종양유전자가 활성화되며, ③바이러스 감염에 의해 종양억제유전자가 불활성화되는 등의 요소가 관여하고 있다.

■ 암을 발생시키는 주요 화학적 및 물리적 인자

① 화학발암(chemical carcinogenesis)

대표적인 예는 담배, 석면, 6가 크롬 노출에 의한 폐암, 아닐린색소 및 벤지딘에 의한 방광암, 아플라톡신(aflatoxin)에 의한 간세포암, 니트로소 화합물에 의한 위암을 들 수 있다. 석면노출은 폐암뿐만 아니라 악성중피종의 원인이 되기도 한다.

② 방사선발암(radiation carcinogenesis)

과잉의 자외선은 노출부위 피부의 편평세포암종이나 바닥세포암종을 유발한다. 방사선노출은 골수성 백혈병(원폭 피해자)이나 갑상샘암(체르노빌 원자력발전소 사고에 의해 방사선 요오드를 흡입한 소아)을 일으킨다.

③ 바이러스발암(viral carcinogenesis)

바이러스발암은 DNA 바이러스 또는 레트로바이러스(역전사효소에 의해 바이러스 유전체의 RNA 배열을 DNA로 역전사함) 중 어느 하나와 관계되어 있다(▶ 표 8-4). 사람유두종바이러스(HPV)는 양성 사마귀(보통사마귀, 뾰족콘딜로마)와 함께 자궁목의 형태이상(dysplasia), 편평세포암종의 원인이 되기도 한다. B형 간염바이러스와 C형 간염바이러스는 간세포암을 일으킨다. EB바이러스(EBV)는 상인두암이나 버킷림

Note

병기분류

병기 I : 원발부위에 국한된 암으로, 전이가 없는 것

병기 II : 원발장기 내 또는 주변 부위에 확대되어 있지만, 전이가 없는 것

병기 III : 림프절성 전이는 있지만, 원격전이가 없는 것

병기 IV : 원격전이가 있는 것

(다만 II기, III기에 관해서는 개별 종양마다 내용이 조금씩 다름)

암 발생의 내인

① **유전** : 가족성 샘종폴립증, 다발내분비샘종양, 신경섬유종증 등이 있다. 각각 대장암, 내분비장기의 종양이나 말초신경성 종양이 높은 빈도로 발생한다(우성유전).

② **소인** : 연령이나 성별 차이도 종양의 발생에 영향을 미친다. 악성종양의 대부분은 중장년층에서 발생하기 때문에 연령증가는 발암인자의 한 요인이다. 소아나 청년에게 자주 발생하는 종양도 있다. 암이 많이 발생하는 가계도 있다.

③ **면역기능의 상태** : 면역결핍상태에서는 악성종양의 발생률이 높아진다. 장기이식 후에 면역억제제를 투여받고 있는 환자는 악성림프종을 비롯해 악성종양 발생률이 높아진다고 한다. 또 후천면역결핍증후군에서는 혈관계통 악성종양인 카포시육종, 악성림프종, 자궁목암이 종종 합병된다.

아플라톡신(aflatoxin)

1960년 영국에서 10만 마리 이상의 칠면조가 죽은 사건의 원인물질로서 발견되었다. 아스페르길루스 플라부스(*Aspergillus flavus*)가 생산하는 독소(toxin)로 아플라톡신이라고 명명되었다. 사람의 급성 중독으로서 인도나 케냐에서 급성 간손상이 보고되고 있다. 만성 중독은 개발도상국의 간세포암 발생률과 아플라톡신 섭취량 사이에 연관성이 있다는 역학조사가 나왔다.

프종, AIDS 기회감염 림프종의 원인이 된다. 레트로바이러스에 속하는 사람T세포 백혈병바이러스는 성인 T세포백혈병(HTLVH-1)을 일으키며 임신, 출산 시 어머니에게서 자녀에게 또는 수혈로 인해 감염된다. 또한, 레트로바이러스가 아닌 RNA 바이러스인 C형 간염바이러스가 어떠한 방식으로 간세포를 악성종양화시키는지는 밝혀지지 않았다.

④ 기타

위나선균(*Helicobacter pylori*)과 위암, 타이간흡충(*Opisthorchis viverrini*)과 쓸개관암(담관암), 방광주혈흡충(*Schistosoma haematobium*)과 방광암의 인과관계가 알려져 있다. 만성 염증성 자극이 지속되면 발암으로 이어지는 예라고 할 수 있다.

[표 8-4] 사람의 종양원성 바이러스

유형	바이러스	악성종양	특징
DNA	B형 간염바이러스	간세포암	수직감염
	사람유두종바이러스	자궁목 편평세포암종	성병
	EB바이러스*	버킷림프종	아프리카에 많음
		상인두암	중국, 광동지역에 많음
		위암(림프구 침윤성)	전 세계(전체 위암의 7%)
		호지킨림프종	서양에 많음
		기회감염의 림프종	AIDS, 골수이식 후
	사람헤르페스바이러스8형	카포시육종	AIDS
		체강형 림프종	AIDS
RNA	사람T세포백혈병바이러스	성인T세포백혈병	모자감염
	C형 간염바이러스	간세포암	수혈, 예방접종 주삿바늘에 감염

* EB바이러스 = 엡스타인바바이러스(Epstein-Barr virus)

■ 종양유전자와 종양억제유전자

1980년대에 들어서 종양세포의 무질서한 증식은 세포의 분화 및 증식을 제어하고 있는 유전자(DNA)의 이상 때문이라는 사실이 밝혀졌다. 여기에는 종양유전자와 종양억제유전자가 관여하고 있다.

대장암에서의 발암 분자모델을 그림으로 나타내었다(▶ 그림 8-9). 이 그림에 따르면 암이 발생하는 전단계로서 상피과형성이 관찰된다. 여기서는 어떠한 인자에 의해 종양억제유전자(APC)의 불활성화와 연관되어 있다. 이 단계에서는 아직 샘종(선종)에는 이르지 않고 DNA 메틸화의 감소 등 분자 수준의 변화가 계속됨에 따라 침윤성을 동반하지 않는 상피내암종에서 침윤성이 있는 암으로 점차 변화해간다.

① 종양유전자(oncogene)

그림 안에 있는 *K-ras*는 종양유전자의 하나이다. 정상적인 *ras*는 G단백질이라는 세포증식의 신호를 세포 안으로 전달하는 역할을 한다. 이를 통해 간접적으로 세포

Note

니트로소 화합물 (nitroso compound)

니트로소 화합물인 니트로사민(nitrosamine)은 고기, 생선, 콩 등의 식품에 함유된 아민류가 산성 조건하에서 아질산과 반응해서 생기는 물질이다. 위산에 의해 산성을 띠는 위 안에서 발생하기 쉽다고 한다. 고기, 생선, 콩 등의 식품 이외에 아질산나트륨을 첨가한 육식제품에도 니트로소 화합물이 함유되어 있는 경우가 있다.

타이간흡충 (*Opisthorchis viverrini*)

태국 동북부에 많은 흡충으로, 민물고기를 통해 감염된다. 쓸개관(담관)에 기생하는 성충이 오래 살기 때문에 40세 무렵에 담관암이 높은 빈도로 발생한다.

방광주혈흡충 (*Schistosoma haematobium*)

아프리카 나일강 유역에 많은 주혈흡충증으로, 강에 서식하는 나사조개에서 유리된 유충이 피부를 통해 감염되며 성충은 골반정맥 내에 기생한다. 방광이 궤양화되어 종종 혈뇨가 확인된다. 편평세포암종을 유발한다고 알려져 있다.

Point

종양유전자 : 활성화에 의해 세포증식을 일으키는 '엑셀러레이터' 역할을 한다.

종양억제유전자 : 세포증식을 억제하는 '브레이크' 역할을 하며, 이것이 파괴됨으로써 세포는 악성종양화 한다.

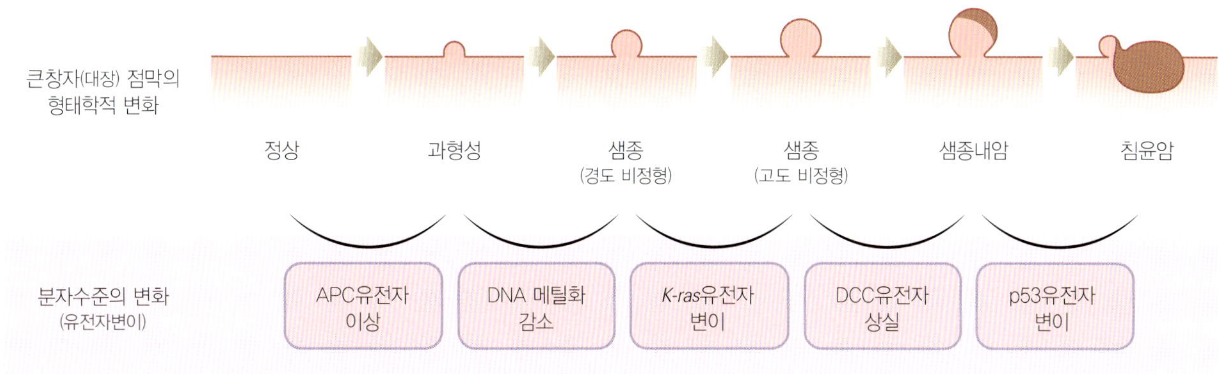

대장암(샘암종)의 대부분은 폴립형태 샘종이 악성화되어 진행된다. 대형 침윤암이 되는 시점에는 샘종 성분은 남아 있지 않다.

[그림 8-9] 대장암의 adenoma-carcinoma sequence(샘종에서 암종으로의 진행)

의 증식을 제어하는 것이다. 그러나 대장암세포의 *ras*는 염기배열이 아주 약간 변화되어 있기 때문에 합성되는 G단백질도 그에 따라 변화한다. 그 결과 G단백질은 활성화된 상태로 장기간 남아 있게 된다.

G단백질은 세포증식 신호를 보내기 때문에 활성화 상태가 계속되면 세포가 무질서하게 증식을 계속하여 종양을 형성하게 된다. 활성화된 종양유전자가 존재하면 세포증식을 제어하기 어려워져 암이 발생하기 쉬워진다.

종양유전자는 부모로부터 각각 물려받은 1쌍의 대립유전자 가운데 한쪽이 활성화되면 암 형성으로 이어진다. 종양유전자의 대부분은 증식인자, 세포막의 증식인자 수용체 또는 핵 내 단백질을 부호화하는 유전자이다. 종양유전자가 활성화되는 기전은 촉진제(promotor)의 삽입성 변이, 점돌연변이, 염색체전위 및 유전자증폭에 의한다. 다만 유전자증폭은 발암 자체보다 악성도에 많이 관여한다. 종양유전자는 암 발생에 액셀러레이터 역할을 한다고 할 수 있다.

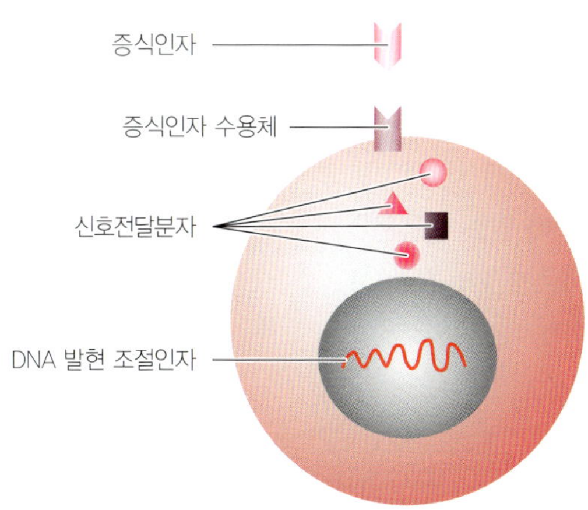

[그림 8-10] 막수용체에 의한 신호전달

Note

G단백질(G protein)

G단백질은 구아닌 뉴클레오티드 결합단백질(guanine nucleotide-binding protein)의 약자로, 세포 내 정보전달계(신호전달)에 관련된 단백질무리이다. 막수용체에서 보내오는 정보에 대응해서 세포 내의 생화학반응을 바꾸는 '스위치'로 일인산구아노신(GDP)을 삼인산구아노신(GTP)으로 바꾼다. 이것을 발견한 알프레드 길먼(Alfred Goodman Gilman)과 마틴 로드벨(Martin Rodbell)은 1994년 노벨생리·의학상을 수상하였다.

막수용체(membrane receptor)에 의한 신호전달

증식인자가 증식인자 수용체에 결합되면 G단백질을 시작으로 하는 세포 내 신호전달계가 활성화되어 최종적으로 세포증식에 관련된 DNA 발현이 활성화된다. 수용체 단백질에 돌연변이가 있으면 증식인자에 의한 자극 없이 핵으로 증식신호가 전달되어 암이 형성된다(▶ 그림 8-10). 이러한 경우 이 수용체 단백질을 부호화하는 유전자를 종양유전자라고 한다.

Note

Point

암세포가 증식하는 기전

① 종양유전자가 활성화됨에 따라 세포증식이 계속 일어나는데, 이는 한쪽 대립유전자에 이상이 있어야 한다.

② 종양억제유전자가 불활성화됨에 따라 세포자멸사가 억제되는데, 이는 양쪽 대립유전자에 이상이 있어야 한다.

종양유전자는 암세포에만 발현되는 유전자가 아니다!

종양유전자는 정상세포의 증식을 촉진하고, 종양억제유전자는 정상세포의 세포자멸사를 유도하는 중요한 기능성 유전자이다. 이들 유전자에 손상이 생기면 증식 스위치가 켜지거나 브레이크가 고장이 나 증식을 멈출 수 없게 된다. 종양유전자나 종양억제유전자는 결코 암세포에만 발현되는 유전자가 아니다.

② 종양억제유전자(tumor suppressor gene)

한편, 종양억제유전자는 세포증식을 억제하고 세포자멸사를 유도함으로써 암 발생을 억제한다고 판단되는 유전자이다. 사람의 암을 연구한 결과 본래는 있어야 할 종양억제유전자가 몇 개 결손되어 있거나 손상되어 있으면 암이 발생하기 쉽다고 한다.

종양억제유전자의 불활성화는 1쌍의 대립유전자 양쪽 모두 이상을 일으킨 경우에 암 형성으로 이어진다. 종양억제유전자의 대부분은 세포주기 조절에 관여하는 유전자이며, 불활성화의 대부분은 세포자멸사의 억제로 이어진다. 즉, 종양억제유전자는 암 발생의 브레이크 역할을 하는 것이다. 대표적인 종양억제유전자로 *p53, Rb, WT-1, APC* 등을 들 수 있다.

*

사람의 경우, 세포 1개에 약 8만 개의 유전자가 있다. 그 가운데 하나의 종양유전자나 종양억제유전자에 손상이 생겼다고 해서 바로 암이 형성되는 것은 아니다. 다양한 인자가 복잡하게 얽혀서 수년에 걸쳐 정상세포에 있는 여러 종양유전자나 종양억제유전자에 이상을 일으켜 그것이 결국 암을 유발하게 된다.

앞에서 설명했듯이 화학발암이나 바이러스발암은 모두 세포의 유전자를 손상시키는 것이 암 형성으로 이어졌는데, 표적이 되는 유전자는 종양유전자 또는 종양억제유전자이다.

유전병(inherited disease; 부모에게서 자식으로 전달되는 유전자 이상)과 유전자병(genopathy; 암세포처럼 체세포 일부에만 후천적으로 출현하는 유전자 이상으로, 부모에게서 자식에게 전달되지 않음)의 구별도 함께 참조하기 바란다(▶ **총론 제3장 선천이상, p.66, column 참조**). 특수하게 '유전되는 종양'에 대해서도 앞에서 다루었다(▶ **총론 제3장 선천이상, p.67, Note 참조**).

국시 적중문제

Q **악성종양의 병기 분류에서 Stage Ⅰ(T, N, M)일 때 맞는 설명은?**

① 림프절 전이　② 내장쪽가슴막(장측흉막) 침범
③ 허파의 림프절 침범　④ 종양 전이 없음　⑤ 원위부위 전이

A 악성종양 병기 Stage Ⅰ(T, N, M)

1) 종양이 원발 장기에 국한
2) 수술로 절제 가능
3) 림프성 혹은 혈행성 전이가 없어 생존율이 가장 높음

정답 : ④

column

■ 종양의 방사선 감수성

암의 종류와 방사선 감수성의 관계를 표로 나타낸다(▶ 표 8-5). 일반적으로 방사선 감수성(방사선치료의 유효성)은 세포증식이 빠른 즉, 성질이 나쁜 암일수록 높은 경향을 나타내고 있다. 항암제의 효과도 방사선 감수성과 거의 같은 경향을 나타낸다.

이러한 사실에서 방사선치료나 화학요법의 효과는 일시적이며 조만간 재발하게 되는 일도 드물지 않다는 것을 알 수 있다(특히 폐암이나 악성림프종). 같은 편평세포암종이라도 저분화형(비정형도가 높은 형)은 방사선치료의 효과가 특히 좋지만 유감스럽게도 재발도 빠르다. 세포증식에서 본 세포의 종류도 참고하기 바란다(▶ 총론 제2장 세포손상, p.38, column 참조).

[표 8-5] 방사선 감수성이 높은(방사선치료 효과가 좋은) 암과 감수성이 낮은(효과가 나쁜) 암

방사선 감수성	암의 종류
특히 높음	백혈병, 악성림프종, 고환종, 윌름스종양(소아콩팥종양)
높음	폐소세포암, 편평세포암종(입안, 혀, 후두, 코곁굴, 허파, 식도, 자궁목, 피부)
중등도	일부 샘암종(유방암, 자궁몸통암, 전립샘암, 직장암)
낮음	샘암종(위암, 폐암, 이자암, 갑상샘암, 콩팥세포암 등), 뼈종양, 연부종양, 다발골수종, 악성흑색종, 신경아교종(악성뇌종양)

8. 종양이 숙주에 미치는 영향과 숙주가 종양에 미치는 영향

종양이 숙주에 미치는 영향에는 국소적인 것과 전신적인 것이 있다. 국소적으로는 양성이든 악성이든 종양이 성장함에 따라 주위 장기를 압박하여 혈행장애나 기능장애를 일으킨다. 악성종양은 침윤을 나타내고 주위 장기를 파괴하여 괴사나 출혈을 일으키기 때문에 장애 정도가 더욱 심하다고 할 수 있다.

종양에 의한 국소적 장애가 중요한 장기에 미치면 그 영향은 온몸으로 퍼진다. 예를 들어 소화관 등의 관강 장기에 종양이 생기면 협착되거나 막혀서 그 결과 통과장애가 일어나며, 전신성 구토나 변비, 영양장애로 이어진다. 쓸개길(담도)계통이나 그 주위 종양의 경우 쓸개즙(담즙) 통과가 나빠져 전신성 황달이 생긴다. 고도의 간전이는 간기능상실(간성뇌병증)로 이어지며, 뼈전이는 병적 골절의 원인이 된다.

악성종양이 전이를 반복하여 그 전체량이 많아지면 말기암 증상이 나타난다. 종양에 의해 영양이 다량으로 소비되어 숙주는 악액질(cachexia)이라는 상당히 피폐한 상태에 빠진다. 전신이 야위고 극도의 빈혈상태가 되며 피부에 색소가 침착되어 안색이 나빠지고 근력이 저하되며 체중감소, 식욕부진 등이 나타나게 된다.

내분비샘 유래 종양은 호르몬 물질을 활발히 분비시켜 다양한 증후군을 동반하는데, 이것을 기능성 종양이라고 한다. 생산되는 호르몬이 종양의 모세포로부터 예상되는 물질인 경우(정소성인 경우)와 모세포와는 관계가 없는 물질을 생산하는 경우(이소

Note

DNA 회복유전자의 이상

DNA 회복유전자의 이상은 종양유전자, 종양억제유전자의 이상에 이어서 암 형성에 관여하는 제3의 유전자이상으로 보고 있다. DNA 회복유전자에는 BRCA-1, MSH-2, MLH-1, PMS-1, PMS-2 등이 있다.

악액질의 원인 물질

악액질(cachexia)은 카켁틴(cachectin)이라는 TNF-α(tumor necrosis factor-alpha)가 원인 물질 중 하나로 보고 있다. TNF-α는 큰포식세포(대식세포)의 산물이며, 지방조직의 이화를 촉진한다. 그 밖에도 많은 악액질 유발 인자가 보고되고 있다.

성인 경우)가 알려져 있으며 후자는 신생물딸림증후군(paraneoplastic syndrome)이라고 일컬어지고 있다. 폐소세포암에 의한 쿠싱증후군(Cushing's syndrome; 이소성 ACTH 생산)이 대표적이다.

한편, 숙주의 연령이나 체질이 종양의 증식과 생존에 영향을 미치기도 한다. 일반적으로 숙주의 연령이 젊을수록 종양의 발육이나 진행은 빠르고 고령일수록 더디다. 숙주의 내분비 환경이 세포증식에 영향을 미치기도 한다. 예를 들어 전립샘암에서는 남성호르몬의 분비로 발육이 촉진되고, 여성호르몬에 억제되지만, 유방암과 자궁속막암은 반대로 여성호르몬에 의해 증식이 촉진된다.

그 밖에 종양세포의 증식을 좌우하는 요인으로 숙주의 면역력을 들 수 있다. 그중에 세포성 면역의 경우로서, 종양 관련 항원에 대한 면역반응이 관여하고 있다.

9. 종양표지자와 종양진단법

종양을 진단하는 방법으로 ①기본적인 임상적 진찰, ②혈액검사, ③영상진단, ④내시경검사, ⑤병리세포진단, ⑥병리조직진단, ⑦병리해부 등이 있다.

혈액검사에서는 종양표지자를 통해 암을 진단한다. 종양표지자(tumor marker)란 혈중에서 상승하는 항원성 물질(항원항체반응을 이용한 검사법으로 측정) 가운데 특정 종양에 특이적으로 나타나는 물질을 가리킨다. 대표적인 종양표지자로는 암배아항원(carcinoembryonic antigen, CEA), α-태아단백질(alpha-fetoprotein, AFP), 사람융모생식샘자극호르몬(human chorionic gonadotropin, hCG)의 3가지가 있다. CEA는 대장암, 위암, 폐암, 이자암과 같은 샘암종의 표지자, AFP는 간암이나 고환종의 표지자, hCG는 임신과 관련해서 발생하는 융모암의 표지자가 된다. 그 밖에 자주 사용되는 종양표지자를 표에 정리하였다(▶ **표 8-6**).

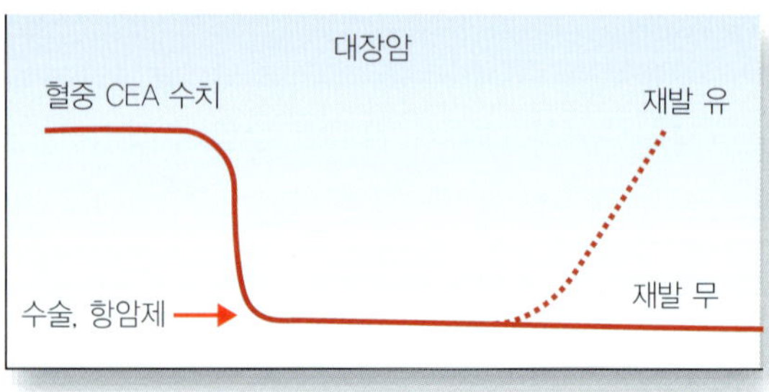

CEA은 대장암, 위암, 이자암, 폐암 등의 좋은 혈중 표지자가 된다. 다만, 조기병변에서는 음성이며 재발이나 전이의 좋은 지표가 된다. 그림은 진행암 사례이며 혈중에서 증가한 CEA가 수술 등의 치료에 의해 일단 정상화되었다. 재발이나 전이를 일으키는 경우에는 혈중 CEA가 다시 증가한다.

[그림 8-11] 종양표지자로서 CEA의 유용성

Note

Point

기능성 종양 : 내분비 유래 종양으로, 호르몬을 생산하여 호르몬 과잉증상을 나타낸다.

정소성 호르몬 생산 : 생산하는 호르몬이 모세포와 동일하다.

이소성 호르몬 생산 : 생산하는 호르몬이 모세포가 본래 만든 것과 다르다.

이소성 호르몬 생산 종양 (ectopic hormone-producing tumor)

① **이소성 ACTH 생산** : 폐소세포암
② **이소성 ADH(항이뇨호르몬) 생산** : 폐소세포암
③ **이소성 가스트린 생산** : 이자섬세포종양(졸링거-엘리슨증후군)

호르몬 의존성 암

① **여성호르몬 의존** : 유방암, 자궁내막암
② **남성호르몬 의존** : 전립샘암

종양표지자로서 CEA의 유용성

CEA(암배아항원)은 대장암, 위암, 이자암, 폐암 등의 좋은 혈중 표지자가 된다. 다만, 조기병변에서는 음성이며 재발이나 전이의 좋은 지표가 된다. 진행암 사례에서 혈중에서 증가한 CEA가 수술 등의 치료에 의해 일단 정상화되었다가, 재발이나 전이를 일으키는 경우에는 혈중 CEA가 다시 증가한다(▶ **그림 8-11**).

[표 8-6] 종양표지자와 대표적인 종양

종양표지자	종양
암배아항원(CEA)	대장암, 위암, 폐샘암종, 이자암, 담도암, 갑상샘속질암종
α-태아단백질(AFP)	간세포암, 고환종양
사람융모생식샘자극호르몬(hCG)	융모암
CA19-9	대장암, 이자암, 담도암
CA15-3	유방암, 기타 샘암종
CA125	장액성 난소종양, 악성중피종
면역글로불린(M단백질)	다발골수종, B세포성 림프종
신경세포 특이 에놀라아제(NSE)	폐소세포암
호르몬(칼시토닌, 가스트린 방출 펩티드=GRP)	갑상샘속질암종, 폐소세포암
갑상샘글로불린	갑상샘암
전립샘특이항원(PSA)	전립샘암

종양표지자는 종양의 감별진단이나 고위험군(암이 발생되기 쉬운 사람 그룹)의 선별검사, 경과관찰(치료 후 재발감시), 치료의 효과판정 등에 사용되고 있다. 수술이나 화학요법, 방사선치료로 암이 소실되면 혈중 종양표지자의 수치가 낮아지고, 재발이나 전이에 의해 암세포가 활성을 회복하면 혈중 종양표지자가 다시 상승한다. 소량의 혈액을 채취함으로써 암의 증식상태를 파악할 수 있는 임상적인 장점은 매우 크다고 할 수 있다. 다만, 조기 병변에서 혈중 종양표지자가 상승하는 일은 드물며 전이성 암에서도 종양표지자가 음성인 예가 많다.

종양의 임상진단 시 문진, 시진, 촉진, 타진, 청진, 내진 등에 의한 진찰(임상증상 및 소견 파악), 임상검사(종양표지자가 그 하나), 영상진단(초음파, X선, CT, MRI, PET, 섬광조영술 등)이 종합된다.

종양의 확정진단은 병리진단에 따른다. 병리진단에는 세포진단, 조직진단(생검, 수술재료, 수술 중 신속진단) 및 병리해부가 포함된다(▶ **총론 제1장 병리학과 병리진단, p.20 참조)**.

10. 종양치료법

종양의 치료는 크게 ①수술요법, ②화학요법, ③방사선치료로 크게 나뉜다.

일반적으로 종양의 치료는 양성과 악성에 상관없이 수술절제가 원칙이다. 양성종양의 경우는 수술하지 않고 경과를 관찰하는 경우도 있지만, 악성종양에서 수술 가능한 경우는 우선 수술이 시행된다. 수술은 확대수술과 축소수술(기능보존수술)의 2가지 흐름이 있다. 예전에는 암을 철저하게 제거하는 것에 중점을 둔 확대수술이 주류였지만, 수술 후의 기능장애가 크기 때문에 최근에는 환자의 삶의 질(QOL)을 중시한 축소수술이 주류를 이루고 있다. 진행도(종양의 크기)에 따라서는 수술 전에 화학요법으로 종양 크기를

Note

잠재암(latent carcinoma)과 불현성암(inapparent carcinoma)

전립샘암에서는 전립샘 내의 원발소가 작아지거나 증상이 명확하지 않기 때문에 다른 장기에서 전이성 종양이 발견된 후에 전립샘 내의 원발성 종양이 발견되는 경우가 있다.

① 잠재암(occult carcinoma) : 임상적, 육안적으로 암 소견이 확인되지 않고 조직학적으로 발견되는 암으로 전이소는 발견되었으나 원발소가 확실하지 않는 것으로 잠복암이라고도 한다.

② 불현성암(inapparent carcinoma) : 원발소가 작기 때문에 특정되기 전에 다른 장기로의 전이가 먼저 발견되는 암이다.

원발부위불명암(cancer of unknown primary site, CUPS)

전이성 암이 확인되었지만, 원발부위를 특정할 수 없는 암이다.

Note

감시림프절생검(sentinel lymph node biopsy, SNB)

감시림프절(전초림프절, sentinel lymph node)은 암의 소속 림프절 가운데 림프의 흐름을 탄 암세포가 맨 먼저 도달하는 림프절이다. 이 림프절에 전이가 없는 경우는 다른 소속 림프절에도 전이가 없다고 추정할 수 있다. 즉, 수술 중 신속진단에서 감시 림프절로의 전이 여부를 확인하여 양성이라면 림프절절제술을 생략함으로써 수술 후 환자의 삶의 질(QOL)을 높일 수 있다.

감시림프절생검은 종양 원발 병소에 색소나 방사성 동위원소로 표식을 한 콜로이드(colloid) 입자를 주입하여 감시림프절을 확인하는 방법이다. 유방암과 악성 흑색종의 축소수술에 주로 응용되고 있는데, 위암과 폐암에서의 응용도 검토되고 있다.

줄인 후 축소수술을 하는 흐름도 활발해지고 있다. 축소수술 시에는 종양이 완전히 제거되었음을 병리학적으로 확인하는 작업(병리진단)이 매우 중요하다고 할 수 있다.

화학요법은 수술 전이나 수술 후에 시행하는 항암제의 전신투여로, 보통 여러 종류의 항암제를 조합하여 선택한다. 일반적으로 시행되는 수술 후 화학요법은 수술에서 다 제거하지 못했을 가능성이 있는 암세포를 죽이는 것을 목적으로 한다. 같은 목적으로 수술 후 방사선치료가 시행되기도 한다. 한편, 수술이 불가능하거나 수술로 병변을 완전히 제거하지 못한 경우에도 화학요법과 방사선치료가 시행된다. 방사선치료는 국소적인 증상(예 : 병적 골절에 의한 통증) 완화를 목적으로도 시행된다. 백혈병이나 악성림프종과 같은 혈액계통 종양은 수술할 수 없기 때문에 처음부터 전신적 화학요법이 시행된다.

항암제와 방사선은 증식세포를 손상시킨다. 따라서 정상세포 가운데 증식성이 높은 세포군의 손상이 부작용으로 나타난다.

호르몬 의존성 암인 유방암이나 전립선암은 암의 성장에 호르몬이 필요한 경우로 이것을 호르몬 의존성 암이라고 하며 호르몬 요법이 효과적이다. 이러한 경우 항호르몬제 투여가 암세포 증식을 억제한다. 다만 호르몬요법의 경우 반드시 부작용(호르몬 결핍에 의한 증상)이 발현된다. 혈액질환에서는 조혈줄기세포이식이 근본적인 치료법으로서 이용되기도 한다.

면역치료는 숙주가 지닌 암세포에 대한 면역능력을 높이기 위한 치료와 암세포에 대한 백신을 투여하는 방법으로 더 이상 손쓸 도리가 없는 경우에 환자의 희망으로 시행되는 경우가 많은 것이 현실이다.

column

■ 유방암과 전립샘암에 호르몬요법이 효과적인 이유는?

암의 치료에는 외과치료, 방사선치료, 화학(항암제)치료, 호르몬요법, 유전자치료, 면역요법 등이 있다. 호르몬요법은 성호르몬에 의존하여 세포증식을 일으키는 암에 대해 성호르몬과 대항(길항)작용을 하는 물질을 투여하여 암세포의 발육을 저지하는 치료법이다. 유방암과 전립샘암이 대표적인 호르몬 의존성 암이다.

유방암은 여성호르몬인 에스트로겐(estrogen)과 프로게스테론(progesterone), 전립샘암은 남성호르몬인 테스토스테론(testosterone; 안드로겐)에 의존해서 증식한다. 유방암세포의 핵 내에 발현되는 에스트로겐수용체(ER)와 프로게스테론수용체(PgR)에 성호르몬이 결합하는 것이 세포증식의 신호가 된다. 전립샘암에는 안드로겐수용체(AR)가 발현되고 있다. 생검이나 수술에서 얻은 샘플에 이 호르몬수용체에 대한 특이항체를 이용한 면역염색을 시행함으로써 호르몬요법의 적용 여부를 검토할 수 있다. ER, PgR 모두 음성인 유방암(전체 유방암의 20%)에는 호르몬요법이 효과가 없다.

현재, 유방암의 호르몬요법으로 항에스트로겐제인 타목시펜(tamoxifen), 뇌하수체의 생식샘자극호르몬(gonadatropin) 분비를 억제하는 LH-RH 작용제(생식샘자극호르몬은 생식샘에 작용해서 성호르몬 생산을 높임), 폐경 후 사례에 대해 방향화효소(aromatase) 억제제가 사용된다. 방향화효소는 말초조직(특히 지방조직)에서 테스토스테론을 에스트로겐으로 변환시키는 효소이다. 전립샘암에 대해서는 주로 LH-RH 작용제의 주사가 투여된다. 이들은 모두 성호르몬 수준을 저하시키는 약물이다. 예전에 활발하게 시행되던 난소나 고환의 수술적 적출 빈도는 낮아지고 있다.

국시 적중문제

Q 다음 중 악성종양의 특징으로 볼 수 없는 것은?

가. 피막이 있다.　　나. 조직이 자라는 속도가 느리다.
다. 정상조직과 비슷하다.　　라. 주위 조직으로 전이된다.

① 가, 나, 다　② 가, 다　③ 나, 라
④ 라　⑤ 가, 나, 다, 라

A 악성종양의 특징

1) 성장속도가 빠르다.
2) 피막에 거의 싸여 있지 않다.
3) 주위 조직으로 확장 및 침윤하면서 성장한다.
4) 잔여 조직이 남아 있다면 수술 후에도 흔히 재발한다.
5) 직접 퍼지거나 림프, 혈액을 통해 다른 장기로 전이된다.
6) 주위의 원래 조직과 다른 양상을 띤다.
7) 악액질, 체중감소와 같은 전신증상을 유발한다.

정답 : ①

Q 폐암 환자에게 나타나는 임상적 특성으로 옳은 것은?

가. 객혈　나. 쌕쌕거림(천명음)　다. 등의 방사통　라. 과다호흡

① 가, 나, 다　② 가, 다　③ 나, 라
④ 라　⑤ 가, 나, 다, 라

A 폐암 환자의 증상

1) 기침　2) 쌕쌕거림(천명음), 협착음
3) 호흡곤란　4) 감염
5) 가슴, 어깨, 등의 통증　6) 객혈

정답 : ①

Q 간암이나 간경변 시 문맥고혈압으로 인하여 나타나는 증상은?

가. 복수　나. 지라비대(비장비대)
다. 식도정맥류　라. 혈소판 감소

① 가, 나, 다　② 가, 다
③ 나, 라　④ 라
⑤ 가, 나, 다, 라

A 문맥고혈압은 혈관의 혈액 정체, 정맥압 증가, 치질, 식도정맥류 등을 일으킨다. 문맥압의 상승으로 혈장이 간 피막과 울혈된 문맥에서 직접 배안(복강) 내로 유출되어 복수가 발생하며, 문맥압 증가와 내장정맥 울혈은 지라비대(비장비대)와 지라(비장)의 기능 변화를 일으켜 백혈구감소증, 혈소판감소증, 빈혈 등을 일으킨다.

정답 : ⑤

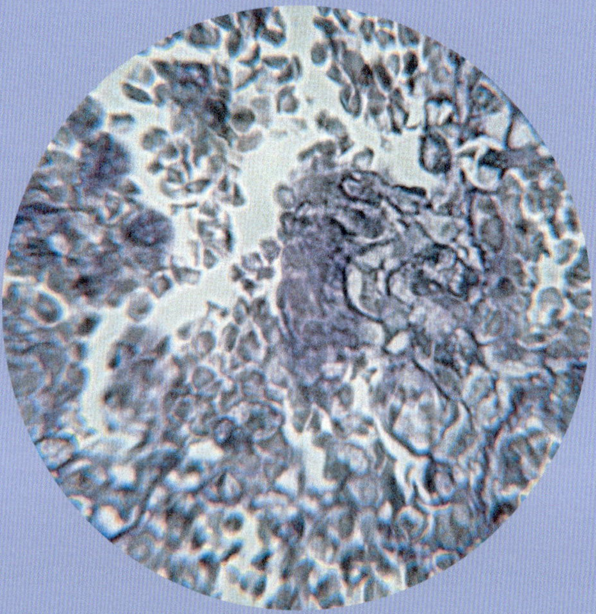

각 론

병리학(pathology)

질병의 본질적 성질을 취급하는 의학의 한 분야로서, 특히 질병에 의해 발생하는 신체의 조직이나 기관의 형태학적 변화 및 기능적 변화를 연구하는 학문. 즉, 병의 원인-발생-경과 및 그 변화 등에 관한 연구를 하는 학문으로 넓은 의미로는 생물체에서 볼 수 있는 모든 이상(질환) 및 기형을 대상으로 하며 좁은 의미로는 사람에게 일어나는 병변의 본태를 규명하고 병태의 구조와 기능의 변화를 분명히 하여 치료와 예방에 공헌하는 기초의학 분야를 가리킨다.

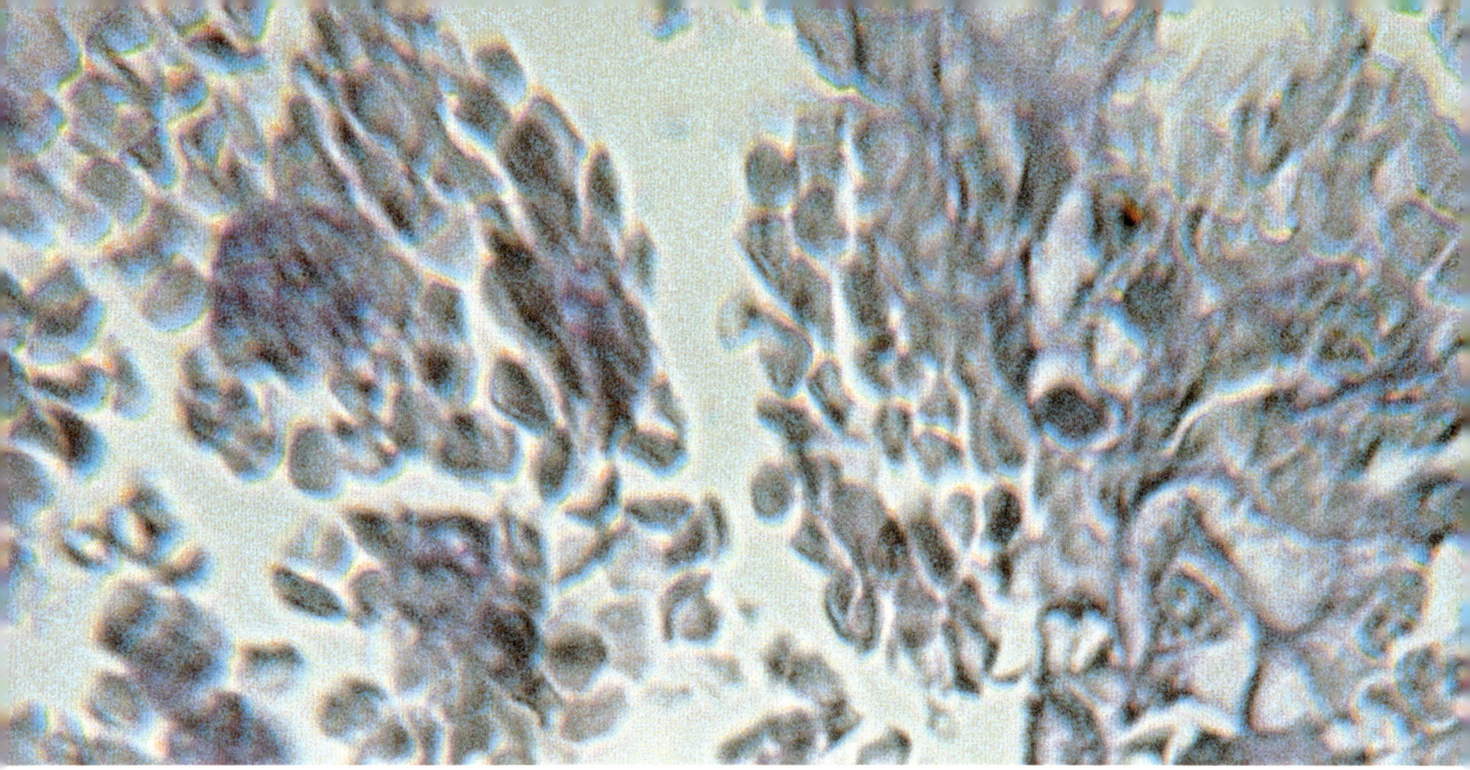

제1장 **심장질환**

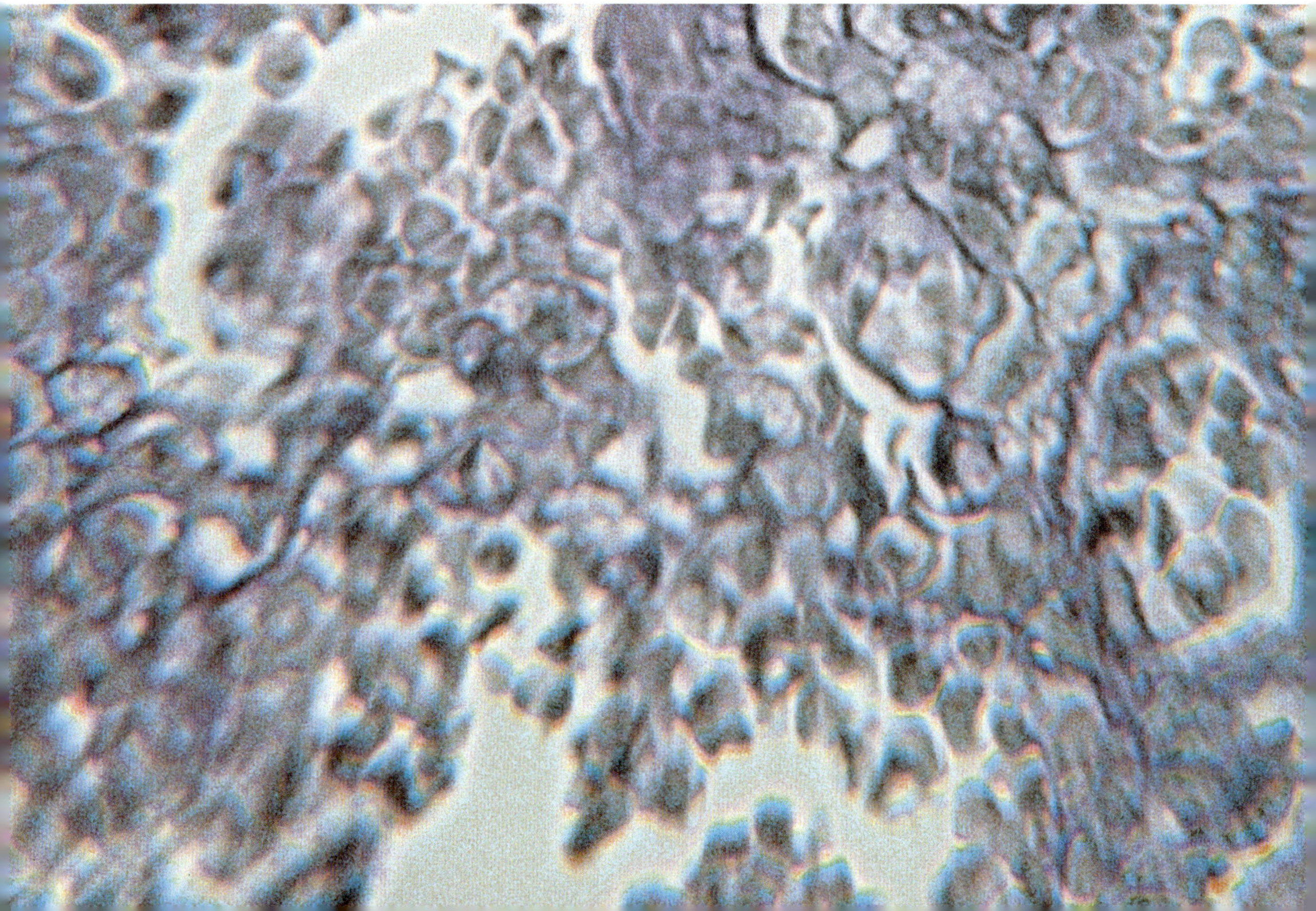

주요 용어해설

- **단락(션트, shunt)** : 혈액이 본래 흘러야 할 혈관과 다른 경로를 지나가는 상태를 말한다. 보통 동맥과 정맥이 허파순환계통이나 내장을 포함한 모세혈관을 통하지 않고 직접 연결(문합)되어 있는 부분을 가리킨다.
- **부정맥(arrhythmia)** : 심장박동의 리듬을 조절하고 있는 기능이 이상을 나타내는 상태이다. 심장근육을 움직이는 전기자극의 발생 이상과 전도 이상으로 나뉜다.
- **심장기능상실(심부전, heart failure)** : 심장이 온몸의 장기나 조직에 충분한 혈액을 순환시킬 수 없게 된 결과 호흡곤란, 부종, 피로, 핍뇨 등의 심각한 신체증상이 나타난 상태를 말한다.
- **역류(regurgitation)** : 판막이 완전히 닫히지 않아서 혈액이 역류되는 상태이다.
- **온몸순환(체순환, systemic circulation)** : 심장의 왼심실(좌심실)에서 나온 혈액이 대동맥과 그 가지인 다수의 동맥을 경유하여 온몸의 각 부분에 분포한 후 모세혈관에서 정맥으로 들어와 마지막에는 위아래의 대정맥을 지나 오른심방(우심방)으로 되돌아오는 혈액의 경로를 말한다. 그 기능은 온몸의 각 조직에 산소와 영양분을 제공하고 노폐물을 운반하는 데 있다.
- **청색증(cyanosis)** : 혈액 중의 산소가 결핍되어 피부나 점막이 푸르게 변하는 것을 말한다. 심장질환, 폐렴, 폐결핵 외에 국소의 혈행장애 시에도 일어나며, 팔다리 말단, 입술 등에 심하게 나타난다. 또 중독 등의 급성 병변 또는 중태에 빠진 경우에도 관찰된다.
- **허파순환(폐순환, pulmonary circulation)** : 심장의 오른심실(우심실)에서 나온 혈액이 허파동맥(폐동맥), 허파의 모세혈관(허파꽈리), 허파정맥(폐정맥)을 지나 왼심방(좌심방)으로 되돌아오는 혈액의 경로를 말한다.
- **허혈심장질환(ischemic heart disease)** : 심장동맥(관상동맥)에 협착이나 폐색이 생겨 심장근육으로 가는 혈류나 산소공급이 억제됨으로써 일어나는 심장질환을 일컫는다. 협심증, 심근경색증 등이 있으며 동맥경화가 주요 원인이다.
- **협착(stenosis)** : 판막의 첨판이 유착되기 때문에 판막이 제대로 열리지 않아 혈액 통과가 억제되는 상태이다.

제 1 장 심장질환

◇ 심장의 구조와 기능

1. 구조

① **크기** : 사람 주먹 정도의 크기로, 무게는 약 300g이다.

② **위치** : 가로막(횡격막) 위, 앞세로칸(전종격)에 있으며 양쪽을 허파(폐)가 감싸고 있다. 심장막이라는 이중으로 된 장막(serous membrane)으로 싸여 있다.

③ **구조** : 오른심방(우심방), 오른심실(우심실), 왼심방(좌심방), 왼심실(좌심실)의 4개 공간이 있다. 각각의 사이에 오른방실판막(삼첨판, tricuspid valve; 오른심방과 오른심실 사이), 허파동맥판막(폐동맥판, pulmonary valve; 오른심실과 허파동맥 사이), 승모판(mitral valve; 왼심방과 왼심실 사이), 대동맥판막(aortic valve; 왼심실과 대동맥 사이)과 같은 판막이 있어서 혈액의 흐름을 조절하고 있다.

④ **심장동맥(관상동맥**, coronary artery) : 심장동맥은 좌우로 2개가 있다. 왼심장동맥은 내림앞가지(전하행지)와 휘돌이가지(회선지)로 나뉜다. 왼심장동맥의 내림앞가지는 앞벽, 휘돌이가지는 옆벽에 영양을 공급한다. 한편, 오른심장동맥은 내림뒤가지(후하행지)가 되어 뒤벽에 영양을 공급한다. 이것이 심근경색증의 범위와 정도를 결정한다.

Note

Point

심장동맥의 지배영역

왼심장동맥(좌관상동맥)
: 앞벽, 옆벽

오른심장동맥(우관상동맥)
: 뒤벽

2. 기능

심장은 허파(폐)나 온몸으로 혈액을 내보내는 펌프이다. 왼심장계통은 온몸순환(체순환, systemic circulation), 오른심장계통은 허파순환(폐순환, pulmonary circulation)으로 혈액을 내보낸다. 좌우의 심장동맥(관상동맥)은 왼심장계통의 첫 분지이다.

자극전도계라고 불리는 특수한 심장근육조직에 의해 정기적으로 수축과 확장을 반복하여 하루에 약 5L의 심박출량(CO)을 약 1,000회 정도 내보내고 있다.

- 심장의 위치

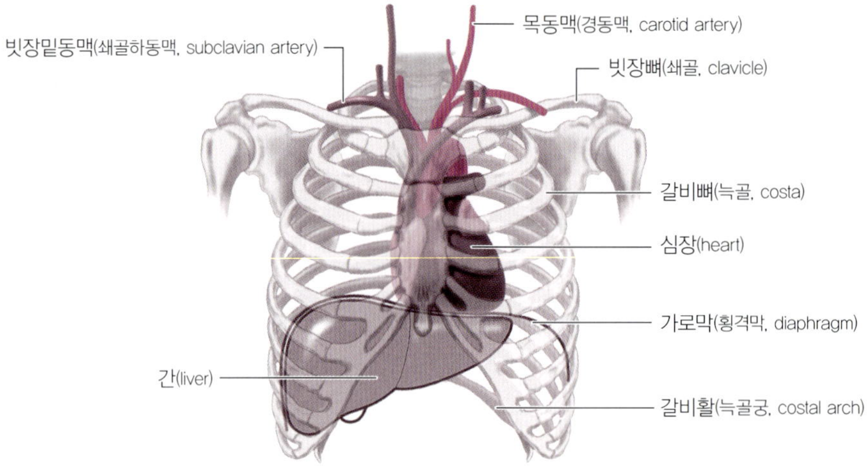

- 심장의 속공간

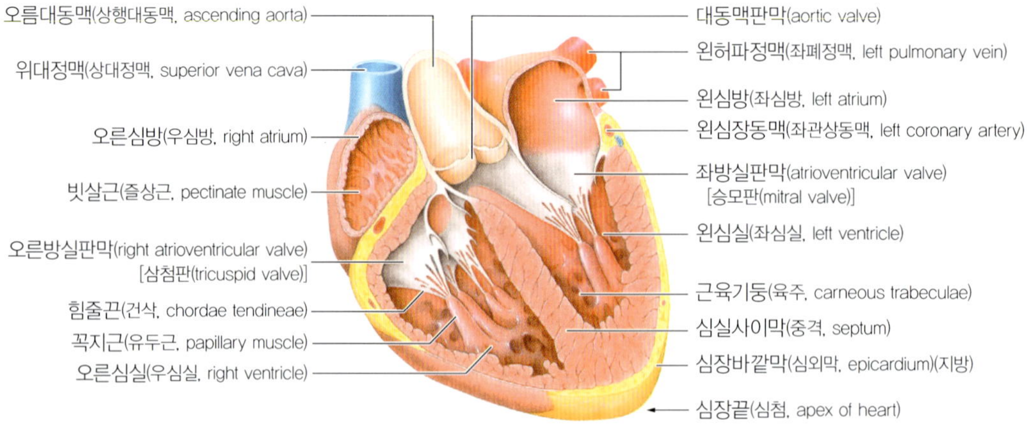

- 심장의 외관

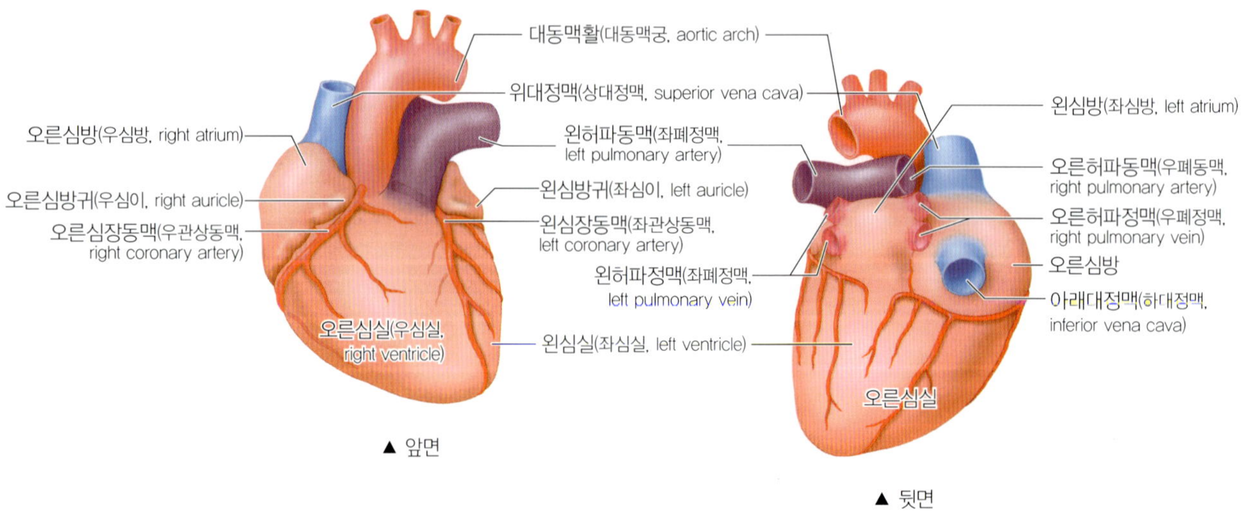

[그림 1-1] 심장의 위치와 구조 및 외관

● 심장동맥 가지의 분포도와 심장의 가로단면

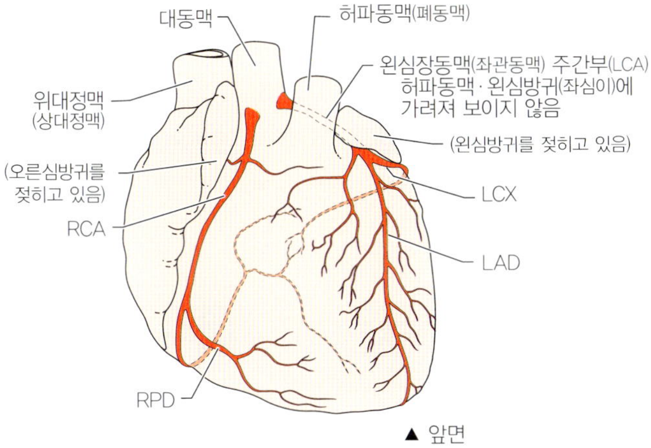

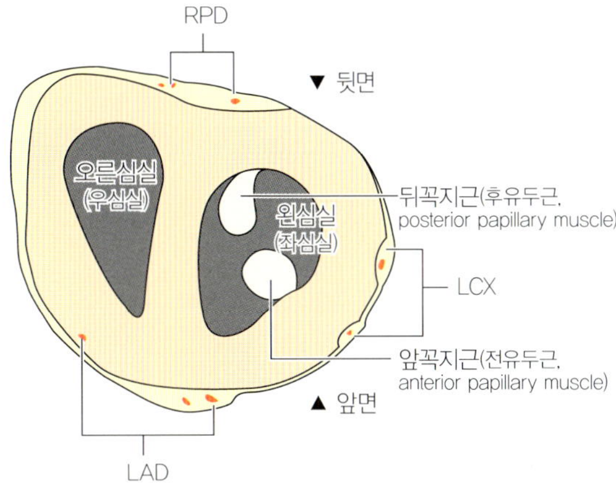

LCA : 왼심장동맥(좌관상동맥, left coronary artery)
LAD : 왼내림앞가지(좌전하행지, left anterior descending branch)
LCX : 왼휘돌이가지(좌회선지, left circumflex branch)

RCA : 오른심장동맥(우관상동맥, right coronary artery)
RPD : 오른내림뒤가지(우후하행지, right posterior descending branch)

● 심장의 판막

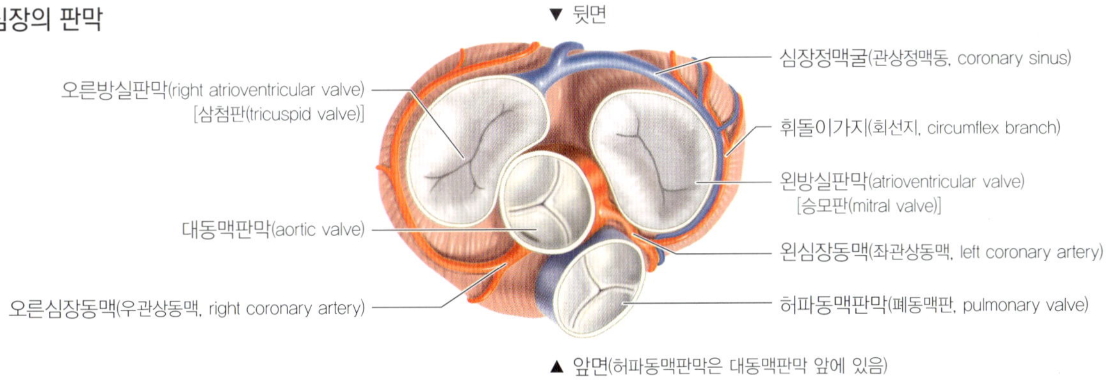

● 심장의 기능

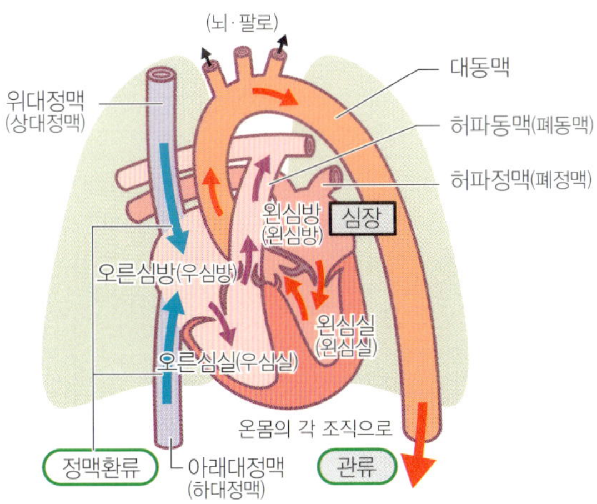

● 심장의 구조와 기능

심장은 혈액이 순환할 수 있도록 규칙적으로 활동하는 펌프이다. 교감신경 자극으로 움직임이 활발해지고 부교감신경 자극으로 진정된다. 수축을 위한 전기자극은 자극전도계통을 통해 전달된다. 좌우의 심방과 심실은 사이막(중격)으로 나뉘어 있다. 심장동맥(관상동맥)은 대동맥의 첫 분지로, 왼심장동맥(좌관상동맥)이 앞벽과 옆벽, 오른심장동맥(우관상동맥)이 뒤벽에 영양을 제공한다. 정맥혈은 위대정맥(상대정맥), 아래대정맥(하대정맥), 심장정맥굴(관상정맥동)의 3가지에 의해 오른심방(우심방)으로 들어가서 허파동맥(폐동맥)으로 나온다. 심방과 심실 사이의 판막은 힘줄끈(건삭)을 통해 꼭지근(유두근)과 연결되며, 오른심장계통은 삼첨판, 오른심장계통은 승모판(이첨판)이 있다. 동맥판막은 컵 모양 및 반달 모양의 세 판막으로 구성되며, 오른심장계통은 허파동맥판막(폐동맥판), 왼심장계통은 대동맥판막이 있다.

● 심장동맥 가지의 분포도와 심장 가로단면에서의 지배

심장동맥(관상동맥)은 좌우에 2개가 있으며, 대동맥판막 바로 위에서 대동맥으로부터 나뉜다. 왼심장동맥(좌관상동맥)은 내림앞가지(전하행지)와 휘돌이가지(회선지)로 나뉜다. 오른심장동맥(우관상동맥)은 내림뒤가지(후하행지)가 되어 뒤벽에 영양을 제공하고, 왼심장동맥의 내림앞가지는 앞벽, 휘돌이가지는 옆벽에 영양을 제공한다. 이 사실이 심근경색증의 범위와 정도를 결정한다. 심장의 박동조율기가 되는 굴심방결절(동심방결절, sinoatrial node)과 방실결절(atrioventricular node)은 오른심장동맥의 분지에 의해 영양을 제공받는다. 따라서 오른심장동맥이 막히면 부정맥을 일으키기 쉽다.

[그림 1-2] 심장동맥 및 판막의 구조와 기능

1. 허혈심장질환

심장 자체에 산소와 영양소를 공급하고 있는 혈관을 심장동맥(관상동맥)이라고 하는데, 이 심장동맥의 혈류가 부분적 또는 완전히 차단되면 심장근육으로 공급되는 산소가 부족하여 심장근육이 손상된다. 이를 허혈심장질환(ischemic heart disease)이라고 한다. 허혈심장질환의 대부분은 심장동맥의 죽경화증(죽상경화증, atherosclerosis)이 원인이다.

■ 협심증(angina pectoris)

허혈심장질환 가운데 심장근육이 괴사된 것을 심근경색증, 허혈은 있어도 괴사까지는 이르지 않은 것을 협심증으로 구분하고 있다(▶ **그림 1-3**).

심장근육이 허혈상태에 빠지면 가슴 부분이 죄어드는 것 같은 통증이 생긴다. 이 통증은 운동에 의해 유발되며 안정을 취하거나 니트로글리세린(nitroglycerin) 등의 혈관 확장제를 혀밑투여(설하투여)하면 진정된다. 이러한 발작을 안정협심증(stable angina)이라고 한다.

안정협심증에 의한 발작은 비교적 쉽게 예측할 수 있어 운동을 삼가거나 안정을 취함으로써 발작이 진정되기 때문에 예후도 양호하다. 그러나 협심증 중에는 특별히 심한 운동을 하지 않는데도 반복해서 지속적인 발작을 일으키는 것도 있다. 안정 시에도 발작이 일어나는 협심증을 불안정협심증(unstable angina)이라고 한다. 이 경우 발작을 예측하기 어려워 심근경색증으로 진행되기 쉽다.

또 심장동맥이 경화를 일으킨 결과, 혈관벽의 민무늬근(평활근)이 과민해져 지속적으로 강한 수축을 일으키기도 한다. 이러한 비정상적인 수축을 연축(spasm)이라고 한다. 이러한 연축을 동반하는 협심증을 변이협심증(이형협심증, variant angina)이라고 한다. 심실부정맥(ventricular arrhythmia)을 동반하는 경우가 많고 안정을 취해도 특정 시각에 정기적으로 발작을 일으키는 것이 특징이다.

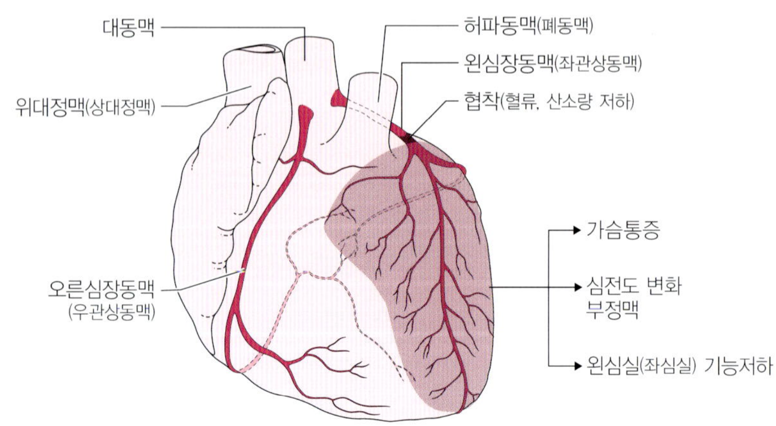

협심증은 심장동맥(관상동맥)의 협착에 이은 관류 부족으로 생기는 병태이다. 가역적이며, 심장근육세포는 괴사에 이르지 않는다. 왼심장동맥(좌관상동맥) 영역에 허혈을 나타낸다.

[그림 1-3] 협심증의 병태

Note

협심증의 병형

① **안정협심증**(stable angina) : 운동 시에 발작

② **불안정협심증**(unstable angina) : 휴식 시에 발작

③ **변이협심증**(이형협심증, variant angina) : 연축을 동반

니트로글리세린이 협심증을 구한다!

협심증(angina pectoris)의 특징을 영어로 외우자. nitrate는 아질산염을 말하며 니트로글리세린(nitroglycerine)을 의미한다.

Nitrate **SAVES** angina pectoris.

S : sudden onset(급성 발병)

A : anterior chest pain(앞가슴 통증)

V : vague chest discomfort(가슴부위 불쾌감)

E : effort, eating and emotional precipitate(운동에 의한 악화)

S : short duration(단시간)

Point

협심증(angina pectoris): 심장근육이 괴사되지 않는다.

심근경색증(myocardial infarction): 심장근육이 괴사된다.

오른심장기능상실(우심부전)과 왼심장기능상실(좌심부전)

오른심장기능상실에서는 오른심실(우심실)로 돌아온 혈액을 허파로 내보낼 수 없기 때문에 그 직전에 울혈이 생긴다. 간울혈과 전신부종이 특징이다. 왼심장기능상실은 허파로 보내진 혈액이 심장으로 돌아올 수 없게 되어 허파에 울혈이 생긴다. 거품상태의 가래와 호흡곤란이 특징이다. 왼심장기능상실의 결과 오른심장기능상실이 발생하는 경우도 적지 않다.

허파심장증(폐성심, cor pulmonale)

허파질환(특히 허파동맥고혈압을 동반하는 병태)에서 오른심실(우심실) 비대를 동반하는 오른심장기능상실(우심부전)을 허파심장증(폐성심)이라고 한다.

■ 심근경색증(myocardial infarction)

심장동맥(관상동맥)이 갑자기 막히면 그 지배영역에서 일정 부분의 심장근육이 괴사되어 심근경색증에 이른다(▶ **그림 1-4, 1-5**). 원인의 대부분은 심장동맥의 죽경화증(죽상경화증)이지만, 판막증(승모판협착)이나 심방세동에 의해 생긴 혈전이 색전자가 되어 심장동맥을 막는 혈전색전증인 경우도 있다.

심근경색증은 어느 정도 일정한 패턴으로 진행된다. 처음 몇 시간은 병변 주변에 울혈이 생기고 인접한 건강 부위로 중성구(호중구)가 모여든다. 발작으로부터 24시간이 지나면 병변부위에 중성구가 침윤하여 응고괴사가 일어난다.

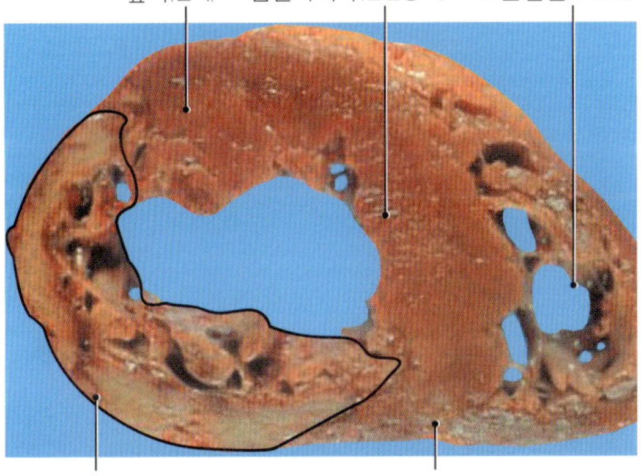

심장의 수평단면이다. 그림의 위쪽이 앞벽, 오른쪽이 오른심실에 해당한다. 경색은 왼심실 옆벽(측벽)에 발생해 있다. 적갈색의 두꺼운 앞벽·사이막(중격)·뒤벽에 비해, 왼심실 옆벽은 백색조로 창백하며 벽의 두께가 줄어 있다. 전형적인 빈혈경색 소견이다. 옆벽은 왼심장동맥의 휘돌이가지(회선지)에 지배된다. 이 사례에서 막힌 동맥은 왼심장동맥 휘돌이가지이다.

[그림 1-4] 심근경색증(육안소견)

> **Note**
>
> **심장동맥**
> **(관상동맥, coronary artery)**
>
> 심장 자체에 영양소와 산소를 보내는 동맥이다. 왼심장동맥(좌관상동맥)의 내림앞가지(전하행지)는 앞벽(전벽), 휘돌이가지(회선지)는 옆벽(측벽), 오른심장동맥(우관상동맥)의 내림뒤가지(후하행지)는 뒤벽(후벽)에 영양을 공급한다. 굴심방결절(동심방결절), 방실결절은 오른심장동맥에서 영양을 제공받는다. 뒤심실사이고랑(후실간구)을 통과하는 것은 보통 오른심장동맥이지만, 왼휘돌이가지의 발달이 좋아 뒤심실사이고랑에 도달하는 경우도 있다. 왼심장동맥의 내림앞가지가 막히면 앞벽경색, 왼휘돌이가지가 막히면 옆벽경색, 오른심장동맥이 막히면 뒤벽경색을 일으킨다. 심장동맥경화증의 조직상은 ▶ **총론 제4장 순환장애, 그림 4-2(p.80)**를 참조할 것.

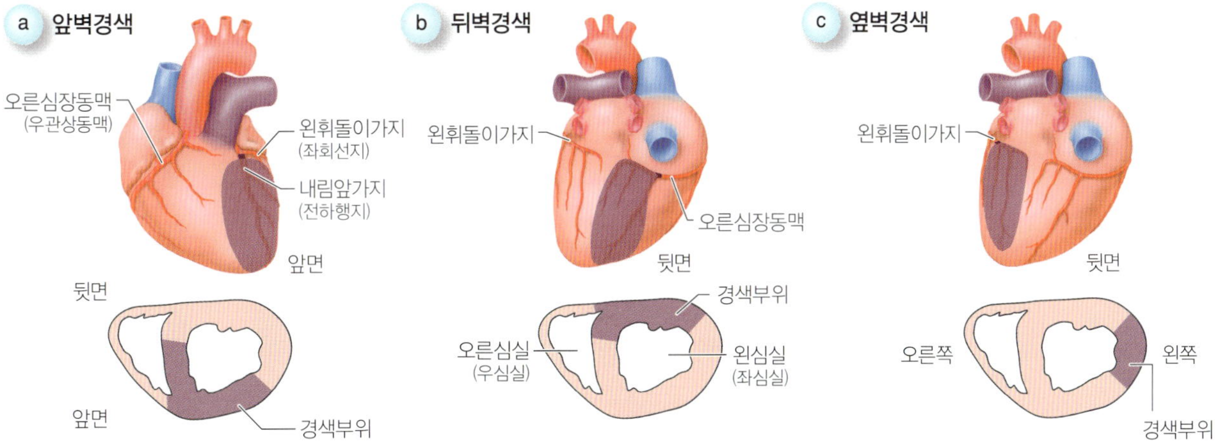

왼심장동맥의 내림앞가지(전하행지)가 막히면 앞벽경색(전벽경색), 왼휘돌이가지(좌회선지)가 막히면 옆벽경색(측벽경색), 오른심장동맥이 막히면 뒤벽경색(후벽경색)이 발생한다. 왼심장동맥 시작부위가 막히면 앞벽~옆벽으로 광범위한 경색을 동반한다. 심장동맥은 전형적인 끝동맥(종동맥)이다.

[그림 1-5] 심장동맥의 폐색부위와 심근경색증

발작 후 3일이 되면 중성구를 대신하여 큰포식세포(대식세포)가 출현하고, 10일이 지날 무렵에는 괴사조직의 탐식이 거의 완료된다. 경색발작 후 첫 4~7일간은 심장파열의 위험이 가장 높고, 5주 이상이 되면 병변부위의 섬유화가 진행되어 경색소가 새하얀 색으로 변화된다(▶ 표 1-1).

심근경색증의 병태 특징은 괴사한 심장근육세포 내에 있던 산소나 단백질이 막투과성의 변화로 인해 혈액 쪽으로 나가는 데 있다. 따라서 심장근육이 괴사되어 있는지는 심장근육에 함유되어 있는 단백질이나 효소[AST(GOT), LDH, troponin, myoglobin 등]의 혈중농도를 측정함으로써 진단할 수 있다. 말초혈액의 중성구는 증가한다.

■ 심근경색증의 합병증

심근경색증은 합병증을 일으켜 죽음에 이르는 예가 많은 질환이다(▶ 그림 1-7). 경색에 빠진 심장근육의 양이 많으면 심실의 수축력이 급격히 부족하여 급성 심장기능상실(심부전)을 일으킨다. 급성 심장기능상실은 왼심실(좌심실) 심장근육의 약 40%가 괴사된 경우에 발생한다.

또한 경색으로 인해 심장파열, 심실사이막 천공, 꼭지근(유두근) 파열이 일어나기도 한다. 심장파열에 의해 심장막안(심낭)에 혈액이 가득 차면 심장눌림증(심장압전,

Note

심근경색증의 합병증

① 부정맥(arrhythmia) : 심근경색증 발병 후 수시간 이내의 사망원인으로 가장 빈도가 높다.
② 심장기능상실(심부전, heart failure) : 울혈심장기능상실(울혈심부전) 또는 쇼크의 원인이 된다.
③ 심장파열(cardiorrhexis) : 발작 후 4~7일 이내 나타나는 위기적 합병증으로, 심장눌림증(심장압전)을 일으킨다.

심장눌림증(심장압전, cardiac tamponade)

심장막안(심낭)에 다량의 액체가 고임으로써 심장의 확장이 저해되는 상태이다. 심장파열이나 박리동맥자루(박리동맥류) 파열에 의한 심장막안 내 출혈인 경우는 즉사의 원인이 된다.

[표 1-1] 급성 심근경색증의 시간경과에 따른 형태학적 변화

시간	육안소견	형태학적 변화	비고
0~6시간	없음	형태학적 변화 없음. 처음 수 시간은 병변 주위 혈관의 울혈상만 있음	초기 사망원인에는 부정맥이 많음
6~12시간	경미한 색조 변화(회백색)	심장근육세포 세포질의 호산성 증가와 가로무늬(횡문) 소실이 시작. 병변부위에 인접한 건강 부위에 중성구가 출현	
12~24시간	경도의 부종과 색조 변화(증강)	심장근육세포 세포질에서 호산성 증가와 가로무늬(횡문) 소실. 핵 소실. 병변부위로 중성구 침윤	
1~2일	창백하거나 적갈색을 띠며 주변부위에 충혈을 동반	분명한 응고괴사. 중성구 침윤이 심해짐	
3일째	경색소의 황색조 증가, 병변은 약간 축소	중성구를 대신하여 큰포식세포가 출현. 괴사조직의 탐식 시작	
7일째 이후	경색소는 황색조를 띠고, 주변부위는 울혈에 의한 적색을 띰	큰포식세포가 주체로, 유약한 섬유모세포와 모세혈관의 신생이 시작됨, 괴사조직의 탐식은 지속	경색발작 후 처음 4~7일 이내에 심장파열의 위험성이 가장 높음
10일째 이후	적색의 신생혈관 결합조직이 경색소를 둘러싸며 황색의 괴사조직을 치환해 감	혈관결합조직의 증가 생성이 지속. 큰포식세포에 의한 괴사조직의 탐식은 거의 완료	
2~4주	백색조가 나타나지만 아직 부드러움	교원섬유와 세포 사이 기질단백질의 합성이 진행	
5주째 이후	진행되는 섬유화로 경색소는 백색조와 단단함이 증가	섬유화가 진행	
3~6개월	회백색의 흉터	성숙한 섬유조직이 경색소를 치환	흉터부위에서 심실자루(심실류)가 형성

cardiac tamponade)이라는 치명적인 병태가 발생한다.

부정맥은 발작 발생에서부터 수 시간이 경과하면 가장 많이 관찰되는 합병증으로 심실세동으로 진행되면 사망한다.

경색소에 인접한 심장속막면(심내막면)은 혈전을 일으키기 쉬워 벽혈전(mural thrombus)이 된다. 이 혈전의 일부가 벗겨져서 혈류를 타고 뇌로 운반되면 혈전색전증을 합병하기도 한다. 흉터화된 괴사부위가 수축되지 않고 팽창하면 심장기능에 현저하게 장애를 일으키는 심실자루(심실류, ventricular aneurysm)가 된다.

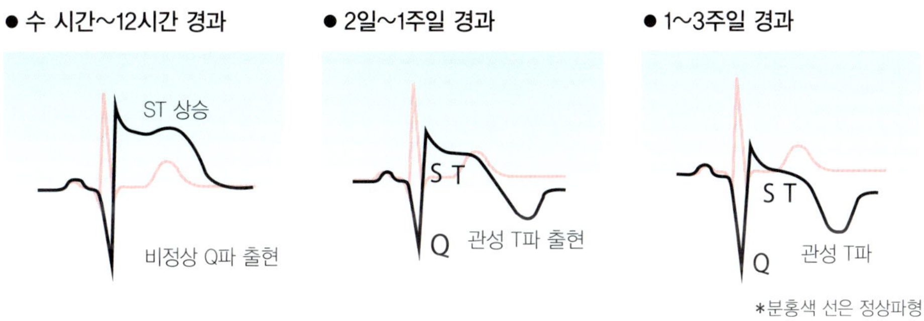

[그림 1-6] 심근경색증의 심전도

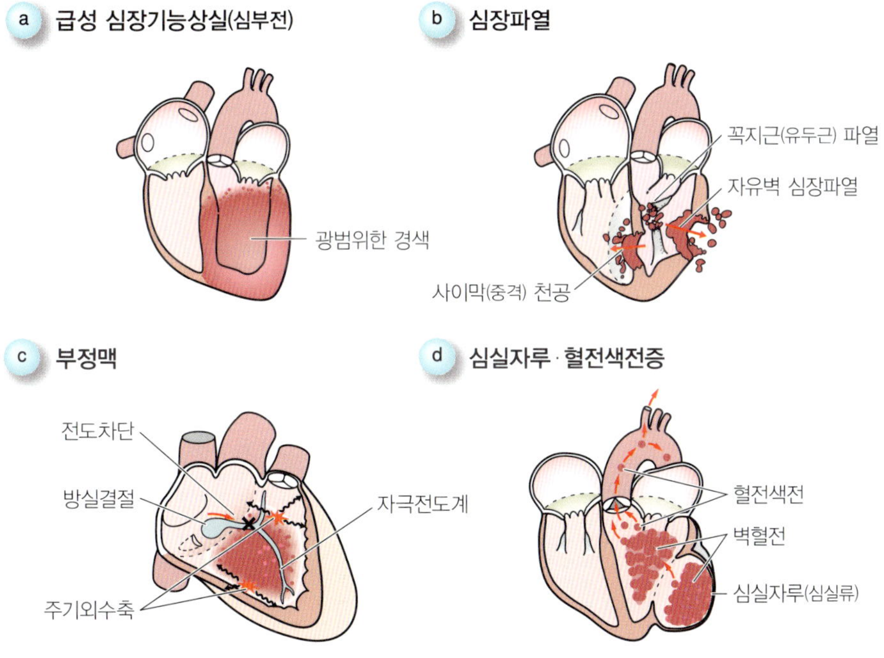

[그림 1-7] 심근경색증의 치명적 합병증

Note

심근경색증의 통증

심근경색증에서는 종종 죽음의 공포감이나 불안감을 동반하는 통증의 증상이 출현한다. 발작 후의 심전도에는 비정상 Q파와 ST의 상승이 관찰된다(▶ 그림 1-6). 심전도는 자극전도계에서의 흥분전달을 반영하고 있다. 심장근육 허혈에 즉시 반응하는 것은 ST부분이다.

급성 심근경색증의 사망원인으로 광범위한 경색에 의한 급성 심장기능상실(심부전), 심장파열에 의한 심장눌림증(심장막안으로 출혈), 전도계 손상에 의한 부정맥(특히 심실세동)을 들 수 있다. 심실사이막(심실중격) 천공과 꼭지근(유두근) 파열이 생기면 심장잡음을 발생시키고 허파동맥 고혈압이 속발한다. 부정맥은 오른심장동맥폐색에 특히 합병되기 쉽다. 만성기의 합병증으로 심실자루(심실류)에 생긴 벽혈전에서 유래하는 혈전색전증(뇌경색증이나 새로운 심근경색증)이 문제가 된다.

2. 심근염과 심근병증

심장근육층의 질환은 크게 심근염과 심근병증으로 나뉜다.

■ 심근염(myocarditis)

심근염은 그 명칭대로 심장근육층에 염증을 일으킨다. 염증세포의 침윤을 동반하는 산재성 또는 미만성의 심장근육 괴사가 특징이다. 대부분 바이러스성이며, 콕사키바이러스 B형(group B coxackie virus)이 많다. 인플루엔자바이러스도 심근염의 원인이 된다. 전격형 심근염에서는 급성 심장기능상실(심부전)로 사망에 이른다.

■ 심근병증(cardiomyopathy)

심근병증은 비염증성 심장근육질환으로 고혈압, 판막증, 심장동맥질환 등 심장근육에 부하를 가하는 병태를 동반하지 않음에도 불구하고 현저한 심장비대를 일으키는 것이 특징이다.

심근병증 가운데 가장 빈도가 높은 것은 확장심근병증(dilated cardiomyopathy)이다. 왼심실벽이 현저하게 확장되고 심장근육의 수축력이 저하된다. 심장근육층의 벽은 가볍게 비후된다. 현미경에서 심장근육 사이질(간질)에 미만성 섬유화가 확인된다. 왼심장기능상실(좌심부전)에서 양심실기능상실(양실부전) 상태로 진행되어 만성 울혈 심장기능상실(울혈심부전)에 빠진다.

비대심근병증(hypertrophic cardiomyopathy)에서는 육안으로 본 심장의 모든 벽, 특히 심실사이막(심실중격)이 비대해진다. 현미경으로 보면 불규칙하게 뒤엉켜 비대해진 심장근육섬유가 관찰된다. 비대심근병증에 의해 왼심실(좌심실)의 유출로가 막히면 환자는 실신을 일으키거나 돌연사의 위험에 처한다.

Note

Point

심근염(myocarditis) : 심장근육의 염증성 질환

심근병증(cardiomyopathy) : 심장근육의 비염증성 질환으로 심장비대를 일으킴

샤가스병(Chagas' disease)

샤가스병은 크루스파동편모충(*Trypanosoma cruzi*) 감염에 의한 원충증이다. 흡혈성 노린재가 매개하며 중남미의 열대지방에 분포한다. 만성기의 심장근육세포 감염이 특히 문제가 된다. 만성 사이질성 심근염 및 전도장애(오른갈래차단이나 주기외수축이 많음)에 의한 심장기능상실(심부전)을 나타낸다. 무증상기간이 10~30년에 이르는 점은 감염대책상 큰 장벽이 되고 있다. 우리나라에서는 관찰되지 않는다.

심근병증의 원인

심근병증은 오랫동안 '원인 불명'이었으나 최근 확장 및 비대심근병증의 20% 전후에서 C형 간염바이러스의 관여가 시사되고 있다. 가족성 비대심근병증에서는 β미오신(myosin) 무거운 사슬, α트로포미오신(tropomyosin)이나 트로포닌T(troponin T)의 유전자에 아미노산 치환을 동반하는 변이가 보고되고 있다.

국시 적중문제

Q 심장동맥(관상동맥) 질환의 변화 가능한 위험요인으로 옳은 것은?

가. 고지혈증 나. 당뇨 다. 고혈압 라. 흡연

① 가, 나, 다 ② 가, 다 ③ 나, 라
④ 라 ⑤ 가, 나, 다, 라

A 심장동맥질환의 조절 가능한 위험요인 :
흡연, 고혈압, 고콜레스테롤혈증, 고지혈증, 당뇨, 좌식생활

정답 : ⑤

column

■ 허혈심장질환과 심전도 판독법(▶ 그림 1-8)

허혈심장질환 진단에는 심전도가 유용하다. 심전도(electrocardiogram, ECG)와 심장 움직임의 관계를 간단히 설명하겠다.

P파는 심방의 흥분을 나타낸다. qRs파(QRS복합파는 Q파 또는 S파가 작을 때는 각각 소문자로 표현)는 심실의 흥분을 나타낸다. T파는 심실의 흥분이 회복되어 가는 과정을 나타내고, PQ시간은 방실전도시간을 나타낸다.

협심증에서는 허혈부위에 일치하여 ST부분의 저하가 있고, 또 심한 허혈 시에는 ST부분의 상승이 관찰된다. 심근경색증에서는 경색부위에 일치하여 ST부분이 시간경과에 따라 상승하고, 이어서 비정상 Q파가 나타나며 마지막으로 T파가 저하되는 특징적인 변화가 관찰된다(▶ p.179, 그림 1-6 참조).

즉, 허혈심장질환에서의 심전도 판독법을 간략하게 정리하면 다음과 같다.

> ST가 저하되어 있으면 → 협심증을 의심
> ST가 상승해 있으면 → 심근경색증 또는 변이협심증을 의심

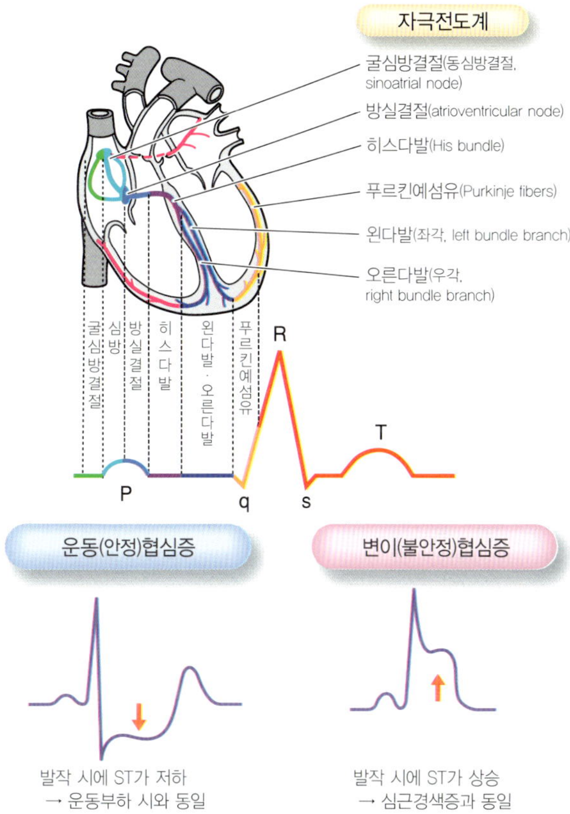

[그림 1-8] 심장의 자극전도계와 협심증의 심전도

■ 외부형 자동제세동기(automated external defibrillator, AED)

돌연사의 원인은 대부분 심장질환이다. 이를 심장성 돌연사라고 하며, 그 대부분은 심실세동(ventricular fibrillation, VF)이라는 병태이다.

심실세동이 일어나면 심장이 경련하여 펌프로서 역할을 하지 못해, 도움 받을 기회가 1분씩 경과할 때마다 약 10%씩 줄어들어 10분 후에는 모든 사람이 사망에 이른다. 구급차가 도착하는 데는 보통 5~6분 정도 걸리기 때문에 많은 경우 때를 놓치게 된다.

심실세동을 정상적인 상태로 되돌리는 유일한 방법은 제세동(심장에 전기충격을 가함)이다. 따라서 조기에 제세동을 할 수 있는 AED가 필요하다. AED는 전기충격이 필요한 심장상태인가를 자동으로 판단할 수 있는 심장전기충격용 기계이다. AED를 가정, 학교, 직장이나 많은 사람이 모이는 공공시설 등에 설치함으로써 돌연사를 방지할 수 있다. 조기에 제세동기를 사용하면 사회 복귀가 가능하다.

AED는 제세동이 필요한지를 판단하고 그 순서를 음성으로 지시하여 간단히 제세동할 수 있도록 만들어졌기 때문에 의료 관계자뿐만 아니라 일반 시민들도 쉽게 사용할 수 있다.

■ 심장비대의 두 유형 : 구심성 심장비대와 원심성 심장비대 (▶ 그림 1-9)

① 구심성 심장비대

심실에서 혈액을 내보낼 때 비정상적인 압력에 의한 부하가 가해지면 그에 대항하기 위해 심실의 벽이 두꺼워지고 속공간이 좁아진다. 비대심근병증의 특징이며, 본태고혈압에 동반되는 심장비대에서도 마찬가지이다.

② 원심성 심장비대

판막 이상으로 인해 혈액이 역류되는 등 비정상적인 용량의 부하가 가해지면 심장의 속공간이 바깥쪽을 향해 넓어진다. 확장심근병증의 특징이기도 하다.

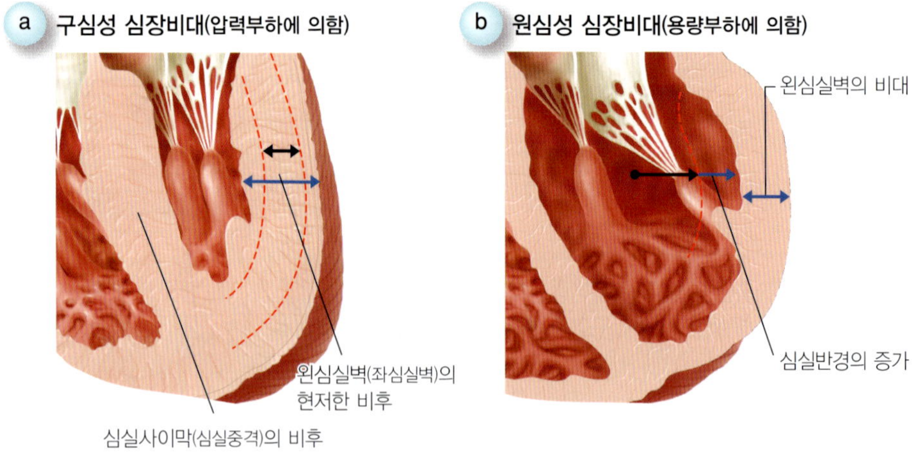

압력부하는 왼심실벽의 현저한 비대를 일으킨다. 심실사이막의 비후가 특히 현저하며 왼심실의 속공간은 좁아진다. 용량부하가 지속되면 속공간의 확장을 동반하는 확장성 심장비대를 일으킨다.

[그림 1-9] 구심성 심장비대와 원심성 심장비대

3. 심내막염과 심장판막증

심장속막(심내막)의 염증은 그 대부분 판막부위(특히 왼심장계통의 판막인 승모판과 대동막판)에 발생한다. 세균이나 진균 등에 의한 감염성인 것과 콜라겐병 등에 동반되는 비감염성인 것이 있다.

■ 류마티스열(rheumatic fever)

심장속막의 염증을 동반하는 질환으로 류마티스열이 있다. 류마티스열은 주로 심장병변과 그 후유증을 초래하는 선신성 염증질환으로, 콜라겐병(collagen disease)의 하나이다. 호발 연령은 6~15세(특히 6~8세에 많음)이다.

류마티스열은 보통 A군 β용혈사슬알균(용혈연쇄구균) 감염에 의한 인두염, 편도염 1~2주 후에 발병한다. 세균에 의한 직접적인 손상이 원인이 아니라 면역학적 기전이 관여하고 있다. A군 사슬알균 항원이 우연히 심장조직의 성분과 유사한 구조(교차반

Note

고혈압성 심장비대

본태고혈압(essential hypertension)이 장기간 계속되면 왼심실에 강한 압력 부하가 가해지기 때문에 심장은 구심성으로 비대해진다. 이 상태를 고혈압성 심장비대라고 한다. 심한 경우 비대심근병증과 육안으로 구별할 수 없는 상태가 된다. 비대심근병증 진단에는 고혈압의 과거력이 없는 것이 필수조건이 된다.

심장의 종양은 드물다

심장질환의 큰 특징은 종양이 적다는 점이다. 드물게 왼심방에 양성 점액종이 발생한다.

교차반응성 항원

세균 등의 외래 항원이 우연히 생체 성분과 매우 닮은 구조를 하고 있어서 외래성 항원에 대한 항체가 자기성분과 교차반응한다. 예로 A군 사슬알균(연쇄구균)의 세포벽 항원과 심장근육 항원을 들 수 있다. A군 β용혈사슬알균(용혈연쇄구균) 감염에 의한 편도염 후에 류마티스열을 일으킨다.

응성 항원)를 갖기 때문에 외래성 항원에 대한 항체가 생체 자신을 향해 면역반응을 일으킨다. 따라서 류마티스열은 자가면역질환의 하나이다.

증상으로는 발열, 림프절 종창, 심장염증, 관절염, 피부발진(고리홍반), 시덴함무도병(Sydenham's chorea) 등을 들 수 있다. 관절염은 일과성으로 경증이며, 이동성과 다발성을 나타낸다. 후유증으로 승모판이나 대동맥판에 류마티스판막염을 남기는 점이 문제가 된다.

류마티스열은 심장바깥막(심외막), 심장근육(심근), 심장속막(심내막)이 모두 염증을 일으킨다. 각각 심외막염, 심근염, 심내막염이라고 하며, 이를 일컬어 심장염(carditis)이라고 한다. 심장염을 일으키면 빠른맥(빈맥)이 생긴다. 판막에 염증을 일으키는 것도 류마티스열의 특징이며, 염증은 승모판에 많고 대동맥판에도 관찰되지만, 오른심장계통에서는 그다지 관찰되지 않는다. 시간이 경과하면서 판막이 변형되어 협착이나 역류(폐쇄부전)를 일으키는데, 이 상태를 판막증이라고 한다. 심장근육층에 염증을 일으키면 왼심장기능상실(좌심부전)에 의해 사망하기도 한다.

류마티스열은 드물기는 하지만, 발병한 경우 재발을 예방하기 위해 일정 기간(심장염이 없으면 5년, 있으면 20세까지) 페니실린(penicillin)을 계속 복용해야 한다.

■ 감염심내막염(infectious endocarditis)

감염심내막염은 세균 또는 진균에 의해 심장속막(심내막)이 감염병을 일으키는 질환이다(▶ **그림 1-10**). 승모판 또는 대동맥판에 궤양을 동반하는 감염소를 형성한다. 대부분의 경우 판막증을 기반으로 발생한다. 패혈증의 병태를 동반하며 2차적으로 여러 장기의 혈전색전증을 합병하기 쉬운 것이 특징이다.

α용혈을 나타내는 녹색사슬알균(녹색연쇄구균)인 스트렙토콕쿠스 비리단스(*Streptococcus viridans*; 입안 및 인두의 상주균)에 의한 감염은 아급성의 경과를 갖기 때

Note

류마티스심장염(rheumatic carditis)

류마티스심장염에서는 아쇼프소체(Aschoff body)라는 특유의 육아종이 심장속막(판막), 심장근육층, 심장바깥막에 형성된다. 우리나라에서는 류마티스열에 의한 사망예가 거의 없기 때문에 이 소견을 접하게 될 기회는 좀처럼 없다.

녹색사슬알균(녹색연쇄구균)과 입안관리

녹색사슬알균(녹색연쇄구균, *Streptococcus viridans*)은 입안 내의 상주균으로 심내막염뿐만 아니라 흡인폐렴(aspiration pneumonia)이나 뇌고름집(뇌농양, brain abscess)의 원인균이 된다. 충치, 이틀줄고름(치조농루), 혀염(설염) 등의 입안 내 염증이 있으면 녹색사슬알균이 증식하여 감염의 온상이 될 수 있다. 심장판막증과 폐흡인을 일으키기 쉬운 환자의 입안관리 중요성이 강조된다.

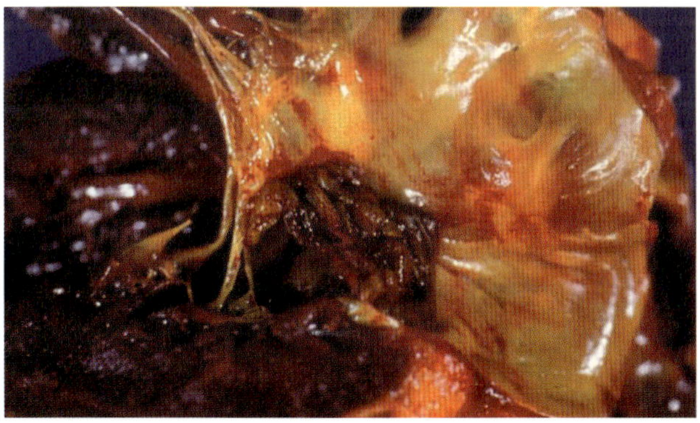

승모판에 궤양이 생겨 사마귀 모양의 혈전이 부착되어 있다. 세균감염에 의한 병변으로, 반드시 패혈증을 동반한다. 심내막염을 포함한 판막질환은 왼심장계통의 승모판 및 대동맥판에서 많이 발생한다.

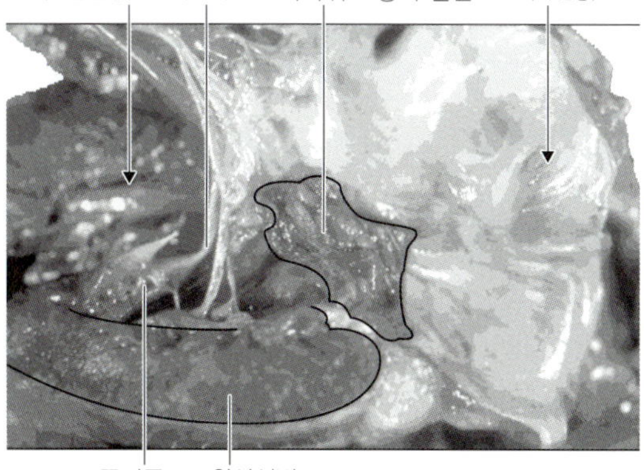

[그림 1-10] 감염심내막염(육안소견)

Note

카로티노이드증후군과 카로티노이드심장

막창자꼬리(충수)나 돌창자(회장)에 발생하는 세로토닌 생산성 카로티노이드종양(저악성도 내분비종양)이 간전이를 일으키면 세로토닌 과잉에 의한 카로티노이드증후군이 발생한다. 전이로 커진 간을 촉진(palpation)하면 피부의 홍조발작이 유발된다. 이러한 홍조발작을 반복하면 삼첨판역류(tricuspid regurgitation)를 동반하는 카로티노이드심장을 일으키기도 한다. 세로토닌 과잉상태에 의한 오른심장계통 판막의 섬유화가 원인이다.

문에 아급성 세균심내막염(bacterial endocarditis)이라고 불려왔다. 한편, 황색포도알균(황색포도구균, *Staphylococcus aureus*)에 의한 감염은 급성의 특징을 나타내기 때문에, 급성 세균심내막염으로 구분되어 왔다.

그러나 최근에는 창자알균(장구균)이나 그람음성균에 의한 심내막염의 발생 빈도가 증가하고, 항생물질을 사용한 치료기술이 진보되었기 때문에 급성과 아급성을 식별할 임상적 의의는 모호해졌다. 따라서 현재는 일괄하여 '감염심내막염'이라고 부르고 있다.

병원감염을 일으키는 메티실린 내성 황색포도알균(methicillin resistant *Staphylococcus aureus*, MRSA)이 심내막염을 일으키면 치명적인 결과를 가져오는 경우가 많기 때문에 손씻기를 철저히 해야 한다.

■ 심장판막증(valvular heart disease)

심장판막의 변형으로 판막의 활동이 저해된 상태를 가리킨다. 판막의 활동이 저해되면 심장의 혈액을 내보내는 힘에 큰 부담이 생기고 심방이나 심실이 비대해짐으로서 심장의 펌프기능이 손상을 받는다(▶ **그림 1-11**).

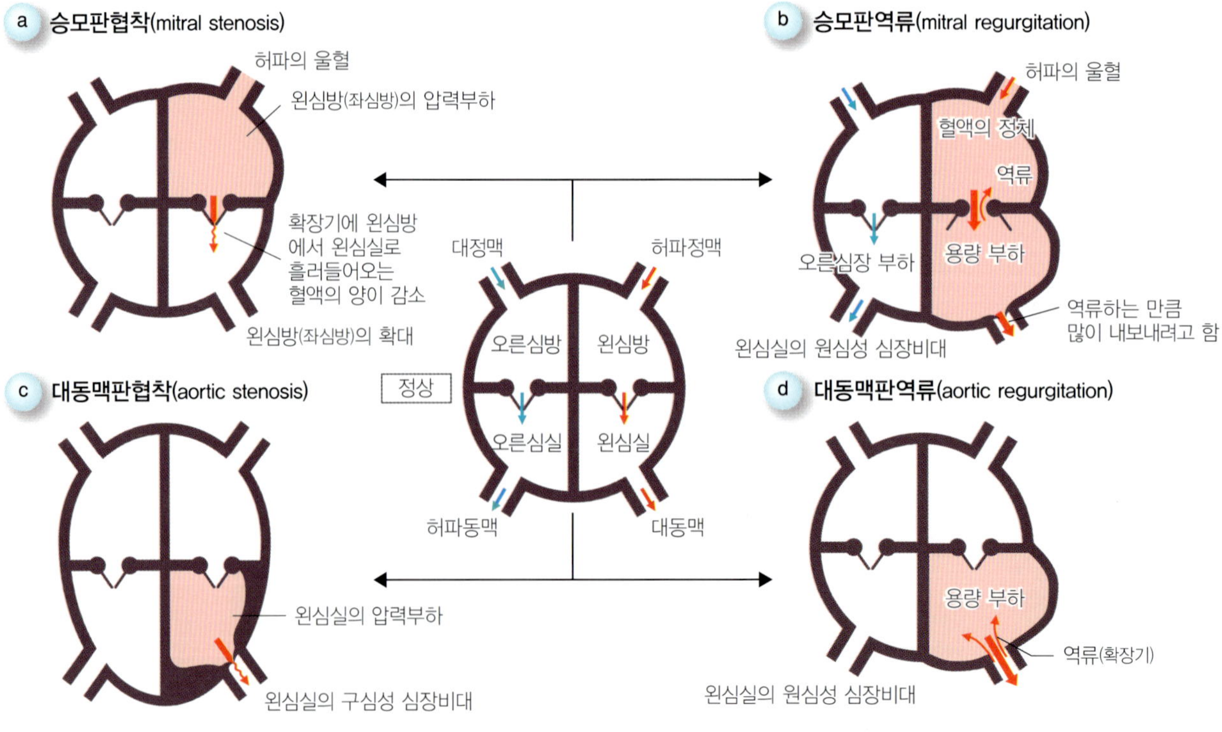

a. **승모판협착**(mitral stenosis) : 승모판의 입구가 좁아져 왼심방(좌심방)에서 왼심실(좌심실)로의 혈액 유입에 장애가 생기기 때문에 왼심방이 확대되고 허파순환이 정체되어 허파동맥고혈압(폐동맥고혈압, pulmonary hypertension)에 이른다. 왼심실은 비대해지지 않는다.

b. **승모판역류**(mitral regurgitation) : 왼심실에서 왼심방으로 혈액이 역류하기 때문에 왼심실에 비대와 확장이 일어난다. 허파순환의 정체도 동반되지만 승모판협착보다는 경도이다.

c. **대동맥판협착**(aortic stenosis) : 왼심실에서 대동맥으로 필요한 혈액을 내보낼 수 없기 때문에 왼심실은 구심성 심장비대를 띤다. 돌연사의 위험이 있는 병태이다.

d. **대동맥판역류**(aortic regurgitation) : 대동맥에서 왼심실로 혈액이 역류하기 때문에 왼심실로 용량부하가 가해져 확장과 비대(원심성 비대)가 생긴다. 일반적으로 대동맥판질환에서의 왼심실 비대는 승모판역류와 비교하여 더욱 현저하다.

[그림 1-11] 판막증의 병태

판막증은 첨판(leaflet)이 유착되기 때문에 판막이 제대로 열리지 않아 혈액 통과가 억제되는 협착(stenosis)과 판막이 완전히 닫히지 않기 때문에 혈액이 역류되는 폐쇄부전(역류, regurgitation)이 발생한다.

협착의 경우는 좁은 통로를 향해 심장이 많은 혈액을 내보내려고 하기 때문에 심실 또는 심방의 압력저항이 증가한다. 역류는 심실이 혈액을 내보내어도 그 일부가 역류하여 되돌아오기 때문에 심장근육은 항상 여분의 활동을 해야만 한다. 판막의 이상이 심방이나 심실의 비대를 일으키는 것은 그 때문이다.

이러한 협착과 역류는 일반적으로 협착과 역류가 일어난 판막의 이름을 붙여서 명명한다. 승모판과 대동맥판에 이상이 생기기 쉬우며 각각 승모판협착(mitral stenosis)과 승모판역류(mitral regurgitation), 대동맥판협착(aortic stenosis)과 대동맥판역류(aortic regurgitation)라고 한다.

판막증의 원인인 심장판막의 변형을 일으키는 최대 요인은 류마티스열이지만, 그 밖에 동맥경화증(노화), 선천성 변형, 매독, 감염심내막염이 관여하기도 한다. 특히 대동맥판 병변은 류마티스판막염과 함께 동맥경화증에 동반되는 판막의 석회화가 원인인 경우가 있다.

4. 선천성 심장질환

선천성 심장질환은 심장기형이라고도 불린다. 심장의 발생단계에 생긴 형성이상으로, 유전적 요인이나 자궁 내 감염, 태반감염 등이 유발 요인이다.

가장 많은 것은 좌우의 심실과 심방을 나누는 벽인 사이막(중격, septum)에 구멍이 생기는 기형이다. 심방사이막결손(심방중격결손, atrial septal defect) 및 심실사이막결손(심실중격결손, ventricular septal defect)이라고 불린다(▶ 그림 1-12). 혈압이 높은 왼심장계통에서 혈압이 낮은 오른심장계통으로 이 구멍을 통해 혈액이 흘러 들어간다. 이러한 비정상적인 혈류는 단락(shunt)이라고 불리며, 왼심장계통에서 온몸순환(체순환)으로 향해야 할 동맥혈의 일부가 온몸순환을 뛰어넘어 허파쪽으로 흘러들어가기 때문에 허파의 혈류가 증가된다. 단락(shunt)이 있으면 청진기에서 잡음이 들린다. 역류의 정도는 압력이 높은 심실사이막결손에서 심하고, 압력이 낮은 심방사이막결손의 경우 병태나 증상이 약하다.

선천성 심장질환으로는 그 밖에 동맥관열림증(동맥관개존증, patent ductus arteriosus), 팔로 네징후(tetralogy of Fallot) 등 다양한 종류가 있다.

■ 심방사이막결손(심방중격결손, atrial septal defect, ASD)

발생단계에서 원래 하나였던 심방은 사이막(중격)이 형성됨에 따라 좌우로 분할된다. 이 분할이 잘못되어 심실사이막에 구멍이 뚫린 상태를 심방사이막결손이라고 한다.

Note

Point

판막증의 병태

협착(stenosis) : 첨판이 유착되기 때문에 판막이 제대로 열리지 않아 혈액 통과가 억제된다.

역류(regurgitation) : 판막이 완전히 닫히지 않기 때문에 혈액이 역류된다.

운동선수의 심장

심장이나 허파 등에 질병이 없어도 운동선수에게서는 심장비대가 관찰된다. 만성적으로 운동량이 많은 상태에서는 생리적으로 심장으로 흘러들어오는 혈액의 양이 증가하여 용적부하가 생기기 때문에 심장이 비대해진다(생리적 비대).

단락(션트, shunt)

혈압이 높은 왼심장계통에서 혈압이 낮은 오른심장계통으로 가는 비정상적인 혈류를 단락이라고 한다. 질병 초기에는 좌 → 우 단락이지만, 장기간 계속되는 좌 → 우 단락의 결과, 허파동맥고혈압(폐동맥고혈압)이 생기면 최종적으로 우 → 좌 단락이 확인된다. 청색증(cyanosis)을 일으키는 이 말기상이 아이젠멩거증후군(Eisenmenger syndrome)이다.

타원오목(난원와, oval fossa)

타원오목은 태생기에 좌우의 양쪽 심방이 교통하는 타원구멍(난원공)의 흔적으로, 오른심방에서 보면 오목하게 조금 들어가 있다. 이 부위에 선천적인 결손이 있으면 심방사이막결손(이차공개존증)이 된다. 열린타원구멍(patent foramen ovale)은 타원오목이 막 모양으로 열려 있는(얼핏 보면 닫혀 있는) 상태이다.

a 심방사이막결손(심방중격결손, atrial septal defect, ASD)

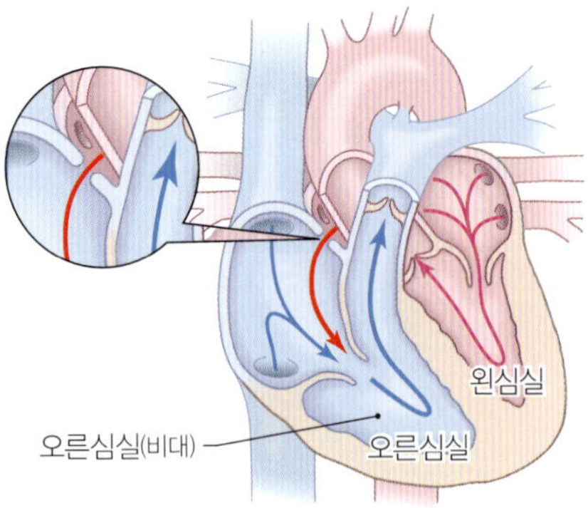

심방사이막(타원구멍)에 결손이 있기 때문에 혈액이 왼심방에서 오른심방으로 흐른다. 오른심실이 비대해지고 허파동맥 혈류량이 증가한다.

b 심실사이막결손(심실중격결손, ventricular septal defect, VSD)

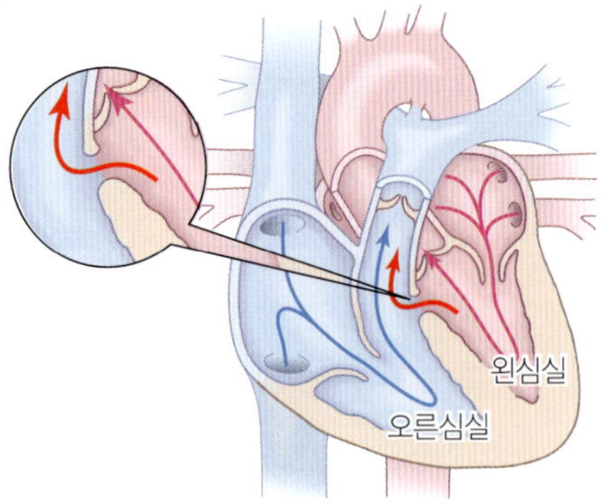

심실사이막에 결손이 있기 때문에 혈액이 왼심실에서 오른심실, 나아가 허파동맥으로 흐른다. 왼심실비대가 심하고 허파고혈압을 동반한다.

c 팔로 네징후(tetralogy of Fallot)

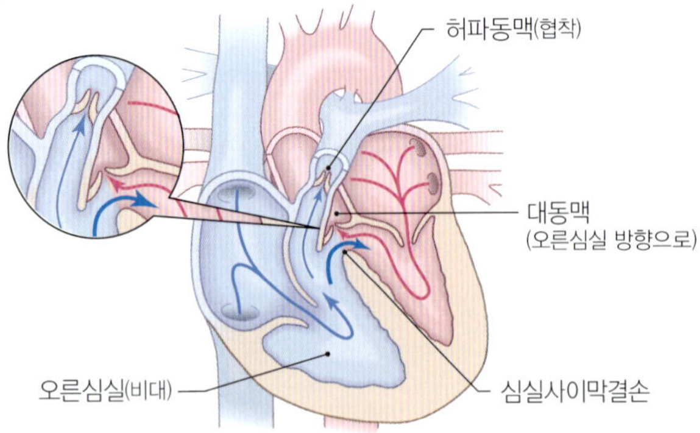

대동맥 입구가 오른심실 방향으로 이동(기승)하여 심실사이막결손, 허파동맥협착, 오른심실비대가 있다. 우 → 좌 단락이 생기기 때문에 청색증이 동반된다.

d 동맥관열림증(동맥관개존증, patent ductus arteriosus, PDA)

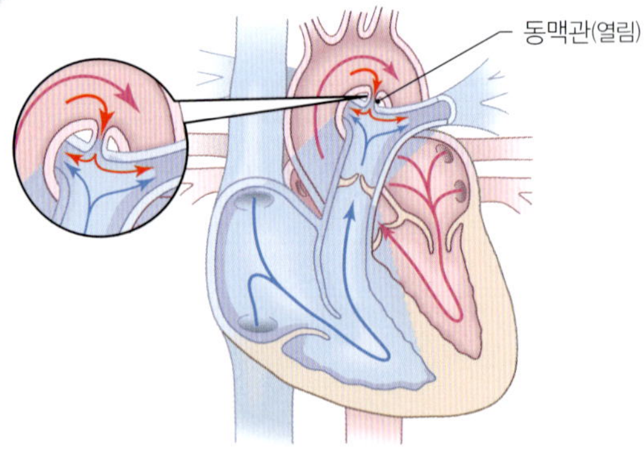

동맥관이 열려 있기 때문에 대동맥혈의 일부가 허파동맥을 향해 흘러 들어간다. 허파동맥고혈압이 된다.

[그림 1-12] 주요 선천성 심장질환

> **Note**
>
> **Point**
>
> **사이막결손**
>
> **심방사이막결손**(심방중격결손, atrial septal defect) : 천천히 진행되며 성인이 되면 발병
>
> **심실사이막결손**(심실중격결손, ventricular septal defect) : 소아기에 발병
>
> **심실사이막결손의 진단**
>
> 청진에서 제4갈비사이 복장뼈 왼모서리(흉골 좌연)에 강한 수축기잡음이 들린다. 심장초음파나 도플러검사에서 결손구멍이 확인된다. 최종적으로는 심장카테터, 심혈관조영검사로 확정된다.

태아의 정맥혈은 태반에서 동맥혈로 바뀐 후 배꼽정맥(제정맥), 아래대정맥(하대정맥)을 거쳐 오른심방으로 흘러 들어간다. 허파가 작동하지 않는 태아는 오른심방의 혈액은 생리적 구멍인 타원구멍(난원공, foramen ovale)을 통하여 왼심방으로 흘러 들어가 온몸으로, 허파동맥(폐동맥)의 혈액은 동맥관을 통해 대동맥으로 유입된다(**▶ 그림 1-13**).

타원구멍 등의 결손구멍은 생후 자연스럽게 닫히지만, 어떠한 원인으로 심방사이막(심방중격)에 결손구멍이 남아있으면 심방사이막결손이 된다. 이들은 생리적 타원구멍의 존재와는 다른 기전(발생이상)으로 생기는 병태이다.

청년기까지 증상이 없는 경우가 많으며, 결손구멍이 큰 경우에 운동 시 헐떡거림 등의 심장기능상실 증상이 나타난다.

■ 심실사이막결손(심실중격결손, ventricular septal defect, VSD)

심실은 태생 초기에는 하나이지만, 심장근육의 일부가 부풀어 올라 사이막(중격)을

만들면 좌우의 심실로 나뉜다. 이때 어떠한 원인으로 사이막 상부의 막이 성장하지 않아 사이막에 구멍이 남게 된 기형이 심실사이막결손이다.

심실사이막결손에서는 결손구멍을 통해 왼심실에서 오른심실로 혈액이 흐르고(좌 → 우 단락), 그에 따라 오른심실에서 허파동맥으로 많은 혈액이 높은 압력으로 보내진다. 그 결과 허파동맥의 혈압이 높아져 허파동맥고혈압(폐동맥고혈압, pulmonary hypertension)을 유발한다.

허파동맥고혈압이 진행되면 허파 내의 허파동맥 가지가 비대해져 속막이 협착된다. 협착이 일어나면 허파혈관의 저항이 증가하여 오른심실의 내압이 상승하며, 결국은 오른심실 내압이 왼심실 내압을 능가하여 오른심실에서 왼심실로 혈액이 흐르게 된다(우 → 좌 단락). 이 상태를 아이젠멩거증후군(Eisenmenger syndrome)이라고 하며 양쪽 심실이 비대해진다.

오른심실에서 왼심실로 혈액이 흐르면 가스교환을 거치지 않은 정맥혈이 동맥혈과 섞이기 때문에 팔다리는 청색증(cyanosis; 저산소혈증)을 띤다. 이 시점에서는 이미 심장수술을 할 수 없다.

태아의 정맥혈은 태반에서 동맥혈로 변환된 후 배꼽정맥(제정맥), 아래대정맥(하대정맥)을 거쳐 오른심방(우심방)으로 유입된다. 오른심방으로 들어온 혈액의 대부분은 타원구멍(난원공)을 통해 왼심방(좌심방)으로 들어가고 왼심실(좌심실), 대동맥을 거쳐 온몸(주로 상반신)으로 보내진다. 한편, 오른심방에서 오른심실로 들어간 산소화 정도가 낮은 혈액의 대부분은 허파동맥에서 동맥관을 지나 대동맥으로 흘러 들어가고, 허파로는 혈액이 거의 흐르지 않는다. 이 혈액은 주로 하반신으로 흐른다. 즉, 상반신의 혈액이 하반신의 혈액보다 산소포화도가 높기 때문에 태아는 상반신(머리)이 잘 발달하여 크다.

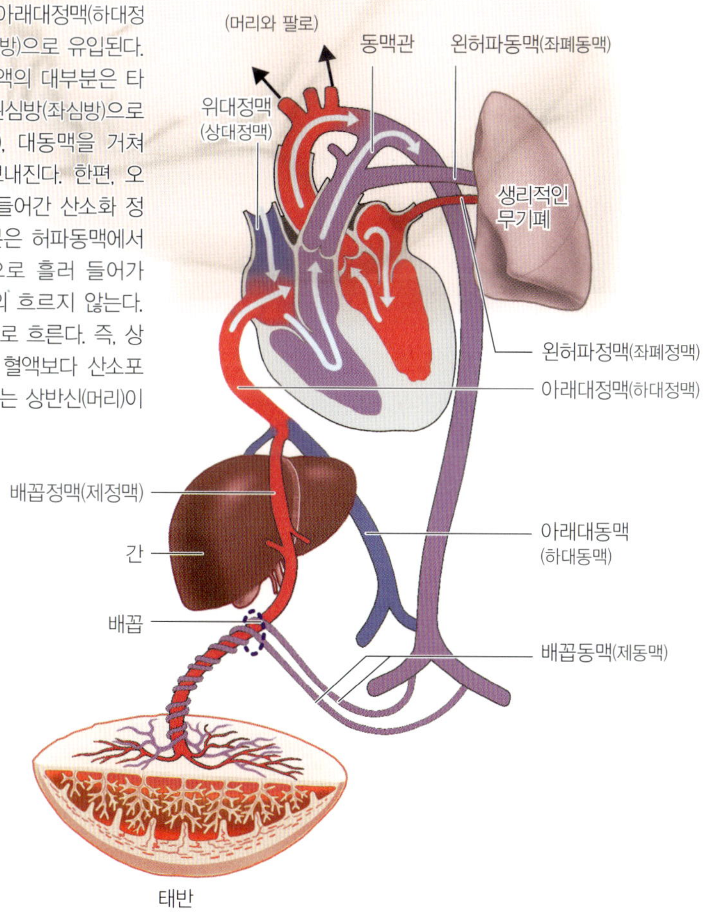

[그림 1-13] 태아순환

Note

아이젠멩거증후군 (Eisenmenger syndrome)

심실사이막결손(심실중격결손)에서는 결손구멍을 통해 왼쪽에서 오른쪽으로 단락(션트)이 일어나기 때문에 허파혈류량이 증가하여 허파동맥고혈압을 띤다. 장시간 경과하면 동맥경화가 진행되어 협착을 동반하게 된다. 협착이 일어나면 허파혈관의 저항이 증가하여 오른심실 내압이 상승하고, 마지막에는 그것이 왼심실 내압을 능가하여 오른쪽에서 왼쪽으로 단락을 일으킨다(▶ 그림 1-14). 심실사이막결손에서는 성인기에 아이젠멩거증후군을 나타낸다.

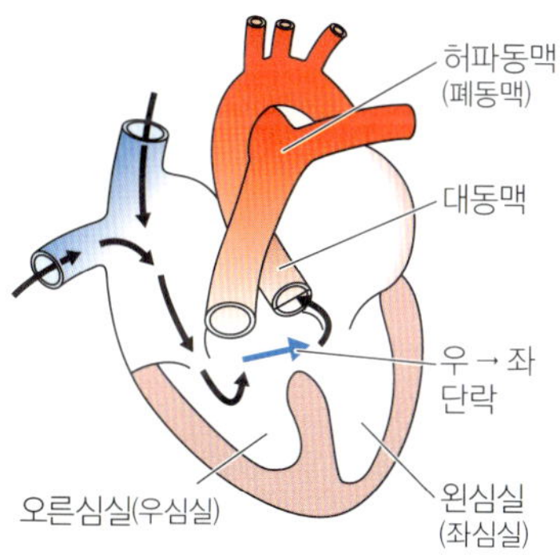

[그림 1-14] 아이젠멩거증후군

태아의 동맥관 (ductus arteriosus)

태아는 허파호흡이 기능하지 않기 때문에, 허파동맥(폐동맥)으로 오는 혈액 대부분은 허파로 향하지 않고 동맥관을 통해 대동맥으로 흘러 들어간다. 태아기의 동맥관 개존에는 저산소상태와 프로스타글란딘(prostaglandin)의 생산이 관여하고 있다.

청색증(cyanosis)

청색증은 팔다리 말초부위나 입술부위 등이 자주색으로 보이는 상태(저산소혈증)를 가리킨다. 추울 때 생리적으로 관찰되는 경우도 있으나 심장질환에서는 동맥혈에 정맥혈이 섞이는 우 → 좌 단락이 있음을 의미한다. 팔로 네징후나 아이젠멩거증후군에서 관찰된다.

■ 동맥관열림증(동맥관개존증, patent ductus arteriosus, PDA)

태생기에 대동맥과 허파동맥(폐동맥)의 교통로로서 기능한 동맥관은 정상적인 경우 출생 후 신속하게 닫힌다. 그러나 이 동맥관이 닫히지 않고 남겨진 상태가 지속되면 대동맥혈이 허파동맥으로 계속 유입되고(좌 → 우 단락) 마지막에는 허파동맥고혈압 때문에 오른심실비대, 혈류 역전(우 → 좌 단락), 청색증을 합병한다. 외과적으로 폐쇄시키든지 또는 인도메타신(indomethacin)을 투여하는 약리학적 치료를 한다.

■ 팔로 네징후(tetralogy of Fallot)

팔로 네징후는 심실사이막결손, 허파동맥협착, 대동맥걸침(대동맥기승, aortic overriding; 대동맥판 입구가 심실사이막에 걸쳐 있는 상태), 오른심실비대의 4가지 징후가 나타나는 질환이다. 좌우 심실 사이에서 동맥혈과 정맥혈이 혼합되기 때문에 출생 시에 이미 청색증이 관찰된다.

허파꽈리(폐포) 내에서 가스교환(산소와 이산화탄소의 교환)이 정상적으로 이루어지지 않게 되고 혈중 산소농도가 저하되기 때문에 그것을 보충하려고 적혈구수가 증가한다(다혈증). 이로 인해 혈액의 점도가 증가하여 혈전증 위험이 높아진다.

환아는 종종 가슴에 무릎을 대고 웅크려 앉는 자세를 취한다. 이렇게 함으로써 심장으로 되돌아오는 정맥혈을 줄여 증상을 가볍게 할 수 있기 때문이다.

심한 허파동맥협착 때문에 허파에서 산소화되는 혈액이 극단적으로 감소되면 무산소발작을 일으켜 치명적인 상태에 빠진다. 자연치유가 되지 않기 때문에 조기에 수술하는 수 밖에 없다.

Note

대혈관전위증과 수정대혈관전위증

사이막결손이 없는 대혈관전위증은 생존 불가능하다. 대혈관뿐만 아니라 심실이 좌우로 바뀐 수정대혈관전이증에서는 사이막결손이 없는 한 혈류동태는 정상과 같다.

■ 대혈관전위증(transposition of great vessels)

원래 1개이던 동맥줄기(동맥간)가 대동맥과 허파동맥의 2개로 분리되는 과정에서 못되어 왼심실과 허파동맥이 연결되고, 그 대신 오른심실과 대동맥이 결합된 상태의 심장이 형성되는 경우가 있다. 이것을 대혈관전위증이라고 한다(▶ 그림 1–15).

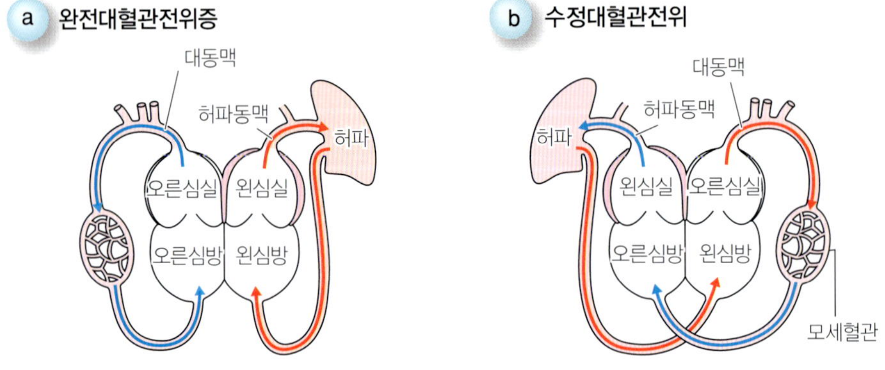

[그림 1–15] 대혈관전위증

정상적인 심장과는 달리 대동맥이 허파동맥 앞에 있다. 온몸순환(체순환)과 허파순환(폐순환)이 상호 독립적으로 존재하기 때문에 온몸순환을 흐르는 혈액에 산소를 공급할 수 없어서 생존은 불가능하다.

심방이나 심실에 큰 사이막결손이 있는 경우에 한해 우좌 단락 및 좌우 단락을 일으키면서 힘들게 생존하는 경우가 드물게 있다. 이러한 고도의 기형에서는 또한 심방과 심실의 결합에 이상이 발생하기도 한다. 그 결과 대혈관전위증에 더하여 심실의 전위가 일어나 왼심방에는 오른심실, 오른심방에는 왼심실이 결합된 심장이 된다.

이 경우 결과적으로 왼심방의 혈액은 오른심실을 통과하여 대동맥으로 흘러가고, 마찬가지로 오른심방의 혈액은 허파동맥으로 흘러가서 혈행동태학적으로는 정상이 된다. 이러한 병형을 수정대혈관전위증(corrected transposition of great vessels)이라고 하며 다른 심각한 심장기형을 동반하는 경우가 많기 때문에 무증상으로 생존하는 일은 거의 없다.

■ 대동맥축착(aortic coarctation)

대동맥의 좁은 범위가 협착(축착)을 일으키는 기형이다(▶ 그림 1-16). 협착부위는 동맥관 유입부에서 먼 쪽인 경우와 가까운 쪽인 경우가 있다. 먼 쪽(distal)인 경우가 많으며 증상으로는 상반신의 고혈압과 갈비사이동맥(늑간동맥) 등을 통한 곁순환로(측부순환로)의 발달이 관찰된다.

가까운 쪽(proximal)에 협착을 일으킨 경우에는 반드시 동맥관이 열린 채로 있으며 협착 때문에 우좌 단락을 일으킨다. 그 결과 다리에서 선택적 청색증이 나타나며, 신생아기부터 심장기능상실(심부전)이 생겨 수술하지 않으면 생존은 불가능하다.

5. 부정맥

심장은 항상 규칙적인 리듬으로 박동하고 있다. 굴심방결절(동심방결절)과 심실결절을 비롯한 자극전도계가 정상굴리듬(정상동리듬, normal sinus rhythm)을 지지하고 있다. 정상굴리듬 이외의 리듬을 부정맥(arrhythmia)이라고 하며, 심전도로 진단된다. 필요에 따라 홀터심전도가 이용된다.

부정맥은 자극 생성 이상에 의한 빠른부정맥(빈맥부정맥, tachyarrhythmia)과 자극 전도 이상에 의한 느린부정맥(서맥부정맥, bradyarrhythmia)이 있다. 뇌허혈(실신, 현기증), 심장기능상실(심부전), 심장동맥 혈류 저하(관상동맥부전), 쇼크 등의 심각한 증상을 일으켰는지, 치사적 부정맥으로 진행될 확률이 어느 정도인지에 따라 중증도를 평가한다. 주요 부정맥을 표에 정리하였다(▶ 표 1-2).

Note

대동맥축착의 관전형 (preductal type)과 관후형 (postductal type)

대동맥축착에서는 동맥관의 열림(개존)을 동반한다. 관전형은 더 중증이다. 관후형에서 곁순환로(측부순환로)가 발달하면 하반신의 혈류는 유지되지만 상반신은 고혈압이 된다.

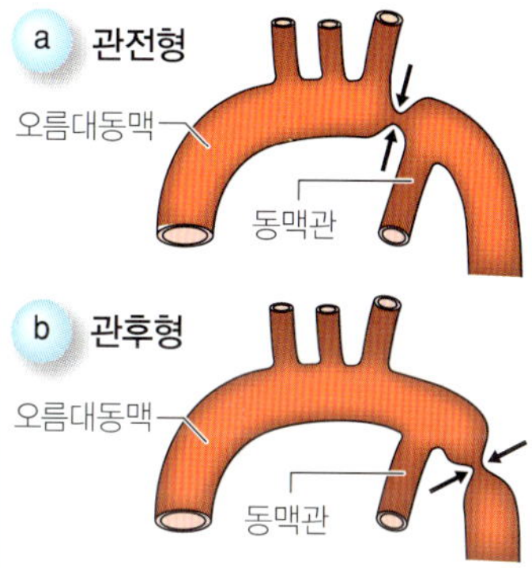

[그림 1-16] 대동맥축착

애덤스-스토크스증후군 (Adams-Stokes syndrome)

부정맥발작에 의한 심장박출량의 감소 또는 혈압 저하에 기인하는 뇌허혈 증상(실신, 현기증, 심한 경우에는 의식장애)을 애덤스-스토크스증후군이라고 한다.

홀터심전도 (Holter's monitoring system)

휴대용 자기테이프를 이용해서 장시간 연속으로 심전도에 의한 모니터링을 하고, 측정 후 특수한 해석장치로 고속 재생하여 해석하는 검사를 홀터심전도라고 한다.

① 부정맥 발견
② 부정맥 중증도 평가
③ 항부정맥제의 약효 평가
④ 심실주기외수축(심실기외 수축)의 하루변이 등의 파악을 목적으로 사용된다.

[표 1-2] 부정맥의 종류

분류	종류
빠른부정맥(빈맥부정맥)	① 굴빠른맥(동성빈맥)
	② 주기외수축(기외수축; 심실위, 심실)
	③ 발작빠른맥(발작성 빈맥; 심실위, 심실)
	④ 심방조동, 심방세동
	⑤ 심실세동………치명적
느린부정맥(서맥부정맥)	① 굴부전증후군(동부전증후군)
	② 굴심방차단(동방쇼크)
	③ 방실차단(불완전, 완전)
	④ 심실 내 전도이상(왼다발차단, 오른다발차단)
	⑤ WPW증후군(월프-파킨슨-화이트증후군)

6. 심장기능상실

온몸의 대사에 필요한 혈액량을 심장으로 부터 내보내지 못하는 펌프기능 실조상태를 심장기능상실(심부전, heart failure)이라고 한다. 심장기능상실은 결과적으로 ①심장성 폐부종, ②심장성 쇼크, ③만성 심장기능상실 중 한가지를 일으킨다. 급성 심장기능상실과 만성 심장기능상실으로 나뉜다. 급성 심장기능상실은 특히 조기에 적절한 치료를 하지 않으면 단시간에 생명을 잃을 위기상황에 빠뜨린다.

심장기능상실의 원인으로 가장 많은 것은 심근경색증(myocardial infarction)이다. 그 밖에 급격한 고혈압이나 판막역류에 의한 심장근육의 과잉부하, 펌프기능 실조를 동반한 부정맥, 심근염, 심근병증, 허파동맥혈전증 등도 심장기능상실의 중요한 원인이 된다. 심장기능상실을 일으키는 원인 질환을 표에 정리하였다(▶ 표 1-3).

[표 1-3] 심장기능상실(심부전)을 일으키는 질환

분류	질환
심근질환	① 심근경색증
	② 비허혈성 심근질환 : 심근병증, 심근염, 감염심내막염, 고혈압성 심장질환
기능이상	① 판막증
	② 선천성 심장질환
	③ 심장막 질환 : 수축성 심막염, 심장눌림증
	④ 오른심장 부하 : 허파동맥색전증, 허파심장증
	⑤ 기타 : 갑상샘항진증, 심한 빈혈
리듬이상	① 빠른부정맥 : 심실빠른맥, 빠른맥성 심방세동
	② 느린부정맥 : 굴부전증후군, 방실차단

왼심장기능상실에서는 심장성 폐부종이 생기고, 오른심장기능상실에서는 온몸에 울혈과 부종이 생긴다(▶ 그림 1-19). 특히 문제가 되는 것은 왼심장기능상실이다. 왼

Note

박동조율기(pacemaker)

심한 부정맥이 있는 환자의 피부 밑(왼쪽이나 오른쪽의 빗장뼈 아래)에 심는 작은 기계로, 리드(lead)라고 불리는 가는 도선을 빗장밑정맥(쇄골하정맥)에서 오른심방(우심방)이나 오른심실(우심실)에 삽입한다. 리드를 통해 박동조율기로부터 전기신호를 보내고 또 심장의 전기활동을 감지한다. 박동조율기 이식이 필요한 부정맥에는 ①굴부전증후군(동부전증후군), ②방실차단, ③서맥성 심방세동이 있다. 수술 적용은 지침에 따라 결정된다.

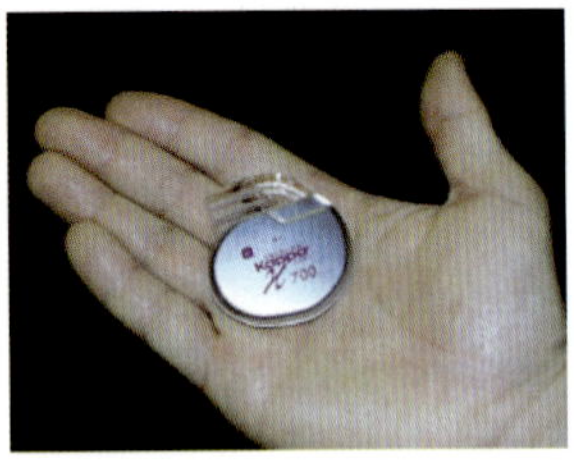

[그림 1-17] 이식형 인공박동조율기의 크기

심장기능상실의 병태(▶ 그림 1-18)

심장박출량의 저하가 오른심장계통에 생기면 전신부종, 왼심장계통에 생기면 폐부종이 나타난다.

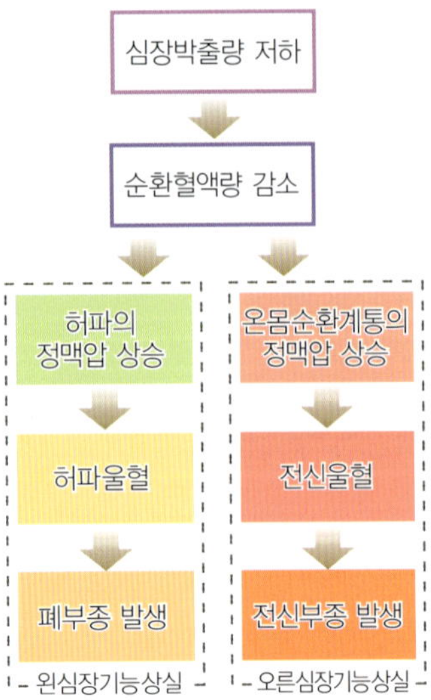

[그림 1-18] 심장기능상실의 병태

심장기능상실에서는 빠른맥(빈맥), 빠른호흡(빈호흡)을 동반하며, 폐부종에 의한 호흡곤란을 일으킨다. 심장성 쇼크에 빠지면 혈압이 저하되어 식은땀, 얼굴창백, 손발의 냉증으로 인해 청색증을 일으킨다. 콩팥혈류가 저하되기 때문에 소변량이 감소된다. 뇌허혈이나 산증(acidosis)에 의한 의식장애도 추가된다.

치료의 지표가 되는 것이 혈압저하와 허파울혈의 정도이다. 혈압저하가 심하면 강심제(디지탈리스, 카테콜아민 등), 허파울혈이 심하면 이뇨제나 혈관확장제가 사용된다. 진정작용이 있는 염산모르핀은 고통과 호흡곤란을 줄여준다.

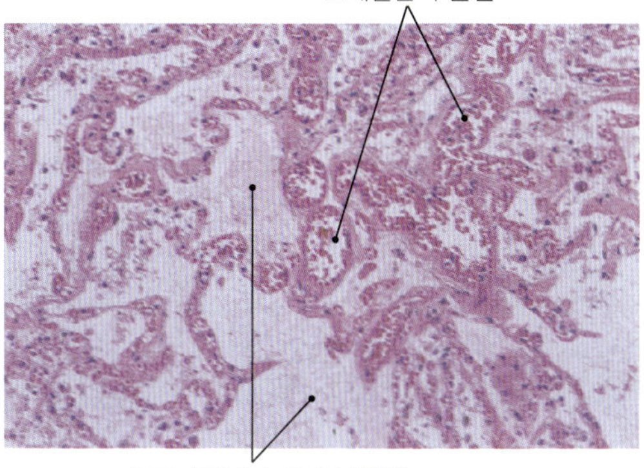

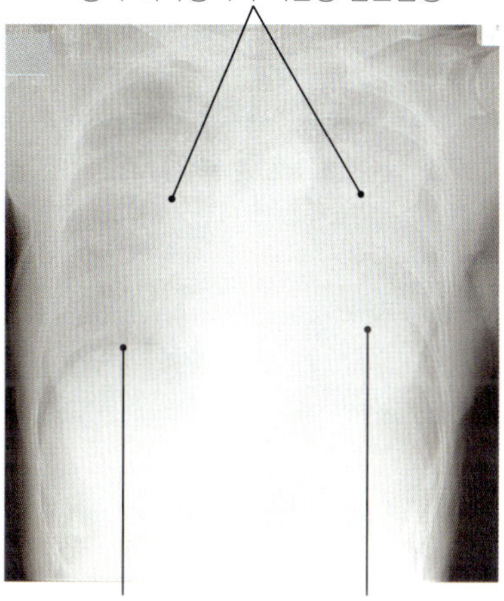

급성 심근경색증에 의한 급성 왼심장기능상실(좌심부전)과 그에 동반한 폐부종을 나타낸다. 가슴 X선 사진에서는 양쪽 허파영역의 미만성 부종(침윤음영)이 심하며, 허파의 투과성이 현저히 감소되어 있다. 심장음영은 확대되어 있다. 부검 시의 허파조직 현미경소견에서는 허파꽈리벽(폐포벽) 모세혈관의 울혈과 허파꽈리 내로의 부종액 저류가 관찰된다. 심한 호흡곤란에 일치되는 영상소견이다.

[그림 1-19] 급성 왼심장기능상실에 의한 폐부종

(좌 : 부검한 허파의 헤마톡실린-에오신염색, 우 : 가슴 X선 사진)

Note

디지탈리스(digitalis)

아름다운 분홍색 꽃을 피우는 디지탈리스는 강심작용을 갖는 성분인 디기톡신(digitoxin)을 함유하여 오늘날에도 부정맥이나 울혈심장기능상실(울혈심부전) 등의 심장질환 치료제로 흔히 사용되고 있다. 디기톡신은 심장근육에 특이적으로 작용하는 스테로이드배당체이며, '강심배당체(cardiac glycoside)'로 일컬어진다.

강심제인 디지탈리스는 스코틀랜드인 의사 윌리엄 위더링(William Withering)에 의해 근대의학에 도입되었다(1775년). 디지탈리스는 오랫동안 민간요법에서 사용되던 '마녀의 신비한 약' 중 하나였다. 위더링은 약물학적으로 해석하여 디지탈리스잎 건조분말의 효능을 세상에 널리 알렸다.

국시 적중문제

Q 오른심장기능상실(우심부전)의 증상으로 옳은 것은?

가. 간비대 **나. 체중 증가**
다. 목정맥(경정맥) 울혈 **라. 중심정맥압 감소**

① 가, 나, 다 ② 가, 다 ③ 나, 라
④ 라 ⑤ 가, 나, 다, 라

A 오른심장기능상실(우심부전)은 오른심실(우심실)의 펌프기능에 장애가 생겨 허파순환계통으로 정맥혈을 충분히 내보내지 못하는 상태이다. 오른심장기능상실로 인한 정맥계통의 울혈은 다리, 소화기관, 간, 콩팥(신장) 등에 울혈을 일으키며 이로 인해 다리부종, 전신부종, 간비대 목정맥울혈 등이 나타난다. 중심정맥압은 증가하며, 체중 역시 증가한다.

정답 : ①

column

■ 심방세동이 있으면 뇌졸중이 무서운 이유?

심방세동(atrial fibrillation)은 부정맥의 하나로, 심방의 무질서한 이소성 흥분으로 일어난다.

심장에서는 오른심방(우심방) 위쪽의 굴심방결절(동심방결절, sinoatrial node)에서 나온 흥분이 방실결절(atrioventricular node) → 히스다발(히스속, His bundle) → 푸르킨예섬유(Purkinje fiber)로 전달된다. 심방에서 일어나는 흥분이 여러 개소에서 일어나거나 리엔트리(흥분회귀)를 일으키면 심방은 흥분상태가 지속된다. 그 결과 방실결절에 한꺼번에 대량의 흥분이 전달되어 통과할 수 있는 것과 통과할 수 없는 것이 나오게 된다. 그래서 심장박동이 불규칙해진다. 심전도에서는 미세한 f파(바닥선 위의 미세한 흔들림)가 보이고, R-R간격은 비주기적으로 불규칙해진다.

심방세동 때문에 혈액이 일정 간격으로 박출되지 않으면 심장 내의 혈류가 정체하여 심방벽에 혈전이 생기기 쉬워진다. 이 혈전의 일부가 떨어져나와 색전자로서 동맥으로 흘러나가 운이 나쁘게 뇌동맥에 막히면 뇌경색증을 일으킨다. 이 심방세동에 유래하는 뇌경색증을 심장성 뇌경색증이라고 하며, 뇌경색증 전체의 20% 정도를 차지한다. 뇌경색증은 갑자기 발병하며 수분 이내에 신경증상이 나타난다. 발병 시에는 두통이나 의식장애는 가볍다.

심방세동 이외에 류마티스판막염, 심근경색증에서도 마찬가지로 심장 내에 혈전이 생기기 쉬운 상태가 되기 때문에 뇌경색증의 위험이 높아진다. 심방세동에서 생긴 색전자가 심근경색증을 일으키기도 한다. 심방세동이라는 진단을 받으면 혈전이 잘 생기지 않는 약(항응고제인 아스피린 등)을 복용하여 뇌경색증을 예방할 필요가 있다.

■ 심장이 나쁘면 저녁에 부기가 심해지는 이유?

체내의 수분은 세포 속에 있는 세포속액(세포내액), 세포와 세포 사이를 채우고 있는 세포바깥액(세포외액) 및 혈장(혈액 중의 수분)으로 나뉜다. 이들 수분은 세포막이나 혈관벽을 통해 이동하며 온몸의 수분균형이 유지되고 있다. 혈관 안팎의 압력균형이 무너지면(혈관내압이 증가하면) 세포바깥액이 조직 내에 고인다. 이 상태가 부종(edema)이다. 심장병이 원인인 부종은 심장성 부종이다.

발은 심장에서 가장 먼 위치에 있기 때문에 혈액의 흐름이 나빠지기 쉬운 부위이다. 걷기를 하면 발의 근육이나 혈관의 신축운동이 활발해지고 발의 혈행이 좋아진다. 발을 번갈아 움직이면 근육이 펌프 역할을 하기 때문이다. 이 사실에서 '발은 제2의 심장이다'라고 한다. 심장에 질병이 없는 사람도 오랫동안 계속 서 있으면 발(특히 발등)이 부어오른다. 이것은 중력에 거슬러서 발의 혈액을 심장으로 충분히 되돌리지 못하기 때문이다.

오른심장기능상실(우심부전)로 인해 심장박출량이 감소(심장에서 허파로 혈액을 보내는 힘이 저하)되면 정맥혈을 심장으로 되돌리는 힘이 약해진다. 그 결과 온몸에 혈액이 정체되고(전신울혈) 정맥압이 상승하여 전신성 부종이 생긴다. 오른심장기능상실이 있는 환자는 하루 종일 활동하여 심장에 부담이 가해진 저녁에 발의 부종이 심해진다.

또한, 콩팥의 기능이 저하된 상태(콩팥기능상실)에서의 부종은 아침에 심해지는 경향이 있다. 야간에는 배뇨하지 않기 때문에 콩팥기능장애에 의한 부종은 아침에 잘 나타나기 때문이다.

왼심장기능상실(좌심부전)에서는 심장에서 온몸으로 혈액을 내보내는 펌프의 힘이 약해지기 때문에 허파에 혈액이 고인다(허파울혈). 허파 내의 정맥압이 상승한 결과 폐부종 상태가 된다. 앞에서 설명한 오른심장기능상실은 대부분의 경우 실제로 왼심장기능상실의 결과로서 나타난다. 이 경우 부종을 깨닫기 전에 언덕길이나 계단 등에서 헐떡임이 심해지거나 취침 1~2시간 후에 가슴이 답답하여 잠에서 깨는 등의 증상이 나타난다.

심장의 펌프기능에 장애가 생겨 온몸이나 허파에 울혈을 일으키는 상태를 울혈심장기능상실(울혈심부전)이라고 한다. 울혈심장기능상실은 모든 심장질환의 종말상이다.

국시 적중문제

Q 다음 중 감염심내막염 시 흔히 침범되는 부위는?

① 방실판막 ② 허파동맥판막(폐동맥판막) ③ 삼천판
④ 승모판 ⑤ 대동맥판

A 감염심내막염 : 병원균이 혈류를 타고 들어와 심장속막과 심장판막에 염증을 일으키는 질환으로, 염증은 혈류가 좁은 구멍을 지나는 통로 중 압력이 낮은 곳에서 많이 발생한다. 따라서 승모판에서 가장 잘 생기고 이어서 대동맥판막, 삼천판, 허파동맥판막의 순서로 생긴다.

정답 : ①

Q 다음 중 급성 심근경색증의 증상으로 옳은 것?

가. 안정 시 완화된다. **나. 가슴통증이 30분 이상 지속된다.**
다. 통증은 방사되지 않는다. **라. 쥐어짜는 듯한 통증이 있다.**

① 가, 나, 다 ② 가, 다 ③ 나, 라
④ 라 ⑤ 가, 나, 다, 라

A

가) 휴식을 취해도 통증이 가라앉지 않는다.
다) 목, 등, 왼쪽 어깨와 팔의 안쪽을 따라서 3, 4번째 손가락까지 통증이 방사된다.

정답 : ③

Q 허파심장증(폐성심)은 어떤 상태인가?

① 심장의 병변으로 인하여 허파허혈이 일어난 상태
② 심장의 문제로 인하여 허파울혈이 일어난 상태
③ 허파질환이나 허파손상으로 인하여 오른심실(우심실)이 비대해진 상태
④ 심장이 갑작스러운 펌프 상태로 인하여 쇼크가 나타난 상태
⑤ 허파장애로 인하여 심내막염이 나타난 상태

A 허파심장증(폐성심)은 허파질환(특히 허파동맥고혈압을 동반하는 병태)에서 오른심실(우심실) 비대를 동반한 상태를 말한다.

정답 : ③

Q 초기 심근경색증 환자의 사망원인이 되는 흔한 합병증은?

① 폐색전증 ② 심실 파열 ③ 부정맥
④ 울혈심장기능상실(울혈심부전) ⑤ 심근 괴사

A 심근경색증의 합병증

1) 부정맥 : 심근경색증 발병 후 수시간 이내의 사망원인으로 가장 빈도가 높다.
2) 심장기능상실(심부전) : 울혈심장기능상실(울혈심부전) 또는 쇼크의 원인이 된다.
3) 심장파열 : 발작 후 4~7일 이내 나타나는 위기적 합병증으로, 심장눌림증(심장압전)을 일으킨다.

정답 : ①

병리학(pathology)

질병의 본질적 성질을 취급하는 의학의 한 분야로서, 특히 질병에 의해 발생하는 신체의 조직이나 기관의 형태학적 변화 및 기능적 변화를 연구하는 학문. 즉, 병의 원인-발생-경과 및 그 변화 등에 관한 연구를 하는 학문으로 넓은 의미로는 생물체에서 볼 수 있는 모든 이상(질환) 및 기형을 대상으로 하며 좁은 의미로는 사람에게 일어나는 병변의 본태를 규명하고 병태의 구조와 기능의 변화를 분명히 하여 치료와 예방에 공헌하는 기초의학 분야를 가리킨다.

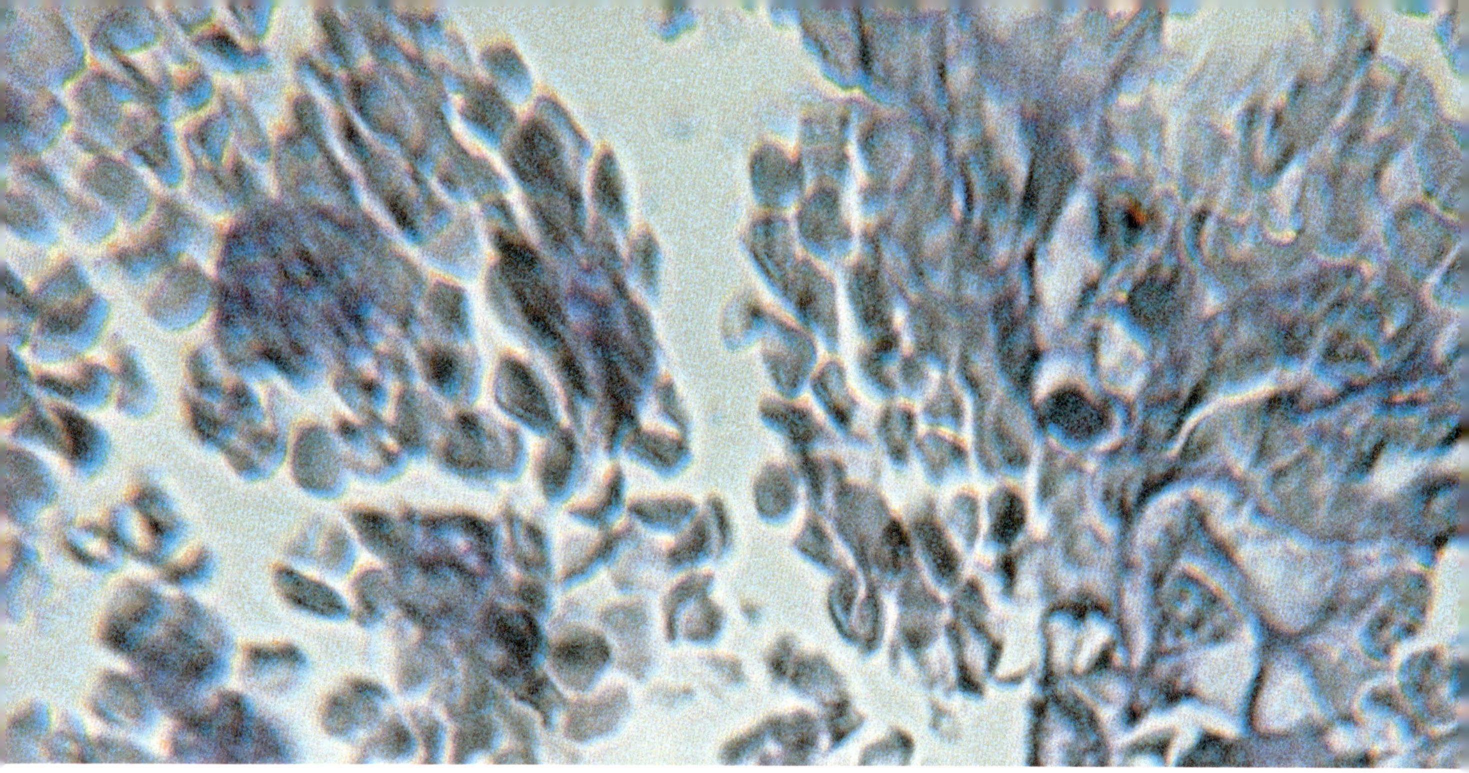

제2장 **혈관계통 질환**

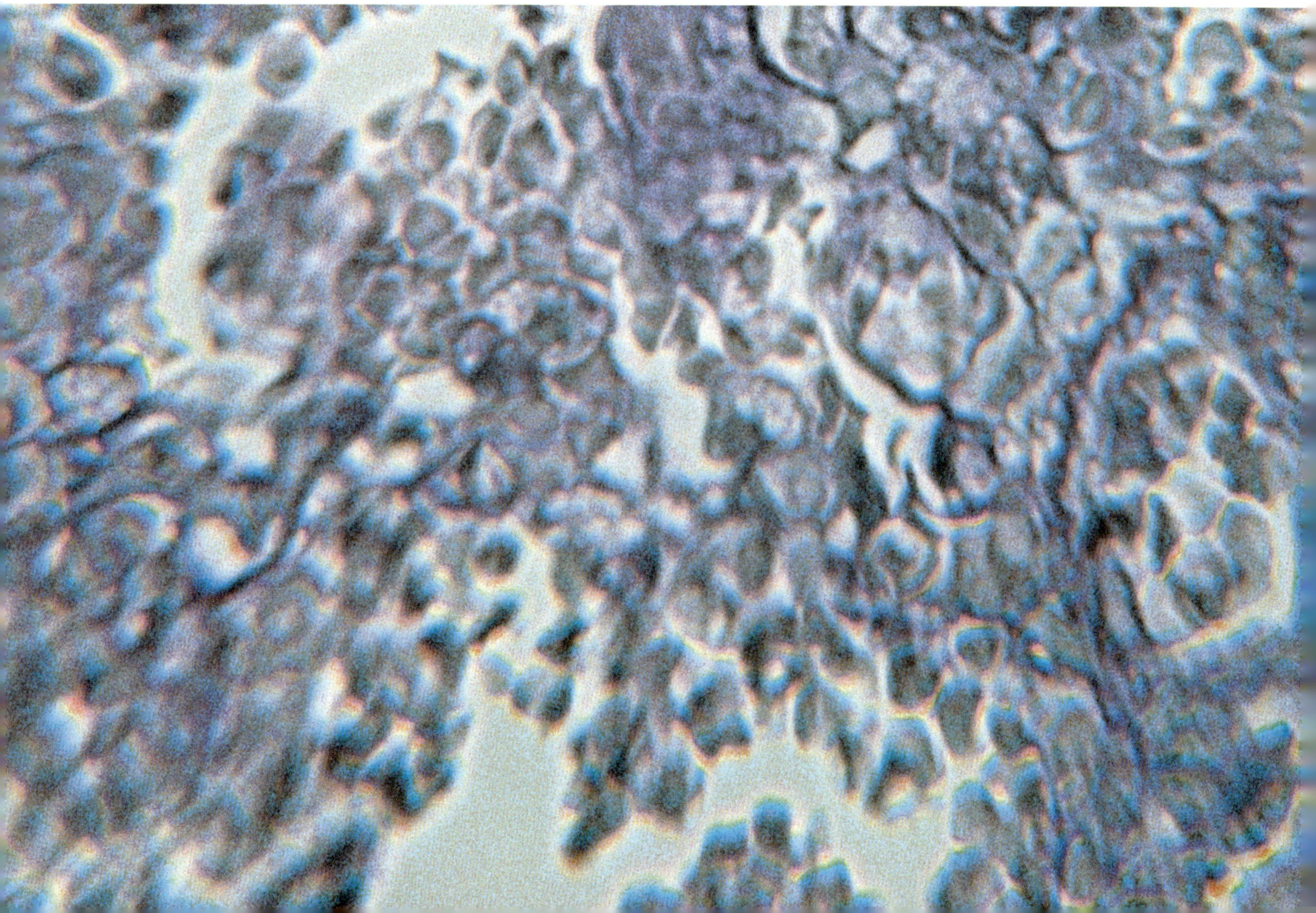

주요 용어해설

- **거품세포(포말세포, foam cell)** : 거품 모양의 구조를 한 세포이다. 큰포식세포(대식세포)가 산화한 LDL(저밀도지질단백질)을 탐식하여 세포 내에 거품 모양의 지방방울을 축적함으로써 거품세포로 변한다. 또 혈관 중간막의 민무늬근세포도 산화한 LDL을 흡수하여 거품세포가 된다. 이는 죽경화증의 특징인데, 혈관의 속막을 비후시켜서 동맥경화를 진행시킨다.

- **곁순환(측부순환, collateral circulation)** : 혈관이 어떠한 원인으로 막혔을 때 다른 혈관에서 혈액이 공급되는 것을 말한다.

- **고혈압(hypertension)** : 혈압이 정상범위를 넘어 높게 유지되는 상태를 말한다. 고혈압 자체의 자각증상은 없는 경우가 많지만, 허혈심장질환, 뇌졸중, 콩팥기능상실(신부전) 등의 발병 원인이 되므로 임상적으로는 중요한 상태이다.

- **괴저(gangrene)** : 체조직의 부패로 특징지어지는 괴사의 합병증이다. 흑색 또는 녹색, 악취를 나타낸다. 괴저는 감염병이나 혈전증 등에 의한 허혈을 원인으로 한다.

- **끝동맥(종동맥, end artery)** : 모세혈관 이전의 세동맥에서 연결(문합)이 없는 동맥을 끝동맥이라고 한다. 뇌, 심장, 콩팥(신장), 지라(비장)에서 관찰된다.

- **동맥경화증(vascular sclerosis)** : 노화와 함께 혈관이 약해져서 혈관벽이 단단해지고 두꺼워지는 만성 병변을 일컫는다. 그 가운데 죽경화증(죽상경화증)과 세동맥경화증 2가지가 중요하다.

- **동맥자루(동맥류, aneurysm)** : 동맥벽이 약해짐으로써 내압에 견디지 못해 동맥이 부풀어 오른 상태를 가리킨다.

- **동정맥연결(동정맥문합, arteriovenous anastomosis)** : 손가락 끝이나 음부해면체에는 모세혈관을 경유하지 않고 동맥과 정맥이 연결되어 있으며, 이를 동정맥연결이라고 한다.

- **죽종(atheroma)** : 지질(콜레스테롤이나 중성지방), 칼슘이나 여러 섬유성 결합조직을 포함한 세포(대부분 큰포식세포)나 세포의 사체로 구성된 동맥혈관 내의 축적물이다.

- **혈관연결(혈관문합, anastomosis)** : 모세혈관에 이르기 전 동맥 사이 또는 정맥 사이가 연결되어 교통하고 있는 상태를 말한다.

- **혈관염(vasculitis)** : 혈관벽에 염증반응을 일으키는 병태를 일컬으며, 혈관염을 나타내는 질환 전체를 혈관염증후군으로서 정리하기도 한다. 주로 동맥이 침범되는데, 정맥염을 동반하기도 한다.

제 2 장 혈관계통 질환

◇ 혈관의 구조와 기능

1. 주요 구조와 기능

혈관은 크게 동맥과 정맥으로 나뉘며(▶ 그림 2-1), 굵기 순서대로 대동맥과 대정맥에서부터 세동맥과 세정맥, 모세혈관에 이르기까지 다양하다. 동맥 및 정맥의 벽은 속막(내막, internal coat), 중간막(중막, middle coat), 바깥막(외막, adventitia)의 3층으로 구성되는데, 속막은 내피세포(단층편평상피)와 결합조직, 중간막은 민무늬근과 탄력섬유, 바깥막은 성긴결합조직(소성결합조직, loose connective tissue)으로 이루어진다.

① 동맥(artery)

심장에서 혈액을 내보내는 혈관이다. 박동성이 있는 혈류와 혈압에 견딜 수 있도록 민무늬근과 탄력섬유의 중간막이 있어 혈관벽이 두껍고, 신축성과 탄력이 풍부하며, 내부는 혈압이 내려가도 둥근 형태를 유지할 수 있도록 되어 있다. 대동맥과 그 주요 분지는 중간막에 탄력섬유가 특히 많아 '탄력형 동맥(elastic artery)'이라고 불리고, 중형~소형 동맥은 중간막에 민무늬근이 많아 '근육형 동맥(muscular artery)'이라고 불린다.

② 정맥(vein)

온몸에서 심장으로 혈액을 되돌리는 혈관이다. 동맥보다 혈관벽이 얇고 부드러우며(중간막의 민무늬근이 적음) 탄력이 없다. 팔다리의 굵은 정맥에는 혈액의 역류를 막는 판막(valve)이 있다.

③ 모세혈관(capillary)

세동맥과 세정맥을 연결하는 그물 모양의 혈관이다. 혈관벽은 단층의 내피세포로 구성되어 있으며 민무늬근은 없다. 지름은 5~20μm로 가장 가는 혈관이다. 혈관벽의 세포사이공간(세포간극, intercellular space)을 통해 혈관의 혈액과 조직 사이에서 영양소, 산소나 이산화탄소를 주고받고 노폐물을 회수하는 등의 물질교환을 한다.

> **Note**
>
> **내피, 중피와 상피**
>
> 내피(endothelium) : 혈관과 림프관을 덮는 편평세포
>
> 중피(mesothelium) : 체강(가슴안, 심장안, 배안)을 덮는 편평세포
>
> 상피(epithelium) : 체표, 점막 등 외부와 접하는 부위를 덮는 세포무리
>
> 외피(integument) : 사람의 조직에서는 사용되지 않는 용어

● 주요 혈관계통

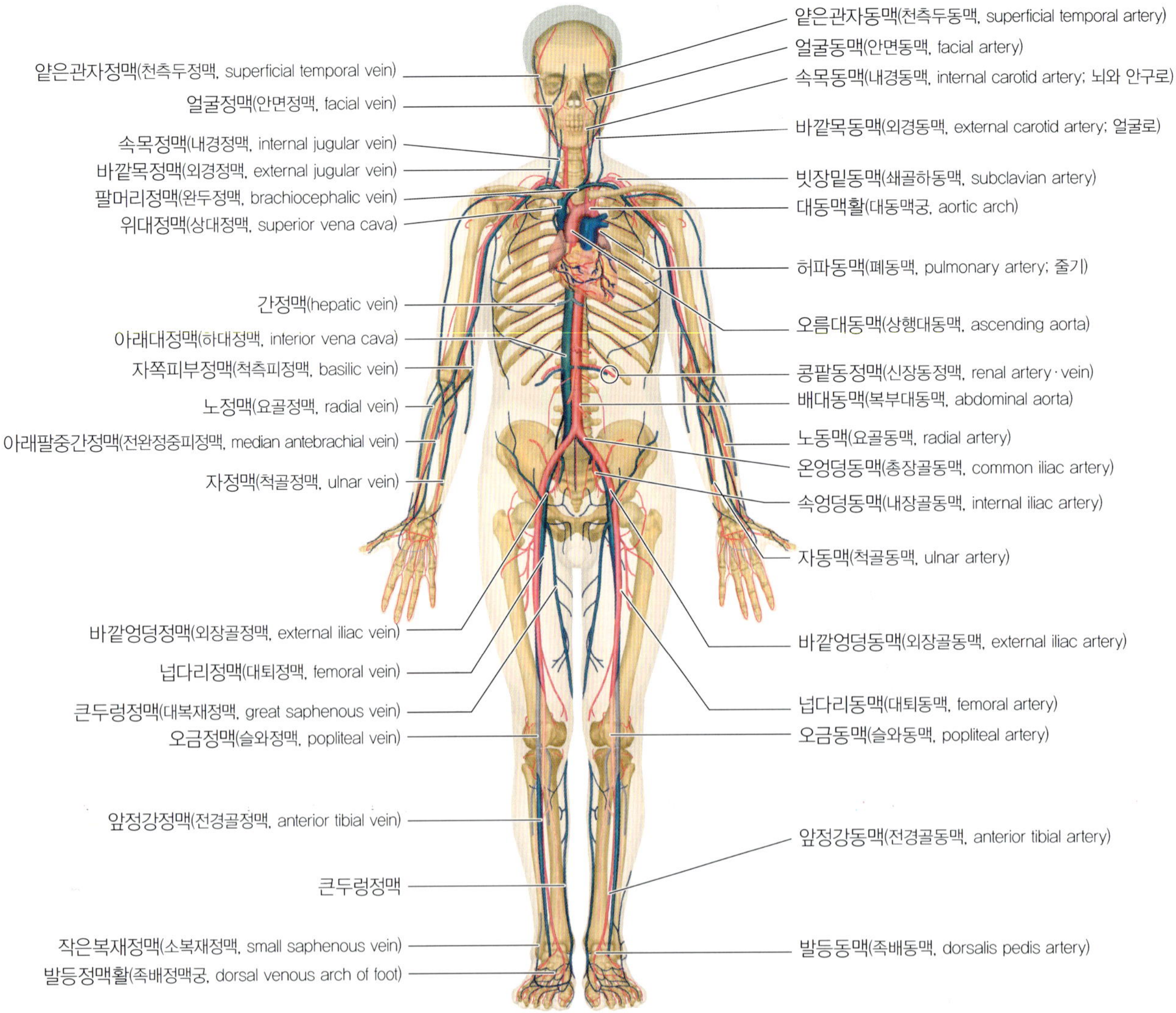

● 모세혈관

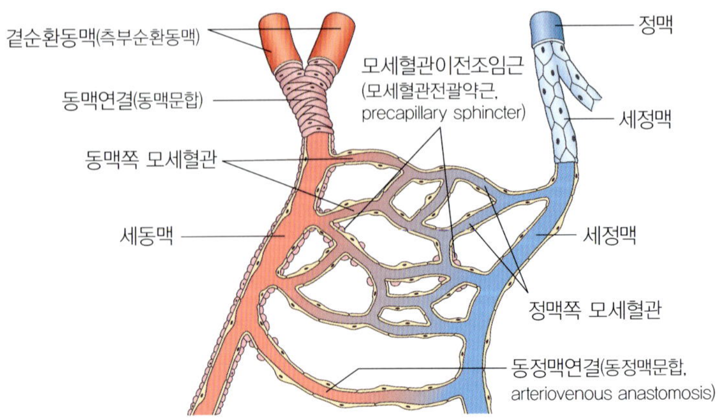

[그림 2-1] 혈관계통의 구조(계속)

● 혈관의 구조

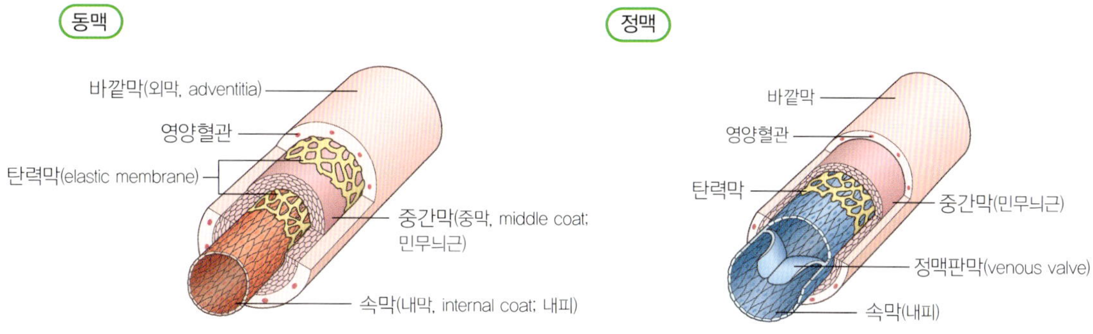

● 림프계통

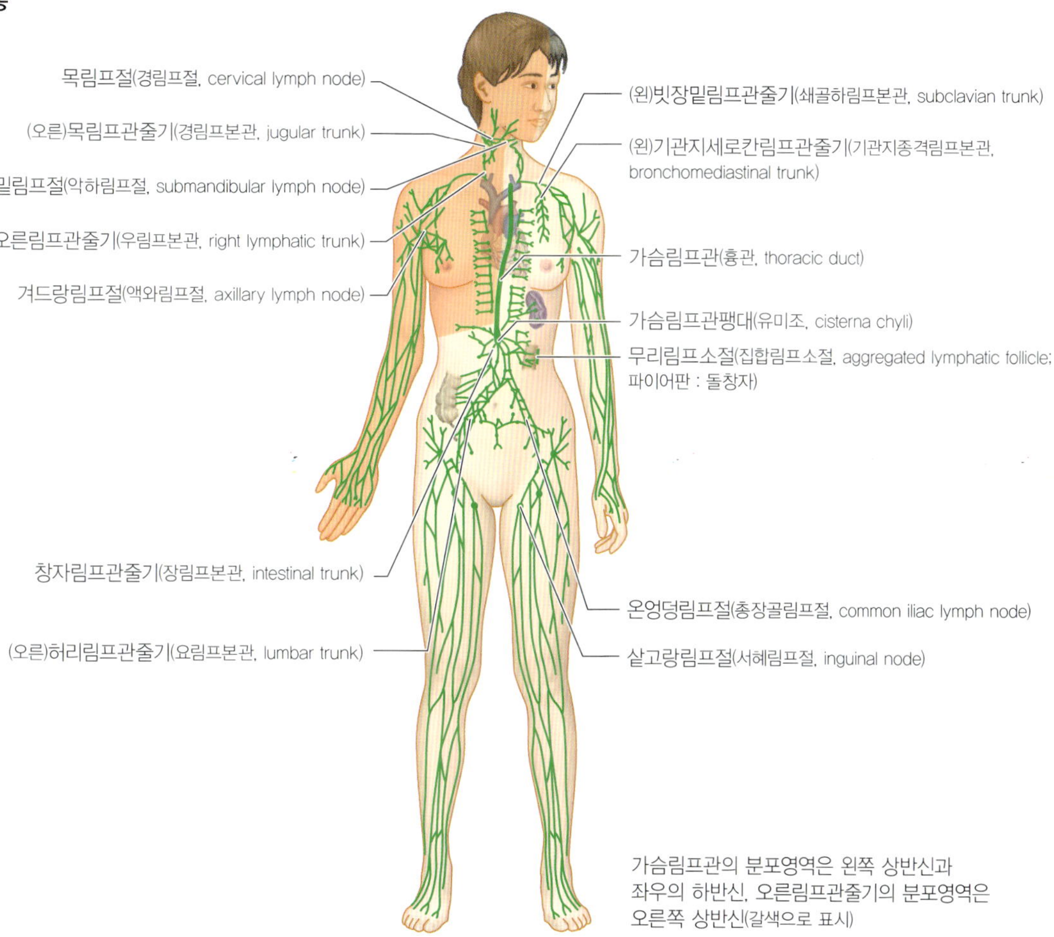

● 혈관계통의 구조

심장으로 출입하는 동맥, 정맥에는 각각의 가지에 해부학적 명칭이 있다. 모두 기억할 필요는 없지만, 예를 들어 맥을 짚는 동맥으로서 노동맥(요골동맥), 넙다리동맥(대퇴동맥), 발등동맥(족배동맥), 온목동맥(총경동맥), 얕은관자정맥(천측두정맥)은 기억해두기 바란다. 혈압이 높은 동맥은 두꺼운 민무늬근층(중간막)을 가지고 있는 데 비해 혈압이 낮은 정맥은 중간막이 얇다. 대동맥과 그 주요 분지에는 탄력섬유가 특히 많아 탄력성이 풍부하기 때문에 탄력형 동맥이라고 한다. 중형 동맥은 근육형 동맥이다. 림프관그물도 온몸으로 뻗어 있으며 곳곳에 림프절이 있다. 그림에 나타낸 가슴림프관(흉관)과 오른림프관줄기(우림프본관)의 지배영역을 확인하자.

[그림 2-1] 혈관계통의 구조

④ 림프관(lymphoduct)

단층의 내피세포로 이루어진 공간이 모세림프관으로, 모세혈관에서 조직사이액(조직간액)을 최종적으로 정맥계통으로 되돌리는 하수도와 같은 기능을 한다. 모세림프관이 합류하여 굵어진 것을 림프관이라고 한다. 림프액과 림프구가 흐르는 굵은 림프관 사이에는 림프절(lymph node)이 분포하며 이것이 필터의 역할을 하고 있다. 많은 판막을 가지며 굵은 것은 염주 모양으로 보인다(▶ p.88, 그림 4-11 참조). 림프관은 림프절을 경유한 다음 최종적으로 림프관줄기(림프본관)가 되어 정맥으로 유입된다. 좌우 하반신과 왼쪽 상반신의 림프관은 가슴림프관(흉관, thoracic duct)을 줄기로 하여 왼쪽 정맥각(venous angle)으로 유입되고, 오른쪽 상반신은 오른림프관줄기(우림프본관)를 거쳐 오른쪽 정맥각으로 유입된다.

> **Note**
>
> **림프관과 림프기관**
>
> 림프기관에는 림프절, 편도, 지라(비장), 가슴샘(흉선)이 포함된다. 림프절은 림프관의 그물모양 구조 사이에 있는 완두콩 모양의 실질장기이다. 림프 내의 유해물질을 거르는 방어장치이면서 동시에 림프구를 생산하는 부위이기도 하다. 볼록한 쪽으로 여러 쌍의 들림프관(수입림프관, afferent lymphatic vessel)이 유입되고 오목한 쪽에서 2~3쌍의 날림프관(수출림프관, efferent lymphatic vessel)이 나온다(p.210 참조).

2. 특수 용어

① 혈관연결(혈관문합, anastomosis)

모세혈관에 이르기 전 동맥 사이 또는 정맥 사이가 연결되어 교통하고 있는 상태를 말한다.

② 곁순환(측부순환, collateral circulation)

동맥이 혈관연결(혈관문합)에 의해 서로 교통하고 있는 경우, 한곳이 막히면 다른 연결 동맥으로부터 혈류가 보충되는데 이 우회기능을 곁순환이라고 한다(▶ 총론 제4장 순환장애, p.79 참조).

> **대순환과 소순환**
>
> 대순환은 온몸순환(체순환), 소순환은 허파순환(폐순환)을 가리키는 말이다. 대순환의 혈압은 수축기압 100~140mmHg, 확장기압 50~80mmHg인 데 비해 허파동맥압은 수축기압 18~30mmHg, 확장기압 6~12mmHg이다.

③ 동정맥연결(동정맥문합, arteriovenous anastomosis)

손가락 끝이나 음부해면체는 모세혈관을 경유하지 않고 동맥과 정맥이 연결되어 있으며, 이것을 동정맥연결이라고 한다.

④ 끝동맥(종동맥, end artery)

모세혈관 이전의 세동맥에서 연결(문합)이 없는 동맥을 끝동맥이라고 한다. 뇌, 심장, 콩팥(신장), 지라(비장)에서 관찰된다.

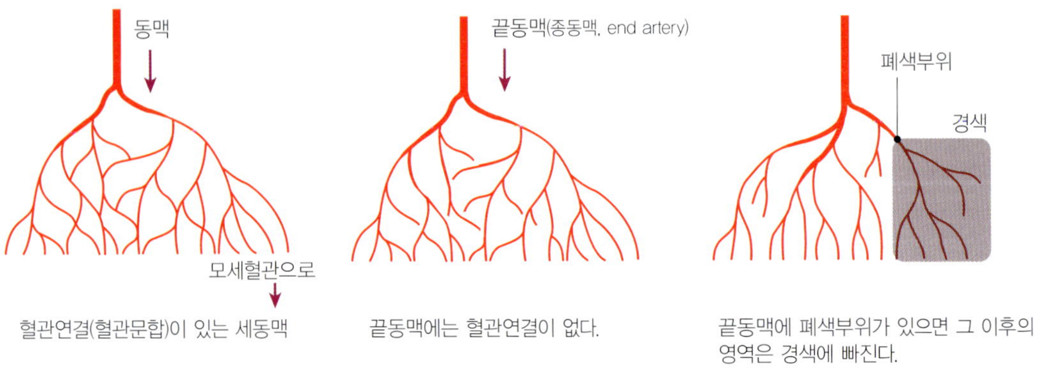

[그림 2-2] 혈관연결과 끝동맥

1. 동맥자루(동맥류)

동맥자루(동맥류, aneurysm)란 동맥벽이 약해짐으로써 내압에 견디지 못해 동맥이 부풀어 오른 상태를 말한다. 동맥벽을 구성하는 속막(내막), 중간막(중막), 바깥막(외막)의 3층이 모두 늘어나 형성된 것을 진성동맥자루(진성동맥류, true aneurysm)라고 한다. 동맥경화성 동맥자루에 대해서는 다음 항목을 참조하기 바란다.

이에 비해 속막과 중간막이 파열되어 바깥막 안에 혈종을 형성한 것을 거짓동맥자루(가성 동맥류, false aneurysm)라고 한다. 밖에서 보면 역시 혈관벽이 부풀어 있는 것처럼 보이지만, 실질적 의미의 동맥자루가 아니기 때문에 이처럼 구분하여 부르고 있다(▶ 그림 2-3).

동맥자루는 혈전을 형성하거나 파열되어 출혈을 일으키기도 한다. 또 인접 조직이 압박되거나 파열되기도 한다. 동맥자루가 가장 생기기 쉬운 곳은 대동맥이며, 이곳에서 생긴 동맥자루를 대동맥자루(대동맥류, aortic aneurysm)라고 한다. 온엉덩동맥(장골동맥) 또한 동맥자루가 잘 형성되는 부위이다.

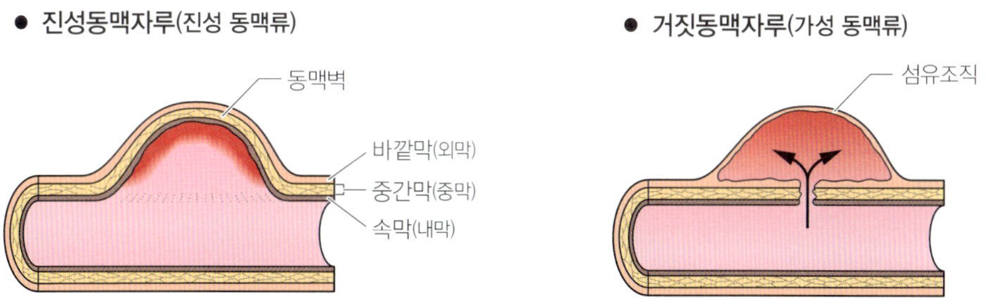

진성동맥자루에서는 동맥벽(속막, 중간막, 바깥막)이 모두 늘어난다.

거짓동맥자루에서는 동맥벽 성분을 포함하지 않으며 바깥막에 혈종 형성이 확인된다.

[그림 2-3] 진성동맥자루와 거짓동맥자루

■ 대동맥박리(aortic dissection)

어떠한 원인으로 동맥벽에 균열이 생겨 혈액이 동맥벽 안으로 흘러들어와 혈관벽이 연속적으로 박리되는 병태를 박리동맥자루(박리동맥류, dissecting aneurysm)라고 하며, 대부분 대동맥에서 발생한다(▶ 그림 2-4).

대동맥박리 때문에 생기는 균열을 틈새(entry)라고도 한다. 틈새를 통해 혈액이 흘러들어와 중간막이 우선 2층으로 박리된다. 이때 원래 있던 혈관에도 혈액이 흐르는 상태이므로 틈새를 경계로 혈류가 둘로 나뉜 형태가 되며, 외부에서 보면 바깥벽이 팽창한 듯이 보인다.

박리된 동맥자루(동맥류)는 대부분의 경우 박리 끝부분에서 다시 균열을 일으켜 원래 있던 혈관(진강)과 연결되는데 이것을 재유입(reentry)이라고 한다.

혈관벽의 균열로 생긴 거짓속공간(가강, false lumen) 바깥쪽은 막이 얇아서 터지기

Note

마르팡증후군 (Marfan syndrome)

선천성 결합조직형성이상증으로, 손가락이 길고(거미손가락, spider finger), 키가 큰 것이 특징이다. 안구렌즈의 불완전탈구(아탈구, subluxation)와 대동맥박리를 함께 발병하는 경우가 많다.

주요 동맥자루

① **죽경화성 동맥자루** : 내림대동맥(하행대동맥)에서 가장 많이 관찰된다. 배에 호발하며 커질수록 파열 위험이 증가한다.

② **딸기동맥자루**(딸기동맥류, berry aneurysm) : 작은 주머니 모양의 병변이다. 뇌동맥, 특히 윌리스고리(윌리스륜) 분지부에서 가장 많이 관찰되며 거미막밑출혈(지주막하출혈, subarachnoid hemorrhage)의 주요 원인이 된다.

③ **대동맥박리**(aortic dissection) : 오름대동맥(상행대동맥)의 혈관벽이 중간막에서 위아래 방향으로 찢어져 제2의 동맥강(거짓속공간)이 형성된다. 등 부위로 퍼지는 듯한 심한 가슴통증을 느낀다. 급성 심근경색증으로 오해받기 쉬운데, 심전도, 혈청트로포닌 I, 심근일탈효소는 정상이다.

Note

대동맥박리의 드베키분류

대동맥박리를 발생장소와 진행 상황에 따라 I~III형으로 나눈 분류이다. 드베키분류를 간소화한 것이 스탠포드분류이다. 박리가 오름대동맥(상행대동맥)에 이르는 A형(외과적 치료가 필요)과 박리가 오름대동맥(상행대동맥)에 이르지 않는 B형(주로 내과적 치료)으로 나뉜다.

쉽다. 따라서 대동맥박리에서는 파열이 잘 일어난다. 파열 부위는 다양하여 대동맥의 어느 곳에서나 일어나며, 파열을 일으키면 급격한 쇼크 상태에 빠지며 사망률이 높은 병태이다.

임상적으로는 찢어지는 듯한 심한 통증을 일으키며 등 부위로 뻗는 가슴통증을 느낀다. 급성 심근경색증으로 오해받기 쉬운데, 심전도를 검사하거나 혈중 효소를 조사하면 그 차이를 알 수 있다. 박리동맥자루의 경우는 초음파와 CT가 유용하며 동맥의 확대와 이중으로 된 상이 관찰된다. 또 혈중 심근일탈효소의 수치는 정상이다.

박리동맥자루는 고혈압과 죽경화증(죽상경화증, atherosclerosis)을 동반하는 경우가 많은데, 박리와 이들 질환과의 직접적인 인과관계는 없다. 분류에는 박리 시작부위와 진행범위에 따른 드베키(DeBakey)분류가 많이 이용된다(▶ 그림 2-5).

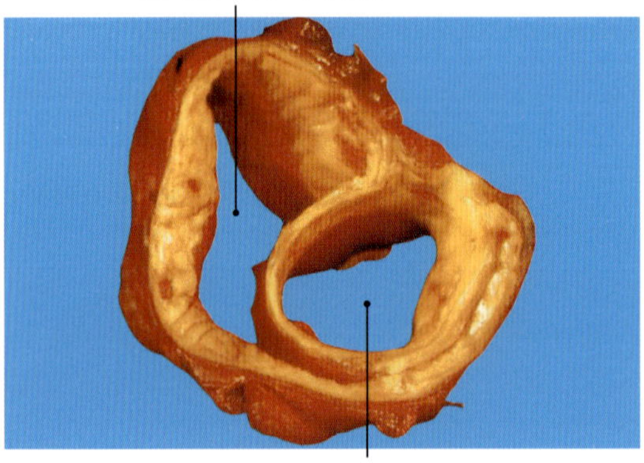

대동맥의 속공간이 이중으로 되어 있다. 속공간(진강) 바깥쪽에 큰 거짓속공간(가강)이 형성되어 있다. 오래된(만성기의) 대동맥박리이다.

[그림 2-4] 대동맥박리(육안소견)

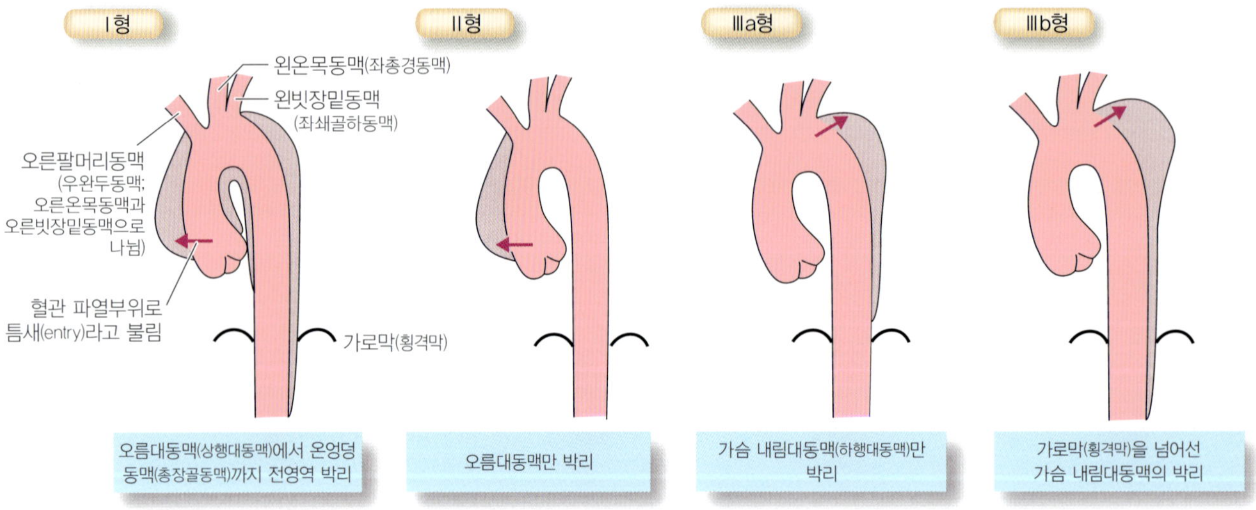

대동맥박리는 갑작스러운 가슴통증과 복부통증을 일으키는 치사성 높은 질환이다. 드베키분류가 종종 사용되는데, 수술 관점에서 오름대동맥(상행대동맥)을 침범하는 I형, II형과 왼빗장밑동맥(좌쇄골하동맥) 이외의 내림대동맥(하행대동맥)이 침범되는 III형으로 크게 나뉜다. 배대동맥(복부대동맥)까지 박리되는 I형과 IIIb형은 배통증을 동반하는 경우가 많다.

[그림 2-5] 대동맥박리의 드베키분류

2. 동맥경화증

동맥경화증(vascular sclerosis)이란 노화와 함께 혈관이 약해져서 혈관벽이 단단해지고 두꺼워지는 만성 병변을 일컫는다. 그 가운데 죽경화증(죽상경화증)과 세동맥경화증의 2가지가 중요하다.

동맥경화증이 진행되면 혈관의 속공간이 좁아지기 때문에 혈류가 감소되거나 혈전이 생겨 순환장애를 일으킨다. 또한 혈관이 약해질 뿐만 아니라 혈관 내압이 높아짐으로써 혈관 자체가 확장되기 시작하는데, 이 상태가 동맥자루(동맥류)이다.

■ 죽경화증(죽상경화증, atherosclerosis)

죽경화증은 종종 죽음에 이르게 하는 중요한 병태로, 대부분 고혈압을 동반한다. 가장 발생빈도가 높은 국가는 영국, 핀란드, 기타 북유럽의 여러 국가, 미국, 캐나다이다. 고령화가 진행된 우리나라에서도 죽경화증이 증가하고 있다.

죽경화증의 특징은 동맥 안쪽에 형성되는 죽종(atheroma)이라는 황색반이다. 대동맥 외에 심장동맥(관상동맥) 몸쪽부분, 목동맥(경동맥) 대형 분지, 윌리스고리(윌리스륜), 다리의 대형 동맥, 콩팥동맥(신장동맥), 창자간막동맥(장간막동맥)에서 관찰된다. 죽종에 침착되는 것은 콜레스테롤이 주를 이루는 지질이며, 그 주위에 민무늬근세포(평활근세포), 거품세포(포말세포, foam cell; 큰포식세포가 지질을 탐식한 것)가 모여 있다. 내용물이 죽과 비슷해서 죽종이라고 불린다.

중증 대동맥죽경화증의 육안소견은 ▶ **그림 2-6**과 같다.

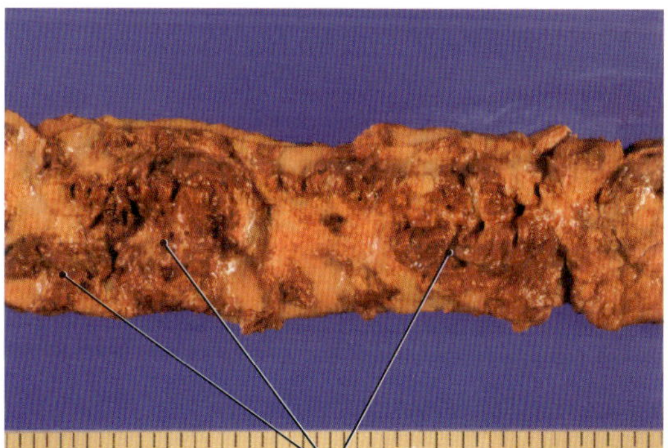

대동맥은 여러 죽종에 의해 궤양화되어 있는 매우 심한 죽경화증 소견이다. 이 사례는 반복되는 콜레스테롤색전증을 수반하고 있다.

[그림 2-6] 고도의 대동맥죽경화증(육안소견)

Note

Point

동맥경화증의 2종류

죽경화증(죽상경화증, atherosclerosis) : 동맥 안쪽에 죽종이라는 콜레스테롤 침착 병변을 만든다.

세동맥경화증(vascular sclerosis) : 세동맥벽이 경화된다. 노화와 고혈압과 관계가 있다.

죽경화증의 합병증

① **대동맥** : 죽경화성 동맥자루(동맥류), 폐쇄성 동맥경화증
② **뇌동맥** : 뇌경색증
③ **심장동맥(관상동맥)** : 협심증, 심근경색증
④ **창자간막동맥(장간막동맥)** : 허혈성 창자염(장염)
⑤ **콩팥동맥(신장동맥)** : 콩팥혈관성 고혈압
⑥ **다리동맥(하지동맥)** : 다리(발가락)의 괴저

콜레스테롤색전증 (cholesterol embolism)

콜레스테롤색전증은 동맥의 죽경화증(죽상경화증) 합병증이다. 죽종이 파열됨에 따라 죽종 구성 성분인 콜레스테롤 결정이 말초의 동맥계통에 막힌다. 말초 세동맥에 다발성으로 돌발적으로 생기는 경우가 많다. 죽종 파열은 혈관수술이나 항응고요법 후에 일어나는 경우도 적지 않다. 다리 피부의 콜레스테롤색전증이 임상적으로 문제가 되는데, 피부의 그물모양 반점과 청색증에 추가하여 자색반, 궤양형성(피부경색)을 동반한다. 급성 이자염(급성 이자괴사)이나 급성 콩팥기능상실(신부전)의 원인이 되기도 한다.

Note

거품세포(포말세포, foam cell)
(▶ 그림 2-7)
거품 모양의 구조를 한 세포이다. 큰포식세포(대식세포)가 산화한 LDL(저밀도지질단백질)을 탐식하여 세포 내에 거품 모양의 지방방울을 축적함으로써 거품세포로 변한다. 또 혈관 중간막의 민무늬근세포도 산화한 LDL을 흡수하여 거품세포가 된다. 이는 죽경화증의 특징인데, 혈관의 속막을 비후시켜서 동맥경화를 진행시킨다.

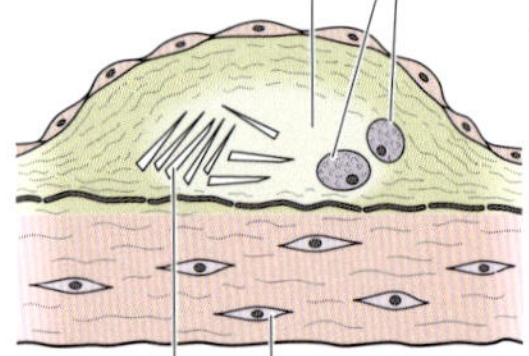

[그림 2-7] 죽경화증에서의 죽종 모식도

죽종의 형성기전은 다음과 같다.

죽경화증은 동맥벽의 내피세포가 손상됨으로써 시작된다. 내피세포의 손상은 고콜레스테롤혈증, 고혈압에 의한 기계적 손상, 폐렴클라미디아 감염 등의 인자에 의해서도 야기된다.

내피세포가 손상되면 단핵구, 큰포식세포(대식세포)가 손상부위에 모이고 혈소판이 손상부위에 부착하여 응집된다.

한곳에 모인 단핵구, 큰포식세포, 혈소판은 세포증식인자를 방출하는데, 이 인자에 의해서 민무늬근세포가 증식하여 속막 내부로 이동 및 침입한다. 침입한 민무늬근세포는 수축형에서 합성형으로 변하여 죽종을 구성하는 결합조직 바탕질단백질(기질단백질)을 생산한다.

이때 단핵구는 큰포식세포로 변하여 혈액 내로 유입되어 콜레스테롤을 탐식 및 처리하는데, 콜레스테롤을 탐식한 이 큰포식세포를 거품세포(포말세포, foam cell)라고 한다.

죽종이 오래되면 석회화(이영양성 석회침착)를 나타낸다. 석회화가 심해지면 혈관벽이 납관처럼 단단해지며, X선 사진이나 초음파상에 찍히게 된다. 커진 죽종은 종종 혈관 속공간에서 파열되어 궤양을 형성하는데, 이렇게 되면 속공간 면에 혈전(벽혈전)이 생기기 쉬워 혈전색전증의 원인이 될 가능성이 있다.

■ 죽경화성 동맥자루

죽경화증(죽상경화증)은 대부분 고혈압을 동반한다. 죽경화증이 심해지면 중간막이 진행성으로 위축되어 얇아지고, 동맥벽이 석회화되어 단단함에도 불구하고 혈압에 견디지 못해 동맥자루(동맥류)를 형성하게 된다. 이것이 죽경화성 동맥자루이며 대동맥활(대동맥궁), 가슴대동맥(흉부대동맥), 특히 배대동맥(복부대동맥)에 생기기 쉬운 병변이다. 온엉덩동맥(총장골동맥)이나 오름대동맥(상행대동맥)에서 관찰되기도 한다. 동맥자루의 크기가 지름 5cm 이상 되면 파열 위험성이 증가한다. 동맥자루 속공간에서는 혈류가 정체되기 쉬우므로 동맥경화에 의한 내피 손상과 맞물려서 종종 벽혈전

(mural thrombus)이 형성된다. 온엉덩동맥(총장골동맥) 동맥자루를 동반하는 죽경화성 배대동맥자루(복부대동맥류)를 **그림 2-8**에 나타내었다.

예전에는 오름대동맥(상행대동맥)의 동맥자루는 제3기 매독 병변에 의한 경우가 많다고 보았지만, 최근에는 죽경화성 동맥자루의 빈도가 높아지고 있다.

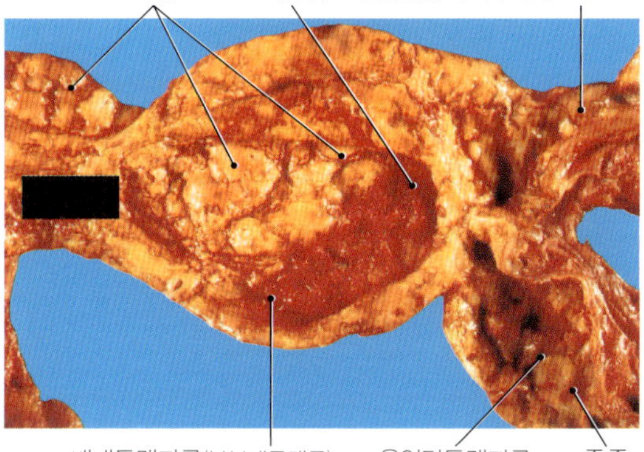

중증 죽경화증에 속발하는 배대동맥(복부대동맥)의 주머니동맥자루(소낭성동맥류, saccular aneurysm)로, 벽혈전을 동반해 있다. 양쪽 온엉덩동맥(총장골동맥)에도 동맥자루(동맥류)가 형성되어 있다.

[그림 2-8] 죽경화성 대동맥자루(육안소견)

■ 폐쇄동맥경화증(arteriosclerosis obliterans, ASO)

다리의 주요 동맥[넙다리동맥(대퇴동맥), 오금동맥(슬와동맥), 엉덩동맥(장골동맥)]이나 배대동맥(복부대동맥) 등이 죽경화성 병변(궤양형성, 석회화, 출혈, 혈전 부착)에 의해 폐색과 협착을 일으키면 만성적인 순환장애가 생긴다. 죽경화 병소의 궤양화나 혈전에 의한 급성 폐색이 생기면 급격한 허혈상태에 빠지며 환부쪽 다리에 심한 통증을 일으킨다. 일정한 거리를 걸으면 다리에 피로감이나 통증이 생겨 보행하기 어려워지는데, 몇 분간 휴식을 취하면 경감되는 간헐절뚝거림(간헐파행, intermittent claudication)이 특징적인 증상이다. 심한 경우는 발끝에 괴저가 발생한다. 남성에게 많고 종종 발기부전을 동반한다.

■ 세동맥경화증(arteriolosclerosis)

세동맥경화증은 세동맥벽에 생기는 동맥경화증을 말한다.

한편, 세동맥벽이 유리질로 비후되는 유리질세동맥경화증(hyaline arteriolosclerosis)은 양성으로, 노화에 동반되는 변화로 볼 수 있으며 고혈압으로 조장된다.

죽경화증은 육안으로 인식할 수 있는 대형 동맥의 병변인데 반해 세동맥경화증은 현미경으로 볼때 알 수 있는 병변이다. 미세혈관병증(microangiopathy)이라고도 하며 당뇨병을 비롯한 생활습관병과 깊은 관련이 있다. 당뇨병 3대 합병증(콩팥병증, 망막증, 말초신경장애)의 원인은 모두 세동맥경화증이며, 이 경우 미세순환장애를 일으키는 비정상적인 세동맥경화증이 발생해 있다.

Note

간헐절뚝거림(간헐파행, intermittent claudication)

보행 중에 환부쪽 허리나 다리(허벅지나 장딴지)에 이상감각, 통증, 긴장감을 일으켜 보행이 어려워지는데, 조금 휴식하면 통증은 사라져 걸을 수 있게 된다. 이러한 증상을 간헐절뚝거림(간헐파행)이라고 한다. 폐쇄동맥경화증(ASO) 외에 버거병(Buerger's disease)이나 허리부위 척주관협착증(spinal stenosis)도 원인이 된다.

괴저(gangrene)

괴저는 넓은 범위가 괴사(necrosis)에 빠져 괴사 병소에 세균감염을 동반한 상태를 가리킨다. 건성 괴저와 습성 괴저로 나뉜다. 건성 괴저는 체표면에 생기며 수분이 증발해서 건조한 상태가 되는데, 미라화(mummification)하는 경우도 있다. 다리의 동맥경화성 괴저가 전형적인 예이다. 습성 괴저는 괴사조직에 무산소성균(부패균)이 번식한 상태이며, 허파, 창자, 자궁, 막창자꼬리(충수)에 생긴다. 가스 생산을 동반하는 경우를 가스괴저(gas gangrene)라고 한다(대부분은 가스괴저균에 의함).

미세혈관병증(microangiopathy)

미세혈관의 손상으로 미세순환장애를 일으키는 병태를 일컬으며, 원인은 세동맥경화증 또는 미세혈전 중 하나이다. 당뇨병 3대 합병증은 세동맥경화증성 손상의 대표적인 예이다. 미세혈전이 문제가 되는 것은 파종혈관내응고(DIC), 용혈요독증후군(HUS), 혈전혈소판감소자색반병(TTP) 외에 골수이식 후 작은창자 점막의 혈전미세혈관병증(TMA)이나 항인지질항체증후군 등을 들 수 있다. 미세혈관 수준의 혈관염이 문제가 되기도 한다.

column

■ 동맥경화증의 위험인자

동맥경화증(vascular sclerosis)의 원인은 매우 다양하여 한 마디로 규정할 수는 없지만, 그 진행과 밀접하게 연관되어 있는 몇 가지 인자를 지적할 수 있다.

죽경화증의 발생빈도는 연령 증가와 함께 상승한다. 따라서 노화가 하나의 요인임에는 틀림없다. 또 전 연령층에서 남성에게 많고 여성은 폐경 후 발생률이 증가한다고 알려져 있다.

고혈압, 당뇨병, 흡연, 고콜레스테롤혈증은 동맥경화를 일으키는 4대 위험인자라고 불리고 있다. 콜레스테롤과 동맥경화증의 위험도는 연관성이 높으며, '나쁜' 콜레스테롤로서 알려진 저밀도지질단백질(LDH)의 혈청농도가 높으면 동맥경화에 걸리기 쉽다고 한다.

한편, '착한' 콜레스테롤로서 알려진 고밀도지질단백질(HDH)은 반대로 조직이나 죽경화판(죽상경화판, atherosclerotic plaque)에서 콜레스테롤을 제거함으로써 그 예방에 작용하고 있다. 지방세포에서 분비되는 아디포넥틴(adiponectin; 아디포란 지방을 말함)은 혈중 콜레스테롤을 낮추어 동맥경화의 위험인자를 감소시키는 물질로서 주목받고 있다.

비만이나 운동부족도 동맥경화를 조장하는 요인으로서 지적되고 있다.

Note

Point

혈관염(vasculitis) : 종종 섬유소모양괴사를 동반하는 혈관 병변이 주로 중소형 동맥에 생긴다. 혈관폐쇄에 의한 순환장애를 일으킨다.

매독동맥염(arteritis syphilitica)

제3기 매독에서 관찰되는 대동맥 병변으로, 오름대동맥(상행대동맥)에 동맥자루(동맥류)를 형성하며, 대동맥판역류를 일으키기도 한다. 바깥막(외막)에서 중간막(중막)에 림프구 침윤이 관찰되고, 속막(내막)에 잔주름이 형성된다. 현대에는 잘 발병하지 않는 병태이다.

혈압(blood pressure)

혈압은 mmHg, 즉 수은주 단위로 나타낸다. 수은의 비중은 13.5이므로 수축기혈압이 100mmHg인 경우 수주라면 1,350mm=135cm가 된다. 외상이나 수술로 동맥이 파열되면 1m 이상의 높이로 혈액이 분출되는 이유를 반드시 이해하자.

3. 혈관염

혈관염(vasculitis)은 혈관벽에 염증반응을 일으키는 병태를 일컬으며, 혈관염을 나타내는 질환 전체를 혈관염증후군으로 정리하기도 한다. 주로 동맥이 침범당하지만, 정맥염을 동반하기도 한다.

침범되는 동맥의 크기와 분포에 따라 몇 가지 병형으로 나뉜다. 전형적인 혈관염에서는 섬유소모양괴사(fibrinoid necrosis)를 동반하는 괴사혈관염(necrotizing angiitis)의 형태를 취한다. 혈관폐쇄로 인해 순환장애를 일으키는 것이 임상적으로 문제가 되며, 이차적으로 동맥자루(동맥류)가 형성되기도 한다. 섬유소모양괴사의 조직소견은 ▶ **총론 제6장 면역이상과 알레르기, 그림 6-7(p.118)**을 참조하기 바란다.

■ 결절다발동맥염(polyarteritis nodosa, PN)

결절다발동맥염(PN)은 중간 정도 굵기의 동맥과 가는 동맥에 염증(괴사혈관염)을 일으키는 질환으로, 종종 정맥염을 동반한다. 온몸의 여러 장기에 분포하는 혈관에 동맥염을 일으키기 때문에 다양한 증상을 나타낸다. B형 간염바이러스가 관여하여 일으키기도 하는데, 대부분 원인이 밝혀지지 않았다.

증상으로는 고열이나 체중감소, 관절통, 자색반, 피부궤양, 요단백질, 고혈압 등 다양하며, 일정한 증상이 없기 때문에 진단이 어려운 경우도 있다. 심하면 콩팥기능이 악화되거나 뇌출혈, 허파출혈, 창자천공을 일으킨다.

세동맥의 섬유소모양괴사를 동반하는 괴사혈관염의 병태를 현미경적 결절다발동맥염이라고 하여 구별하기도 한다. 현미경적 결절다발동맥염은 중성구(호중구)의 세포질에 대한 자가항체(pANCA)가 양성으로 진단 가치가 높다고 할 수 있다. 최근 이 자가항체는 중성구의 살균성 효소인 골수세포형과산화효소(myeloperoxidase, MPO)에 대한 항체임이 알려져 MPO-ANCA라고 불리고 있다.

■ 대동맥염증후군(aortitis syndrome; 다카야스병)

대동맥염증후군(다카야스병)은 원인 불명의 염증성 질환이다. 환자의 90%는 여성이며, 특히 15~35세의 젊은 여성에게 많이 관찰된다.

대동맥이나 그곳에서 분지되는 큰 혈관에 염증이 생기면 혈관이 협착되거나 막힌다. 그 결과 뇌, 심장, 콩팥(신장)과 같은 중요 장기에 손상이 생긴다. 뇌에 영양을 제공하는 혈관이 막히면 현기증이 생기고, 눈의 동맥이 막히면 실명된다. 팔에 영양을 제공하는 혈관이 막히면 팔이 쉽게 피곤해지고 맥이 잡히지 않는 등의 증상이 나타난다. 이 질환은 '무맥박병(pulseless disease)'이라는 별명도 있다. 심장의 대동맥판 근처에 손상이 생기면 판막증을 합병하여 심장의 움직임이 저해되기도 한다.

■ 버거병(Buerger's disease)

버거병은 주흡연자인 장년 남성의 팔다리, 특히 다리의 동정맥에 호발하는 원인 불명의 염증성 질환이다. Leo Bürger에 의해 처음 보고되어 버거병이라고 명명되었으며, 폐쇄혈전혈관염(thromboangiitis obliterans)이라고도 불린다.

혈관이 염증을 일으키는 원인은 분명하지 않으며, 손발의 동맥이 막히는 허혈증상과 저산소증상을 나타낸다. 손발가락의 냉감과 저림, 간헐절뚝거림(간헐파행), 다리의 궤양형성 등이 확인된다.

■ 가와사키병(Kawasaki disease)

주로 4세 이하의 영유아가 걸리는 질환으로, 온몸의 혈관에 염증을 일으키는 염증성 질환 가운데 하나인데, 그 원인은 아직 밝혀지지 않았다.

가와사키병에 걸리면 고열이 계속되고 두 눈이 빨갛게 충혈된다(눈곱은 나오지 않는다). 입술이 새빨개지거나 혀가 딸기 모양으로 빨갛게 부으며 손발이나 몸에 크고 작은 다양한 형태의 발진이 나타난다(▶ 그림 2-9).

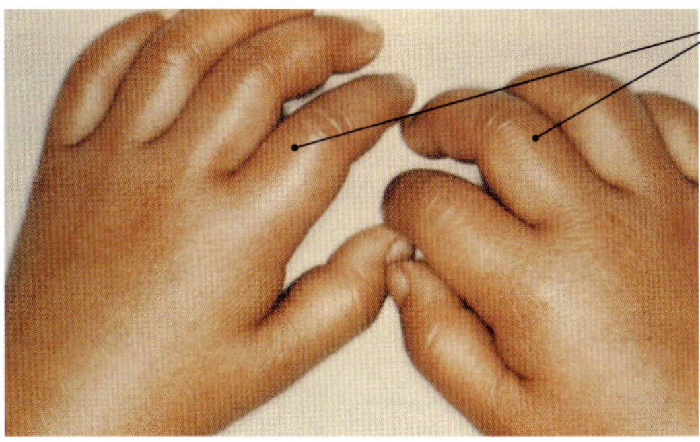

가와사키병은 유아 질환으로 발열과 함께 팔다리에 발진과 부종이 관찰된다. 결막, 혀 등의 점막에도 병변을 일으킨다.

[그림 2-9] 가와사키병의 피부증상(육안소견)

Note

혈압의 좌우 차이

혈압에는 좌우 차이가 있다(수축기에서 5mmHg, 확장기에서 3mmHg 이내). 일반적으로 오른팔의 혈압이 높은 사람이 많다. 이 좌우 차이가 수축기혈압에서 10mmHg 이상인 경우 병적으로 판단된다. 또 정상 혈압인 사람도 하루 중에 수축기혈압이 20~40mmH 정도는 변동되며 고혈압인 사람은 50mmHg 이상 변동되기도 한다. 혈압측정 시에는 실온 20~25도의 조용한 실내에서 미리 배뇨시켜 측정 전 5분 이상 안정을 유지한 후에 앉은 자세에서 오른팔(같은 쪽의 팔)의 혈압을 측정하면 좋다.

대동맥염증후군이나 베체트병(Behcet's disease)에서는 혈압의 좌우 차이가 두드러지므로 진단상 중요하다.

가와사키병 (Kawasaki disease)

점액피부림프절증후군(mucocutaneous lymph node syndrome, MCLS)이라고도 일컬어지는 원인 불명의 질환이다. 초항원(superantigen)이 병태에 관여하고 있는 것으로 보고 있다. 심장동맥염(관상동맥염)에 속발하는 심장동맥자루(관상동맥류)가 가와사키병의 예후를 좌우한다. 질병 초기에 심근염이나 심막염을 합병하기도 한다. 동맥자루(동맥류)는 보통 제7병일~회복기(1개월 후)에 형성된다. 사망원인은 혈전성 폐색에 의한 급성 심근경색증 또는 동맥자루 파열에 의한 심장눌림증(cardiac tamponade; 심장막공간 내에 혈액이 충만하여 심장의 오른심장계통이 압박되어 심장의 확장이 장애를 받음으로써 정맥환류가 감소되는 상태)이다. 최근 아스피린 투여와 감마글로불린 대량 점적요법(200~400mg/kg/일)의 유효성(해열 효과 80~90%)이 실증되면서 급성기 사망사례는 격감하고 있다.

Note

심장동맥조영(관상동맥조영, coronary arteriography)

심장동맥조영(심장카테터검사)은 카테터를 이용하여 선택적으로 요오드계 조영제를 심장동맥(관상동맥) 내에 주입하여 심장동맥의 협착이나 폐색 상황을 관찰하는 방법이다. 카테터를 동맥에서 심장을 향해 삽입한다. 삽입 부위는 허벅지나 종아리, 손목 등이 이용되며, 국소마취를 한다. 검사시간은 보통 약 30분 이내에 종료된다. 심장동맥조영 검사에서 이상이 확인되면 중재적 시술(intervention; 카테터를 이용한 처치)이 필요하며, 외과적인 수술(심장동맥우회술)이 요구되기도 한다. 요오드알레르기에 대한 주의가 필요하며 검사 전에 반드시 사전동의를 얻을 필요가 있다.

가와사키병은 심장의 심장동맥(관상동맥)에 후유증이 남는 경우를 주의해야 한다. 심장동맥에 동맥자루(동맥류)가 생기고 그 안에 혈전이 생기면 심장동맥이 막혀서 심근경색증 발작을 일으킨다(▶ 그림 2-10). 이처럼 심장동맥에 손상을 남기는 경우는 전체 환자의 약 10% 정도이다.

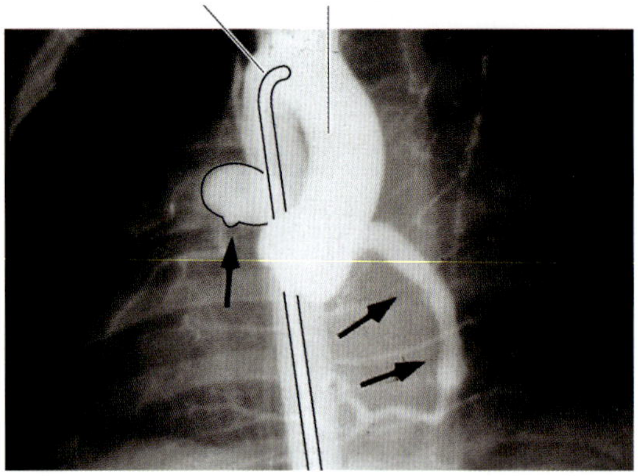

대동맥을 통해 좌우의 심장동맥(관상동맥)에 조영제가 주입되고 있다. 좌우의 심장동맥에 크고 작은 동맥자루(동맥류)가 형성되어 있다. 가와사키병에서는 심장동맥폐색에 의한 심근경색증이 돌연사의 원인이 된다. 대동맥에 삽입된 조영용 카테터가 추적되고 있다.

→는 심장동맥자루(관상동맥류)

[그림 2-10] 가와사키병의 심장동맥자루

4. 정맥의 질환

정맥에서 발생하는 병변으로는 정맥류와 정맥혈전증의 2가지가 중요하다.

■ 정맥류(varicose vein)

정맥류는 비정상적으로 확장되거나 구부러진 정맥으로, 다리의 얕은 부분 정맥에 많은 병태이다. 임신이나 비만 또는 혈전정맥염(thrombophlebitis)과 같이 정맥압이 상승하는 상태에서 장기간 서 있는 사람에게 자주 관찰된다. 치질정맥의 정맥류를 치핵(hemorrhoid)이라고 하는데, 치핵이 간경변에 의한 경우도 있다는 사실은 중요하다. 간경변에 동반한 문맥고혈압은 곁순환로의 형성을 조장하여 식도 하부에 식도정맥류(esophageal varix)가 형성되며 토혈의 원인이 된다.

■ 정맥혈전증(phlebothrombosis; 혈전정맥염)

정맥은 동맥에 비해 탄력성이 없어 혈전을 형성하기 쉬운 혈관이다. 정맥혈전증은 다리의 심부정맥에서 가장 많이 관찰된다. 심장기능상실(심부전)이나 임신, 장기간 거동곤란, 정맥류 등에 의한 정맥순환의 정체나 부분적인 정맥환류장애로 인해 쉽게 합병한다.

정맥에 혈전이 생기면 이차적으로 정맥염을 일으킨다. 또 정맥염을 일으키면 혈전이 생긴다. 정맥혈전은 정맥류 내부에 생기는 경우가 많은데, 실은 정맥류, 정맥혈전증과 정맥염은 같은 병태를 나타내고 있다.

혈전이 혈류를 타고 허파에 흘러 들어가면 폐색전증(허파경색)을 일으키기도 한다.

Point

정맥류(varicose vein) : 표재정맥에 혈액이 고여 혈관이 구불거리거나 자루를 형성한다.

정맥혈전증(phlebothrombosis) : 심부정맥에 혈전을 만들어 혈관 속공간을 막는다(주로 정맥염이 원인).

동정맥기형 (arteriovenous malformation)

동맥과 정맥은 모세혈관을 통해 연결되어 있는데, 모세혈관을 통하지 않고 직접 연결되어 있는 상태의 기형을 동정맥기형이라고 한다. 동정맥샛길(동정맥루, arteriovenous fistula)이라고도 불린다. 뇌척수막의 동정맥기형은 거미막밑출혈(지주막하출혈)의 원인이 된다.

이코노미클래스증후군은 비행기 내에서 장시간 좁은 좌석에 앉아 있을 경우 다리에 생긴 정맥울체가 폐색전증을 유발한 것이다(▶ 총론 제4장 순환장애, column p.83 참조).

5. 고혈압

고혈압(hypertension)이란 혈압을 유지하는 생체의 기전이 어떠한 원인으로 무너지고 그 때문에 혈압이 지속적으로 높아진 질환을 가리킨다.

일반적으로 성인의 정상혈압은 수축기혈압 140mmHg 미만, 확장기혈압 90mmHg 미만으로 간주되고 있다. WHO(세계보건기구)의 기준에 따르면 이 범위의 어느 하나 또는 둘 다 넘은 경우에 고혈압으로 진단된다.

■ 본태고혈압(essential hypertension)

고혈압의 90~95%는 원인이 밝혀지지 않았는데, 이러한 원인 불명의 고혈압을 본태고혈압이라고 한다. 반대로 원인이 밝혀진 고혈압은 이차고혈압이라고 하며 이 둘은 치료법이 다르다.

본태고혈압을 일으키는 요인 중 하나는 유전이다. 고혈압 환자의 4명 중 3명이 가족에게 같은 고혈압 환자가 있다(가족력이 있다). 미국에서는 흑인에게서 고혈압이 많이 관찰된다.

환경요인으로는 식사를 통한 나트륨 섭취량과의 연관성이 지적되고 있다. 나트륨 섭취가 늘어나면 수분의 양도 증가하기 때문에 순환혈류량이 증가한다. 그 결과 정맥환류량도 증가하기 때문에 심장박출량이 많아지게 되어 고혈압이 된다. 그러나 염분 섭취량이 많은 사람이 모두 고혈압이 되는 것은 아니며, 이것만 원인이라고는 특정 지을 수 없다.

또 스트레스는 신경을 통해 혈관연축(angiospasm)을 일으키기 때문에 고혈압 발병의 원인이 된다. 그 밖의 요소로 비만, 흡연, 운동부족을 들 수 있다.

본태고혈압은 대부분 증상이 없지만, 심하면 두통이나 전신권태감 등이 나타난다. 증상이 없어서 방치되기 쉬운데 허혈심장질환이나 뇌혈관장애의 위험이 있기 때문에 매우 중요한 병태이다(▶ 각론 제7장 비뇨계통 질환, p.335 참조).

■ 이차고혈압(secondary hypertension)

이차고혈압이란 특정 질환에 속발해서 일어나는 고혈압을 말한다. 가장 빈도가 높은 것이 콩팥질환으로, 콩팥고혈압(신장성 고혈압, renal hypertension)은 레닌 · 앤지오텐신계통의 활성화가 원인이 되어 발생한다(▶ 그림 2-12).

콩팥실질(신장실질)이 손상되거나 콩팥동맥(신장동맥)이 협착을 일으키면 우선 콩팥혈류량이 저하된다. 그러면 토리곁장치(▶ 각론 제7장 비뇨계통 질환, p.336, Note 참조)는 그것을 인식하여 레닌(renin)이라는 단백질분해효소를 분비한다.

Note

수축기혈압과 확장기혈압

혈압을 측정할 때는 수축기와 확장기의 2가지 수치를 기록한다. 높은 수치는 동맥내압이 가장 높은 상태를 반영하며 심장이 수축해 있는 수축기에 생긴다. 낮은 수치는 동맥내압이 가장 낮은 상태를 반영하며 심장이 다시 수축하기 시작하기 직전의 확장기에 생긴다. 표시방법은 '수축기혈압/확장기혈압' 형식을 이용하는데, 예를 들어 수축기혈압이 120mmHg이고 확장기혈압이 80mmHg이면 120/80mmHg이라고 표시한다.

Point

고혈압

본태고혈압(essential hypertension) : 원인 불명의 고혈압으로, 유전, 식사, 스트레스, 비만, 흡연, 운동부족이 원인이다.

이차고혈압(secondary hypertension) : 콩팥고혈압은 레닌·앤지오텐신계통의 활성화가 원인이다. 그 밖에 토리콩팥염(사구체신염), 콩팥혈관성 고혈압, 그레이브스병, 쿠싱증후군, 원발알도스테론증, 갈색세포종, 임신고혈압이 있다.

악성고혈압(malignant hypertension) : 확장기혈압의 현저한 상승, 망막출혈, 유두부종, 왼심실비대, 왼심장기능상실(좌심부전)이 특징적이다.

고혈압의 위험인자

① 흡연
② 고지혈증
③ 당뇨병
④ 고령(60세 이상)
⑤ 남성 또는 폐경 후 여성
⑥ 심장질환의 가족력

레닌은 혈중의 앤지오텐시노겐(angiotensinogen)에 작용하여 그것을 앤지오텐신 I(angiotensin I)로 변환시킨다. 앤지오텐신 I은 나아가 앤지오텐신전환효소(angiotensin converting enzyme, ACE)라는 다른 효소의 작용으로 앤지오텐신 II(angiotensin II)로 변환된다.

앤지오텐신 II는 혈관을 수축시키면서 동시에 부신에서 알도스테론(aldosterone; 광물코르티코이드)이라는 스테로이드호르몬을 분비시킨다. 이 호르몬은 콩팥이 나트륨을 재흡수하는 것을 돕는 작용을 하며, 나트륨의 재흡수가 진행되면 동시에 물도 재흡수되기 때문에 혈류량은 증가한다. 혈류량이 증가하면 혈압도 높아지므로 최종적으로는 고혈압을 일으키게 되는 것이다.

고혈압을 일으키는 콩팥질환에는 토리콩팥염(사구체신염) 외에 한쪽 콩팥동맥의 협착에 의한 콩팥혈관성 고혈압이 있다. 콩팥질환 이외에 고혈압을 일으키는 질환에는 내분비질환이 있으며, 구체적으로는 갑상샘항진증(hyperthyroidism; 그레이브스병), 광물코르티코이드 분비항진증(쿠싱증후군), 알도스테론 분비항진증(원발알도스테론증), 아드레날린 · 노르아드레날린 분비항진증(갈색세포종) 등이다. 그 이외에는 대동맥축착, 뇌압항진증, 임신고혈압이 있다.

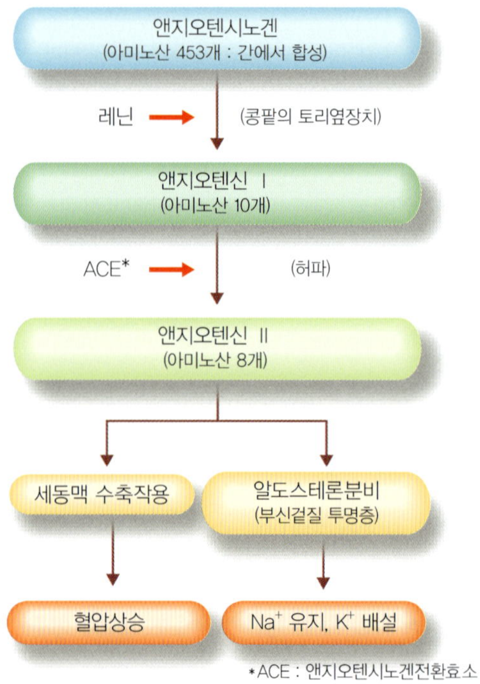

[그림 2-12] 레닌·앤지오텐신의 작용

■ 악성고혈압(malignant hypertension)

대부분의 고혈압은 양성이지만, 드물게 악성이 되기도 한다. 악성고혈압은 본태고혈압, 이차고혈압 중 어느 쪽에서나 생긴다.

악성고혈압의 특징은 확장기혈압의 현저한 상승(130mmHg 이상), 망막출혈과 유두부종,

Note

고혈압에 합병되기 쉬운 장기손상

① 동맥의 죽경화증, 대동맥자루(대동맥류)
② 심장비대, 협심증, 심근경색증, 심장기능상실(심부전)
③ 뇌출혈, 뇌경색증, 일과성 뇌허혈발작
④ 콩팥손상
⑤ 말초혈관질환(팔다리 괴저)
⑥ 망막증

이차고혈압의 원인

① 콩팥성
ⓐ 콩팥혈관성
ⓑ 콩팥실질성(토리콩팥염 외)
② 내분비성
ⓐ 원발알도스테론증
ⓑ 쿠싱증후군
ⓒ 갈색세포종
ⓓ 그레이브스병
③ 혈관성
ⓐ 대동맥염증후군
ⓑ 대동맥축착
④ 뇌압항진증
⑤ 임신고혈압(임신중독증)

레닌 · 앤지오텐신계통
(▶ 그림 2-12)
레닌은 콩팥의 토리옆장치(방사구체장치)에서 분비된다. 앤지오텐신전환효소(angiotensin converting enzyme, ACE)는 허파에 분포한다. 이 두 2종류의 효소 작용으로 생성된 아미노산 8개인 앤지오텐신 II는 부신겉질의 투명층(구상층)에 작용해서 알도스테론 분비를 자극함과 동시에 세동맥을 수축시켜서 혈압을 상승시킨다. 콩팥혈류가 저하되면 레닌 생산량이 높아지고 그 결과 혈압이 상승한다.

왼심실비대, 왼심장기능상실(좌심부전)이다. 심한 두통과 헐떡임을 동반한다. 비교적 젊은 사람에게 많고 종종 조기에 울혈심장기능상실(울혈심부전), 뇌혈관장애 또는 콩팥기능상실(신부전)로 사망에 이르기 때문에 '고혈압 응급증'이라고 불리기도 한다.

악성고혈압의 세동맥 병변으로서 콩팥에서 증식세동맥경화증(hyperplastic arteriolosclerosis)이 확인된다. 증식세동맥경화증에서는 동심원으로 확대된 양파 모양의 층상 비후가 관찰되는 것이 특징이다. 괴사세동맥염(necrotizing arteriolitis)을 합병하는 경우가 있으며 그 경우 세동맥의 중간막에 괴사와 염증을 일으키고 섬유소모양물질이 침착된다. 이러한 콩팥병변을 악성콩팥굳음증(악성신장경화증)이라고도 한다.

아프리카계 미국인(특히 젊은 남성)에게서 많이 관찰된다.

Note

column

■ 고혈압 치료와 간호사의 역할

대부분의 고혈압은 증상이 없어 환자 자신도 질병이라는 실감을 가지기 어려운 것이 특징이다. 그렇다고 치료하지 않고 방치하면 심각한 합병증을 일으키기도 하기 때문에 치료 필요성과 생활습관 개선에 대해 간호사가 충분히 이해하고 환자에게 설명하는 것이 중요하다.

고혈압에서 어려운 것은 외래진료 시에는 정상 혈압을 나타내는데 가정에서 측정하면 높게 나오는 가면고혈압(masked hypertension) 환자가 있다는 사실이다. 이는 아침식사 후에 먹은 강압제의 효과가 나타나는 오전 중에 진찰한 경우 등에 나타난다. 또 그 반대로 간호사의 하얀 가운을 보면 긴장해서 혈압이 높아지고 자택에서는 낮아지는 환자도 있다.

환자를 대할 때에는 가정에서도 올바른 방법으로 측정하고 있는지, 스트레스 등 심신의 상태는 어떠한지, 흡연은 하는지 등 환자의 상태에 대해 세세하게 관찰하여 지도하는 것이 중요하다.

고혈압 환자 모두에게 약물요법이 필요한 것은 아니다. 생활습관만 개선해도 해소되는 경우가 많으므로 운동요법, 식사요법의 지도가 중요하다.

국시 적중문제

Q 다음 중 심부정맥혈전증이 발생하는 원인으로 옳은 것은?

가. 정맥울혈 **나. 정맥혈관 내피세포의 손상**
다. 혈액응고 항진 **라. 부종**

① 가, 나, 다 ② 가, 다 ③ 나, 라
④ 라 ⑤ 가, 나, 다, 라

A 심부정맥혈전증의 원인

1) 정맥울혈 : 활동성이 저하된 경우, 수술이나 비만, 임신 및 울혈심장기능상실(울혈심부전) 시 정맥정체를 초래할 수 있다.
2) 혈액응고 : 탈수, 혈액질환 및 심장질환은 혈소판 증가, 섬유소의 용해력 감소, 혈액의 점도 증가로 혈액이 정상보다 과응고된다.
3) 정맥벽 손상 : 정맥 내 주사, 폐쇄혈전혈관염, 골절 및 탈골, 경화제로 인한 화학적 손상, X선 불투과 염료, 항생제 등으로 인해 정맥벽이 손상된다.

정답 : ①

병리학(pathology)

질병의 본질적 성질을 취급하는 의학의 한 분야로서, 특히 질병에 의해 발생하는 신체의 조직이나 기관의 형태학적 변화 및 기능적 변화를 연구하는 학문. 즉, 병의 원인-발생-경과 및 그 변화 등에 관한 연구를 하는 학문으로 넓은 의미로는 생물체에서 볼 수 있는 모든 이상(질환) 및 기형을 대상으로 하며 좁은 의미로는 사람에게 일어나는 병변의 본태를 규명하고 병태의 구조와 기능의 변화를 분명히 하여 치료와 예방에 공헌하는 기초의학 분야를 가리킨다.

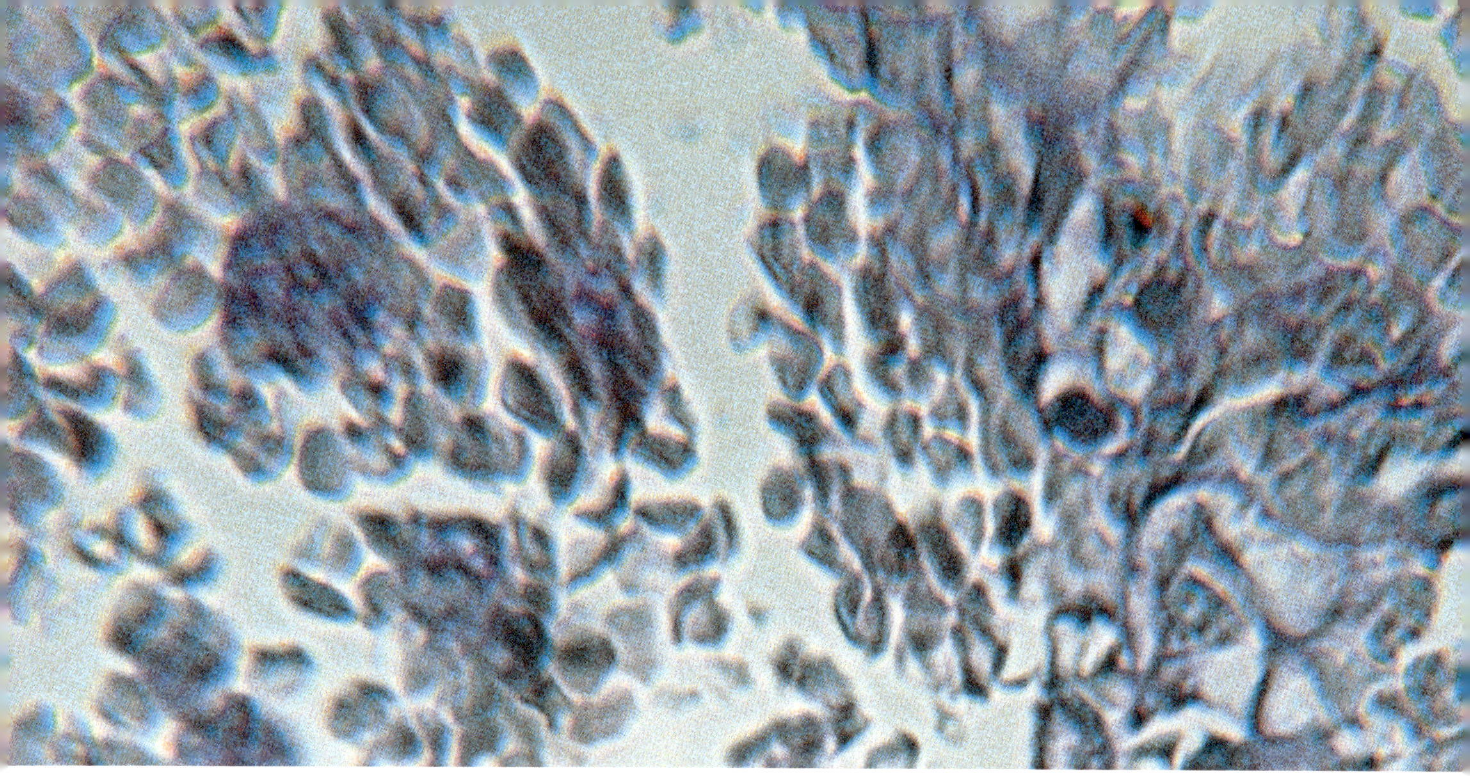

제3장 **조혈 · 림프계통 질환**

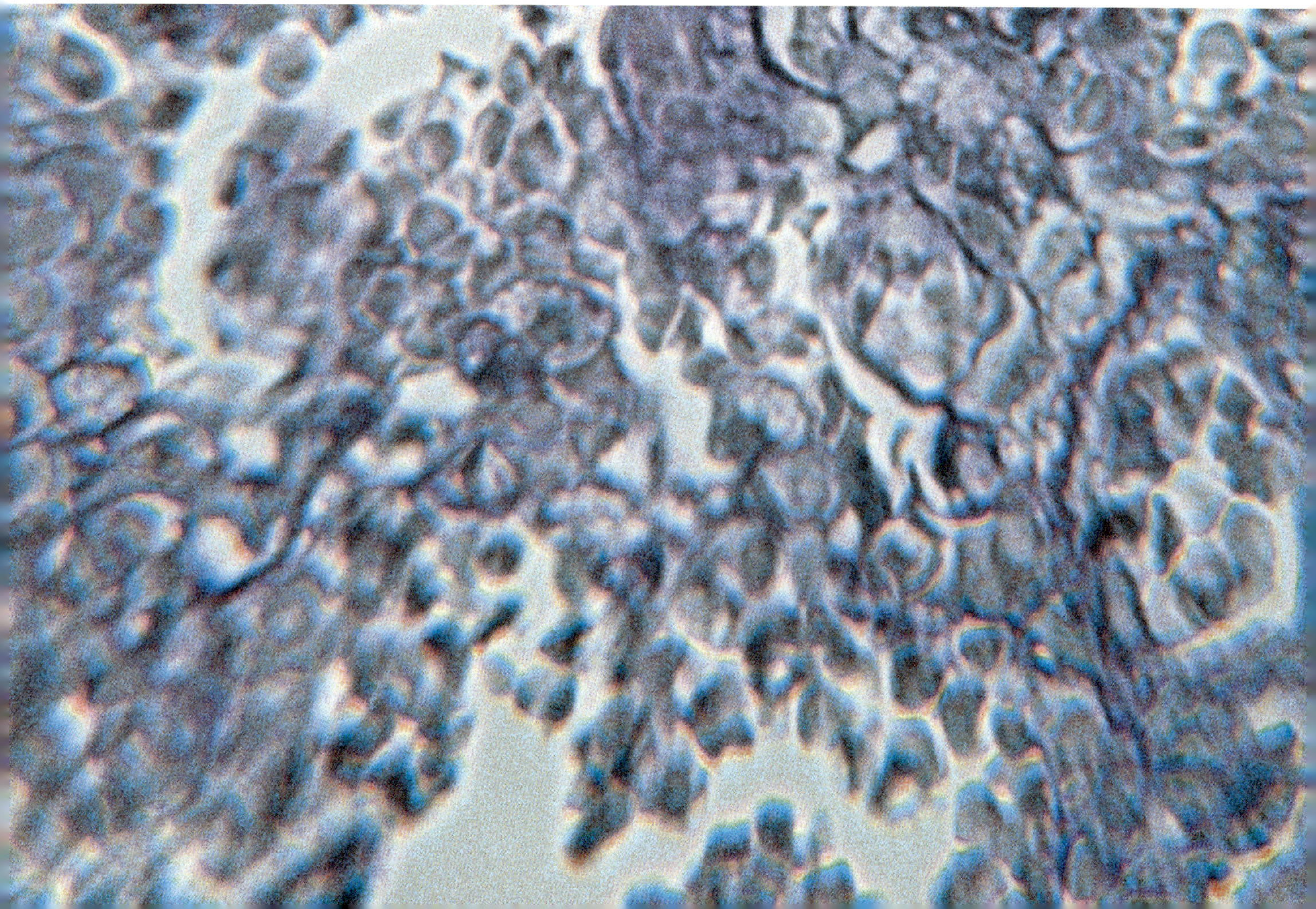

주요 용어해설

- **면역글로불린(immunoglobulin)** : 체액면역의 주체가 되는 골수세포가 분비하는 단백질로, 거의 일정한 구조를 가진 정상영역과 다양하게 항원과 결합하는 가변부분으로 구성되어 있다. IgA, IgG, IgD, IgE, IgM의 5가지가 있으며 각각 특유한 기능을 가진다.

- **백혈병세포단절(leukemic hiatus)** : 만성 골수백혈병은 말초혈액에서 다양한 성숙 단계의 세포가 관찰되지만, 급성 골수백혈병은 말초혈액에서 모세포(모구)와 성숙 중성구(호중구)만 관찰되고 중간 성숙 단계의 세포는 관찰되지 않는다. 이를 백혈병세포단절이라고 한다.

- **벤스-존스단백질(Bence Jones protein)** : 형질세포(항체를 생산하는 백혈구)에서 만들어지는 작은 단백질이다. 대부분의 다발골수종(형질세포에서 발생하는 종양) 환자의 소변 중에서 관찰된다.

- **빈혈(anemia)** : 혈액(말초혈액) 중 헤모글로빈(Hb) 농도, 적혈구수, 적혈구용적률(Ht)이 감소하여 기준치 미만이 된 상태를 말한다.

- **수혈(transfusion)** : 혈액 성분 또는 혈액 자체를 혈류 안으로 주입하는 것을 말한다.

- **용혈(hemolysis)** : 바이러스 감염이나 화학물질, 저삼투압 등에 의해 적혈구막이 붕괴하여 내용물, 특히 헤모글로빈이 혈구 밖으로 출현하는 현상을 말한다.

- **이식편대숙주병(graft-versus-host disease, GVHD)** : 골수이식 등에서 HLA(사람백혈구항원)가 일치하지 않는 환자와 공여자 간에 이식이 이루어진 경우 종종 일어나는 거부반응에 의한 병변을 말한다. 신체에 새롭게 이식된 세포나 조직을 외부의 적으로 간주하여 공격하며 심각한 장애를 일으킨다.

- **적혈구형성인자(에리트로포이에틴, erythropoietin)** : 적혈구의 생산을 촉진하는 조혈인자 중 하나이다. 분자량은 약 34,000, 165개의 아미노산으로 구성되어 있다. 혈중 적혈구형성인자 농도는 빈혈, 적혈구증가증 등의 감별진단에 사용된다.

- **지혈(hemostasis)** : 혈관이 손상되어 혈액이 혈관 밖으로 누출되는 것을 방지하는 생체방어반응이다.

- **집락자극인자(colony-stimulating factor)** : 림프구 이외의 백혈구계통 줄기세포를 자극해서 성장을 촉진시키는 작용을 가진 인자이다.

- **헤모글로빈(hemoglobin)** : 사람을 포함한 모든 척추동물이나 일부 기타 동물의 혈액 중에서 관찰되는 적혈구 안의 단백질이다. 산소분자와 결합하는 성질을 가지며 허파에서 온몸으로 산소를 운반하는 역할을 한다.

- **형질세포(plasma cell)** : B세포가 분화한 세포이다. 분비형 면역글로불린의 합성과 분비에 특화되어 있으며, 막결합형 면역글로불린이나 MHC Ⅱ는 발현되지 않게 된다.

제 3 장 조혈 · 림프계통 질환

◆ 혈액과 골수에서의 조혈

1. 특징

혈액은 생체 내에서 유일한 유동성 조직으로, 온몸의 조직을 순환하면서 생명유지에 필요한 다음의 역할을 하고 있다.

① 물질(산소, 이산화탄소, 영양소, 호르몬, 각 조직의 대사산물 및 노폐물) 운반
② 감염방어, 면역
③ 지혈
④ 체온조절
⑤ 산염기평형 유지
⑥ 체액량 유지

2. 구성

고형성분(약 45%)과 액체성분(약 55%)로 구성된다. 전체 혈액에 대한 고형성분의 비율을 적혈구용적률 수치(hematocrit value)라고 한다.

액체성분을 혈장(plasma)이라고 하며 그 90%는 물이다. 고형성분은 대부분 적혈구(eythrocyte)이다. 적혈구는 산소를 운반하는 데 적합한, 중앙이 움푹 들어간 원반모양을 하고 있다. 산소운반을 철저히 하기 위해 적혈구는 핵을 갖지 않는다.

고형성분을 구성하는 그 밖의 세포는 백혈구(leukocyte)와 혈소판(platelet)이 있다. 백혈구는 세포질에 포함된 과립의 유무에 따라 과립구(granulocyte)와 무과립구(agranulocyte)로 나뉜다. 백혈구는 생체방어, 혈소판은 혈액응고에 관여하고 있다. 백혈구와 혈소판은 합쳐서 혈액 전체의 1% 이하이다(백혈구 : 적혈구 = 0.5~1 : 500)(▶ 표 3-1).

Note

[표 3-1] 정상 말초혈액의 혈구수

적혈구	남성 420~570만/μL 여성 380~500만/μL
백혈구	4,000~9,000/μL
혈소판	15~35만/μL
백혈구분획(백혈구백분율)	
막대핵백혈구(간상핵백혈구)	5~6%
분엽핵중성구(분엽핵호중구)	40~60%
호산구	1~5%
호염기구	0~1%
림프구	30~40%
단핵구	3~5%

(μL는 ㎣과 동일)

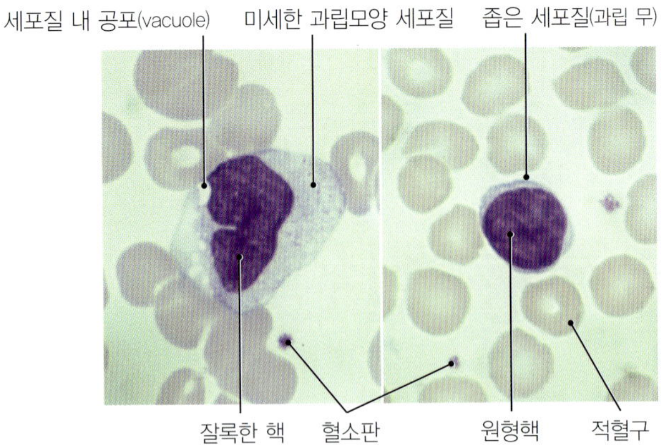

단핵구와 림프구(말초혈의 김자염색)

왼쪽 단핵구와 오른쪽 림프구의 크기를 비교해보자. 단핵구는 핵에 잘록함이 있고 세포질에 미세한 과립과 공포를 확인할 수 있다. 한편, 림프구는 세포질이 좁고 과립은 관찰되지 않는다. 주위에는 적혈구와 혈소판이 관찰된다.

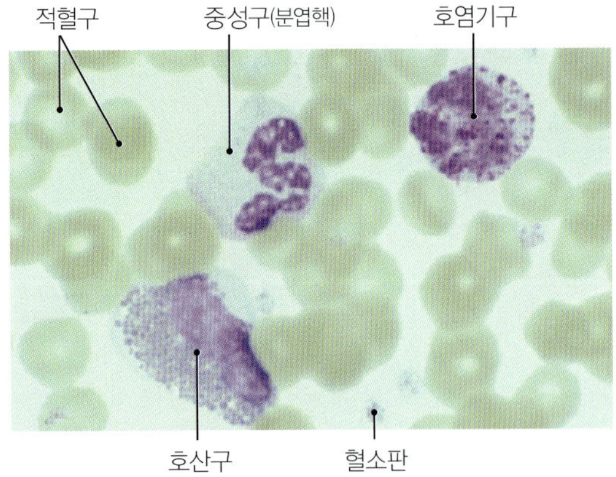

적혈구, 혈소판과 과립구(말초혈의 김자염색)

적혈구, 혈소판과 과립구(분엽구)가 나타나 있다. 과립구는 미세한 호중성 과립을 가진 중성구(중앙), 투명한 색의 거칠고 큰 과립을 가진 호산구(왼쪽 아래) 및 적자색의 거칠고 큰 과립을 가진 호염기구(오른쪽 위)의 3종류가 있다. 호산구의 핵은 이분엽이 특징적이다.

● **혈액성분의 분화**

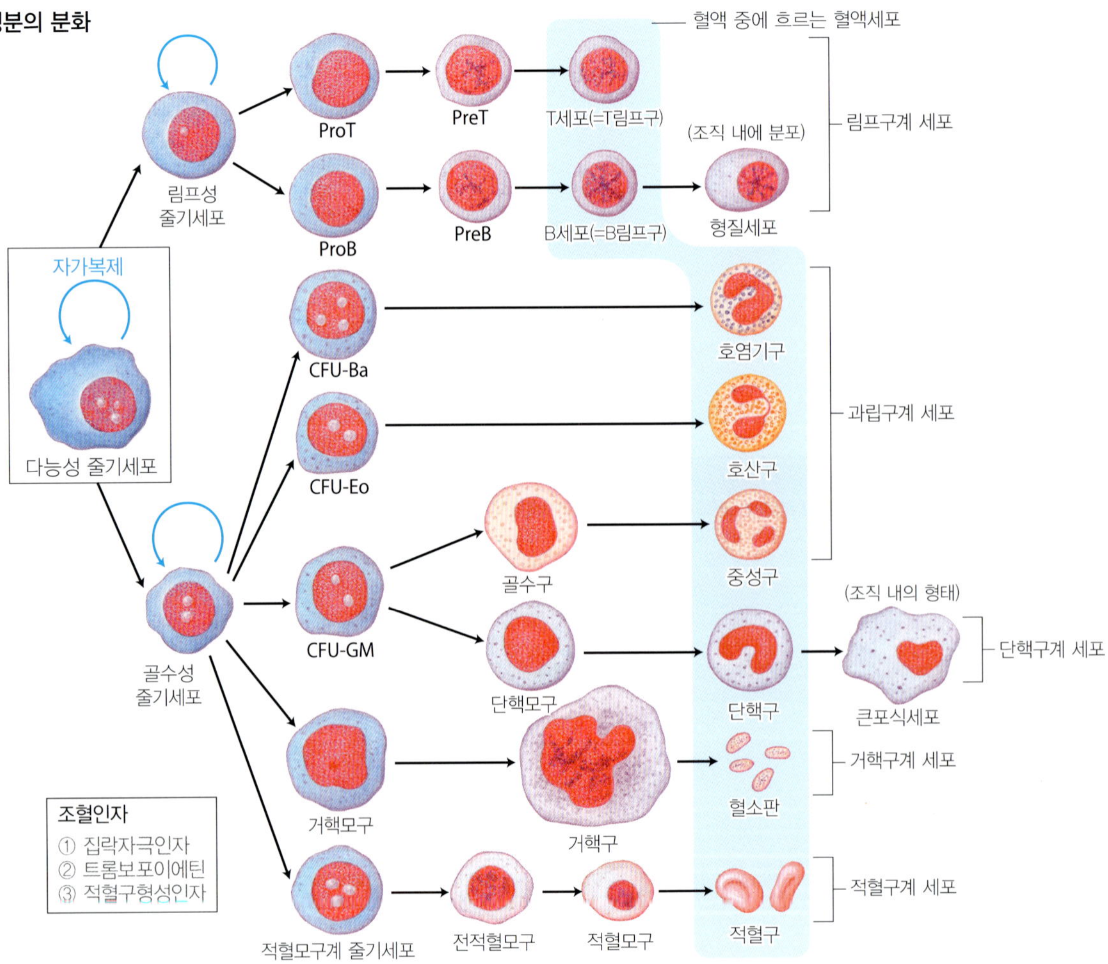

● **조혈의 기능**

과립구, 단핵구, 혈소판, 적혈구의 조혈은 골수에서 이루어지는 데 비해 림프계 세포의 조혈은 주로 림프절, 편도, 지라(비장), 막창자꼬리(충수) 림프장치, 파이어판 등의 림프장치에서 이루어진다. 말초혈을 흐르는 혈액세포 가운데 자가재생능(증식능)을 계속 유지하고 있는 것은 림프구(T, B)와 단핵구이다. 적혈구와 혈소판은 핵이 없다. 골수 조혈에 빼놓을 수 없는 사이토카인(조혈인자)으로서 집락자극인자, 트롬보포이에틴, 적혈구형성인자를 들 수 있다.

[그림 3-1] 혈액성분과 조혈기능

3. 골수에서의 조혈

혈구형성(hemopoiesis), 즉 조혈은 골수에서 일어난다. 혈구를 형성하는 골수는 붉게 보이기 때문에 적색골수(red marrow)라고 불리고, 조혈작용을 상실한 골수는 지방으로 치환되어 황색골수(yellow marrow)라고 불린다. 성인의 적색골수는 손가락 등의 짧은뼈(단골)와 척추, 골반뼈(골반골), 복장뼈(흉골) 등의 납작뼈(편평골)에 분포한다.

혈구는 모두 조혈줄기세포에서 분화된다(**▶ 그림 3-1**). 적혈구의 생산은 콩팥이나 간에서 생산되는 적혈구형성인자(에리트로포이에틴, erythropoietin)가 조절하고 있고, 백혈구의 생산은 집락자극인자(colony-stimulating factor)에 의해 촉진된다. 염증부위에서 화학적 신호가 보내지면 큰포식세포(대식세포)와 림프구가 어떤 종류의 세균이나 독소를 감지하여 집락자극인자를 방출한다. 혈소판의 생산은 트롬보포이에틴(thrombopoietin)에 의해 촉진된다.

4. 혈액응고

지혈(hemostasis)이란 혈관이 손상되어 혈액이 혈관 밖으로 누출되는 것을 방지하는 생체방어반응이다. 이 반응에는 다음의 3가지가 있다.

① 혈소판의 점착과 응집에 의한 지혈(1차 응고)

내피세포 밑 조직의 콜라겐 등에 혈소판이 점착하여 상처를 막는다.

② 섬유소를 형성하는 응고반응(2차 응고)

혈액 중에 존재하는 다수의 혈액응고인자가 연쇄적으로 반응을 일으켜 트롬빈이나 섬유소원(피브리노겐)을 불용성 섬유소(피브린)로 전환시켜 혈액응고가 완성된다.

③ 형성된 섬유소를 용해하는 섬유소용해

혈액응고에 의해 형성된 섬유소가 응고억제인자(플라스민)에 용해되어 섬유소분해산물(FDP)이 된다. 혈액의 유동성을 유지하는 데 중요하다.

Note

골수의 검색

일반적으로는 골수천자를 시행하여 골수의 상태를 관찰한다. 주요 채취부위는 복장뼈(흉골)와 엉덩뼈(장골)이다. 혈액세포를 관찰하는 데에는 김자염색(Giemsa stain)이 이용된다.

섬유소용해계 (fibrinolytic system)

섬유소용해계는 지혈의 최종단계에 작용하여 혈액응고에서 생긴 섬유소를 분해한다. 섬유소분해의 중심 역할을 플라스민(plasmin)이 하며, 플라스미노겐활성제(plasminogen activator, PA)에 의해 혈장 플라스미노겐에서 활성화된다. 한편, α2-플라스민억제제가 플라스민을 억제하고, PA 억제제가 PA의 활성을 억제한다.

국시 적중문제

Q 혈액에서 H의 역할은?

① 산소와 이산화탄소의 균형 조절　② 산과 염기의 균형 조절
③ 수분과 전해질의 농도 조절　④ 대사산증과 호흡산증의 조절
⑤ 콩팥에서 토리(사구체)의 농도 조절

A H는 용액의 산과 염기의 균형 유지에 관여하는 역할을 한다.

정답 : ②

1. 빈혈

빈혈(anemia)은 온몸의 적혈구 양이 감소한 상태를 가리킨다. 빈혈이 일어나는 원인은 크게 나누어 2가지가 있는데, 적혈구의 생산이 저하되거나 적혈구가 상실되는 것이다.

적혈구의 생산을 저하시키는 요인으로는 ①감염이나 약물, 방사선의 영향으로 인한 조혈세포의 손상, ②철분이나 DNA 합성에 필요한 비타민 B_{12}, 엽산 등의 부족을 들 수 있다.

한편, 적혈구의 상실은 외상에 의한 대량출혈 등으로 혈액 자체가 몸 밖으로 누출되는 것이 원인이다. 급격하게 혈액을 상실한 후 처음 몇 시간 이내에 관찰되는 빈혈을 급성 출혈후빈혈(acute posthemorrhagic anemia)이라고 하며, 이 경우 적혈구와 혈장이 모두 상실되기 때문에 적혈구용적률 수치는 감소되지 않는다. 그 외에 적혈구 상실의 요인으로는 적혈구 자체가 파괴되는 용혈빈혈(hemolytic anemia)이 있다.

■ 철결핍빈혈(iron deficiency anemia)

헤모글로빈의 원료가 되는 철분이 부족하여 일어나는 빈혈을 철결핍빈혈이라고 한다. 이 유형에서는 혈중 적혈구수가 감소되고 이와 동시에 각각의 적혈구가 소형이 되는데, 철분 결핍으로 인해 헤모글로빈의 합성능력이 저하되기 때문이다(▶ **그림 3-2**).

철결핍빈혈의 요인 중 하나는 만성적인 혈액의 상실이다. 월경과다 또는 출혈성 위창자 병변(위궤양 등)에 기인하기도 한다. 보통 수명을 마친 적혈구는 자연히 파괴되어 새로운 적혈구와 교체되는데, 이때 철분은 회수되어 새로운 적혈구의 생성에 재이용된다. 그러나 지속적인 출혈이 있으면 충분한 철분이 회수되지 않기 때문에 빈혈을 쉽게 일으키게 된다. 철결핍빈혈은 임신 가능 연령의 여성에게 많은 병태이다. 중년 이후의 남성에게 철결핍빈혈이 있다면 대장암에 의한 지속성 출혈을 우선 의심해야 한다.

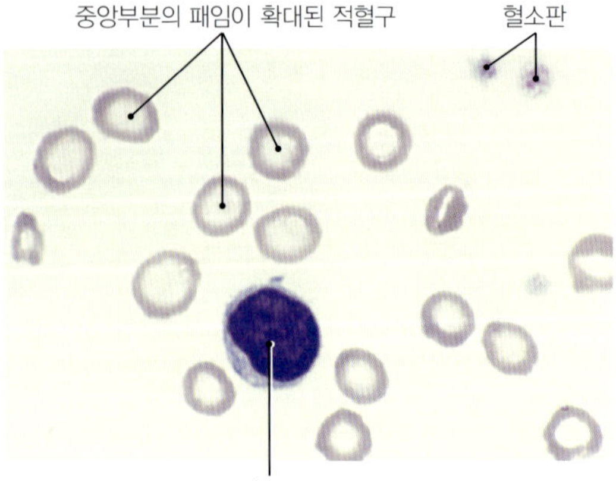

철결핍빈혈에서는 철 부족으로 인해 헴 합성이 저하되어 각각의 적혈구가 보유하는 헤모글로빈 함량이 감소한다. 따라서 적혈구의 중앙부분 패임이 확대되어 있다. 정상적인 적혈구의 형태와 비교해보자. 중앙에 있는 세포질이 적은 유핵세포는 림프구이다.

[그림 3-2] 철결핍빈혈(말초혈의 김자염색)

Note

Point

빈혈의 2가지 원인

① **적혈구의 생산 저하** : 조혈세포의 손상이나 철분, 비타민 B_{12}, 엽산의 결핍
② **적혈구의 대량 상실** : 외상 등에 의한 대량출혈, 대장암에 의한 만성 지속성 출혈, 용혈빈혈

임신 시의 적혈구용적률 수치 감소

임신을 하면 혈장량이 증가하기 때문에 적혈구용적률 수치(전혈량 중 적혈구성분의 비율)가 감소한다. 상대적으로 적혈구의 비율이 저하되지만, 적혈구 자체가 감소한 것은 아니기 때문에 빈혈이라고 하지 않는다.

총철결합능(total iron binding capacity, TIBC)

총철결합능은 혈청 중 트랜스페린(transferrin)이 결합할 수 있는 철의 총량으로, 총철결합능의 증감은 트랜스페린의 증감을 의미한다. 기준치는 남성 240~370mg/dL, 여성 250~400mg/dL이다. 불포화철결합능(총철결합능－혈청철 : UIBC)은 간에서의 트랜스페린 생산량, 체외 상실(콩팥 또는 창자)이나 혈청철에 영향을 받는다. TIBC, UIBC 모두 여성에게서 다소 높다. TIBC는 철결핍빈혈에서 증가하고 만성 감염병, 콩팥증후군, 간경변, 암에서 저하된다.

철분의 흡수

식사 중에 함유되어 있는 철분은 3가철이지만, 위점막에서 분비되는 위산에 환원되어 2가철이 된다. 2가철은 샘창자(십이지장), 빈창자(공장)에서 흡수되어 헤모글로빈(정확하게는 헴)의 성분이 된다.

column

■ 자운영의 헤모글로빈

자운영(Chinese milk vetch) 등 콩과식물의 뿌리가 붉은 근립(root nodule)을 만드는 뿌리세포의 세포질 내에는 근립세균이 다수 공생하여 공기 중의 질소로부터 암모니아를 만들어내고 있다. 이 근립세균은 산소성(호기성)인데, 질소고정효소(nitrogenase)는 산소에 의해 억제된다. 그러면 근립 내부에서는 질소고정이 어떻게 이루어지는 것일까?

콩과식물이 만드는 레그헤모글로빈(leghemoglobin)이라는 헴단백질(레그는 콩을 나타냄)이 세포질틈새의 산소분압을 낮게 유지하는 한편, 근립세균은 이 붉은 분자에서 산소를 얻는다. 콩과식물이 동물단백질인 헤모글로빈의 유전자를 입수하는 데에는 바이러스를 통한 자연계에서의 '유전자 도입' 기전이 작용하고 있는 것으로 예측되고 있다.

또 다른 요인으로는 편식이나 영양실조에 따른 철분 부족이다. 특히 주의가 필요한 것은 임산부와 영유아이다. 사람의 경우 모유 중에 철분이 그리 많지 않기 때문에 식사 등으로 보충되지 않는 한 영유아의 저장철은 생후 6개월 이내에 결핍된다. 또 임신 중에는 태아에게 철분을 보충해 주기 때문에 모체의 철분이 부족해지기 쉽다. 모유는 분유에 비해 철분이 부족하다는 사실도 반드시 알아두기 바란다.

철결핍빈혈을 일으키면 피부가 창백해지고 피로감이 증가하며 운동 시에 호흡곤란을 느끼게 된다. 손톱이 변형되거나(숟가락손톱) 혀가 빨갛게 붓기도 한다(▶ **그림 3-3**). 죽경화증(죽상경화증)을 동반한 환자는 협심증을 나타내기도 한다.

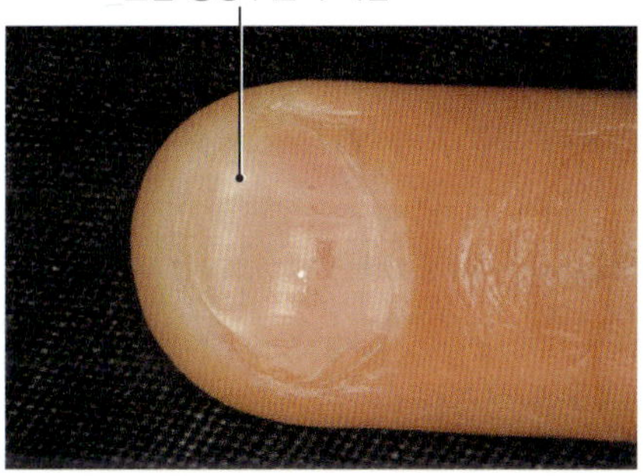

빈혈이 오래 계속되면 손톱이 종종 변형된다. 이 사례에서는 중증의 철결핍빈혈이 확인되며 손톱 중앙부분이 움푹 패여 있다. 숟가락손톱(koilonychia)이라고 한다.

[그림 3-3] 철결핍빈혈에 동반하는 손톱의 변형(숟가락손톱)

■ 거대적혈모구빈혈(megaloblastic anemia)

거대적혈모구빈혈이란 골수에 비정상적인 모양의 대형 적혈구 전구세포(거대적혈모구)가 출현하는 빈혈이다. 비타민 B_{12} 또는 엽산의 결핍에 기인하고 있다.

비타민 B_{12}나 엽산은 핵산 합성에 필요한 보조효소로서 작용하는데, 그들이 부족하면 핵산 합성에 장애가 생겨 적혈구 성분을 비롯한 혈구 전체의 생산과 성숙이 제대로 이루어지지 않게 된다. 그래서 이 유형의 빈혈에서는 적혈구뿐만 아니라 백혈구와 혈소판도 동시에 감소되며, 적혈구의 크기는 증가한다.

또 이 유형의 빈혈은 위장(stomach)의 병변과 연관성이 깊은 점이 특징이다. 비타

Note

헤모글로빈(hemoglobin)

철분을 함유하는 헴(hem)이라는 색소와 글로빈(globin)이라는 단백질에 의해 구성된다. 산소는 헴의 철분에 부착하여 혈류를 타고 온몸의 체세포까지 운반된다. 적혈구 하나에 포함된 헤모글로빈은 약 2억 5,000만 개로 헤모글로빈 분자 1개로 산소 분자 4개를 운반할 수 있다. 산화헤모글로빈(oxidized hemoglobin)은 적색을 강하게 띠기 때문에 동맥혈은 정맥혈보다 붉은 기가 강하다.

심장근육이나 뼈대근육(골격근)은 헤모글로빈으로부터 산소를 빼앗는 헴단백질인 미오글로빈(myoglobin)이 분포한다. 미오글로빈의 산소친화성은 헤모글로빈보다 높다. 미오글로빈이 많은 근육을 적색근육, 적은 근육을 백색근육이라고 한다.

혈액과 철분

성인의 신체에는 약 3.5g의 철분이 함유되어 있으며 그 가운데 약 70%는 헤모글로빈(hemoglobin)으로서 적혈구 내에 있다. 나머지 30%는 대부분 페리틴(ferritin)으로서 저장되어 있다.

Note

비타민 B_{12} 결핍을 일으키는 병태

① 자가면역성 위염(A형 위염)
② 수술에 의한 위전절제술 후
③ 돌창자(회장) 말단부의 손상, 대량절제
④ 엄격한 채식주의 : 비타민 B_{12}는 동물성 식품에만 함유되어 있다.
⑤ 창자의 흡수불량증후군
⑥ 광역 스펙트럼을 갖는 항생물질의 투여 : 창자 내의 세균이 균교대현상에 의해 비정상적으로 증식한 결과 비타민 B_{12}가 결핍되는 경우가 있다.

평균적혈구상수

적혈구수, 혈색소량, 적혈구용적률 수치에서 빈혈의 존재가 증명된 경우에 적혈구상수를 계산해서 빈혈의 종류와 원인을 감별한다.

- **평균적혈구용적**(mean corpuscular volume, MCV) : 적혈구의 용적(크기)

$$MCV(fL) = \frac{적혈구용적률(\%)\times 10}{적혈구수(10^6/\mu L)}$$

※ 기준치 : 83~98fL(단위 : 펨토리터 : $1/10^{15}$)

- **평균적혈구혈색소량**(mean corpuscular hemoglobin, MCH) : 적혈구 중의 혈색소(헤모글로빈) 양

$$MCH(pg) = \frac{헤모글로빈(g/dL)\times 10}{적혈구수(10^6/\mu L)}$$

※ 기준치 : 27~32pg(단위 : 피코그램 : $1/10^{12}$)

- **평균적혈구헤모글로빈 농도**(mean corpuscular hemoglobin concentration, MCHC) : 적혈구 중의 혈색소(헤모글로빈) 농도

$$MCHC(\%) = \frac{헤모글로빈(g/dL)\times 100}{적혈구용적률(\%)}$$

※ 기준치 : 32~36%

민 B_{12}는 위의 고유샘(위바닥샘)에서 분비되는 내인자와 결합하고 돌창자(회장) 말단에서 흡수된다(▶ **총론 제2장 세포손상, 그림 2-15, p.54 참조**). 그러나 위축위염(atrophic gastritis)이 심해지면 위바닥샘(위저선)의 벽세포에서 이 내인자가 분비되지 않아 비타민 B_{12}를 흡수할 수 없게 된다. 이 위축위염은 위몸통 점막과 일치하여 항벽세포항체가 증명되기 때문에 자가면역성 위염이라고도 한다. 마찬가지로 비타민 B_{12}의 결핍은 위전절제술(수년 이후) 후에도 관찰된다.

이러한 비타민 B_{12}의 흡수장애에 의한 중증 빈혈은 심장기능상실(심부전)에 의한 사망을 일으키는 경우도 드물지 않기 때문에 악성빈혈이라고 불린다. 그러나 현재는 비타민 B_{12}의 비경구 투여(주사)로 심장기능상실 상태를 회복할 수 있게 되었다(경구투여는 무효). 현재에도 초발 시의 적혈구수가 100만/μL 이하가 되는 경우가 있다.

거대적혈모구빈혈은 만성 알코올중독이나 과도한 다이어트, 임신, 경구피임제 복용 등에 의한 엽산결핍이 원인이 되기도 한다.

임신 중에 엽산이 결핍되면 무뇌아나 척수파열과 같은 심각한 기형(신경관결손증)의 원인이 된다. 임신 4~12주에 엽산을 하루 4mg 투여함으로써 예방할 수 있다.

■ 재생불량빈혈(aplastic anemia)

재생불량빈혈은 골수의 조혈능력 자체가 현저하게 떨어져서 발생하는 빈혈이다(▶ **그림 3-4**). 말초혈액의 적혈구는 정상인 경우와 거의 같은 크기이지만, 적혈구뿐만 아니라 백혈구나 혈소판 등 모든 혈구성분을 생산할 수 없게 되는데, 이것을 범혈구감소증(panhematopenia)이라고 한다. 혈떡임(빈혈), 출혈반(혈소판감소), 발열(백혈구감소)을 나타낸다.

대부분은 원인 불명으로 특발성 재생불량빈혈이라고 하며 방치하면 예후가 나쁜 질환이다. 조혈줄기세포이식(골수이식)이 근본적인 치료법이 된다. 원인이 밝혀진 경우를 속발성 재생불량빈혈이라고 하며 클로람페니콜(chloramphenicol) 등의 항생물질 투여, 벤젠 등 유기화합물에 의한 중독, 방사선 피폭, 바이러스 감염 등이 계기가 된다.

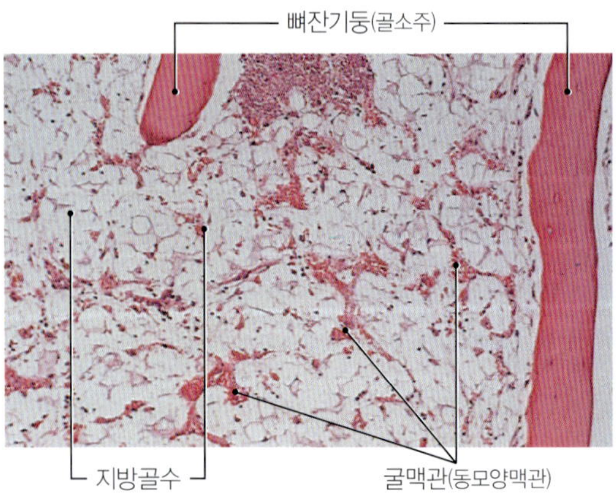

골수생검 표본으로, 골수의 조혈성분은 소실되어 하얗게 비어 보이는 지방세포에 의해 골수공간이 거의 완전히 치환되어 있다.

[그림 3-4] 재생불량빈혈(골수세포의 헤마톡실린-에오신염색)

■ 용혈빈혈(hemolytic anemia)

적혈구의 수명이 정상보다 짧아 조기에 붕괴(용혈)되기 때문에 일어나는 빈혈을 용혈빈혈이라고 한다. 붕괴된 적혈구는 헤모글로빈이 분리되고 그것이 또 헴과 글로빈으로 분해되면 그 분해산물인 빌리루빈(bilirubin)이 증가한다. 이 때문에 가벼운 황달이 관찰되는 것이 특징이다. 만성인 경우는 담석(빌리루빈결석) 발생률이 높아지는 사실을 기억해 두기 바란다. 말초혈액 중에는 그물적혈구(망상적혈구, reticulocyte)라고 불리는 젊은 적혈구가 증가한다.

원인으로는 유전적 요인에 의해 원래 만들어진 적혈구가 취약한 경우나(적혈구 내 용혈빈혈), 순환항체의 존재와 비대한 지라(비장) 등 적혈구 이외에 어떠한 이상이 있는 경우(적혈구손상성 용혈빈혈)를 들 수 있다.

유전적 요인에 의한 것으로 유전공모양적혈구증(유전구형적혈구증, hereditary spherocytosis)과 낫적혈구증(겸상적혈구증, drepanocytosis), 적혈구에 대한 항체가 원인이 되는 것으로는 자가면역용혈빈혈(autoimmune hemolytic anemia; ▶ **총론 제6장 면역이상과 알레르기, p.124 참조**)과 모자 간의 혈액형 부적합에 기인하는 신생아 용혈빈혈이 있다.

Note

백혈병, 암의 골수전이에 의한 빈혈

골수가 종양세포로 치환되는 백혈병이나 암의 골수전이 시에도 빈혈이 확인된다. 혈소판 감소를 동반하는 경우가 많다. 암의 골수전이에서는 말초혈액에 미성숙 백혈구나 유핵 적혈구(적혈모구)가 출현하는 것이 특징이다.

말라리아와 빈혈

말라리아원충은 적혈구에 감염을 일으킨다. 감염 적혈구는 말라리아원충의 증식에 동반하여 기계적으로 파괴되기 때문에 심한 빈혈이 생긴다. 감염 적혈구 수가 많은 열대열말라리아에서 특히 빈혈이 두드러지는데, 헤모글로빈 수치가 3~5g/dL이 되는 일도 드물지 않다.

국시 적중문제

Q 다음 중 혈액의 기능으로 옳은 것은?

가. 체온을 조절한다. **나. 신체 각 조직에 산소, 영양소, 호르몬 등을 운반한다.**
다. WBC, 항체를 운반해서 미생물로부터 몸을 보호한다. **라. 혈압(동맥압)을 조절한다.**

① 가, 나, 다 ② 가, 다 ③ 나, 라
④ 라 ⑤ 가, 나, 다, 라

A 혈액의 기능

1) 운반 기능 : 가스 운반, 영양소 운반, 노폐물 배출, 2) 체액량 조절
3) 산염기평형 유지 4) 지혈작용 5) 체온조절 6) 신체방어작용

정답 : ①

Q 비호지킨림프종의 특징은?

① 무통성 림프절비대 ② 전신부종
③ 병리적 골절 ④ 외상성 출혈
⑤ 뼈절결

A 초기 증상이 거의 없고, 무통성의 림프절비대, 체중감소, 발한, 소양증, 피로, 간비대, 지라비대(비장비대) 등이 나타난다.

정답 : ①

column

■ 적혈구의 운명

골수에서 순환하는 혈액 안으로 들어온 적혈구의 수명은 약 120일이다. 혈관을 빠져나가기 위한 변형 능력이 저하되어 산소 운반에 지장이 생기면 지라(비장)에서 분해된다. 파괴된 적혈구에서 헤모글로빈이 분리되고 이것이 헴과 글로빈으로 나뉜다. 그 후 글로빈은 아미노산까지 분해되어 단백질 합성에 재이용된다. 헴은 철을 분리하여 빌리루빈으로 변화되고 간에서 글루쿠론산과 결합하여 쓸개즙(담즙) 안으로 분비된다.

■ 용혈과 황달

헤모글로빈의 헴은 분해되어 빌리루빈이 된다. 간에서 불용성에서 수용성으로 처리되고(글루쿠론산과 결합) 쓸개즙 안으로 배설된다. 간기능저하 등으로 혈장 중 빌리루빈이 증가하여 그 양이 약 2mg/dL 이상이 되면 조직 내에 침착되어 피부가 노래지는데, 이것을 황달이라고 한다. 용혈빈혈에서는 간세포에서 결합되지 않은 간접빌리루빈(알부민결합형)이 증가하지만, 일반적으로 황달의 정도는 가볍다. 간접빌리루빈은 소변 중으로 나오지 않는다. 한편, 간기능장애나 쓸개길(담도)폐쇄에서는 결합빌리루빈(직접빌리루빈)이 혈중에서 현저하게 상승하여 심한 황달을 나타낸다. 소변 중 빌리루빈이 증가하여 소변이 암갈색이 된다.

■ 모자의 혈액형 차이가 빈혈을 일으킨다

혈액형에는 ABO식과 Rh식에 의한 분류가 있다. Rh란 붉은털 원숭이(Macacus Rhesus)에서 따온 명칭이다.

붉은털 원숭이의 적혈구에 대한 항체는 사람의 적혈구와도 반응한다. 이 항원을 Rh인자라고 하며 이것을 가지고 있는 사람의 혈액형을 Rh(+)형, 없는 사람의 혈액형을 Rh(-)형이라고 한다.

ABO식에서는 각각의 혈액형에 대응하는 항체는 원래 혈장 내에 존재하고 있다. 그러나 항Rh항체는 없다. Rh인자에 대한 항체는 Rh(-)형인 사람이 Rh(+)형을 수혈 받아야 비로소 만들어진다. 따라서 첫 수혈에서는 면역반응이 일어나지 않지만, 두 번째에 Rh(-)형인 사람에게 Rh(+)형을 수혈하면 수혈을 통해 들어온 적혈구는 첫 수혈에서 만들어진 항체에 의해 응집을 일으키고 만다.

마찬가지로 Rh(-)형인 모체가 Rh(+)형 남성과의 사이에서 아이를 임신한 경우에도 일어난다. 멘델의 법칙에 따라 이 경우 태어날 태아의 적혈구는 Rh(+)형이 된다. 그러면 원래 Rh인자를 갖고 있지 않았던 모체에게 있어서 태아의 적혈구가 항원이 되어 모체의 혈장 안에서 그것에 대항하는 항체가 만들어지기 시작한다. 초산에서는 거의 응집하는 일 없이 태아는 태어나지만, 모체의 체내에서는 항체가 계속 만들어지기 때문에 다음에 임신한 경우 모체의 항체(IgG)는 태반을 통과하여 태아의 적혈구에 흘러 들어가 태아가 용혈빈혈을 일으키게 된다.

최근에는 면역글로불린요법이 개발되어 이러한 유형의 용혈빈혈은 예방이 가능해졌다. 면역글로불린요법에서는 Rh(-)형인 여성이 Rh(+)형의 자녀를 임신한 경우 분만 시 항Rh(+)의 면역글로불린을 모체에게 투여하는데, 그러면 모체 혈중의 태아 적혈구가 제거되어 모체의 항체반응이 일어나지 않게 되는 원리이다.

2. 출혈성 질환

출혈의 원인으로 혈관 파열, 혈소판 감소, 혈액응고인자 감소의 3가지가 있다. ▶ **총론 제4장 순환장애(p.84)**도 참조하기 바란다.

■ 혈액응고인자의 이상

① 혈우병(hemophilia)

선천성 혈액응고이상 때문에 출혈경향을 나타내는 질환으로, 혈우병 A와 혈우병 B가 있다. 혈우병 A는 혈액응고인자 제VIII인자의 활성이 결핍되어 있다. 관절 내, 피부 밑, 근육 내나 소화관 등에서 출혈이 확인된다. X연관 열성유전을 나타내기 때문에 남아에게만 관찰된다. 인구 1만 명당 0.5~1명의 빈도로 발생하며, 혈우병 B보다 수배 더 많다. 혈우병 B는 제IX인자 결핍증으로, 마찬가지로 X연관 열성유전을 나타낸다.

② 폰빌레브란드병(von Willebrand disease)

유전성의 폰빌레브란트인자 결핍증이다. 혈우병 다음으로 많으며 혈소판기능저하증과 제VIII인자 저하를 동반한다.

③ 신생아흑색변(melena neonatorum)

신생아의 비타민 K 부족을 원인으로 하는 응고인자결핍증이다. 비타민 K는 간세포에서 응고인자를 생산하는 데 필수 물질이다.

■ 혈소판의 이상

응고인자 결핍은 큰 출혈을 일으키는데 비해 혈소판 이상의 경우는 피부의 점출혈(petechial bleeding; 자색반)이 주로 나타난다(▶ **총론 제4장 순환장애, 표 4-1, p.84 참조**).

① 특발저혈소판자색반병(idiopathic thrombocytopenic purpura, ITP)

항혈소판항체에 의한 자가면역질환에 속한다. 소아의 예는 급성형으로 홍역이나 풍진과 같은 바이러스 감염 또는 백신접종 후에 관찰되고, 성인의 예는 만성형으로 여성에게 많은 것이 특징이다.

② 알레르기자색반병(allergic purpura; 헤노흐-쇤라인자색반)

설사나 상기도 감염에 이어서 자색반, 복통, 혈뇨가 관찰된다. IgA형 면역복합체의 혈관벽 침착이 원인이다.

③ 혈전혈소판감소자색반(thrombotic thrombocytopenic purpura, TTP)

모세혈관 내에 혈전이 형성되기 때문에 혈소판이 소모성으로 감소되는 자가면역질환이다. 항응고제인 파날딘(panaldin) 투여 후에 발생한다고 알려져 있다.

④ 용혈요독증후군(hemolytic uremic syndrome, HUS)

창자출혈성 대장균(O-157) 감염병의 심각한 합병증으로, 모세혈관 내의 혈전 형성

Note

Point

출혈의 원인

① 혈관 파열
② 혈소판 감소
③ 혈액응고인자 감소

제VIII인자

제VIII인자는 간세포가 생산하는 분자량 약 3만의 내인계 응고인자로, 혈장 중에서 폰빌레브란드인자와 복합체를 형성하여 안정화되어 있다. 폰빌레브란드인자는 혈관내피세포에서 생산되는 거대분자로, 제VIII인자를 보호한다. 제VIII인자는 제IXa인자에 의해 제VIIIa인자(활성형)가 되고 제X인자를 제Xa인자로 활성화한다. 혈우병 A의 남아에게서 결손되는데, 폰빌레브란드병(von Willebrand disease)에서도 혈장 수준이 저하된다. 제VIII인자의 유전자 중에서 응고에 필요한 부분(활성부위의 단백질을 포함)만 간세포에 유전자 도입하는 유전자치료가 시도되고 있다.

알레르기자색반병(allergic purpura)과 IgA콩팥병증(IgA 신증, IgA nephropathy)

두 질환 모두 콩팥병변은 동일하며, 알레르기자색반병에서는 피부에 자색반이 나타나는 것이 특징이다. IgA콩팥병증에서 관찰되는 IgA형 면역복합체의 침착이 피부와 창자 등에도 영향을 미치는 병태로 파악되고 있다.

과 함께 콩팥기능장애와 용혈이 확인된다. 소아에게 많은 병태로, 혈소판이 감소되며 자색반을 동반한다.

⑤ 파종혈관내응고(disseminated intravascular coagulation, DIC) (▶ 총론 제4장 순환장애, p.83 참조)

온몸의 모세혈관 내에서 혈액응고가 진행되어 응고인자(특히 피브리노겐)와 혈소판이 소모성으로 감소된다. 그로 인해 출혈경향을 동반하는 병태이며, 소모성 응고장애라고도 한다. 섬유소분해산물(fibrin degradation product, FDP)이 증가하며, 패혈증이나 출산에 속발하는 경우가 있다.

⑥ 범혈구 감소를 일으키는 질환

범혈구 감소를 일으키는 질환의 초발증상으로서 출혈 경향성을 보인다(Note 참조).

3. 백혈병

백혈병(leukemia)은 림프계 또는 조혈계 세포를 기원으로 하는 악성종양의 일종으로, 말초혈액 중에 백혈구수가 현저하게 증가하는 것이 특징이다. 백혈병에 양성 병변은 없다.

백혈구나 적혈구 등의 혈구성분은 원래 골수에 있는 조혈줄기세포가 분화하여 생긴 것이다. 백혈병은 이 분화과정에서 조혈세포가 종양화하여 백혈병세포(leukemic cell)가 된다.

백혈병세포는 골수에서 증식하며 정상적인 조혈세포의 분화와 증식을 방해한다. 그 결과 정상적인 적혈구나 백혈구, 혈소판의 생산이 장애를 받아 빈혈, 감염병, 출혈을 일으킨다. 또 백혈병세포는 간이나 지라(비장), 림프절, 그 밖의 장기에 침윤하여 장기의 비대와 기능장애를 일으킨다.

유형으로는 분화도가 낮은 유형에 해당되는 급성 백혈병과 분화도가 높은 유형인 만성 백혈병의 2가지가 있다. 또한 유래하는 백혈구의 종류에 따라 골수백혈병과 림프구백혈병으로 나뉜다.

■ 급성 백혈병(acute leukemia)

급성 백혈병은 골수와 말초혈액에서 모세포(모구, blast)나 그에 가까운 미성숙 세포의 비율이 우세해진다. 종종 소아에게 발생하며 소아 연령의 악성종양 중에서는 가장 빈도 높은 질환이다. 연령이 많아지면 발병률은 낮아지지만, 60세 이후 연령에서 다시 최대의 발병률을 나타낸다.

급성 백혈병은 유래하는 세포에 따라 크게 급성 림프구백혈병과 급성 골수백혈병으로 나뉘며, 모두 조혈줄기세포이식(골수이식)이 최종적인 치료법이다.

Note

범혈구감소증 (panhematopenia)

적혈구, 백혈구, 혈소판의 세 성분 모두가 감소되는 병태를 말한다.

① **종양성 질환** : 급성 백혈병, 골수형성이상증후군, 암의 광범위한 골수전이
② **조혈 부전** : 재생불량빈혈, 거대적혈모구빈혈(**악성빈혈**)
③ **파괴 항진** : 지라기능항진증, 전신홍반루푸스(SLE)

Point

백혈병의 분류

급성인가 만성인가 : 종양세포의 분화도에 따름

골수성인가 림프성인가 : 유래하는 백혈구의 종류에 따름

완화(관해, remission)

백혈병에서는 치료로 증상이 없어지고 검사 수치도 거의 정상화된 상태를 완치라고 하지 않고 완화(관해)라고 한다.

Point

급성 림프구백혈병(acute lymphocytic leukemia, ALL) : 림프모구가 우세하다. 소아에게 많고 치료에 대한 반응이 좋다.

급성 골수백혈병(acute myelogenous leukemia, AML) : 골수모구와 전골수구가 우세하다. 때로 아우어소체(Auer body)가 확인된다. 성인에게 많고 예후가 나쁘다.

① **급성 림프구백혈병**(acute lymphocytic leukemia, ALL)

급성 림프구백혈병은 소아의 악성종양 중 가장 많이 발생하며 순환혈액과 골수 중에서 림프모구(lymphoblast)가 우위를 차지한다. 치료에 대한 반응은 좋아 치유율이 높다.

② **급성 골수백혈병**(acute myelogenous leukemia, AML)

급성 골수백혈병은 소아보다 성인에게서 많이 관찰된다. 골수모구(myeloblast)와 전골수구(promyelocyte)가 우위를 차지하는 것이 특징이며 때로 아우어소체(Auer body)가 확인된다(▶ **그림 3-5**). 소아의 급성 림프구백혈병보다 예후가 나쁘며 종종 재발을 일으킨다. 조혈줄기세포이식(골수이식)이 치료의 근본적인 방법이다. ▶ **그림 3-5**의 급성 전골수구백혈병(acute promyelocytic leukemia)은 파종혈관내응고(DIC)를 일으키기 쉬운데, 레티노인산(비타민 A 유도체)을 복용하는 것이 효과적이다.

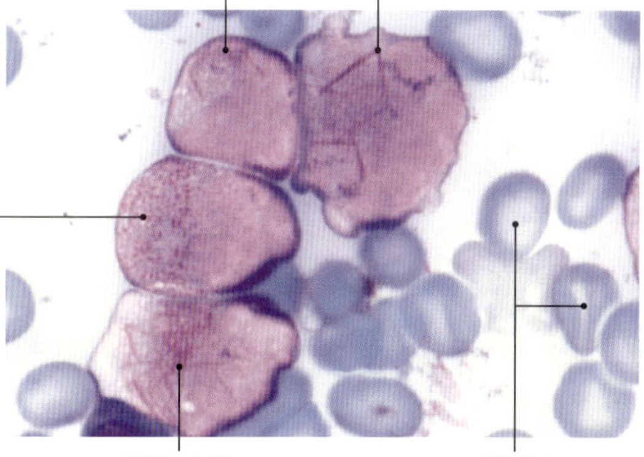

전골수구와 유사한 크고 거친 과립을 가진 백혈병세포의 세포질에 다수의 아우어소체(Auer body)가 형성되어 있다. 아우어소체는 과립성분으로 이루어진 막대 모양 구조물로, 급성 골수백혈병의 현미경적 특징이다.

[그림 3-5] 급성 전골수구백혈병(M3)의 형태(김자염색)

■ 만성 백혈병(chronic leukemia)

만성 백혈병은 급성 백혈병보다 분화 및 성숙한 림프계 또는 조혈계 세포가 증가하는 것이 특징이다. 급성 백혈병보다는 길고 완만하게 증상이 진행되는데, 치료에 대한 반응은 그다지 좋지 않다. 유래하는 세포에 따라 만성 림프구백혈병과 만성 골수백혈병의 2가지로 나뉜다.

① **만성 림프구백혈병**(chronic lymphocytic leukemia, CLL)

만성 림프구백혈병은 60세 이상의 남성에게 많이 관찰되는 질환으로, B세포에서 유래하는 백혈병세포가 증식하는 것이 특징이다. 골수, 말초혈액, 림프절, 지라(비장), 간, 기타 장기에 광범위하게 침윤된다.

Note

골수형성이상증후군(myelodysplastic syndrome, MDS)

기존에 백혈병 전 상태나 경계 병변으로 간주되어 오던 원인 불명의 빈혈 및 범혈구감소증을 가리킨다. 골수모구와 전골수구를 합쳐 미성숙 세포가 20% 이내로 정의되며 말초혈액, 골수 중에 다양한 형태이상이 나타난다. 종종 진성 백혈병으로 진행된다. 고령자에게 많고 보통 적극적인 치료는 하지 않는다. 소아의 예에서는 조혈줄기세포(골수이식) 치료의 대상이 된다.

아우어소체(Auer body)

급성 골수백혈병(AML)에 특징적인 현미경적 구조물이다. 중성구(호중구)에 과립이 막대 모양(바늘 모양)으로 결정화한 것이다.

Point

만성 림프구백혈병(chronic lymphocytic leukemia, CLL) : 전신성 림프절비대와 중등도의 간지라비대(간비종대)를 동반한다.

만성 골수백혈병(chronic myelogenous leukemia, CML) : 대부분의 환자는 필라델피아 염색체를 가진다.

발병 시 백혈구수가 50,000/μL에서 200,000/μL까지 증가하며 대부분 백혈병세포로 채워진다. 그러나 자각증상이 거의 없고 장기간에 걸쳐 진행된다. 전신성 림프절비대와 중등도의 간지라비대(간비장비대)를 동반한다. 치료하지 않고 경과를 관찰하기도 한다.

성인T세포백혈병(adult T-cell leukemia, ATL)은 만성 림프구백혈병의 한 아형으로, 사람T세포백혈병바이러스(HTLV)의 감염이 원인이다. 백혈구가 많은 경우 예후가 나쁘다.

② 만성 골수백혈병(chronic myelogenous leukemia, CML)

만성 골수백혈병을 발병하는 최대 시기는 35~50세이다. 초기 증상은 가벼워서 백혈병세포가 침윤하여 거대한 지라비대(비장비대대)를 일으킴에 따른 압박증상이 나타남으로서 발견되는 경우가 많은 질환이다(▶ 그림 3-7).

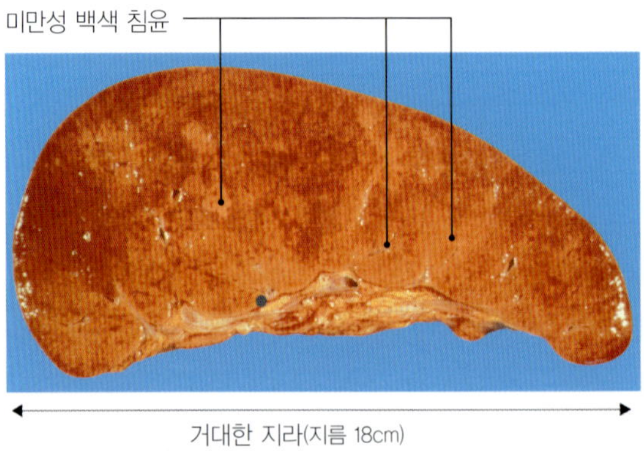

만성 골수백혈병에서 관찰된 지라비대(비장비대)로 백혈병세포의 침윤에 의해 지라 전체가 백색조를 띠고 있다. 만성 골수백혈병에서는 지라가 현저하게 비대해져 거대지라(거대비장, megalosplenia)가 된다. 촉진 시 왼쪽 갈비활(늑골궁) 아래에서 지라가 만져진다.

[그림 3-7] 만성 골수백혈병에서의 지라비대(자른 단면의 육안소견)

대부분의 환자는 22번 염색체와 9번 염색체 긴쪽의 일부가 서로 자리옮김(전위, translocation)을 하여 형성되는 비정상적인 필라델피아염색체(Philadelphia chromosome)를 가지고 있다(▶ 그림 3-8). 염색체자리옮김(염색체전위, chromosomal translocation) 결과 생기는 '키메라유전자(*BCR-ABL*)'는 백혈구의 증식을 촉진한다. 이 비정상 유전자의 작용만 특이적으로 억제하는 경구제 '글리벡(glivec)'이 개발되었으며 '유전체 신약개발'의 성과라고 할 수 있다. 이 약은 부작용이 적어 만성 골수백혈병의 특효약으로써 널리 사용되고 있다.

발병하게 되면 림프성의 경우와 마찬가지로 백혈구수가 50,000/μL에서 200,000/μL까지 증가한다. 말초혈액과 골수 중에 있는 백혈병세포는 주로 중기 또는 후기의 (비교적 성숙한) 과립구계 세포이다. 경과 중에 급성 백혈병으로 전환되면 예후가 나빠진다.

Note

백혈병세포단절 (leukemic hiatus)

만성 골수백혈병은 말초혈에서 다양한 성숙 단계의 세포가 관찰되지만, 급성 골수백혈병은 말초혈액에서 모세포(모구)와 성숙 중성구(호중구)만 관찰되고 중간 성숙 단계의 세포는 관찰되지 않는다. 이것을 백혈병세포단절이라고 한다(▶ 그림 3-6).

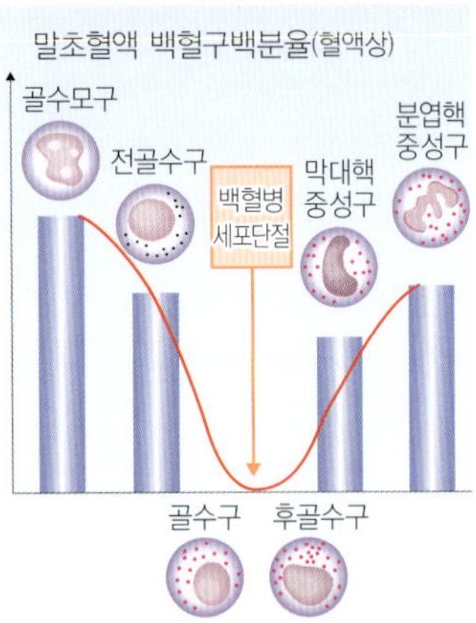

[그림 3-6] 백혈병세포단절의 모식도

감염성 증가

백혈병에 걸리면 과립구계 세포가 감소하기 때문에 감염이 쉽게 일어나는데, 이러한 상태를 감염성 저하라고 한다. 과립구 감소를 일으키는 병태에서는 이른바 고름형성균(중성구가 감염방어의 중심 역할을 하는 세포외 기생성 세균)에 감염되기 쉽다. 혈중 포도당이 증가하는 당뇨병이나 중심정맥영양(고열량수액), 혈청철이 증가하는 혈액투석(만성 콩팥기능상실) 환자에게서도 감염성 증가 상태가 생긴다(이 경우 백혈구수는 정상).

성인T세포백혈병 (adult T-cell leukemia, ATL)

바이러스가 원인임이 증명된 첫 사람종양이다. 일본의 규슈, 카리브해나 적도아프리카에 많은 것이 특징이다. 백혈구수가 많거나 림프절이 비대해지면 예후가 나쁘며, 고칼슘혈증을 동반하기도 한다.

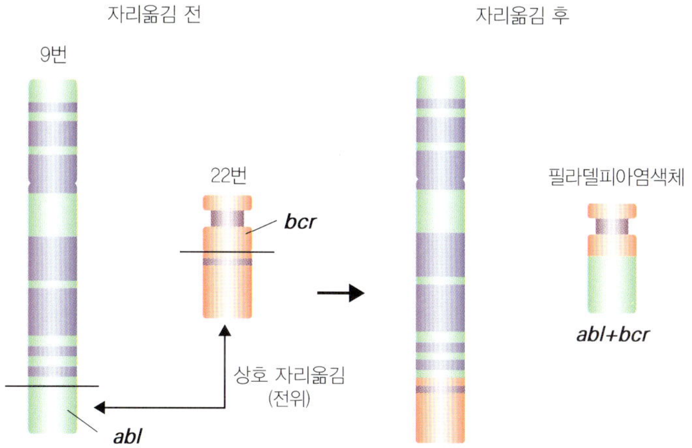

염색체 9번과 22번의 상호 자리옮김(전위) 결과 9번 abl유전자 부분과 22번 bcr부분이 결합되어 필라델피아염색체(Ph')라는 작은 염색체가 형성된다. 이 융합염색체는 세포증식신호를 보내는 티로신키나아제의 유전자정보를 가지고 있다.

[그림 3-8] 만성 골수백혈병에서 관찰되는 필라델피아염색체

4. 형질세포성 종양

백혈구의 일종인 림프구 가운데 B세포가 분화 및 성숙한 세포를 형질세포(plasma cell)라고 한다. 이 세포는 인체에 침입한 바이러스나 세균 등의 이물질을 제거하는 기능을 가진 항체(면역글로불린)를 생산한다. 형질세포가 종양화되는 질환을 형질세포성 종양이라고 한다.

Note

필라델피아염색체 (Philadelphia chromosome)

22번 염색체와 9번 염색체의 긴 팔 일부가 서로 자리옮김(전위)을 하여 형성된 비정상적인 염색체이다. 만성 골수백혈병뿐만 아니라 종종 급성 림프구백혈병에서도 관찰되며 그 경우는 예후가 나빠진다.

백혈병모양반응 (leukemoid reaction)

중증 감염병이나 암의 골수전이에서 미성숙 세포가 섞인 백혈병 증가증이 생겨 급성 또는 만성 골수백혈병과 유사한 혈액상을 띠는 경우가 있는데, 이것을 백혈병모양반응이라고 한다.

Point

형질세포성 질환 : 형질세포의 종양으로 M단백질이라는 단클론항체(monoclonal antibody)를 생산한다.

column

■ 급성 백혈병의 국제분류

급성 백혈병을 분류하는 데에는 FAB 분류(French-American-British cooperative classification)가 이용된다.

프랑스, 미국, 영국의 학자가 공동 연구하여 개발한 분류법으로, 백혈병세포의 과산화효소반응에 따라 과산화효소 음성의 림프구백혈병과 양성의 골수백혈병으로 나눈 후 림프구백혈병을 3종류, 골수백혈병을 7종류로 각각 분류하였다.

과산화효소(peroxidase)는 과립구의 과립에 들어 있는 살균성 효소로, 과산화수소를 활성산소와 물로 분해한다. 과립구 표지자로서 이용된다.

과산화효소는 음성이지만, 표면 표지자로 골수계 세포의 성격이 나타나는 급성 백혈병을 M0으로 보는 경우가 있다.

[표 3-2] 급성 백혈병의 FAB 분류

림프구백혈병	
L1	소형 림프모구(소아에게 많음) : 같은 모양의 원형핵과 약간의 세포질을 가진 림프모구
L2	대형 림프모구(성인에게 많음) : 다양한 림프모구. L1보다 세포질이 넓고 핵 모양이 고르지 않다.
L3	버킷형 림프모구 : 림프모구는 세포질의 공포 형성과 함께 섬세한 핵염색질과 청색~짙은 청색의 세포질을 가진다.
골수백혈병	
M1	미분화 골수모구 : 세포질의 과립형성은 없다.
M2	분화한 골수모구 : 소수~다수의 세포에 약간의 과립형성이 관찰된다.
M3	전골수구 : 전골수구의 전형적 형태를 나타내는 과립형성
M4	골수단핵구 : 골수모구와 단핵구 유사세포의 혼재형태
M5	단핵모구 : 순수한 단핵모구의 형태, 과립구계 $<$ 20%(골수)
M6	적백혈병 : 주로 말초 적혈모구의 형태로 종종 거대적혈모구가 관찰된다. 골수모구도 증가한다.
M7	거대핵모구 : 세포의 가장자리가 거칠고 발아(세포질의 분리소견)가 관찰되기도 한다.

형질세포성 종양에는 다발골수종과 고분자글로불린혈증이 포함된다. 이들 질환의 경우 종양화한 형질세포에서 단일 항체(M단백질)가 다량으로 생산되기 때문에 혈액 중에 비정상적으로 증가하며, 그 일부는 소변으로 누출되기도 한다. 40~50세 이후에 많이 관찰된다.

■ 다발골수종(multiple myeloma)

형질세포성 종양 가운데 발병빈도가 높은 것이 다발골수종이다(▶ **그림 3-9**). 다발골수종이란 보통 고령자에게 관찰되는 형질세포 유래의 악성종양이며, 뼈를 침범하고 혈청단백질의 현저한 증가와 소변 중 단백질 양성을 나타낸다. 예후가 나쁘다.

골수에서 종양화한 형질세포(골수종세포)(▶ **그림 3-9**)는 정상적인 형질세포와 마찬가지로 면역글로불린(immunoglobulin)을 생산한다. 그러나 이 면역글로불린은 정상적인 면역반응으로 생성된 다클론성이 아니라 단클론성 성격을 나타내며 M단백질이라고 불린다(▶ **그림 3-10**).

정상적인 형질세포의 형태와 특징에 대해서는 ▶ **총론 제5장 염증의 column(p.105)을 참조**하기 바란다.

다발골수종의 경우 이 M단백질의 종류에 따라 병형이 분류되며 각각 IgG형, IgA형, IgD형이라고 불린다. 또 단일 면역글로불린의 가벼운 사슬(L사슬)만 과잉으로 생산되어 소변으로 나오기도 하는데, 이 유형을 벤스-존스형이라고 한다.

다발골수종에서는 골수종세포가 주위 뼈를 파괴하면서 증식하기 때문에 뼈의 통증을 느끼거나 전신성으로 뼈가 약해지면서 골절을 일으키기 쉬워진다(병적 골절). X선 사진에서 보면 뼈에 구멍이 뚫린 듯이 보이기도 하는데 이를 뼈 도려낸모양(punched-out appearance)이라고 한다(▶ **그림 3-11**).

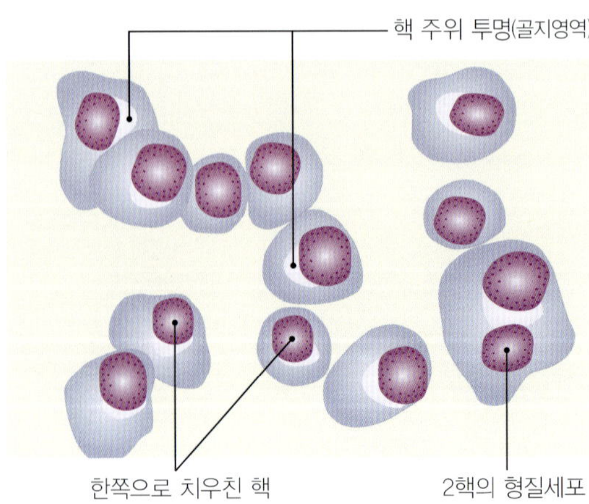

골수에서의 미만성 형질세포 침윤을 확인할 수 있다. 2핵의 형질세포가 확인된다. 이 그림에서는 정상적인 형질세포와 매우 닮아 있지만, 사례에 따라서는 비정형성이 두드러진다.

[그림 3-9] 다발골수종의 종양세포 모식도

Note

양성 단클론성 면역글로불린혈증

고령자의 5~10%에게서 확인된다. 임상적인 증상은 거의 없고 2g/100mL 이하의 단클론성 M단백질이 출현하는 것이 특징이며, 형질세포성 질환 중 하나이지만 양성이기 때문에 치료할 필요가 없다.

단클론성(monoclonal)

단일세포 유래를 의미하는 단어로, 종양성 증식을 반영하고 있다. 형질세포성 질환에서는 혈중 및 소변 중에 단클론성 면역글로불린이 증가하며 M단백질이 증명된다(▶ **그림 3-10**).

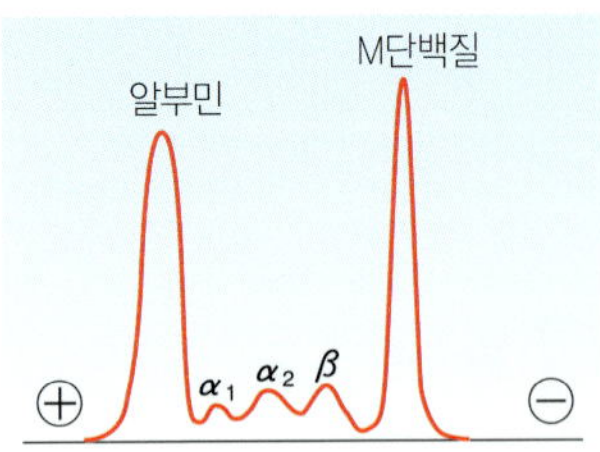

[그림 3-10] 다발골수종 사례의 혈청단백질 전기영동도

벤스-존스단백질 (Bence Jones protein)

단일 면역글로불린의 짧은 사슬(L사슬)만 과잉으로 생산됨으로써 소변 중에 나타나는 단백질이다. 산성뇨를 50~60℃로 가열하면 석출되며 90~95℃에서 다시 용해된다.

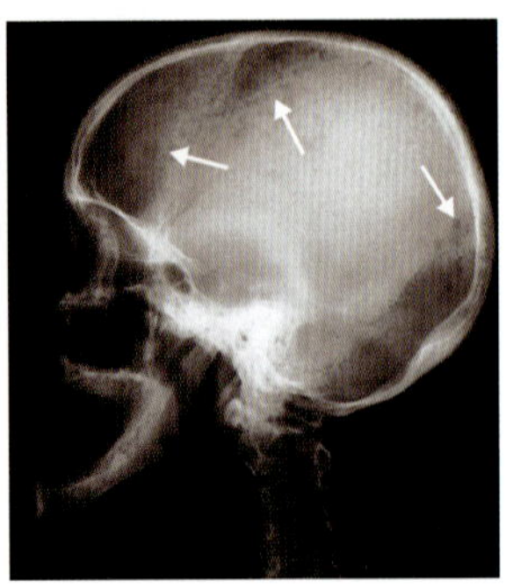

머리뼈에 구멍이 뚫린 듯한 뼈 흡수상이 관찰된다(화살표). 골수종세포의 증식으로 뼈가 파괴된 부위에 상당한다. 뼈 도려낸모양(punched-out appearance)이라고도 하며 다발골수종에 특징적인 소견이다.

[그림 3-11] 뼈 도려낸모양(머리 X선 사진)

또 전신권태감, 현기증, 두근거림, 두통 등의 증상도 나타난다. 골수 중에서 골수종세포가 증식하여 정상적인 조혈기능이 장애를 받기 때문에 빈혈을 일으키기 쉽다. 뼈 파괴에 의한 고칼슘혈증을 나타내기도 한다. 또한 종종 정상적인 항체생산이 장애를 받기 때문에 세균이나 바이러스에 대한 저항력이 약해져 감염병이 합병되기 쉬워진다.

M단백질은 콩팥기능을 손상시키기 때문에 진행되면 골수종콩팥(골수종신장, myeloma kidney)이라는 콩팥장애를 일으키거나 L사슬 분자가 아밀로이드로 되어 침착하여 전신아밀로이드증(generalized amyloidosis)을 일으키기도 한다.

■ 고분자글로불린혈증(macroglobulinemia)

B세포가 형질세포로 분화되는 중간단계에서 종양화하여 증식하는 질환으로, 발덴스트롬마이크로글로불린혈증(Waldenstrom macroglobulinemia)이라고도 한다. 종양화한 세포는 림프형질세포 유사 림프구라고 표현된다.

이 종양세포는 IgM형 M단백질을 생산한다. IgM은 오량체로 분자량이 크기 때문에 마크로글로불린(macroglobulin)이라고 불린다. 뼈의 병변으로 나타나는 경우는 드물며 종양세포가 골수 이외에도 림프절이나 지라(비장) 등에 침윤한다.

질병이 진행되어 IgM형 M단백질이 혈중에 증가하면 혈액의 점성이 높아져 혈류가 나빠지기 때문에 현기증, 두통, 시력장애, 난청(이명) 등의 신경증상이 나타난다(과다점성증후군, hyperviscosity syndrome). 실명하는 경우도 있다.

5. 악성림프종

림프절을 비롯한 림프장치의 림프구가 종양성으로 증식한 병변을 악성림프종(malignant lymphoma)이라고 한다. 림프종은 항상 악성이며 양성 림프종은 존재하지 않는다. 다만, 악성림프종의 악성도는 다양하다.

진단은 림프절 등 생검조직의 병리진단을 통해 이루어지며, 조직분류는 WHO(세계보건기구) 분류가 널리 이용되고 있다.

악성림프종은 크게 호지킨림프종과 비호지킨림프종의 2가지로 나뉜다. 호지킨림프종은 기본적으로 목림프절 또는 세로칸림프절에서 발생하며 그 후 연속적으로 진행되어 간다. 이에 비해 비호지킨림프종은 전신의 어느 부위에서나 발생하며 온몸의 림프절에서 갑자기 전이가 일어나는 등 비연속적으로 진행되어 간다.

서양에서는 이 둘의 비율은 거의 반반이지만, 우리나라의 경우 비호지킨림프종의 비율이 높아 악성림프종 전체의 90% 이상을 차지한다.

Note

다발골수종의 합병증

① 압박골절(병적 골절)에 의한 허리통증
② 고칼슘혈증(뼈파괴에 의함)
③ 전신아밀로이드증(L사슬의 아밀로이드화)에 의한 콩팥기능상실(신부전), 심장기능상실(심부전)
④ 골수종콩팥(벤스-존스단백질에 의한 콩팥손상)

과다점성증후군 (hyperviscosity syndrome)

혈액의 점성은 혈장단백질의 농도와 적혈구수에 의존한다. IgM은 분자량이 100만으로 크기 때문에 IgM의 비정상적인 증가(3g/dL 이상)는 적혈구를 응집시키기 쉽다. 적혈구용적률 수치가 65%를 넘는 경우(청색성 심장질환이나 진성 다혈증)에도 과다점성증후군을 확인할 수 있다.

증상은 두통, 현기증, 코피, 시력장애(복시, 눈부심), 이명, 피로감 증가, 근육통 등이며, 눈바닥출혈(안저출혈) 때문에 실명에 이르는 경우도 있다.

Point

악성림프종의 분류

호지킨림프종(Hodgkin's lymphoma) : 기본적으로 목림프절 또는 세로칸림프절에서 발생하며, 연속적으로 진행된다.

비호지킨림프종(non-Hodgkin's lymphoma) : 온몸의 어느 부위에나 발병하며 비연속적으로 진행된다.

호지킨림프종(Hodgkin's lymphoma)

호지킨림프종은 염증성 질환과 유사한 특징(발열이나 염증성 세포 침윤)을 나타내는 림프절 유래의 악성종양이다. 종양세포는 대형의 이형세포로, 다핵거대세포인 경우는 리드-슈테른베르크거대세포(Reed-Sternberg cell, R-S세포), 단핵인 경우는 호지킨세포라고 불린다(▶ 그림 3-12).

호지킨림프종은 WHO에 의해 결절성 림프구 우성형, 고전적 림프구 우위형, 결절경화형, 혼합세포형, 림프구감소형의 5가지 유형으로 분류되고 있다(▶ 표 3-3). 예후는 이 순서대로 양호하다. 결절경화형을 제외하고는 남성에게 많이 관찰되며, EB바이러스 감염이 관여하고 있다.

병변은 우선 목림프절이나 세로칸림프절(종격림프절)의 한 군데에서 발생하며 그 후 연속적으로 온몸으로 확대된다. 이 확장 정도에 따라 I~IV기까지 병기가 분류된다(앤아버분류). I, II기는 전신의 화학요법과 함께 국소의 방사선치료가 이루어진다.

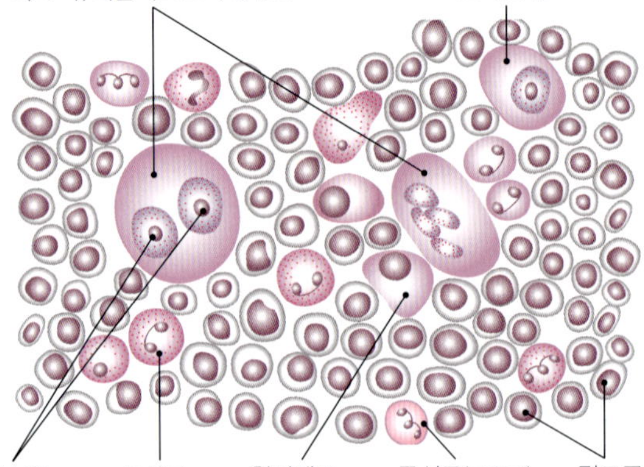

핵소체가 명료한 리드-슈테른베르크거대세포(다핵)와 호지킨세포(단핵)가 작은 림프구 안에 흩어져 있다. 형질세포, 호산구, 중성구(호중구)도 있다.

[그림 3-12] 호지킨림프종의 모식도

[표 3-3] WHO에 의한 호지킨림프종 분류

유형 (예후가 양호한 순서)	특징
결절성 림프구 우위형	소형으로 명료한 핵소체와 분엽상의 핵을 가진 거대세포가 특징이다. 종양세포에 B세포 표지자가 발현된다.
고전적 림프구 우위형	림프구가 풍부한 고전적 호지킨림프종이다. 다수의 림프구와 조직구, 소수의 R-S세포가 출현한다.
결절경화형	여성에게 많이 발생한다. 섬유성 격벽에 의해 림프절이 결절모양으로 분할되는 것과 R-S세포의 일종인 공간세포(lacunar cell)의 존재로 특징지어진다.
혼합세포형	고령자에게서 많이 관찰된다. 호산구, 형질세포, 조직구, R-S세포와 같은 다양한 세포침윤이 특징이다.
림프구감소형	가장 빈도가 낮다. 림프구는 소수이고, 다수의 R-S세포와 광범위한 괴사 및 섬유화를 동반한다.

(R-S세포 : 리드-슈테른베르크거대세포)

Note

토마스 호지킨 (Thomas Hodgkin)

토마스 호지킨은 19세기 초엽에 런던에서 활약한 의사이다.

앤아버분류 (Ann Arbor classification)

호지킨림프종의 병변 확장, 절외성 병변, 발열 등의 전신징후 유무에 기초하여 분류한 병기분류

- I기 : 단일 림프절에 국한
- II기 : 가로막(횡격막)을 경계로 한 같은 쪽에서 2곳 이상의 림프절을 침범
- III기 : 가로막 양쪽에 걸친 림프절을 침범
- IV기 : 림프절 외 장기로 진행

A : 전신 징후 없음
B : 전신 징후 있음
(III_A, III_B 등으로 이용)

■ 비호지킨림프종(non-Hodgkin's lymphoma)

Note

비호지킨림프종은 림프계 세포 또는 림프조직에서 유래하는 호지킨림프종 이외의 악성종양으로, 온몸의 림프절 또는 림프계 조직에서 발생한다.

종양세포가 B세포 유래인가, T세포 유래인가에 따라 크게 나눌 수 있는데, 대부분 B세포 유래이며, T세포 유래인 것은 전체의 20% 정도밖에 되지 않는다.

일반적으로 T세포림프종(T-cell lymphoma)은 B세포림프종(B-cell lymphoma)보다 예후가 나쁘다. 병리조직학적으로는 증식하고 있는 종양세포가 림프소포와 유사한 결절모양 구조를 만드는 경우를 소포림프종(follicular lymphoma), 미만성 증식을 하는 경우를 미만성 림프종으로 나누고 있다(▶ 표 3-4).

호지킨림프종과 달리 비호지킨림프종은 림프절 밖에서도 발생한다. 이것을 절외성 림프종이라고 한다. 절외성 림프종은 어느 장기에서나 발생하는데, 편도, 위, 창자에서 많이 발생하며 이들 장기의 림프종은 대부분 B세포성이다. 한편, 피부나 코안에서 발생하는 림프종은 대부분 T세포성이다. 버킷림프종의 대다수는 림프절 밖에서 발생한다.

호지킨림프종과 달리 림프절 어딘가에서 악성종양이 생기면 다음에 어떤 림프절이 침범되는지는 알 수 없다. 온몸의 림프절이 동시에 침범되기도 한다. 초기 단계라도 전신요법(화학요법)이 필요하다.

[표 3-4] 대표적인 비호지킨림프종

B세포 유래	소세포림프종	고령자에게 발생한다. 악성도는 낮고 무증상으로 경과하는 경우가 많다. B세포성 만성 림프구백혈병과 동일한 질환이다.
	소포림프종	종양세포가 소포모양의 배열을 나타낸다. 정상 림프절의 림프소포와 유사한 구조로 B세포 유래이다. 고령자에게 많고 무증상으로 경과한다.
	외투세포림프종	림프소포의 외투층에 발생한다. 형태적으로 소세포림프종과 유사하지만, 예후는 나쁘다.
	MALT(점막연관 림프조직) 림프종	만성 염증 또는 자가면역질환에 침범되는 부위(림프절 바깥)에 발생하는 경향이 있다. 하시모토갑상샘염에서의 갑상샘, 위나선균 위염에서의 위점막이 대표적이다. 저악성도이다.
	미만성 대세포림프종	큰 덩어리(종괴)를 형성하며 절외성 병변을 동반하여 광범위한 파종성 침윤을 나타낸다. 백혈병으로 진행되는 일은 드물다.
	버킷림프종	악성도가 높다. 소아~청년에서의 절외성 발생이 특징이며, 창자, 난소, 배벽에서 발생하기 쉽다. EB바이러스 감염과 밀접하게 관계하고 있다.
T세포 유래	T전구세포성 림프모구림프종	종양세포는 종종 홈이 있는 핵을 가진다. 소아에게서 발생한다. 종종 가슴샘(흉선) 비대를 동반하며 백혈병으로 진행된다. T세포성 급성 림프구백혈병과 동일 질환이다.
	말초T세포림프종	T세포림프종 중에서 가장 많다. 종양세포에 다형성이 두드러진다.
	피부T세포림프종	균상식육종(mycosis fungoides)에서는 홍반 유사, 습진 유사의 피부병변으로서 출현하며 천천히 진행된다. 세자리증후군(Sézary syndrome)은 피부T세포성 림프종이 백혈병으로 진행된 병형이다.
	성인T세포백혈병 / 림프종	레트로바이러스에 속하는 사람T세포백혈병바이러스 I형 감염에 의해 일어나는 말초성 T세포 종양이다. 말초혈액에 종양세포가 출현함에도 불구하고 골수에 침윤되는 백혈병세포의 비율은 낮다. 아프리카 중앙부나 카리브해 연안에서 많이 발생한다.

Note

골수에 침범하면 백혈병으로 진행되어 이차적인 림프구백혈병이 된다. 처음부터 림프구백혈병으로서 발병하는 경우도 있다. 즉, 악성림프종과 림프구백혈병은 동일 질환의 다른 임상소견을 보여 명명되었다고 생각하면 된다.

비호지킨림프종의 병형 분류 시 새로운 WHO 분류가 이용된다. 복잡하므로 일일이 기억할 필요는 없지만, 유형에 따라 악성도와 예후가 다르다는 사실은 기억하기 바란다.

6. 기타 조혈·림프계통 질환

■ 림프절염(lymphadenitis)

생체 내로 병원체나 이물질이 침입하면 림프관을 통해 림프절로 운반되어 그곳에서 염증반응과 면역반응을 일으킨다. 이것을 림프절염이라고 하며 혈액 중으로 병원체가 침입하면 혈행성 림프절염이 된다.

림프절염은 그 원인에 따라 몇 가지 종류로 나뉘며 주요한 것은 다음과 같다.

① 고름림프절염(화농림프절염, suppurative lymphnoditis)

충치를 원인으로 하며 목림프절(경부림프절)이 통증을 동반하여 붓는다.

② 결핵림프절염(tuberculous lymphadenitis)

결핵균 감염에 의한 림프절염으로, 치즈괴사(건락괴사)를 동반한 상피모양육아종(epithelioid granuloma)을 형성한다.

③ 사르코이드증(sarcoidosis)

괴사를 동반하지 않는 상피모양육아종이 관찰된다. 허파문림프절(폐문림프절)이나 빗장위림프절(쇄골상림프절)에 호발한다.

④ 괴사성 림프절염(necrotizing lymphadenitis)

원인 불명으로 젊은 여성에게 많이 관찰된다. 목림프절이 붓는데, 방치하더라도 1~3개월 정도면 자연적으로 치유된다.

⑤ 감염단핵구증(infectious mononucleosis)

EB바이러스의 첫 감염에 의해 발병한다. 말초혈액 중에 이형 림프구가 나타난다. 소아나 젊은 사람에게 많이 관찰되며, 간기능장애를 일으킨다.

⑥ 고양이할퀸병(cat-scratch disease)

고양이(특히 새끼고양이)에게 할퀴거나 물린 뒤 목림프절(경부림프절)이나 겨드랑림프절(액와림프절)이 붓는다. 바르토넬라(*Bartonella*) 감염에 의한 질병이다.

⑦ 감염성 림프절염

그 밖에 매독, 야생토끼병, 페스트, 쯔쯔가무시병, 풍진과 같은 감염병에서도 림프절비대를 일으킨다.

림프절의 구조

림프절은 림프구의 집합체인데, 명확한 구조단위가 있으며 세포에 따라 영역이 나뉜다(▶ **그림 3-13**). B세포가 증식하는 림프소포(lymphatic follicle; 2차 소포)와 그 사이에 분포하는 T세포가 많은 소포사이영역(결피질)이 있다. 속질(수질)에는 형질세포가 분포한다. 가장지리의 피막 바로 아래에는 들림프관(수입림프관)이 유입하는 가장자리굴(변연동, marginal sinus; 림프굴)이 있으며 큰포식세포(대식세포)가 분포해 있다. 림프절염에서는 이러한 구조가 유지되면서 일정한 구조단위가 과다형성을 나타내는 경향이 있다.

영역	주요 세포
림프소포	B세포
소포사이영역	T세포
속질(수질)	형질세포
림프굴(림프동)	큰포식세포(대식세포)

⑦ 기타

콜라겐병(SLE), 항간질제 복용, 광범위한 피부질환 시에도 림프절이 붓는다. HIV 감염병에서 림프절비대가 확인되기도 한다. 소아기에 목림프절이나 샅고랑림프절(서혜림프절)이 부드럽게 부어있는 경우가 많은데, 이것은 생리적 변화에 따른 것이다.

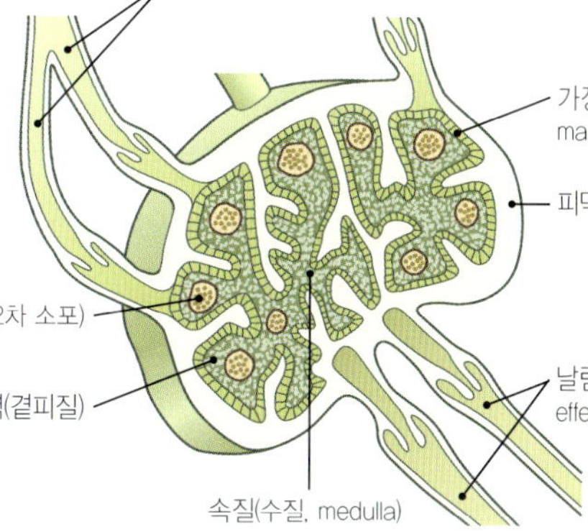

[그림 3-13] 정상 림프절의 구조

■ 말라리아(malaria)

말라리아는 얼룩날개모기에 의해 매개되는 열대 · 아열대성 질환으로, 고열발작, 빈혈, 지라비대(비장종대)가 특징이다. 말라리아 환자는 매년 세계에서 3~5억 명, 사망자는 매년 10만 명을 넘고 있다. 말라리아는 결핵과 함께 중요한 국제 감염병이다. 환자의 절반 그리고 사망자의 대부분은 5세 미만의 유아이다.

병원체인 말라리아원충은 4종류이며, 각각 열대열말라리아, 삼일열말라리아, 사일열말라리아, 난형말라리아를 일으킨다. 열대열말라리아는 아프리카, 삼일열말라리아는 동남아시아에서 많이 발생하는 경향이 있다. 잠복기간은 2주일 전후이며, 주기적으로 고열이 발생하는 것이 특징이다. 사망의 예 대부분은 열대열말라리아에 의한 뇌(악성)말라리아이다.

말초혈액의 적혈구 내에 말라리아원충이 검출되면 진단이 확정된다.

■ 지라비대(비장종대, splenomegaly)

지라(비장)가 비대한 상태를 지라비대라고 한다. 지라비대를 동반하는 주요 병변에는 혈액질환(백혈병, 악성림프종), 울혈심장기능상실(울혈심부전), 간경변이나 반티병(Bantis disease; 특발성 문맥고혈압) 등의 순환장애, 말라리아, 리슈만편모충증 등의 전신성 원충 감염병, 고셰병 등의 대표 질환이 있다.

지라의 중요한 기능은 오래된 혈구를 파괴하는 것이다. 지라비대를 일으키면 이 기능이 항진되어 혈구수가 감소하는데(범혈구감소증), 이 병태를 지라항진증(hypersplenism)이라고 한다.

Note

EB바이러스(엡스타인-바바이러스, Epstein-Barr virus)

소아가 감염되면 감염단핵구증이나 버킷림프종을 일으키며, 성인의 코인두에서 호발하는 림프상피종(lymphoepithelioma)의 원인이 되기도 한다. AIDS나 골수이식 후에 생기는 기회감염 림프종, 코안의 T/NK림프종, 호지킨림프종이나 위암의 일부도 EB바이러스를 원인으로 하여 발생한다. 버킷림프종에서는 제8염색체와 제14염색체 간에 일부가 자리옮김(전위)해 있다. 이에 따라 암유전자(*c-myc*)가 활성화되어 종양세포가 계속적으로 증식한다.

말라리아의 발열주기

삼일열, 난형 : 48시간

사일열 : 72시간

열대열 : 36~48시간(불규칙)

희귀약(orphan drug)

희귀질환용 의약품(희귀약)이란 난치병이나 특수한 감염병 등의 치료에 매우 필요함에도 불구하고 환자수가 적어 채산성이 맞지 않는 의약품을 가리킨다. 항말라리아제는 희귀약에 속한다.

지라(비장)의 구조와 기능

정상 지라의 무게는 80~100g이다. 지라는 림프구나 항체를 생산하는 백색속질(white pulp)과 혈액 저장, 혈액 중의 세균이나 이물질 처리, 적혈구 파괴와 철분 저장 등을 행하는 적색속질(red pulp)로 나뉜다.

Note

가슴샘(흉선) 중량의 추이
(▶ 그림 3-14)
가슴샘 중량은 10세 무렵을 최대로 하여 성인이 되면 위축된다(지방화).

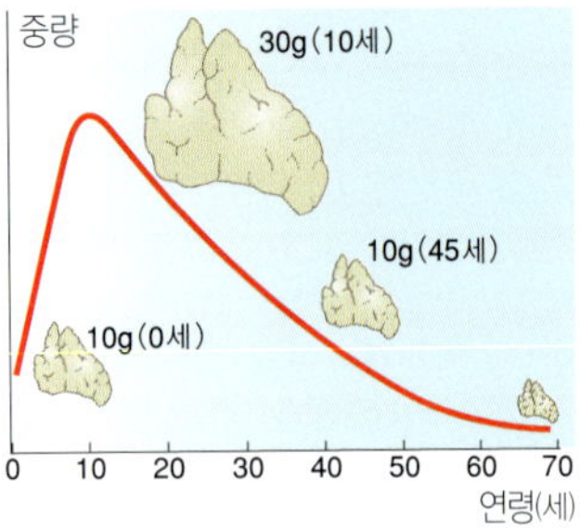

[그림 3-14] 가슴샘(흉선)의 생리적 위축

세로칸(종격) 종양
세로칸(종격, mediastinum)이란 허파, 심장에 둘러싸인 가슴안(흉강) 내의 공간을 가리키며 이곳에 기관, 대동맥, 식도가 주행하며 가슴샘(흉선)과 림프절이 분포한다. 위세로칸(상종격), 앞세로칸(전종격), 중간세로칸(중종격), 뒤세로칸(후종격)으로 나뉜다. 각 부위의 주요 세로칸 종양은 다음과 같다.

① 위세로칸 : 가슴안 내 갑상샘종
② 앞세로칸 : 가슴샘종(흉선종), 기형종
③ 중간세로칸 : 악성림프종, 낭종
④ 뒤세로칸 : 신경집종(신경초종)

중증근무력증과 가슴샘 병변
중증근무력증에서는 가슴샘항진증(흉선항진증) 또는 가슴샘종(흉선종)을 동반한다. 일반적으로 가슴샘종을 동반하는 경우가 중증이다.

■ 가슴샘(흉선) 질환

가슴샘(흉선, thymus)은 앞세로칸(전종격)에 있는 림프기관으로, T세포 분화의 중추적인 기능을 담당한다. 소아기부터 청년기에 잘 발달하여 신체의 면역을 담당하는 중요한 기능을 하는데, 성인이 되면 그 기능을 끝내고 퇴화된다. 주요 병태로서 다음 2가지가 중요하다.

① 중증근무력증에서의 가슴샘항진증(흉선항진증, hyperthymism)

중증근무력증(myasthenia gravis)이란 신경절접합부의 아세틸콜린수용체에 대한 자가항체가 생산됨으로써 일어나는 자가면역질환이다. 자가면역질환의 V형 알레르기반응으로 분류된다. 눈꺼풀처짐(안검하수, blepharoptosis)을 주요 증상으로 하며 심해지면 복시(사물이 이중으로 보임)나 전신의 피로감 증가를 호소한다. 오전 중에는 증상이 가볍고 오후가 되면 심해진다.

이러한 자가항체가 왜 만들어지는지에 대해 밝혀진 바는 없다. 그러나 대부분의 환자에게서 가슴샘항진증(흉선항진증) 또는 가슴샘종(흉선종)이 관찰되며, 가슴샘을 적출하면 증상이 개선되는 것이 특징이다. 이 사실로 가슴샘의 이상과 중증근무력증 사이에는 어떠한 관계가 있을 것으로 보고 있다.

② 가슴샘종(흉선종, thymoma)

가슴샘종은 퇴화된 가슴샘 상피세포에서 발생하는 종양으로, 대부분 양성이지만 악성인 경우도 있다. 결합조직의 피막으로 덮이며 비교적 천천히 증식한다. 드물게 진행되어 허파, 심장, 대혈관으로 침윤 및 파종되기도 한다. 현미경에서는 T세포가 다수 섞여 관찰되는 것이 특징이다. 중증근무력증 외에 적혈구무형성(red cell aplasia)이나 쇼그렌증후군(Sjögren syndrome)을 합병하기도 한다. 가슴샘종은 앞세로칸(전종격) 종양의 대표적 질환이다.

7. 수혈

수혈(transfusion)이란 혈액을 상실함으로써 발생하는 다양한 증상이나 신체소견을 개선할 목적으로, 몸 밖에서 혈액성분을 보충하는 것을 가리킨다. 수혈 대상 질환으로는 ①출혈, ②혈액질환, ③소모, ④치료 목적의 혈장교환을 들 수 있다. 최근에는 전혈수혈의 부작용을 경감할 목적으로 상실한 혈액성분만 보충하는 성분수혈이 주류를 이루고 있다.

공혈(제공자 혈액)은 헌혈에 의해 충당되며 수혈제제는 대한적십자사 혈액관리본부에서 공급된다. 수혈은 사람에게서 사람으로 이식되는 동종이식(homotransplant)의 일종이며, 정확하게는 '동종혈 수혈'이라고 불린다. 수혈의 목적과 혈액 제제를 표에 정리하였다(▶ 표 3-5).

수혈 부작용

① 용혈(hemolysis)

혈액형 부적합수혈에 의한 용혈이 대표적이다. 그 밖에 보존혈액의 관리부족에 따른 적혈구파괴도 원인이 된다.

② 아나필락시스(anaphylaxis)

수혈에 의한 부작용 중에서 가장 많으며 피진이나 피부가려움, 발진이나 오한, 호흡곤란이나 쇼크(혈압저하)가 관찰된다. 혈소판 제제 투여 후 잘 발생하는 경향이 있다.

③ 감염

이전에는 B형 및 C형 간염바이러스, HIV, T세포백혈병바이러스가 수혈을 통해 감염된 경우가 있었다. 지금은 대한적십자사 혈액관리본부의 엄격한 관리 하에 그 위험성은 현저하게 낮아지고 있다. 그러나 매독, 말라리아, 프리온병(크로이츠펠트-야콥병, 광우병)의 위험을 배제할 수는 없다.

④ 이식편대숙주병(graft-versus-host disease, GVHD)

수혈 후 홍색피부증(홍피증)이라고도 불리는 치명적 병태가 생기는 경우가 있다. 공혈 혈액 중에 포함된 T세포(이식편)가 생체 내에서 이물질로 인식되지 않기 때문에 제거되지 못하고 남아 오히려 이식편이 숙주 세포를 이물질로 인식함으로서 일어나는 특수한 병태이다.

비교적 순혈 상태에 가까운(단일민족) 한국인에게 많고 수혈 후 1~2주에 발열, 피부의 홍반, 간기능장애, 설사와 하혈 등을 일으킨다. 유효한 치료가 없기 때문에 예방이 중요하다. 이 심각한 부작용을 방지하기 위해 현재 방사선조사를 통해 림프구를 없앤 혈액 제제의 사용이 보급되고 있다.

Note

혈액형 검사

수혈을 하는 경우 같은 혈액형(적혈구형)의 혈액이 사용되며, ABO형과 Rh형을 확인하고 있다. 백혈구, 혈소판, 혈장단백질에도 유형이 있는데, 심각한 부작용이 없기 때문에 적혈구의 유형만 일치시켜서 사용하고 있다. 교차적합시험에는 주시험과 부시험이 시행되며, 이 두 시험의 결과가 일치하는지를 수혈 전에 반드시 확인하고 있다. 교차적합시험에는 주로 간접항글로불린 시험이 시행된다.

① **주시험(혈구형 검사)** : 공혈자 혈구와 수혈자 혈청 간의 반응

② **부시험(혈장형 검사)** : 공혈자 혈청과 수혈자 혈구 간의 반응

[표 3-5] 수혈의 목적과 혈액제제

① 순환혈액량 보충 : 알부민, 적혈구, 혈장증량제(덱스트란 제제)
② 산소운반능 보충 : 적혈구
③ 지혈 : 혈소판, 신선동결혈장, 혈액응고인자
④ 면역능 보충 : 글로불린, 보체
⑤ 혈장 교환 : 혈장
⑥ 혈액 교환 : 전혈

국시 적중문제

Q 성인의 이식편대숙주병(GVHD)에 대한 설명으로 바른 것은?

가. 구토와 오심　　나. 조혈모세포 이식 후 이식편대숙주병
다. 설사　　라. 눈과 구강점막 건조

① 가, 나, 다　② 가, 다　③ 나, 라
④ 라　⑤ 가, 나, 다, 라

A 골수이식 시 나타나는 거부반응으로, 홍반성 발진, 홍색피부증(홍피증)과 같은 섬유화가 일어나며, 간 기능 이상, 간비대, 황달, 오심, 구토, 설사 이외에 모든 장기에 건조와 탈피증이 올 수 있다.

정답 : ①

병리학(pathology)

질병의 본질적 성질을 취급하는 의학의 한 분야로서, 특히 질병에 의해 발생하는 신체의 조직이나 기관의 형태학적 변화 및 기능적 변화를 연구하는 학문. 즉, 병의 원인-발생-경과 및 그 변화 등에 관한 연구를 하는 학문으로 넓은 의미로는 생물체에서 볼 수 있는 모든 이상(질환) 및 기형을 대상으로 하며 좁은 의미로는 사람에게 일어나는 병변의 본태를 규명하고 병태의 구조와 기능의 변화를 분명히 하여 치료와 예방에 공헌하는 기초의학 분야를 가리킨다.

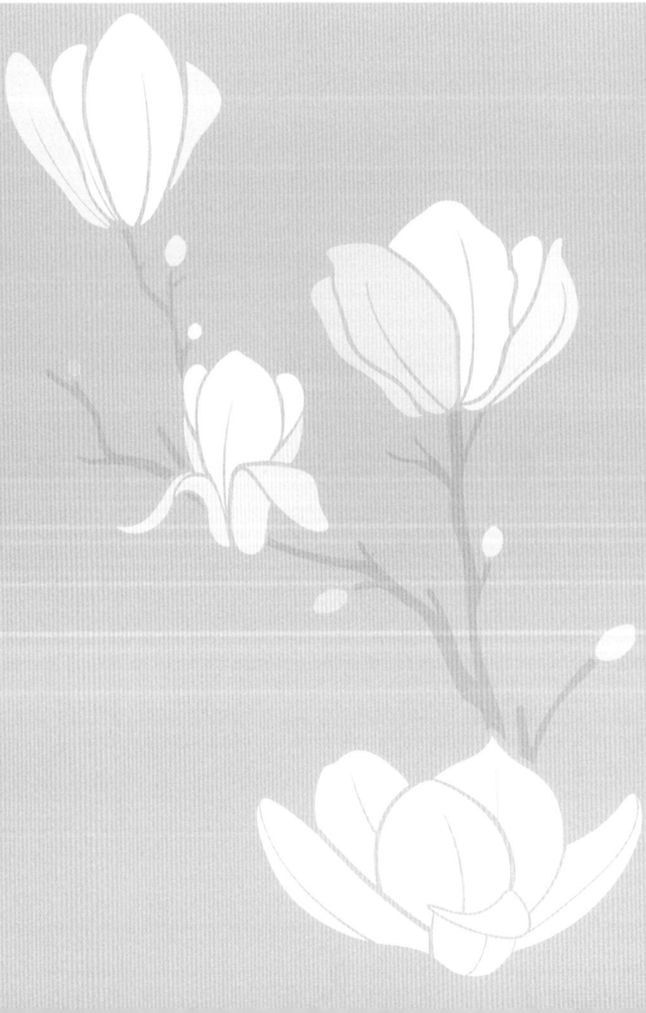

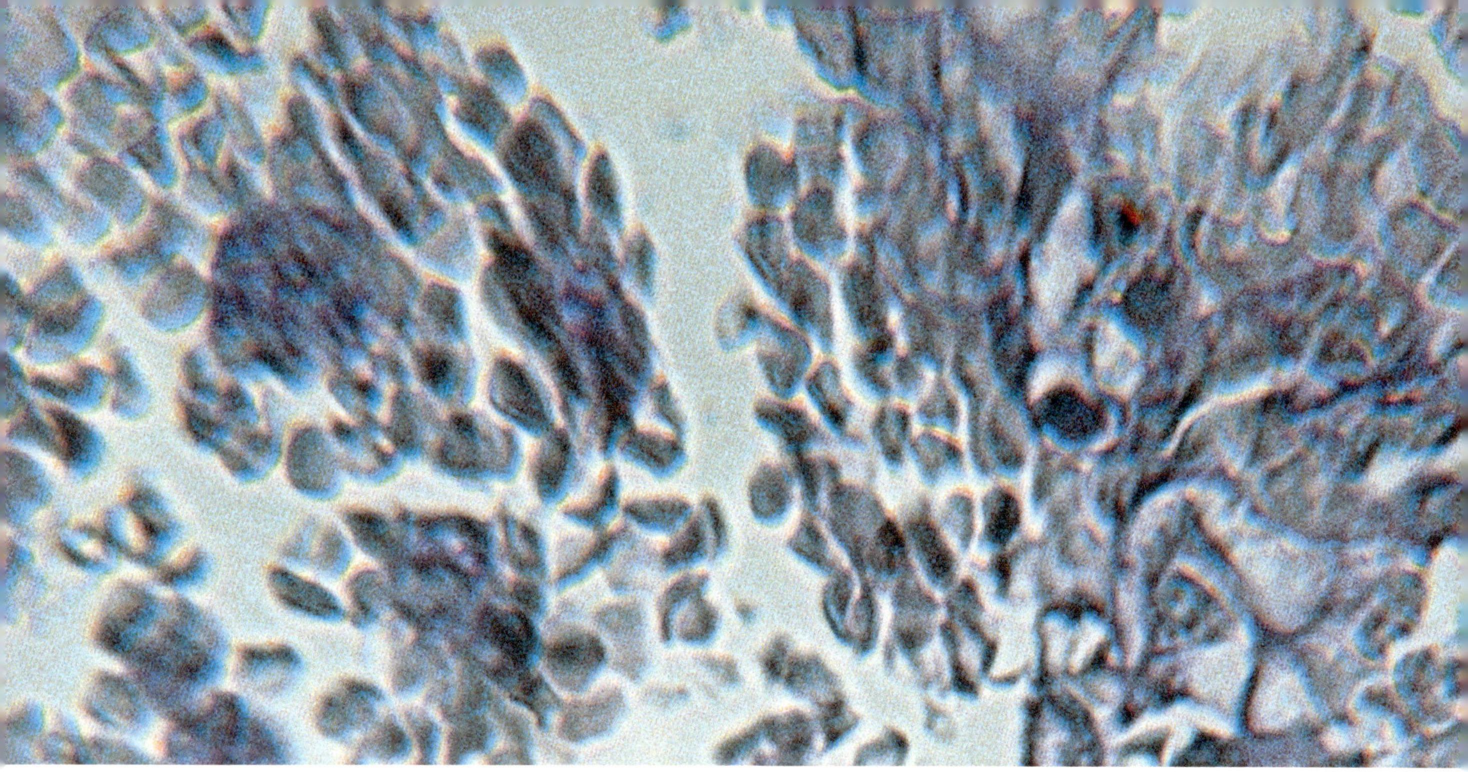

제4장 **호흡계통 질환**

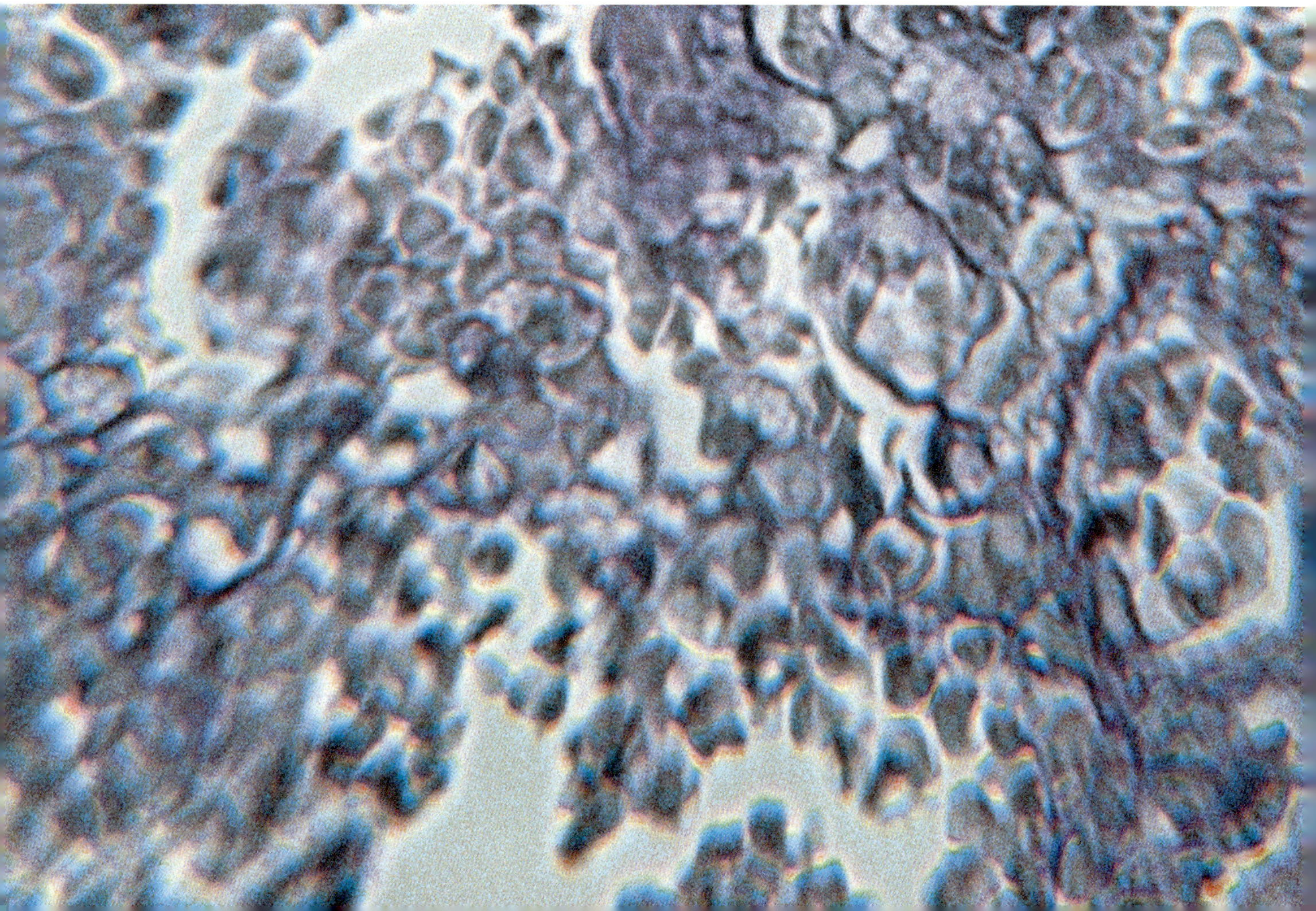

주요 용어해설

- **객혈(hemoptysis)** : 기도에서 기침 또는 침과 함께 분출되는 혈액을 말한다.
- **공기가슴증(기흉, pneumothorax)** : 가슴안(흉강) 내에서 기체가 허파를 압박하여 허파가 외기를 받아들이지 못하게 된 상태이다.
- **만성 폐쇄폐질환(chronic obstructive pulmonary disease, COPD)** : 기관지나 허파꽈리(폐포)에 염증과 파괴가 일어나 호흡기능에 이상을 일으킨 질환을 일컫는다.
- **바깥호흡(외호흡, external respiration)** : 생물과 외부와의 사이에서 일어나는 가스교환을 말한다.
- **속호흡(내호흡, internal respiration)** : 혈액과 세포와의 사이에서 일어나는 가스교환을 말한다. 세포가 최종적으로 이산화탄소를 방출하는 이화대사계통이다.
- **이물육아종(foreign-body granuloma)** : 체내에 침입한 이물질을 중성구, 큰포식세포, 림프구 등이 둘러싸고 육아조직을 형성하여 결절 모양이 된 것이다.
- **천식(asthma)** : 만성의 기도염증(호산구성 염증이 전형적이지만, 호산구 이외의 염증세포가 주체인 표현형도 존재함), 기류 제한, 기도과민성 항진을 병태의 기반으로 하며 발작성으로 호흡곤란, 쌕쌕거림, 기침 등의 호흡기증상을 나타내는 증후군이다.
- **폐렴(pneumonia)** : 허파꽈리(폐포) 안이 액체로 채워지는 허파의 염증을 말한다. 이 병태에서는 허파로 흡인된 공기로부터 혈액 중으로 흡수된 산소의 양이 감소하기도 한다. 폐렴은 감염이 원인으로 일어나는 것이 일반적이지만, 방사선요법이나 알레르기, 흡인된 물질에 의한 허파조직 자극 등이 원인이 되는 경우도 있다.
- **폐흡인(pulmonary aspiration)** : 음식이나 이물질을 기관 안으로 잘못 삼킨 것을 말한다.
- **표면활성물질(surfactant)** : 일반적으로 개체 표면의 물리적, 화학적 성질을 바꾸는 물질을 일컫는다. 생물에서는 코점막, 기도, 허파꽈리(폐포) 등 기체와 접하는 세포 표면을 덮는 물질을 말한다.
- **허파심장증(폐성심, cor pulmonale)** : 허파질환으로 인해 허파순환에 장애가 생겨 허파동맥압이 항진됨으로써 오른심실(우심실)이 비대 및 확장되는 병태를 말한다.
- **호흡기능상실(호흡부전, respiratory failure)** : 동맥혈가스가 비정상적인 수치를 나타내며, 그로 인해 생체가 정상적인 기능을 하지 못하게 된 상태를 말한다.

제4장 호흡계통 질환

◆ 호흡계통의 구조와 기능

1. 호흡계통

호흡계통에 속하는 기관은 코안(비강), 코곁굴(부비동), 인두, 후두, 기관, 기관지와 그 가지(세기관지) 및 허파꽈리(폐포)를 포함한 허파실질이다. 허파실질 이외의 구조는 기본적으로 공기를 허파(폐) 안으로 들여보내고 허파 밖으로 내보내는 통로이다(▶ 그림 4-1).

2. 공기의 흐름

공기는 코안(비강)으로 들어와 인두의 코부분에서 입부분으로 내려간 다음 후두를 지나 기관으로 들어간다. 기관(trachea)은 약 10~12cm의 길이로, 제5등뼈(흉추) 부근까지 이어진다. 기관의 섬모세포 표면에 있는 섬모는 공기와 함께 들어온 티끌이나 먼지를 목쪽으로 밀어내는 기능을 한다(▶ 그림 4-2). 기관지는 허파 내에서 약 25차례 계속 분지하면서 허파꽈리(폐포)에 이른다.

3. 허파의 구조

허파(폐, lung)는 세로칸(종격)과 심장을 제외한 가슴안(흉강) 전체를 차지하고 있다. 그 크기에도 불구하고 무게는 좌우 합쳐서 500g밖에 되지 않는, 스펀지처럼 가벼운 장기이다. 윗부분은 가늘고 뾰족해 허파꼭대기(폐첨)라고 불리며 빗장뼈(쇄골) 안쪽에 있다. 넓어진 허파바닥(폐저)은 가로막(횡격막) 위에 있다. 각 허파의 표면은 가슴막(흉막, pleura)으로 덮여 있다. 벽쪽가슴막(벽측흉막)과 내장쪽가슴막(장측흉막)의 2가지 가슴막에 둘러싸인 공간을 가슴안(흉강, thoracic cavity)이라고 하며 소량의 장액(가슴막삼출액)을 함유하고 있다. 이 장액은 호흡운동을 원활하게 하는 기능이 있다. 분지되면서 가늘어진 기관지의 끝은 허파꽈리관(폐포관)이 되며 포도알과 비슷한 수백만 개의 허파꽈리(폐포, alveoli)와 연결된다.

허파꽈리 상피에는 I형 허파꽈리 상피세포와 II형 허파꽈리 상피세포가 있다. I형은

Note

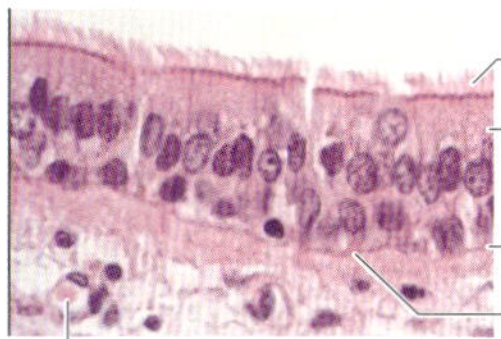

기도상피의 표면에는 섬모가 밀집해 있으며 이물질을 제거하는 기능을 한다.

[그림 4-2] 기도의 섬모상피 (헤마톡실린-에오신염색)

● 코안, 인두, 후두의 시상단면

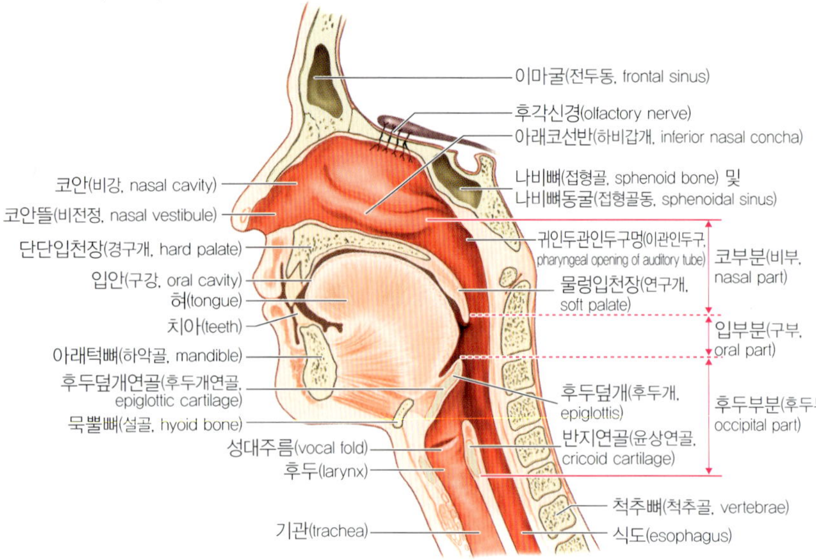

호흡 시에는 기도가 열리고 코안(비강), 인두, 기관으로 공기가 출입한다. 삼킴(연하) 시에는 물렁입천장(목젖)이 코안을 막는다. 인두가 혀뿌리부분에서 당겨져서 후두덮개(후두개)가 후두를 막음으로써 음식물은 기관으로 들어가지 않고 식도로 향한다.

● 세기관지·허파꽈리의 구조

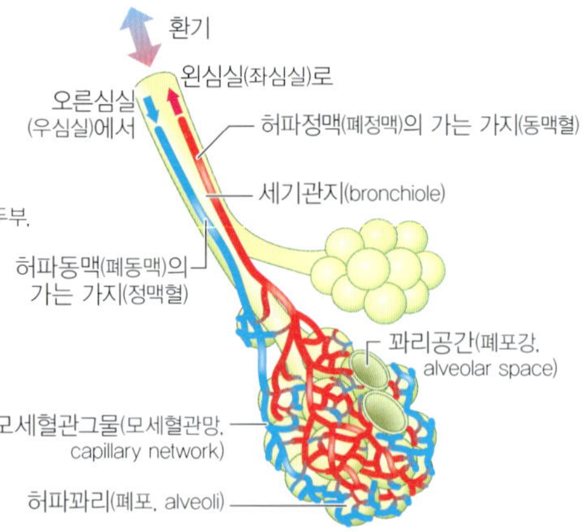

● 허파의 구조

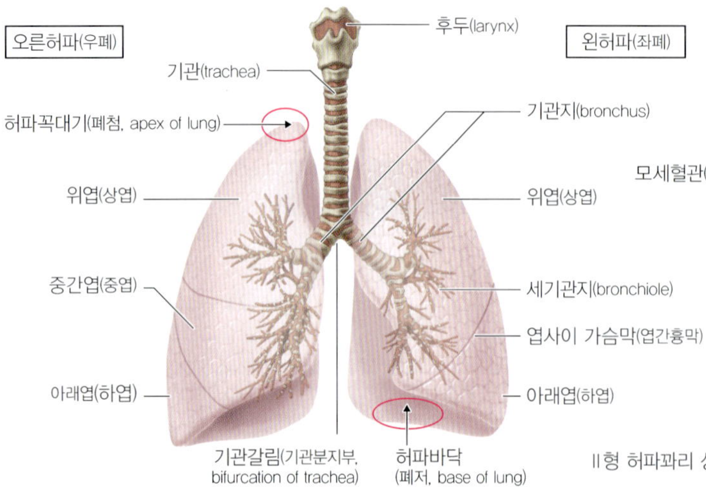

● 가스교환장소인 허파꽈리

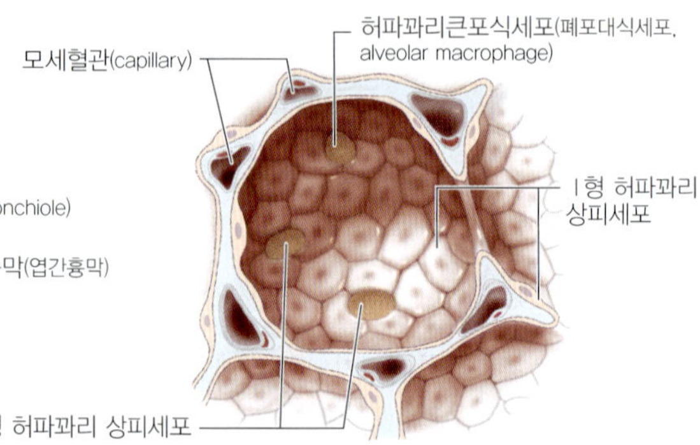

● 허파의 구분

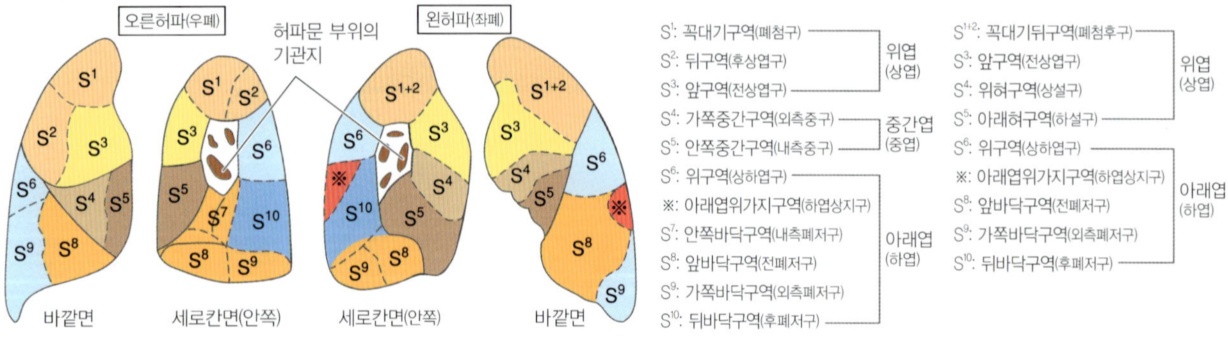

● 호흡기관의 구조와 기능

기도(respiratory tract)는 코안(비강)과 그에 이어지는 코곁굴(부비동), 후두, 기관, 기관지, 세기관지, 허파꽈리(폐포)로 구성된다. 후두에는 발성기관인 성대(vocal cord)가 있다. 후두와 인두를 나누는 기능을 하는 것이 후두덮개(후두개)이다. 코안뜰(비전정)의 유모부(코털이 있는 부분)와 성대는 중층편평상피, 허파꽈리(폐포)는 단층편평상피로 덮이는데, 그 밖의 기도는 모두 섬모상피로 덮여 있다. 섬모는 항상 상행성으로 운동하여 가래나 이물질을 배출하는 기능을 한다. 허파꽈리에는 모세혈관그물이 빼곡히 있으며 산소와 이산화탄소를 교환하는(가스교환) 장소가 된다. Ⅱ형 허파꽈리 상피세포는 표면활성물질을 분비해서 허파꽈리의 장력을 유지하는 역할을 한다. 심장이 있어서 왼쪽 기관지의 분지각도는 오른쪽 기관지보다 완만하다. 또한, 왼허파(좌폐)는 2엽, 오른허파(우폐)는 3엽이며 각각 S^1~S^{10}으로 구분된다(왼허파는 S^{1+2}).

[그림 4-1] 호흡기관의 구조와 기능

가스교환이 이루어지도록(혈액공기관문을 형성하도록) 편평한 형태로 되어 있다. II형은 입방형의 대형세포로 표면활성물질(surfactant)을 분비하고 있다.

4. 허파의 기능

영양소의 연소에 필요한 산소를 받아들이고 대사 결과 생긴 이산화탄소를 배출하는 기능을 호흡(respiration)이라고 한다. 외기(허파꽈리 안의 공기)와 혈액과의 가스교환을 바깥호흡(외호흡, external respiration), 세포와 모세혈관(혈액)과의 가스교환을 속호흡(내호흡, internal respiration)이라고 한다.

① 호흡운동

들숨(흡기, inspiration)과 날숨(호기, expiration) 운동을 통해 허파꽈리(폐포)의 환기가 이루어진다. 호흡수는 성인이 15~17회/분, 안정 시 1회 환기량은 약 500mL이다.

② 가스교환

허파꽈리(폐포) 내의 산소는 산소분압 차이에 의해 허파꽈리를 둘러싼 모세혈관의 내피세포를 통해 혈액 중으로 흡수되어 헤모글로빈과 결합해서 온몸의 각 부분으로 운반된다.

5. 정상적인 가슴 X선 사진 판독법

기관, 가로막(횡격막), 위포, 심장음영, 대동맥음영 등이 핵심이다(▶ 그림 4-3). 허파를 크게 허파꼭대기(폐첨), 위허파영역(상폐영역), 중간허파영역(중폐영역), 아래허파영역(하폐영역)으로 나누어 표현하는데, 위엽(상엽), 중간엽(중엽), 아래엽(하엽)에 대응하지는 않는다는 사실을 주의하기 바란다.

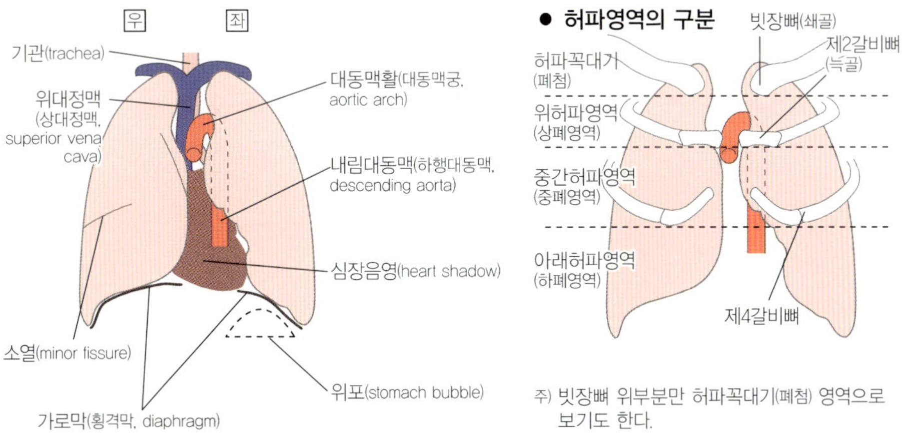

기관, 가로막(횡격막), 위포, 심장음영, 대동맥음영 등이 핵심이다. 허파를 대략적으로 허파꼭대기(폐첨), 위허파영역(상폐영역), 중간허파영역(중폐영역), 아래허파영역(하폐영역)으로 나누어 표현하는데, 위엽(상엽), 중간엽(중엽), 아래엽(하엽)에 대응하지는 않는다는 사실을 주의하기 바란다.

[그림 4-3] 정상적인 가슴 X선 사진 판독법

Note

위포(stomach bubble)

위 안에는 삼킴운동으로 삼켜진 공기가 있다. 선 자세에서 촬영된 가슴 단순 X선 사진의 정면상에서는 위바닥부분(위저부)에 고인 이 공기가 경계 선명한 반구 모양의 검은 음영으로서 확인된다. 이것을 위포라고 한다. 드물게 위바닥부분의 종양이 이 음영 안에 돌출되어 보이거나 이 음영의 위치와 형태 변화에서 위 밖에 있는 병변을 추측할 수 있기도 한다.

Note

Point

급성 코염(급성 비염, acute rhinitis) : 감기나 알레르기반응이 원인

인플루엔자(influenza) : 상기도 감염병. 비스테로이드소염제의 투여로 인플루엔자뇌병증이 발병

인플루엔자균(Hemophilus influenzae)과 인플루엔자바이러스(influenza virus)

인플루엔자의 원인은 인플루엔자바이러스이다. 인플루엔자균은 애초에 인플루엔자의 원인균으로서 명명되었으나 현재는 기관지염, 인두염, 가운데귀염(중이염)이나 수막염의 원인균임이 밝혀졌다. 이 둘을 구별하기 바란다.

감기의 원인

감기를 일으키는 원인은 바이러스이다. 파라인플루엔자바이러스, RS바이러스는 호흡계통에 감염을 일으키고, 아데노바이러스는 호흡계통 이외에도 눈염증(안염), 소화계통에 감염을 일으킨다. 리노바이러스, 코로나바이러스는 코염(비염)을 주체로 한 감기 증상을 일으킨다.

바이러스 이외에 미코플라스마 감염은 심한 기침이 특징이며 가슴 X선 사진에서 간유리 음영을 볼 수 있다.

꽃가루병(화분증, pollinosis)

별명 : 계절성 알레르기코염(알레르기비염)

빈도 : 우리나라 성인 인구의 약 19%

알레르기항원 : 삼나무, 노송나무, 오리나무 등 식물의 화분

증상 : 재채기, 콧물, 코막힘

수반 질환 : 알레르기결막염(눈의 가려움, 눈물, 충혈)

1. 상기도 질환

■ 급성 코염(급성 비염, acute rhinitis)

급성 코염 중에는 감기에 의한 것이 가장 많다. 리노바이러스, 코로나바이러스, 아데노바이러스 등의 감염이 감기의 원인이 된다. 염증이 확대되면 인두염(pharyngitis)이나 후두염(laryngitis)을 합병한다. 후두염은 바이러스나 세균에 감염되었을 때 외에도 목을 너무 사용했을 때에도 일어난다.

그 밖의 급성 코염에 속하는 질병으로 알레르기코염(알레르기비염, allergic rhinitis)이 있다. 알레르기코염은 IgE 항체에 매개되는 I형 알레르기반응이며, 점막이나 점막 아래에 분포하는 비만세포(mast cell)가 관여하고 있다. 꽃가루병(화분증, pollinosis)을 원인으로 하는 경우가 많기 때문에 종종 알레르기결막염(allergic conjunctivitis)을 합병한다. 말초혈액이나 콧물 중에 호산구가 증가하는 것이 특징이다.

■ 인플루엔자(influenza)

인플루엔자바이러스(influenza virus; A형, B형)에 의한 상기도 감염병으로, 겨울철에 유행한다. 학교나 직장에서 집단감염을 일으키며 병원 내에서 병원감염을 일으키는 일도 적지 않다. 인플루엔자와 감기를 혼동하지 말고 확실히 구별하도록 하자. 인플루엔자는 상기도 증상보다 고열, 두통, 전신권태감, 관절통 등의 전신증상이 심한 것이 특징이다.

인플루엔자(A형, B형)는 코점막이나 인두의 분비물을 판정시약과 반응시킴으로써 외래에서 신속하게 진단을 내릴 수 있다. 타미플루의 복용이 효과적이다.

소아나 고령자의 경우 인플루엔자뇌염(influenzal encephalitis)을 일으켜서 사망하는 예도 있으므로 이들 고위험군에게는 인플루엔자백신의 예방접종이 권장된다. 의료관계자 또한 환자에게 인플루엔자를 전염시키지 않기 위해 반드시 예방접종을 하도록 한다.

인플루엔자뇌염은 아스피린을 비롯한 비스테로이드소염제 복용자에게 다발한다. 소아가 열이 난다고 무턱대고 해열제를 먹이는 일이 없도록 한다.

조류인플루엔자가 사람에게 감염되어 사망하는 사례가 나오기 시작했으며 사람에게서 사람으로의 감염 유행이 우려되고 있다. 조류(특히 오리)가 인플루엔자바이러스 보균자이며 조류 안에서 바이러스변이가 쉽게 발생하는 것이 문제이다.

■ 인두염(pharyngitis), 편도염(tonsillitis), 아데노이드비대(hypertrophied adenoid)

인두염의 가장 많은 원인균은 사슬알균(연쇄구균, *Streptococcus*)이다. 소아의 경우 인플루엔자균 감염(인플루엔자바이러스가 아님)에 의한 인두염이나 후두덮개염(후두개

염, epiglottitis)도 관찰된다. 디프테리아는 인두와 후두에 두꺼운 백색 거짓막(가막, pseudomembrane)이 형성되며 심한 호흡곤란을 일으킨다. 백신접종이 보급된 우리나라에서는 발생이 매우 드물지만 러시아에서는 다발하여 문제시되고 있다.

편도는 목구멍편도(구개편도, palatine tonsil; 중인두), 혀편도(설편도, lingual tonsil; 혀뿌리부분), 인두편도(pharyngeal tonsil; 상인두)의 3가지가 있으며 모두를 합쳐 발다이어고리(Waldeyer's ring)라는 구조를 만들고 있다(▶ **그림 4-4**). 목구멍편도의 급성 염증을 급성 편도염이라고 한다. A군 β용혈사슬알균(용혈연쇄구균), 인플루엔자균 감염 외에 EB바이러스 감염에 의한 감염단핵구증(infectious mononucleosis)에서도 편도염이 발생한다. 사슬알균성 편도염은 성홍열, 류마티스열, 급성 토리콩팥염(사슬알균 감염 후 토리콩팥염)을 일으키기도 한다.

만성 편도염이라고 불리는 병태는 편도 림프장치의 과다형성에 해당된다. 4~7세 소아에게 많은 병태로, 반복되는 발열이나 코골이의 원인이 된다. 목구멍편도의 비대는 양측성이며 제1도~제3도로 분류된다(▶ **그림 4-5**). 인두편도의 림프장치 과다형성인 아데노이드비대를 합병하는 경우가 많은 것이 특징이다. 아데노이드비대는 코막힘, 귀관 입구 폐색에 의한 가운데귀염(중이염), 산만함, 수면장애의 원인이 된다. 필요에 따라 수술 절제가 이루어진다.

덧붙여 설명하면 편도에는 샘상피가 없으므로 흔히 말하는 '편도선'이라는 표현은 정확하지 않다.

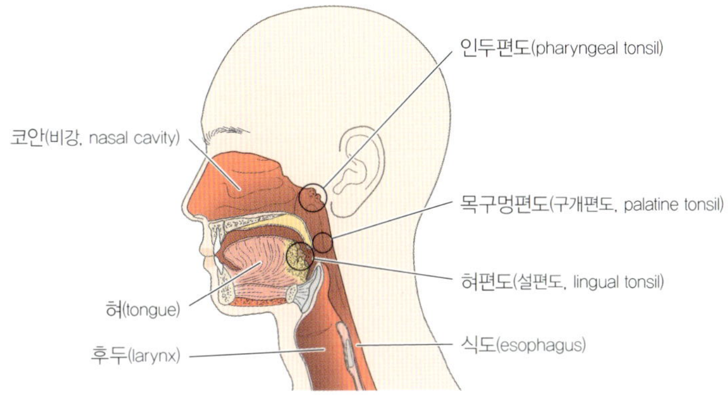

[그림 4-4] 편도의 위치

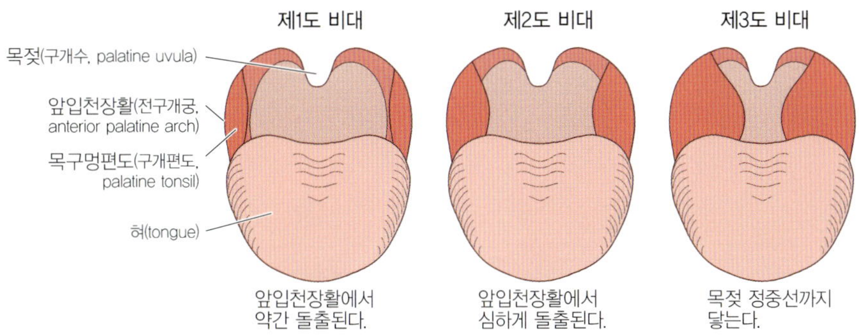

[그림 4-5] 편도비대의 분류(제1도 ~ 제3도)

Note

사계절 알레르기코염(연중알레르기비염, perennial allergic rhinitis)

알레르기항원 : 집먼지 안의 진드기나 애완동물의 털이나 각질
증상 : 재채기, 콧물, 코막힘
수반 질환 : 기관지천식, 아토피피부염

편도의 위치(▶ 그림 4-4)

편도는 목구멍편도(구개편도), 혀편도(설편도), 인두편도의 3종류로 이루어진다. 인두를 둘러싸듯이 분포하기 때문에 양쪽 합계 6개의 편도를 합쳐서 '발다이어고리(Waldeyer's ring)'라고 한다.

■ 코곁굴염(부비동염, paranasal sinusitis)

코곁굴(부비동, paranasal sinus)에는 위턱굴(상악동), 벌집굴(사골동), 이마굴(전두동), 나비굴(접형동)의 4가지가 있다(▶ 그림 4-6). 모두 섬모상피로 덮인 뼈 안의 공간이다.

코곁굴의 염증은 종종 코안(비강)이나 위턱 치아뿌리부분의 염증이 파급되어 발생한다. 코곁굴 출구(코안 입구)에서의 배설이 정체된 결과 점액 유사 분비물이나 삼출물이 고이는데, 이것이 흔히 말하는 축농증이다.

■ 코안 및 코곁굴의 종양

코인두암종(nasopharyngeal carcinoma)은 아시아 동남부(중국 광둥지방)나 남아프리카에서 높은 빈도로 확인된다. 종양은 조직학적으로 림프상피종(lymphoepithelioma)이라고 불리는 미분화암으로, 대부분 종양 사이질에 빼곡한 림프구침윤을 동반한다. 림프성 전이를 일으키기 쉽고 목림프절(특히 위턱부분) 전이가 먼저 발견되는 경우도 있다. EB바이러스와 연관성이 지적되고 있다.

편평세포암종(squamous cell carcinoma)은 코안과 코곁굴을 비롯한 머리목부분에 가장 많이 발생하는 악성종양이다. 보통의 편평세포암종은 EB바이러스와는 관계가 없다.

그 밖에 양성 유두종이나 코샘(비선) 유래의 종양이 관찰된다.

■ 후두종양(laryngeal tumor)

목을 심하게 사용하는 등 성대가 만성적인 자극을 받으면 양성 폴립을 형성한다. 성대폴립은 자극에 의해 후두점막의 상피 아래에 충혈과 부종, 섬유화와 섬유소 부착이 관찰되는 것이다. 과도한 흡연과도 밀접하게 관계가 있으며 일반적으로 성대에 국한하여 발생한다.

후두에 생기는 악성종양 가운데 가장 빈도가 높은 것은 편평세포암종(squamous cell carcinoma)이다. 흡연과 음주를 즐기는 40세 이상의 남성에게서 많이 관찰된다. 후두유두종(laryngeal papilloma)은 양성종양으로 성대에 나무딸기 모양의 덩어리(종괴)를 만드는데, 사람유두종바이러스가 원인이다. 증상으로는 모두 쉰소리(hoarseness)가 나타난다.

조기(초기) 인두암의 치료는 절제수술이 아니라 기능보존을 위해 방사선치료가 선택된다.

2. 만성 폐쇄폐질환(COPD)

만성 폐쇄폐질환(chronic obstructive pulmonary disease, COPD)은 들숨(흡기)에 비해 환기가 현저하게 감소되는 질환이다. 기도 일부가 어떠한 원인으로 좁아져 날숨(호기) 시 폐색을 일으킨다. 날숨 시 폐색상태를 나타내는 검사수치로 1초율이 있다. 1초율

Note

코곁굴의 위치(▶ 그림 4-6)

코곁굴(부비동, paranasal sinus)은 코 주위에 있는 뼈 안의 공간으로, 위턱굴(상악동), 벌집굴(사골동), 이마굴(전두동), 나비굴(접형동)의 4가지가 있다. 섬모상피로 덮여 있다. 2개의 이마굴은 좌우 눈썹 바로 위, 2개의 위턱굴은 광대뼈(협골) 안에 있으며 좌우의 벌집굴은 코안 양쪽에 위치해 있다. 2개의 나비굴(접형동, sphenoidal sinus)은 그림에서 보이지 않지만, 벌집굴 뒤쪽에 위치한다.

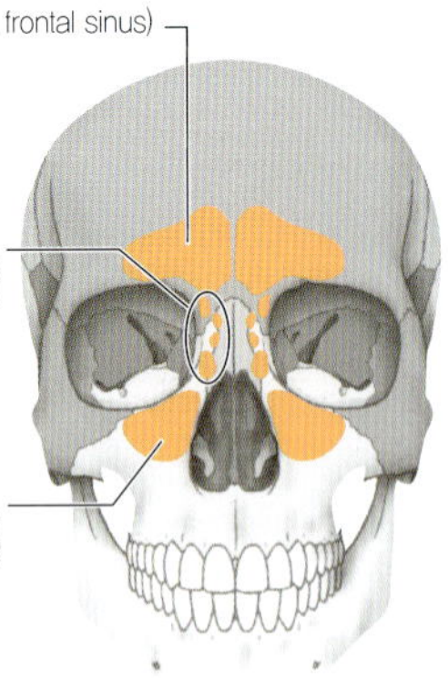

[그림 4-6] 코곁굴의 위치

위턱암 (상악암, maxillary cancer)

코곁굴(부비동)에서 발생하는 암 가운데 위턱굴(상악동)과 벌집굴(사골동)에서 발생하는 편평세포암종을 가리킨다. 50세 이상에게 호발한다. 일반적으로 뼈에 둘러싸여 있기 때문에 전이를 일으키기는 어려우나 진행되면 위턱굴뿐만 아니라 주위 뼈조직(눈확이나 머리안까지)으로 진행된다. 증상으로는 위턱부위 통증, 코막힘, 후각장애, 코피가 나타난다. 종양이 삼차신경을 압박하여 심한 치통을 호소하기도 한다. 코곁굴염(부비동염)에 속발하는 경우가 많다. 치료로서 예전에는 얼굴 반절제, 안구적출과 같은 광범위 수술이 자주 시행되었으나 최근에는 삶의 질이 중시되면서 부분절제 및 방사선치료가 표준이 되고 있다.

이란 힘껏 들이마신 공기 중 맨 처음 1초간 얼마만큼 내뱉을 수 있는가를 조사하는 호흡기능검사이다.

만성 폐쇄폐질환에서는 이 1초율이 현저히 저하되지만, 폐활량은 정상이다. 숨을 내쉬기 어려워지는데, 이는 나중에 설명할 제한성 허파질환(restrictive lung disease)과의 큰 차이점이다.

대표적인 질환으로 기관지천식, 만성 기관지염, 폐기종, 기관지확장증이 있다.

■ 기관지천식(bronchial asthma)

기관지천식은 발작성의 호흡곤란을 일으킨다. 기도가 협착되기 때문에 환자는 날숨(호기) 시 '쌕쌕', '퓨퓨' 하는 괴로운 듯한 소리를 낸다. 기관지벽의 민무늬근(평활근)이 연축(spasm)을 일으켜서 점액이 과도하게 분비되기 때문이며 발작이 끝나면 증상은 사라진다. 치료에는 기관지확장제가 사용된다.

외인성 천식으로서 I형 알레르기반응에 의한 아토피천식(atopic asthma; 소아에게 많음), 내인성 천식으로서 만성 기관지염과 관련하여 발생하는 비아토피천식(non-atopic asthma; 성인에게 많음)이 있다(▶ 그림 4-7).

심장의 기능부전(만성 왼심장기능상실)으로 폐부종을 일으키면 천식 유사 증상이 나타나는데, 이것은 심장천식(cardiac asthma)이라고 한다.

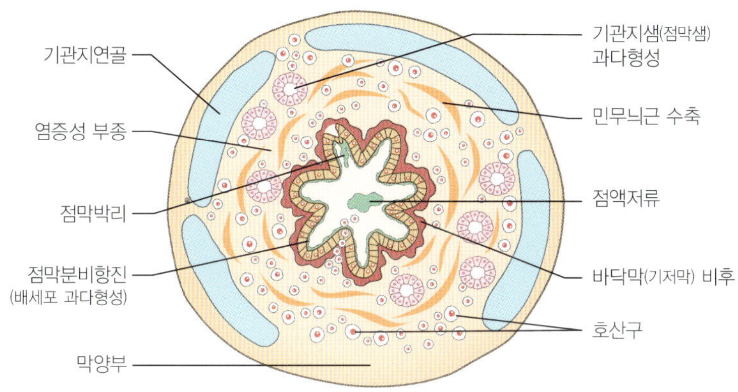

기관지천식은 I형 알레르기반응에 의한 기관지의 발작성 연축에 따른다. 기관지벽에 호산구 침윤이 두드러지며 심한 염증성 부종이 확인된다. 민무늬근층은 비후되고 기도점막의 분비가 항진된다. 섬모상피의 바닥막(기저막) 비후도 특징적이다. 속공간(내강)의 협착은 민무늬근 수축과 함께 점조성 점액이 고이고 점막 표면에 부착함으로써 조장된다.

[그림 4-7] 기관지천식 시의 기도 변화

■ 만성 기관지염(chronic bronchitis)

만성 기관지염은 가래를 동반한 지속적인 기침이 1년에 3개월 이상 있고 그 상태가 2년간 계속되는 것을 진단기준으로 삼고 있다. 만성 기관지염을 일으키는 원인은 흡연과 대기오염이다.

Note

코인두암종과 뇌신경마비

코인두(상인두, nasopharynx)는 해부학적으로 뇌바닥과 접해 있다. 뇌줄기에서 나오는 뇌신경은 머리바닥(두개저)을 관통해서 머리와 목에 분포한다. 코인두암종은 종종 뇌바닥을 침윤하여 뇌신경에 마비를 일으킨다. 침윤 방향이나 정도에 따라 III~IV, V~VI, IX~XII와 같은 조합의 뇌신경마비를 일으킨다. 증상으로는 두통, 복시, 얼굴통증, 얼굴의 감각장애, 쉰소리, 난청 등 다양하다.

Point

만성 폐쇄폐질환(chronic obstructive pulmonary disease, COPD) : 숨을 내쉬는 것이 괴롭다. 폐활량은 정상이고, 1초율이 저하된다.

제한성 허파질환(restrictive lung disease) : 숨을 들이마시는 것이 괴롭다. 폐활량이 저하되며, 1초율은 정상이다.

아토피천식(atopic asthma)

소아기에 많이 관찰된다. 알레르기항원으로는 집먼지(진드기)나 애완동물인 경우가 많으며 아스피린천식의 빈도도 낮지 않다. 가래 중에는 호산구나 샤르코-라이덴결정(Charcot-Leyden crystal; 호산구과립 유래의 마름모 모양 결정)이 관찰된다. 말초혈액 안에서는 호산구와 IgE가 증가한다.

비아토피천식(non-atopic asthma; 내인성 천식)

기도 감염병이 계기가 되는 천식으로, 중년 이후에 많다. 아토피 이력은 없고 알레르기항원을 특정 지을 수 없다. 염증 때문에 기도벽의 미주신경에 대한 피자극성이 증가한다. 만성 기관지염에 합병하는 경우는 천식기관지염(asthmatic bronchitis)이라고 불린다.

기관지벽에 만성 염증이 있어 기관지 점막샘(점막선)의 증식이 관찰되는 것이 특징이다. 또 섬모상피의 편평상피화생(squamous metaplasia)도 관찰된다.

■ 폐기종(emphysema)

허파세포가 파괴되어 원래대로 되돌아가려고 하는 탄력이 상실되면 공기강이 확장되는데, 이 상태를 폐기종이라고 한다. 허파는 전체적으로 커지고, 탄가루 침착이 심하기 때문에 새까만 색을 띠는 것이 특징이다. 폐기종은 병변의 분포에 따라 소엽중심형, 범소엽형, 방중격형, 불규칙형으로 나뉜다.

폐기종의 원인은 흡연과 대기오염 등의 환경적 요인과 체질적 허파조직의 취약성과 관련되어 있다. 선천적으로 α_1-항트립신이 결손되어 있는 예로서 중성구(호중구)에서 방출된 엘라스타아제(elastase) 등의 단백질분해효소를 불활성화할 수 없어 허파조직의 파괴가 진행된 결과 폐기종을 일으킨다고 알려져 있다. 또한 흡연도 마찬가지로 엘라스타아제의 공급원이 되는 중성구나 큰포식세포(대식세포)를 공격함으로서 엘라스타아제를 방출시켜 α_1-항트립신을 불활성화시킨다.

폐기종을 일으키면 폐활량이 증가하여 저산소혈증(hypoxemia)이 되기 때문에 청색증이나 호흡산증(respiratory acidosis)을 나타낸다. 만성 기관지염을 합병하는 일이 많아 둘을 구별하기 어려운 경우도 있다.

■ 기관지확장증(bronchiectasis)

기관지확장증이란 기관지가 지속적으로 확장된 상태를 말한다. 기관지벽의 염증이나 괴사를 동반하는 만성 염증에 의해서도 야기되며, 종양 등에 의한 기관지폐쇄도 원인 중 하나이다.

기관지가 확장되면 분비물이나 삼출액이 고이기 쉬워 다량의 농성 가래, 혈담 등이 증상으로 나타난다. 체외의 이물질이 혼입되기 쉬우므로 폐렴을 일으켜 폐농양(pulmonary abscess)에 이르는 경우가 있다.

Note

심장천식(cardiac asthma)

심장천식은 만성 왼심장기능상실(좌심부전)과 동의어이다. 왼심실(좌심실)의 펌프기능이 저하되면 허파에 울혈과 부종을 일으키며 산소교환이 나빠져 호흡곤란을 일으킨다. 온몸에 혈액을 내보내는 힘이 저하되기 때문에 입술과 피부가 파래지는 청색증(cyanosis)을 일으킨다.

소엽(lobule)

허파구조의 한 단위로 1~2㎤의 크기를 나타내며, 각 인접하는 소엽 사이에는 격벽으로 나뉘어 있다. 소엽중심부에 세기관지가 주행한다.

α_1-항트립신(antitrypsin)

그 이름처럼 트립신(trypsin)의 억제활성을 가진 혈청단백질(분자량 51,000)로, 전기영동 상 α_1-글로불린으로 분류된다. 트롬빈이나 중성구(호중구)의 엘라스타아제(elastase; 탄력섬유분해효소)도 억제한다. 간세포뿐만 아니라 큰포식세포(대식세포)나 이자의 샘꽈리세포(선방세포, acinar cell)에서도 생산된다. 염증 시에 증가하는 급성기 반응단백질의 하나이다. 선천적으로 결핍되면 소아기에 폐기종이나 간경변을 일으킨다.

column

■ 무용공간(사강, dead space)

바다 속을 스노클(snorkel)로 숨을 쉬면서 헤엄치기란 그리 편안한 일이 아니다. 왜 숨쉬기 힘든 것일까?

기도 안에서 산소교환에 관여할 수 없는 공간을 생각할 필요가 있다. 이것을 무용공간(사강)이라고 한다. 해부학적 무용공간이란 허파꽈리(폐포) 이외의 부분을 가리키며 성인의 경우 약 150mL이다. 병적으로 가스교환에 기여하지 않는 허파꽈리는 죽은꽈리공간(폐포사강, alveolar dead space)이며, 해부학적 무용공간과 합쳐서 생리학적 무용공간이라고 한다. 속지름 21mm, 길이 43cm의 시판하는 스노클을 착용했다고 해보자. 스노클의 용적은 거의 150mL이 된다($\pi r^2 \times L$: $3.14 \times 1.05 \times 1.05 \times 43 \fallingdotseq 149$). 해부학적 무용공간이 배로 증가하게 된다. 1회 환기량이 500mL라고 하면 그때까지 350mL였던 유효환기량이 고작 200mL가 되어 버리므로 힘들어지는 것은 당연하다.

기관지확장증은 섬모기능의 저하가 관련되어 있으며 코곁굴염(부비동염)을 합병하는 경우가 많은 것이 특징이다.

3. 제한성 허파질환

제한성 허파질환(restrictive lung disease)이란 허파(폐)가 단단해져서 허파를 부풀리는 데 더 강한 힘이 필요해지는 질환을 일컫는다. 허파의 확장성 저하, 폐활량 감소가 이 질환의 특징이며, 숨 들이쉬기가 어려워진다(▶ 그림 4-8). 허파의 확장을 억제하는 가슴벽(흉벽) 이상 등의 뼈대 이상이나 신경근 질환이 원인이 되기도 한다.

제한성 허파질환에는 사이질성 허파질환이 포함되어 있다. 사이질성 허파질환은 세포나 비세포성 물질이 허파꽈리벽에 침착됨으로써 허파꽈리의 확장이 억제되어 가스교환이 저해된다. 장기간에 걸쳐 호흡장애에 의한 저산소혈증(hypoxemia)이 계속되면 손가락 끝이 굵어지는 '곤봉손가락(clubbed finger)'이 관찰된다(▶ 그림 4-9).

급성으로 발생하는 병태로는 급성 사이질폐렴(간질폐렴, interstitial pneumonia; 나중에 설명)과 성인 또는 신생아의 호흡곤란증후군(respiratory distress syndrome, RDS)을 들 수 있다. 그 밖에 진폐증(coniosis), 사르코이드증(sarcoidosis), 특발폐섬유증(idiopathic pulmonary fibrosis)과 같은 원인 불명의 질환, 약물 관련 질환, 자가면역질환 등이 포함된다.

■ 성인호흡곤란증후군(adult respiratory distress syndrome, ARDS)

제한성 허파질환 중에서도 갑자기 발병하는 호흡곤란상태로, 저산소혈증과 폐순응도(lung compliance)의 감소 등을 일으킨다. 미만성 허파꽈리 손상에 의해 야기되며, 허파꽈리 혈관의 투과성이 항진된 결과 허파꽈리 안으로 단백질이 풍부한 액체가 누출된다.

허파꽈리 혈관내피 및 허파꽈리 상피가 손상되기 때문에 허파꽈리 내에 섬유소와 세포 잔해로 구성되는 유리질막(hydatoid)이 형성되어 허파꽈리 상피에 부착된다. 허파의 중량은 현저하게 증가한다. 병리학적으로 미만성 허파꽈리손상이라고도 한다.

원인으로 쇼크, 패혈증, 외상, 요독증, 위 내용물 흡인, 급성 이자염(췌장염), 염소 등의 화학자극물 흡인, 헤로인 등의 각성제 과잉투여나 블레오마이신이나 이레사 등의 항암제 투여를 들 수 있다.

■ 신생아호흡곤란증후군(infantile respiratory distress syndrome)

신생아의 호흡장애 원인 중 가장 많은 병태이며, 미숙아의 사망원인으로서 중요하다. 출생 직후 호흡곤란을 일으키며 빠른호흡(빈호흡)과 청색증을 일으킨다.

발병 요인은 태아의 허파가 미숙하거나(태령 28주 이전), 모체가 당뇨병인 경우 등을

Note

환기장애의 패턴(▶ 그림 4-8)

호흡기능검사인 폐활량(들숨기능검사)과 1초율(날숨기능검사)을 기본으로 폐쇄폐질환과 제한성 허파질환을 식별한다. 기준치보다 폐활량이 80% 이하, 1초율이 70% 이하일 때 비정상으로 판정한다. 폐쇄폐질환에서는 폐활량은 유지되지만, 1초율이 저하된다(내뱉기가 어려움). 반면 제한성 허파질환에서는 1초율은 유지되지만, 폐활량이 저하된다(들이마시기가 어려움).

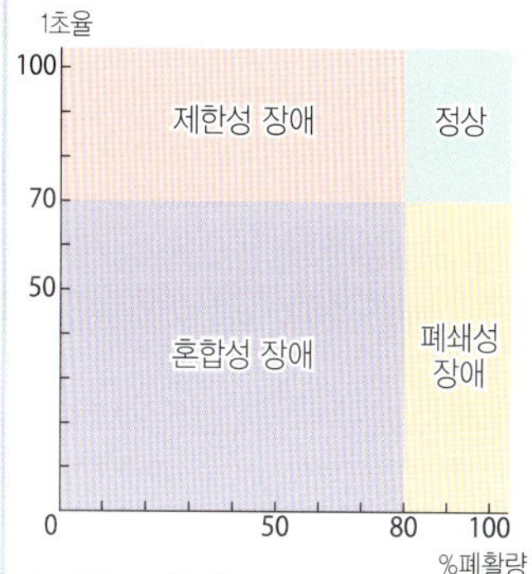

[그림 4-8] 환기장애의 패턴

곤봉손가락(clubbed finger) (▶ 그림 4-9)

장기간에 걸쳐 빈혈이나 저산소 상태가 계속되면 손가락 끝이 곤봉 모양으로 굵어지는 상태를 말한다.

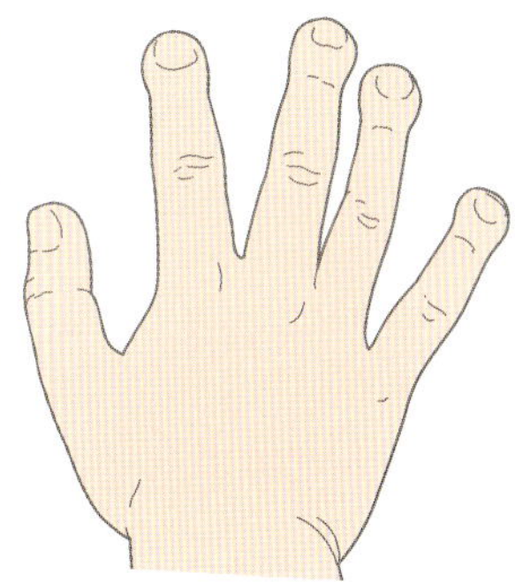

[그림 4-9] 곤봉손가락

들 수 있다. 허파가 미숙한 채로 태어나면 허파꽈리의 표면활성물질(surfactant)이 충분히 만들어지지 않아 허파꽈리를 확장하기 위해 상당히 큰 힘이 필요해진다. 그래서 표면활성물질을 인공적으로 보충하지 않으면 사망한다. 최근, 표면활성물질 보충요법이 보급되면서 미숙아의 생존율이 현저하게 개선되었다.

성인호흡곤란증후군과 마찬가지로 유리질막 형성이 관찰되기 때문에 신생아 유리질막병(hyaline membrane disease)이라고도 불린다.

■ 진폐증(coniosis)

진폐증은 무기질성 분진을 만성적으로 흡입함으로써 일어나는 허파질환을 일컫는다. 지름 1~5μm의 분진에 의한 이물질 자극 때문에 이물육아종(foreign-body granuloma) 형성과 섬유화가 일어난다. 분진의 종류에 따라 병태와 증상에 각각의 특징이 있다.

① 분진침착증

도시에서 많이 관찰된다. 분진침착증에 의한 장애는 없으며 성인의 경우 매우 정상인처럼 보인다. 탄가루를 탐식하는 큰포식세포(대식세포)가 세기관지 주위로 집합하는 것이 특징이며 육안으로는 소엽중심부의 불규칙한 흑반을 확인할 수 있다. 소엽사이결합조직이나 허파문림프절도 검게 변한다. 흡연자나 대기오염이 심한 환경에서는 침착 정도가 심해지지만, 호흡장애를 일으키는 일은 없다.

② 규폐증(silicosis)

규폐증은 탄광, 유리공업 종사자, 석재가공업 종사자에게 많이 관찰되는데, 직업성 진폐증 중에서도 가장 많은 질환이다. 유리규산 분진에 노출됨으로서 발생한다. 허파꽈리의 큰포식세포가 규산 분진을 탐식하면 큰포식세포의 기능이 손상되어 다양한 화학인자의 매개로 염증반응이 일어난다. 그 결과 허파 안에서 큰 규폐결절이라는 섬유화한 덩어리가 생기고 그것이 기도나 혈관을 협착시킨다. 반드시 탄가루의 침착을 동반하며, 종종 폐결핵을 합병한다. 진행성 탄광부 진폐증(coal worker's pneumoconiosis)은 괴사성의 흑색 액체를 동반하는 섬유화결절이 형성되며 기관지 확장증이나 허파동맥고혈압의 원인이 된다.

③ 석면폐증(asbestosis pulmonum)

석면섬유(▶ 그림 4-10)의 흡입이 원인이 되어 발생한다. 다른 질환과 마찬가지로 흡입된 석면을 허파꽈리의 큰포식세포가 탐식하려고 함으로써 사이질성 병변이 일어난다. 큰포식세포에 의해 섬유모세포의 증식을 자극하는 인자가 방출된 결과, 섬유모세포의 증식반응이 생겨서 아래엽(하엽) 중심에 미만성 사이질섬유화가 일어난다.

석면폐증은 황갈색의 곤봉 모양 끝을 가진 석면소체가 나타나는 것이 특징이다(▶ 그림 4-11). 석면소체는 철분과 섬유를 덮는 단백질로 이루어져 있다. 석면폐증

Note

Point

성인호흡곤란증후군(adult respiratory distress syndrome) : 저산소혈증, 폐순응도 감소가 나타난다.

신생아호흡곤란증후군(infantile respiratory distress syndrome) : 출생 직후 호흡곤란을 일으키며 빠른호흡(빈호흡)과 청색증이 나타난다.

진폐증(coniosis) : 분진 침착에 의한 사이질성 섬유화로, 직업성 질환이 많다.

특발폐섬유증(idiopathic pulmonary fibrosis) : 원인 불명의 사이질성 섬유화로, 벌집허파(봉와폐, honeycomb lung)가 특징이다.

폐순응도 계산식

가슴안 내압(안정 날숨 시 $-2\sim-4cmH_2O$, 안정 들숨 시 $-6\sim-7cmH_2O$)은 허파꽈리 내압보다 항상 낮기 때문에 허파꽈리는 부푼다. 이 압력 차이의 변화 ΔP에 대한 허파의 용적변화 ΔV를 폐순응도(lung compliance, C)라고 하며, 허파의 확장 정도(부드러움)를 나타낸다(▶ p.226, Note 참조).

$$C = \Delta V\ /\ \Delta P(L/cmH_2O)$$

(성인의 정상치 : $0.21L/cmH_2O$)

미만성 허파꽈리장애

임상적인 호흡곤란증후군(RDS)을 병리학적 시점에서 표현한 용어가 미만성 허파꽈리장애이다. 즉, 호흡곤란증후군과 미만성 허파꽈리장애는 동의어이다.

규폐결핵증(silicotuberculosis)

규폐증에서는 폐결핵이 종종 합병되는데 이를 규폐결핵증이라고 한다. 규폐결핵증의 사망원인은 결핵의 진행에 따른 것이 많았지만, 최근에는 규폐증에 의한 허파기능의 저하나 다른 질환에 의한 사망이 증가하고 있다.

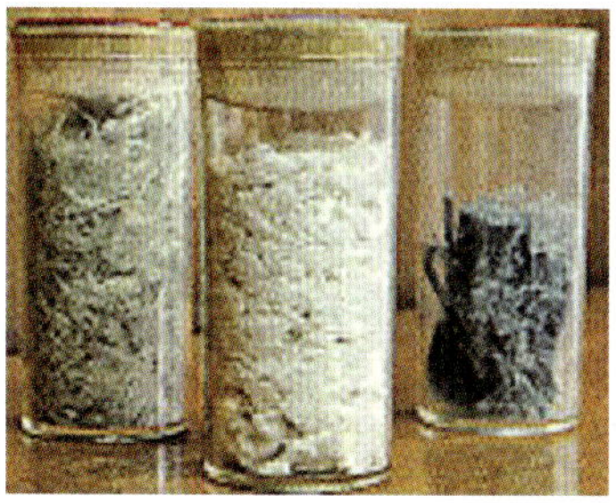

석면은 방화제, 단열재, 마찰부품 등으로 사용되어 온, 칼슘과 철을 포함하는 천연의 섬유상 광물이다. 발암성은 청석면이 강하고 다석면이 그 다음을 잇는다. 지금은 백석면을 포함한 모든 석면의 제조, 수입, 사용이 법적으로 금지되어 있다.

[그림 4-10] 세 종류의 석면 형상

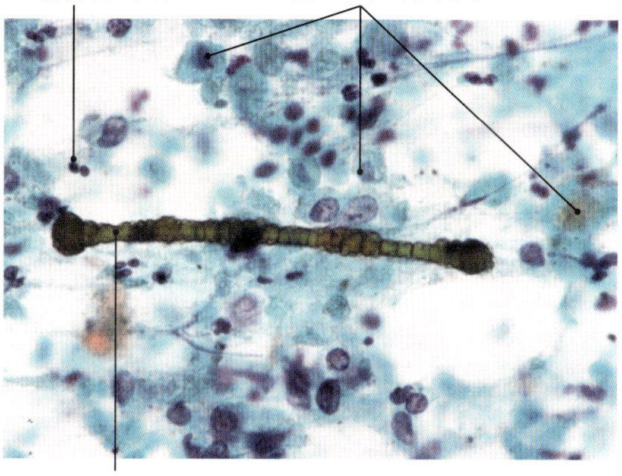

황갈색의 곤봉 모양으로, 구역성의 형태를 갖는 석면결정이 큰포식세포(대식세포)에 섞여 확인된다. 석면에 노출된 사람(탄광부, 카레이서, 단열재 시공자 등)에게서는 폐암과 악성중피종이 다발한다.

[그림 4-11] 석면결정(석면소체)(가래세포진단, 파파니콜로염색)

의 경우 폐암이나 가슴막 및 배막의 악성중피종 발생빈도가 높아진다. 석면공장 종사자나 단열재로서 널리 사용된 석면을 다루는 건축업 관계자의 직업성 폐암과 가슴막 악성중피종의 다발이 문제가 되고 있다. 지금도 많은 건물 내부에 단열재로서 사용된 석면이 남아 있다.

■ 원인 불명의 제한성 허파질환

원인 불명의 제한성 허파질환 중에서 중요한 것은 특발폐섬유증(만성 사이질폐렴)과 사르코이드증이다.

① 특발폐섬유증(idiopathic pulmonary fibrosis; 만성 사이질폐렴)

허파꽈리 격벽의 염증이 만성적으로 계속되면 최종적으로 전허파꽈리벽이 섬유조직으로 바뀌어 호흡곤란이 지속된다. 병변은 아래엽 가슴막 아래에 특히 심한 경향이 관찰된다. 중증의 폐섬유증을 일으키면 대부분 5년 이내에 사망한다. 허파가 벌집 모양으로 보이기 때문에 벌집허파(봉와폐, honeycomb lung)라고도 불린다(▶ 그림 4-12).

Note

표면활성물질(surfactant)

허파 내의 장력을 감소시킴으로써 들숨(흡기) 시의 팽창을 쉽게 하고 날숨(호기) 시의 무기폐(atelectasis) 상태를 방지하는 기능이 있다. 주로 디팔미토일레시틴(dipalmitoyl lecithin)으로 구성되며 허파꽈리 상피 및 기도 말초부에 분포하는 클라라세포(Clara cell)에서 분비된다. 태아의 허파 성숙도는 양수 중의 표면활성물질성 레시틴(lecithin)과 스핑고미엘린(sphingomyelin)의 비율에서 추정할 수 있다. 레시틴 농도는 임신 33주째 정도에 상승하는데, 스핑고미엘린 농도는 일정하다. 레시틴과 스핑고미엘린의 비율이 2:1 이상이면 허파는 성숙해 있다.

탄광부 진폐증(coal worker's pneumoconiosis)

탄광의 개발과 이용이 활발했던 시대에 탄광부가 앓던 진폐증으로, 직업성 규폐증의 다른 이름이었다. 지금은 새롭게 발생하는 환자는 없지만 고령의 예전 탄광부에게서 관찰되기도 한다. 석면침착에 의한 폐암이나 악성중피종의 위험도 있다.

폐섬유증(fibroid lung)과 사이질폐렴(간질폐렴, interstitial pneumonia)

폐섬유증은 사이질폐렴의 종말상이며, 사이질성 폐섬유증이라고도 불린다. 만성형 사이질폐렴은 폐섬유증을 포함하는 개념이다. 만성 간염과 간경변의 관계와 유사한데, 간의 경우처럼 명확하게 구별되지 않는다.

Note

폐순응도(lung compliance)

순응도란 물체가 변형되었을 때 원래의 형태로 되돌아가려고 하는 성질을 가리킨다. 폐순응도는 허파의 신전성을 나타내는 지표이다. 유효한 환기가 이루어지려면 호흡근육의 수축이 허파의 탄성과 마찰저항에 이길 정도로 강할 필요가 있다. 순응도의 저하는 허파의 경화를 의미하며 환기를 저하시킨다. 호흡곤란증후군이나 폐섬유증이 대표적인 예이다. 계산식은 ▶ p.248 Note를 참조하기 바란다.

벌집허파 (봉와폐, honeycomb lung)

폐섬유증의 종말상인 벌집허파에는 섬유성 결합조직으로 이루어진 격벽에 둘러싸인 주머니 모양의 공기강이 다수 관찰된다.

사르코이드증의 원인

최근 피부나 창자의 상주균인 프로피오니박테륨 아크네(*Propionibacterium acnes*)라는 무산소성 그람양성 막대균(간균)이 사르코이드증의 육아종성 병변 부위에서 증명되었다. 사르코이드증은 이 약독 상주균의 내인성 감염[IV형 알레르기반응(지연형 과민반응)]에 의해 야기될 가능성이 있다.

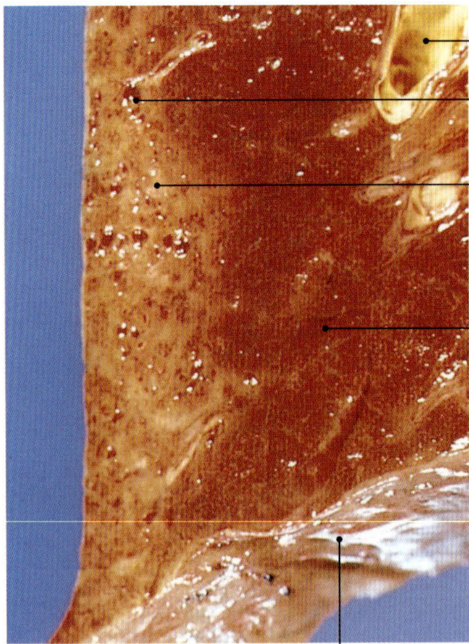

울혈이 심한 허파로, 아래엽 가슴막 아래에 띠 모양으로 회백색화된 부분이 확인된다. 이 부위가 사이질성 섬유화를 나타내는 병변이며, 잘 살펴보면 일부는 벌집 모양의 구멍 상태가 관찰된다. 벌집허파(봉와폐, honeycomb lung)에 상당하는 소견이다. 허파의 섬유화는 이 사례처럼 아래엽 가슴막 아래에 특히 심한 경우가 많다.

[그림 4-12] 특발폐섬유증(벌집허파)(육안소견)

② 사르코이드증(sarcoidosis)

결핵과 유사한 상피모양육아종(epithelioid granuloma)을 형성하지만, 치즈괴사(건락괴사)는 관찰되지 않는다. 이 비치즈육아종(noncaseating granuloma)은 다수의 장기를 침범한다. 사르코이드증은 아프리카계 사람들에게 가장 잘 발병하며 보통 10~20대 청년층에게 많다.

병리학적으로 사이질성 허파병변, 허파문림프절 비대, 앞포도막염(전포도막염, anterior uveitis) 등이 특징이다. 가슴 X선 검사에서는 양쪽 허파문림프절 비대가 관찰되며, 투베르쿨린반응에서는 음성화된다.

국시 적중문제

Q 긴장공기가슴증(긴장기흉) 환자의 증상으로 맞는 것은?

① 가슴안 내압의 감소
② 환부측 가슴운동 증가
③ 침범되지 않은 허파의 환기량 증가
④ 심장정맥혈류량 증가
⑤ 이환된 부위의 허파허탈

A 긴장공기가슴증(긴장기흉)은 들숨(흡기) 동안 가슴안 내로 들어온 공기가 날숨(호기) 동안 밖으로 배출되지 못하게 되어 들숨마다 계속 공기량이 증가되고, 가슴안 내압이 상승되기 때문에 이환된 부위의 허파허탈이 일어나고 세로칸(종격)에 압력을 가해 세로칸이 손상받지 않은 쪽으로 이동되어 손상되지 않는 허파를 압박하여 환기를 감소시킨다. 대정맥이 압박되어 심장으로 정맥이 되돌아오는 것을 방해하여 심장박출량이 감소된다.

정답 : ⑤

4. 허파혈관질환

■ 폐색전증(pulmonary embolism)

대부분의 폐색전증은 다리나 골반 내 정맥혈전에서 유래하며, 드물게 지방이나 양수, 종양세포 덩어리, 골수 등의 이물질도 그 원인이 된다. 색전자가 작으면 증상은 가볍게 끝나지만, 클 경우 돌연사를 일으키기도 한다.

비행기 내 좁은 좌석에 장시간 앉아 있다가 화장실에 가려고 자리에서 일어나면서 호흡곤란, 가슴통증을 일으키는 병태를 이코노미클래스증후군이라고 한다(▶ **총론 제4장 순환장애, p.83, column 참조**).

■ 허파동맥고혈압(폐동맥고혈압, pulmonary hypertension)

허파동맥고혈압이란 허파동맥(폐동맥)의 압력이 지속적으로 상승하는 상태를 말하며, 오른심실(우심실)이 비대해져 오른심장기능상실(우심부전)을 일으킨다. 심장질환이나 허파질환을 동반하지 않는 원인 불명의 것을 원발성 허파동맥고혈압이라고 한다.

원인이 되는 기저질환이 있는 것을 이차성 허파동맥고혈압이라고 하는데, 원발성보다 발생빈도가 높고 좌→우 단락(left-to-right shunt)을 가진 선천성 심장기형이나 승모판판막증에 의한 경우가 전형적이다. 기저질환 때문에 허파혈류가 증가하거나 반복되는 미세색전증 때문에 허파순환의 저항이 증가하더라도 발생한다.

허파동맥고혈압을 동반하는 허파질환 때문에 발생하는 오른심실비대(우심실비대) 및 오른심장기능상실(우심부전)을 허파심장증(폐성심, cor pulmonale)이라고도 한다.

■ 폐부종(pulmonary edema)

폐부종이란 허파꽈리 내에 액체가 고인 상태를 가리킨다. 허파꽈리가 부종액으로 채워지면 가스교환이 방해를 받아 호흡곤란에 빠지며, 심해질 경우 저산소혈증으로 사망한다.

폐부종의 원인으로 가장 많은 것은 심근경색증에 의한 왼심장기능상실(좌심부전) 때문에 생기는 정수압의 상승이다(▶ **각론 제1장 심장질환, p.190 참조**). 만성 허파울혈에 동반하는 폐부종은 3가철(헤모시데린)을 탐식하는 허파꽈리 큰포식세포(심부전세포)가 관찰된다. 승모판협착에서도 정수압이 상승하여 폐부종이 된다. 자극성 가스의 흡입이나 폐렴, 쇼크, 패혈증 등으로 허파꽈리가 염증을 일으켜 허파꽈리 모세혈관의 투과성이 항진된 경우에도 폐부종을 동반한다. 등산 등으로 갑자기 높은 곳에 오르더라도 발생할 수 있다. 또한 요독증(만성 콩팥기능상실)에 동반하여 섬유소 성분의 삼출이 두드러지는 폐부종을 일으키기도 한다.

Note

Point

폐색전증(pulmonary embolism) : 다리나 골반의 정맥에 생긴 혈전이 허파동맥(폐동맥)에 막힘으로써 일어난다.

허파동맥고혈압(pulmonary hypertension) : 허파동맥의 혈압이 지속적으로 상승한다.

폐부종(pulmonary edema) : 허파꽈리 내에 액체가 고인다.

원발성 허파동맥고혈압 (primary pulmonary hypertension)

허파동맥(폐동맥)의 병변 정도에 따라 중간막의 비후나 허파동맥의 괴사혈관염, 허파꽈리 내 출혈 등 다양한 병태를 일으킨다. 전신홍반루푸스(SLE)에서 비슷한 병태가 합병되기도 한다.

이차성 허파동맥고혈압 (secondary pulmonary hypertension)의 원인

① **허파동맥(폐동맥) 혈류량의 증가** : 선천성 심장질환, 허파동정맥샛길(폐동정맥루)
② **허파 내 세동맥 수준의 혈류장애** : 재발성 혈전색전증
③ **허파혈관저항의 상승** : 만성 허파질환, 가슴우리(흉곽) 변형, 콜라겐병
④ **허파정맥압 증가** : 승모판판막증

허파심장증 (폐성심, cor pulmonale)

허파동맥(폐동맥)의 말초저항이 증가하면 허파동맥고혈압이 되며 그 결과로서 오른심실(우심실)의 비대와 확장을 일으키는 상태(오른심장기능상실)를 가리킨다. 가장 많이 관찰되는 원인은 만성 폐기종이다.

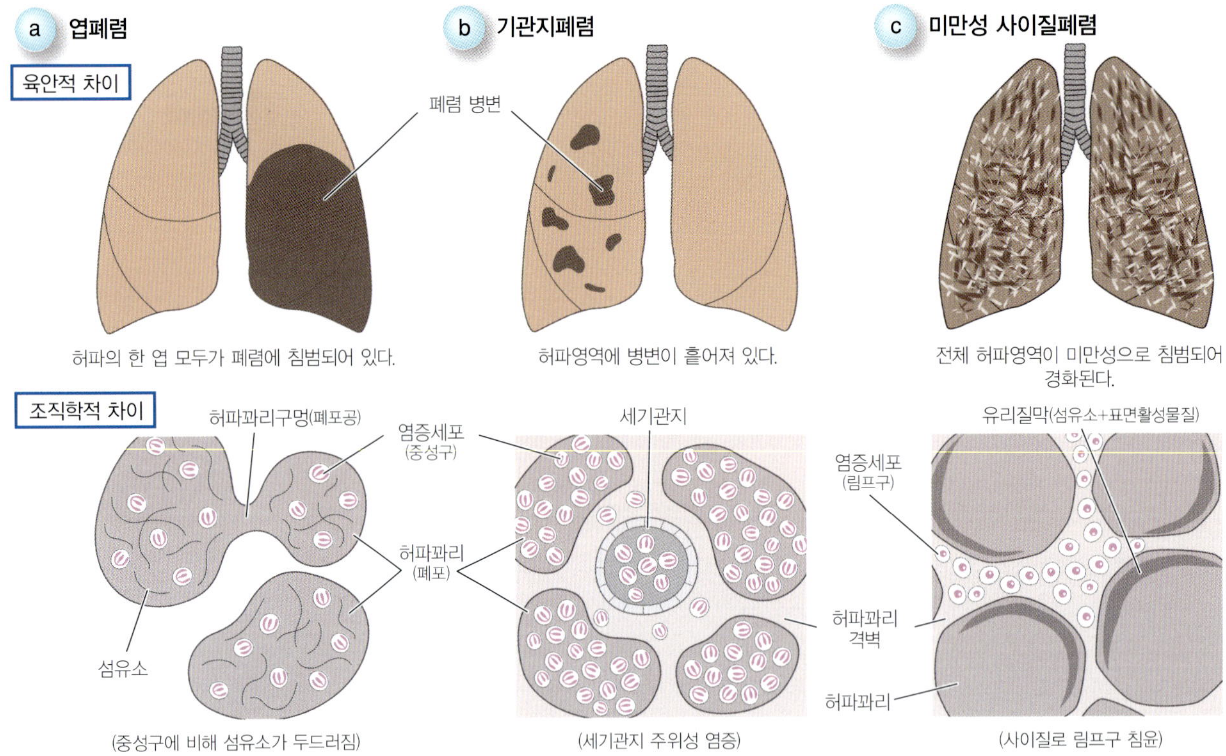

엽폐렴과 기관지폐렴에서 침윤되는 것은 주로 중성구(호중구)이다. 엽폐렴에서는 섬유소의 결정이 생기는 것이 두드러지며, 세포침윤은 한 엽 내의 허파꽈리에 미만성으로 확장된다. 기관지폐렴에서는 세기관지를 중심으로 한 국소적인 중성구 침윤을 확인할 수 있다. 사이질폐렴에서는 허파꽈리 격벽에 림프구 침윤이 확인되며, 허파꽈리 내에 섬유소를 주체로 하는 유리질막이 형성된다. 허파꽈리 상피의 비후와 허파꽈리 큰포식세포의 출현을 동반한다. 병변분포는 두 허파에 미만성이다.

[그림 4-13] 폐렴의 육안적 및 조직학적 차이

5. 폐렴

폐렴(pneumonia)은 허파실질을 침범하는 감염으로 부터 유래하는 염증 과정을 가리킨다. 염증의 분포와 확장 정도에 따라 기관지폐렴, 엽폐렴, 사이질폐렴(간질폐렴)으로 나뉜다(▶ **그림 4-13**). 또한 폐렴을 일으키는 병원체의 종류에 따라서 명칭이 달라진다.

폐렴을 일으키는 경우 따라 지역사회획득폐렴과 원내폐렴(기회감염)으로 나뉘며, 각각의 병원균에 따라 특징이 다르다.

폐렴을 일으키면 오한과 발열, 기침과 혈액이 섞인 가래(혈담), 가슴통증, 헐떡임 등이 나타나며, 세균성 폐렴의 경우는 말초혈액에 중성구(호중구)가 증가한다.

■ 엽폐렴(lobar pneumonia)

주로 폐렴알균(폐렴구균)의 감염으로 발생하는 지역사회획득폐렴이다. 건강한 사람은 잘 발병하지 않으며 고령자 등 체력이 약한 사람에게 발병한다.

병기는 4기로 분류되는데, 초기는 허파꽈리벽 내의 모세혈관이 충혈된다(충혈기). 이어서 허파꽈리 내 중성구(호중구)가 섞인 삼출물이 채워져 단단해지는 적색 간화기가 된다. 간화(hepatization)란 간처럼 단단해진다는 의미이다.

Note

Point

엽폐렴(lobar pneumonia) : 폐렴알균(폐렴구균)에 의한 지역사회획득폐렴으로, 고령자에게 발병하기 쉽다.

기관지폐렴(bronchopneumonia) : 폐렴알균, 인플루엔자균 등의 병원체가 원인이다. 세기관지를 중심으로 다수의 중성구(호중구)가 침윤된다.

사이질폐렴(간질폐렴, interstitial pneumonia) : 림프구가 허파꽈리 격벽이나 기관지, 세기관지 주위의 결합조직에 분포한다.

더 진행되면 허파꽈리 내 삼출물이 증가하여 모세혈관이 압박을 받는다. 허파의 혈액이 감소하여 회색이 되므로 회색 간화기라고 불린다. 최종적으로 삼출물이 용해 및 흡수되는 용해기가 된다.

레지오넬라폐렴(Legionella pneumonia)도 엽폐렴의 형태를 취한다. 레지오넬라는 온천의 탕 안에 많이 존재하기 때문에 레지오넬라폐렴에 걸린 고령자의 대부분 수일 전에 온천여행을 다녀온 경우가 많다.

폐렴알균은 협막을 형성하는 그람양성 알균, 레지오넬라는 그람음성 막대균이다.

■ 기관지폐렴(bronchopneumonia)

기관지폐렴은 폐렴알균(폐렴구균) 외에 인플루엔자균, 황색포도알균(황색포도구균), 모락셀라 등 각종 병원체에 의해 발병한다. 소엽단위(또는 국소)로 병변이 생기기 때문에 소엽폐렴(lobular pneumonia)이라고도 한다.

병원체는 기도를 통해 허파로 진입하며 세기관지를 중심으로 다수의 염증 병변을 형성한다. 허파의 중량이 증가하고 자른 단면에서 작은 반점 모양의 병변이 여기저기 관찰된다. 현미경으로 살펴보면 세기관지와 그 주위의 허파꽈리 내에는 섬유소와 중성구가 삼출되는 병변이 형성되어 있으며 그것이 더욱 불규칙하게 유합되어 있다.

폐렴알균, 인플루엔자균, 모락셀라, 황색포도알균은 지역사회획득폐렴의 원인이 된다. 한편, 입원 중 체력이 약해진 고령 환자, 수술 후 환자, 면역억제상태의 환자에게 생기는 원내폐렴의 원인균으로 MRSA(메티실린 내성 황색포도알균), 폐렴막대균(클레브시엘라), 대장균, 녹농균, 녹색사슬알균(녹색연쇄구균), 무산소성균(혐기성균)을 들 수 있다(▶ **그림 4-14**). 원내폐렴은 기회폐렴이라고도 할 수 있다.

원내폐렴(특히 MRSA폐렴)은 보통 중증의 소모성 질환을 앓고 있는 입원 환자에게 발병하며 항균제가 잘 듣지 않기 때문에 종종 치명적인 상태가 된다. 대장균, 폐렴막대균, 녹농균과 같은 그람음성균도 원내폐렴을 일으킨다. 흡인폐렴(aspiration pneumonia)은 소모성 질환의 경우 종종 합병하는 기관지폐렴의 하나인데, 원인균으로 입안(구강) 내에 상주하는 사슬알균(녹색사슬알균)이나 무산소성균이 많이 관찰된다.

폐렴 원인균을 증명하기 위해 가래배양과 함께 가래도말표본의 그람염색이 중요하다. 그람염색은 10분 정도로 원인균을 확정할 수 있는 저렴하고 진단 가치가 높은 검사법이다. 청색(보라색)계열로 염색되면 그람 양성, 빨갛게 염색되면 그람 음성이다. 균은 형태에 따라 알균(구균)과 막대균(간균)으로 나뉘는데, 그람양성 알균과 그람음성 막대균이 많이 관찰된다(▶ **그림 4-14**).

■ 폐농양(pulmonary abscess)

폐농양은 국한된 허파실질 영역에 생기는 고름증(화농증)으로, 보통 기관지폐쇄(종종 암에 의함)나 위 내용물의 폐흡인에 의해 야기된다. 세균성 폐렴의 합병증으로도 발생

Note

Point

폐렴을 일으키는 장소에 따른 폐렴의 분류 :
① 지역사회획득폐렴
② 원내폐렴(기회감염)

레지오넬라폐렴(Legionella pneumonia)

그람음성 막대균(간균)인 레지오넬라(*Legionella pneumophilla*)의 감염에 의한 지역사회획득폐렴이다. 1976년 미국 필라델피아의 재향군인회에서 다발하여 재향군인병이라고도 불린다. 엽폐렴 또는 비정형폐렴(atypical pneumonia)의 형태를 취한다. 고령자에게 많고 수일 전에 온천여행을 다녀온 경우가 많다. 레지오넬라는 퇴비에도 포함되기 때문에 정원 가꾸기가 이 폐렴의 원인이 되기도 한다.

미코플라스마폐렴

보통은 경증으로 자연스럽게 낫는다. 가슴 X선 검사에서는 비정형적 음영을 나타내기 때문에 비정형폐렴이라고도 불린다. 약한 연령층의 폐렴 대부분을 차지하여 심한 기침이 특징이다. 가정이나 집단 내에서 유행하는 경우가 많다. 허파꽈리 내 유리질막을 형성하는 것이 특징이며 적혈구에 대한 비특이적인 한랭응집반응을 나타내기 때문에 간편한 검사를 통해 조기진단이 가능하다.

클라미디아성 폐렴 (Chlamydial pneumonia)

폐렴클라미디아와 앵무새병클라미디아를 원인으로 하는 폐렴으로, 비정형폐렴의 소견을 나타낸다. 폐렴클라미디아에 의한 폐렴은 신종 감염병으로 사람에게서 사람으로 비말감염을 일으킨다. 시설 내에서 소규모로 유행하며, 만성 폐쇄폐질환(COPD)의 악화인자가 된다. 앵무새병은 앵무새 이외에 잉꼬, 비둘기, 오리, 닭 등 거의 모든 조류에게서 감염될 수 있다. 중증 폐렴에서 전신감염을 일으키는데, 감염 조류와의 접촉이력 청취가 진단의 실마리가 된다.

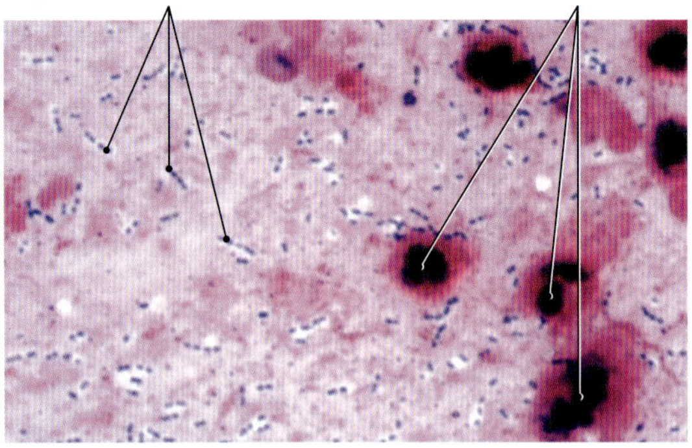

폐렴알균(폐렴구균, *pneumococcus*)

폐렴알균은 지역사회획득폐렴의 원인균으로 그람양성 알균(그람염색에서 파랗게 염색)이 짧은 사슬을 형성하고 있다. 균체 주위가 하얗게 비어 보이는 것은 균에 의한 협막 생산을 반영하고 있다. 협막 생산균은 중성구에 탐식되지 않는다.

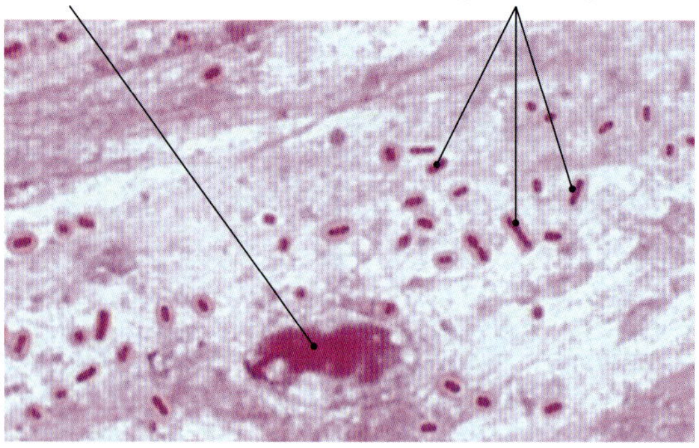

폐렴막대균(폐렴간균, *Klebsiella pneumoniae*)

대형의 그람음성 막대균으로 협막 생산이 현저하다. 협막이 존재하기 때문에 균은 중성구에 탐식되지 않는다. 원내폐렴(기회폐렴)의 원인균으로서 종종 공동형성성 폐렴(폐농양)을 일으킨다.

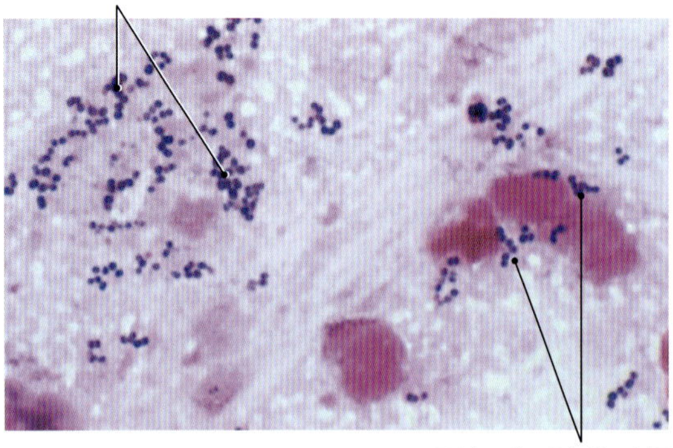

메티실린 내성 황색포도알균(methicillin-resistant *Staphylococcus aureus*, MRSA)

MRSA는 악명 높은 원내폐렴의 병원체이다. 코안(비강) 또는 인두 점막에 정착한 MRSA를 폐흡인함으로써 감염을 일으킨다. 포도알 모양으로 배열하는 그람양성 알균이 종종 중성구에 탐식되고 있다. MRSA와 MSSA(일반 황색포도알균)는 형태학적으로 식별할 수 없다.

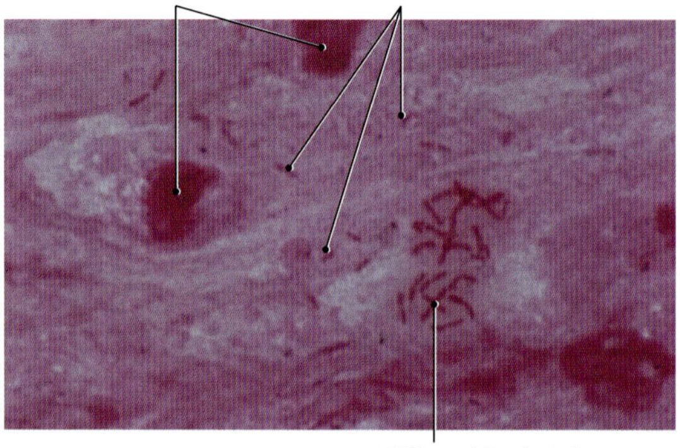

녹농균(*Pseudomonas aeruginosa*)

녹농균은 원내감염의 원인균이다. 대형 그람음성 막대균이 모여 있다. 난치성 기도 감염을 일으키는 경우가 많다. 점액(점막유사물질)에 싸인 그람음성 막대균의 존재는 균막(biofilm) 감염병을 의미한다. 점액은 두꺼운 협막으로 볼 수 있다.

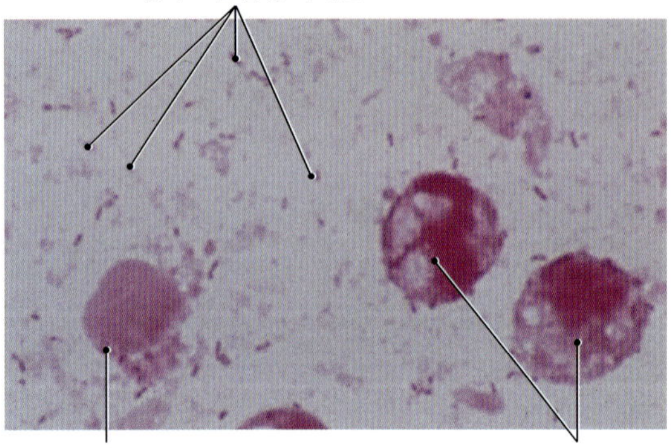

인플루엔자균(*Hemophilus influenzae*)

인플루엔자균은 지역사회획득폐렴의 원인균이다. 소형의 그람음성 막대균(빨갛게 염색)이 다수 확인된다. 협막을 생산하기 때문에 중성구에 탐식되는 것은 적다.

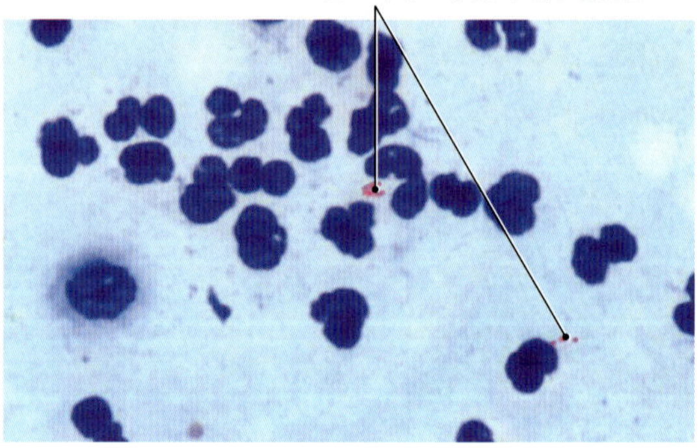

결핵균(*Mycobacterium tuberculosis*; 가래도말표본의 칠넬센염색-항산화염색)

대형 막대균이 소수 붉게 염색되어 있다. 결핵균은 주로 큰포식세포에 탐식되어 있다. 결핵균을 증명하는 데에는 그람염색은 무력하며 칠-넬센염색(Ziehl-Neelsen stain)이 필요하다.

[그림 4-14] 기관지폐렴을 일으키는 주요 원인균(가래도말 그람염색)과 결핵균(가래도말 칠넬센염색)

하며, 이 경우 공동형성성 기관지폐렴이라고도 한다.

폐농양의 원인균으로는 황색포도알균(황색포도구균), 녹농균, 폐렴막대균(폐렴간균)이 있다. 종종 무산소성균(혐기성균)과의 혼합감염을 나타낸다. 불쾌한 냄새가 심한 무산소성균 감염에 의한 허파조직 괴사에서 유래되기 때문에 괴사폐렴(necropneumonia)라고도 한다.

임상적으로 발열이나 냄새가 있는 고름성 가래가 특징이며, 가슴 X선 사진에서 액면을 형성하는 공동이 확인된다.

■ 비정형폐렴(atypical pneumonia)

비정형폐렴은 정형적인 세균성 폐렴과는 달리 질병 초기에 호흡기 증상이 가볍고 가래를 동반하지 않는 심한 기침(마른기침)이 관찰된다. 말초혈액에 백혈구 증가가 없고 가래도말의 그람염색은 음성이다. 가슴 X선 사진에서 간유리 음영이나 비연속성으로 다발하는 비정형적인 음영이 확인된다.

미코플라스마가 원인인 경우가 많은데, 폐렴클라미디아, 앵무새병클라미디아, 레지오넬라, 리케차도 원인이 된다. 코로나바이러스를 원인으로 하는 중증급성호흡증후군(SARS)도 비정형폐렴으로 보고되었다. 보통의 세균성 폐렴에 유효한 페니실린이나 세펨계 항생제(β락탐계), 아미노배당체는 효과가 없다.

■ 사이질폐렴(간질폐렴, interstitial pneumonia)

사이질폐렴은 염증세포나 삼출액이 허파꽈리보다는 허파꽈리 격벽 안이나 기관지 및 세기관지 주위의 결합조직에 분포해 있다. 침윤 세포는 림프구가 주체이다. 엽폐렴이나 기관지폐렴의 염증(중성구가 주체로 허파꽈리 내에 생김)과는 크게 다르다.

앞에서 설명한 비정형폐렴에 속하는 미코플라스마폐렴이나 클라미디아성 폐렴, 리케차성 폐렴(Q열), 바이러스성 폐렴은 조직학적으로 사이질폐렴과 유사한 반응을 나타낸다. 곰팡이에 대한 알레르기반응으로 발생하는 경증의 사이질폐렴도 알려져 있는데, 과민성 폐렴이나 농부허파(농부폐, farmer's lung)가 그 예이다.

대부분의 사이질폐렴은 원인이 밝혀지지 않아 특발성 사이질폐렴이라고 불린다. 경과가 지연되면 폐섬유증에 이른다. 특발폐섬유증(idiopathic pulmonary fibrosis)은 특발성 사이질폐렴의 만성형으로 종말상이다(▶ p.247, 제한성 허파질환 참조). 미만성 또는 반상의 염증이 허파꽈리벽의 사이질영역에 국한하여 발생한다. 허파꽈리 상피는 비대해지고 허파꽈리 내 유리질막이 형성된다.

Note

바이러스성 폐렴과 SARS

바이러스성 폐렴은 소아에게서 가장 많이 관찰된다. 인플루엔자 바이러스, 아데노바이러스, 리노바이러스, 코로나바이러스, RS바이러스에 의한 것이 있으며, 보통은 상기도염(감기 유사 증상)을 나타내지만, 중증화되면 폐렴을 합병한다. 홍역이나 수두와 같은 소아의 발진성 질환에 합병하여 발병하는 경우가 있다. 2003년에 동아시아에서 유행하여 치사율이 높아 문제가 된 중증급성호흡증후군(severe acute respiratory syndrome, SARS)의 원인은 코로나바이러스의 일종이다.

리케차성 폐렴(rickettsial pneumonia)

Q열에 의한 폐렴으로, 감염된 소나 양과 함께 일하는 사람에게 감염된다. 병원체를 함유한 분진 입자를 흡입하거나 감염 동물에게서 채취된 가열 살균되지 않은 우유를 마심으로써 감염된다.

과민성 폐렴

트리코스포론(*Trichosporon*) 등의 진균(곰팡이)에 대한 기도 알레르기반응으로, 말초 기도에 다핵거대세포의 형성을 동반하는 육아종이 형성된다(IV형 알레르기반응). 발열, 기침, 호흡곤란을 동반한다. 환기가 나쁜 목조가옥이나 에어컨을 통해 확산되는 경우가 많으며, 여름형 과민성 폐렴이라고도 불린다. 퇴비나 곡식 저장고에서 증식한 진균에 대한 알레르기반응은 농부허파(농부폐, farmer's lung)라고 한다.

6. 항산균 감염병

■ 결핵(tuberculosis)

결핵은 전 세계적으로 발생하고 있으나 개발도상국에서 특히 많은 만성 감염병이다. 결핵균(*Mycobacterium tuberculosis*)을 포함한 비말핵(비말의 수분이 증발한 것으로 가볍기 때문에 공중에 오래 떠돎)을 흡입함으로써 감염된다. AIDS에 합병하기 쉽고 사망 원인이 되기 쉬워 특히 문제가 되고 있다. 비말감염(감기나 인플루엔자)과 비말핵감염(공기감염; 결핵, 홍역, 수두)의 차이는 ▶ **총론 제7장 감염병(p.139)을 참조**하기 바란다.

결핵균을 흡입하면 허파의 가슴막(흉막) 아래에 작은 감염 병소를 형성하여 림프성으로 허파문(폐문)에 도달한 후 허파문림프절에도 결핵 병소를 형성한다. 이들 허파 내 병변과 허파문림프절 병변을 합쳐 원발복합체(초기변화군, primary complex)라고 한다(▶ **그림 4-15**). 치즈괴사(건락괴사)가 특징이다. 원발복합체의 대부분은 확대되지 않고 치유되며 흉터나 석회화 병변이 된다. 그러나 저항력이 약한 소아는 원발복합체에 이어서 기도의 흐름을 따라 허파 내에서 확대되거나 림프나 혈액의 흐름을 타고 결핵균이 뇌척수막이나 온몸의 장기로 확산되는 경우가 있다.

결핵의 진단은 결핵균을 증명함으로써 확정된다. 결핵균의 배양은 1개월 정도 필요하며 감도도 충분하지 않다. 가래도말의 칠-넬센염(Ziehl-Neelsen stain, 항산균염색)은 신속하지만, 감도가 낮아 비결핵성 항산균과의 식별이 불가능하다. 최근에는 추가로 중합효소연쇄반응(PCR)법에 의한 결핵균의 유전체 증명, 액체배지에 의한 신속배양법이 시행되고 있다. 또한, 결핵균은 그람양성 막대균으로 분류되고 있지만, 그람염색에는 염색되지 않는다.

폐결핵과 종양(주로 폐암, 특히 샘암종) 또는 다른 염증성 질환의 감별이 어려운 사례의 경우 기관지경검사 및 기관지경유 생검이 시행된다.

원발복합체 단계를 1차 결핵이라고 하며 투베르쿨린반응에 양성을 나타낸다. 1차 결핵을 경험한 수년 후 원발복합체가 악화되거나 재감염에 의해 병변에서 허파 바깥으로 더 확산되는 것을 2차 결핵이라고 한다. 증상으로는 무력감, 발열, 혈담, 가슴삼출액(흉수), 전신성 소모 등이 관찰된다.

2차 결핵의 병변은 허파꼭대기(폐첨)나 위엽(상엽)의 뒤구역 등에서 관찰된다. 병변은 서로 유합되어 기관지를 향해 파열된다. 치즈성 삼출성 병변이 확대되어 점차 공동을 만들게 되는데, 공동화는 2차 결핵의 특징 중 하나이다.

또한 림프나 혈액의 흐름을 통해 결핵균이 확산되면 모든 장기에 씨를 뿌리듯 무수한 미세병변이 관찰되는데, 이를 좁쌀결핵(속립결핵, miliary tuberculosis)이라고 한다.

Note

Point

결핵(tuberculosis) : 결핵균(*Mycobacterium tuberculosis*)을 함유한 비말핵의 흡입이 원인이다. 허파의 가슴막 아래에 감염 병변을 형성하며, 치유되지 않고 결핵균이 림프나 혈액을 통해 모든 장기로 확대되기도 한다.

투베르쿨린반응 (tuberculin reaction)

결핵균(*Mycobacterium tuberculosis*)에 대한 세포성 면역력을 검사하는 피부내검사로 PPD(결핵균막 성분)를 피부 내에 주사하여 48~72시간 후에 발적과 침윤 정도를 판단한다. BCG로 양전화된 경우와 실제 결핵을 발병한 경우의 양성 구별이 어려운 경우가 있다. 기존의 거짓양성 판정은 없어졌다.

[판정 기준]

- 발적의 긴지름
  9mm 이하 : 음성
  10mm 이상 : 양성
- 양성
  발적만 : 약양성
  경결 있음 : 중등도 양성
  이중발적, 수포 형성 : 강양성

BCG 접종

약독 결핵균성 생백신을 BCG라고 한다. 투베르쿨린반응을 양성전환(positive conversion)시키지만, 반드시 결핵균에 대한 강한 능동면역(세포면역)을 유도한다고는 할 수 없다. 투베르쿨린반응에서 양성을 나타낸 사람이 성인이 되어 결핵을 발병하는 일은 결코 적지 않다.

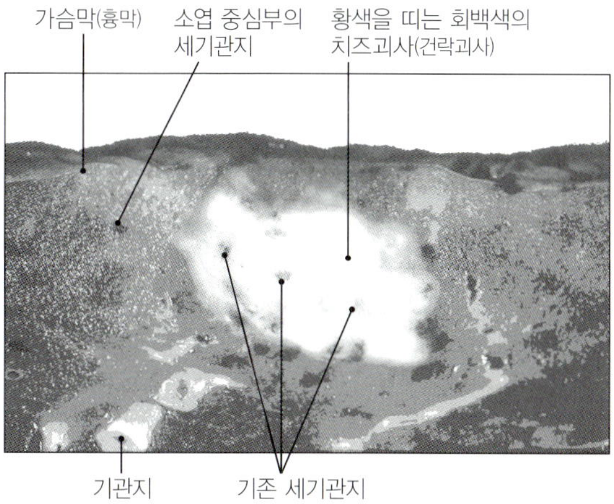

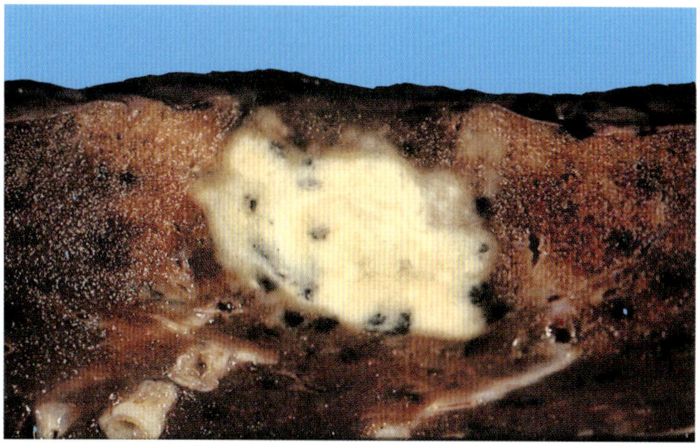

가슴막(흉막) 바로 아래에 황색을 띠는 회백색 병변(치즈괴사 병변)이 형성되어 있다. 병변 내부의 흑색반은 세기관지 주위에 침착한 탄가루이며, 조직파괴가 없는 응고괴사임을 알 수 있다. 조직파괴가 심한 암과의 차이를 확인하기 바란다.

[그림 4-15] 폐결핵(육안소견, 포르말린 고정 후 자른 단면)

■ 비결핵성 항산균 감염병

결핵균과 현미경적으로 구별이 되지 않는 대형 항산균에 의한 허파 감염병을 비결핵성 항산균증이라고 한다. 이전에는 비정형 항산균증이라고 불렸다. 결핵균만큼 항원성이 강하지 않기 때문에 사람에게서 사람으로 감염되는 일은 없다. 칸사스형 항산균과 조류형 항산균의 빈도가 비교적 높다. 일단 감염되면 결핵과 구별이 되지 않는 치즈육아종을 만든다. 결핵균보다 치료 저항성이 더 높기 때문에 화학요법에 난항을 겪는 일이 적지 않다. 환자 간호 시 생물 위험성 측면에서 결핵균과 비교하면 큰 차이가 있다.

AIDS 등 세포면역 결핍 환자의 경우 무수한 항산균의 증식을 동반하는 비정형적 병변이 관찰된다. AIDS에서는 비결핵성 항산균이 창자 점막에 기회감염을 일으키기도 하고, 또 42℃에서 증식할 수 있는 조류형 결핵균이 24시간 목욕탕을 통해 소아의 피부에 감염되기도 한다.

> **Note**
>
> **결핵의 화학요법**
>
> 이소니아지드(INH)와 리팜피신(RFP)의 병용이 기본이며, 경우에 따라 피라진아미드(PZA) 또는 에탐부톨(EB)을 추가 조합한다. 치료기간은 3개월~반년이 기준이다. 그 이외의 항결핵제로는 파라아미노살리실산(PAS; 이전 1차 항결핵제로서 사용되었음), 스트렙토마이신(SM), 사이클로세린(CS), 카나마이신(KM), 프로치온아미드(TH), 카프레오마이신(CPM)이 있다.

국시 적중문제

Q 기도에 이물질이 들어갔을 때의 합병증으로 알맞은 것은?

가. 폐기종　　나. 무기폐　　다. 만성 기관지염　　라. 세균성 폐렴

① 가, 나, 다　　② 가, 다　　③ 나, 라
④ 라　　⑤ 가, 나, 다, 라

A 라) 세균성 폐렴은 세균의 침범에 의해 발생한다.

정답 : ①

Note

객혈(hemoptysis)

공기가 섞인 혈액이 기침과 함께 배출된다. 공기가 섞여 있지 않고 위 내용물이 섞여 있는 것은 토혈(hematemesis)이라고 한다.

수입 진균증

결핵과 매우 유사한 육아종성 병변을 만드는 수입 진균증이 있다. 히스토플라스마(*Histoplasma*)는 미국 미시시피강 유역, 콕시디오이데스(*Coccidioides*)는 미국 애리조나강에 분포한다.

크립토코쿠스에 의한 육아종

크립토코쿠스에 의한 육아종은 세포 내에서 증식하는 효모형 진균에 대한 세포면역반응(IV형 알레르기반응)의 결과로서 생긴다. 종종 허파 내에 경계가 선명한 동전모양 병변을 형성한다. 큰포식세포(대식세포)가 공모양의 진균을 활발하게 탐식한다. 영상진단 시 폐암(특히 샘암종)과의 감별이 필요한 경우가 있다.

7. 그 밖의 허파 감염병

■ 주폐포자충폐렴(Pneumocystis pneumonia)

주폐포자충폐렴은 AIDS 환자의 기회감염으로 알려져 있다. 스테로이드 투여 후나 골수이식 후 등 다른 형태의 세포면역 결핍 시에도 발생한다. 생검 재료 또는 기관지 세정액(세포진단)에서 현미경으로 병원체를 확인해 진단을 내린다. 병원체인 사람폐포자충(*Pneumocystis jiroveci*)은 배양할 수 없다.

■ 진균성 폐렴(mycotic pneumonia)

진균(곰팡이)에 의한 폐렴으로 아스페르길루스(*Aspergillus*)와 크립토코쿠스(*Cryptococcus*)가 중요하다. 폐아스페르길루스증(pulmonary aspergillosis)은 결핵성 공동에 감염되어 균구(fungus ball; 아스페르길루스종, aspergilloma)를 형성한다. 주로 중성구(호중구)가 반응한다.

폐크립토코쿠스증(pulmonary cryptococcosis)은 효모형 진균인 크립토코쿠스를 탐식하는 큰포식세포(대식세포)가 모여 허파 말초부에 육아종을 형성한다. 세포면역 체계가 작동하며 중성구(호중구)는 반응하지 않는다. 폐암 여부의 감별이 요구되며, 크립토코쿠스성 수막염을 합병하기도 한다.

column

■ 결핵 병변형성 시의 면역반응

결핵의 병변형성에는 세포면역기전이 관여하고 있다. 투베르쿨린반응이 양성이 되는 것도 세포면역반응에 따른 것이다.

결핵균(Mycobacterium tuberculosis)이 생체 내에 침입하면 우선 큰포식세포(대식세포)가 결핵균을 탐식하려고 한다. 이어서 큰포식세포가 항원제시(antigen presentation)를 하면 $CD4^+$ T세포가 증식하여 림프구와 큰포식세포를 유도하는 사이토카인(cytokine)을 분비한다. 큰포식세포는 결핵균의 일부를 탐식 및 살균하는 한편, 형태적으로 상피모양세포나 랑그한스거대세포로 변화한다. 사이토카인의 작용으로 세포 일부가 치즈괴사(건락괴사)를 일으켜 치즈육아종을 형성한다(▶ 그림 4-16, 총론 제5장 염증, p.103, 그림 5-6 참조).

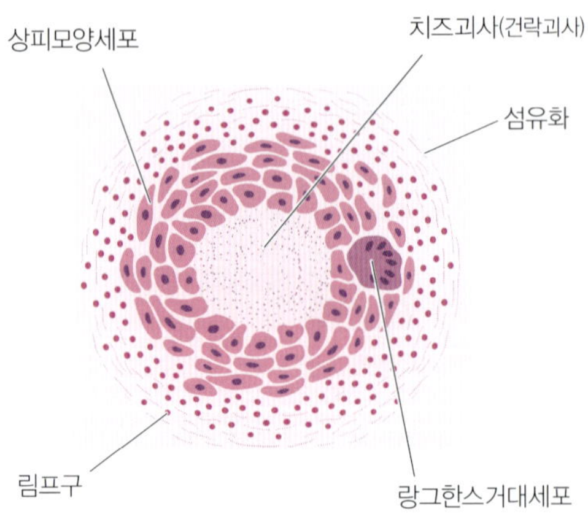

[그림 4-16] 결핵에 의한 치즈육아종의 모식도

column

■ 다시 맹위를 떨치는 결핵

결핵(tuberculosis)은 단일 세균 감염병에 의한 사망원인의 세계 제1위이다. 개발도상국에서 특히 문제이지만, 선진국에서도 최근 AIDS 환자의 결핵 유행이 큰 문제가 되고 있다.

우리나라는 선진국 중에서도 가장 결핵 발병률이 높은 국가이며 매년 결핵으로 인한 사망자가 나오고 있다. 환자수도 증가하는 경향에 있으며 다약제 내성균도 증가하고 있기 때문에 재발 감염병으로서 주의가 필요하다.

8. 폐암

대부분 허파종양은 악성이다. 허파 고유세포에서 생기는 허파 원발성보다 다른 장기에서 전이되는 빈도가 높다. 허파전이를 일으키기 쉬운 악성종양으로 뼈육종(골육종) 등의 육종, 위암, 대장암, 이자암(췌장암), 간세포암, 유방암, 콩팥암(신장암), 갑상샘암 등이 있다. 다만, 폐암이라고 하면 보통 원발성 폐암을 의미한다(▶ **그림 4-17**).

폐암의 진료순서(▶ **그림 4-18**)와 폐암의 분류(▶ **그림 4-19**)를 그림으로 나타내었다. 폐암은 다음의 4가지 주요 조직형으로 나눌 수 있는데, ①샘암종(선암, adenocarcinoma), ②편평세포암종(squamous cell carcinoma), ③소세포암종(small cell carcinoma), ④대세포암종(large cell carcinoma)이다. 이 가운데 흡연과 연관성이 깊은 것은 ②편평세포암종, ③소세포암종이며 허파문부위에 호발한다.

폐암은 치료 측면에서 크게 소세포암종과 비소세포암종으로 나눈다. 소세포암종은 수술이 불가능한 예가 많아 화학요법이 기본이지만, 비소세포암종은 우선 수술을 통한 제거를 목표로 한다. 또한 화학요법제(항암제의 조합)도 소세포암종과는 다르게 처방된다.

Note

Point

폐암(lung cancer) : 다른 장기로부터 전이되는 빈도가 높다. 원발성 폐암의 사망률은 90% 가까이에 이르며 악성도가 높다.

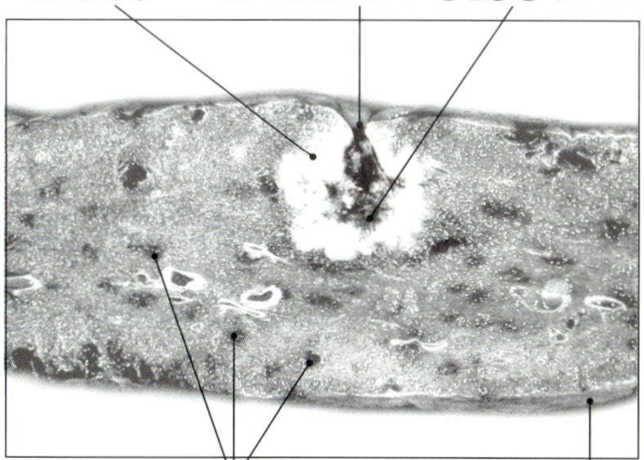

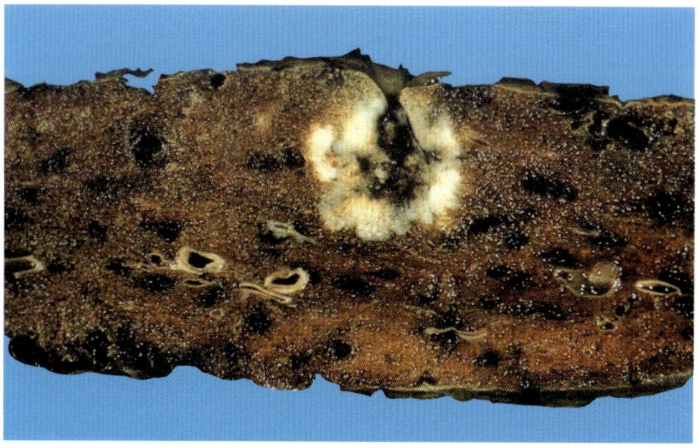

말초성 허파 샘암종(선암)의 전형적인 예이다. 병변부의 가슴막(흉막)이 당겨져 깊이 패여 있다. 병변 중앙부에는 탄가루의 심한 침착이 확인되며 회백색 암조직이 주위 허파실질로 침윤되어 있다. 모두 동전모양 병변(coin lesion)을 나타낸다. 폐결핵의 육안소견 ▶**그림 4-15**와 비교해보자.

[그림 4-17] 허파 샘암종(육안소견, 포르말린 고정 후 자른 단면)

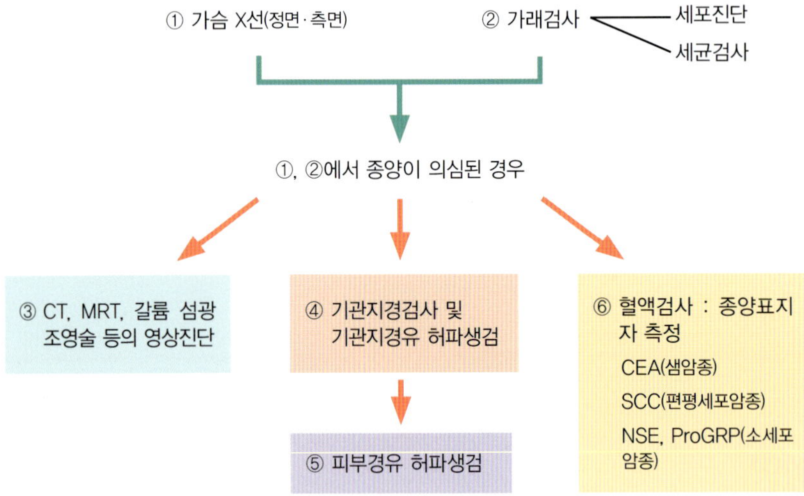

[그림 4-18] 폐암진단의 흐름

■ 비소세포암종(non small cell carcinoma)

폐암은 50세 이상에게서 많이 관찰되며, 악성종양에 의한 사망원인 중 남녀 모두 1위이다. 폐암은 사망률이 90% 가까이 이르는 성질이 나쁜 암에 속한다.

흡연은 폐암 위험인자로 하루 흡연개비수가 많을수록 발생빈도가 높아진다. 그 밖에 대기오염이나 방사선, 석면 등이 위험인자가 된다. 기관지 상피에서 발생하는 경우가 많아서 기관지암이라고도 불린다.

주요 증상은 기침, 혈담, 기관지폐쇄에 의한 폐렴 증상이며, 기침을 동반하는 객혈은 폐암의 특징이다.

종양세포가 기관지 내부나 주위에서 증식하여 기관지가 협착되면 숨을 쉬기 어려워지거나 폐렴을 일으키기도 한다. 또 종양세포가 가슴벽(흉벽) 내부에서 증식하면 지속적인 가슴통증을 느끼기도 한다.

폐암이 위대정맥(상대정맥)에 직접 침윤하면 위대정맥의 정맥환류가 장애를 받아 얼굴이나 팔, 목에 울혈 및 부종이 일어난다(위대정맥증후군)(**▶ 총론 제4장 순환장애, p.86 참조**). 종양이 목부위 특정 신경 내부에서 증식되면 눈이 푹 들어가거나 땀을 잘 흘리지 않는 호르너증후군(Horner's syndrome)을 일으킨다. 또한 팔의 움직임을 지배하는 신경 내에 종양이 진행 및 증식하면 팔의 통증이나 마비, 근력저하를 일으킨다(팬코스트증후군, Pancoast syndrome).

또한 성대로 이어진 되돌이신경(반회신경)이 침윤되면 쉰소리가 나오고, 식도 주위 조직에 종양세포가 증식하면 식도가 압박을 받아 삼킴장애(연하장애)를 일으킨다.

Note

브링크만지수
(Brinkman index: 흡연지수)

1일당 담배 흡연개비수와 흡연연수를 곱한 것이다. 400 이상이면 폐암뿐만 아니라 기타 암이나 허혈성 심장질환, 뇌졸중 등에도 걸리기 쉽다. 600 이상은 폐암 고위험군, 1200 이상은 후두암 위험성이 매우 높다.

호르너증후군
(Horner's syndrome)

호르너의 세 징후(편측성 동공수축, 안구함몰, 눈꺼풀틈새 협소화)와 같은 쪽 얼굴발한 저하를 나타낸다. 교감신경절(C_8~Th_2) 장애에 따른다. 폐암의 세로칸침윤에 의한 경우가 많다.

팬코스트증후군
(Pancoast syndrome)

허파꼭대기(폐첨)에 생긴 말초성 폐암(편평세포암종이 많음)이 가슴우리(흉곽) 밖으로 침윤하여 나타나는 증후군이다. 허파꼭대기 바로 위에 위치하는 C_8~Th_1의 신경뿌리(신경근)와 위팔신경얼기(상완신경총)가 침범되기 때문에 어깨부위에서 아래팔의 자쪽(새끼손가락 쪽)에 걸친 전격통, 감각장애나 운동마비가 나타나며 근위축을 일으킨다. 동시에 목교감신경절이 침범되기 때문에 호르너증후군을 동반한다. 오른쪽 허파꼭대기의 암에서는 되돌이신경(반회신경)이 침범되어 쉰소리가 나타난다.

되돌이신경
(반회신경, recurrent nerve)

되돌이신경은 미주신경의 분지로, 왼쪽은 대동맥활(대동맥궁), 오른쪽은 빗장밑동맥(쇄골하동맥)을 아래에서 뒤쪽으로 되돌아서 상행하며 인후두근과 성대를 지배한다. 폐암의 침윤, 갑상샘암에 대한 수술적 조작이나 대동맥자루(동맥류) 때문에 마비를 일으키기 쉽다(특히 왼쪽). 되돌이신경의 마비증상은 편측성 성대마비에 의한 쉰소리이다 (▶ p.365, Note **참조**).

종류	샘암종	편평세포암종	소세포암종	대세포암종
호발부위	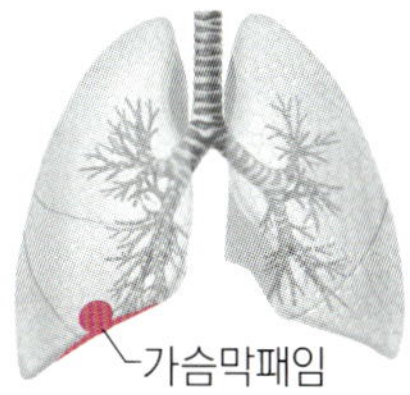 말초부 [말초형 폐암]	무기폐를 동반 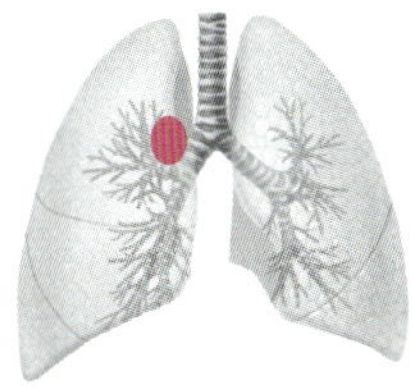 허파문부 [중추형 폐암]	고도의 림프절 전이 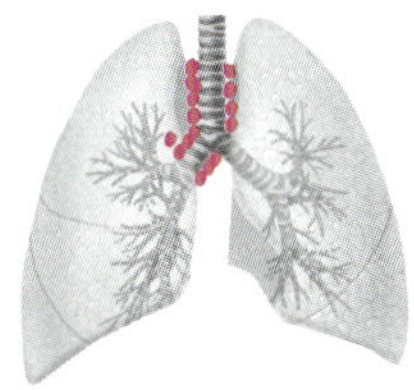 허파문부 [중추형 폐암]	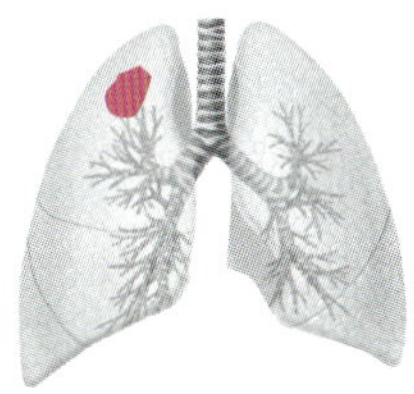 말초부 [말초형 폐암]
세포형	샘공간 형성 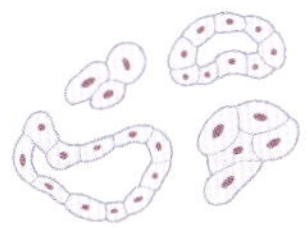 가슴막 아래에 흉터형성을 동반하기 쉽고 가슴막패임이 특징이다.	각화세포 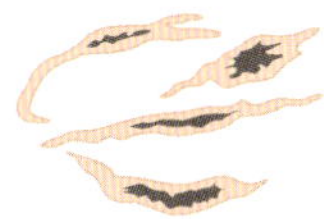 가래에 출현하기 쉽다. 세포진단의 파파니콜로염색에서 오렌지색으로 염색된다.	소형세포 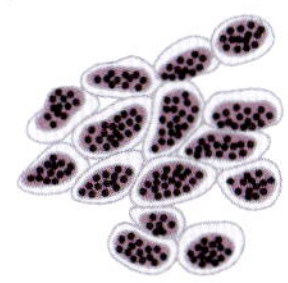 암세포가 귀리 형태와 비슷해서 귀리세포암이라고도 한다.	대형이형세포 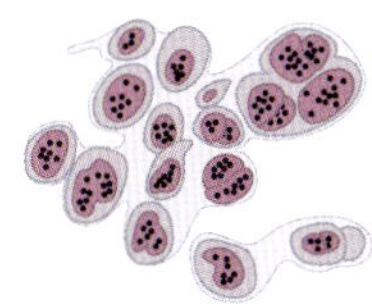 미분화암이다. 대형세포로 이루어지며 샘종형성이나 각화는 없다.
폐암 중의 발생률	45%	35%	15%	5%
조기발견	가슴 X선 촬영	가래세포진단검사	가래세포진단검사	가슴 X선 촬영
병인	흡연, 배기가스, 식품첨가물 등의 발암물질	흡연이 위험인자이다.	흡연이 위험인자이다.	흡연, 배기가스, 식품첨가물 등의 발암물질
특징	말초형이므로 기침, 가래, 혈담 등의 증상이 잘 나타나지 않는다. 60대에 많다. 비교적 여성에게 많으며, 여성 환자의 80%는 비흡연자이다. 가슴막으로 파종되기 쉽다(▶ **그림 4-17 참조**).	허파문형이므로 기관지폐쇄(무기폐)를 일으키기 쉽고 기침, 가래, 혈담 등의 증상이 나타나기 쉽다. 허파문형 폐암에서는 진행은 느리다. 말초형 편평세포암종은 공동을 만들기 쉽다. 방사선 감수성이 높으며 남성에게 많다.	허파문형이므로 기관지폐쇄(무기폐)를 일으키기 쉽고 기침, 혈담 등의 증상이 나타나기 쉽다. 50~60대를 중심으로 40대에도 관찰된다. 이소성 ACTH 생산을 동반하는 경우가 있다. 남성에게 많다.	말초형이므로 기침, 가래, 혈담 등의 증상이 잘 나타나지 않는다. 샘암종, 편평세포암종, 소세포암종의 어느 것에도 포함되지 않는 미분화형암에 대해 이용된다.
전이	진행, 전이 모두 중등도이다. 진행되면 허파문림프절전이나 가슴막침윤을 일으키기 쉽다.	진행, 전이 모두 가장 느리다. 가슴막파종은 적지만, 세로칸에 침윤되기 쉽다.	진행, 전이 모두 가장 빠르다. 림프성 전이가 많지만, 혈행성 전이도 일으킨다.	말초부 폐암으로 진행, 전이 모두 빠르다.

[그림 4-19] 폐암의 분류와 특징

column

■ 폐암의 분류

폐암은 그 조직의 성질에 따라 샘암종(선암, adenocarcinoma), 편평세포암종(squamous cell carcinoma), 소세포암종(small cell carcinoma), 대세포암종(large cell carcinoma)의 4종류로 분류된다. 각각의 폐암은 조직의 성질뿐만 아니라 임상증상, 치료법, 예후가 다르다. 담배와의 인과관계가 깊은 것은 편평세포암종과 소세포암종이며, 모두 남성에게서 많이 발병한다.

치료 측면에서는 소세포암종과 비소세포암종으로 크게 나뉜다. 소세포암종은 보통 수술 대상이 아니며 화학요법에 반응한다. 비소세포암종(소세포암종 이외의 모두)의 치료는 거의 같으며 병기에 따라 결정된다.

■ 소세포암종(small cell carcinoma)

전체 폐암의 약 15~20%를 차지한다. 종양의 증식속도가 빠르고, 항암제와 방사선 치료에 감수성이 높은 것이 특징이다. 허파문부위에 호발하는데, 종종 말초 허파영역에서 발생한다. 환자는 대부분 흡연 남성이다.

그 이름대로 조직학적으로 소형의 세포로 이루어진 암으로, 펩티드호르몬인 가스트린유리펩티드(gastrin-releasing peptide, GRP)나 칼시토닌(calcitonin), 아민에 속하는 세로토닌(serotonin) 등의 생리활성물질을 분비한다. 때로는 이소성 ACTH(부신겉질자극호르몬)나 이소성 ADH(항이뇨호르몬)를 생산한다(▶ **총론 제8장 종양, p.164 참조**). 현미경 소견으로 소형의 원형 또는 짧은 방추형 헤모톡실린 호성의 핵과 소량의 세포질을 특징으로 하는 세포가 소량의 혈관결합조직을 동반하여 빼곡하게 관찰된다.

주요 증상으로 기침, 가래가 있으며 호흡곤란, 혈담, 가슴통증도 초발증상으로서 나타난다. 그 밖에 발열, 체중감소, 쉰소리, 전신권태감 등의 증상도 있다.

9. 기타 허파질환

■ 무기폐(atelectasis)

무기폐란 허파의 공기강이 충분히 확장되지 않아 허파의 일부 또는 전체가 수축된 상태를 말한다. 기관지공간이 막히면 말초의 허파조직이 허탈되는데, 허파문부 폐암(편평세포암종)이 대표적이다(▶ **그림 4-20**).

소아기에는 땅콩을 잘못 삼켜도 무기폐가 발생한다. 출생 직후부터 꽈리공간(폐포강)이 충분히 확장되지 않는 경우를 신생아무기폐라고 하며, 대부분 미숙아에게 생긴다. 허파조직이 미숙하면 표면활성제를 충분히 생산할 수 없기 때문에 허파꽈리가 허탈한 채 충분한 호흡을 할 수 없게 된다.

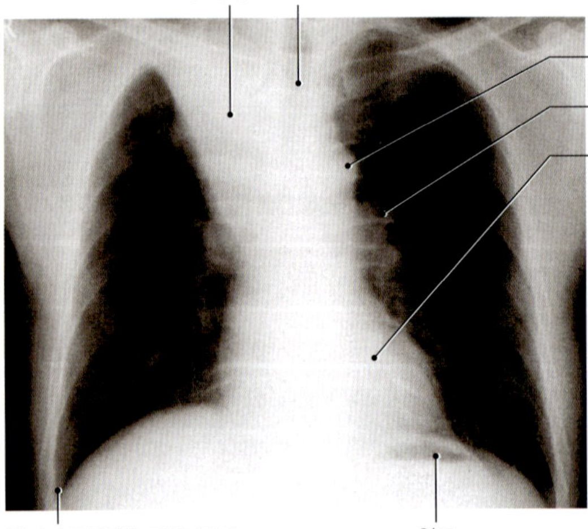

허파문부 폐암(편평세포암종)에 의해 기관지의 오른쪽 위엽(상엽) 가지가 완전 막혀서 발생한 무기폐이다. 오른쪽 위 허파영역의 안쪽 공기가 없어지고 경계가 선명한 음영을 확인할 수 있다. 이 사례에서는 가래세포진단에서 편평세포암종이 발견되었다.

[그림 4-20] 무기폐의 X선 사진

> **Note**
>
> **가래세포진단검사**
>
> 가래세포진단은 조기 폐암을 진단하는 데 중요한 검사 중 하나로, 주로 기관이나 굵은 기관지에 발생하는 조기 폐암(대부분이 편평세포암종)을 발견할 수 있다. 기관이나 굵은 기관지는 중심음영(심장이나 굵은 혈관 등과 겹치는 부분)이 있어 가슴 X선 검사로는 조기 폐암을 발견하기 어렵기 때문에 가래세포진단에 의한 검사가 필요하다.
>
> **ADH**
>
> ADH는 항이뇨호르몬(antidiuretic hormone)의 약자로 바소프레신이라는 명칭도 사용된다. 정상일 때는 뇌하수체 뒤엽에서 신경분비(neurosecretion)되어 요세관에 작용해서 수분을 체내에 유지함과 동시에 소변량을 감소시킨다. 때로 허파 소세포암종에서 이소성으로 생산되어 수분의 과잉저류에 의한 저나트륨혈증(120mEq/L 이하), 저삼투압혈증, 고나트륨뇨증(고장뇨)을 동반한다. 콩팥(신장)과 부신의 기능은 정상이다. 이 항이뇨호르몬부적절분비증후군을 SIADH(syndrome of inappropriate secretion of antidiuretic hormone)라고 한다. 뇌외상, 수막염이나 약물 부작용에서도 관찰된다.
>
> **무기폐의 원인과 분류**
>
> ① **신생아무기폐** : 출산 시의 머리외상에 의한 호흡중추의 장애, 양수에 의한 폐색, 미숙아의 표면활성제 부족에 따른다.
>
> ② **후천성 무기폐** : 종양, 가슴막삼출액(흉수), 그 밖의 원인에 따른 허파실질의 압박, 종양, 이물질(흡인에 의함), 분비물, 염증 등에 의한 기관지의 폐쇄가 있다.

■ 공기가슴증(기흉, pneumothorax)

공기가슴증이란 가슴막안(흉막강)에 공기가 침입한 상태로, 공기가슴증(기흉) 결과 무기폐가 발생한다. 가슴벽(흉벽) 또는 허파(폐)의 손상으로 인해 공기가 가슴막안으로 침입하는 것이 원인이다.

외상 등의 원인이 없이 돌연 공기가슴증이 발생하여 호흡곤란을 호소하는 경우도 있는데, 이를 발작성 공기가슴증 또는 자연공기가슴증이라고 하며, 야윈 체형의 남성에게서 많이 관찰된다. 가슴막 바로 아래 큰공기집(bulla) 파열이 원인이다(▶ 그림 4-21).

가슴막안으로의 공기 유입이 일방통행됨으로서 가슴안 내압이 양압이 된 경우를 긴장공기가슴증(긴장기흉, tension pneumothorax)이라고 한다. 가슴안천자를 빨리 시행하지 않으면 상당히 위험한 상태가 된다.

흉강경 하 수술에서 적출된 물집

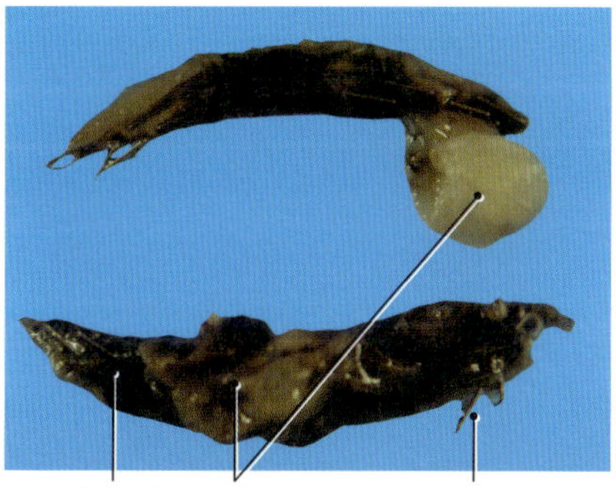

가슴막이 섬유성으로 비후되기 때문에 회백색을 띠고 있다. 큰공기집의 파열로 공기가슴증이 된다. 흉강경 하에서 허파의 부분절제가 시행된다.

[그림 4-21] 자연공기가슴증의 원인이 된 큰공기집(수술절제재료, 포르말린고정 후)

■ 폐흡인(pulmonary aspiration)

기도에 음식물이나 이물질이 들어오는 경우를 폐흡인이라고 한다. 삼킴운동장애(식사장애)에 동반하여 생긴 허파질환을 흡인성 허파질환이라고 하며, 주로 흡인폐렴의 형태를 취한다.

입안(구강) 질환에 의한 통증, 종창, 턱뼈나 혀의 결손에 의해 삼킴기능이 장애를 받은 경우나 뇌혈관장애, 치매, 의식장애나 파킨슨병 등의 신경질환에 동반하여 발생한다. 폐흡인은 고령자에게 많은 것이 특징이다. 흡인폐렴의 원인균은 입안 상주균인 무산소성균(녹색사슬알균)이 많고 인두에 정착한 MRSA(메티실린 내성 황색포도알균)에 의해 폐렴을 일으키는 경우도 적지 않다.

위 내용물을 대량으로 잘못 삼키면 위산에 의한 급성 허파손상이 생기는데, 이를 멘델슨증후군(Mendelson's syndrome)이라고 한다. 미만성 허파꽈리장애로 인한 성인호흡곤란증후군을 나타내며, 급성 호흡곤란, 호흡촉박, 저산소혈증이 특징이다.

Note

큰공기집(bulla)과 물집(bleb)

허파의 위엽, 특히 허파꼭대기의 가슴막 바로 아래에 발생하기 쉬운 지름 10mm 이상의 기종성 낭을 큰공기집이라고 하며 그것이 파열되어 공기가슴증(기흉)을 일으키기도 한다. 물집은 허파 가슴막조직 내에 공기가 고여 주머니모양으로 확장한 것을 말한다(▶ 그림 4-21).

긴장공기가슴증(긴장기흉, tension pneumothorax)

허파에서 가슴안으로의 공기 배출이 일방통행이 되는 공기가슴증으로, 응급을 요한다. 진행성의 가슴통증, 호흡곤란, 혈압저하가 나타난다. 방치하면 가슴안 내압이 대기압을 웃돌아 환부쪽의 중증 무기폐와 정맥환류장애를 일으켜 치명적이 된다. 무턱대고 인공호흡을 하면 악화되며, 신속한 가슴안천자가 필요하다.

흡인폐렴의 병태

폐흡인 결과 입안 내 상주균(주로 녹색사슬알균이나 기타 무산소성균)이 감염을 일으켜 기관지 폐렴이 생긴다. 가래배출능력이나 체력이 저하된 수술 후 환자, 의식수준이 저하된 사람, 고령자나 소아에게서 특히 발생하기 쉽다. 수면 시의 침 흡인은 건강한 사람이라도 빈번하게 발생하지만, 기침이나 섬모운동을 통해 흡인물이 제거된다. 폐흡인을 일으키기 쉬운 환자에 대한 입안간호가 중요하다.

Note

[표 4-1] 호흡기능상실(호흡부전)에서 관찰되는 임상증상

저산소혈증	고이산화탄소혈증
두통	두통
빠른맥(빈맥), 빠른호흡(빈호흡)	피부홍조, 발한
흥분, 불안	혈압상승
청색증	퍼덕떨림
의식장애	기민경향

맥박산소측정기(pulse oximeter)

손가락 끝에 광학센서를 장착하여 동맥혈의 산소포화도(SpO_2)를 비침습적, 연속적, 실시간으로 측정하는 소형 장치이다. 채혈이 불필요하고 조작이 간편하기 때문에 수술 중이나 집중관리실에서의 모니터링, 일반병동, 미숙아나 가정산소요법에서의 호흡관리에 널리 사용되고 있다. SpO_2 기준치는 95% 이상이다. SpO_2=90%가 거의 PaO_2의 60mmHg에 상당한다. 정확한 PaO_2는 동맥혈액가스에 의한 측정에 따른다.

활력징후(vital sign)

생명현상에 직접적으로 관여하는 의학적 지표(살아 있는 징후)로, 호흡, 맥박, 혈압, 체온, 의식상태, 통증, 소변량 등을 가리킨다. 응급구조 현장에서는 맨 처음에 확인해야 할 기본적인 진찰항목이다.

■ 기도이물

기도이물은 2세 이상의 소아, 특히 남아에게 많은 경향이 있다. 이물은 종종 오른기관지까지 도달하는데, 기관지의 분지각도가 왼쪽보다 오른쪽이 급하기 때문이다(▶ **그림 4-22**). 이물이 기관에 머무르면 호흡곤란으로 인해 질식을 일으킬 가능성이 있다. 삼키기 쉬운 대표적인 이물로는 콩류, 특히 땅콩이 있다. 유아가 입에 콩이나 완구를 물고 있을 때 갑자기 부르거나 넘어지면서 발생한다. 고령자가 의치를 잘못 삼키는 경우도 있다.

기관지이물의 경우 초기 증상이 없는 경우도 있다. 날숨 시의 쌕쌕거림, 호흡음의 저하가 관찰된다. 땅콩이 기관지를 완전히 막으면 무기폐가 생기며, 시간이 흐르면 폐렴이나 폐고름집(폐농양)을 일으킨다. 물러진 땅콩은 기관지경으로 적출하기 어려운 경우가 있다.

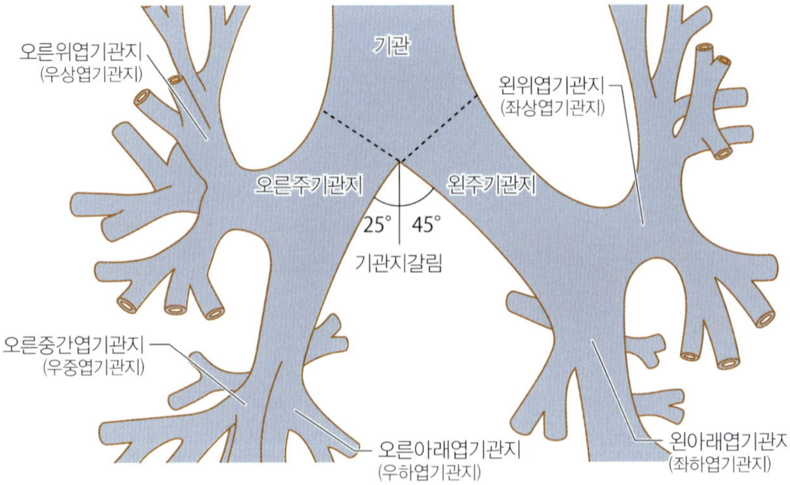

[그림 4-22] 기관지의 구조와 분지

10. 호흡기능상실

허파의 가스교환이 장애를 받아 산소분압(PaO_2)이 60mmHg 이하로 저하된 상태를 호흡기능상실(호흡부전, respiratory failure)이라고 한다. 이산화탄소분압($PaCO_2$)은 상승한다. 호흡기능상실이 1개월 이상 계속되는 경우를 만성 호흡기능상실이라고 한다.

가장 많은 증상은 호흡곤란(숨쉬기 어려움, 숨이 끊김)이며, 호흡수와 맥박수가 증가한다. 중증인 경우 의식장애나 불안상태를 동반한다. 저산소혈증과 고이산화탄소혈증 모두 의식장애의 원인이 된다.

호흡기능상실 시의 임상증상을 ▶ **표 4-1**, 발병경과에 따른 호흡기능상실의 원인 질환을 ▶ **표 4-2**에 정리하였다. 호흡수와 맥박수의 경우 소아기에는 성인보다 상당히 많다는 사실도 알아두어야 한다(▶ **표 4-3**). 활력징후의 기본 수치를 반드시 기억해두기 바란다. 또한 동맥혈가스의 기준치도 ▶ **표 4-4**에 정리하였다.

[표 4-2] 발병경과에 따른 호흡기능상실(호흡부전)의 분류

	원인 질환
돌연/갑작스러운 발병	① 상기도폐쇄(급성 후두덮개염, 기도이물)
	② 공기가슴증(특히 긴장공기가슴증)
	③ 기관지천식
	④ 폐색전증
	⑤ 심장기능상실, 심장눌림증
	⑥ 자극성 가스의 흡입
급성/아급성 경과	① 폐렴, 가슴막염
	② 만성 폐쇄폐질환의 급성 악화
	③ 급성 사이질폐렴, 성인호흡곤란증후군
	④ 지방색전증
	⑤ 길랭-바레증후군
만성 경과	① 만성 폐쇄폐질환
	② 기관지확장증, 폐결핵
	③ 폐섬유증, 진폐증
	④ 암성 림프관증
	⑤ 가슴우리변형, 신경근질환

Note

[표 4-3] 활력징후의 연령적 변화

	맥박수/분	호흡수/분	혈압(mmHg)	
			수축기	확장기
신생아	130~145	40~50	60~80	60
영아	110~130	30~40	80~90	60
유아	90~110	20~30	90~100	60~65
학동	80~90	18~20	100~120	60~70
성인	60~80	16~18	110~130	60~80

[표 4-4] 동맥혈액가스의 기준치

	기준치
pH	7.4(7.35~7.45)
산소분압(PaO_2)	90mmHg 이상 (공기호흡 시)
이산화탄소분압 ($PaCO_2$)	40(35~45)mmHg
중탄산이온농도 (HCO_3^-)	24(20~30)mEq/L
염기과잉(BE)	0(-3~+3)mEq/L
산소포화도 (SaO_2)	95% 이상

11. 가슴막질환

■ 가슴막삼출액(흉수, pleural effusion fluid)

가슴막삼출액이란 가슴막(흉막강) 안에 액체가 비정상적으로 고인 상태를 가리킨다. 액체가 과잉으로 고이는 원인은 심장기능상실(심부전)이나 감염성 가슴막염(결핵성 가슴막염이 많음), 암성 가슴막염, 저단백질혈증(콩팥증후군 등) 등 다양하다.

고이는 액체는 누출액(transudate; 여과되어 나온 액체)이나 삼출액(effusion; 새어나온 액체) 중 하나이다(▶ 표 4-5). 누출액은 세포성분이 적고 울혈심장기능상실, 간경변이나 콩팥증후군 등의 경우에 관찰된다. 삼출액은 세포성분이 많고 결핵, 암, 폐렴, 콜라겐병, 류마티스관절염, 폐경색증, 급성 폐렴에서 관찰된다.

Note

가슴막삼출액 세포진단

가슴막삼출액이 고인 원인을 밝힐 목적으로 시행되는 세포진단을 가리킨다. 가장 중요한 것은 암성 가슴막염의 판정이다. 가슴막삼출액 저류로 자극을 받은 중피세포(mesothelial cell; 가슴막을 덮는 세포 무리)가 암세포와 혼동되는 형태의 소견을 나타내는 경우가 있다. 가슴고름집(농흉)에서는 중성구(호중구), 결핵성 가슴막염에서는 림프구가 다수를 차지한다.

석면과 가슴막 병변

석면의 장기간 노출 때문에 가슴막염에 의한 가슴막삼출액 저류나 벽쪽가슴막(벽측흉막)의 판모양 섬유성 비후를 일으킨다. 나중(20~50년 후)에는 악성중피종이 발생하기도 한다.

[표 4-5] 누출액과 삼출액

	누출액	삼출액
색	투명	혼탁, 혈성
백혈구	소	다
섬유소	–	+
단백질농도 (가슴막삼출액/혈청비)	저 (0.5 미만)	고 (0.5 이상)
LDH (가슴막삼출액/혈청비)	저 (0.6 미만)	고 (0.6 이상)
리발타반응	–	+
pH	pH 7.4	pH 7.3 이하

가슴막삼출액이 고이면 그로 인해 허파가 압박되어 무기폐가 된다. 또한 가슴통증, 호흡곤란, 기침, 발열과 같은 증상이 관찰된다. 가슴막삼출액의 원인을 추정하기 위해 가슴막삼출액 세포진단이 유용하다.

■ 가슴막염(흉막염, pleuritis)

가슴막(흉막)에 염증이 생긴 상태를 가슴막염(예전에는 늑막염)이라고 한다. 가슴막염은 결핵성인 것, 고름성인 것, 암성인 것 등이 있다. 가슴막염은 대부분 가슴막삼출액(흉수)을 동반한다.

가슴막염은 세균이 원인으로 발생하는데, 세균이 가슴막삼출액 안에서 증식하면 백혈구(중성구)가 가슴막삼출액 안으로 모여 백색 또는 황색의 점성 고름이 고인다(가슴고름집). 결핵균이 원인일 때(결핵성 가슴막염)는 고름이 아니라 림프구가 많은 삼출성 가슴막삼출액이 된다.

가슴막염은 폐암이나 유방암 등의 악성종양에서도 발생하며 이것을 암성 가슴막염(또는 가슴막암종증)이라고 한다. 석면을 많이 흡입한 경우 가슴막을 구성하는 가슴막 중피세포에서 악성종양이 발생하며(가슴막 악성중피종) 그것이 원인으로 가슴막염(가슴막 파종)을 일으키기도 한다.

■ 악성중피종(malignant mesothelioma)

악성중피종은 장막 표면을 덮는 중피세포 유래의 악성종양이다. 가슴막(흉막)뿐만 아니라 배막(복막)이나 심장바깥막(심외막)에서 발생하는 경우가 있다. 가슴막 전체에 미만성으로 침윤하여 가슴막삼출액을 동반하며, 가슴막삼출액 세포진단을 통해 진단된다. 60세 이상의 남성에게 많으며 석면과 접촉이력을 가진 사람이 발생하기 쉬운 경향이 있다.

국시 적중문제

Q 분진 흡인으로 인해 허파에 섬유화가 일어난 질환은?

① 진폐증 ② 폐렴 ③ 천식 ④ 폐암 ⑤ 폐부종

A 진폐증은 분진을 만성적으로 흡입함으로써 섬유화가 발생된 만성 직업성 허파질환이다.

정답 : ①

Q 무기폐와 관련된 사항이 아닌 것은?

가. 허파꽈리(폐포) 속에 다량의 공기가 있다.
나. 가슴막안(흉막강)에 공기와 액체가 축적되어 허파꽈리가 허탈된다.
다. 허파용적의 증가를 동반한다. **라. 기도폐쇄로 인해 발생하기도 한다.**

① 가, 나, 다 ② 가, 다 ③ 나, 라
④ 라 ⑤ 가, 나, 다, 라

A 가) 허파 전체 또는 일부분의 허파꽈리 속에 공기가 없어지는 것이다.
다) 허파용적의 감소를 보인다.

정답 : ②

Q 성인호흡곤란증후군(ARDS)에 관한 설명으로 맞는 것은?

가. 외상이나 쇼크 후 초래되는 급성 허파조직손상으로, 치료가 부적절하면 48시간 내 사망한다.
나. 가슴 X선 상에 뿌옇고 광범위하나 침윤이 나타나며, 가스교환이 잘 되지 않는다.
다. 허파꽈리(폐포)의 허탈로 가스교환에 참여하지 못한다. **라. 모세혈관 투과성이 감소한다.**

① 가, 나, 다 ② 가, 다 ③ 나, 라
④ 라 ⑤ 가, 나, 다, 라

A 성인호흡곤란증후군

가) 초기 : 호흡곤란, 빠른호흡(빈호흡), 기침, 불안정
다) 후기 : 악설음, 호흡알칼리증, 빠른맥(빈맥), 발한, 청색증, 허파꽈리 모세혈관의 투과성 증가, 비심인성 양측성 폐부종

정답 : ①

Q 폐색전증에 관한 설명으로 옳은 것은?

가. 허파 일부에 괴사가 나타나기도 한다. **나. 대부분 다리 또는 골반의 정맥혈전증에 의한다.**
다. 호흡곤란, 가슴통증을 초래하기도 한다. **라. 오른심장기능상실(우심부전)이 올 수 있다.**

① 가, 나, 다 ② 가, 다 ③ 나, 라
④ 라 ⑤ 가, 나, 다, 라

A 폐색전증

가) 정의 : 주로 다리의 심부정맥에서 유래한 혈전이 허파동맥을 막아 생기는 질환으로, 저산소증을 유발하며 오른심장기능상실(우심부전)을 유발할 수 있는 질환
다) 증상 : 갑작스런 호흡곤란, 호흡수의 증가, 저혈압, 청색증, 가슴통증, 객혈, 기침

정답 : ⑤

병리학(pathology)

질병의 본질적 성질을 취급하는 의학의 한 분야로서, 특히 질병에 의해 발생하는 신체의 조직이나 기관의 형태학적 변화 및 기능적 변화를 연구하는 학문. 즉, 병의 원인-발생-경과 및 그 변화 등에 관한 연구를 하는 학문으로 넓은 의미로는 생물체에서 볼 수 있는 모든 이상(질환) 및 기형을 대상으로 하며 좁은 의미로는 사람에게 일어나는 병변의 본태를 규명하고 병태의 구조와 기능의 변화를 분명히 하여 치료와 예방에 공헌하는 기초의학 분야를 가리킨다.

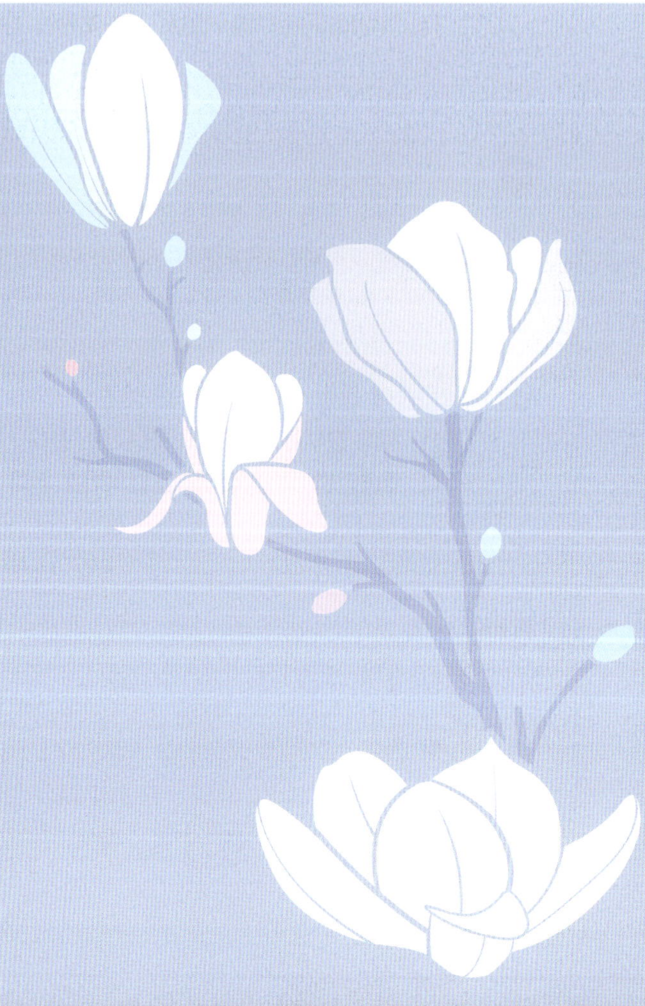

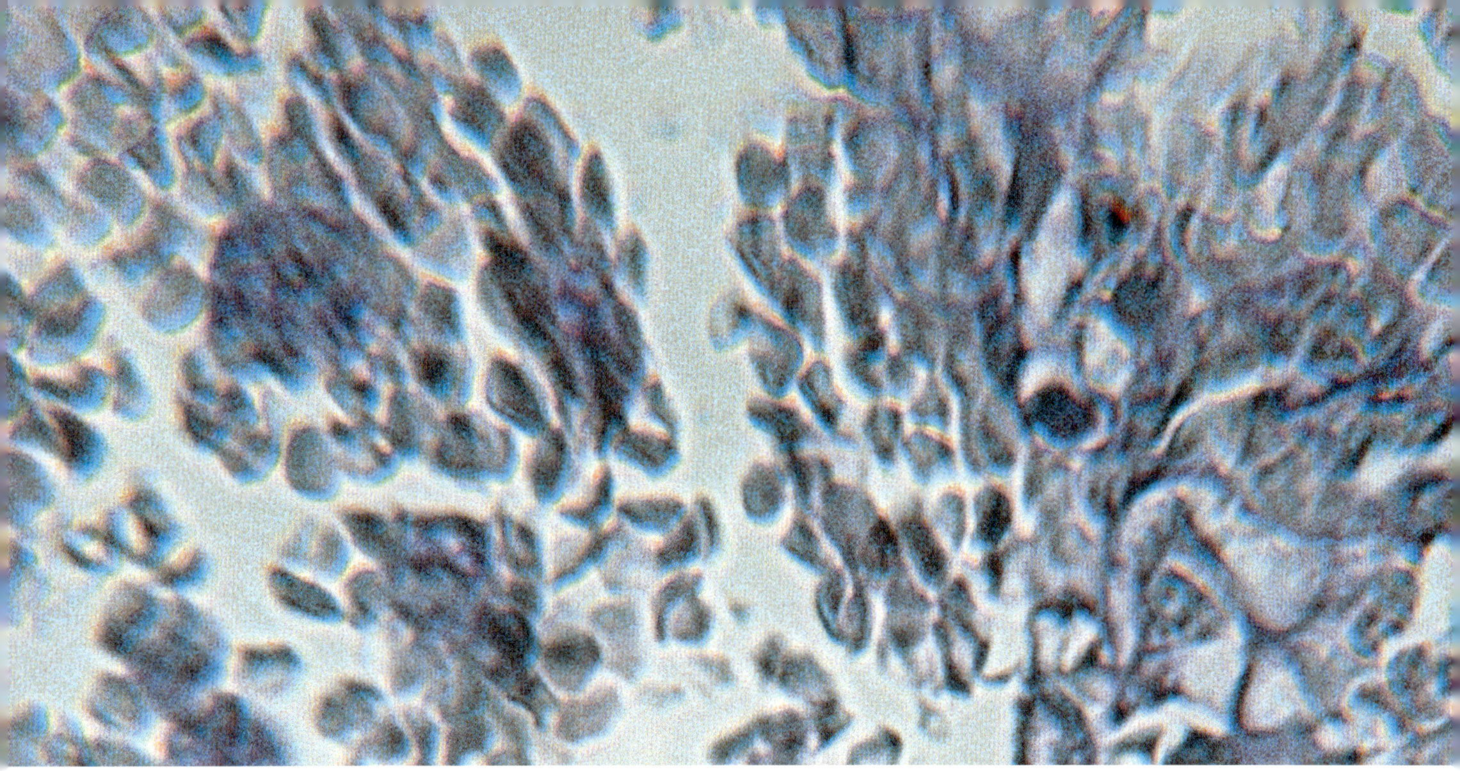

제5장 **소화계통 질환**

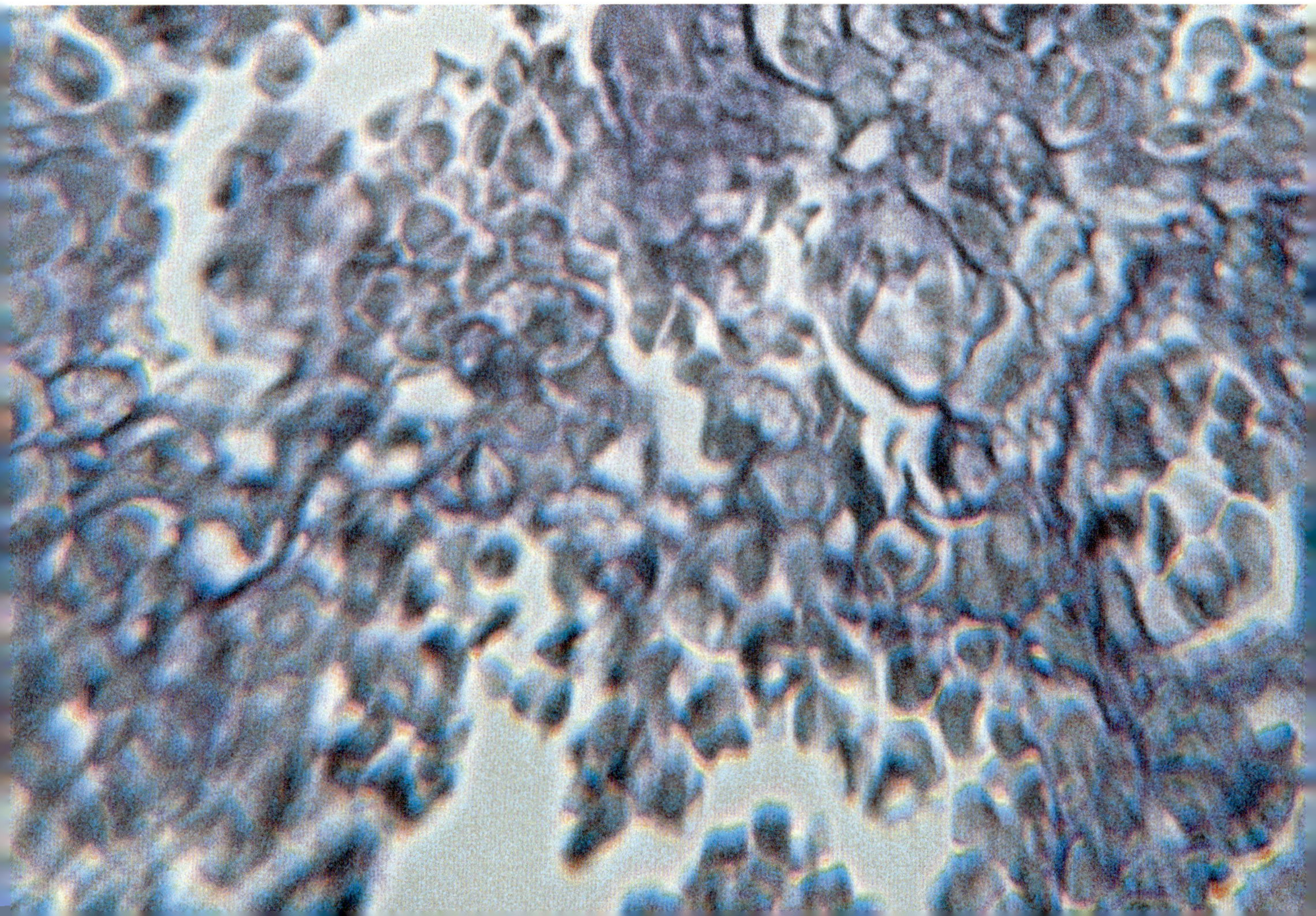

주요 용어해설

- **창자막힘증(장폐색증, ileus)** : 복통, 복부팽만, 구토, 가스배출 정지 등의 창자통과장애 증상을 나타내는 질환을 말한다. 창자가 유착되거나 꼬이거나 마비되거나 종양에 의해 압박되거나 이물질 등에 막힘으로써 일어난다.
- **여러형태샘종(다형선종, pleomorphic adenoma)** : 상피성분과 사이질 유사 조직성분이 섞인 다양한 상을 나타내는 양성 종양이다.
- **점액종(myxoma)** : 섬유모세포로부터 생성되는 양성종양으로, 섬유종과는 다르며 세포사이질에 다량의 점액이 존재하는 것이 특징이다.
- **샘종(선종, adenoma)** : 샘세포의 종양성 증식성 병변(양성종양)이다. 정상적인 샘상피세포에 변이가 생겨 종양화되고 샘종세포가 발생부위에 국한해서 단클론성으로 증식하여 규칙적인 배열이나 증식패턴을 형성한 것을 말한다.
- **샘암종(선암종, adenocarcinoma)** : 일부 내장의 안쪽을 덮는 세포에서 발생하는 암 가운데 샘과 유사한 (분비성) 성질을 가진 것을 말한다.
- **루골염색(Lugol's stain)** : 내시경을 이용한 전암성 병변 또는 상피내암종의 검출에 이용되며 침윤성 식도암 진단에도 효과적인 염색법이다.
- **급성 복증(acute abdomen)** : 갑작스러운 복통 때문에 응급수술의 적용 판단이 요구되는 증후이다.
- **창자상피화생(장상피화생, intestinal metaplasia)** : 상피조직의 변질(화생)로, 보통 위에 창자와 비슷한 조직을 발생시키는 것이다.
- **자가소화(autodigestion)** : 생물체가 자신의 체내에 보유하는 효소로 자기 몸의 성분을 분해하는 것을 말한다.
- **가족성 샘종폴립증(familial adenomatous polyposis)** : 큰창자(대장)에 100개 이상의 폴립이 발생하는 유전적 질환이다.

제5장 소화계통 질환

◆ 소화관의 구조와 기능

1. 소화계통

소화계통(alimentary system)이란 음식물을 섭취하여 분해하고 창자에서 흡수한 후 음식물 찌꺼기를 배설하는 기관이다. 속이 비어 있는 소화관(alimentary tract)은 입안(구강)에서 시작되어 인두, 식도, 위, 작은창자(소장; 샘창자, 빈창자, 돌창자), 큰창자(대장; 막창자, 막창자꼬리, 오름잘록창자, 가로잘록창자, 내림잘록창자, 구불잘록창자, 곧창자)를 지나 소화 및 흡수되어 항문에 이르는 하나의 관이다.

음식물을 분해하고 흡수하기 위해 소화효소(digestive enzyme)를 분비하는 샘을 소화샘(소화선, digestive gland)이라고 하며 침샘(타액선), 위, 쓸개(담낭), 간, 이자(췌장)에 분포해 있다.

① 입안(구강, oral cavity)

입술, 혀, 잇몸(치은), 치아, 입천장(구개), 볼점막 등으로 구성된다. 입안에는 많은 상주균이 있으며, 충치(우식)의 원인균은 뮤탄스균(*Streptococcus mutans*)이라는 녹색사슬알균(녹색연쇄구균)이다.

② 침샘(타액선, salivary gland)

귀밑샘(이하선), 턱밑샘(악하선), 혀밑샘(설하선)이 있다. 그 밖에 입술, 입천장 등에 작은침샘(소타액선)이 분포한다.

③ 위(stomach)

들문(분문, cardia)에서 시작되어 날문(유문, pylorus)에서 끝나는 약 1,200mL의 주머니 모양 기관이다. 단층의 원주상피세포로 이루어진 위점막, 근육층[바깥세로근육(외종주근), 중간돌림근육(중윤주근), 속빗근육(내사주근)], 장막의 3층으로 구성된다.

염산, 펩시노겐을 분비하는 위바닥샘(위저선)이 분포하는 위몸통부분(위체부; 위쪽 2/3)과 가스트린을 분비하는 날문샘(유문선)이 분포하는 날문부분(유문부; 아래쪽 1/3)으로 나뉜다. 작은굽이(소만, lesser curvature) 선상의 이행부위를 위각(gastric angle)이라고 한다.

Note

작은창자(소장)의 구분

작은창자는 샘창자(십이지장, duodenum), 빈창자(공장, jejunum), 돌창자(회장, ileum)로 이루어진다. 샘창자는 나아가 팽대부, 내림부, 수평부, 오름부의 4부분으로 나뉜다. 파터팽대(Vater's ampulla)는 내림부에 있다. 오름부는 트라이츠인대를 지나 빈창자로 연결된다. 창자간막(장간막)을 갖는 작은창자의 위쪽 3/5를 빈창자, 아래쪽 2/5를 돌창자라고 한다. 돌창자는 돌막창자판막(회맹판막, ileocecal valve)을 지나 막창자(맹장)로 연결된다.

큰창자(대장)의 구분

큰창자는 막창자(맹장, caecum), 잘록창자(결장, colon), 곧창자(직장, rectum)로 크게 나뉜다. 어류나 조류에는 잘록창자가 없다.

초식동물에서 큰창자(대장)가 발달해 있는 이유

포유동물의 소화관에는 식물의 주성분인 셀룰로오스를 분해하는 효소가 없다. 따라서 셀룰로오스를 분해하는 데는 큰창자의 창자세균에 의존할 수밖에 없다. 그 결과 초식동물의 큰창자는 현저하게 길다. 육식을 많이 섭취하는 서양인보다 채식 위주의 동양인은 큰창자가 길기 때문에 몸통이 긴 체형을 하고 있다.

● 입안의 외관

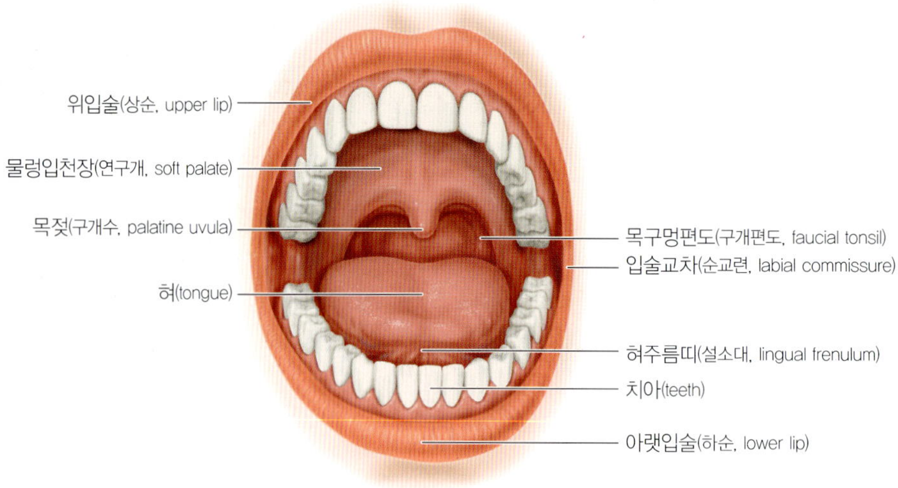

● 혀 윗면

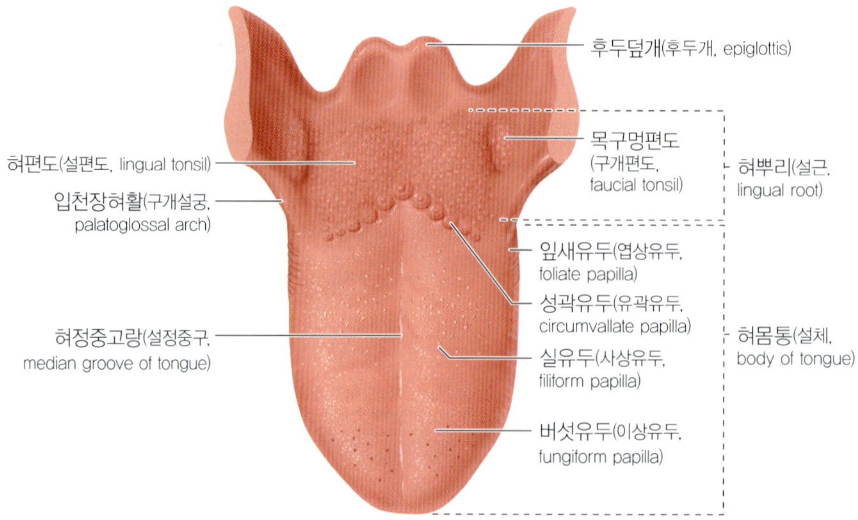

● 치아의 종류

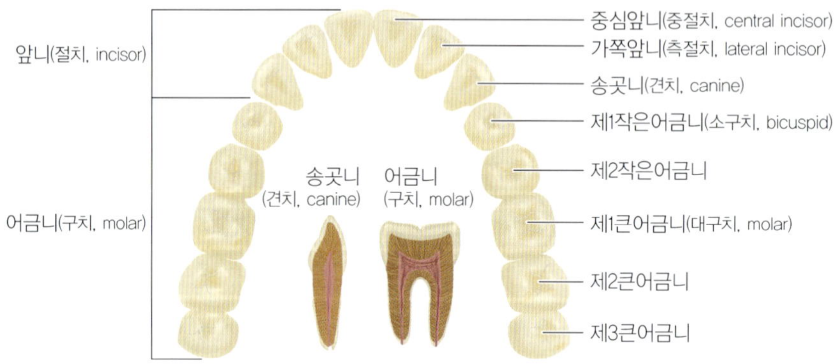

[그림 5-1] 입안의 구조와 기능(계속)

● 치아의 구조

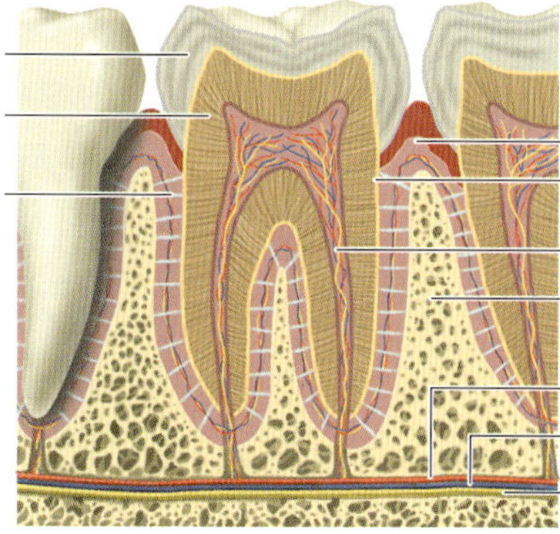

● 위턱과 아래턱

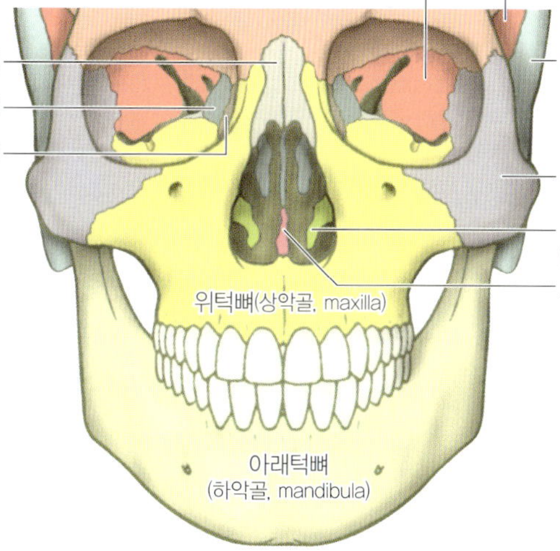

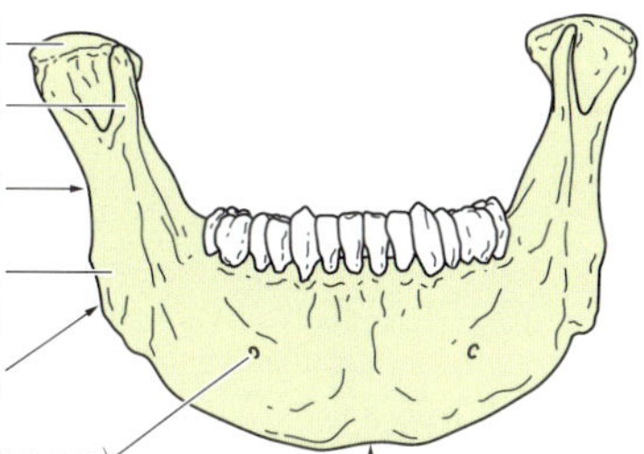

● 입안의 구조

입안(구강, oral cavity)에는 위아래 각 16개씩 총 32개의 간니(영구치, permanent dentition)가 나있다(젖니는 20개). 제3큰어금니(사랑니)가 나지 않는 사람은 28개이다. 입안 바닥에는 가로무늬근(횡문근) 덩어리인 혀가 부착되어 있다. 입천장(구개)은 위턱뼈(상악골)가 뒤를 지지하고 있는 단단입천장(경구개, hard palate)과 뼈가 없는 물렁입천장(연구개, soft palate)으로 이루어진다. 맨 뒤쪽의 중앙에는 목젖(구개수)이 있다. 혀는 혀뿌리(설근), 혀끝(설첨), 혀모서리(설연), 혀등(설배)으로 구분된다. 혀끝, 혀모서리, 혀등을 합쳐서 혀몸통(설체, body of tongue)이라고 표현한다. 혀 표면에는 4종류의 유두구조가 있다. 귀밑샘(이하선)은 볼점막으로 열리고, 턱밑샘(악하선)과 혀밑샘(설하선)은 혀 아래로 열린다. 치아는 이틀뼈(치조골)에 담긴 형태로서 시멘트질에 고정되어 있다. 치아 가장 바깥층의 단단한 부분을 사기질(법랑질)이라고 하며, 그 안쪽에 상아질, 내부에 신경을 포함한 치아속질(치수, dental pulp)이 있다. 치아뿌리부분의 상아질과 이틀뼈 사이를 시멘트질이 채우고 있다. 치아와 잇몸(치은) 사이에는 염증(치주염)이 생기기 쉽다.

[그림 5-1] 입안의 구조와 기능

● 입안·침샘의 구조

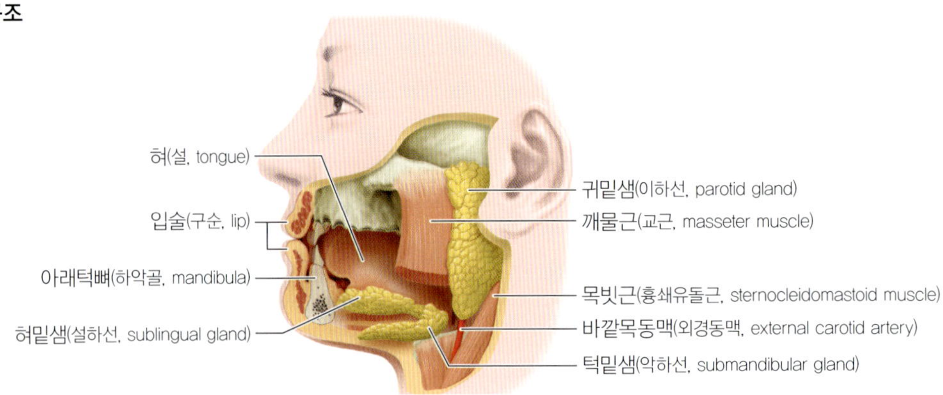

● 위의 구조

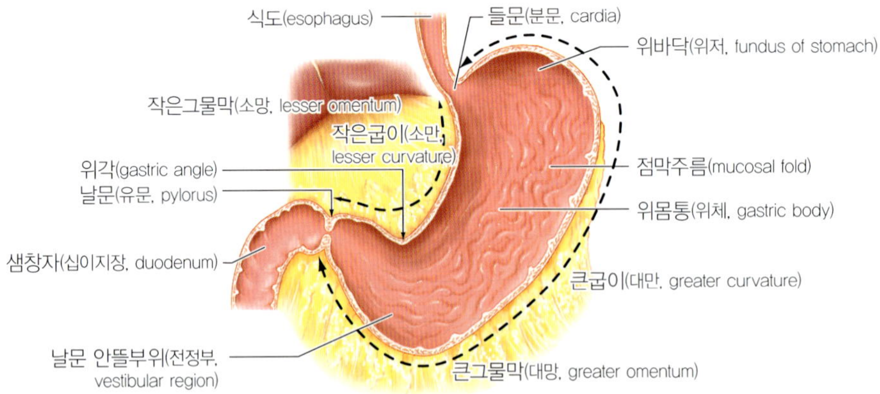

● 소화계통의 전체상

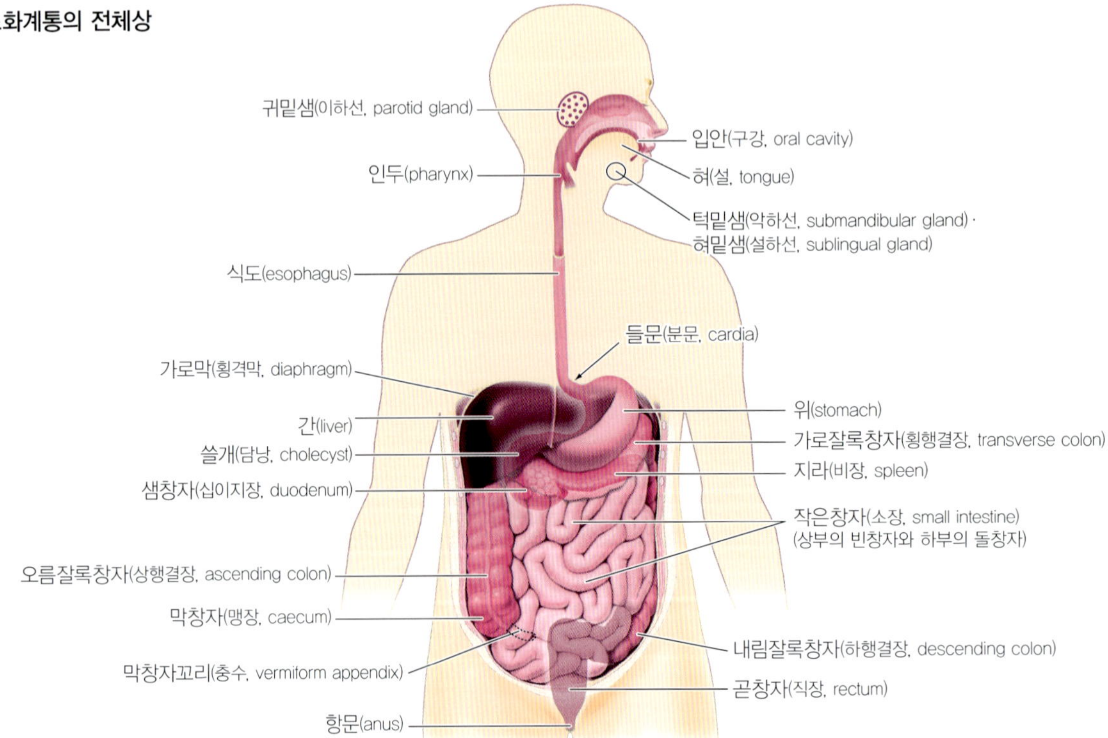

[그림 5-2] 소화계통의 구조와 기능(계속)

● 배의 명칭

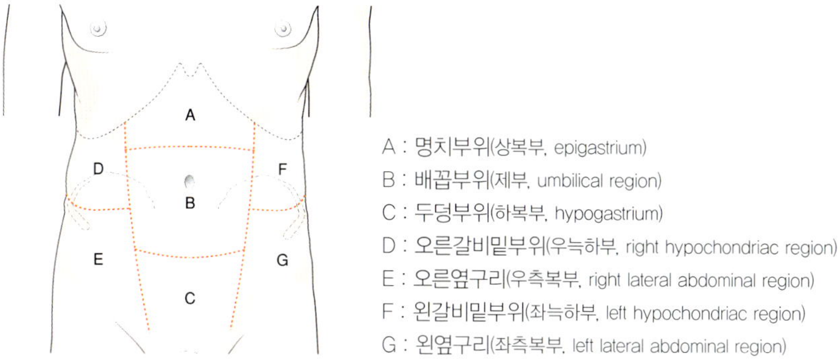

● 큰창자

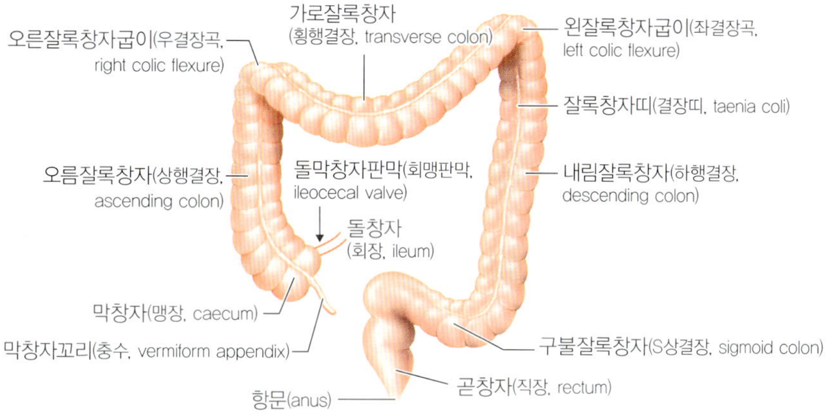

● 곧창자의 구조

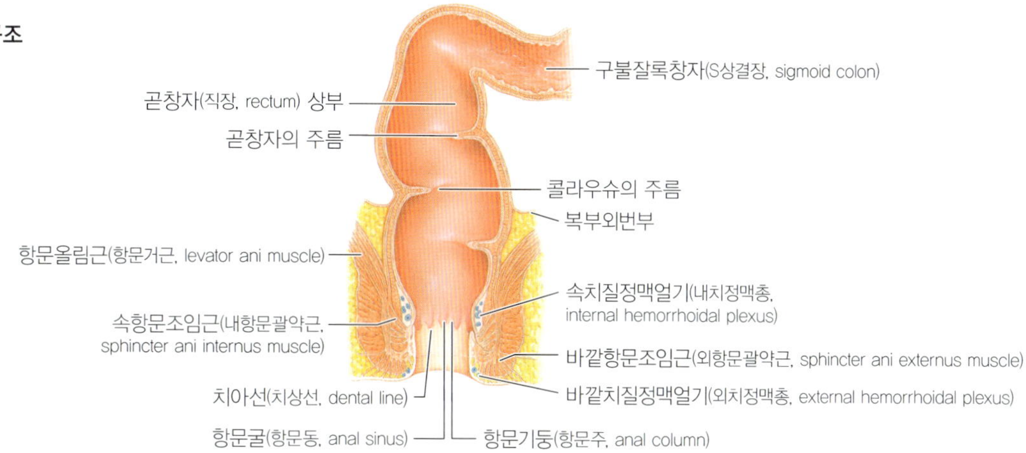

● 소화관의 구조

소화관은 입안(구강)에서 시작되어 인두, 식도를 지나 위, 샘창자(십이지장), 빈창자(공장), 돌창자(회장), 막창자(맹장), 잘록창자(결장), 곧창자(직장), 항문에 이른다. 부속기관인 간과 이자(췌장)에서 나온 도관은 샘창자의 파터팽대로 열린다. 침샘(타액선)은 귀밑샘(이하선), 턱밑샘(악하선), 혀밑샘(설하선)의 3대 침샘(타액선) 이외에 입안 내에 작은침샘(소타액선)이 분포한다. 입안, 인두 및 식도 상부의 근육층 및 바깥항문조임근(외항문괄약근)은 가로무늬근(횡문근)이지만, 나머지는 민무늬근(평활근)이며, 항문을 향하는 자율적인 꿈틀운동(연동운동)이 관찰된다. 꿈틀운동을 제어하는 것은 민무늬근층 사이의 아우어바흐신경얼기(Auerbach plexus)이다. 큰창자(대장)에는 잘록창자띠(결증띠)라고 불리는 세로근육(종주근)의 집합부가 확인된다. 입안(구강)에서 식도와 항문의 점막은 중층편평상피이지만, 그 밖의 점막은 소화흡수에 적합한 단층원주로 덮인다. 식도와 위의 접합부위를 들문(분문), 위와 샘창자의 접합부위를 날문(유문), 샘창자와 빈창자의 경계부위를 트라이츠인대, 돌창자와 막창자의 접합부를 돌막창자판막(회맹판막), 곧창자와 항문의 경계를 치아선(치상선)이라고 한다. 창자간막(장간막)을 갖는 것은 빈창자, 돌창자, 막창자꼬리, 가로잘록창자, 구불잘록창자이며, 샘창자, 오름잘록창자, 내림잘록창자, 곧창자는 배막뒤(후복막)에 고정되어 있다. 위의 큰굽이(대만)와 가로잘록창자에는 큰그물막(대망), 위의 작은굽이(소만)에는 작은그물막(소망)이 부착되어 있다.

[그림 5-2] 소화계통의 구조와 기능

Note

④ 작은창자(소장, small intestine)

위의 날문(유문)에서 이어지며 배안을 구불거리며 내려가 오른쪽 아랫배에서 큰창자(대장)로 이어지는 약 6~7m의 기관이다. 점막, 근육층, 장막의 3층으로 이루어진다.

점막에는 돌림주름(윤상주름)이 있으며 점막 표면에 무수한 창자융모(장융모, intestinal villi)가 있다. 이들은 작은창자의 흡수효율을 높이기 위해 점막의 표면적을 넓히고 있다.

⑤ 큰창자(대장, large intestine)

소화관의 끝부분으로 전체 길이 약 1.5m인 기관이며, 다른 소화관과 마찬가지로 3층 구조로 이루어진다. 점막에는 창자융모가 없어 매끈하며, 점액을 분비하는 창자움(장음와, intestinal crypt)이 다수 분포한다.

⑥ 항문(anus)

항문 점막은 중층편평상피로 덮여 있으며 곧창자(직장)와의 경계를 치아선(치상선, dental line)이라고 한다. 항문주위샘(항문선, anal gland)은 이 경계부위로 열린다. 안팎의 항문조임근(항문괄약근, sphincter ani muscle)이 발달해 있다.

2. 음식물의 흐름

입안(구강)에서 잘게 씹힌 음식물은 우선 침에 함유된 아밀라아제(amylase)에 의해 전분 등의 당질이 말토오즈(maltose)로 분해된다. 식도를 지나 위에 도달한 음식물 덩어리는 그곳에서 섞이고 위벽에서 분비되는 소화효소(펩신)에 의해 소화가 더 진행된다. 샘창자(십이지장) 안에서는 쓸개즙(담즙, bile juice), 이자액(췌장액, pancreatic juice), 창자액(장액, intestinal juice) 등의 소화액과 혼합되어 작은창자(소장) 안으로 이송되며 소화가 진행되면서 소화된 영양분(포도당, 과당, 갈락토오스, 지방산, 글리세린, 아미노산, 염류, 비타민, 물)은 대부분 작은창자에서 흡수된다(▶ 표 5-1).

이당류, 올리고펩티드까지 분해된 영양분은 작은창자 상피세포 표면의 미세융모에 있는 효소에 의해 막소화되어 단당류, 아미노산으로 흡수된다. 남은 내용물은 큰창자(대장)로 운반되어 수분이 흡수된 후 대변이 되어 항문을 통해 배설된다.

[표 5-1] 소화효소와 주요 작용

소화액	효소명	분해 대상 및 작용
침	아밀라아제(amylase)	전분
위액	펩신(pepsin)	단백질
쓸개즙	담즙산(bile acid)	지질의 유화
이자액	트립신(trypsin)	단백질
	키모트립신(chymotrypsin)	단백질
	아밀라아제	전분
	리파아제(lipase)	지질(중성지방)
	포스포리파아제(phospholipase)	인지질
	핵산분해효소(nuclease)	핵산

1. 입안 및 턱부위 질환

■ 염증성 질환

① 입술헤르페스(구순포진, herpes labialis)

1형 단순헤르페스바이러스(herpes simplex virus type 1)에 의해 발생하는 수포성 질환이다. 입꼬리(구각) 부위에 재발하기 쉬우며 발열이나 외상, 직사광선이나 월경에 의해 활성화된다.

② 아프타입안염(아프타구내염, aphthous stomatitis)

입안 점막에 통증을 동반하는 작은 궤양이 반복되어 형성된다. 원인은 밝혀지지 않았으나 바이러스 감염이나 알레르기 등으로 보고 있다. 양성 질환에서 악성종양이 발생하는 일은 없다. 아프타입안염이나 입안 궤양이 전신홍반루푸스(systemic lupus erythematosus, SLE)나 베체트병(Behcet's disease)의 초발증상으로서 나타나기도 한다(▶ **그림 5-3**).

보통천포창(pemphigus vulgaris)이라는 자가면역성 수포성 피부질환이 입안에 수포로 발병하기도 한다(**▶ 각론 제12장 피부, p.445, 그림 12-3 참조**). 수포는 바로 터져서 궤양이 된다.

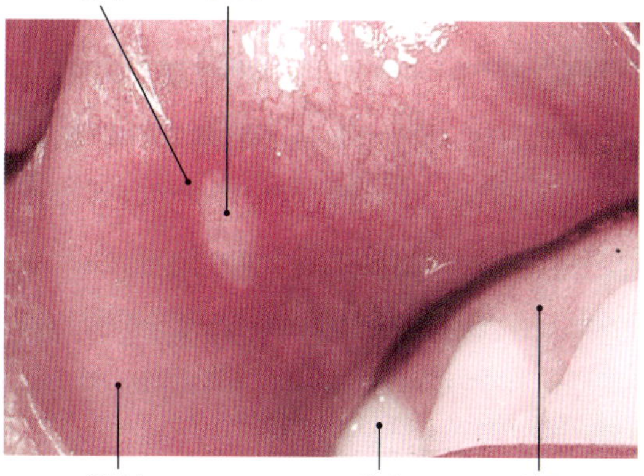

위입술 안쪽에 형성된 아프타(aphtha; 통증이 있는 미란)로, 백색 섬유소 덩어리의 주위 점막이 고리 모양으로 발적해 있다.

[그림 5-3] 입술의 아프타(육안소견)

③ 입안칸디다증(구강칸디다증, oral candidiasis)

AIDS의 초기증상으로 알려진 입안칸디다증은 국한성이며, 막과 같은 백색 병변이 생기는 것이 특징이다. 칸디다알비칸스(*Candida albicans*)라는 진균에 감염되어 발병한다. AIDS 환자처럼 면역력이 저하된 사람이나 신생아, 소아, 당뇨병 환자에게서 확인되기도 한다.

④ 기타

치주질환이나 잇몸염(치은염, gingivitis) 등도 감염성 병태이다. 충치(우식)는 뮤탄스균(녹색사슬알균) 감염병이라고 할 수 있다. 개발도상국에서는 면역력이 저하된

Note

이틀줄고름(치조농루, pyorrhea alveolaris; 치주염)

치아와 잇몸 사이에 고름염증(화농염증, purulent inflammation)이 생겨 고름이 고인 병태이다. 입안(구강) 내 상주균이 비정상적으로 증식하게 된다. 염증이 오래되어 시멘트질과 이틀뼈(치조골) 사이 공간에 이르면 치아가 탈락하는데, 고령자의 치아탈락 원인으로서 가장 많다.

사람헤르페스바이러스(human herpesvirus, HHV)

헤르페스바이러스는 이중가닥사슬 DNA바이러스로, 사람에게 감염되는 HHV는 다음의 8종류이다.

① HHV 1형 : 1형 단순헤르페스바이러스
② HHV 2형 : 2형 단순헤르페스바이러스
③ HHV 3형 : 수두대상포진바이러스(VZV)
④ HHV 4형 : 엡스타인바바이러스(EB virus)
⑤ HHV 5형 : 거대세포바이러스(CMV)
⑥ HHV 6형 : 돌발성 발진바이러스
⑦ HHV 7형 : 돌발성 발진바이러스
⑧ HHV 8형 : 카포시육종 헤르페스바이러스(KSHV)

column

■ 소아의 충치예방법

충치 원인균인 '뮤탄스균(Streptococcus mutans)'은 모자감염을 일으킨다. 막 태어난 신생아의 입안에는 뮤탄스균이 없다. 젖니의 어금니가 생길 무렵 모친이나 주위 성인의 입에서 나온 침을 통해 감염된다. 부모 중 누군가가 뮤탄스균을 가지고 있으면 유아식을 줄 때 침을 통해 감염되어 충치가 잘 생기는 아이가 된다. 육아 중인 부모는 아이의 충치예방을 위해 자신의 뮤탄스균을 줄일 필요가 있다. 뮤탄스균의 감염 시기를 늦추면 늦출수록 아이의 충치수가 줄어든다.

충치가 있는 부모는 우선 자신의 충치 치료를 끝낸다. 그리고 다음 방법으로 뮤탄스균을 줄인다. ①불소가 함유된 치약을 묻혀 아침저녁 하루 2번 양치질한다. ②단 음식을 계속해서 먹지 않고 식사와 함께 한다. ③식사 간격을 최대한 길게 둔다. ④이온음료나 주스는 식사 중에 마시고 식사 이외의 시간에 마시는 음료는 차나 물로 한다. ⑤하루에 2~3번 식후에 자일리톨 껌을 씹는다.

자일리톨은 설탕과 유사한 구조의 천연감미료인데, 뮤탄스균은 자일리톨에서 '산'을 만들지 못한다. 그래서 자일리톨을 계속 섭취하면 뮤탄스균이 없어지게 된다. 자일리톨 섭취 3개월 후부터 줄기 시작해서 약 2년이면 없어진다.

환자가 상주균에 감염되어 급성 괴사를 동반한 잇몸염을 일으키기도 한다. 철분이나 수용성 비타민(B군)이 결핍되면 혀염(설염, glottitis)이 생기며 혀가 빨갛게 붓고 따끔거리는 것이 특징이다. 가와사키병(Kawasaki disease)이나 성홍열(scarlet fever)에서도 적색의 혀(딸기혀)가 관찰된다(▶ 그림 5-4).

■ 종양 또는 종양 유사 병변

입안 점막의 양성종양으로는 유두종(papilloma), 섬유종(fibroma), 혈관종(hemangioma), 잇몸종(치은종, epulis; 잇몸에 생긴 양성의 폴립 모양 병변)이 있다.

입안 점막에 백색의 비후된 반점이 생기는 백판증(leukoplakia)도 보통은 양성이다. 40세 이상의 남성에게 많이 발생하며 흡연, 만성 자극, 비타민 A 부족이 발생에 관여하는 것으로 보고 있다.

치원성 종양(odontogenic tumor)에는 다양한 종류가 있는데, 사기질종(adamantinoma)이 대표적이다. 잇몸 내에 주머니 모양의 병변을 형성한다. 구강암은 50% 이상이 혀에 발생하며 충치나 의치에 의한 기계적 자극 이외에 종종 흡연이나 음주와도 관련이 있다. 구강암의 악성종양은 대부분 편평세포암종(squamous cell carcinoma)이다.

■ 침샘염(타액선염, sialadenitis)

침샘(타액선)이 감염을 일으키거나 돌(결석)에 의해 막히면 염증을 일으키는데, 이것을 침샘염이라고 한다. 유행귀밑샘염(유행성이하선염, mumps; 볼거리)은 귀밑샘(이하선)이 붓는 것이 특징이다. 자가면역성 침샘염을 쇼그렌증후군(Sjögren syndrome)이라고 하며 침이나 눈물이 잘 나오지 않게 된다. 눈이나 입안이 건조하기 때문에 건조증후군이라는 다른 명칭도 있으며, 종종 류마티스관절염(rheumarthritis)을 동반한다.

Note

성홍열에서 관찰되는 딸기혀(▶ 그림 5-4)

혀 전체가 빨갛게 붓는다. A군 사슬알균(연쇄구균) 감염에 이어서 발생하는 성홍열(scarlet fever)에 특징적인 임상소견이다.

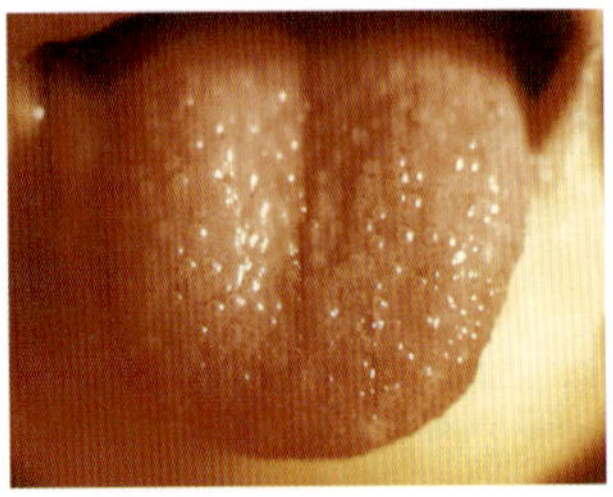

[그림 5-4] 딸기혀(육안소견)

설태(coated tongue)

정상적인 혀 표면에는 얇은 백색의 부착물이 있다(생리적 백태). 세균성 혀염(설염) 환자나 흡연자의 혀 표면에 있는 백색, 황색, 흑색의 두꺼운 비정상적 부착물을 설태라고 한다.

백판증(leukoplakia)

점막이 국한적으로 비대해져 하얗게 보이는 상태로, 대부분은 양성이다. 이상각화증(dyskeratosis)과 이형을 동반하는 백색 병변은 전암성 병변으로 간주된다.

■ 침샘종양(타액선종양, salivary gland tumor)

침샘종양은 귀밑샘(이하선)에서 많이 발생하며, 대부분 양성종양이다. 가장 빈도가 높은 것은 여러형태샘종(다형선종, pleomorphic adenoma)인데, 상피세포와 함께 점액종(myxoma)과 같은 성분이나 연골 유사 성분을 포함하고 있어서 이전에는 혼합종양이라고도 불렸다. 무통성이며 비교적 쉽게 재발되고, 얼굴신경(안면신경) 가까이 있어서 완전절제가 어려운 경우도 있다.

입천장 등의 작은침샘에서 많이 관찰되는 근육상피세포 유래의 샘종(선종, adenoma)은 악성이며, 샘낭암종(선낭암종, adenocystic carcinoma)이라고 불린다. 귀밑샘이나 턱밑샘에서도 발생한다. 침윤 경향이 강하기 때문에 수술 후 재발률이 매우 높아 장기적인 예후는 나쁘다.

침샘종양은 기본적으로 수술로 치료하며, 귀밑샘 안을 지나가는 얼굴신경의 보존 여부가 수술 후 삶의 질에 있어서 중요하다(▶ 그림 5-5).

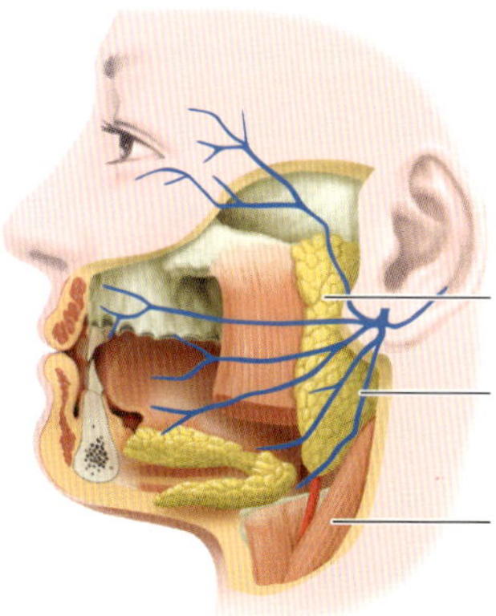

[그림 5-5] 귀밑샘과 얼굴신경

2. 식도 질환

■ 식도정맥류(esophageal varix)

식도정맥류는 간경변이나 만성 간염에 의한 문맥고혈압(portal hypertension) 때문에 식도정맥이 혹처럼 부풀어 오르는 병태이다. 문맥압이 항진되면 심장으로 혈액을 환류시키는 곁순환로(측부순환로)로서 식도정맥에 압력이 가해져 병변이 발생한다.

식도정맥류 자체는 증상이 없지만, 점막 바로 아래에 자리하기 때문에 음식물을 삼킬 때 쉽게 손상되어 대량출혈을 일으킨다. 그 결과 토혈이나 하혈이 일어나 출혈쇼크(hemorrhagic shock)로 사망하기도 한다.

식도정맥류는 간경변의 사망원인이 되기 때문에 응급처치가 필요하다. 최근에는 정맥류에 대한 내시경적인 예방처치가 보급되어 식도정맥류 파열에 의한 사망은 격감하고 있다.

Note

혀염(설염)의 원인

① 비타민과 철분의 부족
② 발진성 질환(성홍열, 가와사키병)
③ 세균감염(입안 내 상주균에 의한 기회감염)
④ 칸디다 감염
⑤ 충치나 의치에 의한 만성적 자극
⑥ 아프타혀염(베체트병)

잇몸낭(치주낭, paradental cyst)

심한 충치에 이어서 치아뿌리부분 끝의 치주조직에 생기는 염증성 치원성낭을 잇몸낭이라고 한다. 턱뼈 안에 발생하는 낭의 절반을 차지한다. 잇몸낭 안은 비각화형 중층편평상피로 덮여 있다. 잇몸낭 벽에서 림프구, 형질세포가 섞인 육아조직이 관찰된다.

귀밑샘(이하선)과 얼굴신경(안면신경)의 위치관계

귀밑샘은 좌우의 귀 앞쪽에 위치한다. 귀밑샘 안을 얼굴신경이 뒤쪽에서 앞쪽으로 주행한다(▶ 그림 5-5). 얼굴신경의 바깥쪽을 얕은층(천엽), 안쪽을 깊은층(심엽)이라고 한다. 귀밑샘종양 수술(특히 깊은층절제술)에서는 얼굴신경마비를 일으키기 쉽다. 얼굴신경이 마비되면 이마주름이 사라지고 눈썹이 올라가지 않으며, 눈이 감기지 않고 입이 비뚤해지며, 입이 닫히지 않게 되어 음식물이 흐르는 증상이 생겨 삶의 질이 현저하게 저하된다. 미각이나 눈물의 분비도 장애를 받는다.

문맥고혈압(portal hypertension)의 기전

위, 창자, 쓸개(담낭), 이자(췌장), 지라(비장)에서 오는 정맥혈은 문맥으로 유입되어 간으로 운반되며, 간정맥에서 아래대정맥(하대정맥)으로 흘러 들어간다. 이 문맥계통의 혈류가 울혈, 협착, 폐쇄 등으로 저지되어 문맥압이 상승한 상태를 문맥고혈압이라고 한다. 원인의 대부분은 간경변이다.

Note

Point

식도정맥류(esophageal varix) : 파열이 간경변의 사망원인이 된다.

식도암(esophageal cancer) : 대부분은 원발성 편평세포암종이다.

소화관과 장막(serolemma)

수요 소화관에는 장막이 있지만, 식도 바깥층에는 장막이 없고 성긴결합조직인 바깥막(외막)이 있다. 따라서 식도암은 주위 조직으로 직접 침윤되기 쉽다. 창자에서는 창자간막(장간막) 부착부위, 배막뒤(후복막)에 고정된 부위와 곧창자 하부에는 장막이 없다.

위식도역류병 (gastroesophageal reflux disease, GERD)

산성도가 높은 위산이 역류되면 식도 점막을 자극하여 가슴쓰림이 생긴다. 명치나 목이 타들어가는 듯이 아프거나 목 이물감(음식을 삼킬 때 걸리는 느낌) 등의 증상이 나타나기도 한다. 내시경검사로 확인되며 역류식도염을 포함해서 포괄적으로 위식도역류병이라고 부르고 있다.

루골염색(Lugol's stain)

내시경을 이용한 전암성 병변 또는 상피내암종 검출에 이용되며 침윤성 식도암 진단에도 효과적이다. 정상상피에는 글리코겐이 많고, 형태이상이나 상피내암종에는 글리코겐이 적기 때문에 글리코겐의 요오드 흡착반응을 이용해서 형태이상이나 상피내암종(조기병변)을 검출할 수 있다. 요오드를 흡착하지 않는, 즉 염색되지 않는 부분이 암 또는 전암성 병변이다. 이처럼 색소를 사용한 내시경검사를 '색소내시경'이라고 한다.

■ 식도 염증 관련 질환

① 위식도역류병(gastroesophageal reflux disease)

정상적인 상태에서는 위 내용물이 식도로 역류되는 일이 없지만, 들문(분문) 부분의 식도조임근(식도괄약근)의 기능부전 즉, 하부식도조임근(LES)이 이완되어 발생하는데 위산을 포함한 위 내용물이 역류하여 식도 하부의 점막에 염증을 일으키는데, 이것을 위식도역류병(역류식도염)이라고 한다. 종종 틈새탈장(열공탈장, hiatal hernia)에 합병한다. 주요원인은 복압상승이며, 복압상승을 일으키는 비반(복부비만)자에게 잘 발생하며 또한 폐경 후 여성에게서도 많이 발생한다. 임산부나 피부비후증(경피증, pachydermatosis)에 수반되기도 한다. 최근에는 위나선균 제균 후 역류식도염이 발생하고 있는 점이 주목을 받고 있다. 증상으로 가슴쓰림이 나타난다.

② 바레트식도(Barrett's esophagus)

장기간에 걸쳐 위식도역류병이 계속되면 식도 샘암종(선암종, adenocarcinoma)의 전암성 병변(넓은 의미)인 바레트식도가 생기기도 한다. 바레트식도는 식도 점막이 위형 원주상피(위바닥샘 점막)로 치환된 상태를 가리킨다.

③ 식도협착(esophagostenosis)

장기간의 위산역류는 식도협착을 일으킨다. 식도협착은 부식성이 있는 산이나 알칼리를 자살 목적 또는 우발적으로 섭취함으로써 발생하기도 한다. 진행성의 삼킴곤란(연하장애)이 나타난다.

■ 식도암(esophageal cancer)

식도암은 진행성의 악성종양으로 주증상은 연하곤란(삼킴곤란)이며, 체중감소, 식욕부진, 토혈 등의 증상이 특징이다.

식도암의 90% 이상이 편평세포암종이지만(▶ **그림 5-6**), 드물게 식도 하부에 바레트식도 유래의 샘암종(선암종)이 생기기도 한다. 대부분은 원발성이다. 호발부위는 흉부 가운데 부위가 가장 많고 그 다음에 흉부 하부, 흉부 상부, 경부 순으로 발생한다. 60~70세의 남성에게 많이 관찰된다.

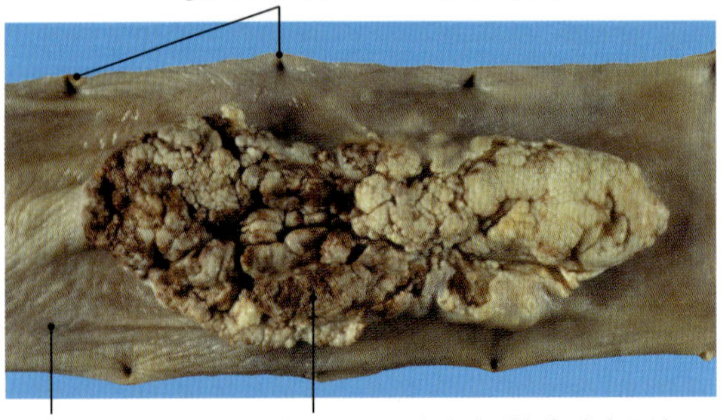

식도 속공간에 폴립 모양으로 돌출한 암종을 확인할 수 있다. 회백색의 색조는 편평세포암종의 특징이다. 궤양 형성이 두드러진 식도암도 있다.

[그림 5-6] 식도암(포르말린 고정 후의 육안소견, 수술절제 예)

식도암의 발생원인은 분명하지 않지만, 식도암 환자의 75%가 음주와 흡연의 습관을 가지고 있다. 암은 상피 내에 발생하며 측면 및 심부에 증식 및 침윤하여 식도협착을 일으킨다. 식도 점막 아래는 풍부한 림프관그물이 있어 림프성 전이를 일으키는 경우도 많다. 혈행성 전이는 허파, 간, 뼈 등에서 많이 관찰되며, 예후는 매우 나쁘다.

암의 침윤 깊이가 점막밑층까지이고 림프절전이가 없는 것을 조기식도암으로 보며 5년 생존율은 85%로 양호하다.

3. 위 질환

■ 급성 위염(acute gastritis)

급격한 손상에 의한 위점막의 염증반응을 급성 위염이라고 한다. 점막 충혈, 미란(점막상피 탈락), 점막분비의 항진이 관찰된다. 급성 위점막병변(acute gastric mucosal lesion, AGML)이라고도 불린다.

급성 위염의 원인으로 비스테로이드소염제, 흡연, 과도한 음주, 화상, 뇌손상 등을 들 수 있으며, 위나선균의 급성 감염인 경우도 있다. 위점막이 심하게 손상되는 경우 궤양을 동반하기도 한다. 복통(위의 찌르는 통증), 오심, 구토 등의 증상을 나타내는 경우에 사용되는 임상적인 질환 개념이다.

■ 위고래회충증(gastric anisakiasis)

초밥이나 회를 먹은 뒤 몇 시간 후 찌르는 통증이 생긴다. 어류의 근육에 숨어 있던 고래회충 유충이 위점막에 침입할 때 생기는 급성 복증(acute abdomen)의 일종이다(▶ **그림 5-7**). 통증의 발생기전은 I형 알레르기반응이다. 고래회충 유충은 길이 1cm 정도의 백색 선충으로, 성충은 고래나 돌고래의 위에 기생한다. 내시경으로 위점막에 침입한 유충을 적출하면 치유된다.

위절제술이 시행된 사례에서 작은창자(소장) 점막에 고래회충 유충이 침입하는 경우가 있는데, 이것을 창자고래회충증이라고 한다. 진단이 어렵고 작은창자(소장)를 절제해야 하는 경우가 많다. 식사 종류와 함께 말초혈액 중의 호산구 증가가 진단의 실마리이다.

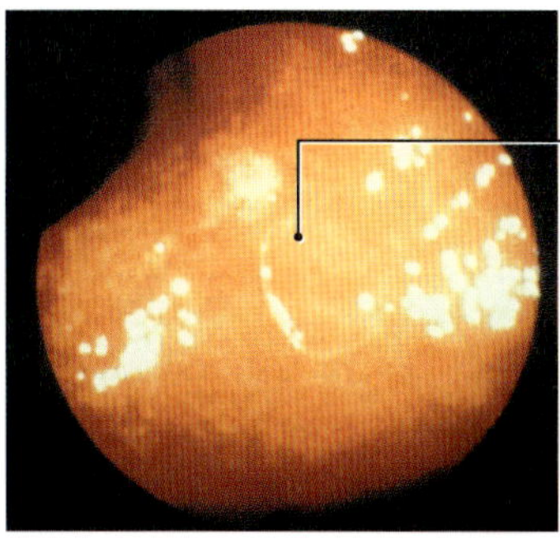

위점막에 침입한 소형의 백색 선충

위점막에 침입한 소형(1cm 길이)의 백색 선충이 확인된다. 초밥 또는 회에 들어 있던 유충이 위점막에 침입하면 Ⅰ형 알레르기반응에 의한 심한 통증을 일으킨다. 충체를 내시경으로 적출하면 치료가 완료된다.

[그림 5-7] 위고래회충증(내시경소견)

Note

식도의 표재암과 조기암

식도의 표재암은 암의 침윤이 점막밑층에 머문 경우이다. 식도의 조기암은 표재암으로, 림프절전이가 없는 것을 가리킨다. 식도암은 표재암이라도 림프절전이가 있으면 예후가 나쁘기 때문에 위암과는 다른 정의가 사용되고 있다. 위암에서는 림프절전이 여부에 관계없이 점막밑층까지의 표재암을 조기암이라고 부르고 있다.

Point

급성 위염(acute gastritis) : 점막 충혈, 미란(점막상피 탈락), 점막분비 항진

만성 위염(chronic gastritis) : 위나선균 관련 위염이 가장 많다.

소화궤양(peptic ulcer) : 공격인자(위나선균, 위산, 펩신)와 방어인자(점액, 위점막, 혈류)의 균형이 무너진 것이 원인이다.

위암(gastric cancer) : 위의 악성종양으로 가장 많다. 위 날문(유문)에서 많이 발생하며 국소림프절이나 간으로 전이된다.

고래회충증의 병형

① **위고래회충증** : 압도적으로 많으며, 갑작스러운 위통증을 일으킨다.

② **창자고래회충증** : 작은창자벽에 침입하며, 위절제 후에 많이 발생한다.

③ **창자밖고래회충증** : 드물게 발생하며, 림프절, 큰창자(대장), 큰그물막(대망) 등으로 혼입된다.

Note

메네트리에병 (Menetrier disease)

거대 과형성성 위염이라고도 불리며 거대주름이 위몸통(위체)에 형성된다. 염증으로 인해 비대해진 위몸통 점막에서 혈장단백질이 과도하게 누출된다. 단백질소실위창자병(protein losing gastroenteropathy)의 원인 질환 중 하나이다.

위나선균 발견자

오스트레일리아 병리학자인 로빈 워런(Robin Warren)이 위점막에서 요소분해효소(urease)를 생산하는 나선모양 그람음성균을 발견하였고, 동료인 베리 마셜(Barry Marshall)이 배양에 성공하였다고 보고한 것이 1983년이다. 위나선균이 궤양의 원인이라고 주장하며 위나선균 제거로 궤양이 치유되는 사실도 제시하였다. 이 공적을 기려 2005년 노벨생리의학상이 수여되었다.

항벽세포항체와 양성자펌프 (proton pump)

자가면역성 위염에서 관찰되는 자가항체를 항벽세포항체라고 한다. 벽세포에서 위산(염산) 분비의 중심이 되는 양성자펌프, 즉 $H^+-K^+-ATPase$(ATP의 에너지를 사용하여 수소이온과 칼륨이온을 교환하는 막효소)에 대한 자가항체이다. 양성자는 수소이온을 의미한다. 벽세포항체로 인해 벽세포가 분포한 위몸통 점막이 선택적으로 위축된다. 종종 벽세포가 분비하는 내인자(비타민 B_{12}의 흡수에 필수적인 인자)에 대한 자가항체(항내인자항체)도 양성을 띤다.

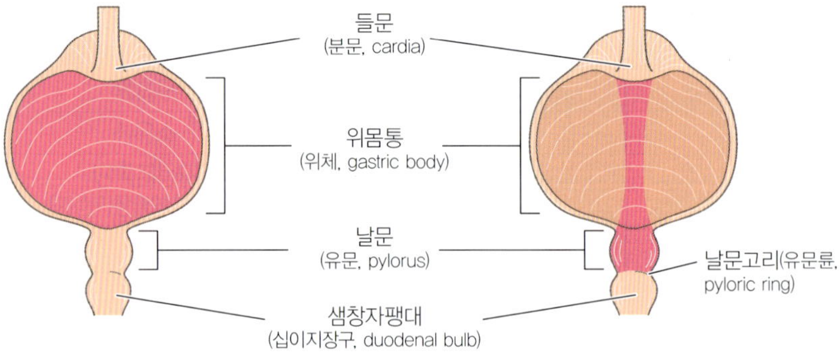

위나선균(Helicobacter pylori)에 의해 유발되는 B형 만성 위염은 빈도가 높으며, 날문(유문) 부위의 점막이 주로 침범된다. 만성 염증은 위몸통(위체)의 작은굽이(소만) 쪽에도 이르는데, 위몸통의 큰굽이(대만) 쪽은 유지되는 경우가 많다. 한편, 위몸통 위염(A형 위염)의 대부분은 자가면역성으로, 항벽세포항체에 의해 위몸통 점막에 분포하는 벽세포가 소실된다. 날문 부위의 점막은 유지된다. 악성빈혈은 자가면역성 위염을 원인으로 하는 빈혈이다.

[그림 5-8] 위염의 종류

■ 만성 위염(chronic gastritis)

만성 위염의 경우 점막의 염증과 샘의 위축을 나타낸다(**▶ 그림 5-8**). 증상으로 가슴쓰림, 명치 둔통, 식욕부진 등이 지속된다.

만성 위염은 위나선균이 관련된 경우가 가장 많다. 이 경우 종종 위산분비가 증가한다. 위나선균 관련 위염은 날문(유문)의 안뜰부위(전정부)가 심하게 침범되며 B형 위염이라고도 한다. 종종 위점막의 창자상피화생(intestinal metaplasia)을 동반한다. 50세 이상 한국인의 80% 이상 위나선균 감염이 관찰되며 무증상인 사람도 적지 않은데, 만성 위염을 질병으로 파악할 필요가 없다는 견해도 있다.

만성 위염 중에는 위벽세포에 대한 자가항체로 인해 야기되는 것도 있는데, 이것을 자가면역성 위염 또는 A형 위염이라고 한다. 위몸통(위체) 점막만 침범되며 위나선균 감염은 관찰되지 않는다. 위나선균 관련 위염과는 달리 위산분비가 관찰되지 않으며, 악성빈혈이나 하시모토병(Hashimoto's disease; 만성 갑상샘염) 등의 자가면역질환을 동반한다. 연령 증가, 위부분절제, 위궤양, 위암과도 관련이 있다. 거대적혈모구빈혈(megaloblastic anemia; 비타민 B_{12} 결핍성 빈혈)을 참조하기 바란다(**▶ 각론 제3장 조혈 · 림프계통 질환, p.219**).

[표 5-2] 위벽세포(위점막세포)

종류	분비물질	역할
G세포	가스트린	위산분비 촉진
벽세포	위산, 내적인자	가스트린 분비억제, Vit. B12와 결합
주세포	소화효소	탄수화물, 단백질, 지방 분해
점액분비세포	점액	위벽보호

■ 소화궤양(peptic ulcer; 위궤양)

소화궤양은 공격인자(위나선균, 위산, 펩신)와 방어인자(점액, 위점막 혈류)의 균형이 무너짐으로써 발생한다(▶ **그림 5-9**). 일반적으로 위궤양은 방어인자의 저하가 원인이고, 샘창자궤양은 공격인자의 과잉이 원인이다.

소화궤양은 위각과 샘창자팽대 부위에서 가장 많이 발생한다(▶ **그림 5-10, 5-11**). 위궤양에서 암으로 진행되는 일은 없으며, 위암의 전암성 병변은 아니다.

발생기전은 우선 ①위나선균이 생산하는 요소분해효소(urease)가 위액 중의 요소를 분해하여 암모니아를 만들고, 그 암모니아가 위점막을 손상시킨다(▶ **그림 5-12**). ②지나친 산성 상태로 인해 위점막의 수소이온 투과성이 항진되어 확산된 수소이온이 위점막을 손상시킨다. ③위액 중의 펩신에 의해 방어능력이 없는 위점막의 단백질이 소화된다. 또한, ④쓸개즙(담즙) 기원성 위염이 위점막의 궤양을 일으키는 요인도 작용하고 있다.

궤양의 깊이는 4단계로 분류된다(▶ **그림 5-14**). 즉, UI-I은 점막결손(미란과 같은 뜻), UI-II는 점막밑층까지, UI-III은 고유근육층까지, UI-IV는 장막밑조직 및 장막까지의 조직결손을 의미한다. 또한 궤양이 깊어지면 배막(복막)에 구멍이 뚫리는 천공을 일으키며, 간이나 이자(췌장)에 샛길(누공, fistula)을 만든다. 그 밖에 소화궤양 합병증에는 대량출혈에 의한 쇼크, 날문협착에 의한 구토가 있다.

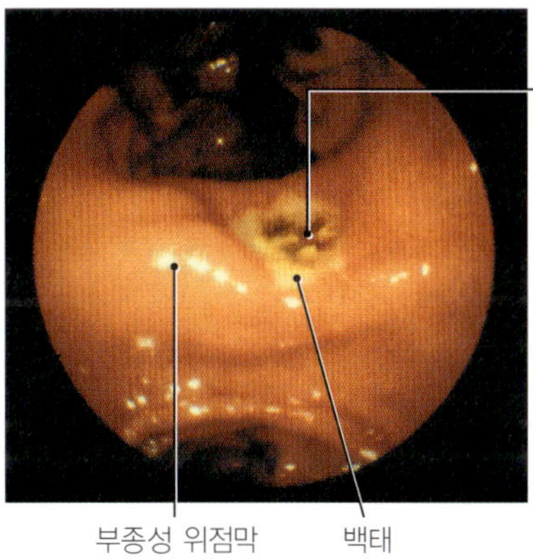

위각에 대형의 깊은 궤양이 형성되어 있다. 궤양바닥에는 백태와 출혈이 확인된다. 주위 점막은 부종 모양으로 부어 있다. 위암에 의한 암성 궤양과 달리 궤양 주변부위의 경계가 선명하다.

[그림 5-9] 위궤양(내시경소견)

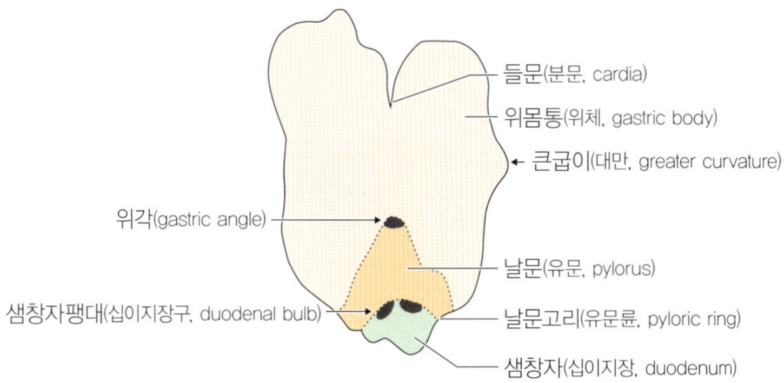

[그림 5-11] 소화궤양의 호발부위(위를 큰굽이 선에서 절개하여 펼친 그림)

Note

위궤양과 위산분비

샘창자궤양(십이지장궤양, duodenal ulcer)과 달리 위궤양은 위산분비의 증가와 직접적인 관계는 없다. 그러나 무산증(inacidity)에서는 소화성 위궤양이 좀처럼 발병하지 않으므로 위산이나 펩신도 중요한 역할을 하고 있다고 볼 수 있다.

위궤양의 X선 조영검사

위장질환을 진단하는 데에는 바륨(barium)에 의한 상부소화관조영과 위내시경검사가 시행된다. 위의 궤양성 병변인 경우 소화궤양과 위암의 감별이 가장 중요하다. 소화성 위궤양의 조영검사에서는 위각에 경계가 선명한 오목(niche: 위벽의 가장자리에서 바깥쪽으로 돌출=조영제의 고임)이 관찰된다. 전형적인 오목을 확대하여 나타내었다(▶ **그림 5-10**).

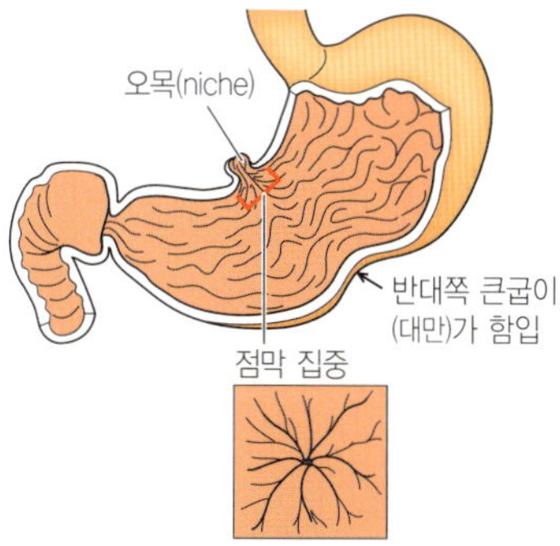

[그림 5-10] 소화성 위궤양 : 상부소화관조영에서 관찰되는 오목(위각)

소화궤양(위궤양)의 호발부위
(▶ **그림 5-11**)

위궤양의 호발부위는 위각(gastric angle)이다. 위각은 작은굽이(소만) 선상에서 날문(유문) 점막과 위바닥샘(위저선) 점막이 연결되는 부위에 상당한다. 상부소화관 조영검사에서 이 부분이 마치 뿔처럼 보여서 이러한 이름이 붙었다(▶ **그림 5-2 참조**). 샘창자궤양의 대부분은 샘창자팽대(십이지장구)에서 호발한다.

Note

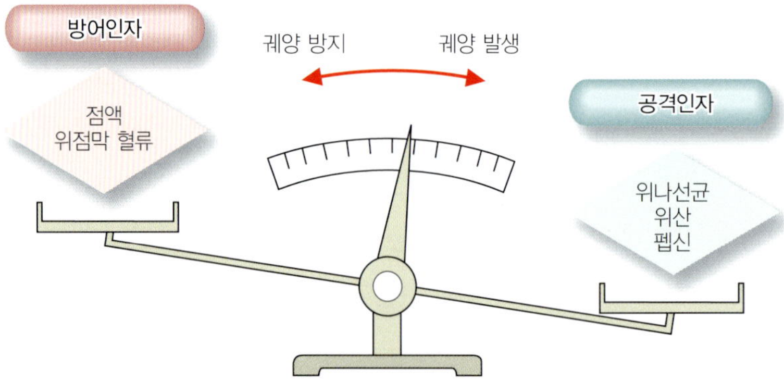

소화궤양은 공격인자와 방어인자의 균형이 무너짐으로써 발생한다. 공격인자인 위나선균, 위산, 펩신의 영향이 방어능력을 넘으면(공격인자의 과잉) 샘창자궤양을 일으킨다. 한편, 위궤양에서는 점막 혈류나 점액 등의 방어인자가 저하됨으로써 공격인자가 비교적 과도해진 결과 궤양이 형성된다.

[그림 5-12] 소화궤양의 기전

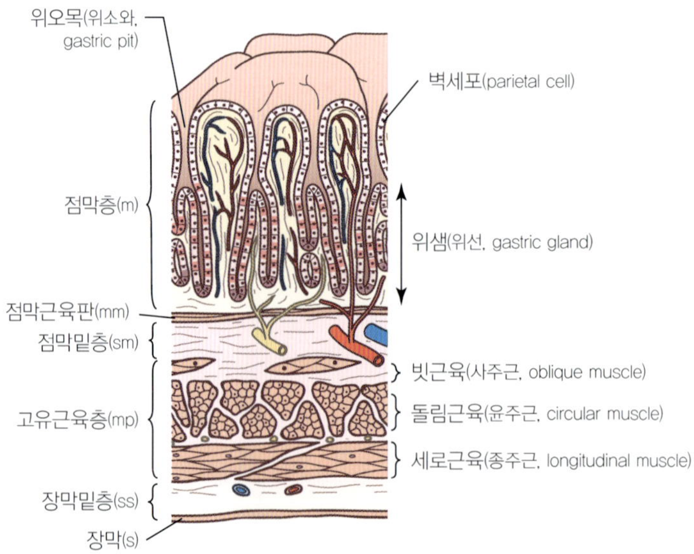

[그림 5-13] 위벽의 기본구조

위벽의 기본구조(▶ 그림 5-13)

위벽에는 속공간에서부터 순서대로 점막층(m), 점막밑층(sm), 고유근육층(mp), 장막밑층(ss), 장막(s)의 각 층이 관찰된다. 이 기본구조는 소화관 전체에 걸쳐 공통이다.

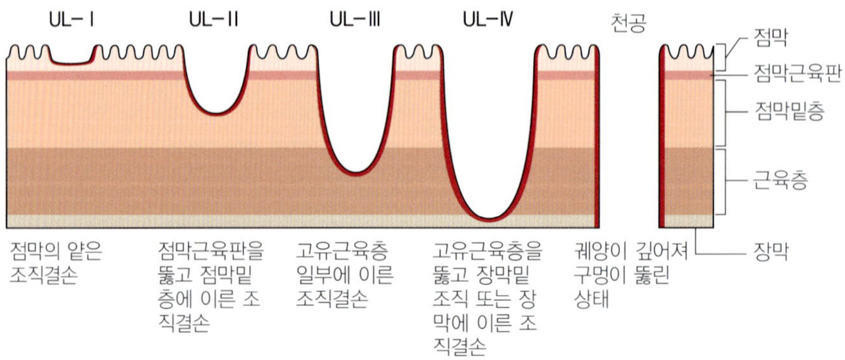

궤양의 깊이는 Ul-Ⅰ에서 Ul-Ⅳ까지 나누어 표현되며, Ul은 궤양(ulcer)의 머리글자이다. 천공되면 배막염(복막염)을 일으킨다.

[그림 5-14] 위궤양의 깊이

위암(gastric cancer)

위의 악성종양 중 가장 많은 것이 위암이다(▶ 그림 5-15). 우리나라에서 발병률과 사망률이 모두 높은 질환이다. 최근 감소 경향으로 인해 암 사망률 1위 자리를 폐암에 양보했지만, 발생률은 여전히 최고이다. 왜냐하면 폐암의 5년 생존율(치유율)이 10~15% 정도인 데 비해 위암은 약 50%이기 때문이다. 50세 이후에 많이 발생한다.

조직학적으로 보면 위암은 대부분 샘암종(선암종, adenocarcinoma)이다. 특히 위의 원위부가 침범되기 쉬운데, 근위부(위바닥부)의 발생빈도 역시 낮지는 않다.

인접 장기나 배막(복막)으로 진행성 확장을 나타내며 조기에 국소림프절이나 간으로 전이를 일으킨다. 전이 여부와 관계없이 암조직의 침윤이 점막밑층에 머물러 있는 것을 조기위암이라고 하고, 점막밑층보다 깊게 침윤된 것을 모두 진행암으로 분류한다. 조기위암은 95% 이상 수술에 의해 완치된다.

위암의 원인으로 위나선균의 감염이 강력하게 시사되고 있다. 그 밖에 니트로소아민(nitrosoamine)과의 연관성도 지적되고 있다. 니트로소아민은 식사성 아민과 식품방부제로 사용되는 아질산염이 반응하여 생기는 발암물질이다. 생선이나 고기의 훈제, 채소절임을 다량으로 섭취하는 사람에게도 위암이 많다고 알려져 있다. 또한 염분의 과잉섭취나 신선한 채소와 과일을 적게 섭취하는 식생활도 관련되어 있다. 위암의 발생빈도는 한국, 일본, 칠레, 핀란드, 아이슬란드에서 높고 미국이나 영국에서는 높지 않다.

위암은 상당히 진행될 때까지 증상이 없는 경우가 많은데, 종양에 의한 출혈은 빈혈이나 대변잠혈로서 발견되거나 더 진행되어 토혈, 하혈 등으로 깨닫게 되는 경우도 있다. 암의 진행과 크기 증가와 동반하여 속공간이 협착되거나 위벽에 운동제한이 생기면 식욕부진에 빠져 체중이 감소된다.

위의 악성림프종(malignant lymphoma)

위암 이외의 악성종양으로 악성림프종을 들 수 있다. 대부분이 B세포 유래이다. 악성림프종은 위나선균 감염과 관련이 높으며 MALT형 림프종이 많다. 샘암종(선암종)과 비교하여 예후는 좋다. MALT란 점막연관림프조직(mucosa-associated lymphoid tissue)을 말하며 MALT형 림프종은 저악성도의 B세포림프종에 속한다. 위나선균 제균으로 치유되는 경우도 많다. 악성도가 높은 B세포림프종도 발생한다. 일반적으로 소화관 유래의 악성림프종은 B세포성이다.

Note

위궤양의 병기

① **활동기**
② **치유기**
③ **흉터기(반흔기)** : 점막밑층 이하에 이른 궤양은 치유될 때 흉터(반흔)를 남긴다.

특수한 위궤양

① **선형궤양**(linear ulcer) : 작은 굽이(소만) 선에 대해 가로의 선 모양으로 생기는 만성 궤양
② **접촉궤양**(kissing ulcer) : 전·후벽에 대칭성의 만성 궤양
③ **쿠싱궤양**(Cushing's ulcer) : 뇌병변이 원인인 급성 궤양
④ **컬링궤양**(Curling's ulcer) : 화상에 동반되는 급성 궤양

니트로소아민(nitrosoamine)

발암물질인 니트로소아민은 아질산과 2급 아민이 반응하여 생기는데, 담배 이외에 음식물, 화장품, 맥주 안에도 매우 미량이 함유되어 있다. 니트로소아민의 원료가 되는 아질산은 채소나 절임에 많다. 2급 아민은 생선, 육류, 달걀에 많다. 이 두 가지 물질의 반응은 효소를 필요로 하지 않으며 pH 3 정도의 산성 조건, 즉 위산이 있으면 된다. 다시 말해 미량의 니트로소아민 섭취는 막을 수 없다.

위암 검사

X선 촬영법, 내시경검사 및 생검에 의한 조직학적 검사를 통해 진단된다. 진행위암에서는 혈액검사에서 종양표지자인 암배아항원(CEA; 태아단백질로 소화기암과 정상배아의 세포 표면에 존재)이 높은 수치를 나타낸다. 위암 외에 대장암, 이자암(췌장암), 담도암, 폐암, 유방암, 갑상샘 속질암(수질암) 등에서 CEA의 수치가 높게 나온다.

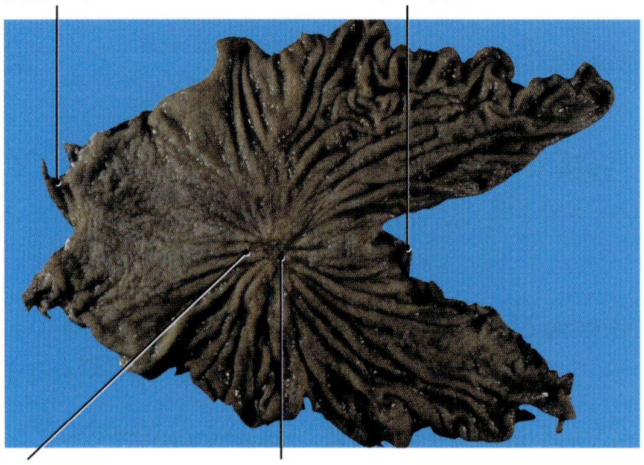

조기위암(육안소견, 포르말린 고정 후)

얕은 점막의 오목, 점막주름의 불규칙한 집중이나 벌레 먹은 모양의 중단을 동반하는 IIc형 조기위암 소견을 나타낸다. 암은 위각 상부의 작은굽이(소만)에 존재한다. 상부소화관조영, 위내시경에서 점막 소견의 흐트러짐을 관찰한 후 내시경 생검에 의한 병리진단에서 최종 진단된다.

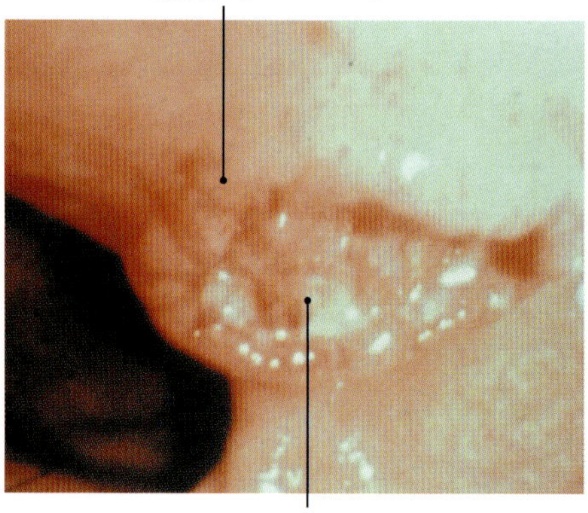

진행위암(내시경소견)

궤양둔덕을 갖는 깊은 궤양성 병변이 형성되어 있다. 궤양둔덕의 바깥쪽 경계가 선명하지 않기 때문에 보르만 3형 위암이 시사되고 있다. 암의 확정진단에는 생검에 의한 병리진단이 시행된다. 통상 궤양 주변부(궤양둔덕)에서 생검이 이루어진다.

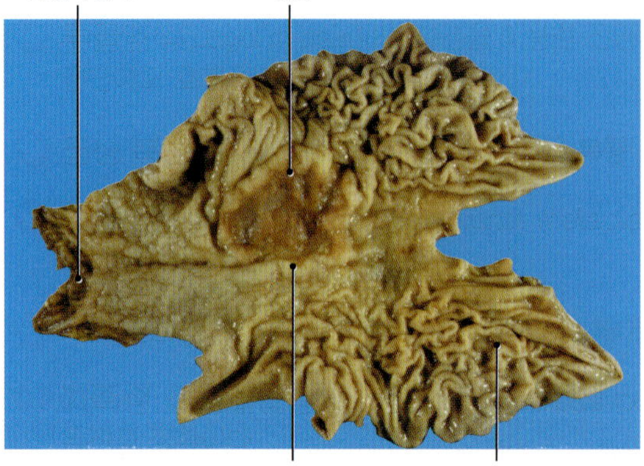

진행위암 1(육안소견, 포르말린 고정 후)

궤양둔덕을 형성하는 궤양성 병변을 확인할 수 있다. 경계는 비교적 명료하고 보르만 2형 위암으로 육안진단할 수 있다. 위는 큰굽이(대만) 선에서 절개되어 있다. 암은 위각 전벽에 존재한다. 오른쪽이 식도(입쪽), 왼쪽이 날문(항문쪽), 위쪽이 전벽이다.

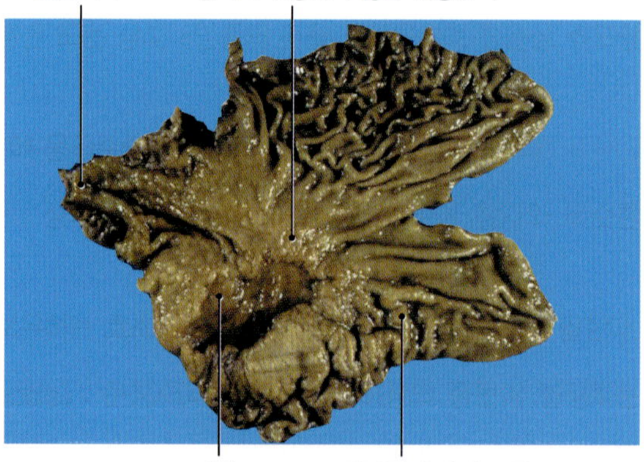

진행위암 2(육안소견, 포르말린 고정 후)

궤양둔덕을 형성하는 큰 궤양성 병변이 위몸통 하부의 뒤벽에서 관찰된다. 주위로의 침윤 경계는 선명하지 않아 보르만 3형 위암으로 육안진단할 수 있다. 수술로 절제된 위는 이처럼 큰굽이에서 절개되어 고정된다.

[그림 5-15] 위암의 육안소견

column

■ 위암의 분류

조기위암은 내시경분류, 진행위암은 보르만분류에 따라 나뉜다. 조기위암, 진행위암 모두 융기형, 함몰형으로 크게 나뉘며 진행위암은 침윤 정도에 따라 세분된다(▶ 그림 5-16).

① 보르만분류

진행위암의 육안분류로 1형에서 4형으로 분류되며, 이 순서대로 예후는 나빠진다. 보르만 4형 위암(경성암)은 대부분 사망한다. 또한, 1형에서 4형으로 분류가 불가능한 경우에는 5형으로 나누기도 한다.

1형(융기형) : 융기한 형태를 나타내며 주위 점막과의 경계가 분명하다.

2형(궤양국한형) : 궤양을 형성하며 궤양을 둘러싸고 위벽이 비후하여 궤양둔덕(ulcer mound)을 형성한다. 궤양둔덕과 주위 점막과의 경계는 분명하다.

3형(궤양침윤형) : 궤양을 형성하며 궤양을 둘러싼 위벽이 비후하여 궤양둔덕을 형성한다. 궤양둔덕과 주위 점막과의 경계는 불분명하다.

4형(미만침윤형) : 궤양형성도 궤양둔덕도 없으며 위벽의 비후, 경화가 관찰된다. 병변과 주위 점막과의 경계는 불분명하다. 경성암이라고도 불린다.

② 내시경분류

암의 침윤이 점막밑층에 머문 위암으로, 식도암과는 달리 림프절전이 여부에 관계없다.

Ⅰ형(융기형) : 폴립 모양 융기

Ⅱ형(표면형)

Ⅱa형(표면융기형) : 약간 융기

Ⅱb형(표면편평형) : 점막에 발적만 있어 진단이 어려움

Ⅱc형(표면함몰형) : 약간 함요

Ⅲ형(함몰형) : 깊은 궤양을 동반

진행암 분류와 달리 종종 조합하여 사용된다.
(예 : Ⅱa+Ⅱc, Ⅱc+Ⅲ)

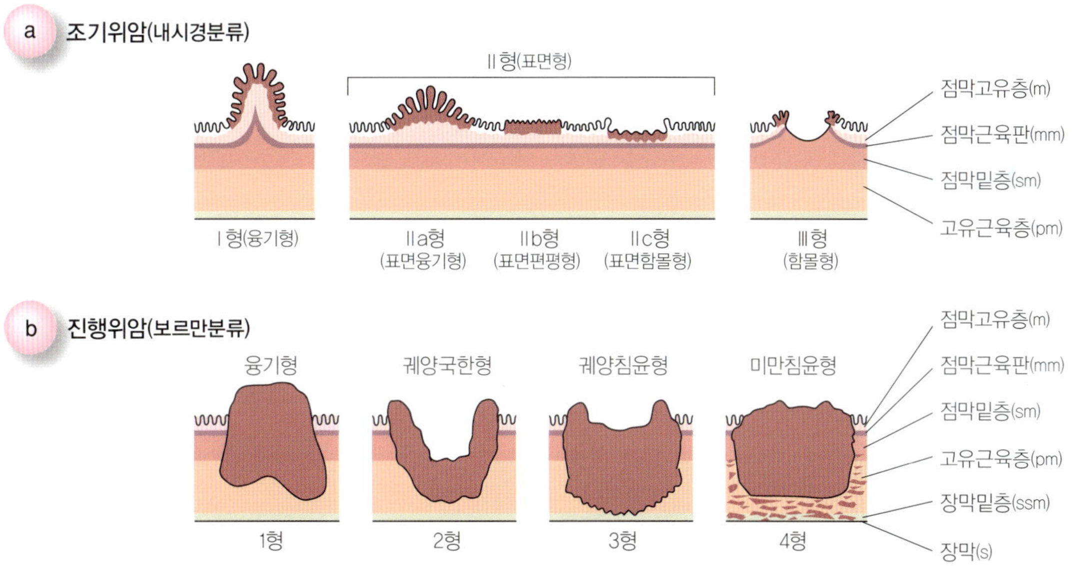

a는 내시경분류에 의한 조기위암분류, b는 진행위암의 보르만분류이다. 조기위암분류는 조합하여 Ⅱa+Ⅱc나 Ⅱc+Ⅲ처럼 표현할 수도 있다. 조기위암의 예후는 좋다. 진행위암에서는 침윤이 고유근육층 또는 그보다 심부에 도달해 있다. 1형과 2형이 국한형, 3형과 4형이 침윤형이다. 1형→4형의 순서로 예후가 나빠진다. 4형은 경성암이라고도 불리며 예후가 매우 나쁘다.

[그림 5-16] 조기위암과 진행위암의 분류

column

■ 위암의 진행

위암은 허파(폐), 간, 이자(췌장), 뼈, 골수, 배막(복막), 난소 등으로 전이되기 쉬운 암이다. 특히 림프성 전이, 파종성 배막전이, 혈행성 간전이가 많이 관찰된다.

위암은 육안형이나 진행패턴이 다른 2가지 형태로 나뉜다. 국제적으로는 로렌분류(조직분류)가 일반적으로 사용되며 샘관을 형성하지 않는 위형암과 샘관을 형성하는 암(장형암)이 있다(▶ 표 5-3).

위형암은 저분화형으로 위몸통(위체)에 발생하기 쉽고 암성 배막염(복막염)을 일으킨다. 비교적 여성에게 많이 발생하며 함몰형이 특징이다. 장형암은 창자상피화생이 두드러진 날문(유문)에 많고 혈행성 간전이를 잘 일으킨다. 대부분이 융기형, 국한형이다.

위암은 전이 여부와 침윤 깊이에 따라 종합적으로 판단하여 I~IV로 병기를 분류한다. 병기는 생명 예후와 밀접하게 관계하고 있다(▶ 그림 5-17).

[표 5-3] 위암의 2형(위형암과 장형암)

위 고유점막 → 위 고유점막
(위암의 조직발생)

	샘관을 형성하지 않는 암 (위형암)	샘관을 형성하는 암 (장형암)
조기암 진행암	IIc형, III형 보르만 3, 4형	I형, IIa형 보르만 1, 2형
육안형	함몰형, 침윤형	융기형, 국한형
조직형	미분화형(반지세포형)	분화형
사이질량	많음(경화형)	적음(속질형)
전이양식	림프성	혈행성
전이장기	배막, 뼈, 허파(암성 림프관), 난소(쿠르켄베르그)	간, 허파(결절성)
연령	비교적 젊은 사람에게 많음	고령자
성별	남성≒여성	남성>여성
창자상피화생	적음	많음
원발부위	위몸통에 많음	날문에 많음

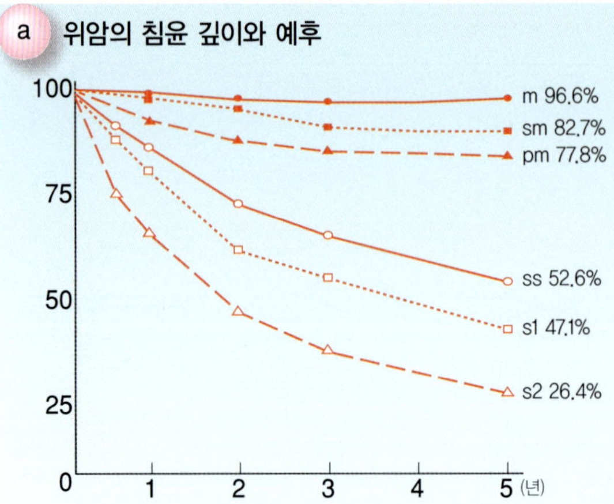

위암의 침윤이 위벽의 어느 수준까지인가에 따라 예후가 다르다. m은 점막, sm은 점막밑조직, pm은 고유근육층, ss는 장막밑조직, s1은 배막면(복막면), s2는 다른 장기로의 직접 침윤을 나타낸다. 암이 고유근육층에 머문 경우는 예후가 좋음을 알 수 있다.

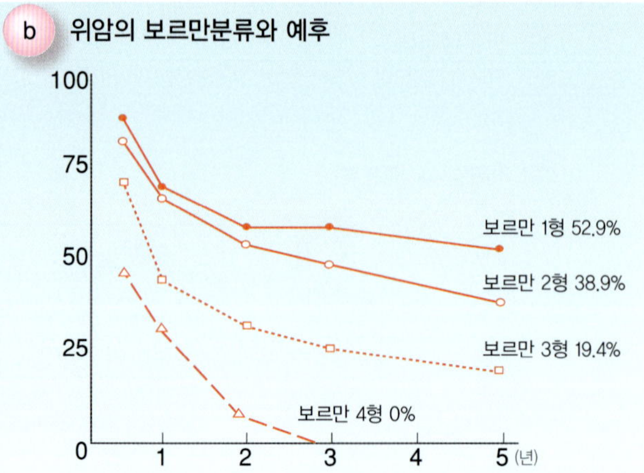

보르만분류는 1형이 가장 예후가 가장 좋고 1형에서 4형으로 진행될수록 예후가 나빠진다. 보르만 4형의 예후는 현저하게 나빠 3년 이내에 거의 모든 예가 사망한다.

[그림 5-17] 위암의 생명예후

4. 작은창자·큰창자 질환

■ 샘창자궤양(십이지장궤양, duodenal ulcer)

샘창자궤양은 소화궤양의 일종으로, 샘창자팽대(십이지장구, duodenal bulb)에서 많이 발생한다. 방어인자의 저하로 발생하는 위궤양과는 달리 위산과 펩신의 분비 과잉과 관련이 있으며 샘창자벽의 자가소화(autodigestion)로 발생한다. 위점막에 위나선균 감염을 동반하기 때문에 항생물질과 양성자펌프억제제를 복용함으로써 제균이 이루어진다.

샘창자궤양은 비교적 젊은 사람(특히 마른 사람)에게 많이 발생하며 위궤양보다 자각증상이 심한 것이 특징이다(**▶ 표 5-4**). 임상증상으로 점혈변과 복통이 나타나는데, 공복 시의 복통이 특징적이다. 또 샘창자벽이 얇기 때문에 천공이 생기기 쉽다.

가스트린 생산 종양에 의한 졸링거-엘리슨증후군(Zollinger-Ellison syndrome)의 경우 샘창자궤양이 다발하며 난치성이다(**▶ 각론 제10장 내분비계통 질환, p.409 참조**).

[표 5-4] 위궤양과 샘창자궤양의 비교

	위궤양(방어력감소)	십이지장궤양(공격력증가)
연령/성	40~50대 / 남 = 여	30~50대, 남자
원인	위 점막방어 기능저하	과도한 산분비
위산분비	정상 또는 감소	증가
통증부위	좌상복부와 등	복부중앙과 상복부
음식물 섭취 시 통증	악화	완화
제산제	효과 없음	효과 있음
합병증	토혈	흑색변
	천공 < 출혈	천공 > 출혈

■ 크론병(Crohn's disease)

크론병이란 창자에 궤양을 형성하는 원인 불명의 만성 염증성 질환이다(**▶ 그림 5-18**). 가장 염증이 잘 생기는 곳은 돌창자(회장) 끝에서부터 막창자(맹장)를 포함한 큰창자(대장)이다(**▶ 그림 5-19**). 염증은 창자벽 전층에 이른다. 염증 영역이 비대해짐으로서 종종 속공간이 협착된다. 궤양은 다발성이며, 창자간막(장간막)이 부착된 쪽에 종주궤양을 형성한다. 창자 사이에 샛길(누공)을 형성하기 쉽고 염증 영역 사이에 비연속적으로 정상적인 창자조직이 관찰된다. 항문 병변(항문샛길)을 합병하기 쉬운 점도 특징이다. 조직학적으로 결핵이나 사르코이드증과 유사한 상피모양육아종(epithelioid granuloma)이 형성된다.

Note

Point

샘창자궤양(십이지장궤양, duodenal ulcer) : 공격인자(위나선균, 위산, 펩신)의 과잉이 원인

크론병(Crohn's disease) : 돌창자(회장)~큰창자(대장)에 구역성으로 깊은 궤양을 형성하는 원인 불명의 만성 염증성 질환

궤양대장염(ulcerative colitis) : 큰창자에 미만성, 연속성의 미란과 궤양을 형성

대장암(colorectal cancer) : 대개 샘암종(선암종)으로 거의 대부분 고분화형이다.

염증창자질환(inflammatory bowel disease, IBD)

크론병과 궤양대장염을 합쳐서 염증창자질환이라고 한다. 모두 자가면역기전이 추정되는 원인 불명의 염증으로, 젊은 사람에게 많다.

크론병의 병변분포

① 작은창자 염증형 28%
② 작은창자·큰창자 염증형 51%
③ 큰창자 염증형 21%

크론병의 중증도

활동기 : 2점 이상으로 CRP 양성
완해기 : 1점 이하로 CRP 음성

① 복통
② 설사 또는 점혈변 : 1일 6회 이상
③ 항문부 병변
④ 샛길(누공) 형성
⑤ 기타 합병증 : 입안 내 아프타, 피부병변, 홍채염, 관절염
⑥ 복부종괴
⑦ 체중감소
⑧ 발열 : 38℃ 이상
⑨ 복부압통
⑩ 헤모글로빈 : 10g/dL 이하

(1항목 1점으로 계산)
(CRP : 혈청 C반응단백질)

Note

육아종이 관찰되는 창자질환

① 크론병
② 창자결핵(장결핵)
③ 사르코이드증

궤양대장염의 병변분포

① 전체 큰창자염형 30~40%
② 좌측 큰창자염형 30~40%
③ 곧창자염형 20~30%
④ 우측 또는 구역성 큰창자염형 드묾

궤양대장염의 중증도

중증형 : 1+2 외에 3 또는 4를 포함하는 4항목 이상을 만족하는 경우

① 설사 : 1일 6회 이상
② 잠혈변 : +++
③ 발열 : 37.5℃ 이상
④ 빠른맥(빈맥) : 90/분 이상
⑤ 빈혈 : 헤모글로빈 10g/dL 이하
⑥ 적혈구침강속도 : 30mm/시 이하

전격형 : 이하의 모두를 만족하는 경우

① 중증 기준을 충족한다.
② 혈성 설사의 지속 : 15회/일 이상
③ 발열 : 38℃ 이상의 지속성 발열
④ 백혈구 증가 : 10,000/μL 이상
⑤ 심한 복통

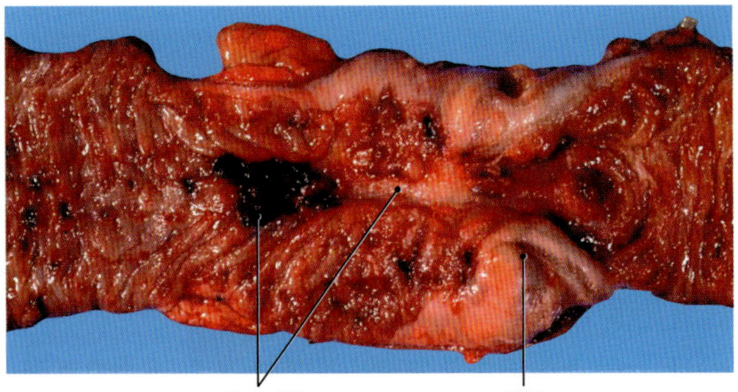

세로로 지나가는 깊은 궤양(종주궤양)이 형성되는 것이 크론병의 특징이다. 병변은 구역성으로 관찰된다(skip lesion). 종종 샛길(누공)을 형성하여 수술적인 부분절제의 대상이 된다. 이 사례에서는 돌창자(회장) 말단이 협착되어 통과장애를 일으켰다.

[그림 5-18] 크론병(수술절제 예의 육안소견)

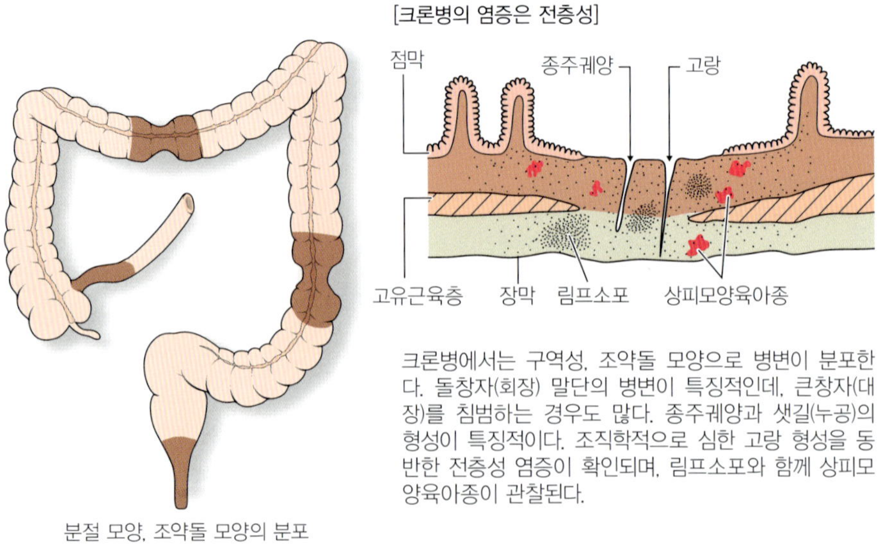

크론병에서는 구역성, 조약돌 모양으로 병변이 분포한다. 돌창자(회장) 말단의 병변이 특징적인데, 큰창자(대장)를 침범하는 경우도 많다. 종주궤양과 샛길(누공)의 형성이 특징적이다. 조직학적으로 심한 고랑 형성을 동반한 전층성 염증이 확인되며, 림프소포와 함께 상피모양육아종이 관찰된다.

[그림 5-19] 크론병의 병변과 분포

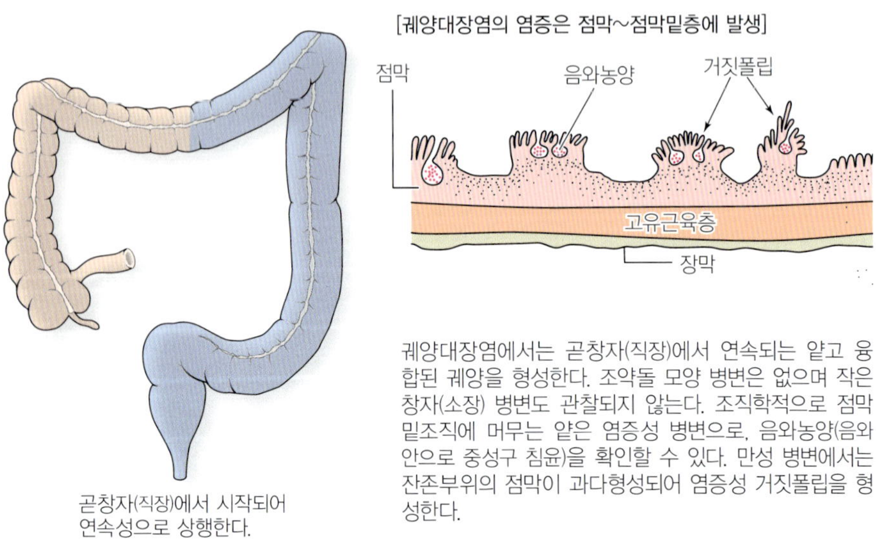

궤양대장염에서는 곧창자(직장)에서 연속되는 얕고 융합된 궤양을 형성한다. 조약돌 모양 병변은 없으며 작은창자(소장) 병변도 관찰되지 않는다. 조직학적으로 점막밑조직에 머무는 얕은 염증성 병변으로, 음와농양(음와 안으로 중성구 침윤)을 확인할 수 있다. 만성 병변에서는 잔존부위의 점막이 과다형성되어 염증성 거짓폴립을 형성한다.

[그림 5-20] 궤양대장염의 병변과 분포

■ 궤양대장염(ulcerative colitis)

염증이 큰창자(대장) 점막을 침범하여 미란이나 궤양을 형성한다(▶ 그림 5-20). 작은창자(소장)는 침범되지 않는다. 원인은 밝혀지지 않았으며 크론병과 함께 염증창자질환에 속한다.

궤양대장염은 보통 곧창자에서 입 쪽을 향해 연속적으로 병변이 확대되어 가기 때문에 반드시 곧창자염(직장염, proctitis)을 수반한다. 크론병과 달리 염증은 점막 및 점막밑조직에 국한된다. 고도로 궤양화된 조직 주위에 남겨진 점막이 마치 융기해 있듯이 보여 거짓폴립(pseudopolyp)이라고 불린다.

임상증상으로 설사나 점혈변이 특징이다. 야간 설사가 궤양대장염의 특징이며, 과민성 대장증후군 등 기질적 손상이 없는 창자질환과 명확한 차이점이다. 때로는 큰창자가 현저하게 확장되는 독성거대잘록창자증(toxic megacolon)이라는 심각한 병태를 동반하며, 장기간에 걸친 염증의 결과 대장암을 발생하기도 한다.

크론병과 궤양대장염을 비교하여 표에 정리하였다(▶ 표 5-5).

[표 5-5] 크론병과 궤양대장염의 비교

	크론병	궤양대장염
병변부위	돌창자 말단, 큰창자	큰창자만
연령	20 ~ 40세	20 ~ 50세
증상	발열, 복통, 설사, 점혈변	발열, 복통, 설사, 점혈변
분포	분절성(구역성 병변)	연속성(곧창자염이 필발)
병변 깊이	전층성	표층성(점막밑층까지)
육안소견	종주궤양, 조약돌 모양 외관	미만성의 얕은 궤양
거짓폴립	때로	종종(만성기)
협착	종종	드묾
샛길 형성	종종	드묾
항문샛길	종종	드묾
독성거대잘록창자증	없음	때로
대장암 속발	드묾	때로(10년 이후)
조직소견	비치즈육아종	음와농양

■ 허혈창자염(허혈장염, ischemic bowel disease)

창자간막동맥의 죽경화증에 의한 창자벽의 만성적인 순환장애가 원인인 병태로, 당뇨병이나 고혈압이 있는 고령자에게 많은 질환이다. 위창자간막동맥(상장간막동맥)과 아래창자간막동맥(하장간막동맥)의 혈행 지배 접점인 가로잘록창자(횡행결장) 및 내림잘록창자(하행결장; 특히 지라굽이 부근)에서 호발한다. 잘록창자띠(결장띠)를 따라 궤양(종주궤양)이 형성되는 것이 특징이다. 구불잘록창자(S상결장)도 침범되지만, 곧창자(직장)에서는 병변이 관찰되지 않는다. 증상으로 주로 복통과 하혈이 나타난다.

Note

궤양대장염의 바륨관장 소견

궤양대장염에서는 특징적인 바륨관장 소견을 확인할 수 있다. 미세하고 얕은 궤양의 연속적인 다발을 반영하는 부정형의 작은 궤양이나 작은 가시의 형성이 관찰된다. 잘록창자팽대(haustra of colon; 정상적인 큰창자에 관찰되는 규칙적인 융기)가 사라지고 납관 모양을 띠며, 거짓폴립도 확인된다(▶ 그림 5-21).

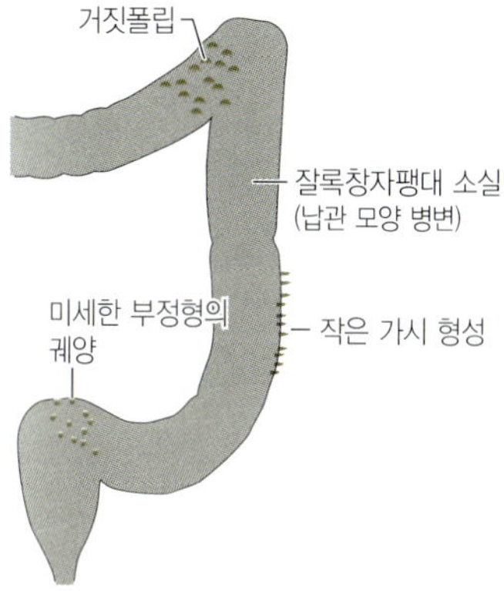

[그림 5-21] 궤양대장염의 바륨관장 소견

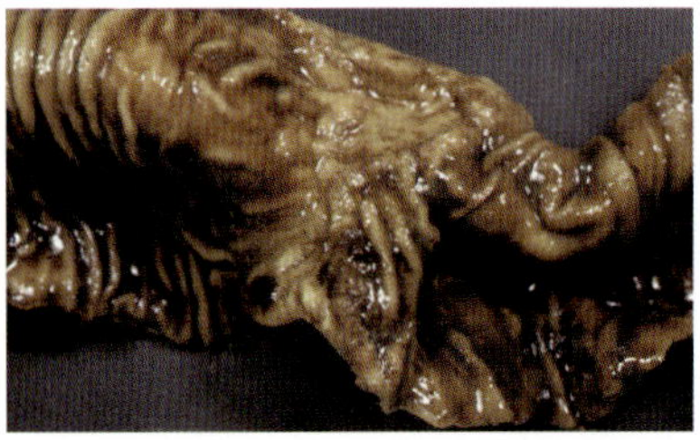

고리 모양으로 주행하는 궤양 형성이 창자결핵의 특징이다. 섬유화로 인해 협착을 동반하기도 한다. 궤양 주위의 창자점막이 위축되는 것도 염증창자질환과의 차이점이다. 거짓폴립은 관찰되지 않는다.

[그림 5-22] 창자결핵 : 돌창자 말단(육안소견, 포르말린 고정 후)

■ 창자결핵(장결핵, intestinal tuberculosis)

돌창자(회장) 또는 돌막창자부분(회맹부)에 고리 모양 궤양(윤상궤양, annular ulcer)을 형성한다(▶ 그림 5-22). 폐결핵이 있는 경우와 없는 경우가 있다. 창자벽에 치즈육아종이 형성되며 섬유화로 인해 속공간이 협착되기도 한다. 크론병과는 감별이 요구된다.

■ 아메바큰창자염(아메바대장염, amebic colitis)

아메바큰창자염은 큰창자(대장) 점막에 이질아메바(*Entamoeba histolytica*)가 감염되어 발병한다. 남성 동성애자에게 많고 AIDS 초발증상으로 나타나기도 한다. 큰창자(특히 막창자와 곧창자)에 플라스크형 궤양을 형성하며, 궤양부위에서 문맥을 통해 간으로 아메바가 도달하면 간농양(hepatic abscess)을 합병하기도 한다. 건강한 보인자의 존재가 역학적으로 문제가 된다.

■ 콜레라(cholera)

콜레라는 비침윤성으로 콜레라독소를 생산하는 콜레라균(*Vibrio cholerae*)에 감염되어 발병한다. 작은창자와 잘록창자의 점막은 정상적인 형태를 유지하지만, 쌀뜨물 같은 설사가 계속되어 대량의 체액과 전해질이 상실된다. 콜레라균은 해수의 염분농도를 좋아하기 때문에(호염균) 콜레라는 해안선에 있는 개발도상국에서 유행한다.

■ 식중독(food poisoning)

음식물에 혼입된 병원체를 섭취한 후 관찰되는 급성 위창자염을 식중독이라고 하며 집단 발생이 특징이다. 증상은 구토와 설사이다. 사람에게서 사람으로 감염을 일으키는 감염병은 '감염병 예방 및 관리에 관한 법률'에 규정되어 있지만, 식중독은 사람에게서 사람으로는 전파되지는 않기 때문에 '식품위생법'에 규정되어 있다. 복어나 독버섯에 의한 식중독도 드물게 발생하지만 대부분 세균성 식중독이다.

세균성 식중독은 독소형과 감염형으로 나눌 수 있다. 감염형 식중독은 감염성 창자염에 속하며 감염독소형과 감염침입형으로 세분할 수 있다. 감염침입형은 창자 점막에 궤양을 만든다. 독소형은 잠복기간이 짧고(1~수시간), 주로 구토가 나타난다. 감염형은 균이 증식한 후 증상이 나타나기 때문에 잠복기간이 길다(수시간~수일). 잠복기간이 가장 긴 것은 감염침입형으로 발열과 점혈변을 동반하는 것이 특징이다(▶ 표 5-6).

Note

창자결핵(장결핵, intestinal tuberculosis)

결핵균은 파이어판(Peyer's patch)이나 홑림프소절(고립림프소절)에 감염되기 때문에 돌창자(회장) 말단이나 오른쪽 잘록창자(결장)에서 생기기 쉽다. 파이어판은 창자간막 반대쪽에 분포한다. 결핵균은 림프관을 지나 창자간막림프절에 도달한다. 창자관벽의 림프관은 고리 모양으로 주행하기 때문에 결핵성 육아종과 그에 동반하는 궤양성 병변도 고리 모양으로 형성된다. 따라서 창자결핵에서는 고리모양 궤양을 육안으로 확인할 수 있다(▶ 그림 5-22).

그 밖의 감염성 창자염(장염)

① **세균성 이질** : 이질균이 경구 감염을 일으켜 발병한다. 큰창자에 출혈성 궤양을 형성하며, 베로독소를 생산한다.
② **예르시니아 창자염** : 그람음성균인 예르시니아가 우유나 육류를 통해 인체에 감염되어 발병한다. 막창자꼬리염(충수염)과 혼동되는 증상을 나타낸다.
③ **와포자충증**(cryptosporidiosis) : AIDS 환자에게 치사성 설사를 유발하는 원충 감염병으로, 작은창자(소장) 점막의 상피 표면에 감염된다.

[표 5-6] 식중독의 특징

	독소형	감염독소형	감염침입형
원인균	황색포도알균, 셀레우스균	장염비브리오균, 병원성 대장균	살모넬라, 캄필로박터, 창자출혈성 대장균
잠복기간	3 ~ 4시간	4시간 ~ 1일	반일 ~ 수일
증상	구토	구토, 설사	구토, 설사, 점혈변
발열	없음	없음	있음
작용부위	위	작은창자	큰창자

■ 창자출혈성 대장균(enterohemorrhagic *Escherichia coli*, EHEC) 감염병

창자출혈성 대장균은 베로독소(verotoxin)를 생산하는 병원성 대장균으로, 대장균에 의해 세균성 이질과 같은 광범위한 출혈성 미란을 형성한다. 혈변을 동반하는데, 대량출혈(하혈)의 형태로 나타나기도 한다. 대장균의 혈청형 중에는 O-157, H-7이 대표적이지만, 그 밖의 혈청형 대장균에서도 비슷한 병변이 관찰되기도 한다. 베로독소는 이질균이 만드는 독소와 동일하며 혈관내피세포를 손상시킨다.

이 감염병은 다른 식중독과 달리 사람에게서 사람으로 전파되기 때문에 '감염병 예방 및 관리에 관한 법률'에서 제1군 감염병으로 분류되어 있다. 세균성 이질과 마찬가지로 적은 숫자의 균을 경구 섭취하더라도 감염이 성립된다는 점이 문제이다.

심각한 합병증으로 혈관내피세포손상에 의한 뇌병증(encephalopathy)과 용혈요독증후군(hemolytic uremic syndrome, HUS)을 들 수 있다. 각각 의식장애와 급성 콩팥기능상실(신부전, renal failure)의 원인이 된다.

■ 바이러스성 창자염(viral enteritis)

로타바이러스와 노로바이러스가 중요하다. 로타바이러스(rotavirus)는 유아에게 겨울철 구토와 설사를 유발하고, 여름철에 성인의 설사 원인이 되기도 한다. 한편, 노로바이러스(norovirus)는 이전 소형 구형 바이러스(small round structure virus)라고 불리던 RNA바이러스로, A형 간염바이러스와 마찬가지로 대부분 생굴을 통해 감염되는 것이 특징이다. 굴 안에서 바이러스가 증식하는 것은 아니지만, 굴은 해수 중으로 배출된 바이러스를 농축하는 역할을 한다. 최근, 노인복지시설에서 노로바이러스로 인한 설사가 다발하고 있으며, 사망자도 나오고 있다.

■ 거짓막대장염(위막성 대장염, pseudomembranous colitis)

거짓막(위막, pseudomembrane)이란 융기된 미란 표면에 괴사 및 삼출물이 부착한 투명한 막을 가리킨다. 큰창자에 상주하는 무산소균(혐기성균)인 클로스트리듐 디피실레(*Clostridium difficile*)가 항생물질 투여로 균교대현상을 일으키면 거짓막이 부착된 특유의 대장염을 발병한다. 클로스트리듐 디피실레가 생산하는 외독소가 원인이다. 이 균은 아포를 형성함으로서 소독제에 대한 저항성이 높기 때문에 병원감염의 원인이 된다. 입원기간이 길어지면 창자 내 클로스트리듐 디피실레의 수가 증가한다고 한다.

Note

식중독 원인식품

황색포도알균 : 케이크류
장염비브리오균 : 신선 어패류 (고식염 농도의 식품)
살모넬라 : 어류, 계란
캄필로박터 : 닭고기, 우유, 물
창자출혈성 대장균 : 육류, 야채
세레우스균 : 쌀 등의 곡류

column

■ **대표적인 창자기생충(연충)**

① **회충** : 20~35cm 크기의 백색 선충(▶ 그림 5-23)으로, 수입 김치를 통해 감염되기도 한다.

② **구충** : 1cm 크기의 흡혈성 선충으로, 빈혈을 잘 일으킨다. 샘창자에 기생하며, 유기농 채소를 통해 감염되기도 한다.

③ **요충** : 1cm 크기의 백색 선충으로, 야간에 소아의 항문 주위에 산란하여 가려움을 일으킨다. 경구감염, 가족 내 감염이 많다.

④ **분선충** : 0.2~0.3cm 크기의 미세 선충으로 AIDS나 성인T세포백혈병에 기회감염을 일으킨다. 경피감염, 자가 감염된다.

⑤ **해열두조충** : 몸 길이 2~9m에 이르는 조충으로 송어를 통해 감염된다(▶ 그림 5-24).

⑥ **주혈흡충** : 성충(1cm 크기)은 문맥에 기생하며 간경변을 일으킨다. 담수산 어패류를 통해 경피감염된다. 중국이나 필리핀에서는 아직도 사망자가 나오고 있다.

⑦ **간흡충** : 성충(1~2cm 크기)은 쓸개관(담관)에 기생한다. 잉어, 붕어 등의 담수어를 통해 감염된다.

⑧ **요코가와흡충** : 0.1~0.2cm 크기의 미세 흡충으로, 건강 진단에서 충란을 발견하게 되는 빈도가 가장 높다. 메기, 백어, 황어를 날로 섭취하면 감염된다. 증상은 없다.

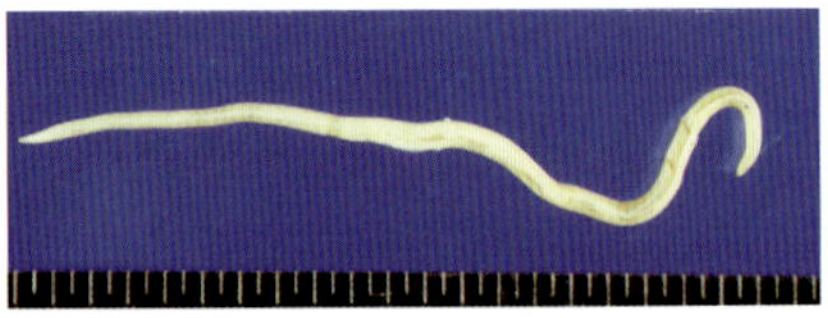

[그림 5-23] 암컷 회충(육안소견)

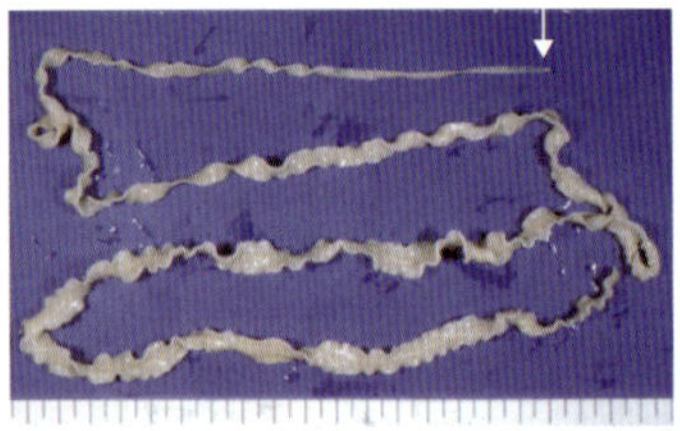

[그림 5-24] 열두조충(육안소견)

■ 창자폴립증(장폴립증, intestinal polyposis)

창자폴립증이란 소화관 점막에 생긴 융기성 병변을 일컫는 말이다(▶ **그림 5-25, 표 5-7**). 대부분 양성이지만, 일부 악성 병변을 나타내기도 한다(▶ **그림 5-26**).

■ 대장암(colorectal cancer)

대장암은 큰창자(대장)에서 발생하는 악성종양이다(▶ **그림 5-27**). 곧창자(직장)에서 생기는 암을 곧창자암(직장암), 구불잘록창자(S상결장)에서 입 쪽으로 발생하는 것을 잘록

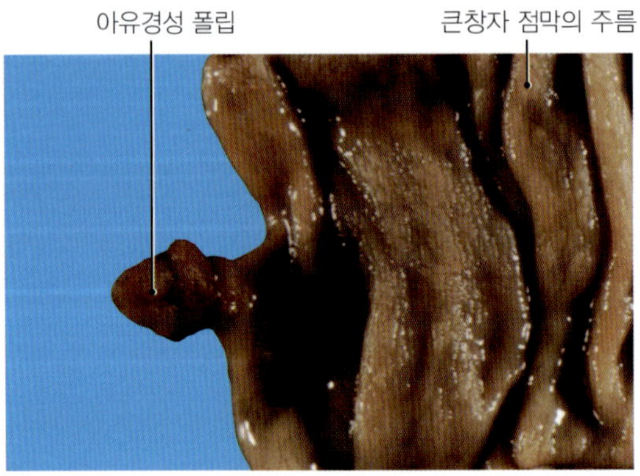

지름 8mm의 아유경성 폴립이 확인된다. 대장암 수술예의 암세포가 없는 점막에 우발적으로 관찰된 소견이다. 조직학적으로 양성의 관 모양 샘종(선종)이었다.

[그림 5-26] 큰창자폴립의 육안소견(포르말린 고정 후)

Note

창자폴립증의 분류(▶ **그림 5-25**)

야마다분류가 종종 사용된다. 1형, 2형은 무경성 폴립으로 약간의 융기를 1형, 확실한 융기를 2형으로 나눈다. 아유경성(기시부에 잘록함을 가짐) 폴립을 3형, 유경성 폴립을 4형이라고 한다. 1형에서 4형으로 진행됨에 따라 크기가 증가하는 경향이 있다.

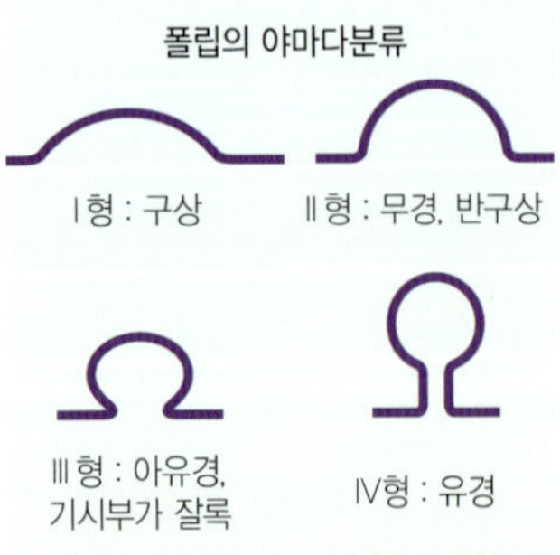

[그림 5-25] 창자폴립증의 분류

[표 5-7] 창자폴립증의 분류

병형		특징
비종양성 폴립	과형성 폴립	임상적 의의 없음, 곧창자에 많음
	염증성 폴립	
	림프성 폴립	가장 많은 것은 곧창자 점막, 국소적 자극에 의한 반응
	염증성 가폴립	궤양대장염이나 다른 염증창자질환에 합병, 육아조직이나 잔존하는 재생조직으로 이루짐
	과오종성 폴립	
	약년성 폴립	대부분은 소아에게서 발생
	포이츠예거폴립	포이츠예거증후군을 합병, 작은창자와 큰창자에서 호발
종양성 폴립	대롱샘종(관상선종)	양성이지만 악성 변화를 나타내기도 함, 종종 다발, 가족성 샘종폴립증에서는 악성화의 위험도가 상당히 증가
	융모대롱샘종	형태적으로는 대롱샘종(관상선종)과 유사하지만, 융모샘종과도 유사, 대롱샘종보다 악성도가 높음
	융모샘종	손가락 모양의 융모로 이루어져 벨벳과 같은 표면의 광기성 종양, 가장 악성도가 높음

창자암(결장암)이라고 하며 모두를 합쳐서 대장암이라고 한다. 장기간의 궤양대장염이나 고동물성 지방, 고단백질, 저섬유성 식사가 유발 원인으로 지적되고 있다. 서양에서 많이 발생하는 암이지만, 최근 식생활의 변화로 우리나라에서도 증가하는 경향에 있다.

대장암의 발암기전은 ▶ **총론 제8장 종양(p.161)**을 참조하기 바란다. 대장에 폴립이 무수히 형성되는 가족성 샘종폴립증(familial adenomatous polyposis, ▶ **그림 5-28**)은 샘종(선종) 일부가 40세까지 확실하게 암을 형성한다.

큰창자 점막은 원주상피로 구성되어 있어 조직학적으로는 대부분 샘암종(선암종)이며, 거의 고분화형이다. 위암과 마찬가지로 조기암과 진행암으로 구분되며 진행도와 전이 등의 요인에 따라 0기에서 4기까지 병기가 분류된다. 간단한 듀크스분류도 병기 분류에 이용된다(▶ **그림 5-29**). 진행암은 대부분 육안으로는 보르만 2형으로 분류된다.

초기에는 자각증상이 없는 경우가 많아 혈변이나 배변이상, 복통, 철결핍빈혈 등을 계기로 발견되기도 한다. 혈행성(문맥경유성)으로 간전이를 일으키는 빈도가 높으며 혈중 CEA와 CA19-9의 수치가 상승한다. 이들 종양표지자는 대장암의 재발 및 전이의 지표가 되지만, 조기진단에는 도움되지 않는다.

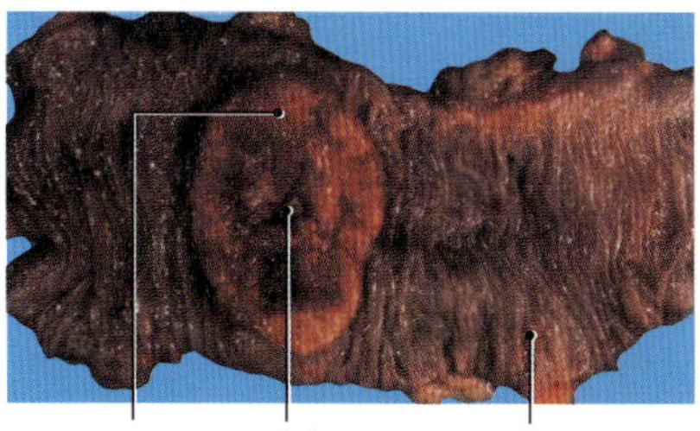

궤양둔덕을 갖는 궤양성 병변이 확인된다(위암의 보르만 2형에 상당). 대장암에서 가장 많은 육안형이다.

[그림 5-27] 대장암(육안소견)

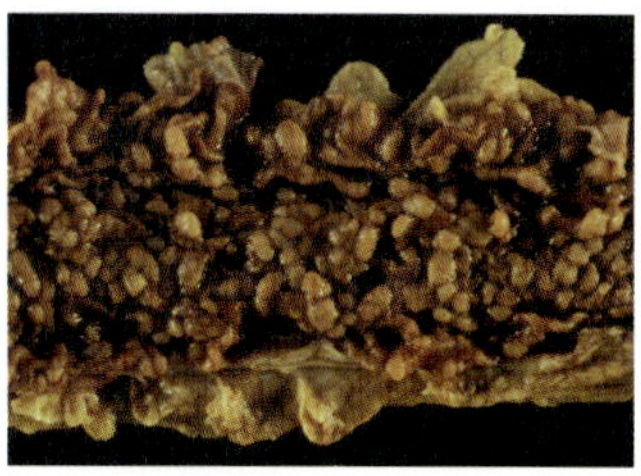

무수한 폴립이 큰창자 점막을 점거하고 있다.

[그림 5-28] 가족성 샘종폴립증
(수술절제 재료, 포르말린 고정 후의 육안소견)

Note

곧창자암(직장암) 수술과 수술 후 삶의 질

① 인공항문을 만들 것인가 말 것인가(암의 위치에 따름)
② 림프절 제거와 신경 보존(골반신경얼기 보존)은 이율배반
(곧창자 옆을 골반신경얼기가 앞쪽으로 주행한다)
(철저하게 림프절을 제거하면 신경이 손상)

[수술 후 삶의 질을 손상시키는 요인]
① 인공항문 제작
② 항문 보존인 경우의 배변기능장애
③ 배뇨장애(요폐, 실금)
④ 성기능장애(발기부전, 사정장애, 역행사정)

가족성 샘종폴립증(familial adenomatous polyposis)

15세 이후 큰창자(대장) 전체에 걸쳐 마치 융단처럼 무수한(100개 이상) 폴립(샘종)이 형성된다(▶ 그림 5-28). 보통염색체성 우성유전 질환으로, 종양억제유전자인 APC유전자에 이상이 확인된다. 40세 무렵까지 100% 암화된다(샘종에서 샘암종이 발생). 배벽(복벽)이나 창자간막(장간막)의 데스모이드종양(desmoid tumor)을 포함한 골연부 종양을 합병하는 경우를 가드너증후군(Gardner's syndrome)이라고 한다.

폴립(polyp)과 궤양(ulcer)

폴립이란 점막의 융기성 병변을 일컬으며 함몰성 병변을 의미하는 궤양과는 대비된다. 모두 병리학적으로 양성과 악성 병변을 포함한다.

분류	암종의 확대
듀크스 A형	큰창자벽 내에 머물며 장막밑조직을 침범하지 않는 것 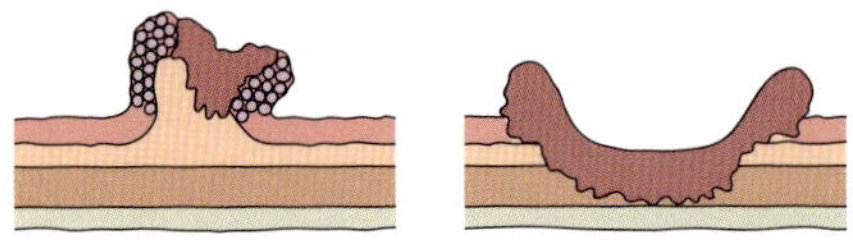
듀크스 B형	큰창자벽을 뚫고 장막밑조직으로 침윤되었지만, 소속 림프절전이는 없는 것 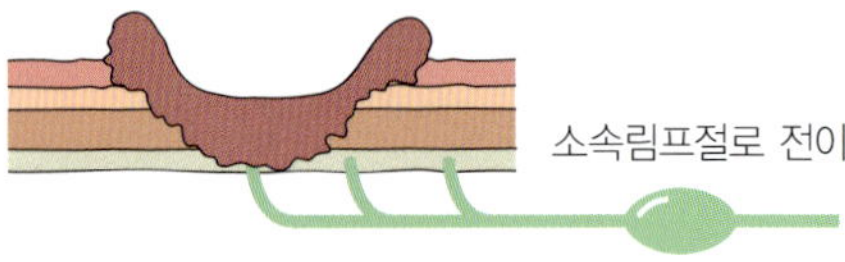
듀크스 C형	큰창자벽의 침윤 깊이에 관계없이 소속림프절로 전이되어 있는 것 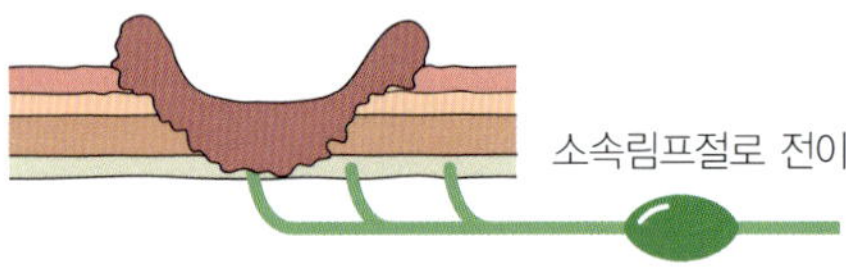
듀크스 D형	배막(복막), 간, 허파 등으로 원격전이가 있는 것

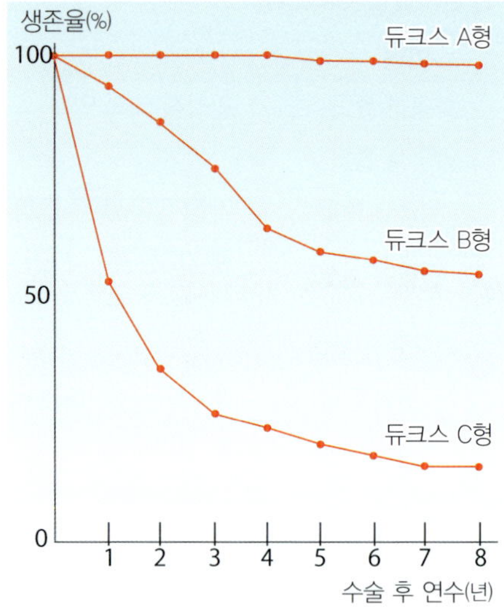

대장암의 수술 후 생존율

듀크스 A형의 예후는 양호하지만, 듀크스 C형의 예후는 나쁘다. 듀크스 B형은 둘의 중간에 위치한다.

[그림 5-29] 진행성 대장암의 듀크스분류와 수술 후 생존율

5. 급성 막창자꼬리염

급성 막창자꼬리염(급성 충수염, acute appendicitis)은 대변돌(분석, fecal stone) 등에 의해 속공간이 막히고 세균감염이 일어나면서 발생한다(▶ 그림 5-30). 막창자꼬리(충수)의 속공간이 막히는 원인으로 대변돌 이외에 이물질, 쓸개돌(담석), 기생충, 막창자꼬리 종양(샘암종, 샘종, 카르시노이드), 막창자암(맹장암; 막창자꼬리 입구부 폐쇄) 등을 들 수 있다. 조직학적으로 점막에서부터 막창자꼬리벽 전층에 걸쳐 급성 염증성 세포침윤(중성구 침윤)이 관찰된다. 젊은 사람에게 많고 갑작스러운 복통을 일으키며 말초혈액의 중성구가 증가한다.

외과적 수술 시간이 지연되면 천공이나 고름집(농양)을 일으킬 가능성이 있다. 막창자꼬리절제술이 확립되기 이전에는 화농성 배막염(복막염)을 일으켜 치사율 60%가 넘는 질병이었다.

Note

급성 막창자꼬리염의 진단

① 오심, 구토
② 오른쪽 아랫배 통증
③ 맥버니압통점 : 오른앞엉덩뼈가시(우전장골극)와 배꼽을 연결하는 선의 오른쪽 바깥 1/3 지점 압통
④ 배막자극증상 : 근성방어
⑤ 블럼버그징후(Blumberg's sign) : 압통부위를 천천히 눌렀다가 갑자기 손을 떼면 통증 발생
⑥ 37~38℃의 발열
⑦ 백혈구 증가 : 10,000/μL 이상
⑧ 영상진단(배초음파, CT) : 비대해진 막창자꼬리

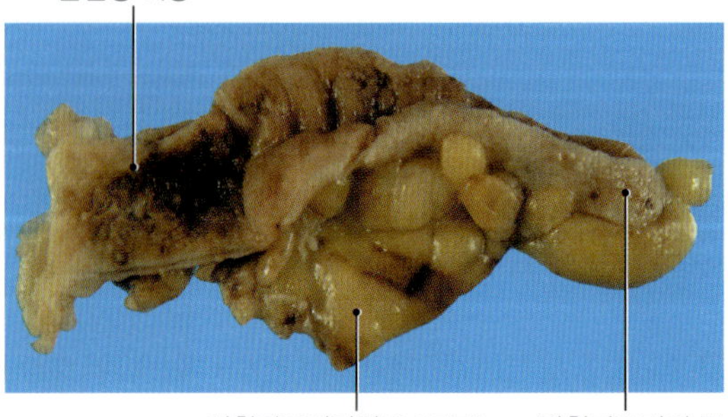

15세 여아에게서 확인된 급성 막창자꼬리염(포르말린 고정 후)이다. 점막결손부위에서 전층성으로 백혈구의 침윤이 관찰된다.

[그림 5-30] 급성 막창자꼬리염(육안소견)

6. 기타 소화관 질환

■ 창자막힘증(장폐색증, ileus)

창자막힘증이란 어떠한 원인에 의해 항문 쪽으로 창자 내용물의 통과장애를 일으키는 병태이다. 복통, 복부팽만, 구토, 배변 · 가스 정지 등의 증상이 나타난다.

창자막힘증은 크게 기계창자막힘증(기계적 장폐색증, mechanical ileus)과 기능창자막힘증(기능성 장폐색증, functional ileus)으로 나뉜다. 기계창자막힘증의 경우 창자에 발생한 암 등이 속공간을 막아서 생기는 폐쇄창자막힘증(폐쇄성 장폐색증, occlusive ileus), 창자꼬임(장염전) 등에 의해 순환장애를 동반하는 꼬임창자막힘증(교액장폐색증, strangulation ileus)이 포함된다(▶ 그림 5-31). 기능창자막힘증은 마비창자막힘증(마비성 장폐색증, paralytic ileus)과 경련창자막힘증(경련성 장폐색증)이 포함된다.

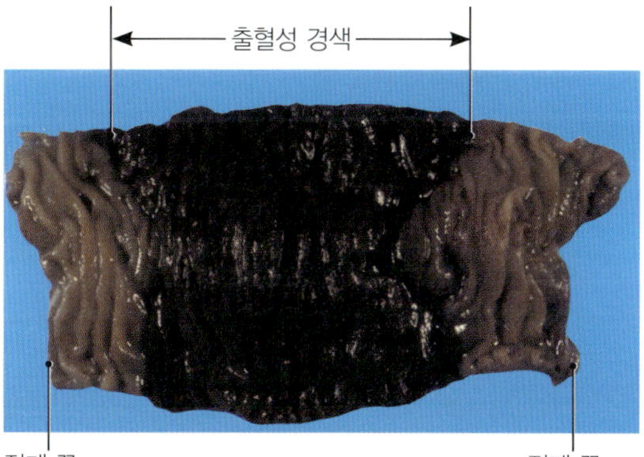

작은창자(소장)가 샅굴탈장(서혜탈장, inguinal hernia)을 일으켜 출혈성 경색을 나타내고 있다(출혈 및 괴사부가 흑색으로 바뀌어 있음). 기계창자막힘증 가운데 창자가 저혈성 괴사에 빠진 중증 병태를 꼬임창자막힘증이라고 한다. 급성 복증으로서 응급수술이 필요하다.

[그림 5-31] 급성 꼬임창자막힘증 : 작은창자의 출혈성 경색(포르말린 고정 후, 육안소견)

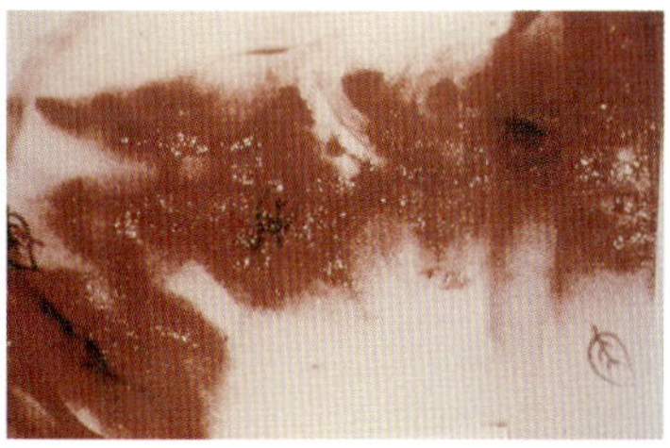

[그림 5-32] 창자겹침증에서의 혈변

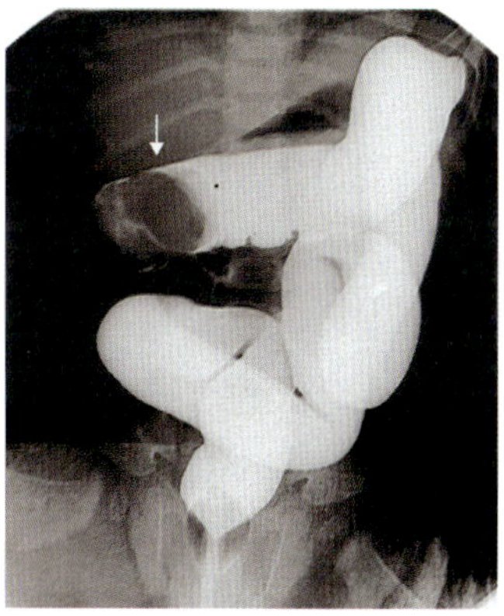

10개월 유아로, 구토를 반복한다. 복부 촉진에서 오른쪽 명치부분에서 종괴가 촉진되었다. 바륨관장조영에서 가로잘록창자(횡행결장)에 게의 집게발 모양 소견이 확인되었다(화살표).

[그림 5-33] 창자겹침증(바륨관장조영소견)

Note

창자꼬임(장염전, volvulus)

창자간막(장간막)을 축으로 하여 창자가 꼬인 상태이다. 정상적인 창자는 꼬이지 않지만, 수술 등으로 인해 부분적으로 유착되면 그 부분을 축으로 꼬이기도 한다. 만성 변비 사례(특히 고령자)의 구불잘록창자(S상결장)에서 발생하기 쉽다.

창자간막동맥혈전증

위창자간막동맥(상장간막동맥)의 혈전성 폐쇄에 의한 작은창자(소장) 또는 오른잘록창자(우결장)의 급성 허혈성 괴사가 본태이다. 창자는 광범위한 출혈성 경색에 빠진다. 동맥의 죽경화가 심한 고령자에게서 관찰되는 급성 복증의 하나이며 응급수술이 필요하다.

창자겹침증(장중첩증, indigitation)

돌창자(회장) 말단부가 인접하는 창자(큰창자)로 들어간 상태이다. 생후 6개월에서 2세 정도까지의 영유아(특히 남아)에게 많으며 여름철에 다발한다. 하혈(혈변)이 관찰된다(▶ 그림 5-32). 창자벽이 괴사에 빠지기 전이면 관장으로 회복할 수 있다. 관장에 의해 환아에게서 혈변이 확인되었다. 바륨관장조영에서 게의 집게발 모양 소견이 확인된다(▶ 그림 5-33).

■ 급성 복증(acute abdomen)

갑작스러운 복통을 일으키며 응급수술이 필요한 병태가 급성 복증이다. 원인 질환을 특정한 후 개복하는 것이 바람직하지만, 응급사태로 인해 충분히 검토할 수 없는 경우도 있다. 원인이 명확하지 않더라도 생명이 위험하다고 판단되면 우선 개복하기도 한다. 소화계통 질환 이외에 산부인과 질환이나 비뇨기과 질환도 포함된다. 급성 복증을 일으키는 대표적인 질환은 다음과 같다.

① **소화계통 질환** : 위 · 샘창자 궤양천공, 기계창자막힘증(유착성 창자막힘증, 창자꼬임, 창자겹침증, 감금탈장, 종양성 폐쇄), 창자간막동맥혈전증, 쓸개돌(담석)의 함돈, 급성 막창자꼬리염, 급성 곁주머니염(게실염), 감염성 창자염(식중독), 급성 이자염(췌장염), 고래회충증

② **산부인과 질환** : 자궁밖임신(자궁관임신)의 파열, 난소물혹 경염전, 클라미디아성 배막염(복막염)

③ **비뇨기과 질환** : 요관돌(요관결석), 콩팥경색

④ **기타 질환** : 박리동맥자루(박리동맥류)나 배대동맥자루(복부대동맥류)의 파열, 지라경색

■ 곁주머니증(게실증, diverticulosis)

큰창자 점막이 큰창자벽 바깥쪽으로 돌출되는 병태로, 보통 다발한다. 식생활의 서구화로 인해 발생 빈도가 증가하고 있다. 통풍, 쓸개돌(담석)과 함께 귀족병이라고도 불린다. 고령자일수록 발생 빈도가 높으며, 염증을 일으키지 않는 한 증상은 없다. 오른잘록창자(우결장)의 곁주머니염(게실염, diverticulitis)은 급성 막창자꼬리염(급성 충수염)과의 감별이 필요하다.

■ 항문 질환

① 치핵(hemorrhoid)(▶ 그림 5-34)

항문 주위 정맥에 형성된 정맥류가 돌출한 것으로, 염증, 출혈, 혈전 등을 동반한다. 배변 시 출혈이나 통증을 느낀다. 항문의 치아선(치상선)을 경계로 속치핵(내치핵, internal pile)과 바깥치핵(외치핵, external pile)으로 나뉜다. 속치핵은 출혈이 심하고, 바깥치핵은 통증이 심한 경향이 있다.

② 항문샛길(치루, anal fistula)(▶ 그림 5-35)

치핵이나 항문에 생긴 상처가 감염되어 고름집(농양)을 형성하고 그것이 항문으로 배출됨으로써 샛길(누공)을 형성한 것이다. 항문샛길은 항문으로 열리는 항문샘의 감염병이라고 할 수 있다. 종종 항문 주위의 피부로 연결된다. 항문주위고름집(항문주위농양, perianal abscess)의 원인이 되며, 크론병이 항문샛길의 원인이 되기도 한다.

Note

메켈곁주머니(메켈게실, Meckel's diverticulum)

작은창자에서 관찰되는 선천이상 가운데 가장 빈도가 높다. 태생기 난황관(vitelline duct)의 흔적이며, 돌창자판막(회맹판)에서 약 50cm 정도 부위에서 확인된다. 보통 증상은 없지만, 합병증으로서 이소성 위점막의 소화궤양을 동반하기도 한다.

샅굴탈장(서혜탈장, inguinal hernia)

체강에서 벽이 약한 부분을 밀고 장기가 튀어나오는 것을 말한다. 창자는 샅굴관(서혜관), 넙다리부(대퇴부) 등이 약해졌을 때 탈장을 일으킨다. 튀어나온 창자가 부종에 빠지면 원래 위치로 되돌아가지 못하는데, 이 상태를 감금탈장(incarcerated hernia)이라고 하며, 기계창자막힘증의 원인으로 가장 많다.

속치핵(내치핵, internal pile)과 바깥치핵(외치핵, external pile)(▶ 그림 5-34)

치핵에는 출혈이 두드러진 속치핵(곧창자 점막~치아선 점막으로 덮임)과 통증이 심한 바깥치핵(중층편평상피로 덮임)의 2종류가 있다. 속치핵이 항문으로 탈출한 것(탈출치핵)을 항문탈출증(탈항, proctoptosis)이라고 한다.

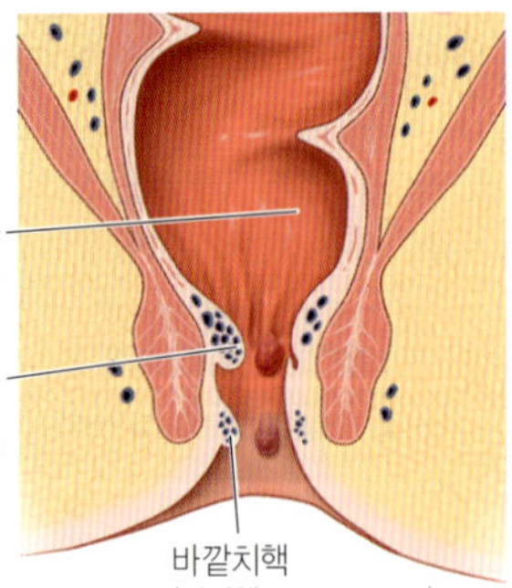

[그림 5-34] 속치핵과 바깥치핵

■ 히르슈슈프룽병(Hirschsprung's disease)

신생아에게 난치성 변비를 일으키는 선천성 질환으로, 창자신경얼기(장신경총) 신경세포(신경절세포)의 선천적인 결손으로 인해 창자운동이 사라진 결과, 건강한 부분의 창자가 확장 및 비대해진다(거대잘록창자). 신경세포결손이 항문 부위에 한정되는 경우와 전체 잘록창자에 이르는 경우가 있다.

■ 항문막힘증(imperforate anus)

신생아에게 변비를 일으키는 질환으로, 곧창자 끝이 막혀 항문으로 연결되지 않는 선천기형이다(▶ 그림 5-36). 심장기형이나 척추기형을 동반하기도 한다. 남아에 비해 여아가 수술하기 쉬운 병형이 많다.

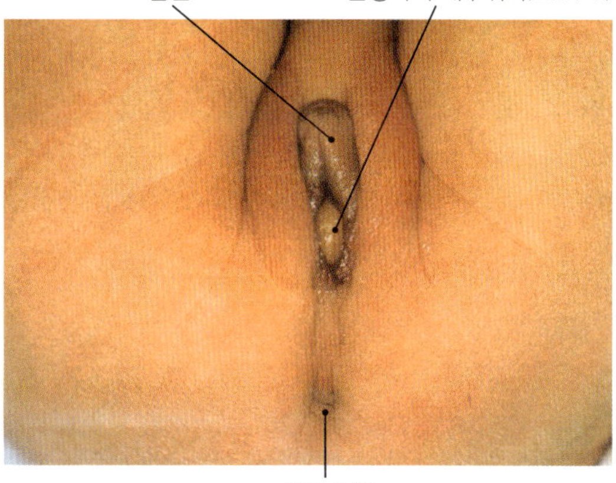

여아의 항문막힘증으로, 항문이 관찰되지 않는다. 여아의 항문막힘증 대부분은 질이나 외음 안뜰부위로 곧창자가 연결된다. 신생아의 엉덩이를 확실하게 확인하자.

[그림 5-36] 여아에게서 관찰된 항문막힘증(육안소견)

Note

항문샛길(치루, anal fistula)와 항문주위고름집(항문주위농양, perianal abscess)(▶ 그림 5-35)

항문샘(항문선)을 따라 감염이 확산되면 항문조임근(항문괄약근)을 뚫고 항문 주위 피부에 샛길(누공)을 형성한다. 항문 주위의 연부조직에 고름집(농양)을 형성하기도 한다.

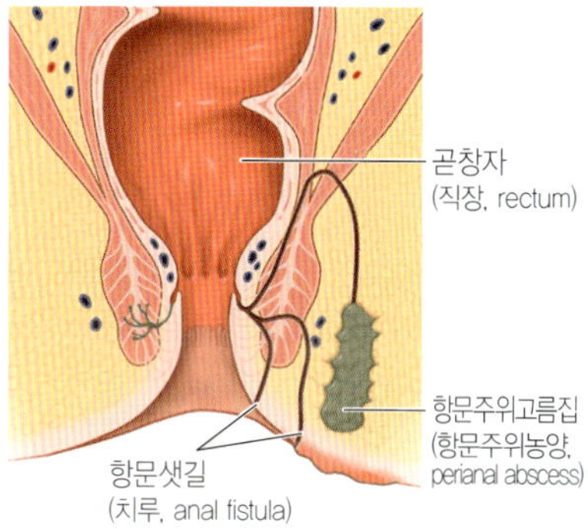

[그림 5-35] 항문샛길와 항문주위고름집

column

■ 치질의 출혈은 빨갛지만, 소화궤양의 하혈은 검은 이유?

항문에서 혈액이 나오는 상태를 하혈이라고 하고, 대변에 혈액이 섞인 것을 혈변이라고 한다. 입안에서부터 곧창자까지의 전체 소화관이 출혈원이 된다. 주요 원인 질환으로 소화궤양, 위암이나 대장암 등의 소화관종양, 염증창자질환, 허혈(동맥혈류가 저하되는 상태)에 의한 조직손상, 정맥류 파열(간경변에 동반한 식도정맥류나 치핵에서의 출혈)이 있다. 곁주머니염(게실염)이나 쓸개관계통 질환이 하혈의 원인이 되기도 한다.

혈변에는 흑색 타르변과 적색 선혈변이 있으며, 출혈 부위에 따라 색깔이 다르다. 상부소화관출혈이면 타르변, 하부소화관출혈이면 선혈변이 된다. 식도, 위, 샘창자 등의 상부소화관에서 출혈이 일어나면 적혈구에 포함된 헤모글로빈 안의 2가 철이 위액 중의 염산에 의해 산화되어 3가 철을 가진 헤마틴(hematin)으로 변하기 때문에 흑색을 띤다. 하부소화관에서도 오래 창자 내에 정체되면 창자 내에서 발생하는 황화수소에 의해 황화헤모글로빈을 발생하여 마찬가지로 흑색이 된다. 곧창자 출혈이나 치질 등 항문에서 가까우면 가까울수록 출혈 색상은 선홍색이 된다.

육안으로 색조 변화를 구분할 수는 없다. 소화관 질환의 선별검사로서 대변잠혈검사가 중요한데, 미량의 소화관출혈을 알 수 있기 때문이다. 또 철결핍빈혈이 대장암을 발견하게 되는 계기가 되기도 한데, 지속적인 소화관출혈로 인해 철결핍이 생기기 때문이다. 중년 남성에게서 철결핍빈혈이 확인되면 우선 대장암의 가능성을 고려해야 한다.

국시 적중문제

Q 급성 위염의 유발 요인으로 옳은 것은?

가. 술이나 카페인 / 나. 지나친 양념
다. 식중독 / 라. 정서적 긴장

① 가, 나, 다 ② 가, 다 ③ 나, 라
④ 라 ⑤ 가, 나, 다, 라

A 급성 위염의 유발 요인 : 술, 카페인, 지나친 양념 사용, 약물 등으로 인한 위점막의 화학적 자극, 식중독, 전신감염, 정서적 긴장 등

정답 : ⑤

Q 위나선균(*Helicobacter pylori*)과 관련된 위창자 질환은?

가. 만성 위염 / 나. 위암
다. 위궤양 / 라. 곁주머니염(게실염)

① 가, 나, 다 ② 가, 다 ③ 나, 라
④ 라 ⑤ 가, 나, 다, 라

A 위나선균(*Helicobacter pylori*)과 관련된 위창자 질환

가) 만성 활동성 위염 : 위나선균에 감염된 모든 환자는 위점막에 염증세포가 침윤하는 위염의 소견을 보인다.

나) 위암 : 위나선균은 샘암종과(gastric adenocarcinoma)과 MALT형 림프종의 발생과 연관이 있는 것으로 알려져 있다.

다) 소화궤양 : 소화궤양에서 위나선균의 감염률이 높다.

라) 곁주머니염(게실염) : 소화관 일부가 국소성으로 주머니 모양으로 돌출된 것을 곁주머니(게실)라고 하며, 곁주머니 내에 창자 내용물이 고여 염증이 일어난 것을 곁주머니염이라고 한다. 곁주머니염의 원인은 유전적인 소인이나 섬유질이 부족한 식사 등이다.

정답 : ①

Q 창자의 어느 한 부분이 다른 한쪽으로 포개어져 들어간 질환은?

① 감금탈장 ② 창자꼬임(장염전) ③ 창자겹침증(장중첩증)
④ 곁주머니(게실) ⑤ 결정종양

A 창자겹침증(장중첩증)은 상부 창자가 하부 창자로 말려 들어가는 질환으로, 6개월~1세 미만의 남아에게서 호발하며, 대부분 그 원인은 밝혀져 있지 않다.

정답 : ③

Q 소화궤양 환자에게 천공이 있을 때의 증상은?

가. 상복부 통증 / 나. 방사통 / 다. 실신 / 라. 쇼크

① 가, 나, 다 ② 가, 다 ③ 나, 라
④ 라 ⑤ 가, 나, 다, 라

A 천공 시 증상 : 갑작스럽고 심한 상복부 통증, 방사통, 구토와 실신, 단단한 복부, 쇼크

정답 : ⑤

국시 적중문제

Q 소화궤양의 합병증이 아닌 것은?

가. 출혈　　나. 천공　　다. 날문(유문) 폐쇄　　라. 작은창자(소장) 폐쇄

① 가, 나, 다　　② 가, 다　　③ 나, 라
④ 라　　⑤ 가, 나, 다, 라

A 소화궤양의 합병증

1) 출혈 : 현기증, 오심, 빠른맥(빈맥), 저혈압, 빠른호흡(빈호흡)
2) 천공 : 갑작스럽고 심한 상복부 통증, 방사통, 구토와 실신, 단단한 복부, 쇼크
3) 날문(유문) 폐쇄 : 궤양성 통증, 상복부 포만감, 식욕부진, 오심, 구토, 변비

정답 : ④

Q 돌창자(회장) 말단부위에서 잘 발생되며, 만성적으로 재발이 잘 되고, 이완된 창자의 벽이 두꺼워지는 질환은?

① 막창자꼬리염(충수염)　　② 국소적 돌창자염(회장염)
③ 창자막힘증(장폐색증)　　④ 세균성 돌창자염(회장염)
⑤ 대장 곁주머니(게실)

A 크론병(국소적 돌창자염)

1) 정의 : 창자 전층을 침범하는 만성 재발성 염증성 질환
2) 특징 : 느리게 진행, 15~40세 호발
3) 위치 : 돌창자(회장) 말단에 흔하며, 창자 전체에 침범되는 병변이 국소적 분절성으로 분포

정답 : ②

Q 막창자꼬리염(충수염)의 증상이 아닌 것은?

가. 반동성 압통　　나. 식욕 증진
다. 오심　　라. 우측 상복부의 통증

① 가, 나, 다　　② 가, 다　　③ 나, 라
④ 라　　⑤ 가, 나, 다, 라

A 막창자꼬리염(충수염)의 증상

1) 통증, 발열, 식욕부진, 오심, 구토
2) 통증 : 막연한 통증이 복부 중앙 → 우측 하복부의 맥버니 지점에서 반동성 압통
3) 블럼버그징후 : 반동성 압통(깊이 누른 다음 손을 뗄 때 나타나는 통증)
4) 배막자극증상 : 근성방어
5) 얕은 호흡과 단단한 복부, 직장이나 질 검진 시 통증 호소

정답 : ③

병리학(pathology)

질병의 본질적 성질을 취급하는 의학의 한 분야로서, 특히 질병에 의해 발생하는 신체의 조직이나 기관의 형태학적 변화 및 기능적 변화를 연구하는 학문. 즉, 병의 원인-발생-경과 및 그 변화 등에 관한 연구를 하는 학문으로 넓은 의미로는 생물체에서 볼 수 있는 모든 이상(질환) 및 기형을 대상으로 하며 좁은 의미로는 사람에게 일어나는 병변의 본태를 규명하고 병태의 구조와 기능의 변화를 분명히 하여 치료와 예방에 공헌하는 기초의학 분야를 가리킨다.

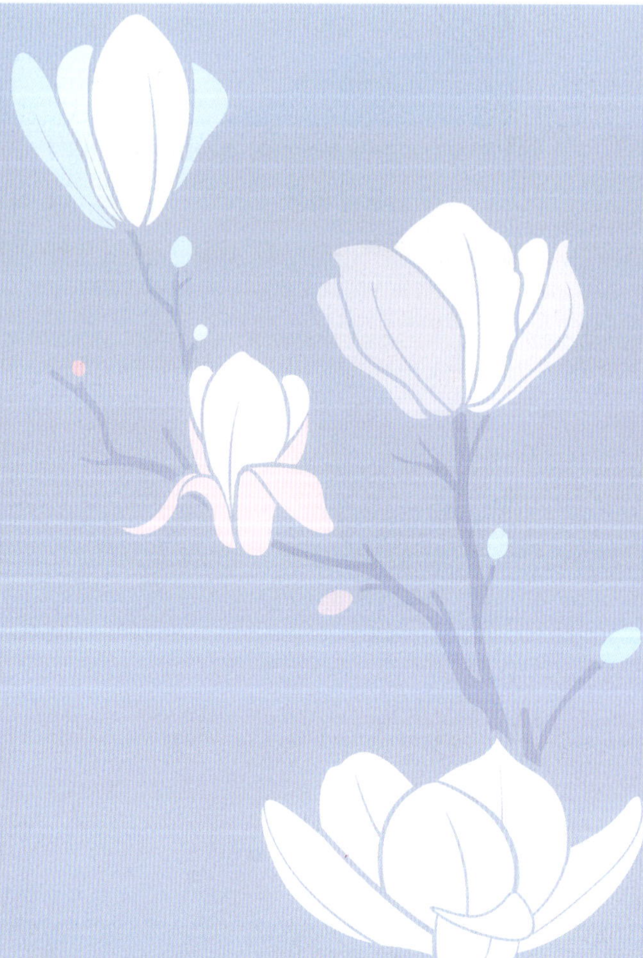

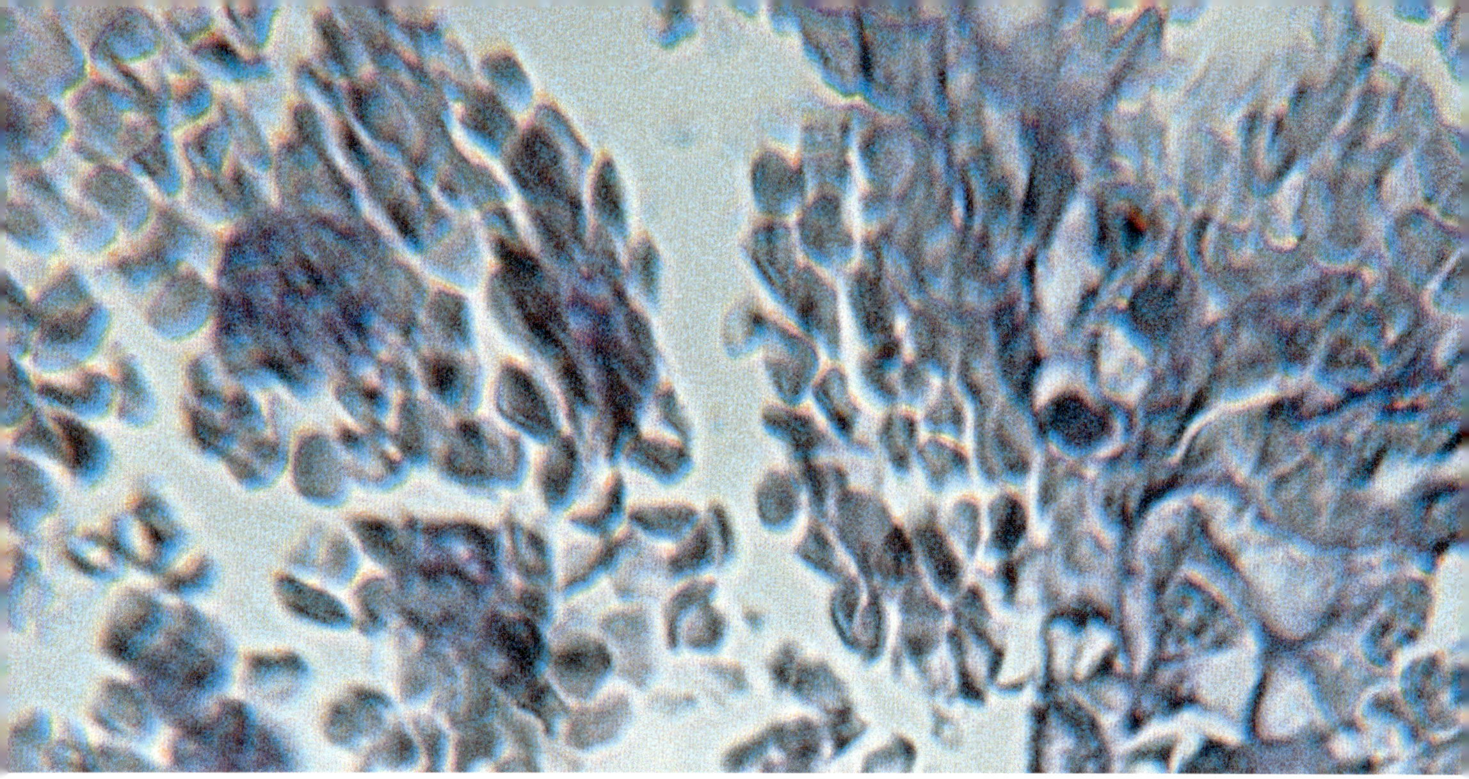

제6장 간 · 쓸개 · 이자 질환

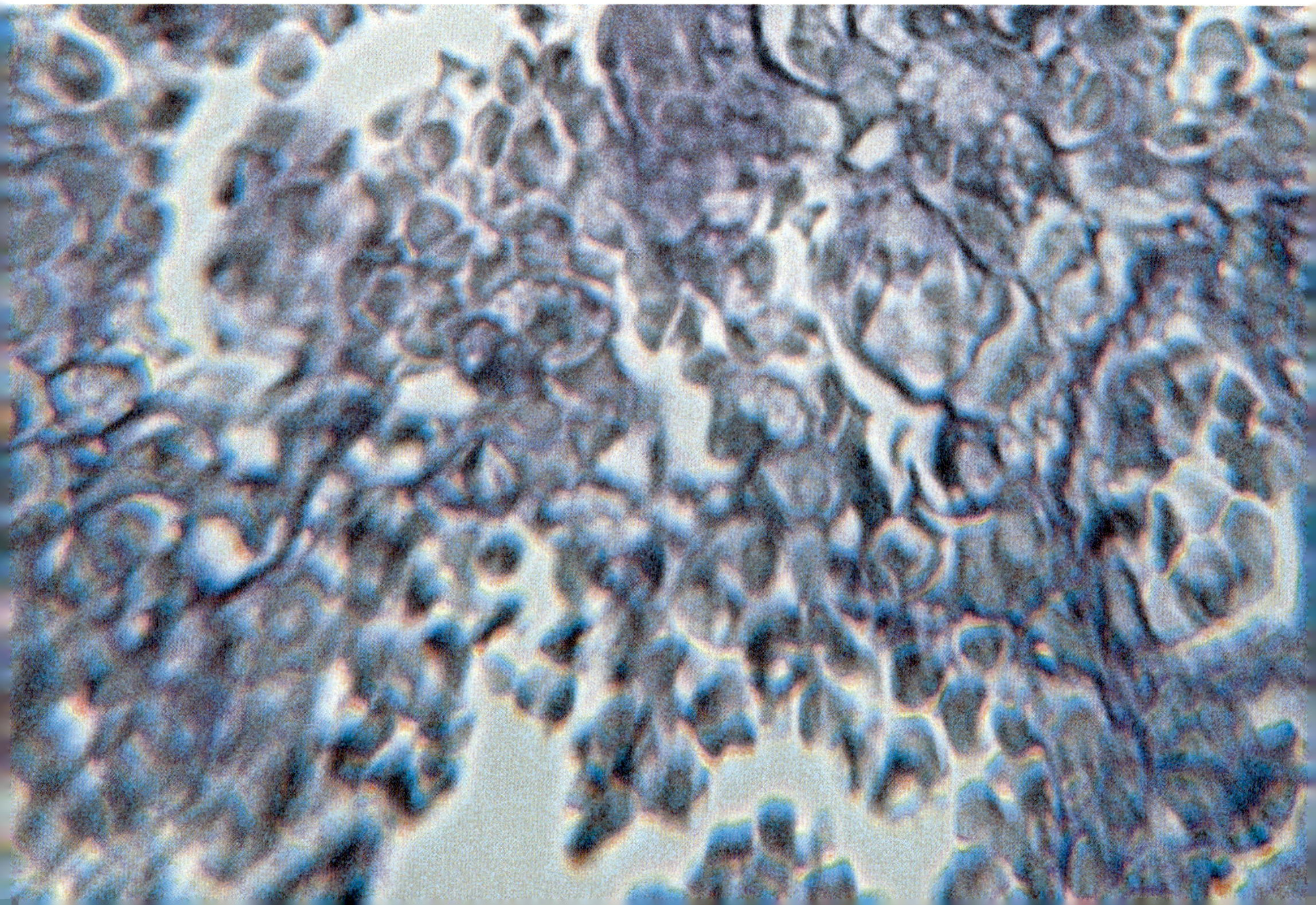

주요 용어해설

- **α-태아단백질(alpha-fetal protein, AFP)** : 태아의 간세포나 난황주머니에서 생산되는 당단백질이다. 분자량은 약 70,000이며 건강한 성인의 체내에서는 거의 생산되지 않는다.
- **가스트린종(gastrinoma)** : 위산의 과잉분비를 일으키는 종양이다. 이자의 이자섬세포에서 발생하는 것이 보통이지만, 식도, 위, 지라(비장), 림프절에서 발생하기도 한다.
- **간경변(cirrhosis)** : 간질환의 하나이다. 만성 간장애가 진행됨에 따라 간세포가 사멸 및 감소하여 섬유조직으로 치환된 결과 간이 단단하게 변화하여 간기능이 현저하게 쇠퇴한 상태를 가리키며 간암을 발병하기 쉬운 상태가 된다.
- **간기능상실(간부전, hepatic failure)** : 간의 각 생리기능(합성기능이나 대사기능 등)이 병적으로 저하되어 간의 역할을 할 수 없게 된 상태이다.
- **간성혼수(hepatic coma)** : 간기능상실(간부전)로 인해 고암모니아혈증이 생기면 간성뇌병증을 일으킨다. 간성뇌병증의 가장 중증형이 간성혼수이다.
- **문맥고혈압(portal hypertension)** : 문맥계통의 혈액 흐름의 이상에 의해 발생하는 문맥압 상승 상태로, 이에 동반하는 식도・위정맥류, 지라비대(비종), 복수 등 이차적으로 나타나는 병적 증상을 포함하는 개념이다.
- **아미노전달효소(transaminase)** : 생체 내에서 아미노기를 하나의 화합물에서 다른 화합물로 전이시키는 반응을 촉매하는 효소를 일컫는다. 거의 모든 생물에 존재한다.
- **인슐린종(insulinoma)** : 이자(췌장)에서 발생하는 인슐린 분비 내분비종양이다. 대부분은 랑게르한스섬 B세포 유래의 종양이다. 80~90%가 단발성의 양성종양이지만, 전이를 동반하는 악성종양도 5% 정도 존재한다.
- **퍼덕떨림(flapping tremor)** : 손관절의 고정자세를 유지하기 어려워서 생기며 근육의 지속적인 긴장상태를 유지할 수 없는 상태이다. 팔 전체를 퍼덕거리는 것이 아니라 손목을 약간 아래로 해서 위팔을 들어 올리면 힘없이 쳐진 손이 급격하게 올라가고 또 힘없이 쳐지는 행동이 반복된다.

제6장 간 · 쓸개 · 이자 질환

◇ 간, 쓸개, 이자의 구조와 기능

1. 구조(▶ 그림 6-2)

① 간(liver)

가로막(횡격막, diaphragm) 바로 아래에 위치하며 배안(복강)의 오른쪽 상부를 차지하는 실질 장기(무게 약 1,200~1,500g)이다. 대부분 오른쪽 갈비활(늑골궁) 뒤쪽에 감추어져 있어 체표를 통해 만져지지 않는다.

낫인대(겸상인대, falciform ligament)에 의해 왼엽(좌엽)과 오른엽(우엽)으로 나뉘며, 아랫면에는 H자 모양의 고랑이 있는데, 이 고랑에 의해 앞쪽의 네모엽(방형엽)과 뒤쪽의 꼬리엽(미상엽)으로 나뉜다. 아랫면에 4엽으로 둘러싸인 중앙부는 고유간동맥, 문맥, 간관이 출입하고 있으며 이 부분을 간문(porta hepatis)이라고 한다.

간은 지름 1~2mm의 육각기둥 모양을 한 간소엽이 모이고 각 모서리에 간동맥, 문맥, 쓸개관의 3가닥이 모여 1쌍을 이룬 문맥영역(글리슨초, Glisson's sheath)을 만든다.

② 쓸개(담낭, gallbladder)

간 아랫면에 위치하며 길이 약 8cm, 용량 약 50mL의 가지 모양 기관이다. 쓸개즙(담즙, bile)은 간에서 하루에 500~1,000mL 분비되며 쓸개에 축적된다.

③ 이자(췌장, pancreas)

위 뒤쪽의 복막뒤(후복막; 제1과 제2허리뼈 앞면)에 위치하며 길이 15cm, 무게 약 100g의 샘(소화샘, 내분비샘)이다. 샘창자굽이(십이지장만곡)에 둘러싸인 이자머리(췌두부)와 왼쪽 끝이 지라(비장)와 접한 이자꼬리(췌미부), 그 사이를 연결하는 이자몸통(췌체부)으로 이루어진다. 이자액(췌액, pancreatic juice)을 만드는 외분비부와 호르몬을 분비하는 내분비부로 구성된다. 내분비세포의 집합체인 랑게르한스섬(이자섬)은 지름 100~200μm로 약 100만 개가 흩어져 있다.

Note

간소엽의 구조(▶ 그림 6-1)

글리슨초에는 쓸개관(담관), 문맥, 간동맥이 분포한다. 혈류는 글리슨초에서 중심정맥으로 흐르고, 쓸개즙(담즙)은 역방향으로 흐른다.

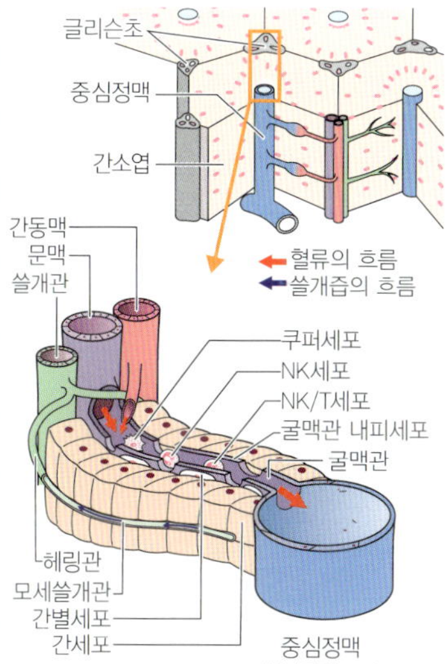

[그림 6-1] 간소엽의 구조

● 간, 이자와 주변 장기

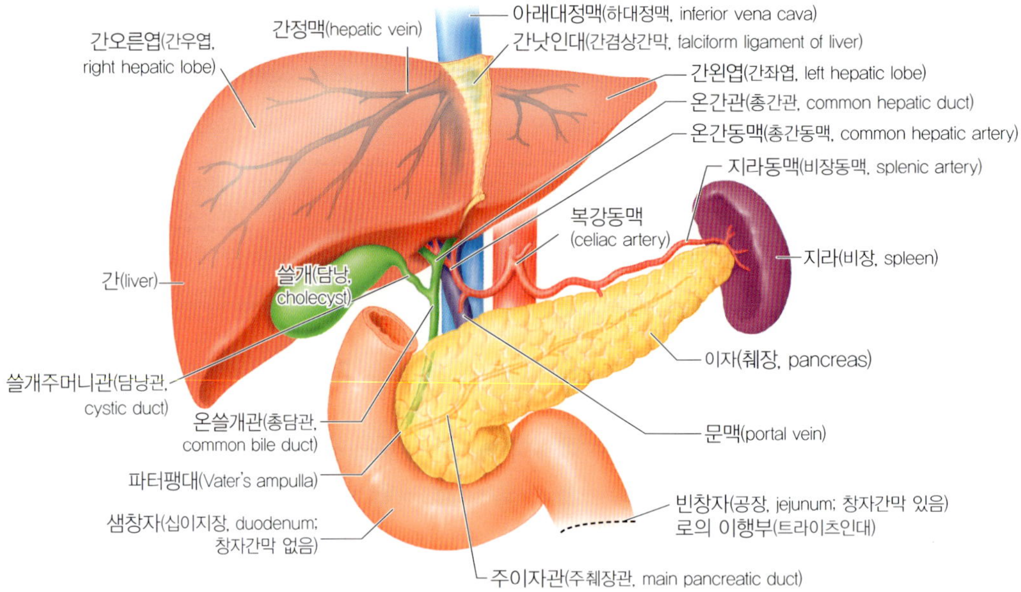

● 쓸개, 쓸개관과 이자관

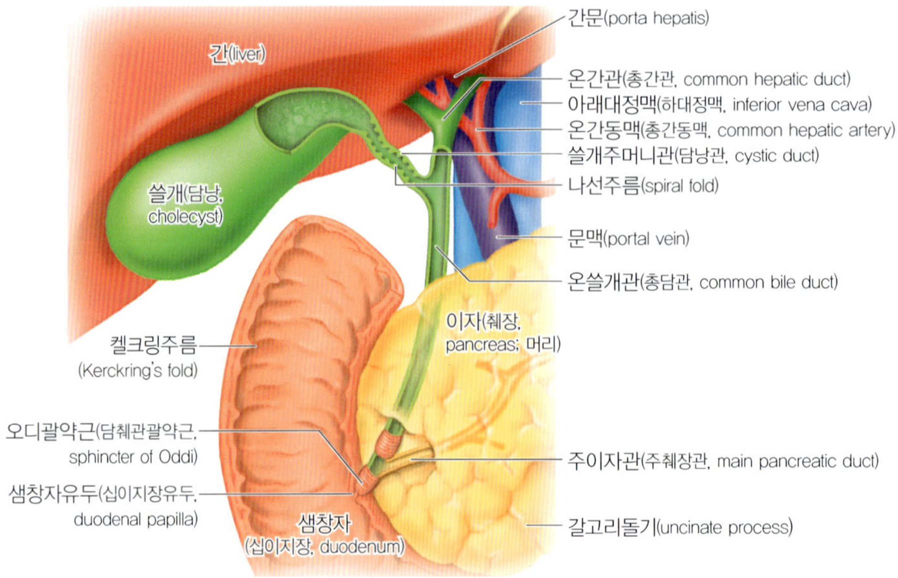

● 간, 쓸개, 이자의 구조

전신적인 대사의 중심 장기인 간은 뇌와 함께 인체 최대의 장기이다. 면역글로불린을 제외한 대부분의 혈장단백질은 간에서 만들어지고 파괴된다. 약물이나 독물의 해독기능도 중요하다. 쓸개즙(담즙)은 쓸개관(담관)으로 외분비된다. 지방흡수에 꼭 필요한 쓸개즙은 쓸개(담낭)에서 농축된 후 샘창자(십이지장)의 파터팽대로 분비된다. 파터팽대 바로 앞에서 쓸개관은 주이자관(주췌장관)과 합류한다. 이자(췌장)는 다양한 소화효소를 만드는 외분비부와 인슐린을 생산하는 랑게르한스섬(내분비부)으로 구성된다. 이자머리(췌두부)는 샘창자(십이지장)에 끼이듯이 존재하며, 온쓸개관(총담관)은 이자머리(췌두부) 안을 통과한다.

[그림 6-2] 간·쓸개·이자의 구조

Note

2. 기능

① 간의 기능

영양물질 대사, 약물의 분해와 해독, 쓸개즙(담즙) 생산, 혈액응고물질 생산, 혈장 단백질 합성, 적혈구 처리를 담당한다. 간세포의 기능은 대부분 산소분압이 높은 글리슨초 주위(소엽 주변부)에서 왕성하게 이루어지지만, 해독기능은 소엽 중심부에서 왕성하게 이루어진다.

② 쓸개의 기능

간에서 분비된 쓸개즙(담즙)을 저장하고 농축한다. 쓸개즙의 주성분은 담즙산(bile acid), 빌리루빈(bilirubin), 콜레스테롤(cholesterol)이며, 그중에서 담즙산은 지방을 유화시켜 작은창자(소장)의 지방흡수에 작용한다. 빌리루빈은 글루쿠론산과 결합되어 있다.

③ 이자의 기능

이자액(췌장액, pancreatic juice)은 하루에 약 500~1,000mL 분비되며 3대 영양소에 대한 소화효소, 즉 탄수화물분해효소(아밀라아제), 단백질분해효소(트립신, 키모트립신, 카르복시펩티다아제), 지방분해효소(리파아제)가 함유되어 있다. 랑게르한스섬의 β세포에서 인슐린(insulin), α세포에서 글루카곤(glucagon)이 분비된다.

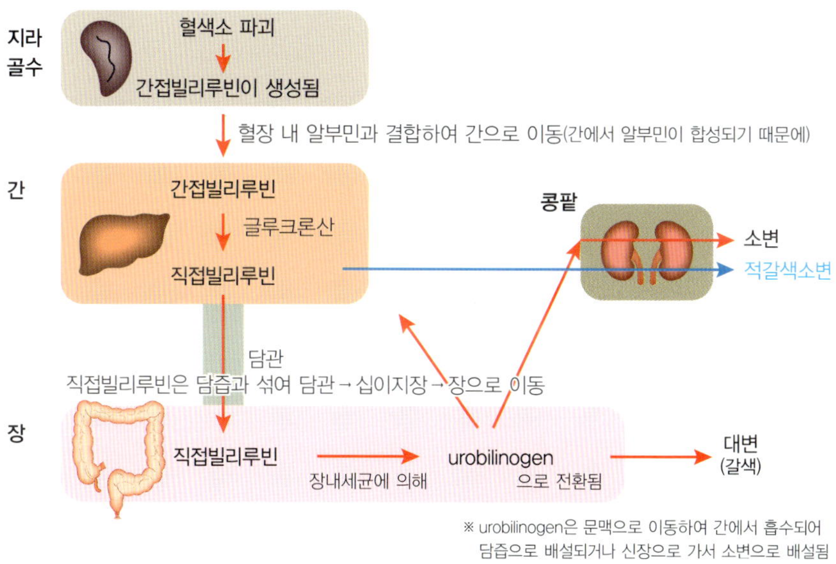

[그림 6-3] 빌리루빈 대사과정

Note

쓸개즙(담즙, bile)

쓸개즙은 간세포에서 외분비(external secretion)된다. 콜레스테롤, 담즙산, 레시틴, 결합형 빌리루빈을 함유하고 있다. 쓸개관(담관)을 지나 쓸개(담낭)로 보내진 후 쓸개에서 수분이 흡수되어 농축 상태로 일시적으로 비축된다. 식사를 하면 쓸개가 수축되고 오디조임근(오디괄약근)이 이완되어 쓸개즙이 온쓸개관(총담관)에서 샘창자(십이지장)로 배출된다. 지방흡수에 중요한 역할을 한다.

1. 간 질환

■ 황달(icterus)

황달은 고빌리루빈혈증(hyperbilirubinemia)으로 인해 피부, 공막, 조직이 노랗게 변하는 병태를 가리키며, 간세포질환, 쓸개길폐쇄(담도폐쇄), 용혈빈혈과 관련하여 발생하는 경우가 많다(▶ 표 6-1).

신생아의 경우 출생 후 1주일 무렵 생리적 황달이 나타나는데, 빌리루빈의 생산 증가와 미발달한 간에서의 글루쿠론산전이효소(glucuronyltransferase)의 상대적 결함이 원인이다. ▶ **총론 제2장 세포손상(p.44)을 참조하기 바란다.**

[표 6-1] 황달의 감별진단

황달의 종류	고빌리루빈혈증	소변 중 빌리루빈	소변 중 우로빌리노겐	기타 소견
간세포성	결합형 및 비결합형	증가	정상 ~ 감소	간 내 쓸개즙정체는 비결합형 빌리루빈을 축적시킨다. 간세포가 손상되어 빌리루빈 결합이 감소된다. 혈중 ALT 및 AST의 효소활성이 증가한다. ALP의 증가는 간 내 쓸개길폐쇄(담도폐쇄)를 시사한다.
폐쇄성(간후성)	결합형	증가	감소	ALT, AST나 콜레스테롤이 증가한다. ALT와 AST의 상승은 폐쇄 정도에 따라 다양하다. 대변색이 하얗고 점토와 유사하다. 소변 중의 우로빌리노겐이 감소된다.
용혈성(간전성)	비결합형	결여	증가	소변 중의 우로빌리노겐 증가 정도는 헤모글로빈 이화의 증가와 관련이 있다.

ALT : 알라닌아미노전달효소(alanine transaminase), AST : 아스파르테이트아미노전달효소(aspartate transaminase), ALP : 알칼리인산분해효소(alkaline phosphatase)

[표 6-2] A형, B형, C형 간염바이러스에 의한 간염

	A형 간염	B형 간염	C형 간염
바이러스	HAV	HBV	HCV
핵산	RNA 7500염기	DNA 3200염기	RNA 10000염기
잠복기간	2 ~ 6주	4 ~ 24주	2 ~ 16주
발병률	높음	낮음	불명
감염경로	경구감염(오염된 어패류 특히 굴, 물, 대변 등)	혈액이나 체액을 통한 감염(수액, 혈액제제, 성교, 바늘찔림사고, 모자감염 등)	혈액을 통한 감염(수혈, 혈액제제). 성행위에 의한 감염은 확인되고 있지 않음
진행	급성 간염을 일으키지만, 만성 간염이나 간경변이 되는 경우는 없다.	모자감염에 의한 보균자는 무증상인 채 진행되거나 나중에 만성 간염을 발병한다. 성인이 감염된 경우 만성화는 거의 없다.	급성 간염이 적고 전격화는 드물다. 약 70%가 만성화한다. C형 만성 간염은 간경변으로 진행되어 간세포암종을 발병하기 쉽다.
예방	사람면역글로불린(γ-글로불린), HA백신	HBIG(항HB사람면역글로불린) HB백신	백신은 개발되어 있지 않다.
특징	• 40세 이상의 80%가 중화항체를 보유하고 있기 때문에 젊은 사람에게 많다. • 생굴에서 감염되는 경우가 많다. • 해외에서 감염되는 경우가 많다. • 전염성이 강해 집단 발병하는 경우가 있다.	• HB백신이 효과적이다. • 성인의 만성 간염이 보균자화하는 경우는 거의 없다. • 모자감염, 수혈에 의한 감염은 예방대책의 보급으로 격감하였다. • 개발도상국의 보균자율이 높다.	• 만성 간염의 70%를 차지한다. • 현재는 예방대책이 취해지고 있기 때문에 수혈, 주사 등의 의료행위를 통한 감염은 거의 없다. • C형 만성 간염에 인터페론에 의한 치료가 유효한 경우는 1/3

■ 바이러스간염(viral hepatitis)

바이러스간염이란 간염바이러스가 감염되어 생긴 간의 염증이다. 임상경과에 따라 급성 간염과 만성 간염으로 분류되며(▶ 표 6-2), 간기능이상이 6개월 이상 계속되는 경우를 만성 간염으로 정의한다.

간염바이러스가 간세포에 감염되면 표면에 바이러스항원을 발현한다. 이에 따라 유도된 T세포가 감염된 간세포를 비자기로 인식하여 공격한다(▶ 그림 6-4).

간세포가 파괴되면 간세포에 함유되어 있는 아미노전달효소(transaminase; AST나 ALT)가 혈중으로 유출되어 혈중농도가 상승한다(일탈효소).

간염바이러스로는 A형, B형, C형, D형, E형의 5종류가 있는데, 중요한 것은 A형, B형, C형이다. DNA바이러스인 B형을 제외하면 간염바이러스는 모두 RNA바이러스이다.

> **Note**
>
> **아미노전달효소 (transaminase)**
>
> 불필요한 아미노산에서 아미노기를 이동시켜 필요한 아미노산으로 바꾸어 만들기 위한 효소이다. 간기능검사에서 중요한 것은 AST(아스파르테이트아미노전달효소, aspartate transaminase)와 ALT(알라닌아미노전달효소, alanine transaminase)이다. AST는 간 이외에 심장근육이나 콩팥, 뼈대근육에도 포함되어 있으며 심근경색증(myocardial infarction)이나 여러근육염(다발근육염, polymyositis)에서도 혈중 수치가 상승한다.

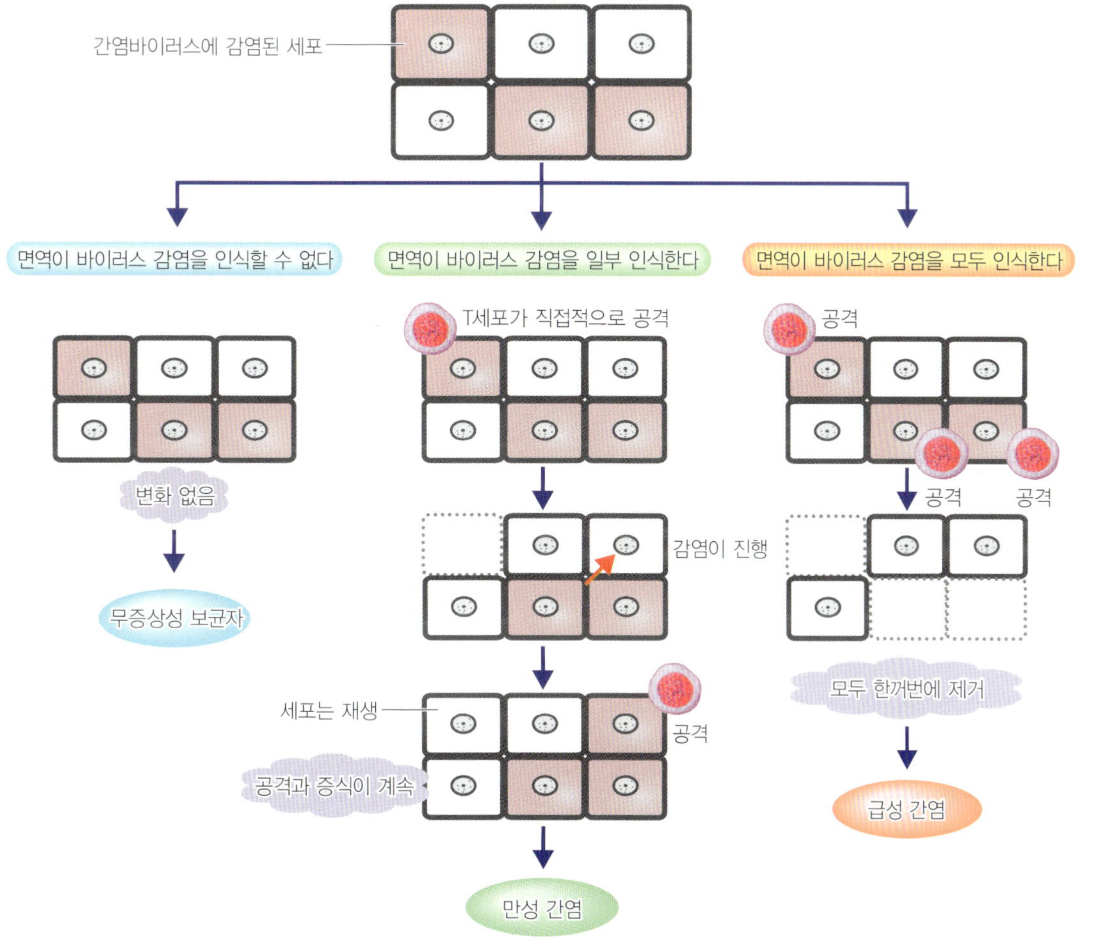

바이러스간염은 바이러스에 감염된 간세포를 면역 담당세포(T세포)가 공격함으로써 발병한다. 신생아기에 B형 간염바이러스에 감염되면 무증상성 보균자가 된다. 림프구가 감염 간세포를 부분적 또는 지속적으로 공격하면 만성 간염이 된다(B형, C형). 만성 간염의 결과 섬유화와 간세포 재생을 일으키면 간경변에 이른다. 림프구가 감염 간세포를 한꺼번에 모두 죽이는 경우가 급성 간염이다(A형, B형). 매우 많은 간세포가 공격되면 전격간염(fulminant hepatitis)이 발병된다.

[그림 6-4] 간염바이러스 감염과 바이러스간염의 발병

간염바이러스는 그 종류에 따라 감염경로, 진행 정도, 예방법 등에 차이가 있다. A형 간염과 E형 간염은 경구감염을 일으키며, 만성 간염으로 진행되는 일은 없다. B형, C형, D형 간염은 혈액을 통해 감염되며 그중에서도 C형 간염은 만성 간염으로 진행되는 빈도가 높아 종종 간경변이나 간세포암종을 일으킨다.

이 5종류의 바이러스를 증명할 수 없는 급성 및 만성 간염이 존재하는데, 이를 비A비B비C형 간염이라고 한다. 아직 발견되지 않은 간염바이러스에 의한 가능성을 고려하여 모든 혈액 및 체액은 감염 위험이 있는 것으로 간주해야 한다(표준주의지침의 개념)(▶ **총론 제7장 감염병, p.141 참조**).

① A형 간염바이러스(hepatitis A virus, HAV)

HAV는 감염된 사람의 대변으로 배설된다. 배설물이 경구로 전염되며 급성 간염을 일으키지만, 만성 간염으로 진행되는 일은 없다. 전격간염이 이루어지지 않는 한 자연 치유된다(▶ **그림 6-5**). 대변이 음용수에 혼입되기 쉬운 비위생적인 환경에서 많이 발병한다. 굴은 A형 간염바이러스를 농축시키므로 생굴을 먹을 경우 위험성이 높아진다.

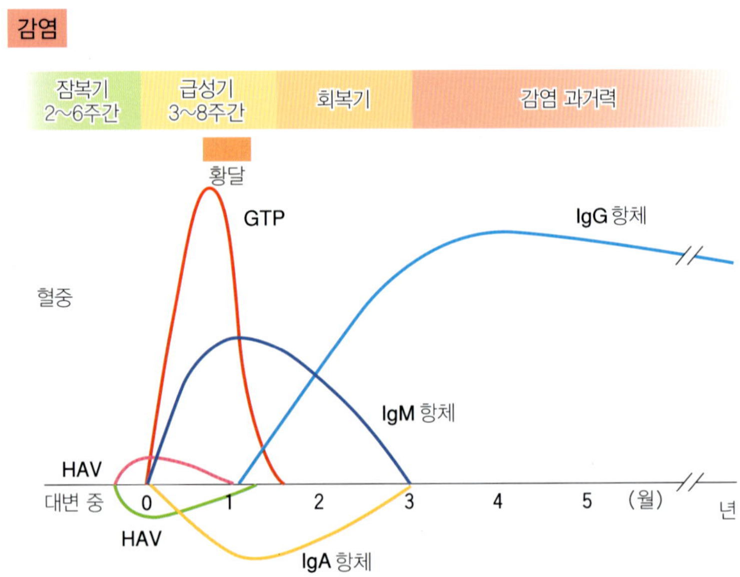

생굴 등을 통해 경구감염된 A형 간염바이러스는 2~6주일의 잠복기간을 거쳐 급성으로 간세포 손상을 일으킨다. 맨 처음 반응하는 것은 IgM형 항체이며, 회복기 이후에 IgG 항체가 상승한다. 대변 중으로는 IgA형 항체가 분비된다. 전격화되지 않는 한 자연 치유되며 만성화되는 일은 없다.

[그림 6-5] A형 간염의 경과

② B형 간염바이러스(hepatitis B virus, HBV)

이중가닥사슬의 DNA를 가지며 핵심 부분과 바깥쪽의 지질단백질 외피로 구성되어 있다. 바이러스는 감염자의 간세포나 혈액, 체액에 포함되어 있다. 감염경로는 비경구적이며, 수혈이나 바늘찔림사고, 수직감염(모체에게서 태아에게 산도감염)을 일으킨다. 성병의 측면도 있다. 급성 B형 간염의 만성화는 드물며 전격간염으로 진행되는 예를 제외하고 거의 완치된다. 그러나 B형간염은 만성화가 될 수 있다(▶ **그림 6-6**).

Note

Point

급성 간염(acute hepatitis) : 6개월 이내(보통 3개월)에 치유되는 간염바이러스의 감염으로, 전격화되는 경우가 있다.

만성 간염(chronic hepatitis) : 염증이 6개월 이상 계속되는 경우로, 간경변으로 진행된다.

간염의 진단 : 혈중에서의 아미노전달효소 측정치가 유효하다.

간염바이러스에 대한 혈중 항체의 의의

항A형 간염바이러스 : 중화항체(바이러스항원 없음)

항B형 간염바이러스 : 중화항체(바이러스항원 없음)

항C형 간염바이러스 : C형 간염바이러스의 존재를 의미한다(A형, B형 간염바이러스에 대한 백신은 있지만, C형 간염바이러스의 백신은 없다. 백신은 중화항체를 유도하는 수단이다).

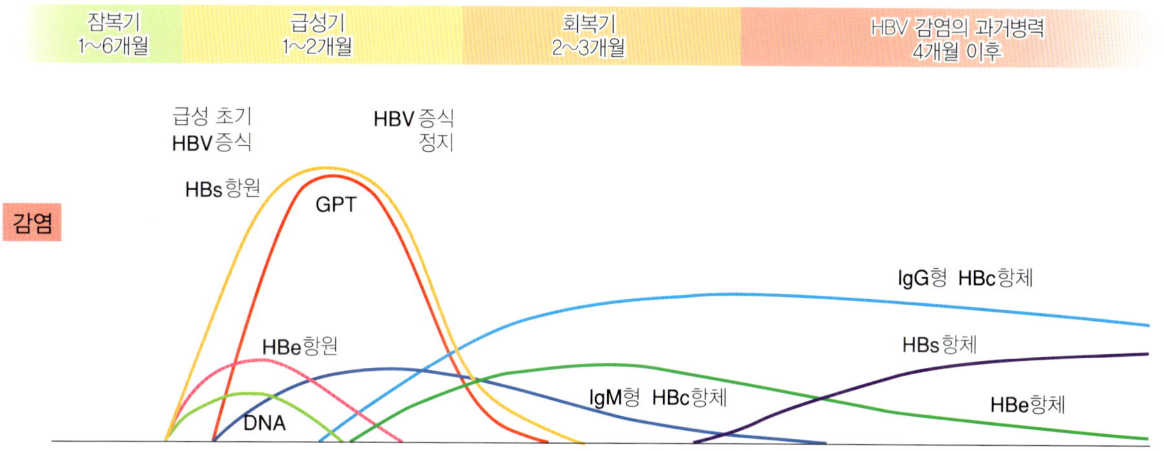

B형 간염의 잠복기간은 길다. 질병 초기에 혈중에서 HBs항원과 HBe항원이 확인된다. 맨 처음에 출현하는 혈중항체는 IgM형 HBc항체이며, 그 후 HBe항원이 사라지고 HBe항체가 생산됨과 동시에 IgG형 HBc항체가 상승한다. 2~3개월 후에 HBs항원이 사라지면 약간 뒤이어 HBs항체가 생산된다. HBs항체는 감염방어항체(중화항체)이며 HBs항체가 양성인 사람은 두 번 다시 B형 간염에 걸리지 않는다. B형 간염 백신은 HBs항체를 유도한다. 또한, 입자 내부(HBs항원으로 이루어짐)에 존재하는 HBc항원은 혈중에서는 측정할 수 없다.

[그림 6-6] B형 간염의 경과

경과 중에 B형 간염바이러스 표면항원(HBs)이 혈액 중으로 출현하지만, 치유되면 사라지고 중화항체 활성을 가진 항HBs항체가 출현한다. 그 결과 생체는 B형 간염바이러스에 대한 면역을 획득한다. 모자감염이나 면역력이 약한 영유아 감염의 경우 항체가 생기지 않고 바이러스를 보유하는 보균자가 된다. 만성 B형 간염은 대부분 이 보균자로부터 발병하는 것으로 판단된다.

③ C형 간염바이러스(hepatitis C virus, HCV)

이 유형의 간염은 증상이 없는 채 만성화되는 것이 특징이다. 급성 C형 간염은 드물지만, 발열이나 두통, 식욕부진 등 감기와 매우 유사한 증상을 일으킨다. 감염되면 항C형간염바이러스 항체가 생기는데, 이 항체는 바이러스를 제거할 수 없다(중화항체가 생기지 않는다). 그러나 진단으로는 이 항체의 존재가 핵심이 된다. 다른 유형과 비교하여 증상은 가볍지만 만성 간염으로 진행되어 십수 년 후에 간경변에서 간세포암종을 일으키기 쉬운 특징이 있다.

이전에는 예방접종 시 주삿바늘을 재사용한 것이 C형 간염의 다발 요인이었다(의원성 질환). 한편, B형 간염과 달리 성교감염의 확률은 낮다.

④ D형 간염바이러스(hepatitis D virus, HDV)

아주 작은 구형 바이러스이다. 단일가닥사슬 RNA와 델타인자를 가진 단백질항원으로 이루어지며, B형 간염바이러스항원의 단백질성 외피로 둘러싸여 있다. 자가복제의 결함이 있기 때문에 D형간염은 B형 간염이 선행된 후 발생된다. 단독으로 발생하지 않는다. 따라서 D형 간염은 대부분 B형 간염과 동시에 발병한다.

Note

C형 간염에서 혈액투석, 혈액제제의 문제

C형 간염은 혈액투석 환자, 혈액제제 투여자(혈우병 환자 포함), AIDS 환자에게서 양성률이 높은 것이 문제가 되고 있다. HBV와 달리 HCV는 성인에서 혈액을 통한 평형지속감염(보균자화)이 성립된다. 성행위를 통한 감염은 드물다.

만성 간염의 대부분은 B형과 C형

만성 간염의 대부분은 B형과 C형 간염바이러스의 지속감염에 따른다. 그 활동성은 섬유화와 염증 정도에 따라 판단된다. 만성 간염의 종말상이 간경변이다. 비A비B비C형의 만성 간염은 미지의 간염바이러스 존재를 시사하고 있다.

G형 간염바이러스

건강한 공혈자의 1~2%에서 확인되는 간염바이러스이며, 병리학적인 의의는 없다.

⑤ E형 간염바이러스(hepatitis E virus, HEV)

HAV와 매우 비슷한 경구감염을 일으키는 바이러스로, 개발도상국에서 수계를 통해 유행성으로 감염된다. 돼지, 멧돼지, 사슴의 날고기 섭취로 감염되기도 한다. 만성 간염이나 간암과의 연관성에 관한 보고는 없다.

■ 전격간염(fulminant hepatitis)

급성 간염 가운데 수주일부터 2개월 이내에 급격한 경과를 거쳐 간기능상실(간부전, hepatic failure)에 이르는 병태를 전격간염이라고 한다. 광범위한 간세포괴사를 일으키며 육안으로 보면 간은 고도로 위축된다. B형 또는 A형 간염바이러스에 의한 경우가 많고, 약물성이거나 원인 불명인 경우도 있다. 고열과 함께 혈중 암모니아가 상승하며 의식장애를 일으킨다. 초기에 퍼덕떨림(flapping tremor)이 관찰되며 얼마되지 않아 간성혼수(hepatic coma)에 이른다. 혈액응고인자의 생산이 저하된 결과 출혈경향을 동반한다. 혈중 아미노전달효소 수치가 현저히 증가하여 고도의 황달이 나타난다. 진행 사례에 대해서는 생체간이식이 유일한 치료 방법이다.

■ 만성 간염(chronic hepatitis)

자각증상이 없는 간실질 장애로, 문맥영역을 중심으로 고도의 림프구 침윤과 섬유화가 나타난다. 만성 간염의 활동성은 세포 침윤과 섬유화 정도에 따라 병리학적으로 판단되기 때문에 간의 바늘생검(침생검, needle biopsy)이 반드시 시행된다.

활동성이 높은 만성 간염은 대부분 서서히 진행되어 최종적으로 간경변에 이른다. 대부분 C형 간염바이러스 감염에 의하며, 일부는 B형 간염바이러스가 원인이 된다.

■ 알코올성 간질환

에틸알코올(에탄올)은 간세포의 독성과 콜라겐 합성효소의 활성을 높여서 섬유화를 촉진시키는 작용이 있기 때문에 만성적인 알코올 섭취는 간세포손상을 일으킨다(▶ **그림 6-7**). 알코올성 간질환은 지방간, 알코올간염, 간경변에 이르기까지 다양한 병형을 취한다.

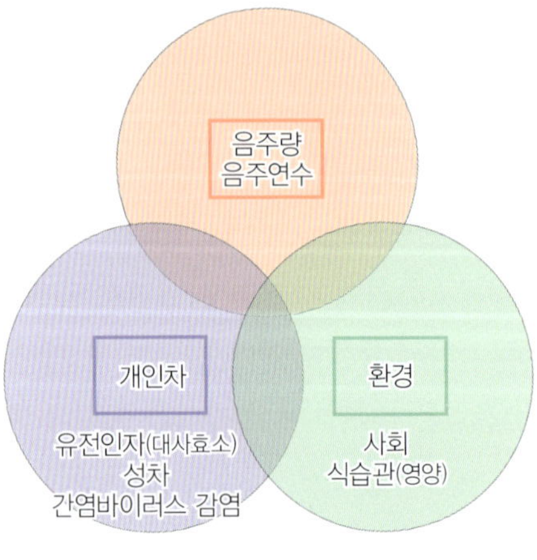

알코올성 간장애의 정도에 관여하는 요인으로 음주량과 음주기간이 가장 중요하지만, 환경요인(영양상태)이나 알코올대사효소의 발현량, 나아가 C형 간염바이러스 감염과 같은 인자도 영향을 받는다.

[그림 6-7] 알코올성 간질환의 요인

Note

기타 염증성 간질환

① **EB바이러스 감염** : 전염단핵구증(glandular fever)에 동반하는 간염을 일으킨다.

② **거대세포바이러스(CMV) 감염** : 유아나 면역력이 저하된 환자의 간을 비롯해 전신의 각 장기를 침범한다.

③ **단순헤르페스바이러스 2형(HSV-2) 감염** : 성기헤르페스의 산도감염에 의한 신생아의 전신감염이 문제가 된다.

④ **황열병(yellow fever)** : 소엽의 간세포괴사를 특징으로 하는 고도의 간기능장애가 관찰된다. 열대아프리카나 중동 각국에서 관찰되며 모기에 의해 매개된다. 생백신의 접종이 유효하다.

⑤ **렙토스피라증(leptospirosis)** : 시궁쥐가 보균하는 원인균에 의해 하수, 알칼리성 토양에서 피부경유 또는 기도경유로 감염된다. 황달, 콩팥기능상실(신부전), 출혈을 특징으로 하는 전신성 염증질환이다.

⑥ **포충증(echinococcosis)** : 간에 주머니 모양의 병변을 형성한다. 북여우나 개의 배설물에 포함된 조충란을 흡입함으로써 발병한다.

⑦ **주혈흡충증(schistosomiasis)** : 일본주혈흡충인 세루카리아(cercaria)의 경피적 침입에 의해 발생한다. 성충은 문맥과 그 분지에 기생한다. 진행되면 간경변을 일으킨다. 일본에서 일본주혈흡충증은 박멸되었으나 필리핀이나 중국 양쯔강 유역에서는 지금도 심각한 질환이다.

간성혼수(hepatic coma)

간기능상실(간부전)으로 인해 고암모니아혈증이 생기면 간성뇌병증(hepatic encephalopathy)을 일으킨다(▶ **p.288 참조**). 간성뇌병증의 가장 중증형이 간성혼수이다.

① **알코올성 지방간**(alcoholic fatty liver)

알코올성 간질환 중에서도 가장 높은 빈도로 발병하는 것이 지방간이다. 에틸알코올이 간세포 내의 대사를 억제하여 간세포의 세포체에 중성지방(트리글리세린)이 축적된다. 육안으로 보면 간이 붓고 노랗게 변한다.

조직학적으로 간세포의 세포체 내에 물방울 모양의 지방침착이 다수 관찰되며 핵이 가장자리로 밀려난 상태가 된다. 이 지방침착은 중심정맥 주변(소엽 중심부)에서 시작되며 점차 소엽 전체로 확대된다.

지방침착이 심해지면 중심정맥 주위에 섬유화가 시작되어 굴맥관(유동, sinusoidal vessel)을 따라 확대되어 가는데, 이 상태가 알코올성 간섬유증(alcoholic fibrosis)이다. 지방침착은 가역적으로 금주하면 소실되어 원래대로 되돌아가지만, 섬유화가 시작되면 돌이킬 수 없다.

② **알코올간염**(alcoholic hepatitis)

알코올간염은 지방침착, 국소적 간세포괴사, 중성구(호중구) 침윤으로 특징지을 수 있다. 육안으로 간 표면이 울퉁불퉁해지고 황색조로 바뀌며 현저하게 커진다. 조직학적으로는 간세포의 세포질에 말로리소체(Mallory body; 알코올유리체)가 출현한다. 이 포함체(봉입체)는 중간섬유(intermediate filament)인 케라틴으로 부터 유래한다. 알코올간염뿐만 아니라 폐쇄황달(obstructive jaundice)이나 원발쓸개즙간경변(primary biliary cirrhosis), 윌슨병(Wilson's disease), 간세포암종에서도 관찰된다.

알코올간염은 중심정맥 주위에 비가역적인 섬유화를 동반하는데, 이 섬유화는 중심정맥의 폐쇄를 일으키기도 한다. 각각의 간세포를 둘러싼 섬유화는 최종적으로 간경변을 일으킨다.

③ **알코올간경변**(alcoholic cirrhosis)

알코올성 간질환의 종말상이다. 간세포의 지방화를 동반하여 작은 재생결절이 형성되며, 지방성 간경변이라고도 불린다. 문맥고혈압을 동반하는 등 병태는 나중에 설명할 바이러스성 간경변과 같다.

■ 지방간(fatty liver)

지방간은 비만과 밀접하게 관련하여 발생하며 간세포에 대량의 중성지방이 침착된다 (▶ **총론 제2장 세포장애, 그림 2-5, p.43 참조**). 과잉 섭취한 영양분이 간세포에 지방으로서 축적되어 발생하며, 초음파검사에서 간조직이 빛나 보인다. 보통 간기능의 이상은 없다.

■ 비알코올지방간염(nonalcoholic steatohepatitis, NASH)

비만 환자의 간에 알코올 섭취이력이 없음에도 불구하고 알코올간염과 구별이 되지 않는 간염이 확인되는 경우가 있다. 지방침착이 두드러지는 점에서 비알코올지방간

Note

구미형 B형 간염(급성 B형 간염에서의 만성화)

기존 B형 간염바이러스(유전자형 B, C)는 성인의 수평감염 후 만성화되지는 않았다. 그러나 최근 B형 간염바이러스는 구미형인 유전자형 A의 빈도가 증가하고 있다. 이 경우 10% 정도의 확률로 만성화된다. 도시권을 중심으로 성행위를 통해 유전자형 A의 감염이 확대되고 있다. B형 간염 발병 후 2주일 이상 바이러스혈증(viremia)이 계속되는 경우에는 만성화의 위험성을 염두에 두어야 한다.

만성 알코올중독에 의한 장기손상

① **간** : 지방간, 간염, 간경변
② **이자(췌장)** : 만성 이자염(췌장염)
③ **심장** : 심장근육병증
④ **뇌** : 비타민 B_1 부족에 의한 베르니케뇌병증

주량과 아세트알데히드(acetaldehyde)

에탄올은 간의 알코올탈수소효소에 의해 화학반응성이 높은 아세트알데히드로 변환되어 숙취의 원인이 된다. 아세트알데히드를 아세트산으로 대사하는 간효소(아세트알데히드탈수소효소)의 양은 사람에 따라 다르다. 주량이 센 사람은 이 효소활성이 높은 반면, 이 효소가 결핍된 사람은 술을 잘 마시지 못한다. 동양인은 아세트알데히드탈수소효소의 활성이 낮은 사람이 많고, 백인종이나 흑인종은 대부분 효소활성이 높다.

염(NASH)이라고 불린다. NASH는 알코올간염과 마찬가지로 명확한 간기능 이상을 나타낸다.

■ 약물성 간질환

각종 약물이 간세포를 손상시킨다. 중독성 간장애와 알레르기성 간장애로 크게 나뉘는데, 의약품에 의한 부작용은 대부분 알레르기성이며 약물 복용 후 1~4주 사이 간기능장애가 나타난다. 발열, 발진, 피부가려움, 황달이나 말초혈액의 호산구증가증이 나타난다. 대표적인 원인 물질은 다음과 같다.

① **중독성 간장애** : 클로로포름, 아세트아미노펜, 합성대사스테로이드(남성호르몬 유도체)

② **알레르기성 간장애** : 항결핵제, 설파제, 항생물질, 향정신제(정신질환제)

■ 자가면역성 간질환

간의 자가면역질환으로는 자가면역간염, 원발쓸개관간경변, 원발경화쓸개관염의 3종류가 알려져 있다. 모두 간염바이러스 표지자는 음성이다.

① **자가면역간염(autoimmune hepatitis)**

항핵항체와 고γ글로불린혈증을 동반하는 만성 간염으로, 여성에게 많이 발생하며 전신홍반루푸스(SLE) 자체를 합병하는 일은 없다.

② **원발쓸개관간경변(원발성 담즙성 간경변, primary biliary cirrhosis)**

피부가려움이 심한 간장애로, 항미토콘드리아항체가 양성이다. 진행성으로 간경변(cirrhosis)에 이른다. 중년 여성에게 많은 질환이다.

③ **원발경화쓸개관염(원발성 경화성 담관염, primary sclerosing cholangitis)**

굵은 쓸개관(담관) 주위의 섬유화가 특징이다. 자가항체는 없고 남성에게 많은 질환이며, 궤양대장염을 합병하기도 한다.

■ 간경변(cirrhosis)

간경변은 섬유화에 이은 재생결절 형성을 동반하며 간 전체의 구축이 흐트러진 만성 간질환에 사용되는 용어이다. 만성 간염이 진행된 형태이며 모든 간질환의 종말상이다.

간경변은 간세포손상, 재생성 변화, 광범위한 섬유화에 의해 결절 모양 패턴을 나타내는 것이 특징이다(▶ **그림 6-8**). 결절 모양의 간세포 덩어리를 섬유화한 조직이 둘러쌓여 표면이 울퉁불퉁하고 단단한 간으로 변화된다(▶ **그림 6-9**).

간세포가 손상되면 알부민 생산이 감소되고 부종이나 복수가 생긴다. 응고인자의 부족(출혈경향), 고에스트로겐혈증(hyperestrogenemia; 여성형 유방, 고환위축)도 간경변의 특징이다. 간세포의 에스트로겐 분해능 저하가 고에스트로겐혈증의 요인이 된다.

Note

말로리소체(Mallory body)

알코올간염 시에 간세포에서 관찰되는 세포질 내 포함체(봉입체)로, 헤마톡실린-에오신염색에서 빨간(호산성) 무구조물로서 확인된다. 세포뼈대단백질인 케라틴섬유가 응집한 것으로, 알코올유리체(alcoholic hyaline)라고도 불린다.

지방간의 종류

① 비만에 의한 지방간
② 기아에 의한 지방간
③ 알코올지방간
④ 알코올지방간염
⑤ 비알코올지방간염(NASH)
⑥ 알코올지방간경변
⑦ 작은 물방울 형태 지방간
  ⓐ 라이증후군
  ⓑ 임신성 지방간
  ⓒ 테트라사이클린중독

작은 물방울 형태 지방간

작은 물방울 형태 지방간은 미토콘드리아 손상에 의해 간세포 내에 지방의 미세방울이 침착되는 심각한 병태로, 간기능상실(간부전)에 빠지는 경우가 많다. 예후는 나쁘다.

라이증후군(Reye syndrome)

소아 발열 시에 해열제(특히 아스피린)을 사용하면 발생한다. 작은 물방울 형태 지방간과 뇌병증을 일으킨다. 소아 발열 시에는 해열제를 먹여서 안 된다.

임신성 지방간

임신 후기(제3기)에 생기는 급성 간손상으로 작은 물방울 형태 지방간과 DIC를 일으키며 예후가 나쁘다.

간경변의 사망원인

① 간성뇌병증(간기능상실)
② 식도정맥류의 파열
③ 간세포암종 합병
④ 감염성 증가에 의한 패혈증

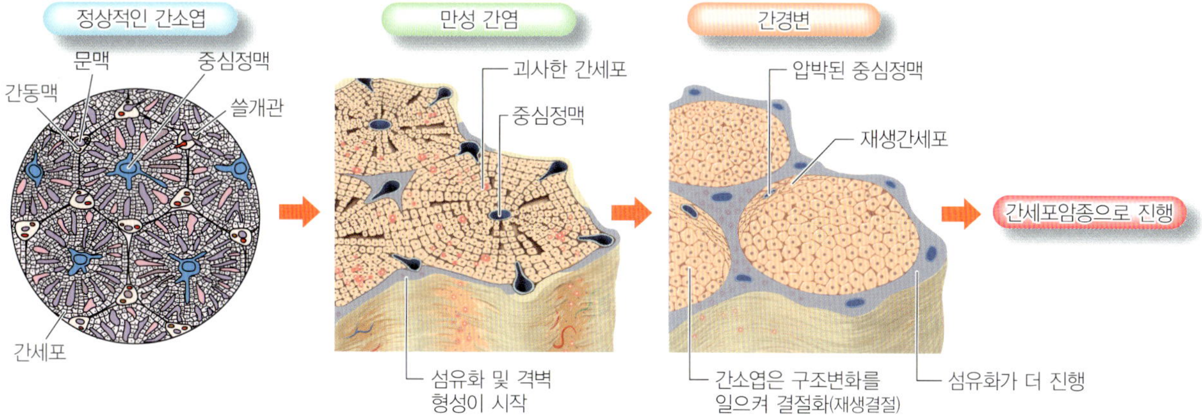

만성 간염에서는 문맥, 간동맥, 쓸개관 등이 지나는 문맥영역에 섬유성분이 증가하고 점차로 주위로 뻗어 문맥 간, 문맥영역과 중심정맥을 결합한다. 그 후 간의 기본단위인 소엽구조는 파괴되고 둥근 결절로서 재생된다. 이 둥근 결절(재생결절)이 간 내의 순환장애를 일으켜 간의 기능을 저하시킨다.

[그림 6-8] 만성 간염에서 간경변으로의 진행

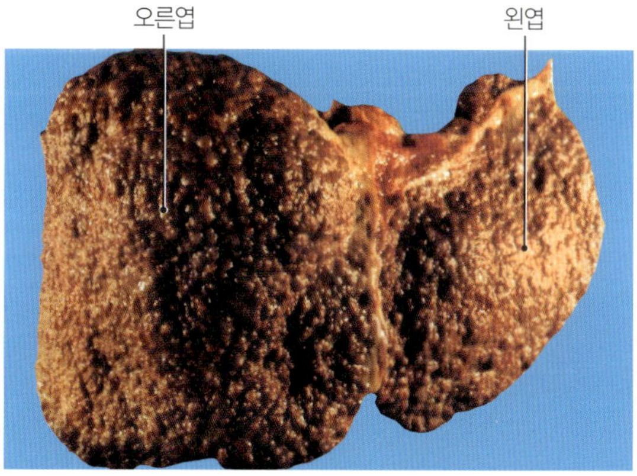

부검 시의 간경변으로, 표면이 거칠고 큰 과립 모양을 띠고 있다. 섬유화가 심해지면 크기는 축소하고 무게가 감소한다.

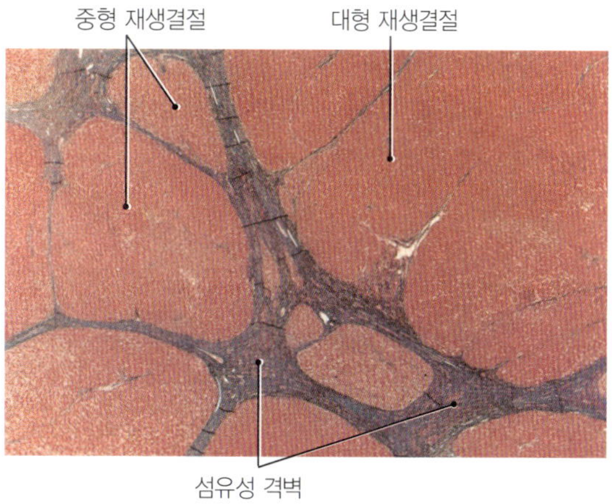

간경변에서는 정상적인 간소엽이 염증으로 파괴되고 새로 만들어져 최종적으로 섬유성 격벽을 경계로 한 재생결절이 형성된다. 재생결절의 크기는 다양하다. 아잔염색(azan stain)은 아교원섬유를 푸르게, 세포를 붉게 염색한다.

[그림 6-9] 간경변(좌 : 육안소견, 포르말린 고정 후, 우 : 현미경소견, 아잔염색)

간경변의 경우 혈관의 구조가 파괴되기 때문에 혈액이 간을 통과하기 어려워져 문맥압이 상승한다. 이로 인해 문맥고혈압을 일으켜 간을 통과하기 어려워진 혈액이 주변의 가는 혈관을 통해 심장으로 되돌아가려고 한다. 그 결과 지라비대(비장비대, splenomegaly)나 식도정맥류(esophageal varix), 더 진행될 경우 치핵(hemorrhoid)을 일으킨다. 지라비대나 식도정맥류를 일으키면 간세포로의 혈액 공급이 더욱 저하되어 단백질을 합성할 수 없게 되어 복수가 고이게 된다. 지라비대로 인해 지라의 기능이 항진되면 범혈구감소증(panhematopenia)이 나타난다.

간경변의 주요 원인으로 B형 · C형 바이러스간염과 알코올을 들 수 있는데, 쓸개길폐쇄(담도폐쇄, biliary atresia), 혈색소증(hemochromatosis), 약물이나 화학물질의 영향, 윌슨병, 장기간의 만성 울혈을 동반하는 심장기능상실(심부전) 등도 간경변을 일으킨다.

Note

문맥고혈압(portal hypertension)의 병태

문맥과 대순환계통의 단락에 의해 식도정맥류, 치핵, 배벽정맥 확장을 확인할 수 있다. 지라비대(비장비대)를 일으키며, 지라기능항진증으로 인해 범혈구감소증을 동반한다. 정수압 항진과 저알부민혈증의 결과 복수를 동반하는 점도 특징이다(▶ **총론 제4장 순환장애, p.79 참조**).

column

■ 질소의 배설 형태

단백질을 구성하는 아미노산의 대사과정에서 아미노전달효소(ALT, AST 등)의 작용으로 탈아민화가 생기면 암모니아가 생성된다. 독성이 강한 암모니아는 암모니아이온으로서 일부 소변으로 배설되지만, 대부분은 간세포가 가진 요소회로에 의해 독성이 낮고 수용성이 높은 요소로 변환되어 콩팥으로 배설된다. 간경변으로 인해 요소회로의 기능이 저하되면 혈중 암모니아농도가 증가하여 간성혼수에 이른다. 한편, 핵산 유래의 퓨린체는 크산틴(xanthine)을 거쳐 요산으로 대사된다.

물에 사는 어류나 양서류의 경우 질소는 암모니아 형태로 배설되는 데 비해 육지에 사는 포유류는 요소 형태로, 파충류나 조류는 요산 형태로 배설된다.

Note

혈색소증(hemochromatosis)

유전성인 경우와 속발성인 경우가 있으며 모두 혈청 중 철분농도가 상승하고 총철결합능이 감소한다. 속발성 혈색소증은 과잉 수혈의 결과 초래된다. 간경변뿐만 아니라 이자(췌장)의 B세포가 침범되어 당뇨병을 동반한다. 피부에는 색소침착이 관찰된다.

섬망(delirium)

경도, 중등도의 의식혼탁에 더해 환각이나 불안, 흥분 등을 동반하는 상태를 말한다.

퍼덕떨림(flapping tremor)

손관절의 고정자세를 유지하기 어려워서 생기며 근육의 지속적인 긴장상태를 유지할 수 없는 상태이다. 팔 전체를 퍼덕거리는 것이 아니라 손목을 약간 아래로 해서 위팔을 들어 올리면 힘없이 쳐진 손이 급격하게 올라가고 또 힘없이 쳐지는 행동이 반복된다.

■ 간기능상실과 간성뇌병증

간기능상실과 간성뇌병증은 간세포의 기능장애가 현저해짐으로서 발생하는 병태이다.

① 간기능상실(간부전, hepatic failure)

간의 다양한 기능이 상실된 상태를 가리킨다. 단백질합성의 노폐물인 암모니아의 혈중농도 상승이 지표가 된다. 혈액 중 알부민이 감소하고 교질삼투압이 감소하면 복수나 부종이 생긴다. 황달이 심해지며 혈중 빌리루빈농도가 현저하게 상승한다. 간기능상실(간부전)의 원인은 중증의 급성 간염으로 전격간염과 비보상기(말기)의 간경변이 중심이지만, 암의 광범위한 간전이에 의해서도 발생한다.

② 간성뇌병증(hepatic encephalopathy)

간기능상실(간부전)은 황달이 갑자기 나타나고 정신신경증상을 나타내는데, 이것을 간성뇌병증이라고 한다. 간세포가 심하게 손상되면 문맥혈이 간세포에서 처리되지 못하고 직접 대순환으로 들어간다. 따라서 혈중에 요소나 암모니아 등의 독성물질이 고이고 그것이 뇌에 도달하면 다양한 장애를 일으킨다. 증상으로 지남력장애(disorientation; 자신은 왜 여기에 있는가? 지금은 언제인가? 등을 알 수 없음), 퍼덕떨림(flapping tremor), 섬망(delirium), 간성혼수(hepatic coma) 등의 특징을 보인다.

■ 간농양(hepatic abscess)

간에 형성되는 단발성 또는 다발성의 고름집(농양)으로, 쓸개관(담관)을 통한 상행성 감염, 동맥을 통한 혈행성 감염, 문맥을 통한 감염이 있다. 쓸개관을 통한 상행성 감염이 가장 많으며, 이질아메바에 의한 아메바성 간농양의 경우 AIDS의 가능성을 고려해야 한다. 바퀴살균증(방선균증, actinomycosis)에 의한 간농양도 있다.

■ 간종양(hepatoma)

간의 악성종양은 원발성인 것과 전이성인 것이 있으며 대부분 전이성이다. 간으로 문맥이 유입되기 때문에 구조상 소화관(위, 큰창자)이나 이자에서의 혈행성 전이가 많다. 폐암이나 유방암의 혈행성 전이는 간동맥 경유로 판단된다. 원발성 간암은 대부분 간경변에서 진행된 것으로 B형 또는 C형 간염바이러스의 감염이 원인이다(▶ **그림 6-10**).

① 간세포암종(hepatocellular carcinoma, HCC)

간의 악성종양은 샘꽈리(선방)인 간세포에서 발생한 샘암종(선암종, adenocarcinoma)의 일종이지만, 조직상 특징이 있기 때문에 특별히 간세포암종이라고 불린다(▶ **그림 6-11**). 간세포와 유사한 종양세포가 끈 모양의 병소를 만들고 병소 사이에 굴맥관(유동)과 유사한 혈액굴(혈동)이 관찰되는 것이 전형적이다. 즉, 간세포암종의 사이질(간질)은 혈관이며, 혈행성 전이를 일으키기 쉬운 구조이다.

간세포암종 환자의 90% 이상 혈청 중 α-태아단백질(alpha-fetal protein, AFP)이 비정상적으로 높은 수치를 나타낸다. AFP는 태아기의 간세포가 생산하는 단백질로, 태아기의 주요한 혈청단백질이다. 태아기의 간세포는 정상적으로 AFP를 생산하고 있지만, 성인의 간세포는 생산하지 않는다.

Note

Point

간의 종양 : 대부분은 문맥을 통한 전이성이다.

원발성 간암 : 대부분이 간경변에서 진행된다.

굴맥관(유동, sinusoid)

굴맥관은 간세포줄(간세포삭) 사이를 흐르는 속지름이 굵은 특수한 모세혈관계통으로, 내피세포 이외에 쿠퍼세포(Kupffer's cell)나 간별세포(간성상세포, hepatic stellate cell; 비타민 A 보유 세포)가 분포해 있다. 굴맥관에는 문맥과 간동맥의 혈액이 유입된다(▶ **p.305 그림 6-1 참조**). 이러한 구조는 지라(적색속질), 골수, 부신겉질에서도 확인된다.

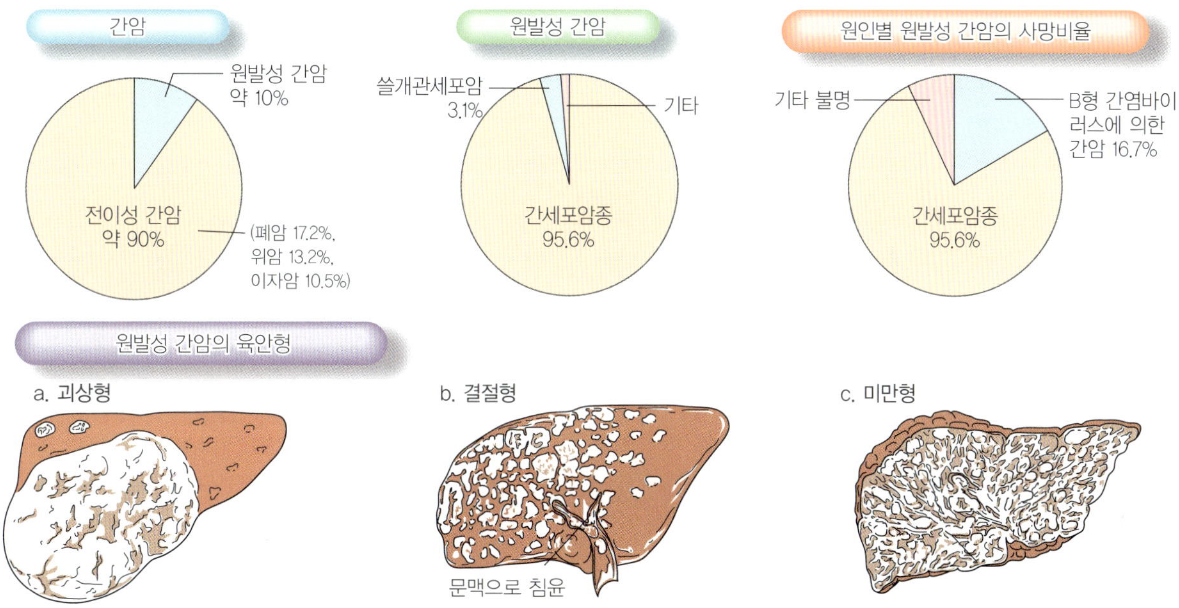

C형 간염바이러스에 의한 간암은 진행된 간경변에서 발생하는 경우가 많지만, B형 간염바이러스에 의한 간암에서는 진행된 만성 간염 또는 그다지 진행하지 않은 간경변에서 발생하는 경우가 있다.

[그림 6-10] 원발성 간암

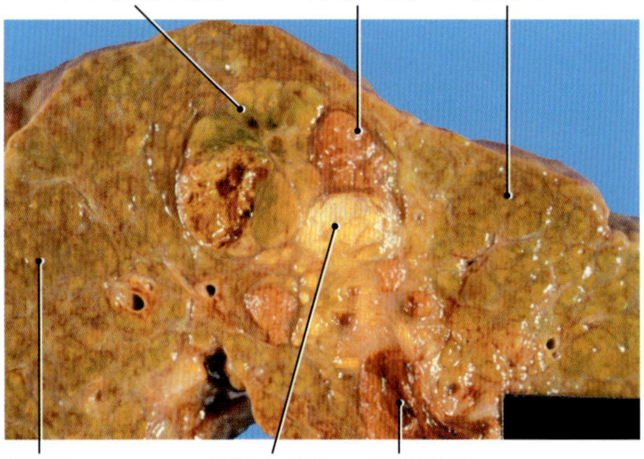

간경변을 배경으로 대형 결절이 형성되어 있다. 종양세포가 쓸개즙(담즙)을 생산하여 일부가 녹색조를 띤다. 종양은 문맥 안에 침윤되어 있다.

[그림 6-11] 간경변에 동반된 간세포암종(자른 단면의 육안소견)

② 쓸개관세포암종(담관세포암종, cholangiocellular carcinoma)

간의 쓸개관(담관)에서 발생한 샘암종(선암종)을 쓸개관세포암종이라고 한다. 간세포암종과는 대조적으로 그 배경에 간경변을 동반하지 않는 것이 특징이다. 원인은 밝혀지지 않았지만, 간흡충 감염과 수반되는 경우가 있다. 특히 태국 북동부에서 관찰되는 타이간흡충증과 연관성이 깊다. 종양표지자로 CEA와 CA19-9가 사용된다.

③ 혈관육종(angiosarcoma)

혈관내피세포 유래의 드문 악성종양이다. 간에서의 발생은 폴리염화비닐, 토로트래스트(thorotrast; 방사성 조영제로 현재는 사용되고 있지 않음)와 같은 독물의 노출과 관련하여 발병한다. 현재는 거의 관찰되지 않는다.

2. 쓸개·쓸개길 질환

■ 선천성 쓸개길폐쇄증(담도폐쇄증, biliary atresia)

간외 쓸개관(담관)의 전부 또는 일부가 막혀 있는 선천성 질환이다. 생후 얼마 되지 않아 폐쇄황달, 간비대, 회백색변을 동반한다. 간외 쓸개관은 섬유성 띠모양으로 되어 있고 속공간이 소실되어 있다. 쓸개즙(담즙)이 샘창자(십이지장)로 흐르지 않고 정체되며, 생후 반년 정도에 쓸개관간경변으로 진행된다. 간경변으로 진행되기 전에 수술할 필요가 있다. 다만, 성공률은 높지 않기 때문에 최종적으로 생체 간이식이 시행되기도 한다.

■ 쓸개염(담낭염, cholecystitis)

쓸개(담낭)에 생긴 염증을 쓸개염이라고 하며, 대부분 쓸개돌증(담석증, cholelithiasis)을 동반한다. 중년 여성에게 많은 질환이다.

Note

α-태아단백질(alpha-fetal protein, AFP)

태아기의 간세포에서 합성 및 분비되며 태아 혈청단백질의 중심 역할을 하는 분자량 약 7만의 당단백질이다. 배아기에는 AFP는 난황주머니(난황낭)에서 생산된다. AFP는 간세포암종이나 난황주머니종양(고환이나 난소에서 생기는 배세포종양의 일종)의 뛰어난 종양표지자이다.

영아간염(infantile hepatitis)

신생아기에 관찰되는 원인 불명의 간염으로, 간세포가 다핵거대세포로 바뀐다. 생후 수주일 사이에 황달을 일으키는데, 쓸개길 계통에 이상은 없다. 임상적으로 선천성 쓸개길폐쇄증과의 감별이 문제가 된다.

Point

쓸개염(담낭염, cholecystitis): 대부분은 쓸개돌증(담석증)을 동반한다.

쓸개돌(담석, gallstone): 콜레스테롤결석과 빌리루빈결석으로 크게 나뉜다.

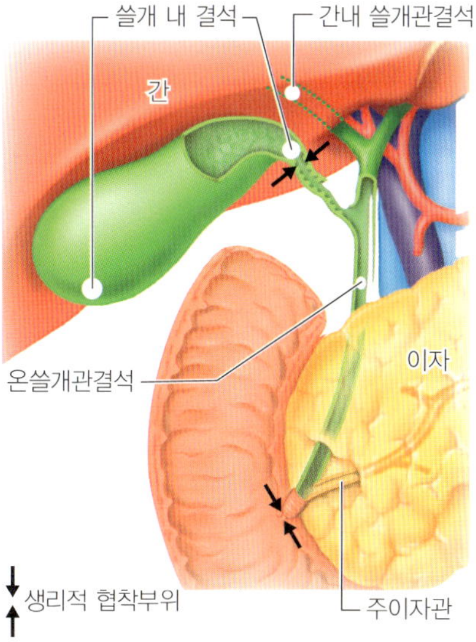

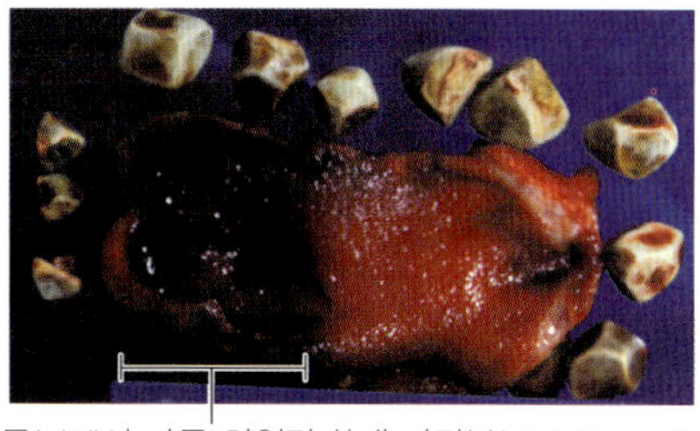

쓸개돌(콜레스테롤결석)

수술절제 예이다. 주사기 모양으로 황색의 돌(결석)이 쓸개 안을 채우고 있었다. 이러한 황색 쓸개돌의 주성분은 콜레스테롤이다.

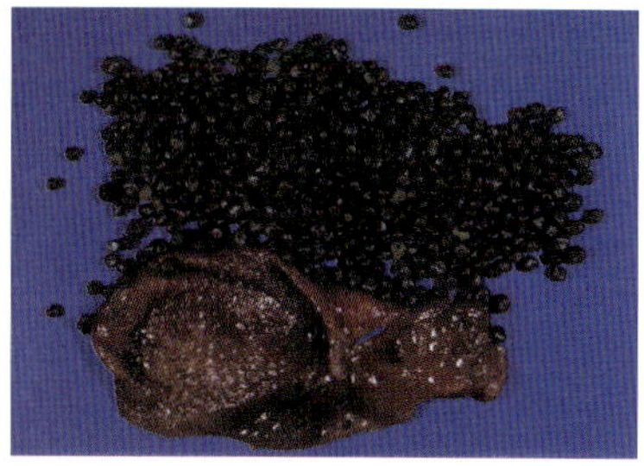

쓸개돌(빌리루빈결석)

다수의 흑갈색 쓸개돌(빌리루빈결석)이 쓸개에 차있었다. 돌의 크기는 최대 5mm 정도이다. 작은 결석은 쓸개주머니관이나 온쓸개관으로 배출되기 쉽다.

[그림 6-12] 쓸개돌의 호발부위와 쓸개돌의 육안소견

급성 쓸개염은 쓸개돌(담석)이 쓸개 목이나 쓸개주머니관(담낭관)이 막힘으로써 발생한다. 이곳이 막히면 쓸개 내압이 상승하여 심한 복통이 나타난다. 내압 상승은 담즙산에 의한 점막 자극을 증강시켜 급성 염증의 원인이 된다. 쓸개는 비대해지고 울혈, 부종, 중성구 침윤, 괴사 등이 관찰된다. 대부분 만성 쓸개염이 급성 악화된 경우이다.

만성적으로 쓸개(담낭) 점막이 자극을 받으면 만성 쓸개염(담낭염)이 생긴다. 조직은 심하게 섬유화되어 쓸개벽이 두꺼워진다. 쓸개돌증 치료를 위해 제거된 쓸개는 만성 쓸개염을 동반한다. 즉, 만성 쓸개염은 쓸개돌증과 거의 동의어이다.

쓸개돌(담석)은 황색의 콜레스테롤결석과 흑색의 빌리루빈결석으로 크게 나뉜다. 보통 많은 수의 결석이 관찰된다(**▶ 그림 6-12**). 빌리루빈결석은 상행성 감염을 동반하는 경우가 많은 것이 특징이다. 쓸개돌증 진단으로는 배초음파가 유용하다. 드물게 간내 쓸개관에서 결석이 관찰되는데, 쓸개길계통 이상을 합병하는 경우가 많다. 쓸개돌이 쓸개주머니관(담낭관)이나 온쓸개관(총담관)에 막히면 심한 통증발작을 일으킨다.

■ 쓸개폴립(담낭폴립, gallbladder polyp)

점막고유층 내에 콜레스테롤을 탐식하는 거품세포(포말세포, foam cell)가 모인 황색 콜레스테롤 폴립이 가장 많으며 양성의 종양(샘종)이 확인되기도 한다.

■ 쓸개암(담낭암, gallbladder cancer)

쓸개돌(담석)의 자극에 의한 만성 염증이 점막의 종양화를 일으키면 쓸개암(담낭암)을 발병하는데, 대부분 샘암종(선암종, adenocarcinoma)이다. 쓸개암은 대부분 쓸개돌증(담석증)을 동반하며, 여성에게 많은 경향이 있다.

Note

쓸개돌(담석, gallstone)

쓸개길(담도)에 생기는 돌(결석)을 말한다. 쓸개즙 성분인 콜레스테롤의 과포화와 빌리루빈의 결합(수용성) 저하가 원인이다. 콜레스테롤결석, 빌리루빈결석, 혼합결석(콜레스테롤과 칼슘염의 혼합물로 이루어짐)이 있다.

콜레스테롤결석

쓸개즙 중의 담즙산이나 레시틴의 혼합 미셀에 녹아서 존재하는 콜레스테롤이 과포화상태가 되면 석출되기 쉬워져 돌(결석)을 만든다. 비만과의 연관성이 강하다.

빌리루빈결석

세균 유래의 β-글루쿠론산분해효소(beta-glucuronidase) 작용으로 쓸개즙(담즙) 중에 있는 수용성의 직접빌리루빈(글루쿠론산 결합형 빌리루빈)이 불용성의 간접빌리루빈(탈결합형 빌리루빈)으로 되돌아간다. 간접빌리루빈은 쓸개길(담도) 내에 정체해 있다가 칼슘과 결합하여 결석이 형성된다.

쓸개(담낭)의 바닥이나 몸통에 발생하며 간 안쪽에 미만성으로 침윤하여 쓸개관(담관)까지 도달하면 초기증상으로 황달이 나타난다. 그러나 황달이 나타난 시점에는 상당히 진행되어 있는 경우가 많으며 예후가 나쁘다. CEA나 CA19-9가 종양표지자이다.

■ 간외쓸개관암(담관암) 및 파터팽대부암

온쓸개관(총담관), 간문부 간관 및 샘창자(십이지장)로 열리는 부위인 파터팽대(Vater's ampulla)에서 발생하는 샘암종(선암종)이다. 파터팽대부암은 샘창자암(십이지장암)이라고도 불린다. 쓸개암(담낭암)과 마찬가지로 황달 증상을 나타내며, 종양세포가 온쓸개관을 막기 때문에 쓸개를 촉진으로 느낄 수 있을 정도로 크게 붓는 것이 특징(쿠르바제징후)이다.

3. 이자 질환

■ 이자염(췌장염, pancreatitis)

이자(췌장)는 샘창자(십이지장)를 향해 이자액(췌장액, pancreatic juice)을 외분비 한다. 이자액에는 단백질, 지질, 탄수화물, 핵산을 각각 분해하는 효소가 함유되어 있는데 정상의 경우 샘창자에 이르러 비로소 활성화된다. 이들 효소가 이자 내에서 활성화되면 자신의 조직을 파괴하는데 이러한 병태를 이자염이라고 한다. 이자염은 급성 이자염과 만성 이자염으로 나뉜다.

① 급성 이자염(급성 췌장염, acute pancreatitis)

대부분 급성 이자염은 알코올의 과잉섭취와 결석에 의해 야기된다. 결석에 의한 쓸개관(담관)이나 이자관(췌장관)의 폐쇄, 알코올에 의한 파터팽대 조임근의 연축 등이 계기가 되어 이자관 내압이 상승하고 쓸개즙(담즙)의 이자 내 역류가 일어남으로써 이자액에 포함된 효소가 활성화된다고 판단된다. 소화효소의 일종인 아밀라아제가 혈액 중에 증가하기 때문에 혈청 아밀라아제의 수치가 중요한 지표가 된다. 드물게 세균감염(가스괴저)이 급성 이자염의 원인이 되기도 한다.

조직학적으로 급성 이자염의 경우 지방괴사가 관찰된다. 중증이 되면 혈관이 파괴되어 출혈을 동반하게 된다. 환자는 강렬한 복통을 느끼고 종종 배를 감싸 쥐고 웅크리는 자세를 취한다. 급성 출혈성 이자염은 쇼크, 콩팥기능상실(신부전), DIC를 합병하여 죽음에 이르는 경우가 있는 위독한 병태이다.

급성 이자염은 폭음폭식 후 발생하는 경우가 많고 후유증으로 이자거짓주머니(췌장가성낭, pancreatic pseudocyst)를 형성하기도 한다. 이것은 파괴된 이자조직 내에 형성된 주머니 모양 틈새로, 내면은 육아조직으로 덮여 있다. 이자효소를 포함하며 파열이나 감염을 일으키면 위험하다.

Note

쓸개돌증(담석증)에 걸리기 쉬운 4F

Forty(40대) / Fatty(비만)
Female(여성) / Fertile(다산)

한국인의 쓸개돌(담석, gallstone)

예전 한국인의 식생활은 곡물, 야채, 콩류를 주식으로 하였기 때문에 쓸개돌이 있는 사람은 소수였다. 점차 식생활이 서구화되어 고기, 햄 등 지방분이 많은 식품을 주식으로 하게 되면서 쓸개돌이 있는 사람이 큰 폭으로 증가하기 시작하였다. 이 사실은 발생하는 쓸개돌의 종류와도 관계가 깊은데, 예전에 발생빈도가 높았던 것은 빌리루빈계 쓸개돌이었으나 지금은 전체 결석 가운데 60~70%가 콜레스테롤계 쓸개돌이다.

Point

급성 이자염 : 지방괴사와 출혈
만성 이자염 : 이자실질의 섬유화와 실질의 위축

이자쓸개관합류이상(췌담관합류이상, anomalous union of pancreaticobiliary duct)

보통 이자관(췌장관)과 온쓸개관(총담관)은 샘창자벽(십이지장벽) 안에서 합류된다. 파터팽대의 조임근에 의해 이자액은 쓸개관으로 역류되지 않는다. 그러나 이자관과 온쓸개관이 샘창자벽 밖(높은 위치)에서 합류하여 공통 관을 형성하는 선천성 이상을 이자쓸개관합류이상이라고 한다. 대부분은 온쓸개관확장증을 동반한다.

이자에 관한 선천이상

① 고리이자(윤상췌장, annular pancreas) : 이자가 샘창자를 둘러싸듯이 고리 모양으로 형성
② 딴곳이자(이소성 췌장, ectopic pancreas) : 이자의 발생단계에서 이자 조직이 소화벽(위, 작은창자)으로 혼입됨으로써 발생

② 만성 이자염(만성 췌장염, chronic pancreatitis)

만성 이자염은 이자 실질의 섬유화가 특징이며, 원인의 대부분은 만성적인 알코올 과잉섭취이다. 고칼슘혈증을 동반하기도 한다.

알코올에 의해 이자의 외분비가 항진되는 한편, 파터팽대 조임근을 수축시켜 이자관 내압이 상승하고 이자효소의 활성화에 의해 이자 실질의 파괴가 반복된다. 그 결과 이자는 섬유성의 단단한 흉터로 치환되어 간다. 결과적으로 이자의 외분비 기능저하와 당뇨병(랑게르한스섬 파괴)이 초래된다. 이자돌(췌석, pancreatolith)을 동반하기도 한다.

임상적으로 복통, 등통, 진행성 무력감, 지방변(이자 외분비 기능부전) 등 다양한 증상을 나타낸다.

드물게 종괴형성성 이자염이 관찰된다. 이자머리암(췌두부암)과 마찬가지로 쓸개길폐쇄(담도폐쇄)에 의한 황달을 일으키기 쉬운 특수한 만성 이자염이다. 이자암(췌장암)과의 감별이 어려운 질환이다.

■ 이자암(췌장암, pancreatic cancer)

이자암(췌장암)은 전신의 암 중에서 가장 예후가 나쁜 암이다. 60세 이후 남성에게 많이 발생하는 경향이 있다. 이자암의 절제 가능률은 30%이며 절제된 경우 5년 생존율은 10%로 낮은 비율에 머무르고 있다. 광범위한 전이를 일으킬 때까지 무증상인 경우가 많고 보통 1년 이내에 사망한다.

이자암은 대부분 샘관 상피 유래의 샘암종(선암종)이다. 이자머리(췌두부)에서 가장 많이 발생하며 폐쇄황달을 나타낸다. 임상적으로 등부위로 퍼지는 복통, 체중감소, 식욕부진 등의 증상이 나타난다. 이자머리암(췌두부암)은 쿠르바제징후(Courvoisier's sign)가 많이 관찰된다. 랑게르한스섬이 많이 분포하는 이자꼬리(췌미부)의 암의 경우 이차성 당뇨병을 일으키기도 한다. 비만이나 고지혈증이 없는데 당뇨병이 나타난 경우 이자몸통~이자꼬리의 암 발생 가능성을 고려해야 한다. CEA, CA19-9가 좋은 종양표지자이다.

■ 섬세포종양(췌도세포종양, islet cell tumor; 이자 내분비종양)

랑게르한스섬(이자섬) 유래 종양은 기능성 종양이 많은 것이 특징이다. 인슐린종(insulinoma)과 가스트린종(gastrinoma)이 중요하다(▶ **각론 제10장 내분비계통 질환, p.409 참조**).

Note

만성 이자염의 원인

① 알코올 과음
② 쓸개길 질환
③ 고지혈증
④ 영양장애
⑤ 부갑상샘항진증(고칼슘혈증)
⑥ 자가면역

쿠르바제징후 (Courvoisier's sign)

폐쇄황달을 동반하는 병태에서 부어 있는 쓸개를 오른쪽 갈비밑 부위에서 촉진할 수 있는 것을 말한다. 온간관(총간관), 쓸개주머니관(담낭관), 온쓸개관(총담관)의 세 합류부 이하의 쓸개길 폐쇄(담도폐쇄)를 의미한다. 쓸개주머니관 합류부보다 아래쪽에 발생한 쓸개길암(담도암) 및 이자머리암(췌두부암)에서 관찰된다. 쓸개암(담낭암)에서는 쿠르바제징후는 관찰되지 않는다.

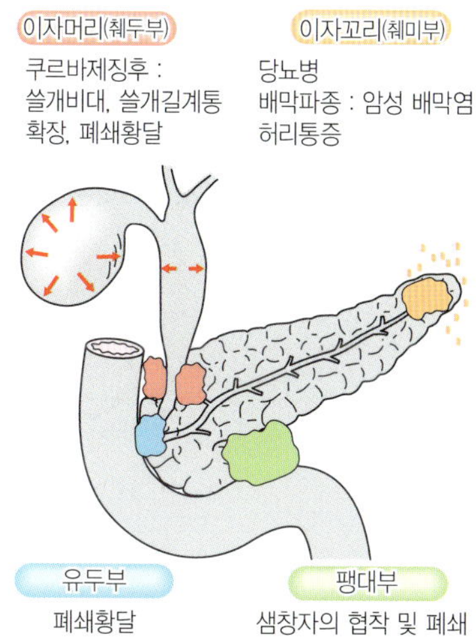

쿠르바제징후는 이자머리암(췌두부암), 온쓸개관암(총담관암), 파터팽대부암에서 관찰된다. 폐쇄황달을 동반한다. 이자몸통꼬리(췌체미부)의 암에서는 당뇨병, 후복막 침윤에 의한 허리통증, 배막파종을 관찰할 수 있다. 팽대부의 암에서는 샘창자 협착을 일으킨다.

[그림 6-13] 이자암의 발생부위와 그 영향

병리학(pathology)

질병의 본질적 성질을 취급하는 의학의 한 분야로서, 특히 질병에 의해 발생하는 신체의 조직이나 기관의 형태학적 변화 및 기능적 변화를 연구하는 학문. 즉, 병의 원인-발생-경과 및 그 변화 등에 관한 연구를 하는 학문으로 넓은 의미로는 생물체에서 볼 수 있는 모든 이상(질환) 및 기형을 대상으로 하며 좁은 의미로는 사람에게 일어나는 병변의 본태를 규명하고 병태의 구조와 기능의 변화를 분명히 하여 치료와 예방에 공헌하는 기초의학 분야를 가리킨다.

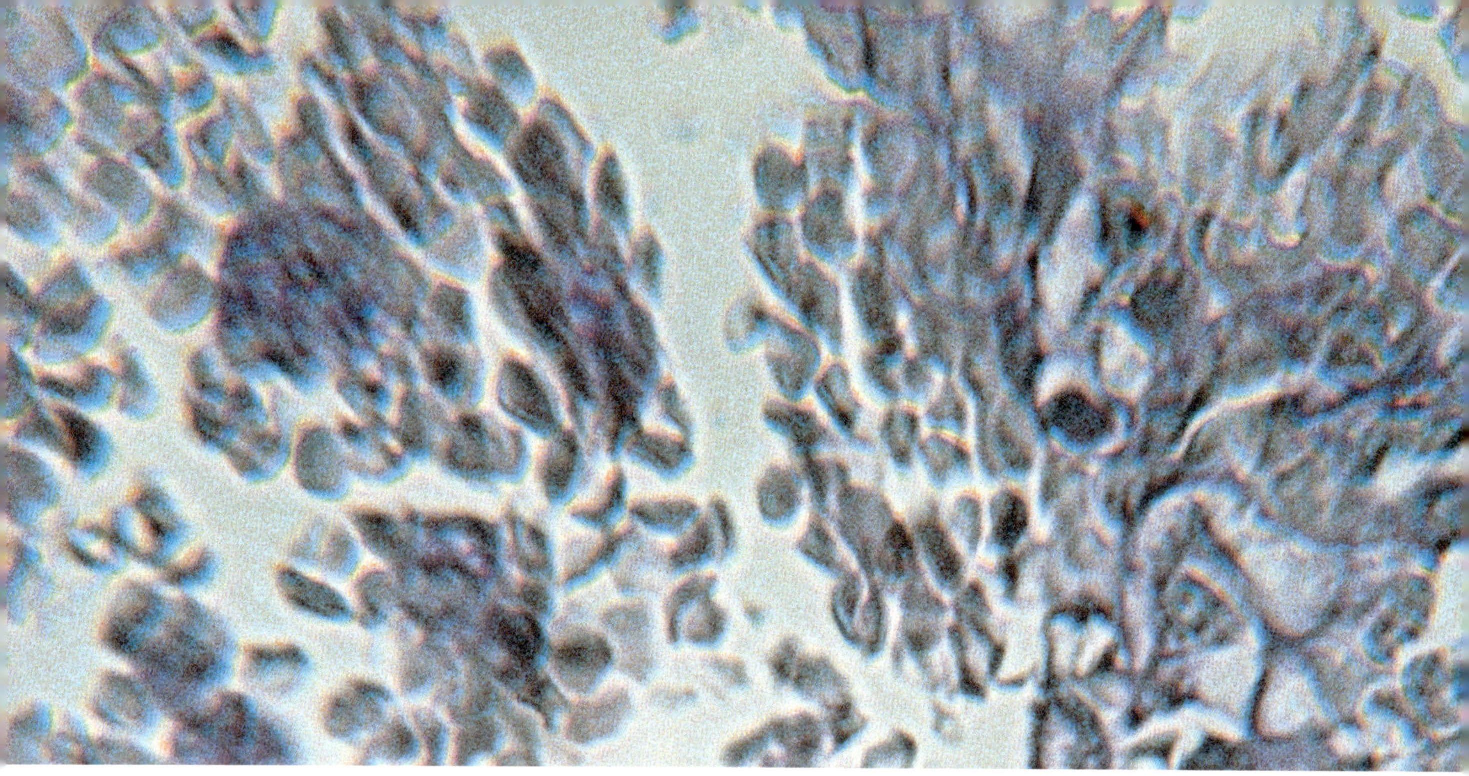

제7장 비뇨계통 질환

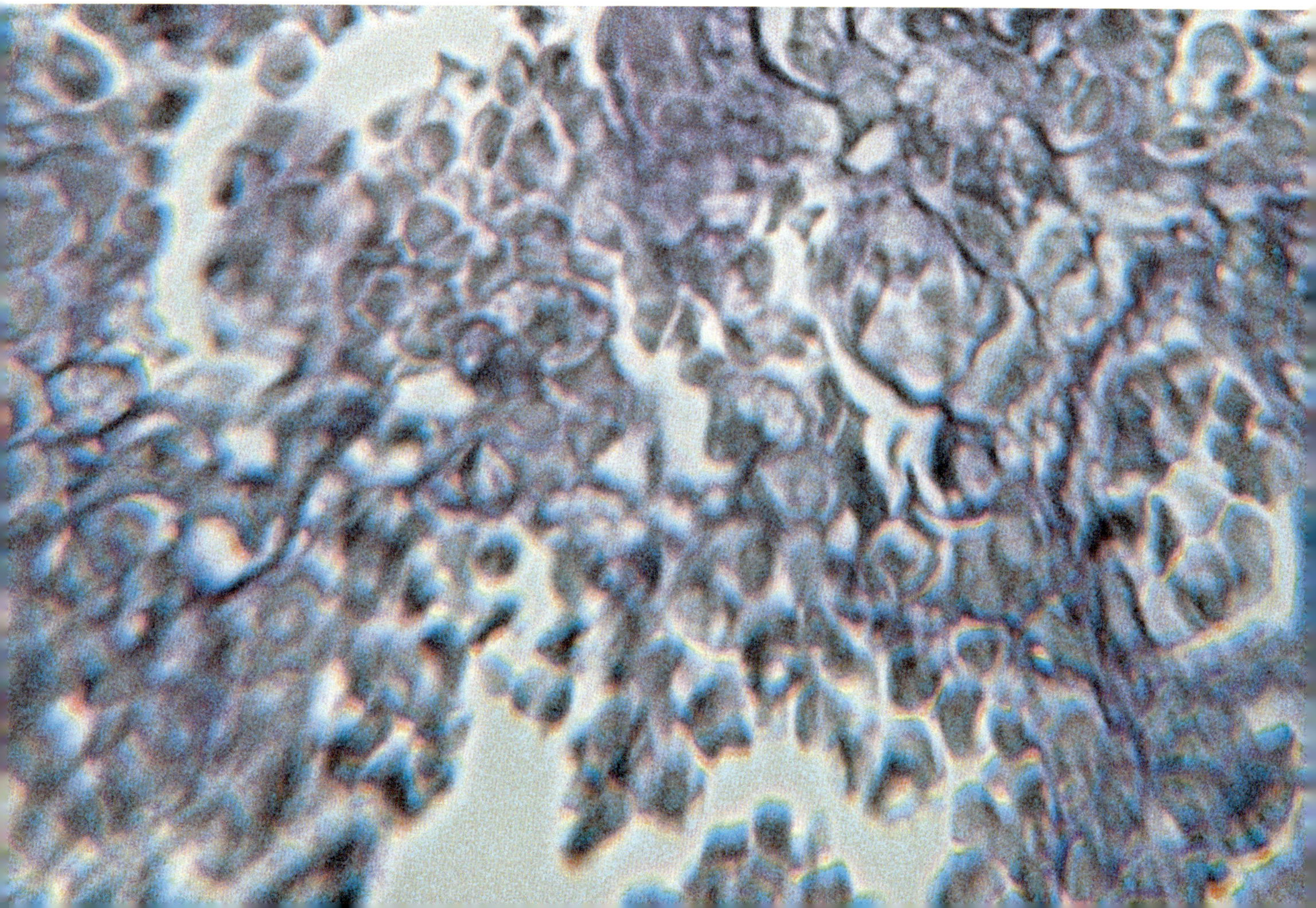

주요 용어해설

- **고름뇨(농뇨, pyuria)** : 정상적인 사람의 소변 중에도 적은 수의 백혈구가 확인되는데, 이것이 병적으로 증가한 상태를 고름뇨라고 하며 콩팥, 방광, 요도 등에 감염이 있는 경우에 관찰된다.
- **다뇨(polyuria)** : 소변의 분비와 배설이 비정상적으로 많은 상태(하루 3리터 이상)를 말한다. 요붕증이나 콩팥 기능상실(신부전), 당뇨병 시에 관찰되며 수분 섭취량에 관계없이 소변량이 많으며 구갈을 동반한다.
- **무뇨(anuria)** : 하루의 배뇨가 100ml 이하로 감소한 상태를 말한다.
- **미오글로빈뇨(myoglobinuria)** : 좌상이나 과격한 운동에 의해 파괴된 근육세포에서 유출된 미오글로빈을 포함하는 소변을 말한다.
- **빈뇨(urinary frequency)** : 정상적인 사람의 경우 하루 배뇨횟수는 6~7회이다. 이 이상으로 배뇨횟수가 증가한 것을 빈뇨라고 하며 각종 원인에 의해 발생한다.
- **소변감소증(핍뇨, oliguria)** : 배설 필요량에 비해 비정상적으로 소변량이 적은 상태를 말한다.
- **요독증(uremia)** : 콩팥기능상실로 인해 소변 중으로 배설되어야 하는 대사 노폐물 등이 혈액 중에 축적되어 일어나는 증후군이다. 의식상실에 이르는 경우가 많은 뇌장애나 위장장애 등 전신에 다양한 증상이 나타난다.
- **요폐(anuresis)** : 소변이 방광 내에 차있는 데도 불구하고 배뇨할 수 없는 상태를 말한다.
- **콩팥기능상실(신부전, renal failure)** : 콩팥기능 가운데 토리(사구체)의 여과기능이 저하됨으로써 생체 내의 항상성을 유지할 수 없게 된 상태를 말한다.
- **콩팥염증후군(신장염증후군, nephritic syndrome)** : 혈액을 여과하여 소변을 만드는 작용을 하는 콩팥 토리(사구체)가 세균에 감염되어 염증을 일으킴으로써 콩팥의 기능이 저하된 것이다.
- **콩팥증후군(신증후군, nephrotic syndrome)** : 소변에 단백질이 대량으로 배출됨으로써 혈액 중 단백질이 줄어 저알부민혈증이나 그에 동반한 온몸의 부종이 나타나는 질병을 말한다.
- **크레아티닌청소율(creatinine clearance)** : 콩팥 사구체(토리)에서 여과되는 크레아티닌 양과 혈중 크레아티닌 양을 비교하여 구하는 수치이다. 이 수치가 저하되면 콩팥기능에 장애가 있음을 뜻한다.
- **혈뇨(hematuria)** : 소변 중에 출혈이 확인되는 상태, 즉 혈액을 포함한 소변을 말한다. 육안으로 확인되지 않아도 현미경적 혈뇨가 있다.
- **형광항체법(fluorescent antibody technique)** : 형광색소인 플루오레세인 등을 이용해서 세포에 있는 항원 또는 항체의 소재를 조사하여 바이러스 감염 여부를 파악하는 방법이다.

제 7 장 비뇨계통 질환

◆ 비뇨기관의 구조와 기능

Note

1. 비뇨계통

비뇨계통(urinary system)은 1쌍의 콩팥(신장)과 요관, 방광, 요도(남성 10~18cm, 여성 3~4cm)로 구성되어 있다.

2. 콩팥의 위치와 구조

콩팥(신장, kidney)은 암적색의 강낭콩 모양의 기관이다. 뒤배벽(후복벽)에 부착되어 있으며 벽쪽복막(벽측복막) 뒤쪽, 척주의 양쪽에서 허리뼈 위쪽에 위치한다. 좌우에 있지만, 간에 눌려 있어서 오른쪽 콩팥이 왼쪽 콩팥보다 약간 아래쪽에 있다. 오목하게 들어간 안쪽에 콩팥문(신문, renal hilus)이 있으며 요관이나 콩팥동맥, 콩팥정맥, 신경이 그곳을 출입하고 있다.

① 콩팥소체(신소체, renal corpuscle)

모세혈관이 모인 토리(사구체, glomerulus)와 그것을 감싸는 보우만주머니(보우만낭, Bowman's capsule)로 이루어진다. 토리로 들어가는 세동맥을 들세동맥(수입세동맥, afferent arteriole), 토리에서 나오는 세동맥을 날세동맥(수출세동맥, efferent arteriole)이라고 한다.

② 요세관(uriniferous tubule)

보우만주머니의 속공간에서 나오는 관으로, 콩팥소체에서 시작되어 콩팥속질(신수질, renal medulla)로 내려가 콩팥세관고리를 경유한 후 콩팥소체 가까이에서 들세동맥과 합쳐서 집합관(collecting duct)으로 흘러 들어간다.

1개의 콩팥소체로 부터 1개의 요세관이 나오기 때문에 이를 합쳐서 콩팥단위(신장단위, nephron)라고 한다. 토리쪽세관(근위세관, proximal tubule) → 콩팥세관고리(헨레고리, Henle's loop) → 먼쪽세관(원위세관, distal tubule)이라는 명칭이 붙어 있다.

● 콩팥과 방광의 위치(남성)

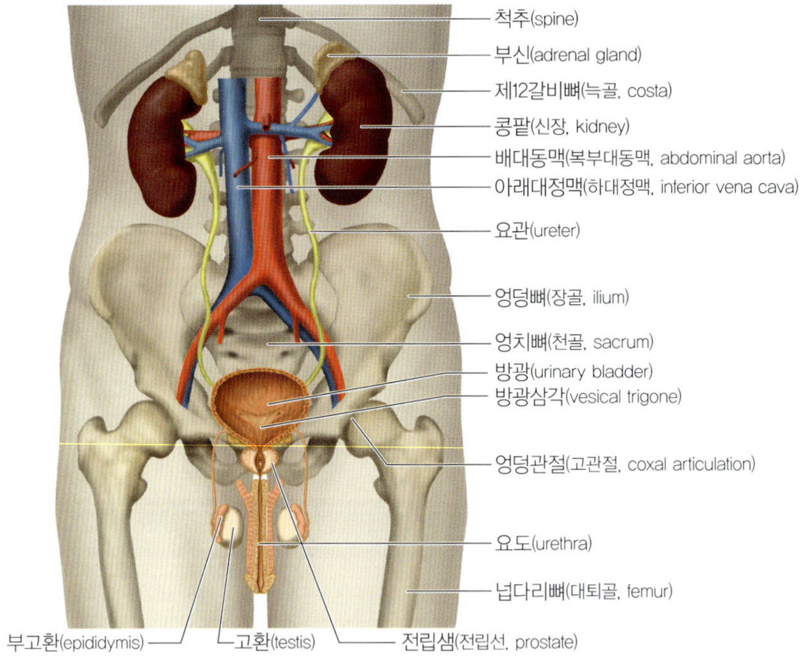

● 콩팥의 단면

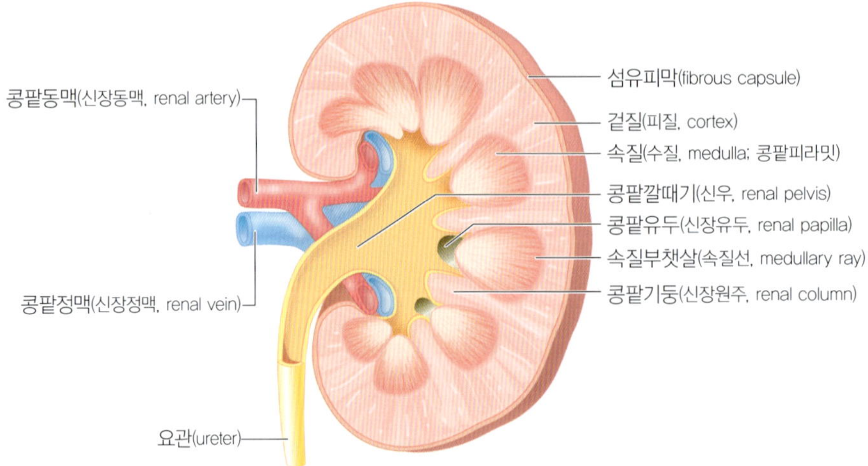

● 콩팥단위

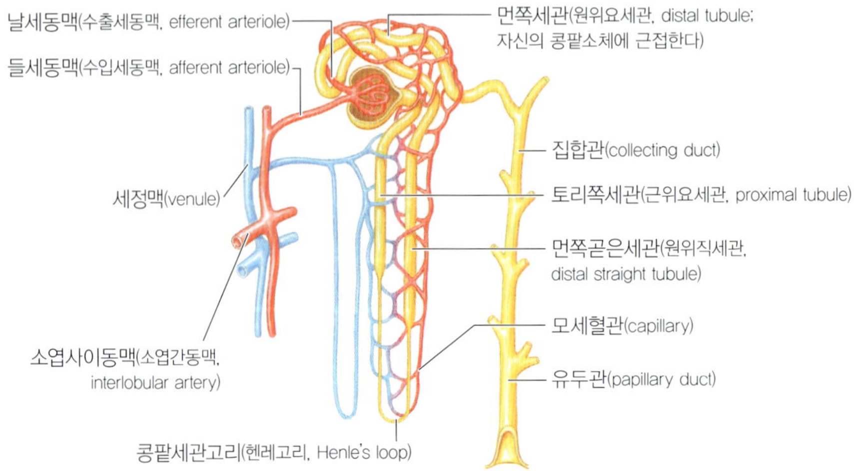

[그림 7-1] 비뇨기관의 구조와 기능(계속)

● **콩팥소체**

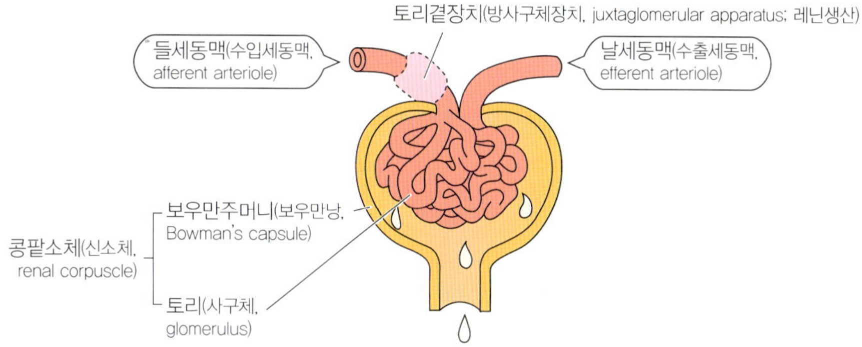

● **소변의 생성기전**

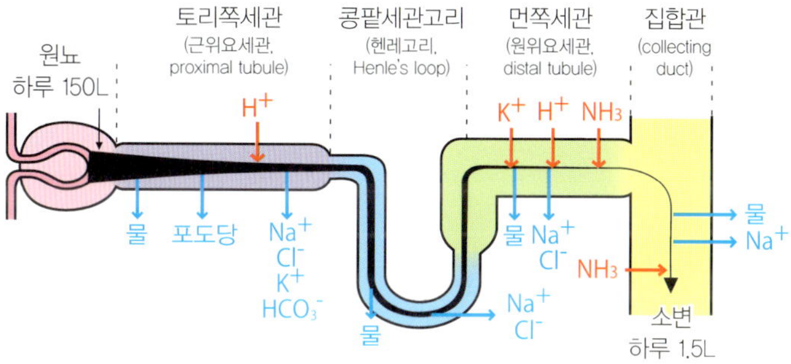

● **비뇨기관의 구조와 기능**

좌우의 콩팥은 제12갈비뼈 바로 아래의 뒤배벽(후복벽)에 위치한다. 콩팥 상극의 지방피막 안에는 부신이 모자처럼 관찰된다. 콩팥문(신문) 부분에서 나온 요관은 뒤배벽을 내려가 방광삼각으로 열린다. 요도는 남성에서 길고 여성에서 짧다. 남성의 요도는 방광 바로 아래에 있는 전립샘을 관통한다. 콩팥에서의 소변 생성단위를 콩팥단위라고 한다. 1개의 콩팥단위는 콩팥소체(토리 및 보우만주머니), 토리쪽세관, 콩팥세관고리, 먼쪽세관으로 구성되며, 먼쪽세관은 집합관으로 모인다. 먼쪽세관은 자신의 콩팥소체에 접근하여 토리곁장치(방사구체장치, juxtaglomerular apparatus)에 관여한다. 콩팥단위는 혈관그물과 밀접하게 관련되어 있으며 혈장의 여과와 원뇨의 재흡수반응이 이루어진다. 토리 입구에 있는 토리곁장치는 레닌 생산 부위이며 나트륨량이나 혈압을 조절하고 있다.

[그림 7-1] 비뇨기관의 구조와 기능

3. 방광의 위치와 구조

Note

방광(urinary bladder)은 콩팥에서 생산된 소변을 일시적으로 저장하는 근육성의 주머니 모양 기관으로, 약 500mL의 용량이다. 골반안(골반강)에 있으며 두덩결합(치골결합) 뒤쪽에 위치한다.

방광벽은 요로상피점막, 민무늬근층, 장막(복막)의 3층으로 이루어진다. 방광바닥 속면에서 좌우 요관구멍(ureteral opening)과 요도구멍(urethral meatus)의 세 점을 연결하는 삼각의 매끄러운 점막부분을 방광삼각(vesical trigone)이라고 한다. 방광 하부에 있는 골반바닥근육 무리(골저근군)가 요도조임근(요도괄약근)으로서 작용한다.

Note

4. 소변의 생성

소변을 생성하는 곳은 콩팥이다. 방광은 소변을 일시 저장하는 용기이고, 요관(ureter)과 요도(urethra)는 소변을 배설하기 위한 통로이다. 콩팥에는 콩팥단위(신장단위)라는 작은 구조물이 약 100만 개가 있으며 이곳에서 소변이 만들어진다. 콩팥단위는 토리(사구체; 100μm=0.1mm 크기)와 요세관의 두 가지로 구성되며, 토리는 여과지와 같은 역할을 한다.

여과된 액체를 원뇨라고 한다. 원뇨에는 노폐물 이외에 글루코오스(포도당)나 아미노산, 전해질 등 인체에 필요한 물질도 다량 함유되어 있다. 요세관에서는 이를 선별하여 필요한 것은 재흡수하고 불필요한 것은 분비한다.

사람의 콩팥은 하루 평균 1.5L의 소변을 만들게 되는데, 이는 토리에서 여과된 원뇨의 약 1/100이다.

column

■ 비뇨기질환 관련 용어

① **소변감소증**(핍뇨, oliguria) : 하루 소변량이 400mL 이하로 감소한 상태로, 정상은 남성 1,500mL, 여성 1,200mL이다.
② **무뇨**(anuria) : 하루 소변량이 100mL 이하인 상태이다.
③ **요폐**(anuresis) : 콩팥에서 소변을 생성할 수 있어도 통과장애로 인해 배뇨할 수 없는 상태는 소변감소증(무뇨)이라고 하지 않고 요폐라고 한다.
④ **혈뇨**(hematuria) : 소변에 혈액이 섞인 것으로, 육안으로 알 수 있는 경우(육안적 혈뇨)와 현미경으로 보아야 알 수 있는 경우(현미경적 혈뇨)가 있다.
⑤ **고름뇨**(농뇨, pyuria) : 소변에 백혈구가 다수 섞인 상태로, 세균뇨를 동반하는 경우가 많다.
⑥ **요실금**(urinary incontinence) : 방광에 고인 소변이 요도에서 무의식중에 새는 상태이다.
⑦ **다뇨**(polyuria) : 하루 소변량이 3,000mL 이상인 경우이다.
⑧ **빈뇨**(urinary frequency) : 배뇨횟수가 증가한 상태이다.

국시 적중문제

Q 만성 깔때기콩팥염(신우신염)의 발병을 촉진하는 요인은?

가. 인슐린 의존성 당뇨병
나. 소변역류나 만성 질환으로 인한 요로 폐쇄
다. 급성 깔때기콩팥염(신우신염)이 재발되면서 만성적으로 진행
라. 임산부, 고혈압 환자, 방광염이 자주 재발하는 환자

① 가, 나, 다 ② 가, 다 ③ 나, 라 ④ 라 ⑤ 가, 나, 다, 라

A 만성 깔때기콩팥염(신우신염)

1) 소변역류나 만성적 폐쇄가 있는 경우 발생
2) 급성 감염이 재발되면 만성적으로 서서히 진행
3) 요도와 방광을 통해 역행성으로 감염
4) 임신, 비뇨계통 폐쇄, 기구 조작, 외상과 관련

정답 : ⑤

1. 토리 질환

토리(사구체) 질환은 ①임상증상에 따라 콩팥염증후군(신장염증후군, nephritic syndrome)과 콩팥증후군(신증후군, nephrotic syndrome)으로 나뉘고, ②임상경과에 따라 급성 토리콩팥염(사구체신염, glomerulonephritis)과 만성 토리콩팥염으로 나뉘며, ③원인 질환의 유무에 따라 원발성 토리콩팥염과 속발성 토리콩팥염으로 나뉜다.

또한, ④형태학적인 특징에 따라 관내 증식성 토리콩팥염, 토리사이질 증식성 토리콩팥염, 반월체 형성성 토리콩팥염, 막성 콩팥염으로 나뉜다(▶ **그림 7-2**). 또한 토리 병변의 분포에 따라 미만성 토리콩팥염(모든 토리가 침범)과 국소성 토리콩팥염(토리 일부만 침범)으로 나뉜다.

질환명으로 원발성 토리콩팥염은 사슬알균(연쇄구균) 감염 후 토리콩팥염, 미세변화군, 국소토리균음증(국소사구체경화증, focal glomerular sclerosis), 막성콩팥병증(막성신병증, membranous nephropathy), 막증식토리콩팥염(membranoproliferative glomorulonephritis), IgA콩팥병증(IgA신병증, IgA nephropathy), 유전성 콩팥병증(알포트증후군, Alport syndrome) 등이 있다.

속발성 토리 질환으로는 급속진행토리콩팥염(급속진행성 사구체신염, rapidly progressive glomerulonephritis), 초점토리콩팥염(초점사구체신염, focal glomerulonephritis), 당뇨병콩팥병증(당뇨병성 신병증, diabetic nephropathy), 아밀로이드콩팥증, 루푸스콩팥염(루푸스신장염, lupus nephritis) 등이 있다.

각각의 특징적인 임상소견을 표에 정리하였다(▶ **표 7-1**).

■ 콩팥염증후군(신장염증후군, nephritic syndrome)

콩팥염증후군은 토리(사구체)의 모세혈관이 염증이 발생한 결과 파열되어 요로에 출혈을 일으킨 것으로, 조직 부종, 고혈압, 혈뇨를 특징으로 하며 콩팥기능장애를 동반한다.

콩팥염증후군은 단시간에 발병하는 것(급성 토리콩팥염)과 서서히 발병하여 급성 악화를 나타내면서 진행되는 것(만성 토리콩팥염)이 있는데, 급성 토리콩팥염이 전형적이다.

급성 토리콩팥염은 주로 2~14세 소아(초등학생이 주체)가 인두(편도) 또는 피부에 감염을 일으킨 후에 관찰된다. A군 β용혈사슬알균에 의한 감염이 원인이기 때문에 사슬알균(연쇄구균) 감염 후 토리콩팥염이라고도 불린다.

급성 토리콩팥염은 면역복합체에 의한 알레르기반응이다. 편도염이나 피부감염 등으로 A군 β용혈사슬알균에 감염되면 생체 내에서 이 균에 대한 항체가 생산되는데, 이 항체가 항원과 결합하여 면역복합체(immune complex)를 형성해서 콩팥의 토리 혈관벽 내피세포에 침착된다. 면역복합체가 내피세포에 침착되면 보체가 활성화되어

Note

Point

토리 질환

① 증상, ② 경과, ③ 원인 질환, ④ 형태학적 특징에 따라 다음과 같이 분류된다.

① 콩팥염증후군과 콩팥증후군
② 급성 토리콩팥염과 만성 토리콩팥염
③ 원발성 토리콩팥염과 속발성 토리콩팥염
④ 관내 증식성 토리콩팥염, 토리사이질 증식성 토리콩팥염, 반월체 형성성 토리콩팥염, 막성콩팥병증

면역복합체(immune complex)

혈류 중 항원과 항체의 복합체이다. 자가면역질환에서 병세를 반영하여 복합체 형성이 항진되며 농도가 높아진다. 콩팥염증후군에서는 사슬알균(연쇄구균) 유래의 면역복합체가 증가한다. 면역복합체에 의해 보체가 활성화되면 비만세포가 동원되어 탈과립이 일어나고 그로 인해 히스타민 등의 화학전달물질이 분비되어 혈관투과성이 항진된다.

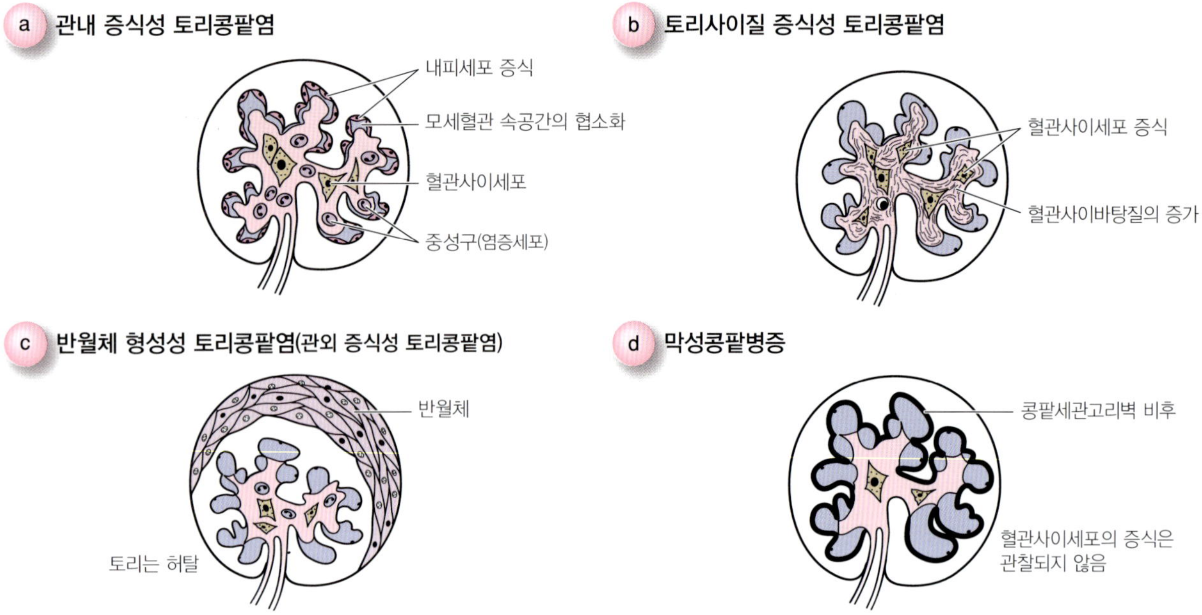

토리콩팥염은 토리(사구체) 구성세포의 증식반응을 기본으로 하는 염증이며, 다른 장기의 염증과 달리 염증세포의 침윤은 거의 확인되지 않는다. 면역복합체에 대한 면역반응이 토리콩팥염의 본태인 것이다. 주요한 4가지 형태학적 특징을 정리하였다.

a. 관내 증식성 토리콩팥염(A군 사슬알균 감염 후 급성 토리콩팥염)에서 증식하는 것은 혈관내피세포이다. 이 변화는 가역적이며 보통은 완전 치유된다.

b. 반월체 형성성 토리콩팥염에서는 보우만주머니의 상피가 증식해서 토리가 허탈된다. 따라서 콩팥기능장애가 급격하게 진행되는 경우가 많다(임상적인 급속진행토리콩팥염에 상당). 관외 증식성 토리콩팥염이라고도 불린다.

c. 토리사이질 증식성 토리콩팥염의 대표적 질환은 IgA콩팥병증과 막증식토리콩팥염이며, 진행성 만성 콩팥염의 병형을 취하는 경우가 많다.

d. 막성콩팥병증은 세포증식은 없고 면역복합체가 모세혈관벽에 들러붙어 침착되기 때문에 토리의 콩팥세관고리벽이 비후된다. 그래서 선택적 여과가 불충분해져 콩팥증후군을 나타낸다(콩팥기능장애는 가벼움).

[그림 7-2] 토리 질환의 형태학적 분류

[표 7-1] 토리 질환의 특징

질환명	임상증상	임상경과	원발/속발	형태소견	IC 침착	호발연령
① 사슬알균 감염 후 토리콩팥염	콩팥염증후군	급성	원발성	관내 증식성	상피 아래	소아
② 급속진행토리콩팥염	콩팥염증후군	급성	속발성	반월체 형성성	바닥막*	성인
③ 초점토리콩팥염	콩팥염증후군	급성	속발성	국소증식	소상	성인
④ 미세변화군	콩팥증후군	만성	원발성	거의 정상	없음	소아
⑤ 국소토리경화증	콩팥증후군	만성	원발성	국소경화	소상	소아
⑥ 막성콩팥병증	콩팥증후군	만성	원발성	막성	상피 아래	성인
⑦ 막증식토리콩팥염	콩팥염+콩팥	만성	원발성	토리사이질 증식성	내피 아래	청년
⑧ IgA콩팥병증	콩팥염증후군	만성	원발성	토리사이질 증식성	M바탕질**	성인
⑨ 유전성 콩팥염(알포트증후군)	콩팥염증후군	만성	원발성	토리사이질 증식성	없음	소아
⑩ 당뇨병콩팥병증	콩팥증후군	만성	속발성	결절성 병변	없음	성인
⑪ 아밀로이드콩팥증	콩팥증후군	만성	속발성	아밀로이드 침착	없음	성인(고령)
⑫ 루푸스콩팥염	콩팥염 + 콩팥	만성	속발성	토리사이질 증식성/막성	다양	성인

* 항토리바닥막항체에 의한 선상 IgG 침착, IC 침착 : 면역복합체의 침착부위, ** M바탕질 : 혈관사이바탕질

다양한 화학전달물질을 분비함으로서 혈관의 투과성이 항진되는 등 심한 염증이 생긴다.

조직학적으로는 양쪽 콩팥 표면에 무수한 출혈반(ecchymosis)을 형성하며 토리는 크게 비대해진다. 혈관사이세포(mesangial cell)나 내피세포, 때로 중성구(호중구)의 증가를 동반한다. 조직학적으로는 혈관내피세포의 증식이 주체가 되는 관내 증식성 토리콩팥염의 형태를 나타낸다.

대부분의 급성 토리콩팥염은 완치되지만, 드물게 급속진행토리콩팥염(급속진행성 사구체신염, rapidly progressive glomerulonephritis)으로 진행되기도 한다. 보우만주머니와 토리 사이에 반월체라는 증식성 병변을 나타내며 수주일에서 수개월 사이에 콩팥기능상실(신부전)에 이른다. 이 형태를 반월체 형성성 토리콩팥염 또는 관외 증식성 토리콩팥염이라고 한다. 한편, 대부분의 급속진행토리콩팥염은 굿파스처증후군(Goodpasture's syndrome; 항토리바닥막항체를 동반하는 자가면역질환) 또는 c-ANCA 관련 콩팥염(중성구 세포질에 대한 자가항체가 양성이 되는 자가면역질환)으로서 확인된다.

만성 토리콩팥염은 ▶ **표 7-1**과 같은 종류가 있는데, 대부분 발병 시기나 원인이 확실하지 않고 콩팥염 상태가 장기간 계속된다. 만성 토리콩팥염은 종종 만성 콩팥기능상실에 이르며, 또 콩팥증후군을 합병하는 경우도 많다.

■ 콩팥증후군(신증후군, nephrotic syndrome)

콩팥증후군이란 어떠한 원인으로 콩팥의 토리(사구체)가 손상됨으로써 소변 중에 다량의 단백질(특히 알부민 등의 저분자 단백질)이 누출되는 병태를 일컫는다. 고도의 단백질뇨, 저알부민혈증, 부종, 고지혈증을 나타낸다. 전형적인 콩팥증후군은 6세 이하에게서 발병하는 미세변화군이며, 국소토리굳음증(국소사구체경화증, focal glomerular sclerosis)에 의한 경우도 있다. 이들은 요세관에 지방이 침착하는 것이 특징이며, 지질성 콩팥증후군(lipoid nephrosis)이라고도 불린다. 국소토리굳음증은 미세변화군과 유사하지만 치료 저항성을 나타낸다.

콩팥증후군은 일반적으로 하루 4g 이상의 요단백질이 유출된다. 토리의 바닥막(기저막)이나 상피세포인 발돌기(족돌기)가 손상되기 때문에 투과성이 항진되어 원래 혈액 중에 남아야 할 단백질이 보우만주머니로 새어나오고 이로 인해 소변 중에 다량의 단백질이 유출된다. 토리의 구조가 크게 파괴되는 것이 아니기 때문에 콩팥기능은 대체적으로 정상이며, 소변 중에 적혈구나 백혈구가 나오는 일은 없다. 이 점이 콩팥염증후군과의 큰 차이이다.

성인의 콩팥증후군은 주로 막성콩팥병증(막성신병증, membranous nephropathy)이 원인이다. 성인의 콩팥증후군을 일으키는 기타 질환(속발성 토리콩팥염)으로는 당뇨병, 전신홍반루푸스, 아밀로이드증 등을 들 수 있다.

Note

굿파스처증후군 (Goodpasture's syndrome)

허파출혈이나 진행성 콩팥기능상실(신부전)을 일으키는 자가면역질환이다. 혈떡임이나 객혈로 발병하며 증상이 갑작스럽게 악화된다. 출혈에 의한 호흡곤란과 콩팥기능저하가 관찰되며 소변 중에 적혈구가 나타난다. 가슴 X선 검사에서는 허파출혈에 의한 비정상적인 하얀 반점이 좌우 허파에 나타난다. 콩팥 생검에서는 반월체 형성성 토리콩팥염이 관찰되는 것이 특징이며, 형광항체법에서는 항토리바닥막항체가 증명된다.

콩팥증후군의 특징

소변에 단백질이 누출됨에 따라 (단백뇨) 혈중 알부민 농도가 저하되고(저알부민혈증) 혈중 지방(지질)이 증가한다(고지혈증). 콩팥증후군의 초기증상으로는 식욕부진, 전신권태감, 과도한 나트륨과 수분의 저류 때문에 발생하는 눈꺼풀 부종이나 조직 부종, 복통, 근육위축, 소변의 거품(단백뇨 반영) 등이 있다. 장기간에 걸쳐 단백질이 소변으로 배출되면 영양부족이 생기고 뼈에서 칼슘이 상실되어 손발톱이 물러지고 머리카락이 빠진다. 소아는 발육이 억제되고 감염병에 대한 저항성도 약해진다(감염성 증가).

콩팥염증후군(신염증후군, nephritic syndrome)과 콩팥증후군(신증후군, nephrotic syndrome)

콩팥염증후군과 콩팥증후군은 토리콩팥염(사구체신염)의 대표적인 임상소견이다.

Note

막성콩팥병증의 원인은 아직 밝혀지지 않았다. 토리 바닥막이 막 모양으로 비후되지만 혈관사이세포의 증식은 관찰되지 않으며, 가벼운 콩팥기능장애가 특징이다. 면역복합체가 바닥막 바깥쪽(상피 아래)에 다수 침착된다. B형과 C형 간염바이러스 보균자나 암 환자에게 관찰되기도 한다. 따라서 막성콩팥병증 성인 환자의 경우 암의 잠재 가능성은 우선 부정해야 한다.

당뇨병 환자는 임상적으로 종종 콩팥증후군을 나타낸다. 아밀로이드콩팥증(amyloid nephrosis)은 고령자 콩팥증후군의 원인이며, 주로 만성 콩팥기능상실(신부전)의 원인이 되기도 한다. 전신홍반루푸스(SLE) 환자는 콩팥증후군과 콩팥염증후군을 나타내며 진행성으로 콩팥기능상실에 빠진다.

column

■ 크레아티닌청소율

콩팥기능을 조사하는 지표 중 하나에 크레아티닌청소율(creatinine clearance; 1분간 얼마만큼 혈장을 깨끗하게 할 수 있는가를 나타내는 수치)이 있다. 크레아티닌(creatinine)은 단백질이 근육 내에서 에너지(크레아틴)로서 사용된 후 생기는 대사산물이다.

크레아티닌청소율(Ccr)

$$\text{Ccr(mL/분)} = \frac{U \times V}{S} \times \frac{1.73}{A}$$

크레아티닌은 토리에서 전량이 여과되며 요세관에서 재흡수되지 않는다. 따라서 소변 중의 크레아티닌 양을 측정하면 토리에서 여과된 크레아티닌 수치도 함께 알 수 있다.

정상인 경우의 크레아티닌청소율은 100~120mL/분이다.

U : 소변 중 크레아티닌농도(mg/dL)
V : 1분간 소변량(mL/분)
S : 혈청 중 크레아티닌농도(mg/dL)
A : 체표면적(m^2)

국시 적중문제

Q 다음 중 급성 콩팥기능상실(신부전)을 일으키는 원인은?

① 당뇨병 ② 뭇주머니콩팥(다낭신장)
③ 고혈압 ④ SLE ⑤ 과다출혈

A 급성 콩팥기능상실(신부전)의 원인

1) 급속한 혈액량 감소로 오는 쇼크나 심한 순환혈액량의 과부담
2) 출혈이나 쇼크, 탈수(구토, 설사, 심한 발한, 과도한 상처 배액량)
3) 혈전이나 색전, 경색

정답 : ⑤

■ 토리 질환의 진단과 치료

토리 질환을 진단할 경우 앞에서 설명한 콩팥염증후군이나 콩팥증후군과 같은 징후, 연령과 함께 콩팥 생검을 통한 형태 진단이 중요하다. 일반적인 현미경검사와 함께 면역글로불린과 보체에 대한 형광항체법과 전자현미경검사가 시행된다. 형광항체법은 미고정(생) 콩팥 조직을 동결하여 절편으로 제작한 후 형광색소로 표식한 항체로 토리에서의 면역복합체 침착을 관찰한다(▶ 그림 7-3, 7-4). 전자현미경으로 관찰하려면 콩팥의 생검 조직을 즉시 고정해야 한다.

토리콩팥염 치료는 원칙적으로 부신겉질스테로이드가 투여된다. 이 경우 미세변화군처럼 스테로이드에 잘 반응하는 질환과 국소토리굳음증(국소사구체경화증)처럼 스테로이드에 저항성이 있는 질환이 있다. 생활지도로서 염분 제한, 단백질성 질소의 억제(콩팥염 식사)가 중요하다.

만성 콩팥기능상실이 진행된 경우에는 혈액투석(주 3회)이나 지속외래복막투석이 시행된다. 혈액투석을 위해서는 팔에 인공적으로 동정맥션트를 형성한다. 제공자(생체 또는 사체)가 있을 경우 콩팥이식이 이루어지는데, 이식 후에도 면역억제제를 계속 복용해야 한다. 혈액투석이거나 콩팥이식이거나 모두 삶의 질을 상당 부분 손상받게 된다.

■ 토리 질환 - 각론

질환명과 그 대략적인 특징은 ▶ 표 7-1을 참조하기 바라며, 앞에서 설명하지 못한 유형의 병태를 간략히 설명하도록 한다.

① IgA콩팥병증(IgA신병증, IgA nephropathy)

우리나라 성인의 만성 토리콩팥염(사구체신염) 중에서 가장 많은 병태이다. 혈관사이세포(mesangial cell)가 증식하고 혈관사이바탕질(mesangial matrix)이 증가(경화)하며, 면역글로불린인 IgA가 혈관사이바탕질과 일치하여 침착된다. 상기도 감염이나 설사 후에 발병한다. 혈액 중 IgA가 높은 수치를 나타낸다. 무증상이기 때문에 건강진단의 소변검사에서 종종 발견되기도 한다. 육안적 또는 현미경적 혈뇨가 특징이다. 예후는 비교적 양호하지만, 만성 콩팥기능상실(신부전)에 이르는 경우도 적지 않다.

② 막증식토리콩팥염(막증식사구체신염, membranoproliferative glomerulonephritis)

청년기의 콩팥염증후군으로, 종종 콩팥증후군을 동반한다. 혈청 보체가가 낮은 것이 특징이며, 저보체혈증성 토리콩팥염이라는 명칭도 있다. 혈관사이세포가 심하게 증식되며 이와 함께 토리 모세혈관벽이 비후된다. 토리가 비대해져 분엽 모양을 나타낸다. 형광항체법에서는 IgM과 보체의 토리 침착이 두드러진다(▶ 그림 7-4). 종종 만성 콩팥기능상실에 이른다.

Note

콩팥증후군의 원인이 되는 토리 질환과 예후

① **미세변화군(minimal change disease)** : 경미한 토리 변화로, 토리쪽세관에 지질이 침착된다(지방성 콩팥증후군). 예후는 양호하다.

② **국소토리굳음증(국소사구체경화증, focal glomerular sclerosis)** : 토리의 일부가 분절상으로 침범된다. 사춘기에 많고 젊은 성인층이나 중년층에서도 관찰된다. 치료 효과는 적으며 예후는 나쁘다. 성인과 소아 모두 대부분이 진단 후 5~20년에 콩팥기능상실(신부전)에 빠진다.

③ **막성콩팥병증(막성신병증, membranous nephropathy)** : 성인 콩팥증후군을 일으키는 주요 토리 질환이다. 질병 초기에는 콩팥기능장애가 적으며, 콩팥기능상실로 진행되는 비율은 시간의 경과와 함께 증가하여 15년 후에 약 40%가 된다.

④ **당뇨병콩팥병증(당뇨병성 신병증, diabetic nephropathy)** : 당뇨병에 동반하는 콩팥증후군이다. 혈관사이바탕질이 증가(결절성 병변)하는 것이 특징이다. 콩팥기능상실이 진행되어 혈액투석을 시행하게 될 확률이 높다.

⑤ **아밀로이드콩팥증(아밀로이드신장증, amyloid nephrosis)** : 고령자 콩팥증후군의 원인이 되며, 내피 아래 및 혈관사이바탕질로 아밀로이드가 침착되는 것이 특징이다. 치료법은 없으며 예후는 나쁘다.

혈관사이세포(mesangial cell)

토리(사구체) 각각의 모세혈관은 포도알처럼 혈관벽에 연결되어 있다. 그 사이를 채우는 것이 혈관사이바탕질(메산지움기질, mesangial matrix)이며, 그 안에 있는 혈관사이세포는 모세혈관이 움직이지 않도록 고정하는 역할을 한다.

③ 초점토리콩팥염(초점사구체신염, focal glomerulonephritis)

세균심내막염(bacterial endocarditis)에 수반되는 토리 병변으로, 면역복합체가 토리의 일부에 부분적으로 침착되는 병태이다. 콩팥염증후군을 나타내지만, 패혈증 치료 시 증상이 사라진다.

④ 루푸스콩팥염(루푸스신염, lupus nephritis)

루푸스콩팥염은 전신성 자가면역질환의 하나인 전신홍반루푸스(systemic lupus erythematosus, SLE)에 수반되어 발생하는 병태이다. 토리의 혈관사이세포 증식과 섬유소모양괴사가 특징이다. WHO에 의하면 형태학적 이상이 관찰되지 않는 '미세변화형', 토리의 반수 이상이 침범되는 '국소증식형', 거의 모든 토리가 침범되는 '미만성 증식성', '막성콩팥병증 유사형'과 같은 병형으로 분류된다.

심해지면 토리의 모세혈관벽에 면역복합체가 고도로 침착되어 바늘 모양으로 보이는 '철사고리병변(wire loop lesion)'이 확인된다. 혈중 보체농도의 저하가 콩팥염의 활동성 지표가 된다. 루푸스콩팥염의 정도가 SLE 환자의 예후를 결정한다.

⑤ 당뇨병콩팥병증(당뇨병성 신병증, diabetic nephropathy)

종종 콩팥증후군과 만성 콩팥기능상실의 원인이 된다. 당뇨병 합병증으로서 콩팥병증, 망막증, 말초신경증이 중요하며 합쳐서 3대 합병증이라고 한다. 모두 세동맥경화증을 기반으로 한 미세순환장애로 인한 병변이다. 콩팥증후군과 콩팥 토리의 결절성 병변(당뇨병성 토리경화증)을 나타내는 병태를 킴멜스틸-윌슨증후군(Kimmelstiel-Wilson syndrome)이라고 한다. 당뇨병콩팥병증은 만성 콩팥기능상실로 인해 혈액투석을 필요로 하는 콩팥 질환의 원인으로서 가장 많은 질환이다.

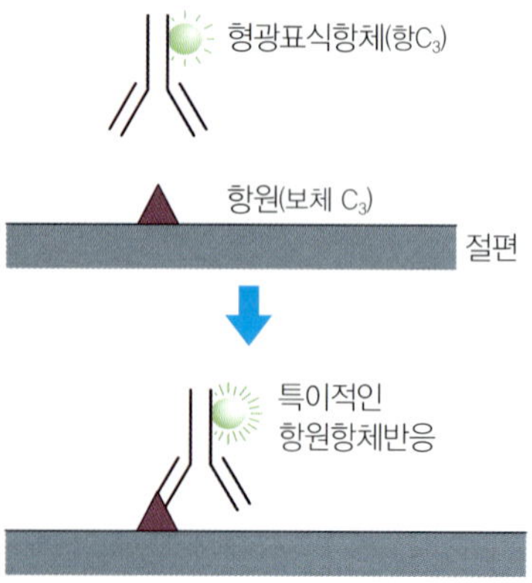

[그림 7-3] 형광항체법(직접법)

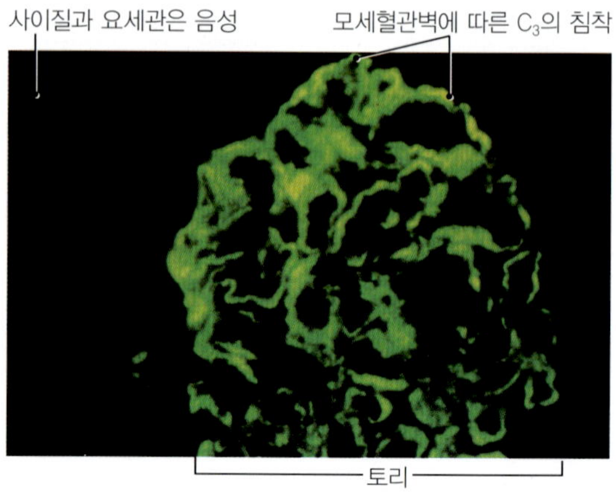

토리에 달라붙은 보체가 녹색으로 빛나고 있다. 면역복합체로 활성화된 C_3 성분이 토리 병변의 진행에 영향을 미치고 있음을 알 수 있다. 사이질이나 요세관은 음성이며 면역복합체의 침착은 토리에 한정되어 확인된다.

[그림 7-4] 막증식토리콩팥염에서의 형광항체법 염색 (보체 C_3의 국재)

Note

콩팥기능검사법

콩팥기능검사에는 두 콩팥의 기능을 검사하는 총콩팥기능검사와 좌우의 콩팥기능을 개별적으로 검사하는 부분콩팥기능검사가 있다. 소변 생성에 관한 총콩팥기능검사에서는 콩팥단위 각 부위의 기능에 따라 혈관에서는 콩팥혈류량(RPF), 토리에서는 토리여과율(GFR), 요세관에서는 요세관기능(토리쪽세관기능)과 속질기능(먼쪽세관기능)으로 나누어 검사가 이루어진다.

[총콩팥기능검사]

① 콩팥혈류량 : 파라아미노마뇨산청소율
② 토리여과율 : 크레아티닌청소율, 요소질소
③ 토리쪽세관기능 : 페놀설포탈레인(PSP) 색소배출시험
④ 먼쪽세관기능 : 피쉬버그농축시험

[부분콩팥기능검사]

① 인디고카르민검사
② 정맥성 콩팥깔때기조영
③ 콩팥촬영술
④ 섬광조영술
⑤ 라파포트시험
⑥ 콩팥생검

형광항체법(fluorescent antibody technique)

콩팥 질환을 진단하는 데 꼭 필요한 검사법이다. 특이항체에 FITC라는 형광색소를 표식하고 그 표식 항체를 콩팥생검의 동결절편에 반응시킨다. 형광현미경이라는 특수 현미경으로 관찰하면 특이항체가 항원과 반응한 장소가 FITC에 의해 녹색으로 빛난다. 빛나는 장소가 면역복합체 침착부위에 상당한다. 이것이 직접 형광항체법이다. IgG, IgA, IgM에 추가하여 보체성분의 침착이 관찰된다. 보체 C_3에 대한 형광항체법의 순서와 그 현미경 소견을 나타낸다(▶ 그림 7-3, 7-4).

⑥ 아밀로이드콩팥증(아밀로이드신증, amyloid nephrosis)

전신아밀로이드증(generalized amyloidosis)에 동반하는 콩팥 병변으로, 고령자에게 콩팥증후군과 만성 콩팥기능상실을 일으킨다. 치료법이 없고 예후는 나쁘다. 아밀로이드(amyloid)는 온몸의 모든 장기에 침착되지만, 특히 콩팥과 심장에 침착될 경우 생명 예후에 영향을 미친다. 확실한 원인을 찾지 못하는 경우, 다발골수종과 합병되는 경우, 류마티스관절염, 허파결절이나 한센병 등의 만성 질환에 속발하는 경우가 있다. 아밀로이드는 수용성의 섬유성 단백질로 콩고레드염색 시 주황색으로 염색된다.

⑦ 알포트증후군(Alport syndrome)

대표적인 유전성 콩팥염이다. 대부분 신경성 난청을 동반하며 백내장을 합병하기도 한다. 보통염색체 우성유전질환이다. 임상적으로 콩팥염증후군이 특징이며, 종종 30대에 종말기 콩팥으로 진행된다.

⑧ 종말기 콩팥

만성 콩팥 질환이 진행되어 토리가 현저하게 위축됨으로써 그 병형을 판별할 수 없게 된 상태를 말한다. 콩팥은 작고 단단해져 위축 콩팥 상태가 되며, 만성 콩팥기능상실에 이른다.

2. 콩팥과 고혈압

콩팥과 고혈압의 관계를 알기 위해서는 레닌 · 앤지오텐신계통을 먼저 이해할 필요가 있다(▶ **그림 7-5, 각론 제2장 혈관계통 질환, p.210, Note 참조**).

콩팥소체(신소체, renal corpuscle) 입구쪽 부위(혈관극)에 레닌 분비를 담당하는 토리곁장치(방사구체장치, juxtaglomerular apparatus)가 있다. 콩팥단위는 자신의 먼쪽세관이 콩팥소체에 접하는 구조로 되어 있기 때문에 먼쪽세관 내의 염소이온 농도가 감지되어 토리 여과량이 조절되고 있다(▶ **그림 7-6**). 염분이 증가하면 토리곁장치가 그것을 감지하여 콩팥혈류량을 늘리고 여분의 염분을 소변으로 배설한다.

레닌 · 앤지오텐신계통 이외에도 혈압조절에 관여하는 인자가 있으며, 이를 표에 정리하였다(▶ **표 7-2**).

[표 7-2] 혈압조절에 관여하는 인자

① **레닌·앤지오텐신계통** : 염분 섭취, 체액량 증가, 콩팥동맥압 저하가 레닌분비를 촉진
② **심방나트륨이뇨펩티드**(ANP) : 나트륨이뇨(나트륨배설 증가)
③ **항이뇨호르몬**(ADH) : 수분이뇨와 나트륨이뇨의 억제(나트륨배설 감소)
④ **일산화질소**(NO) : 혈관확장(앤지오텐신 II에 의한 혈관수축을 억제)
⑤ **엔도텔린** : 혈관수축(혈압상승, 나트륨배설 억제)

Note

종말기 콩팥

모든 콩팥 질환의 종말상으로, 양쪽 콩팥이 현저하게 작아져 만성 콩팥기능상실(요독증)을 나타낸다. 토리 질환 이외에 만성 깔때기콩팥염(신우신염)이나 고도의 세동맥경화증도 종말기 콩팥의 원인이 된다. 혈액투석의 대상이 된다.

심방나트륨이뇨펩티드(atrial natriuretic peptide, ANP)

심방근육이 생산하는 폴리펩티드로, 심장기능상실(심부전) 등으로 인해 심방이 확장되면 분비량이 증가해서 콩팥에서의 나트륨 배설량이 증가한다. 심방근육세포는 ANP를 포함한 분비과립을 보유하고 있다. 심방근육은 호르몬 생산 세포의 하나이다. 또한, 심실근육에서는 BNP(뇌나트륨이뇨펩티드, brain natriuretic peptide)가 분비되며, 혈관내피세포에서는 CNP(C형 나트륨이뇨펩티드)가 분비된다.

Note

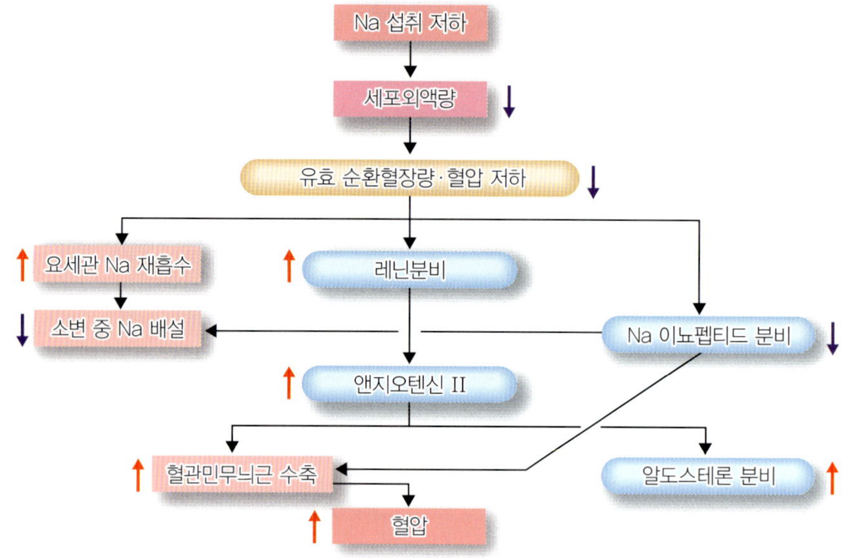

나트륨(Na)의 섭취 저하는 세포외액량을 감소시켜 혈압 저하를 일으킨다. 이때 생체는 혈압을 정상으로 유지하려고 반응하는데, 그 중심이 되는 것이 레닌·앤지오텐신계통이다. 나트륨 배설을 감소시켜(재흡수를 촉진하여) 유효 순환혈장량을 유지함과 동시에 혈관민무늬근의 수축을 촉진한다. 심방에서 분비되는 나트륨이뇨펩티드(ANP)의 분비는 감소된다.

[그림 7-5] 나트륨 섭취 저하에 이은 혈압조절기전

토리곁장치(방사구체장치, juxtaglomerular apparatus)
(▶ 그림 7-6)
토리곁장치는 레닌분비를 제어하는 현미경적 구조로, 각 토리의 혈관극에 존재한다. 들세동맥벽(수입세동맥벽)의 레닌분비세포, 먼쪽세관의 치밀반, 그리고 그 사이를 채우는 토리 바깥 혈관사이세포(mesangial cell)로 구성된다. 들세동맥의 혈류량과 먼쪽세관 안의 나트륨농도를 감지해서 혈압과 나트륨 유지에 작용한다.

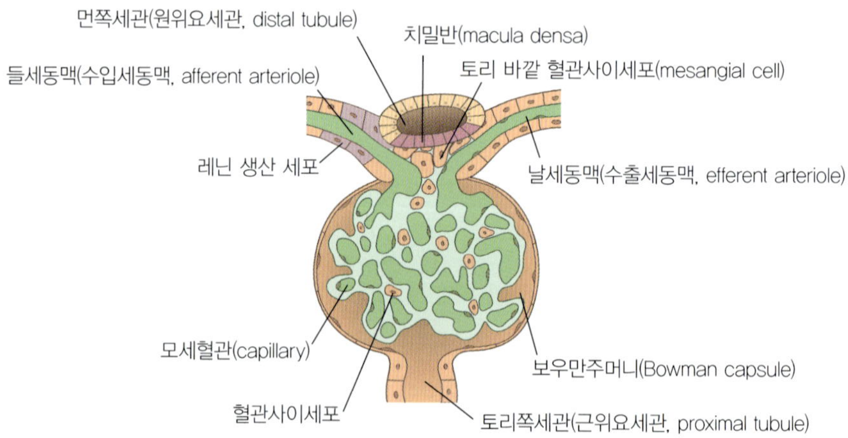

[그림 7-6] 토리곁장치의 모식도

본태고혈압 환자의 경우 토리곁장치의 잠재적 이상으로 인해 염분이 증가되었을 때 콩팥혈류량을 늘려 염분을 배설할 수 없기 때문에 혈압을 높임으로써 염분을 배설한다. 바꾸어 말하면 본태고혈압은 과도하게 염분을 섭취하는 생활습관에 의해 토리곁장치에 이상이 생긴 병태라고 할 수 있다.

본태고혈압 상태의 콩팥은 세동맥경화증을 동반하여 피부에 작은 위축 병변이 흩어져 있는데, 콩팥기능에는 이상이 없다. 이 변화를 양성 콩팥경화증이라고 하며 이전에는 고혈압의 원인으로 지목된 바 있으나, 지금은 장기간 계속되는 고혈압의 결과로 보고 있다.

■ 콩팥혈관고혈압(신장혈관고혈압, renovascular hypertension)

한쪽 콩팥동맥이 협착된 결과 환부쪽 토리곁장치(방사구체장치)에서 레닌 분비가 촉진되어 생기는 고혈압이다. 콩팥동맥 죽경화증(고령자에게 많음) 및 콩팥동맥 형성이상증(젊은 여성에게 많음)이 원인이다.

■ 악성고혈압(malignant hypertension)과 악성콩팥굳음증(악성신경화증, malignant nephrosclerosis)

혈압(특히 확장기혈압)의 현저한 상승으로 인해 뇌증상, 눈바닥(안저)의 울혈유두, 울혈콩팥기능상실(울혈성 신부전) 및 급성 콩팥기능상실을 일으킨 병태를 악성고혈압이라고 한다. 그리고 이때의 콩팥 병변이 악성콩팥굳음증이다. 들세동맥(수입세동맥)에 섬유소모양괴사가 있고 세동맥벽의 내막이 비후되어 있으며, 콩팥 표면에 육안으로 다수의 점출혈이 확인된다. 고혈압 응급증이라고도 불리는 심각한 병태로, 아프리카계열 젊은 남성에게 많다. 피부비후증(경피증, pachydermatosis)으로 급격하게 고혈압과 콩팥기능상실이 악화될 때도 같은 소견이 나타난다(▶ **각론 제2장 혈관계통 질환, p.210 참조**).

Note

요침전물(urinary sediment)

외래에서 소변검사의 일환으로 조사되는 현미경적 검사이다. 소변을 원심분리하여 침전되는 성분이 요침전물이며, 세포성분, 원주, 결정이 포함된다.

[세포성분]

① **적혈구** : 토리콩팥염, 방광염
② **백혈구** : 급성 깔때기콩팥염, 방광염
③ **상피세포**(중층편평상피, 요로상피) : 생리적
④ **세균** : 방광염

[원주(요세관에서 응집한 주형)]

① **과립원주** : 토리콩팥염
② **적혈구원주** : 토리콩팥염(콩팥염증후군)
③ **백혈구원주** : 급성 깔때기콩팥염
④ **상피원주** : 급성 요세관괴사
⑤ **지방원주** : 콩팥증후군

[결정(산성뇨에 많음)]

① **아세트산칼슘결정** : 생리적
② **요산결정** : 생리적
③ **시스틴결정** : 시스틴뇨증
④ **빌리루빈결정** : 폐쇄황달

column

■ 루스벨트 미국대통령의 고혈압

1945년 4월 12일 미국 제32대 대통령 프랭클린 루스벨트는 고혈압성 뇌출혈로 쓰러져 끝내 사망하였다. 전시 중의 예외조치로서 4선 대통령직을 역임한지 4개월째 접어들었을 때 일어난 불행이었다. 그날의 혈압은 300/190mmHg으로, 루스벨트 대통령의 최고혈압은 1년 전부터 200mmHg를 넘고 있었다. 주치의는 왜 혈압을 낮추지 않았을까?

대답은 2가지이다. 첫 번째는 우선 당시에는 좋은 강압제가 없었기 때문이다. 두 번째는 당시의 의료 상식으로는 고혈압은 치료 대상이 아니었기 때문이다. 한 심장질환 학자는 '1946년 당시 고혈압의 약물요법은 대체의료로 간주되었다'고 말할 정도였다.

1세기 이상 전인 1836년 런던의 가이병원에서 두각을 나타내던 내과의 리처드 브라이트는 100사례의 콩팥이 위축된 병리해부 증례를 해석하여 절반 이상의 왼심실비대를 증명하였다. 그의 결론은 '콩팥질환에서는 콩팥혈관이 손상을 받아 혈류가 나빠진다. 그래서 무리하게 피가 흐르게 하기 위해 심장이 세게 움직여야 한다'는 것이었다. 나아가 19세기 후반에는 독일 병리학자들이 '콩팥 손상 보상으로서의 고혈압' 개념을 강력하게 지지하였다. 이렇게 해서 신체에 절대적으로 필요한 고혈압 즉 'essential' hypertension(본태고혈압)의 개념이 정착한 것이다. 혈압을 낮추면 콩팥 등의 중요 장기로 가는 혈류가 나빠지므로 낮추어서는 안 된다고 하는 논법이었던 것이다.

분명 고혈압에 의한 임상증상은 거의 없다. 고혈압인 채 장수하는 환자도 결코 적지 않다. 루스벨트를 허무하게 죽음으로 내몬 것은 이 미신 때문이라고 할 수 있다.

Note

Point

요로감염의 대부분은 대장균이 원인이다.

요로계통 감염병의 발병 요인

① 소변의 흐름 폐색 : 양성 전립샘비대에 의한 요도폐쇄
② 콩팥이나 요로계통 수술
③ 요도에서 방광으로 카테터 삽입
④ 산부인과적 이상

세균뇨(bacteriuria)

보통 소변 1mL에 대해 10^5개 이상의 세균이 포함되어 있는 상태를 비정상으로 판정한다.

3. 요로감염병(방광염)

요로 감염(방광염, 깔때기콩팥염)은 대부분 큰창자(대장)의 상주균에 의해 야기된다. 가장 많은 원인균은 대장균이다.

여성의 경우 남성보다 요도가 짧기 때문에 요로감염병이 쉽게 걸리고 임신 중에는 특히 감염 빈도가 높은 것이 특징이다. 남성의 경우 전립샘비대나 전립샘암으로 인해 요도가 좁아져 있을 때 감염되기 쉽다.

대부분 요로 감염은 바깥요도구멍(외요도구)을 통해 요도를 지나 병원체가 방광으로 올라옴으로써 일어난다. 감염이 방광에서 요관, 콩팥깔때기(신우)로 상행성 확장을 나타내는 경우도 있으며, 드물게 혈류를 따라 콩팥으로 세균이 파종되는 경우도 있다.

임상적으로는 방광염(cystitis)에 의해 고름뇨(소변 중에 다수의 중성구가 섞임), 혈뇨, 세균뇨를 일으킨다(**▶ 그림 7-7**). 증상으로 빈뇨, 배뇨통, 잔뇨감이 나타나는 것이 특징이며, 방광염은 보통 발열을 일으키지 않는다. 방광 내에 도뇨관을 유치한 환자는 그 자극이나 세균 침입에 의해 방광염을 일으키기도 한다.

콩팥실질이 감염되면 급성 깔때기콩팥염(신우신염, nephropyelitis)으로 진행되기도 한다. 그 경우 발열이나 말초혈액에 백혈구 증가, 옆구리의 압통 및 자발통, 허리통증과 같은 증상이 나타난다. 여성, 특히 비대해진 자궁에 의해 요관이 압박된 임산부에게 많은 병태이다.

column

■ 사례를 통한 고름뇨(농뇨) 간호

70세 여성이 뇌경색증 후유증인 오른쪽 편마비, 완전언어상실증(완전실어증)에 대한 재활훈련을 목적으로 입원 중이다. 식사 이외는 모두 간병이 필요한 상태이다. 요의가 없고 배뇨곤란에 의한 잔뇨가 있다. 수일 전부터 소변이 혼탁하여 심한 소변냄새를 동반하고 있다(▶ 그림 7-7). 발열은 없고 전신상태는 평소와 같다. 백혈구수 7,000/μL, CRP 정상이며, 소변에서 다수(10^5/mL 이상)의 대장균이 분리되었다. 타당한 치료방침을 생각해보자.

전신적 영향이 적은(발열이나 염증반응이 없음) 고름뇨(농뇨, pyuria)이며, 소변 중에 다수의 중성구(호중구)와 대장균이 확인되었으나 항생물질 투여 대상은 아니다. 일반적으로 고령자의 '무증상성 세균뇨'는 치료 대상이 아니다. 잔뇨를 줄이는 것이 중요한 목적이며 잔뇨량에 맞는 간헐적 도뇨가 고름뇨의 개선에 효과적이다. 도뇨관 유치는 지속감염의 요인이 되기 때문에 금기이다. 방울주입(점적)에 의한 이뇨 촉진, 방광훈련(도뇨관을 클램핑한 후 요의가 생기면 개방)이나 방광세척이 관행적으로 이루어져 왔으나 그 효과는 과학적으로 증명되지 않았다. 발열이나 말초혈액에 백혈구 증가를 동반하는 경우에 한해 항생물질을 방울주입한다.

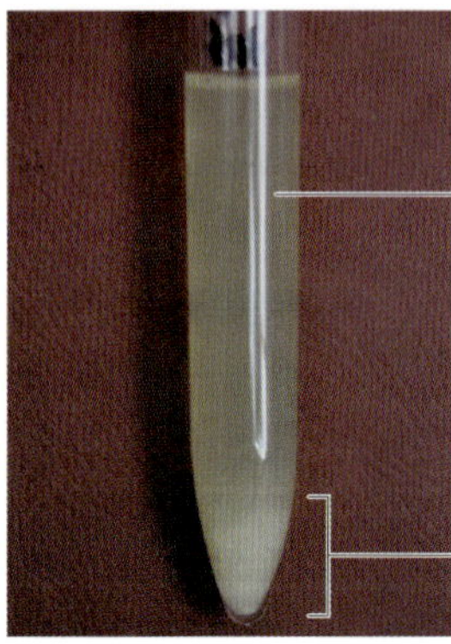

고도의 고름뇨에서는 소변을 그대로 두면 고름 성분인 중성구(호중구)가 시험관 바닥에 침전한다. 이러한 예에서는 간헐적 도뇨가 효과적이다. 발열이 없으면 안일하게 항생물질을 사용하지 않기 바란다. 방광세척도 효과가 없다.

[그림 7-7] 고름뇨(육안소견)

4. 요세관 및 사이질 질환

■ 급성 요세관괴사(acute tubular necrosis)

요세관이 급격하고 광범위하게 괴사됨으로 인해 급성 콩팥기능상실(신부전)을 일으킨 병태이다. 요세관 상피는 재생이 가능하여 보통 약 2주일 사이 새로운 세포로 바뀐다. 따라서 급성기의 요독증(uremia)을 복막투석 등으로 이겨내면 회복이 가능하다.

요세관의 괴사와 파괴가 진행되면 요세관에서 원뇨가 새어 사이질(간질, interstitium)에 고인다. 그 결과 부종을 일으켜 콩팥이 비대해진다. 박리된 상피는 하부 요세관 내에 모여 원주(cast)를 형성한다(▶ **그림 7-8**). 임상적으로는 소변감소증(핍뇨)이나 무뇨가 된다.

급성 요세관괴사는 종종 저혈압이나 외상 등에 의한 쇼크 때문에 콩팥 내에 충분한 혈액이 흐르지 못하는(콩팥허혈) 것이 원인으로 일어난다. 또한 과격한 운동이나 충격적 외상의 경우 내인성 단백질인 미오글로빈(myoglobin)이 요세관을 파괴하는 요인이 된다(으깸증후군).

으깸증후군(압궤증후군, crush syndrome)에서는 소변 중의 미오글로빈 때문에 소변이 적색을 띠지만, 현미경 상에 적혈구는 확인되지 않는다. 이 상태를 '적혈구가 없는 혈뇨'라고 한다. 그 밖에 수은, 비소, 사염화탄소, 에틸렌글리콜 등의 독물도 요세관을 괴사시키는 요인이 된다.

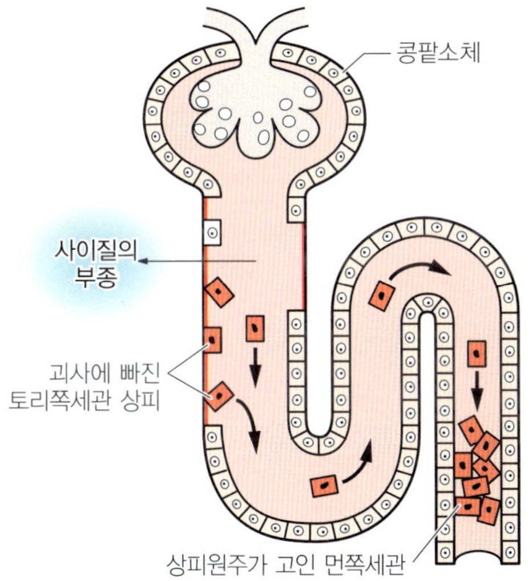

급성 요세관괴사는 혈압저하 시 소변감소증(핍뇨)~무뇨가 된 환자의 콩팥 병변을 가리킨다. 혈압저하에 의해 저혈상태가 되면 미토콘드리아가 많은(산소소비량이 높음) 토리쪽세관 상피세포가 선택적으로 괴사되어 요세관 속공간으로 박리된다. 박리된 상피 성분은 하위 콩팥단위(먼쪽세관)에 원주로서 고인다. 토리쪽세관이 손상됨으로써 콩팥 사이질에 심한 부종이 관찰되기 때문에 콩팥이 양쪽 모두 현저하게 커지고 창백해진다.

[그림 7-8] 급성 요세관괴사의 기전

■ 깔때기콩팥염(신우신염, nephropyelitis)

급성 깔때기콩팥염은 세균감염에 의해 야기되는 콩팥깔때기(신우) 및 콩팥 실질의 염증이다. 감염 경로로는 세균이 요로를 역행하여 침입하는 상행성 감염, 패혈증에

Note

미오글로빈(myoglobin)

미오글로빈은 가로무늬근(횡문근, striated muscle: 심장근육과 뼈대근육)에 포함된 헴단백질로, 뼈대근육이 붉은색을 띠는 이유이다. 헤모글로빈에서 산소를 빼앗아 산소를 소비하는 세포소기관인 미토콘드리아로 운반하는 역할을 한다. 미오글로빈은 심근경색증에 동반하여 혈액 중으로 유리되기 때문에 심근경색증의 혈중 표지자로서 이용되고 있다. 근육이 융해되는 병태에서는 소변 중에 대량의 미오글로빈이 배출되어 적색뇨를 나타낸다.

미오글로빈뇨(myoglobinuria)

소변 중에 대량의 미오글로빈이 분비되어 '적혈구가 없는 혈뇨' 상태를 나타내는 병태를 미오글로빈뇨라고 한다. 미오글로빈은 가로무늬근(횡문근) 유래이므로 미오글로빈뇨와 가로무늬근융해(횡문근융해, rhabdomyolysis)는 같은 뜻이다. 미오글로빈은 요세관 독성이 강한 내인성 물질로, 급성 콩팥기능상실의 원인이 된다. 미오글로빈뇨의 원인으로 가장 많은 것은 외상성 으깸증후군이다. 그 밖에 약물(마취제, 향정신제 등), 저칼륨혈증, 다발근육염도 미오글로빈뇨의 원인이 된다. 원인 불명의 특발성 가로무늬근융해도 알려져 있다.

골수종콩팥(골수종신장, myeloma kidney)

소변 중에 벤스-존스단백질(Bence Jones protein)을 배설하는 다발골수종에 동반되어 관찰되는 콩팥장애로, 요세관 독성이 있는 벤스-존스단백질에 의해 요세관 손상이 초래된다. 벤스-존스단백질은 면역글로불린의 가벼운사슬(L사슬) 단편으로, 종양성 형질세포에서 혈액 중으로 분비된다.

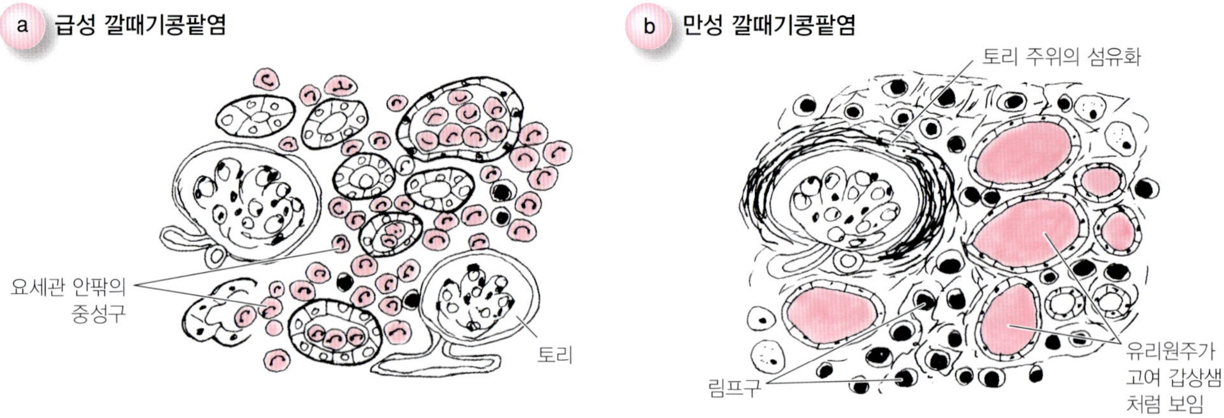

깔때기콩팥염은 요세관 및 콩팥 사이질의 염증을 특징으로 한다. 급성 깔때기콩팥염은 창자세균의 상행성 감염에 의해 야기되며 요세관 안팎에 다수의 중성구(호중구)가 확인된다. 발열, 고름뇨(농뇨), 허리통증을 동반한다. 만성 깔때기콩팥염에서는 경미한 상행성 감염의 지속으로 인해 요세관이 위축되어 사이질에 림프구 침윤과 토리 주위성 섬유화가 확인되는 병태이다. 요세관에 유리원주가 가득 차 얼핏 보기에 갑상샘과 비슷한 현미경적 소견을 나타내는 것이 특징이다. 또한, 요도가 짧기 때문에 상행성 감염을 일으키기 쉬운 여성에게 많다. 남성의 경우는 요로협착이 있는 경우(특히 전립샘비대)에 관찰된다.

[그림 7-9] 깔때기콩팥염의 두 유형

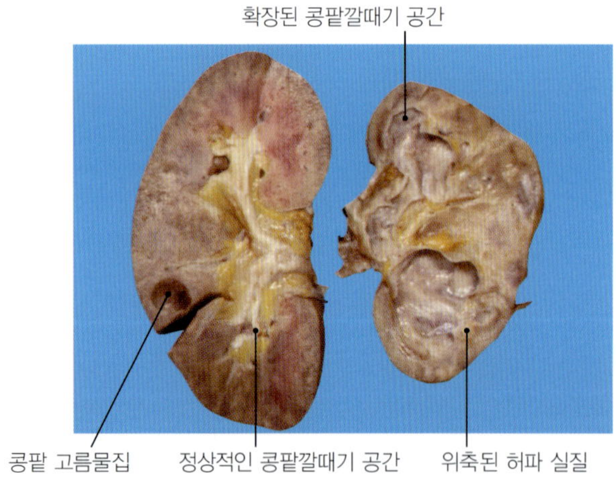

어떠한 이유로 요관이 만성적으로 협착되거나 막히면 콩팥깔때기 공간이 확장되고 최종적으로는 콩팥 실질이 위축되는데, 이 상태를 물콩팥증(수신증, hydronephrosis)이라고 한다. 본 사례의 왼쪽 물콩팥증은 자궁목암(자궁경부암)에 의한 폐쇄가 원인이었다. 오른쪽 정상 콩팥과 비교해보기 바란다(포르말린 고정 후).

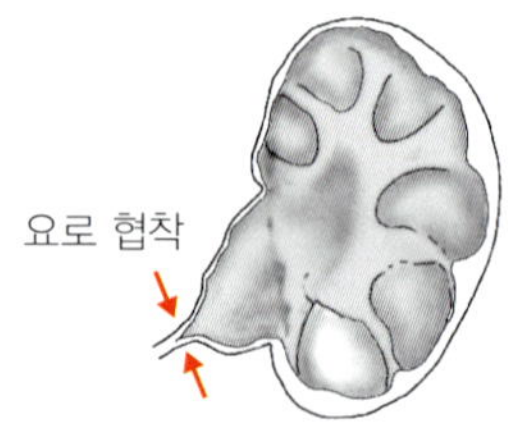

물콩팥증이란 요로가 협착됨으로써 콩팥깔때기 공간이 확장된 병태를 가리킨다. 만성적으로 지속되면 콩팥 실질은 압박위축에 빠진다. 이차적으로 상행감염이 생기면 물고름콩팥증(농수신증, hydropyonephrosis)을 일으킨다. 요로 협착의 원인은 요로결석과 종양(요관암이나 뒤배벽으로의 암 침윤)이 많다.

[그림 7-10] 물콩팥증(육안소견, 포르말린 고정 후)과 모식도

> **Note**
>
> **콩팥고름집 (신농양, renal abscess)**
>
> 혈행성 감염에 의해 콩팥 겉질에 단발 및 다발의 화농 병소가 형성된 결과 생기는 국한성 고름염증(화농염증)을 콩팥고름집이라고 한다. 패혈증에서는 종종 콩팥고름집의 합병이 관찰된다.

의한 혈행성 감염이 있으며, 대부분 상행성 감염이다. 요도가 짧은 여성에게 많은 병태이다.

초기에는 사이질(간질) 내 염증세포가 침윤되지만, 토리나 혈관에는 거의 변화가 관찰되지 않는다. 그러나 만성화되면 사이질이 섬유화되어 요세관이 위축된다. 양쪽이 모두 심한 경우 콩팥기능상실(신부전)에 빠진다. 확장된 요세관에 유리원주가 고인 결과 갑상샘과 매우 유사한 현미경적 소견을 띠게 된다. 대부분 만성 요로폐쇄나 급성 염증발작의 반복에 의해 발생한다(▶ 그림 7-9).

중증 당뇨병 환자는 속질(수질) 끝부분에 있는 콩팥유두의 염증이 심하여 콩팥유두괴사(신장유두괴사, renal papillary necrosis)라고 하는 심각한 상태가 되기도 한다.

■ 약물성 콩팥장애(사이질콩팥염)

각종 약물이 콩팥을 손상시켜 콩팥기능이 악화된다. 주로 요세관과 사이질이 침범되는데, 알레르기반응에 의한 경우도 있다. 사이질콩팥염(간질신장염, interstitial nephritis)이라는 병태를 나타낸다.

■ 물콩팥증(수신증, hydronephrosis)

요관이나 콩팥깔때기(신우)의 출구가 결석이나 암으로 협착되면 그 상부의 요로는 확장되고 콩팥깔때기도 확장되어 콩팥 실질은 위축되고 만다. 위축이 심해지면 콩팥은 소변을 담은 주머니 같은 상태가 되는데, 이를 물콩팥증이라고 한다(**▶ 그림 7-10**). 소아기의 물콩팥증은 대부분 방광요관역류(vesicoureteral reflux)에 의한다.

물콩팥증은 이차적으로 감염병을 일으키기 쉬우며 종종 깔때기콩팥염을 합병한다. 그 결과 콩팥깔때기 내부에 고름이 고인 것을 물고름콩팥증(농수신증, hydropyonephrosis)이라고 한다.

5. 요로결석증과 신경성 방광

요로계통 질환은 요로의 모든 곳에서 일어난다. 소아의 요로폐쇄는 대부분 선천적인 것이고, 성인의 요로폐쇄는 보통 콩팥결석, 양성 전립샘비대나 암의 결과로서 발생한다.

■ 요로결석증(urolithiasis)

요로에 결석이 생기는 것을 요로결석증이라고 한다. 결석이 생기는 부위에 따라 콩팥결석, 요관결석, 방광결석, 요도결석으로 나뉜다. 결석은 소변성분의 불용성 물질이 결정으로 석출되어 단단한 고형물을 형성한 것이다. 결석이 이동하다가 생리적 협착부위 등에 막히면 심한 통증이 발생한다. 결석은 대부분 콩팥깔때기 내에서 형성되어 요로를 내려가면서 크기가 커진다. 요로결석증은 30~50대 남성에게 많은 질환이다.

결석 중에서 가장 많은 것이 옥살산칼슘결석이며(**▶ 그림 7-11**), 전체의 80~85%를 차지한다. 발생 원인은 창자에서 칼슘흡수 항진이나 콩팥에서 칼슘분비 항진, 고칼슘혈증 등이다. 고칼슘혈증은 부갑상샘 기능이 항진되거나 악성종양에 의한 부갑상샘호르몬 유사 물질이 생산되거나 고도의 뼈전이에 의해 야기된다. 비타민 C(아스코르빈산)는 대사되어 옥살산으로 바뀌기 때문에 대량의 비타민 C 섭취가 콩팥결석의 원인이 되기도 한다(**▶ 총론 제2장 세포손상, p.49 참조**).

다음으로 많은 것은 인산마그네슘암모늄결석이다. 요로감염 등으로 생긴 알칼리뇨가 원인이며, 사슴의 뿔과 같은 형태를 하고 있다. 요소분해효소 생산균(암모니아 형성)에 의한 감염이 원인이다(균은 프로테우스인 경우가 많다).

Note

급성 약물성 사이질콩팥염(간질신장염, interstitial nephritis)

약물이 원인이 되어 요세관의 사이질이 손상되는 사이질콩팥염이다. 페니실린 유도체, 비스테로이드소염제나 이뇨제가 원인인 경우도 많으며 원인 약물의 투여를 피하면 증상은 사라진다.

콩팥결핵(신장결핵, renal tuberculosis)

폐결핵 병변에서 혈행성으로 결핵균이 흩어짐으로써 발생한다. 하행성으로 요관이나 방광으로 진행되면 요로협착을 일으켜 물고름콩팥증(농수신증)이 된다.

요로결석증의 증상

① 통증
② 혈뇨
③ 감염증상
④ 배석

요로결석의 원인

① 원인 불명(80%)
② 고칼슘혈증
③ 요로감염병(프로테우스 감염)
④ 요로통과장애
⑤ 요로대사이상(통풍, 항암제 사용)
⑥ 시스틴뇨증
⑦ 비타민 C 대량섭취

배설된 요로결석(▶ 그림 7-11)

지름 7mm 크기의 황백색 결석이다. 선통발작과 혈뇨를 반복한 후 배석되었다. 옥살산칼슘결석이다.

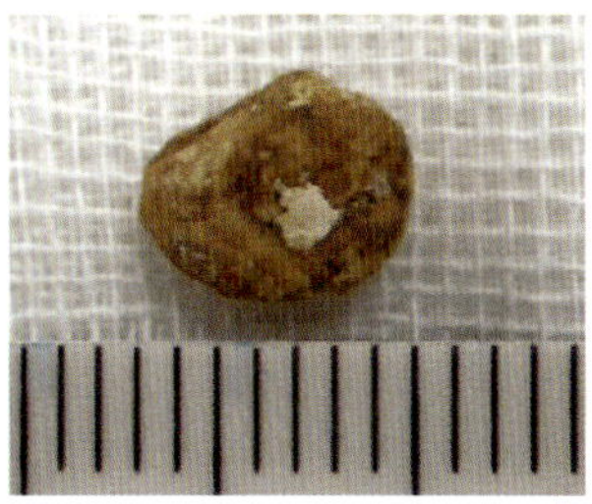

[그림 7-11] 요로결석(육안소견)

column

■ 결석의 검사와 수술

옥살산칼슘결석이나 인산마그네슘암모늄결석은 방사선 투과성이 적기 때문에 X선 촬영을 하면 찍힌다. 5mm 정도의 결석은 자연히 배설될 가능성이 있지만, 큰 경우는 수술할 필요가 있다.

수술이 필요한 경우는 경피적 콩팥결석쇄석술(PNL), 경요도적 요관결석쇄석술(TUL)이 시행된다. 이들은 모두 내시경을 사용해서 결석까지 거슬러 올라가 결석을 잘게 부수는 수술이다.

또 최근에는 내시경을 사용하지 않고 몸 밖에서 충격파를 발생시켜 결석을 부수는 체외충격파쇄석술(ESWL)도 시행되어 일정한 성과를 올리고 있다.

Note

잔기둥형성(육주형성, trabeculation)과 전립샘비대

방광의 잔기둥형성은 신경성 방광 이외에 전립샘비대의 합병증으로서 중요하다. 전립샘비대로 인해 좁아진 요도에서 소변을 내보내기 위해 방광의 근육은 강하게 수축한다. 매일 아령으로 훈련한 팔의 근육이 부풀듯이 방광의 근육도 부풀어 오르는데, 방광의 잔기둥형성이란 이러한 상태를 말한다.

본래 방광은 고무풍선처럼 부드러워 부풀거나 쪼그라들 수 있지만, 근육이 두꺼워 단단해지면 오래된 고무풍선처럼 잘 늘어나지 않게 된다. 방광 용량이 감소되어 1번에 고이는 양이 줄어 빈뇨가 된다. 전립샘비대 진행기의 잔기둥형성에 의한 빈뇨는 치료에 저항성이 있다.

방광요관역류 (vesicoureteral reflux)

소아에게 많은 병태로 물요관증(수뇨관증, hydroureter)이나 물콩팥증(수신증, hydronephrosis)의 원인이 된다. 감염이 생기면 급성 깔때기콩팥염이 된다.

요산결석증은 고요산혈증 환자에게서 발생한다. 고요산혈증은 통풍이나 세포회전이 활발한 백혈병, 골수증식성 질환에 이어서 나타나기도 한다. 시스틴결석은 시스틴뇨증이나 유전적으로 결정된 아미노산뇨증에 동반하여 생긴다.

요로결석증은 ①콩팥 선통(요관이 갑자기 확대하기 때문에 생기는 견디기 힘든 통증, 보통 작은 결석이 이동할 때 관찰), ②혈뇨(육안적 또는 현미경적), ③감염증상(발열, 고름뇨, 빈뇨)과 같은 임상소견을 나타낸다.

■ 신경성 방광(neurogenic bladder)

배뇨를 조절하는 신경(▶ 그림 7-12)의 손상으로 인해 정상적인 배뇨를 할 수 없게 되어 배뇨장애(배뇨곤란, 요실금, 빈뇨)를 일으킨 상태를 신경성 방광이라고 한다. 항상

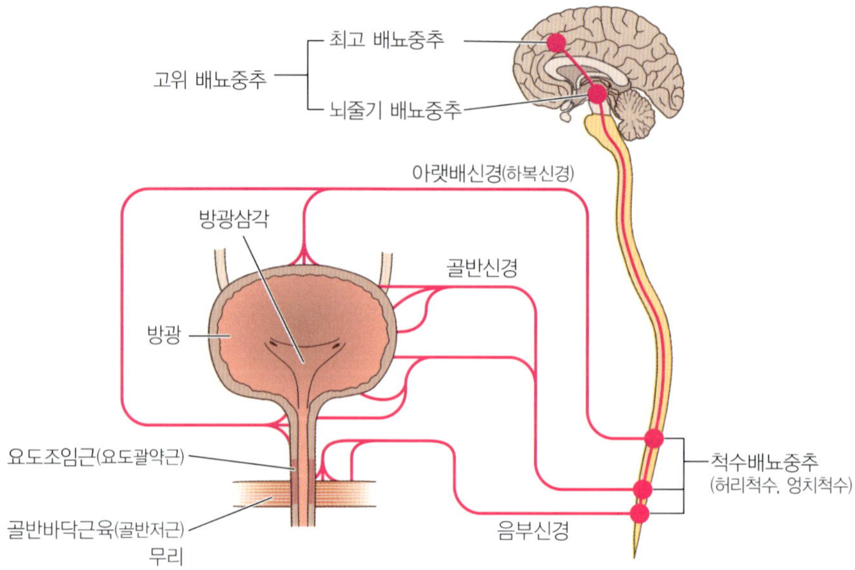

배뇨중추는 대뇌반구·뇌줄기부의 상위 신경중추와, 척수(허리척수와 엉치척수) 위치의 하위 신경중추가 있다. 방광 및 방광목의 요도조임근을 지배하는 말초신경은 자율신경계통에 속하는 아랫배신경(하복신경), 골반신경 및 음부신경이다.

[그림 7-12] 배뇨에 관한 신경계통

잔뇨가 남기 때문에 감염을 일으키기 쉬우며 종종 방광요관역류(vesicoureteral reflux)를 동반하고, 요로결석증을 동반하기도 한다. 방광 근육층이 비후되기 때문에 잔기둥형성(육주형성, trabeculation)을 나타낸다. 원인 질환으로 뇌졸중, 척수손상, 골반신경손상(수술 후가 많음), 당뇨병성 신경장애 등을 들 수 있다.

6. 콩팥의 선천적 이상

양쪽 콩팥의 무형성을 포터증후군(Potter's syndrome)이라고 한다. 자궁 내에서 태아가 배뇨를 하지 않기 때문에 양수과소증이 되며 허파의 저형성이나 팔다리의 이상을 수반한다. 편측성 콩팥무형성은 증상이 없다. 콩팥의 형성이상으로는 좌우 콩팥이 융합된 말굽콩팥(마제신, horseshoe kidney)과 한쪽 요관이 2개로 나뉜 중복요관(double ureter)이 있다.

■ 뭇주머니콩팥(다낭신장, polycystic kidney)

뭇주머니콩팥은 선천적 콩팥 이상으로 성인형과 유아형으로 나뉜다.

성인형은 보통염색체 우성유전을 나타내며 성인에게서 발병한다. 콩팥은 양쪽 모두 다수의 낭으로 치환되고 현저하게 부어 1kg 이상에 달한다(**▶ 그림 7-13**). 머지않아 콩팥기능상실(신부전)에 빠진다. 간에 낭을 합병하는 경우가 적지 않으며, 뇌동맥꽈리(뇌동맥류, cerebral aneurysm)를 합병하기 쉽다고 알려져 있다.

유아형은 보통염색체 우성유전으로 생후 바로 사망한다. 콩팥은 붓지 않고 스펀지처럼 보인다.

또한, 만성 콩팥기능상실 때문에 장기간에 걸쳐 혈액투석을 계속하면 위축된 무기능 콩팥에 다수의 낭이 형성된다. 이것을 후천성 뭇주머니콩팥이라고 한다. 이차적인 발암(콩팥세포암종의 발생)이 문제시되고 있다.

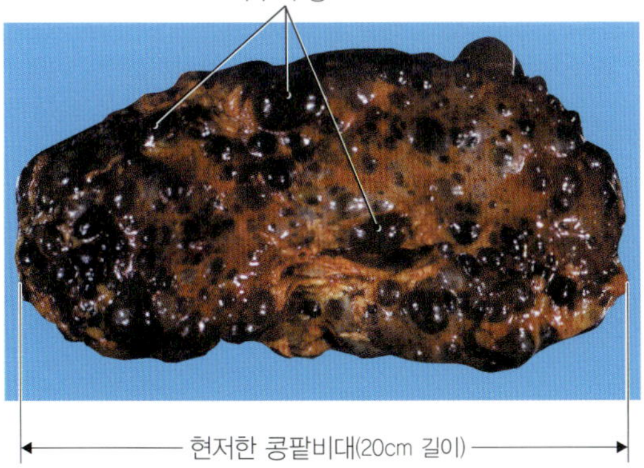

콩팥은 거대해지고 다수의 낭으로 치환되어 있다. 우성유전질환으로 양쪽 콩팥이 침범되며 성인기에 콩팥기능상실(신부전)에 빠진다.

[그림 7-13] 성인형 뭇주머니콩팥(육안소견)

Note

역행사정 (retrograde ejaculation)

사정 시 정액이 음경 끝의 요도구멍이 아니라 방광 안으로 방출되는 병적 현상을 말한다.

혈액투석 환자의 합병증

① **빈혈** : 콩팥위축에 의해 에리트로포이에틴 생산 저하가 조장된다.
② **비타민 D 활성화 장애와 속발성 부갑상샘항진증에 의한 뼈엉성증(골다공증)과 낭성 섬유성 뼈염(골염)의 조장**
③ **투석아밀로이드증** : β_2 저분자 글로불린의 뼈와 관절 침착
④ **알루미늄골증** : 알루미늄의 뼈 침착(투석액에 섞여 있던 알루미늄의 침착)
⑤ **B형, C형 간염** : 투석기 공유에 의한 감염률 증가
⑥ **후천성 뭇주머니콩팥** : 투석력 10년 이후의 위축콩팥에 관찰되는 변화로, 콩팥세포암종의 발생 위험이 높아진다.

Note

Point

콩팥기능상실(신부전, renal failure) : 토리(사구체), 요세관, 사이질의 어느 병변에서나 발생하는 급성 콩팥기능상실은 가역적, 만성 콩팥기능상실은 비가역적

콩팥기능상실의 분류

① **신전성** : 콩팥으로 혈액이 충분히 흐르지 않는 것이 원인이 된다. 콩팥 실질의 손상은 없고 외상이나 화상, 출혈, 탈수, 심장성 쇼크 등으로 일어난다.

② **신성** : 콩팥 자체가 침범되어 발병한다. 급성 토리콩팥염이나 전신홍반루푸스, 독물 등이 원인이다.

③ **신후성** : 콩팥에서 소변을 배설하는 경로가 장애를 받아 발병한다. 요로결석, 위암의 뒤배막(후복막) 침윤, 전립샘비대, 전립샘암 등이 원인이다.

지속외래복막투석 (continuous ambulatory peritoneal dialysis, CAPD)

지속외래복막투석(CAPD)은 배안(복강) 내에 튜브를 삽입해두고 튜브를 통해 배안 내에 주입한 투석액으로 혈액 중 독소나 여분의 수분을 이행시킨다. 이 조작을 하루 3~4회 시행함으로써 콩팥기능상실(신부전)을 치료한다. 가성에서의 치료를 기본으로 하여 월에 1~2번 통원 치료한다. 하루 수회 환자 자신이 투석액 백을 교환하는 CAPD와 야간 취침 중에 기계를 이용해서 투석액을 교환하는 APD라는 방법이 있다. 혈액투석에서는 혈액을 몸 밖으로 꺼내어 혈액을 정화하지만, 복막투석에서는 몸 안의 배막(복막)을 이용해서 24시간 연속 투석을 하기 때문에 생체 콩팥에 더욱 가까운 치료법이라고 할 수 있다.

7. 콩팥기능상실과 요독증

콩팥기능상실(신부전, renal failure)은 급성과 만성이 있으며 토리(사구체), 요세관, 사이질의 어느 병변에서나 발생한다. 급성 콩팥기능상실(원인의 대부분은 급성 요세관괴사)은 가역적이지만, 만성으로 진행되면 비가역적으로 바뀐다. 만성 콩팥기능상실의 원인은 대부분 토리 질환인데, 고도의 만성 깔때기콩팥염(신우신염)이나 콩팥세동맥경화증에 의한 경우도 있다.

콩팥기능상실이 일어나면 질소대사물이나 수분, 전해질의 배설이 충분하지 않게 되어 체액의 항상성이 무너진다. 콩팥기능상실의 경우 혈중 질소대사물(요소질소; BUN)이나 크레아티닌이 지속적으로 상승하며 그 후 수분이나 전해질의 조정이 무너져 고칼륨혈증이나 산증(acidosis; 체액이 산성화되는 것)이 된다.

콩팥은 에리트로포이에틴(erythropoietin)이나 레닌(renin) 등의 생리활성물질이 분비하는데, 콩팥기능이 장애를 받게 되면 이들 분비에 이상이 생긴다. 에리트로포이에틴의 분비가 감소되기 때문에 골수에서 적혈구 생산이 저하되어 빈혈이 생긴다.

한편, 레닌은 과다분비되어 혈압이 상승한다. 또 활성형 비타민 D_3이 감소되기 때문에 창자에서 혈액 중으로 칼슘 흡수가 저하되어 뼈가 물러지는 현상(뼈엉성증)이 일어난다.

콩팥기능의 90% 이상 손상되면 요독증(uremia)을 일으킨다. 요독증이란 원래 소변 중에 포함되어 몸 밖으로 배설될 대사산물이나 독물이 비정상적으로 혈액에 축적되어 생기는 병태로, 식욕부진, 피로감 증가에서부터 구토, 소화기 · 호흡기 · 순환기 이상, 정신 및 신경증상 등에 이르기까지 다양한 전신증상을 나타낸다(▶ 표 7-3).

[표 7-3] 요독증의 임상검사소견

① 고질소혈증 : 질소대사물의 저류에 따름
② 산증 : 수소이온의 배출장애에 따름
③ 고칼륨혈증 : 칼륨이온의 배설장애에 따름
④ 체액량 제어 이상 : 초기의 특징 중 하나는 소변을 농축할 수 없는 것이다. 후기에는 소변을 희석하는 기능도 장애를 받는다. 나트륨과 수분이 저류된 결과 울혈성 콩팥기능상실을 일으킨다.
⑤ 저칼슘혈증 : 활성형 비타민 D의 합성이 불가능해져 뼈연화증(골연화증)을 동반한다.
⑥ 속발성 부갑상샘항진증에 의한 뼈엉성증(골다공증)과 낭성 섬유성 뼈염(골염)
⑦ 빈혈 : 에리트로포이에틴의 분비장애에 따름
⑧ 고혈압 : 레닌의 과다 생산에 따름
⑨ 피부의 색소침착
⑩ 감염성 증가

8. 요로의 종양

■ 콩팥종양

콩팥에 생기는 종양은 양성인 것과 악성인 것이 있다. 양성종양은 샘종(선종, adenoma)이나 혈관근지방종(angiomyolipoma)이다. 샘종은 작고 증상이 없다.

악성종양에서 가장 많은 것은 콩팥세포암종(hypernephroma)인데(**▶ 그림 7-14**), 남성에게 많고 50~70세에 호발한다. 요세관 상피세포에서 유래하기 때문에 일종의 샘암종이다. 전암성 병변인 샘종과의 조직학적 감별은 어려우며 크기가 중요하다. 조직학적으로 글리코겐과 지방을 포함하는 밝고 풍부한 세포체를 가진 것이 특징이며, 투명세포암종(clear cell carcinoma)이라고도 불린다. 육안적으로 황색을 띤다. 증상으로 혈뇨가 나타나는 경우가 있는데, 대부분 검진 시의 초음파나 CT 검사에서 우연히 발견된다. 허파, 뇌, 뼈로 혈행성 전이를 일으켜 발견되기도 한다. 콩팥정맥(신장정맥)이나 아래대정맥(하대정맥)으로 빈번하게 침윤되며 아래대정맥을 상행하여 진행되기도 한다.

콩팥모세포종은 윌름즈종양(Wilms' tumor)이라고도 불린다. 소아 콩팥의 악성종양으로 2~4세에 가장 빈번하게 발생한다. 옆구리를 만져서 알 수 있을 정도의 거대한 덩어리(종괴)가 생기는 것이 특징이며, 조직학적으로는 미숙한 사이질, 원시적인 요세관이나 토리 등 다양한 소견을 나타낸다. 환아는 종종 종양억제유전자(*WT-1*)가 존재하는 제11번 염색체의 짧은 쪽이 결손되어 있다.

콩팥깔때기(신우)에 생기는 암은 이행상피암(요로상피암)이다. 이행상피암은 요로계통에서 가장 많은 종양으로, 이행상피로 덮인 요관이나 방광에도 생긴다. 속공간에서 유두 모양(폴립 모양)으로 증식하는 것이 특징이며, 요관폐쇄의 원인이 된다. 임상적인 특징은 혈뇨이며 다발성 발생을 나타낸다. 종종 절제 후에도 재발한다.

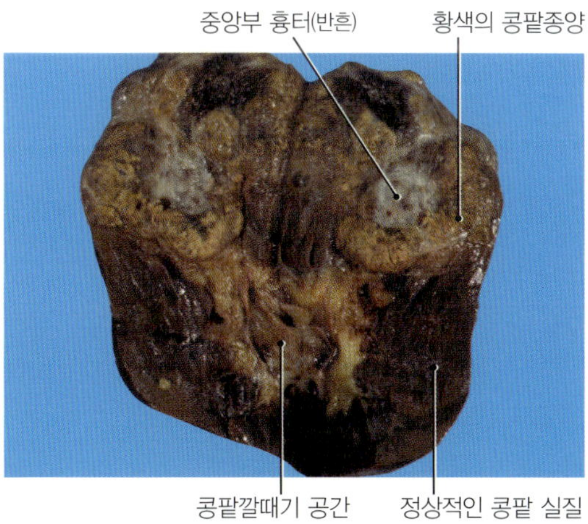

콩팥의 상극에 7cm 크기의 덩어리(종괴)를 확인할 수 있다. 콩팥겉질에 발생하는 콩팥세포암종은 지질성분이 풍부하기 때문에 육안적으로 황색조를 띠는 것이 특징이다. 중앙부는 흉터화(반흔화)하여 회백색을 띠고 있다. 혈행성으로 허파, 뼈, 간, 뇌 등으로 전이된다.

[그림 7-14] 콩팥세포암종(반으로 나눈 콩팥의 육안소견, 포르말린 고정 후)

Note

만성 콩팥기능상실의 검사치

① 정구성 정상색소빈혈
② 생화학검사 : Na ↓, K↑, BUN(요소질소) ↑, Ca ↓, PO_4 ↑, 크레아티닌 ↑
③ 대사산증

Point

양성종양 : 샘종, 혈관근지방종
악성종양 : 콩팥세포암종, 콩팥모세포종, 이행상피암(요로상피암)

콩팥세포암종 (hypernephroma)

옆구리 통증, 만져지는 덩어리(종괴), 혈뇨의 세 가지가 고전적 징후이지만, 최근에는 검진을 통해 발견되는 빈도가 높다. 지방 함량이 많은 황색종양이다. 사이질(간질)은 혈관이며 오로지 혈행성 전이를 일으킨다.

콩팥세포암종과 콩팥깔때기·요관암의 발생부위

콩팥세포암종은 콩팥실질에 발생하며 콩팥깔때기·요관암은 콩팥잔(신배), 콩팥깔때기(신우), 요관 점막의 이행상피(요로상피)에서 발생하는 암이다(**▶ 그림 7-15**).

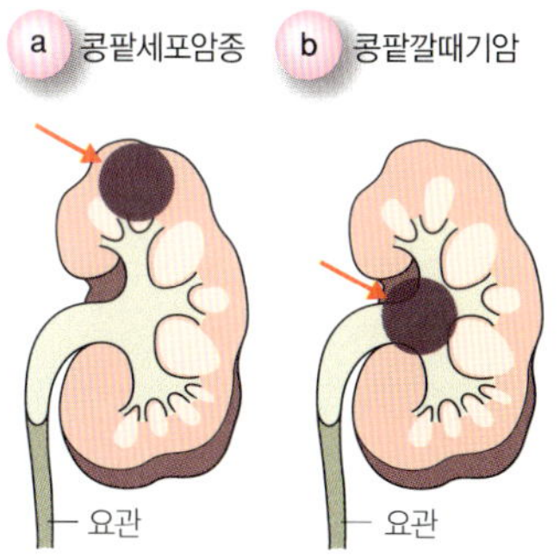

콩팥에 생기는 암에는 요세관 상피 유래의 콩팥세포암종과 콩팥깔때기요로 상피 유래의 콩팥깔때기암의 2종류로 크게 나뉜다. 당연히 콩팥세포암종은 콩팥실질에, 콩팥깔때기암은 콩팥깔때기 공간 내에 유두 모양으로 증식한다.

[그림 7-15] 콩팥세포암종과 콩팥깔때기·요관암의 발생부위(모식도)

Note

직업과 암

역사적으로는 18세기 런던 굴뚝 청소부에게서 음낭암(편평세포암종)이 다발하였다. 지금도 일부 직업에서 특정 화학물질 노출에 의한 종양이 발생하는 것으로 알려져 있다.

① 염료·안료 공장(아닐린이나 벤지딘 노출) : 방광암
② 탄광부, 조선업, 건축업(석면 노출) : 악성중피종, 폐암
③ 중금속 취급자(헬륨, 6가 크롬 노출) : 폐암
④ 벤젠 취급자 : 만성 골수백혈병
⑤ 비소 취급자 : 피부암

■ 방광암(bladder cancer)과 요관암(ureteral cancer)

방광암은 방광의 점막상피에서 발생한다. 요로종양 중에서도 발생빈도가 높은 암이다. 50세 이상의 남성에게 많고 흡연이나 아닐린색소 등의 화학물질이 위험인자로 지적되고 있다. 아닐린이나 벤지딘을 제조하는 공장에서 일하는 사람에게 다발하여 직업암으로 인정되고 있다. 혈뇨를 나타내며, 소변의 세포진단으로 선별검사가 이루어진다.

조직학적으로는 대부분 이행상피암(요로상피암)이며, 종종 다발한다. 병리진단에서는 현미경적인 분화도가 보고되며 방광암의 진행도는 방광 내 진행 정도에 따라 분류된다. 대부분 속공간에서 유두 모양(폴립 모양)으로 증식하며 내시경적으로 절제된다. 예후는 양호하지만, 국소에 발생한 진행기의 방광암은 허파나 간 등으로 전이된다.

요관에 발생하는 이행상피암은 물콩팥증(수신증)을 동반하는 것이 특징이다.

국시 적중문제

Q **다음 중 무거운 물건을 들어올리거나 운동, 기침, 재채기 등으로 인하여 소변이 새어나오는 요실금의 형태는?**

① 스트레스성 요실금 ② 긴박성 요실금 ③ 역류성 요실금
④ 기능성 요실금 ⑤ 반사성 요실금

A
1) 스트레스성 요실금 : 물건을 들어 올리거나 운동, 기침 등을 할 때 복압의 증가로 인해 발생하는 요실금
3) 역류성 요실금 : 방광이 완전히 비워지지 않고 지속적으로 나오는 형태의 요실금
4) 기능성 요실금 : 요로계의 기능은 정상이나 기동장애, 인지장애, 환경적 문제로 인해 나타나는 요실금
5) 반사성 요실금 : 본인은 느끼지 못하나 소변이 차면 반사적으로 방광이 수축하여 소변이 배출되는 요실금

정답 : ①

국시 적중문제

Q 요의가 있을 때 배뇨하기 힘들어하는 환자가 자연배뇨하도록 간호하는 방법으로 틀린 것은?

① 물 흐르는 소리를 들려준다.
② 편안한 환경을 만들어 준다.
③ 회음부에 따뜻한 물을 흘려준다.
④ 방광이 충분히 찰 때까지 참도록 한다.
⑤ 두 손을 따뜻한 물에 담근다.

A 배뇨장애 환자의 간호

1) 환자의 프라이버시 유지
2) 따뜻한 변기, 장소 제공
3) 좌위 : 배안(복강) 내압을 증가시켜 배뇨 증진
4) 물 흐르는 소리 들려주거나 물에 손을 담그도록 함
5) 따뜻한 물로 좌욕, 회음부 세척
6) 넓적다리 안쪽에 얼음주머니 적용, 부드럽게 타진

정답 : ④

Q 만성 콩팥기능상실(신부전) 환자의 임상 특성이 아닌 것은?

① 혈소판 증가로 혈전 위험이 있다.
② 호흡 시 요독성 악취가 난다.
③ 토리여과율(사구체여과율)의 감소로 수분이 정체되어 혈압이 상승한다.
④ 창자로부터 칼슘 흡수 감소되어 신성 골이영양증이 발생한다.
⑤ 적혈구 조혈 호르몬의 분비 감소로 빈혈이 발생한다.

A 만성 콩팥기능상실(신부전)

1) 혈소판 감소 → 출혈 위험성
2) 요독성 독소 → 호흡 시 요독성 악취 등
3) 손상된 콩팥단위(신장단위) → 토리여과율(사구체여과율) 감소 → 수분 정체 → 혈압 상승
4) 칼슘 흡수 감소 → 신성 골이영양증, 신성 구루병 발생
5) 적혈구 생성 억제 → 빈혈

정답 : ①

병리학(pathology)

질병의 본질적 성질을 취급하는 의학의 한 분야로서, 특히 질병에 의해 발생하는 신체의 조직이나 기관의 형태학적 변화 및 기능적 변화를 연구하는 학문. 즉, 병의 원인-발생-경과 및 그 변화 등에 관한 연구를 하는 학문으로 넓은 의미로는 생물체에서 볼 수 있는 모든 이상(질환) 및 기형을 대상으로 하며 좁은 의미로는 사람에게 일어나는 병변의 본태를 규명하고 병태의 구조와 기능의 변화를 분명히 하여 치료와 예방에 공헌하는 기초의학 분야를 가리킨다.

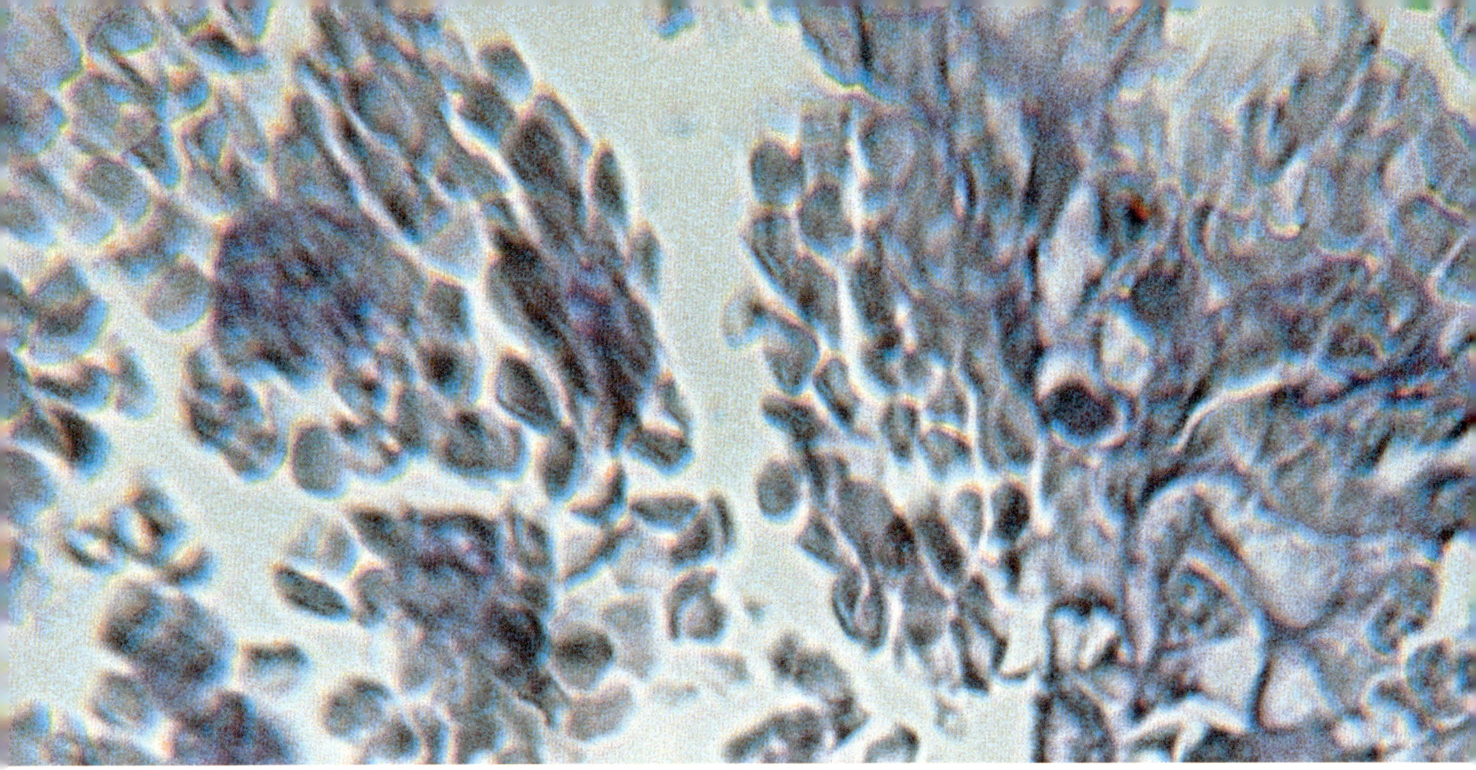

제8장 남성 생식계통 질환

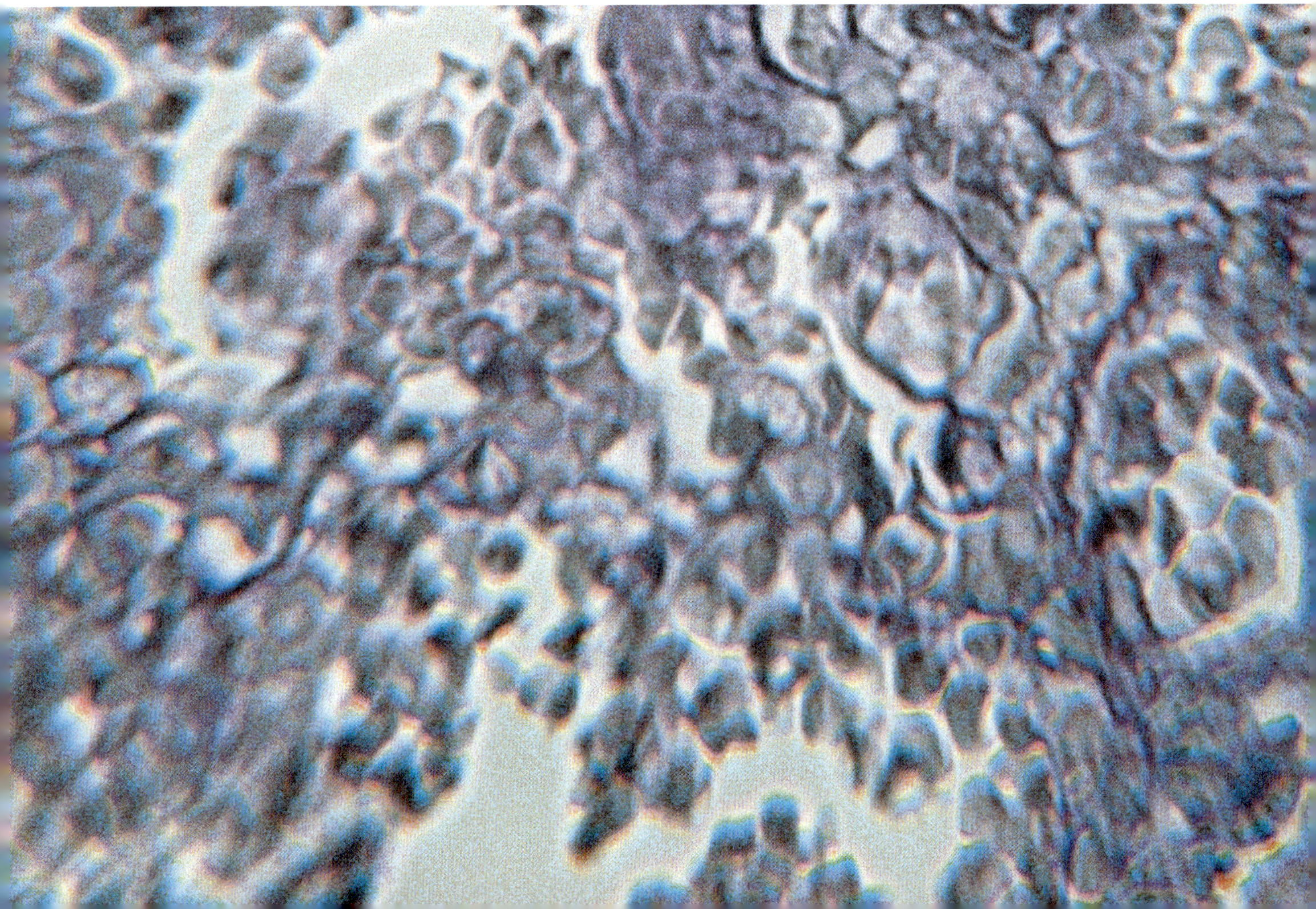

주요 용어해설

- **곧창자손가락검사(digital rectal examination)** : 의사가 항문에 손가락을 삽입해서 조사하는 검사이다.
- **사람융모생식샘자극호르몬(human chorionic gonadotropin, hCG)** : 정상 태반이나 융모의 합포체세포에서 생산되는 호르몬으로, α사슬과 β사슬로 이루어져 있다. 소변 중 β-hC의 증명이 임신반응에 이용되고 있다.
- **여성형유방증(gynecomastia)** : 남성의 체내에도 존재하는 에스트로겐(=여성호르몬)이 상대적으로 비율이 높아져 남성의 젖샘조직이 비대해지는 것을 말한다.
- **전립샘비대(prostatomegaly)** : 노화와 함께 전립샘 내선의 세포수가 증가하여 비대해지는 질환을 말한다.
- **전립샘특이항원(prostate specific antigen, PSA)** : 전립샘에서 분비된 정액 중에 포함되어 있는 생체물질이다. 분자량 33~34k의 단일사슬 모양 당단백질로, 세린 단백질분해효소로 분류되는 단백질분해효소의 하나이다.

제8장 남성 생식계통 질환

◆ 남성 생식기관의 구조와 기능

1. 구조

남성의 생식기관은 고환(testis), 전립샘(전립선, prostate)과 정낭(seminal vesicle)으로 구성된다. 부고환(epididymis), 정관(deferent duct), 요도(urethra)가 부속기관이다.

2. 기능

① 주요 기능

남성 생식기관의 기능은 외분비기능과 내분비기능으로 나뉜다. 외분비기능은 정자를 생성하는 것이고, 내분비기능은 남성호르몬(테스토스테론)을 분비하는 것이다.

② 정자의 생성

정자(sperm)는 고환에서 만들어진다. 고환은 1쌍이며 계란 모양을 하고 있고 골반안(골반강) 밖에 있는 음낭 안에 매달려 있다(정자를 형성하는 데에 저온상태일 필요가 있기 때문). 고환 조직은 다수의 소엽으로 분할되며 각 소엽에는 1~4개의 복잡하게 구불거리는 정세관(seminiferous tubule)이 있다. 정세관에는 정자의 기원이 되는 정조세포(spermatogonium), 정모세포(spermatocyte)가 분포하며 감수분열을 반복하고 있다. 생성된 정자는 고환그물로 보내지며 부고환에 일시적으로 저장된다. 부고환에 저장된 정자는 20일간에 걸쳐 상행하며 운동성과 수정능을 획득한다.

③ 정액(semen)

고환에서 만들어진 정자의 운동을 돕는 액체(정액)를 만드는 곳이 전립샘(전립선)과 정낭이다. 정낭 분비액은 사정 후반부에 사출되며 전체 정액의 2/3를 차지한다. 사정 시 전립샘과 정낭의 민무늬근이 수축하여 요도쪽의 개구부(요도둔덕)를 지나 요도를 통해 2~6mL의 정액이 방출된다.

Note

정액검사

불임 검사의 하나로 시행된다.

① 정자 수 : 기준치 = 2×10^7/mL 이상

② 정자의 운동성 : 기준치 = 50% 이상

③ 정자의 형태 및 기형률 : 기준치 = 70% 이하

불임치료(인공수정)

① AIH : 남편의 정액을 자궁 안으로 주입한다.

② AID : 남편 이외 남성의 정액을 자궁 내에 주입한다.

③ 체외수정(ART) : 체외에서 인공적으로 제작한 수정란을 자궁 안으로 되돌려 넣는다.

④ 대리출산 : 부부의 수정란을 제3자의 자궁 안으로 되돌려 넣는다(우리나라에서는 위법).

● 남성의 골반장기

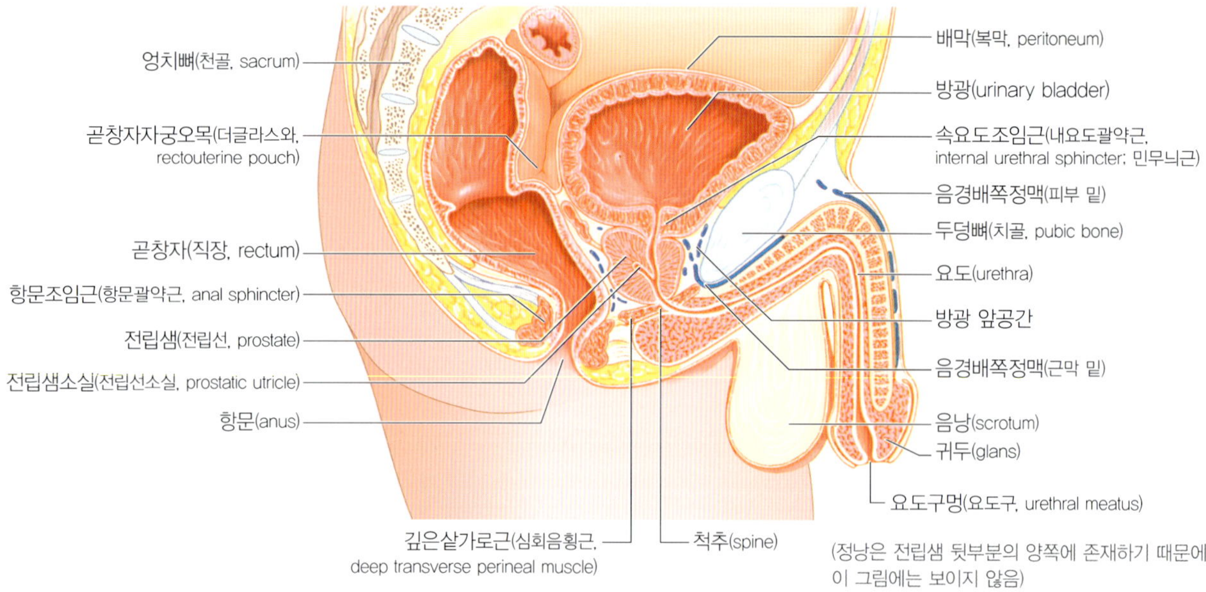

● 남성 생식기관의 전체상

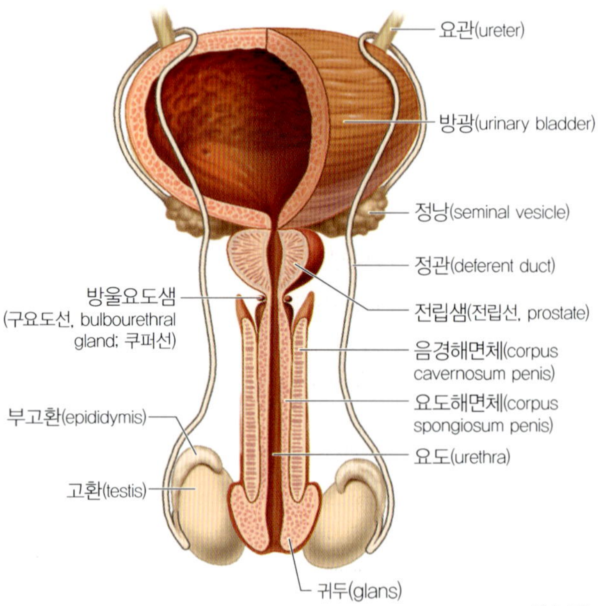

● 고환

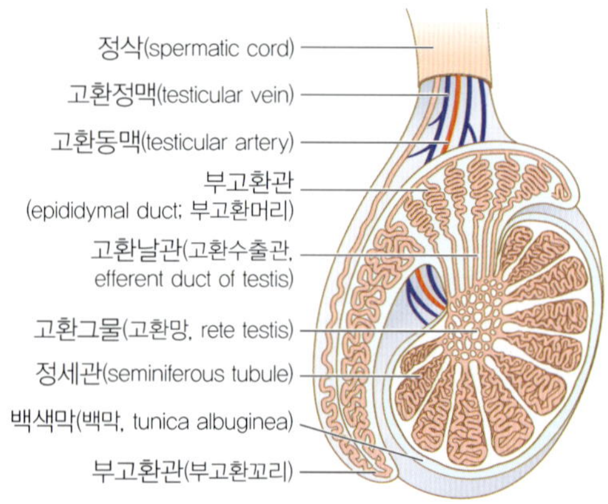

● 정자

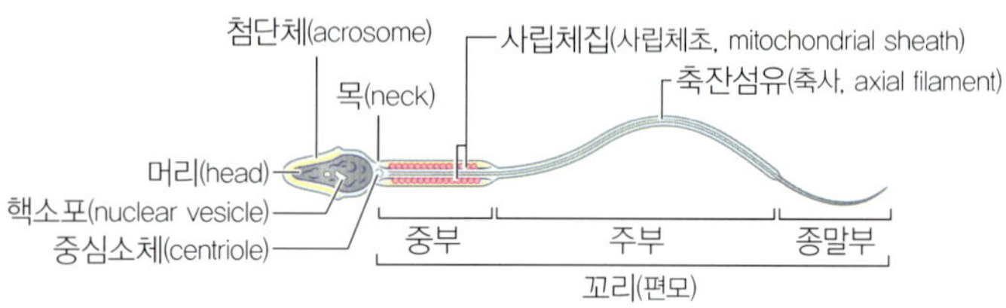

● 남성 생식기관의 구조

남성 생식기관은 고환과 고환에서 만들어진 정자를 운반하는 통로(부고환, 정관, 요도), 그리고 사정을 위한 수축기관이면서 정액 분비를 위한 분비샘(전립샘, 정낭)으로 구성된다. 정액은 성교 시에 소변 배출로와 동일한 요도를 지나 사정된다. 이때 바깥요도조임근이 열리고 속요도조임근은 수축되어 정액이 방광 안으로 역류되는 것을 막는다. 남성의 요도는 여성의 요도보다 길다. 정자 형성에는 저온이 적합하기 때문에 고환은 정낭 안에 존재한다. 고환이 정낭 안으로 내려가지 않는 잠복고환(cryptorchidism)에서는 정자 형성능이 관찰되지 않는다. 정자는 DNA를 담는 머리와 편모인 꼬리로 이루어진다. 정자의 미토콘드리아는 수정란으로 들어가지 않는다.

[그림 8-1] 남성 생식기관의 구조와 기능

④ 발기(erection)

성적 흥분에 의해 세동맥이 확장되면 음경해면체에 혈액이 채워져 음경이 발기한다. 부교감신경인 발기신경이 발기를 유발한다. 또한, 발기에는 일산화질소(NO)가 중요한 역할을 하는데, 발기장애에 이용되는 비아그라는 음경 내의 일산화질소량을 증가시키는 약물이다.

⑤ 호르몬의 분비

스테로이드호르몬인 남성호르몬을 분비하는 것은 고환의 정세관 주변에 있는 사이질세포(라이디히세포)이다. 사춘기가 되면 사이질세포는 뇌하수체에서 분비되는 황체형성호르몬(LH), 즉 사이질세포자극호르몬에 의해 활성화된다. 남성호르몬은 성적 욕구를 일으키며 남성의 이차성징을 촉진한다.

Note

국시 적중문제

Q 전립샘비대의 증상으로 옳은 것은?

가. 가는 소변줄기 **나. 배뇨곤란**
다. 긴급뇨 **라. 혈뇨**

① 가, 나, 다 ② 가, 다
③ 나, 라 ④ 라
⑤ 가, 나, 다, 라

A 전립샘비대의 증상
1) 전립샘의 비대와 결절조직 증가
2) 배뇨 긴장, 배뇨 시작의 지연, 감소된 소변의 흐름
3) 배뇨 후 방울방울 떨어짐
4) 야뇨, 배뇨곤란, 혈뇨, 긴급뇨

정답 : ⑤

1. 음경 질환

대부분의 음경 질환은 성행위를 통한 감염으로 전파되는 성병(STD)이다.

■ 매독(syphilis)

매독트레포네마(*Treponema pallidum*; 스피로헤타)에 감염되어 발생한다. 초기에는 융기성으로 무통성의 표층 궤양을 동반하는 단단한 구진(papule)이 관찰된다. 이 병변은 대부분 귀두나 포피에 발생하며 보통 2~6주일 사이 자연적으로 치유된다(▶ **그림 8-2**). 샅고랑림프절(서혜림프절)이 무통성으로 커진다. 페니실린으로 치료하지 않으면 제2기 매독, 제3기 매독으로 진행된다(▶ **총론 제5장 염증, p.104, 그림 5-7 참조**).

■ 임질(gonorrhea)

임균(*Neisseria gonorrhoeae*)에 의한 감염병으로(▶ **그림 8-3**), 종종 급성 화농성 요도염을 나타낸다. 전립샘이나 정낭에 병변이 파급되는 경우가 있다. 부고환에 이르는 경우도 있으나 고환에 이르는 경우는 없다.

심한 배뇨통을 동반하며 고름뇨(농뇨, pyuria) 중에 임균(그람음성 쌍알균)이 포함되어 있다. 여성의 임균성 인두염에 임상증상이 없기 때문에 구강성교로 옮기도 한다.

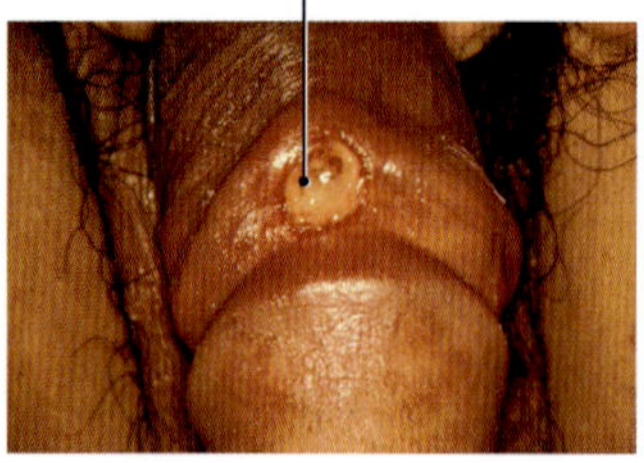

음경 포피부에 형성된 무통성 궤양으로, 제1기 매독진의 특징이다. 동시에 샅고랑림프절도 무통성으로 커진다.

[그림 8-2] 제1기 매독진 (음경의 육안 소견)

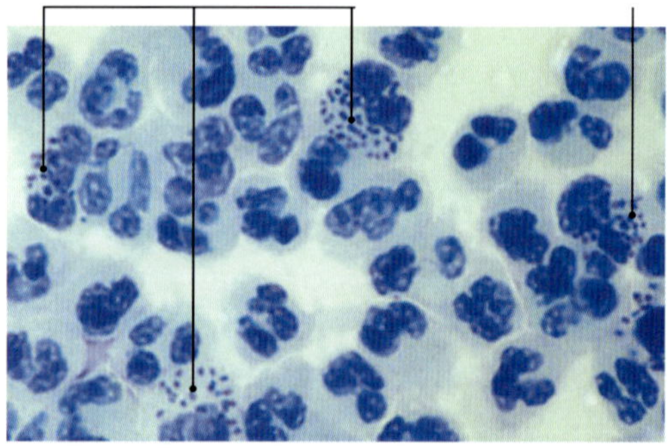

비뇨기과 외래에서는 귀두부의 요도에서 분비된 고름의 도말표본에 대한 메틸렌블루 단일염색이 시행된다. 중성구에 탐식된 쌍알균(2개가 짝)이 관찰되며, 즉시 임질로 진단된다.

[그림 8-3] 요도분비물에서 관찰된 임균 (메틸렌블루 단일염색)

■ 클라미디아 감염병

클라미디아 트라코마티스(*Chlamydia trachomatis*)에 의한 감염병으로, 현재 가장 문제가 되고 있는 성병이다. 부고환염을 합병하기도 한다. 여성에게 감염되면 증상이 없기 때문에 만연될 위험성이 높아진다. 클라미디아성 인두염도 무증상인 경우가 많다.

요도염 가운데 임균이 원인이 아닌 것(비임균요도염)은 대부분 이 클라미디아에 의한 것이다. 배뇨 시 통증이 특징이며, 구강성교로도 감염된다.

Note

Point

성병 : 매독트레포네마, 임균, 클라미디아 트라코마티스, 사람유두종바이러스가 원인

스피로헤타(spirochete)

운동성이 높은 나선 모양의 세균을 일컫는다. 트레포네마, 렙토스피라, 보렐리아의 3종류가 있으며 각각 매독, 바일병, 회귀열의 원인이 된다.

나이세리아속(*Neisseria*) 세균

나이세리아는 그람음성 알균으로 종종 2개가 쌍을 이루어 쌍알균의 형태를 나타낸다. 중성구(호중구)에 탐식되는 경우가 많다. 임균과 수막염균이 대표적이다. 배양조건이 엄격하기 때문에 배양검사에는 특수한 주의가 필요하다. 폐렴 원인균인 모락셀라도 유사한 형태를 취한다.

비임균요도염 (nongonococcal urethritis)

요도염의 주요 원인균은 임균과 클라미디아 트라코마티스이다. 비임균요도염은 클라미디아성 요도염과 거의 같은 뜻이다. 클라마디아는 배양이나 세포학적인 세포질 내 포함체(봉입체)를 증명하기가 쉽지 않다. 성병의 치료는 성교 상대방과 함께 하는 것이 원칙이다.

column

■ 고환과 난소

고환과 난소를 합쳐서 생식샘(성선, gonad)이라고 한다. 생식세포를 공급하는 것이 공통적인 기능인데, 둘 사이에는 커다란 차이가 있다.

난소의 난자는 태아기에 분열을 마치기 때문에 생후에 그 수가 증가하는 일은 없다. 사춘기 이후 좌우 교대로 1개씩 순서대로 배란되는데, 고령 임신의 경우 다운증후군 등의 염색체이상 빈도가 증가하는 이유이기도 하다.

한편, 고환은 항상 새로운 정자를 계속해서 생성한다. 고환은 방사능이나 항암제에 감수성이 높은 장기이지만, 난소는 저항성을 나타낸다.

■ 뾰족콘딜로마(첨규콘딜로마, condyloma acuminatum)

사람유두종바이러스(6형이나 11형)에 의한 성병으로, 사마귀 모양의 융기가 귀두나 포피에 형성된다. 양성이지만, 융기가 다발하는 경우가 많고 종종 재발된다(▶ 그림 8-4).

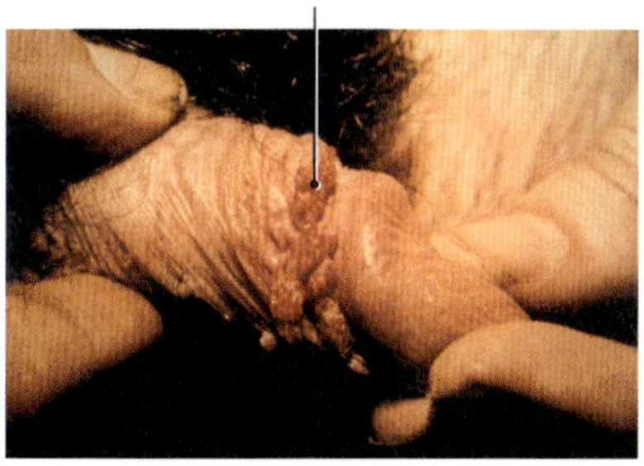

음경 포피부에 사마귀 모양의 유두병변이 다발해 있다. 메스, 전기메스, 액체질소 또는 레이저광선으로 잘라내는 치료가 이루어진다.

[그림 8-4] 뾰족콘딜로마(음경의 육안소견)

■ 음경암(penis cancer)

음경암은 귀두 포피부에 많으며, 포경으로 인해 많이 발생하는 것이 특징이 있다. 대부분 사람유두종바이러스(16형이나 18형)의 감염을 원인으로 하는 편평세포암종이므로, 성병의 일종으로 볼 수 있다. 초기에는 방사선 치료를 하고, 진행된 경우는 음경절단술과 샅고랑림프절제거술이 시행된다.

2. 고환 질환

■ 잠복고환(cryptorchism)

잠복고환이란 발생과정에서 고환이 음낭 안까지 내려오지 않고 도중(보통 샅굴)에 잠복하게 된 상태를 가리킨다. 고환이 위축되어 정자를 형성할 수 없기 때문에 불임의 원인이 된다. 또한 잠복고환의 경우 악성종양(고환종)이 생기기 쉽다.

Note

잠복고환(cryptorchism)

고환이 발생 도중 음낭 안으로 내려오지 않고 샅굴(서혜관) 안에 머무른 상태를 가리킨다. 보통 편측성이다. 정자형성기능은 발달하지 않기 때문에 양측성인 경우는 불임이 된다. 정자형성기능이 발달하려면 음낭 내에서 저온이 되어야 한다. 잠복고환에서는 종자세포종양(특히 고환종)이 발생하기 쉽다.

부고환(epididymis)

부고환을 펼치면 약 6m나 된다. 정자가 요도를 향하는 수입관의 시작이다. 미성숙한 정자를 저장하고 성숙시키는 작용이 있다.

Note

Point

고환염(orchiditis) : 볼거리, 매독, 한센병이 원인이다.

부고환염(epididymitis) : 임균, 클라미디아 트라코마티스, 대장균, 결핵균 등이 원인균이다.

고환종양(testicular tumor) : 대부분이 충실성의 악성종양이며, 90% 이상이 종자세포 유래이다.

테스토스테론(testosterone)

남성호르몬(안드로겐이라고도 불림)으로, 사춘기를 맞이하면 정세관 주위에 있는 사이질세포(라이디히세포)에서 분비된다. ①변성, ②체모 발생, ③뼈대근육 증가 등을 촉진한다. 뇌하수체 앞엽의 황체형성호르몬(LH)이 사이질세포에 작용하여 테스토스테론의 합성을 자극한다. 또한, 부신겉질 그물층에서는 남녀 모두에서 남성호르몬이 분비되고 있다.

고환종의 치료 (혈청 AFP, hCG가 정상인 경우)

① 고위고환절제술이 기본이다.
② 배막뒤(후복막) 림프절(맨 처음에 전이되는 림프절)이 영상진단에서 부어 있지 않는 경우, 배막뒤에 방사선을 조사하기도 한다(수술후요법이 없는 것이 기본). 미세전이를 부추기는 것이 그 이유이다.
③ 배막뒤 림프절이 부어 있으면 전신화학요법을 시행한다.

종자세포종양(germ cell tumor)

수정란과 관련해서 발생하는 악성종양을 일컬으며, 고환종(난소에서는 미분화세포종), 배아암종, 난황주머니종양, 융모암, 기형종을 포함한다. 당연히 고환과 난소에서 많이 발생한다. 난소의 기형종은 양성이다. 그 밖에 몸의 정중부를 따라 배막뒤(후복막), 앞세로칸(전종격), 솔방울샘(송과체)에서 발생하는 경우가 있다. 난황주머니종양에서는 AFP, 융모암에서는 hCG가 좋은 종양표지자이다.

■ 고환염(orchiditis)과 부고환염(epididymitis)

고환염의 주요 원인은 멈프스바이러스와 매독이다. 한센병에서도 고환염을 확인할 수 있다. 유행귀밑샘염(볼거리)의 약 20%정도 고환염이 관찰된다. 양쪽인 경우는 정세관이 위축되어 불임이 되는 경우가 있다. 혈청 테스토스테론은 감소하고 되먹임기전에 의해 뇌하수체에서 난포자극호르몬(FSH)이나 황체형성호르몬(LH)이 증가한다.

고환염보다 발생 빈도가 높은 것이 부고환염(epididymitis)이다. 임균, 클라미디아 트라코마티스, 대장균, 결핵균과 같은 병원체에 감염되어 발생한다. 임균, 대장균인 경우는 고름염증(화농염증)을 나타내며 염증소견이 심한 데 비해, 클라미디아나 결핵인 경우 염증소견이 없기 때문에 임상적으로 부고환종양으로 인식하여 수술하게 되는 경우도 적지 않다.

■ 고환종양(testicular tumor)

고환종양은 대부분 충실성의 악성종양이며, 90% 이상 종자세포 유래이다. 종자세포종양은 난소에서 발생하는 종양과 기본적으로 동일하다. 난소종양은 대부분 양성, 낭성이며 비종자세포 유래인 점과 대조적이다.

① 고환종(seminoma; 정상피종)

고환종은 악성의 종자세포종양이다. 고환종양 중에서 가장 발생 빈도가 높고 30~40세에 많이 발생한다. 정모세포와 유사한 대형으로 원형 종양세포가 증식하며, 핵분열상이 많고 사이질에 림프구의 침윤을 동반한다(▶ 그림 8-5).

고환이 편측성 무통성으로 커지고 혈청 사람융모생식샘자극호르몬(human chorionic gonadotropin, hCG)의 증가를 동반하는 경우가 있다. 화학요법이나 방사선 치료에 대한 감수성이 높기 때문에 순수한 고환종의 예후는 양호하지만, 보다 악성도가 높은 것은 종자세포종양을 합병하는 경우가 있다.

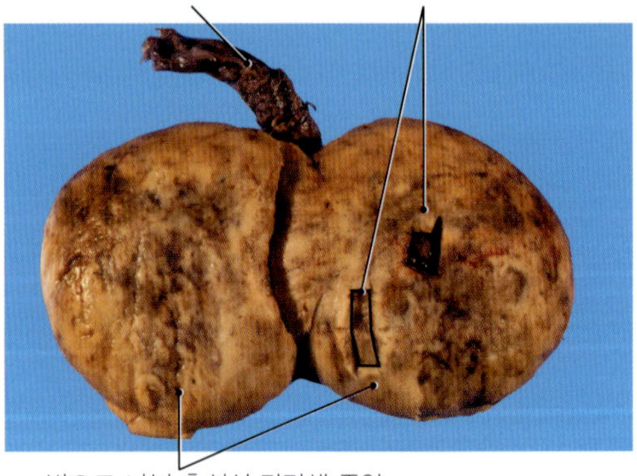

고환에 발생한 담갈색의 일부 출혈성 충실성 종양이다. 난소종양에 주머니 모양 종양이 많은 점과 대조적이다. 고환종은 가장 많은 고환종양으로, 저악성도 종양에 속한다.

[그림 8-5] 고환종(정상피종)(육안소견, 포르말린 고정 후)

② **배아암종(embryonal carcinoma)**

배아암종은 소아 또는 20~30대에 호발한다. 고환종와 같은 종자세포종양이지만, 악성도가 높고 빈번하게 전이를 일으킨다. 조직학적으로 대형이고 형태이상이 심한 종양세포가 샘관 모양이나 유두 모양으로 증식하며 핵분열상이 많은 점이 특징이다.

③ **난황주머니종양(yolk sac tumour)**

난황주머니종양은 악성의 종자세포종양이다. 신생아부터 소아에게 호발한다. 종양은 난황주머니와 유사한 그물모양, 관모양, 유두모양, 충실성의 구조를 나타내는 미숙한 내피유사세포의 증식으로 이루어진다. 종양세포는 α-태아단백질(AFP)을 생산하기 때문에 혈청 중 AFP 농도가 상승한다. 따라서 그 측정치가 진단이나 치료효과 판정에 이용된다. 이전에는 예후가 나빴지만, 최근에는 효과적인 화학요법으로 치유율이 높은 질환이다(▶ **각론 제9장 여성 생식계통과 젖샘 질환, p.378, Note 참조**).

④ **융모막암종(choriocarcinoma)**

악성도가 높은 종자세포종양이다. 다른 종자세포종양의 일부로서 발생하는 경우가 많은 병형이다. 10~20대에 가장 많이 발병한다. 조직학적으로 태반의 융모 상피인 다핵의 합포체성 영양세포와 단핵의 세포성 영양세포와 유사한 종양세포로 이루어진다. 종양세포는 혈청 사람융모생식샘자극호르몬(hCG)을 생산하기 때문에 여성호르몬 과잉증상으로 종종 유방이 부푼다(여성형유방증).

⑤ **기형종(teratoma)**

기형종은 25~30세에 호발한다. 종자세포종양으로 성숙기형종(mature teratoma), 미성숙기형종(immature teratoma; 급격하게 발육하여 전이를 일으킴), 악성화를 동반하는 악성기형종(malignant teratoma; 편평세포암종과 같은 악성 조직성분을 포함)으로 나뉜다. 성숙기형종은 양성이지만, 다른 악성 종자세포종양을 합병하는 빈도가 높다. 난소의 성숙기형종은 대부분 양성인 데 비해 고환의 기형종이 악성으로 간주되는 까닭이다.

3. 전립샘 질환

■ 전립샘의 내선과 외선

전립샘의 해부를 복습해보자(▶ **그림 8-6**). 전립샘은 중심영역 및 이행영역이라고 불리는 내선과 변연영역이라고 불리는 외선으로 나뉜다. 이 해부가 중요한 것은 2대 전립샘 질환인 전립샘비대가 내선, 전립샘암종이 외선에서 호발하기 때문이다. 전립샘비대에서 요도협착이 생기기 쉬운 이유를 이해하도록 하자.

■ 양성전립샘비대(benign prostatic hypertrophy, BPH)

고령자에게서 많이 관찰되는 질환이다. 노화에 따라 고환에서 분비되는 남성호르몬

Note

여성형유방증(gynecomastia)

장기간에 걸쳐 에스트로겐(여성호르몬)의 과잉상태가 계속되는 남성에게서 관찰되는 양쪽 젖샘의 비대를 여성형유방증이라고 한다. 다음과 같은 원인을 들 수 있다.

① 간경변(여성호르몬 불활성화 장애)
② hCG 생산 종양
③ 에스트로겐 생산 종양
④ 클라인펠터증후군
⑤ 생리적 변화(사춘기 또는 고령 남성)

물음낭종 (음낭수종, hydrocele)

음낭 내에서 고환을 싸는 음낭집막(음낭초막)은 본래 배막(복막)에서 연결되기 때문에 중피세포로 덮여 있다. 음낭집막 공간에 장액이 고이는 경우가 있는데 이를 물음낭종이라고 한다. 정삭 부분에 고이면 정삭물음낭종(정삭음낭수종)이 된다. 물음낭종은 영유아나 고령자에게 많다. 음낭집막 공간이 배막과 연결되어 있는 영유아에서는 샅굴탈장(서혜탈장, inguinal hernia)을 합병하는 경우가 있다.

Point

전립샘비대(prostatomegaly) : 호르몬 환경의 변화가 전립샘의 증식을 촉진하여 비대해진다.

전립샘암(전립선암, prostatic cancer) : 남성의 비뇨계통 암 중에서 가장 발생빈도가 높은 암이다. 50세 이상으로 고령자일수록 많다.

Note

정낭(seminal vesicle)

전립샘 후부의 좌우에 토끼 귀처럼 부착된 4~5cm 길이의 주머니 모양 장기로, 주름이 잘 발달해 있다. 도관은 정관에 합류하여 사정관(deferent duct)이 된다. 민무늬근으로 둘러싸이며 사정 시에 정액의 후반 2/3를 분비한다(과당을 포함한 담황색 액체). 정낭을 침범하는 질환이 거의 없기 때문에 잘 알려지지 않은 장기이다.

전립샘(전립선, prostate)

전립샘은 호두알 크기로 호두 모양 구조를 취하며 방광 바닥부에서 요도를 둘러싸고 원주상피와 그것을 둘러싼 민무늬근으로 구성되어 있다. 정액의 액체성분(정액) 분비를 담당한다. 사정 시에는 전립샘 민무늬근의 동기적 수축이 중요하다. 전립샘비대는 요도 주위 영역에 발생하고, 전립샘암은 주변 영역에 발생한다.

곧창자손가락검사
(digital rectal examination)

의사가 항문으로 검지를 삽입해서 곧창자(직장) 앞벽을 통해 전립샘을 촉진한다. 전립샘암 진단에서 사용되는 진단법이다.

전립샘염(전립선염, prostatitis)

급성과 만성으로 나뉜다. 드물게 결핵성 육아종염증이 관찰된다.

① **급성 전립샘염** : 중성구(호중구)의 침윤이 관찰된다.
② **만성 전립샘염** : 림프구, 형질세포의 침윤이 관찰된다.

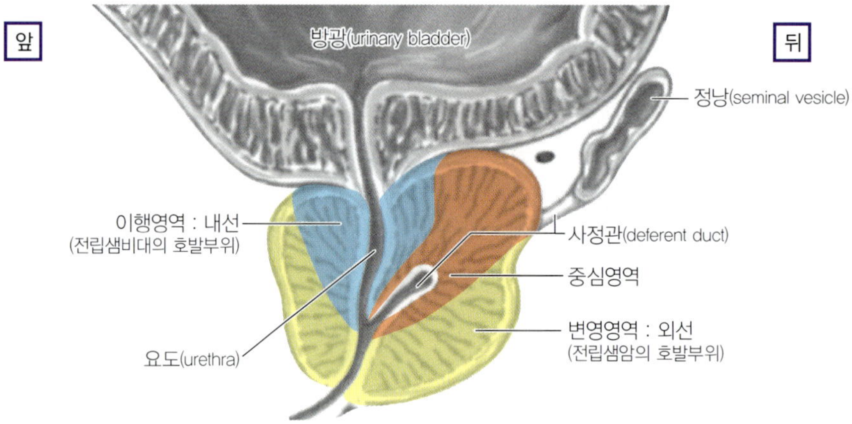

전립샘은 요도 및 사정관 주위의 내선(이행영역과 중심영역) 및 바깥쪽의 변연영역(외선)으로 구분된다.

[그림 8-6] 전립샘의 영역구분

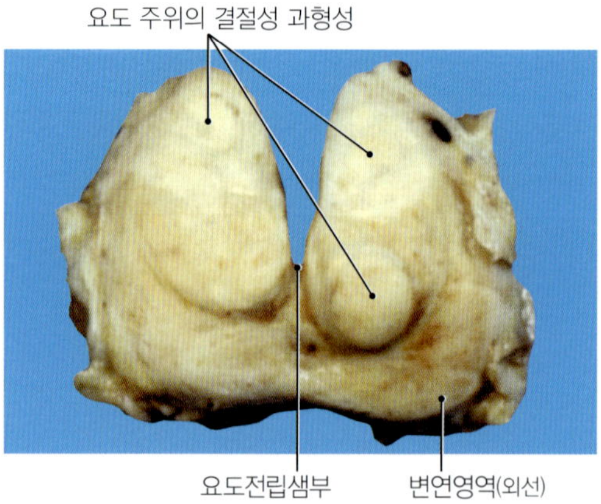

요도 주위에 회백색 결절성 과형성이 확인된다. 요도가 압박 및 협착되어 배뇨에 시간을 요하게 된다. 전립샘 바깥쪽에 많은 전립샘암과 대조적이다.

[그림 8-7] 전립샘비대(육안소견, 포르말린 고정 후의 단면)

이 감소하고 여성호르몬이 상대적으로 우위가 되는 점이 발생에 관여하고 있다고 판단된다.

50세를 넘으면 우선 혈중 테스토스테론(testosterone) 및 디히드로테스토스테론(dihydrotestosterone)이 감소한다. 또한, 이들이 감소할 무렵이 되면 혈중 유리 에스트라디올(estradiol)도 증가한다. 이들 호르몬 환경의 변화가 전립샘의 증식을 촉진하여 비대가 일어난다.

육안적으로 전립샘에 고무와 같은 단단함으로 결절성 비대가 생기는 것이 특징이다. 내선영역, 특히 요도 주위 영역이 침범된다. 비대해진 전립샘이 요도를 양쪽에서 압박하여 종종 요로폐쇄가 일어난다. 요로가 협착되면 배뇨에 시간이 걸리게 되며, 빈뇨나 요로감염이 일어나기 쉬워 잔뇨감이 생긴다. 치료는 경요도적 전립샘절제술이 시행된다.

■ 전립샘암(전립선암, prostatic cancer)

전립샘암은 남성의 비뇨계통 암 중에서 가장 발생 빈도가 높은 암이다. 50세 이상, 특히 고령자에게서 많이 관찰된다.

전립샘암은 대부분 변연영역의 외선에서 발생하는 샘암종(선암종)이다. 전립샘비대와 달리 전립샘 실질의 바깥쪽에서 발생하기 때문에 요도를 침범하여 배뇨장애를 일으키기 전에 주위 조직으로 침윤되거나 전이되는 경향이 있다. 전이는 뼈(특히 척추와 골반뼈)에 많은 것이 특징이다.

종양세포는 전립샘 산성인산분해효소(prostatic acid phosphatase, PAP)와 전립샘특이항원(prostate specific antigen, PSA)을 생산 및 분비한다. 세린 단백질분해효소(serine protease)인 PSA는 혈중에서 α_1-안티키모트립신과 복합체를 형성한다. PSA는 그 이름대로 전립샘 특이성이 높아 질병 초기부터 혈중에서 상승하기 때문에 그 측정치는 전립샘암의 종양표지자로서 사용된다. 확정 진단은 경직장적 바늘생검이 사용된다.

전립샘암이 뼈에 전이되면 조골반응(뼈의 과잉형성)을 나타내는 경우가 많은데, 이것은 암세포가 만드는 PSA가 뼈조직의 사이토카인을 활성화하여 뼈파괴세포(파골세포, osteoclast; 뼈를 흡수하는 세포)를 감소시키기 때문이다.

전립샘암은 호르몬 의존성으로 남성호르몬에 의해 증식하고 여성호르몬에 의해 억제된다. 따라서 치료법으로는 전립샘 적출 외에 에스트로겐 제제, LH-RH 작용제(특히 후자) 등의 호르몬요법이 유효하다.

Note

전립샘특이항원(prostate specific antigen, PSA)

칼리크레인(kallikrein)과 상관성이 높은 세린 단백질분해효소(serine protease)이며, 사정 후에 응고한 정액을 융해하는 작용이 있다. 즉, 생리적 작용을 가진 단백질로, 정상 전립샘 상피가 생산하는 PSA는 전립샘암에 대한 뛰어난 종양표지자로서 사용되고 있다. PSA는 혈중에서 α_1-안티키모트립신 결합형(복합형)과 유리형의 2가지 형태로 존재한다. 암에서는 주로 복합형이 상승하고, 전립샘비대에서는 유리형이 상승한다. 혈중 PSA 수치는 사정 후에 상승하기 때문에 PSA 검사 전에는 성행위를 피하도록 지도할 필요가 있다.

column

■ 발기장애(erectile dysfunction)

발기장애는 성교 시 충분한 만큼의 발기가 일어나지 않는, 또는 발기가 충분히 유지되지 못해 만족스러운 성교를 할 수 없는 상태를 가리킨다. 기존에 사용되던 '성적불능' 대신 발기장애가 사용되고 있다.

유병률은 20~30대에 5%, 40대에 16%, 60대에 57%로 빈도가 높은 병태이다. ①기질적 발기장애(신경지배, 혈관, 조직의 장애나 내분비장애에 따름)와 ②기능적 발기장애(심리요인에 의함)로 나뉜다.

구연산 실데나필(비아그라)은 유효율 80% 이상으로 효과적인 발기부전 치료제이다. 음경해면체의 일산화질소를 늘리는 작용기전이 있기 때문에 협심증에 이용되는 아질산제(니트로글리세린)와 함께 사용하지 않도록 한다.

병리학(pathology)

질병의 본질적 성질을 취급하는 의학의 한 분야로서, 특히 질병에 의해 발생하는 신체의 조직이나 기관의 형태학적 변화 및 기능적 변화를 연구하는 학문. 즉, 병의 원인-발생-경과 및 그 변화 등에 관한 연구를 하는 학문으로 넓은 의미로는 생물체에서 볼 수 있는 모든 이상(질환) 및 기형을 대상으로 하며 좁은 의미로는 사람에게 일어나는 병변의 본태를 규명하고 병태의 구조와 기능의 변화를 분명히 하여 치료와 예방에 공헌하는 기초의학 분야를 가리킨다.

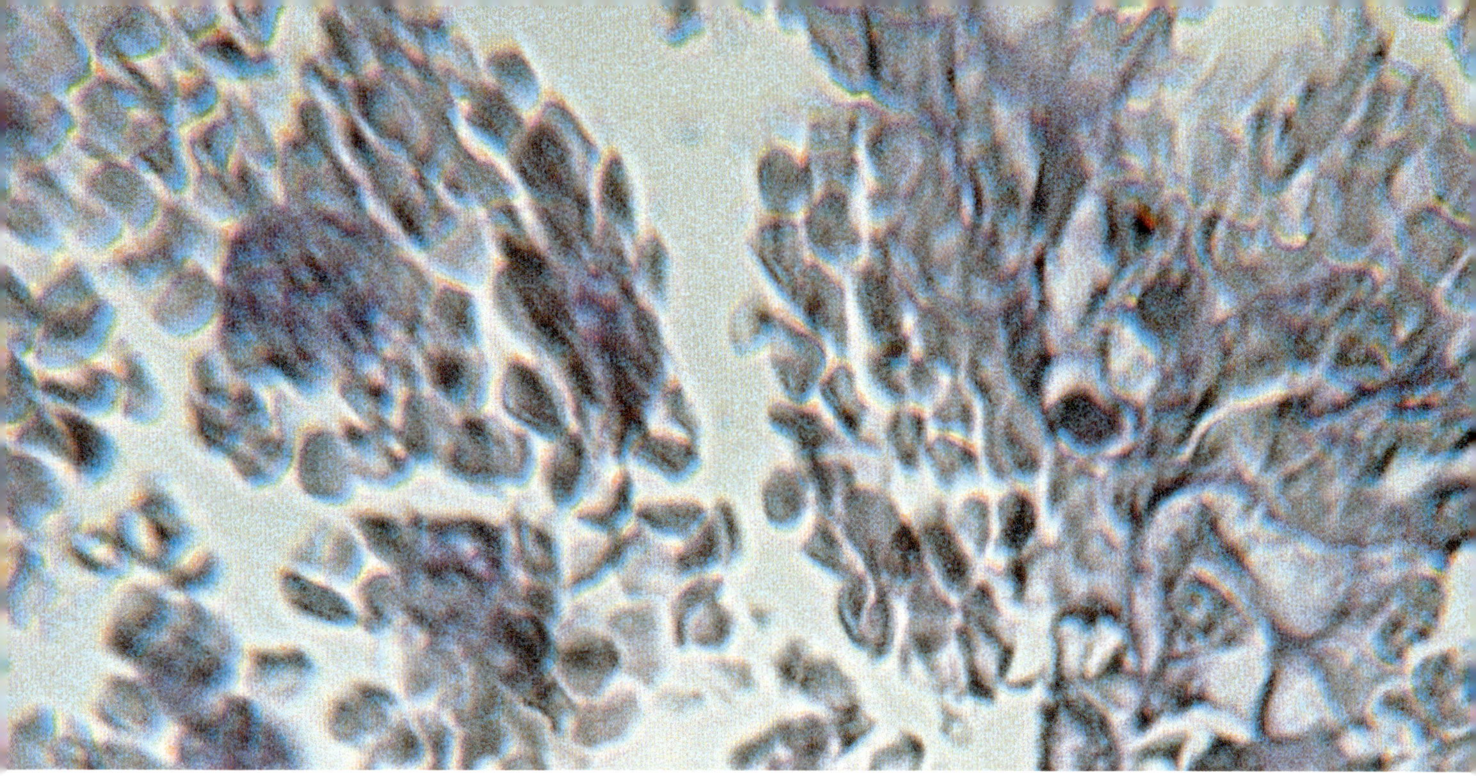

제9장 **여성 생식계통과 젖샘 질환**

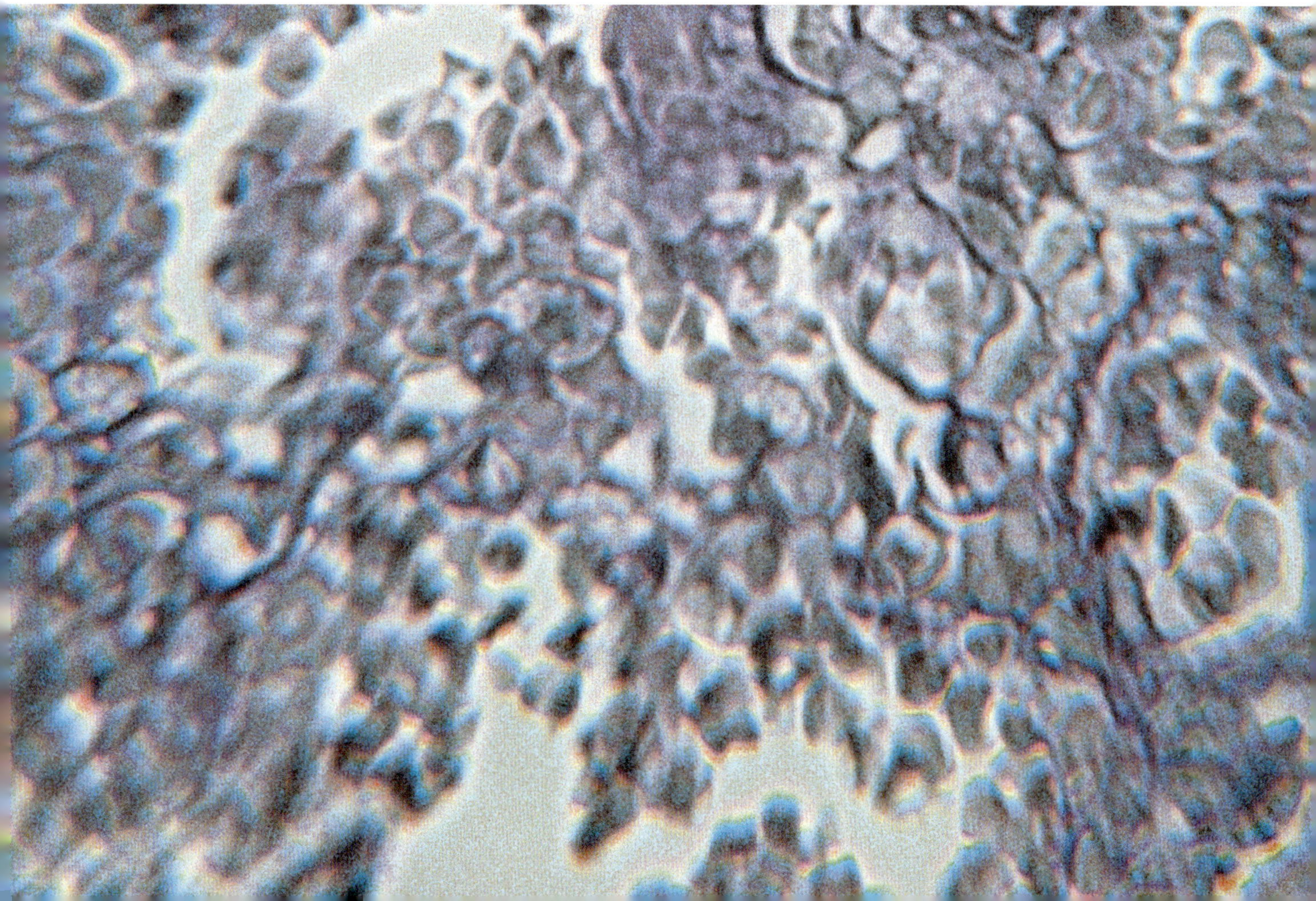

주요 용어해설

- **감시림프절(전초림프절, sentinel lymph node)** : 악성종양 병소 등의 국소에서 흘러나온 림프액이 맨 처음 들어가는 림프절을 말한다.
- **기형종(teratoma)** : 이배엽성 또는 삼배엽성 성분을 가진, 가장 고분화한 배세포성 종양을 말한다. 양성의 성숙기형종과 다소 악성 경향을 가진 미숙기형종이 있다.
- **방향화효소(aromatase)** : 에스트라디올을 합성하는 효소를 말하는데, 테스토스테론에서 에스트라디올을 합성하는 효소계 전반을 가리키는 경우와, 19,19-디히드록시테스토스테론을 에스트라디올로 변환하는 효소만 가리키는 경우가 있다.
- **배란(ovulation)** : 성숙한 난포가 파열되어 난자(정확하게는 난모세포)를 방출하는 월경주기 과정이며, 생식에 관여하고 있다.
- **상피내암종(intraepithelial carcinoma)** : 상피바닥막 위에 발육 기반을 두며 이 바닥막을 넘어 사이질로는 침윤하지 않고 상피조직 내에서만 평면적으로 증식하는 암을 말한다. 초기의 암이며 자궁목암의 0기가 이 상태이다.
- **수정(fertilization)** : 정자가 난자(또는 난세포) 안으로 들어와 세포분열에 의해 성장 가능한 상태가 되는 것을 말한다.
- **유방촬영술(mammography)** : 유방암을 진단하기 위해 유방을 X선 촬영하는 검사이다. 유방을 장치에 끼워 압박해서 촬영함으로써 유방 안을 자세하게 조사할 수 있다.
- **자간(eclampsia)** : 주산기에 임신 또는 산욕부가 비정상적인 고혈압과 함께 경련 또는 의식상실, 시야장애를 일으킨 상태이다. 분만 전, 분만 중, 산욕기 모두에서 발생할 수 있다.
- **착상(nidation)** : 수정란이 난할을 마치고 배아가 된 시기에 자궁내막에 도달하여 접착해서 모체와의 사이에 태반이 형성되는 것을 말한다.
- **편평상피화생(squamous metaplasia)** : 화생이란 이미 분화를 마친 조직이 형태적으로나 기능적으로 다른 종류의 분화 조직으로 바뀌는 변화를 말한다. 보통 자궁 내의 자궁목관점막이나 자궁목관샘은 원주상피 세포로 덮여 있지만, 외부 자극으로부터 자궁을 지키기 위해 유약한 세포가 여러 층으로 분열 및 분화하여 튼튼한 중층편평상피와 유사한 형태로 바뀐다.
- **형태이상(dysplasia)** : 세포가 정상에서는 관찰되지 않는 형태가 되는 형태변화의 일종이다.

제9장 여성 생식계통과 젖샘 질환

◇ 여성 생식기관과 젖샘의 구조와 기능

Note

1. 구조

여성의 생식기관은 난소(ovary), 자궁관(난관, uterine tube), 자궁(uterus), 질(vagina)로 구성된다.

2. 기능

여성 생식기관은 남성 생식기관과 마찬가지로 난자를 만드는 외분비기능과 여성호르몬을 생산하고 분비하는 내분비기능을 가진다. 임신하면 다양하게 변화하여 태아에게 영양을 공급하고 태아를 보호한다.

① 배란(ovulation)

난자(ovum)를 만드는 곳은 난소이다. 난소는 크기와 형태가 아몬드와 비슷하다. 난소 내부에는 난포(follicle)라는 작은 주머니 모양의 구조물이 있으며 각각의 난포는 난모세포(ovocyte)라는 미성숙 난자를 포함하고 있다. 사춘기가 되면 뇌하수체에서 난포자극호르몬(follicle stimulating hormone, FSH)이 분비되고 난모세포가 성숙하여 배란이 시작된다. 성인 여성의 경우 일반적으로 배란주기는 28일이다. 태아기에 만들어진 난세포가 두 번 다시 증식하지 않는 점은 항상 새롭게 생성되는 정자와는 대조적이다.

② 수정(fertilization)과 착상(nidation)

난자와 정자가 수정하는 곳은 자궁관(난관)이다. 자궁관은 좌우 각각 10cm 정도의 길이로, 난소에서 안쪽으로 주행하여 자궁 상부와 연결된다. 수정란(fertilized egg)이 자궁에 착상할 무렵에 어린 배아가 되어 있으며 자궁내막으로 들어간다(착상). 월경은 수정란이 착상하지 않은 자궁내막이 주기적으로 탈락함으로써 일어난다.

● 여성의 골반장기

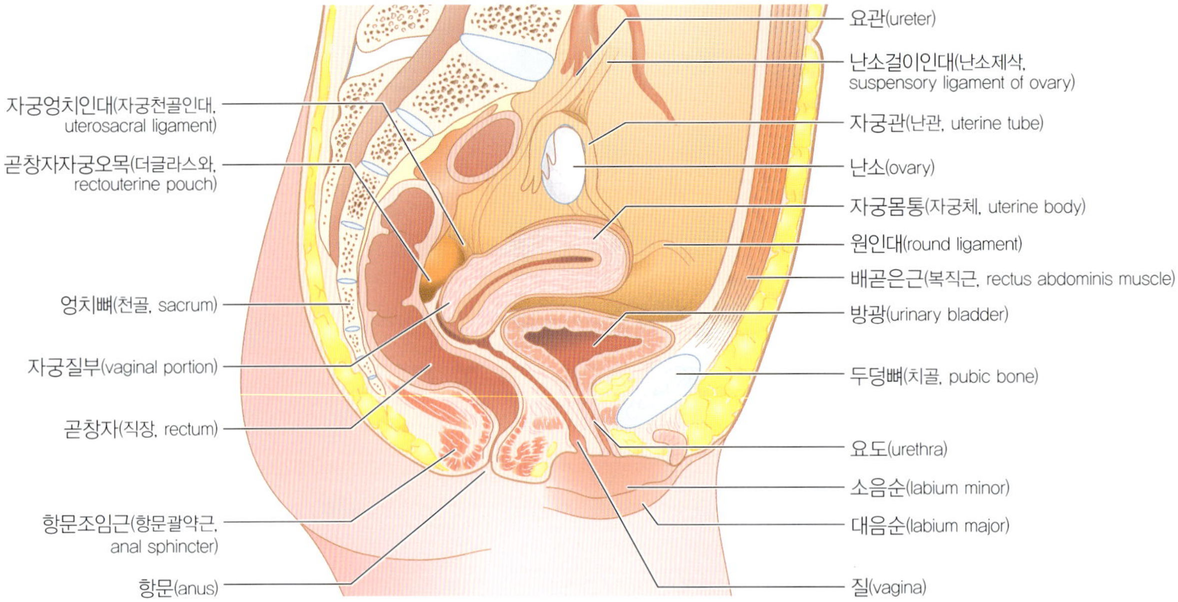

● 여성 바깥생식기관

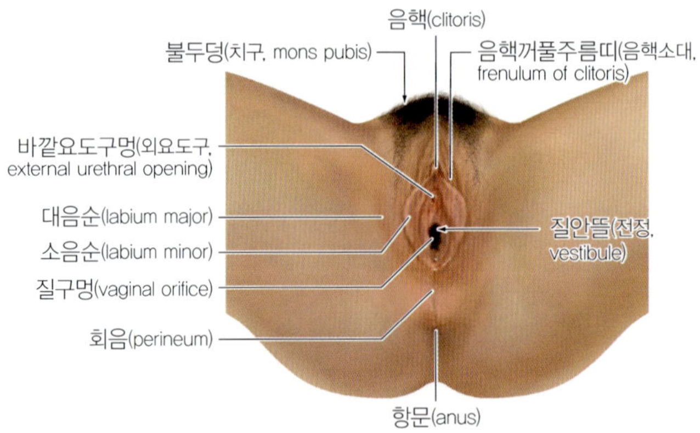

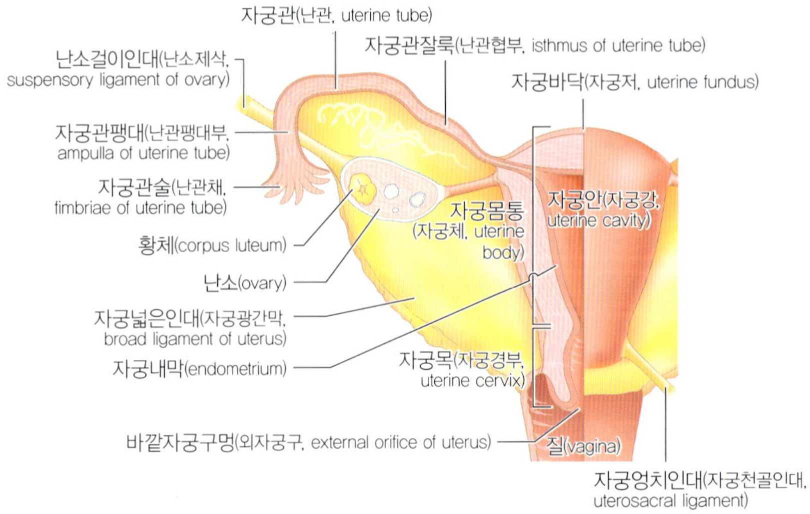

[그림 9-1] 여성 생식기관과 젖샘의 구조와 기능(계속)

● 젖샘

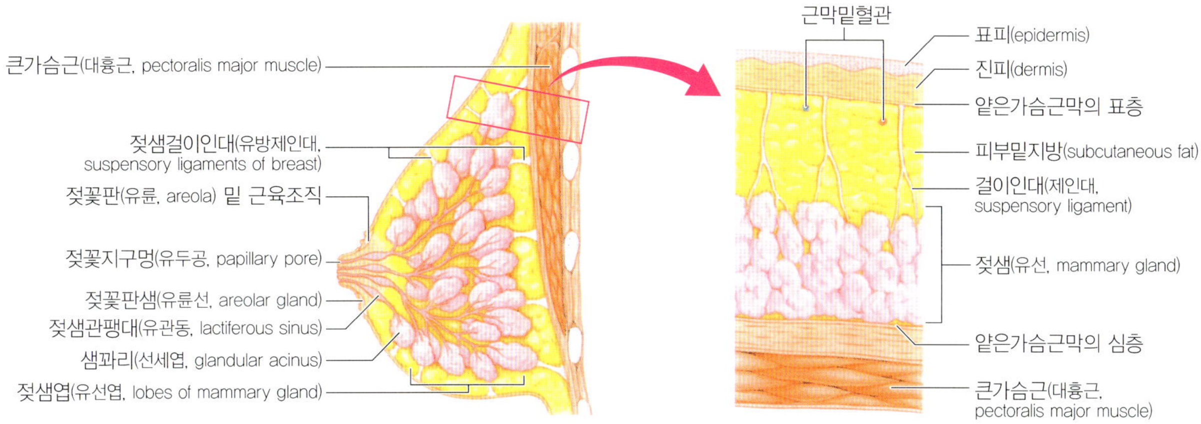

● 여성 생식기관의 구조와 기능

여성 생식기관은 남성과 달리 요로계통과 완전히 분리되어 있다. 보통 자궁은 앞으로 구부러져 있다. 좌우의 난소는 1달에 1번 교대로 배란한다. 자궁관(난관)은 자궁관술(난관채)을 통해 배안(복강)으로 열리며 난소에서 배안 내로 배란된 난자를 받아들인다. 사정에 의해 배출된 정자는 자궁목관점액 안을 올라간다. 수정은 자궁관 내에서 이루어지며 수정란은 자궁관 섬모원주상피에 의한 섬모운동을 통해 자궁안(자궁강) 안으로 수송된다.

● 젖샘의 구조와 기능

비임신 시의 젖샘(유선)은 젖샘관(유관) 상피만 있고 샘꽈리세포(분비세포)가 없어 분비를 하지 않는다. 15~20개의 젖샘관은 독립하여 유두로 열린다. 임신하면 황체호르몬과 프로락틴의 작용으로 샘꽈리세포(선방세포)가 분화되고 분만 후 비로소 젖분비가 시작된다. 젖샘은 특수하게 분화된 부분분비땀샘(아포크린한선, apocrine sweat gland)으로 볼 수 있다. 유방의 크기는 지방의 양에 따르며 젖샘 실질의 양과는 관계없다.

[그림 9-1] 여성 생식기관과 젖샘의 구조와 기능

③ 임신과 호르몬 분비

사춘기에 난소가 활성화되어 배란이 시작되면 성숙한 난포세포가 에스트로겐(여성호르몬)을 분비하기 시작한다. 에스트로겐(estrogen)은 여성의 이차성징을 촉진한다. 난포가 배란 후에 변화하여 생기는 황체는 프로게스테론(progesterone)을 분비하는데, 임신 유지와 유방에서 모유 분비를 준비하는 작용을 한다. 16주에 태반이 완성되면 황체에서 프로게스테론이 분비되던 것은 멈추고 태반에서 프로게스테론이 분비된다.

④ 젖샘과 수유

젖샘(유선, mammary gland)은 유방 내에 존재하는 젖분비샘이다. 성호르몬 및 뇌하수체호르몬의 자극에 반응하여 분만 후 젖을 분비한다. 뇌하수체앞엽호르몬인 프로락틴(prolactin)은 젖분비세포의 분화를 촉진하고, 뇌하수체뒤엽호르몬인 옥시토신(oxytocin)은 젖사출을 담당한다.

Note

■ 난포의 성숙

신생아의 난소에는 약 100만 개의 난포가 있지만, 사춘기가 되면 약 2~4만 개 정도로 감소된다. 난포는 월경주기에 따라 순서대로 성숙하며(성숙을 시작하는 난포는 10개 정도이지만 성숙하는 것은 1개이며 나머지는 퇴화되어 폐쇄난포가 된다), 약 28일을 주기로 성숙한 1개의 난포가 배란된다. 이에 따라 일생동안 좌우 교대로 합계 약 400개가 배란된다.

● 자궁내막의 주기와 혈중호르몬의 변화

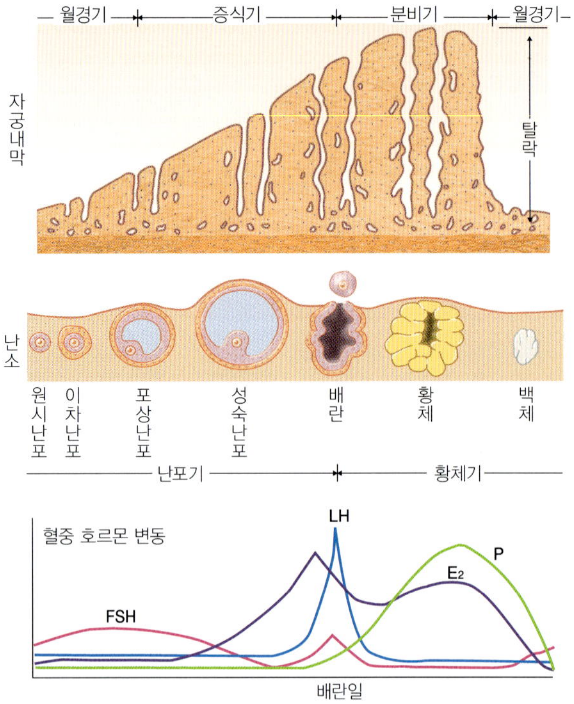

● 임신 중 모체 호르몬의 변동

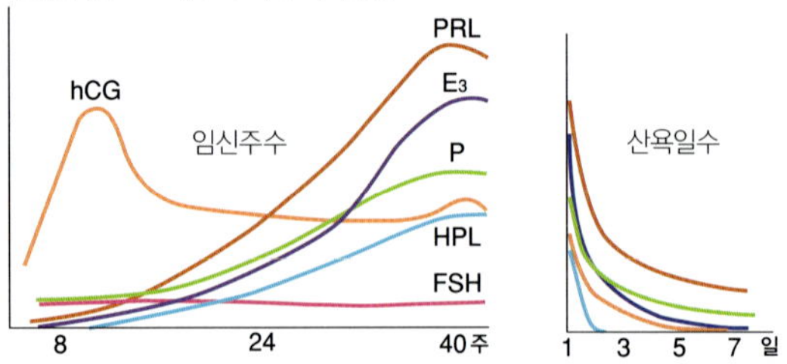

1. 난포의 성숙

월경주기 때마다 여러 개의 원시난포가 성숙하여 에스트로겐을 분비한다. 성숙난포 가운데 1개가 배란된다. 배란 후 난포세포는 황체화하여 프로게스테론을 분비한다. 에스트로겐의 자극으로 증식한 자궁내막은 분비를 시작한다. 월경 후에 황체는 퇴화되어 백체가 된다. 백체는 수개월간 남는다.

2. 월경주기에 동반한 자궁내막의 변화와 혈중 호르몬의 변동

월경 후의 시기는 FSH(난포자극호르몬)에 의해 난포가 성숙하고 에스트라디올(E_2)의 생산이 많아진다(난포기). 자궁내막의 증식기와 일치한다. 배란은 뇌하수체앞엽호르몬인 LH(황체호르몬)의 급격한 분비에 의해 유발된다. 배란 후 성숙난포는 황체화되어 프로게스테론(P)을 분비한다(황체기). 자궁내막은 분비기로 바뀌어 수정란의 착상을 기다리는 상태가 된다. 착상하지 않으면 28일째에 월경으로서 자궁내막이 박리 및 탈락된다.

3. 임신 중 모체 호르몬의 동태

태반이 성숙 및 확립되는 임신 16주까지는 혈중 사람융모생식샘자극호르몬(hCG)이 높은 수치를 나타낸다(입덧이 심한 시기와 일치). 임신 후반에는 hCG 수치는 저하되고 대신 프로락틴(PRL)과 사람태반젖샘자극호르몬(HPL)이 상승한다. PRL은 모체 젖샘의 증식 및 분화를 촉진하고, HPL은 태아에 대한 성장호르몬으로서 작용한다. 태반은 에스트라디올(E_3)과 프로게스테론(P)도 생산하기 때문에 혈중 수준이 상승한다. 정상의 생리주기 때 분비되는 여성호르몬이 에스트라디올(E_2)인 데 비해 임신 중에는 E_3가 주체가 되는 것이 특징이다. 분만 후에는 이들 호르몬은 신속하게 음성화된다.

[그림 9-2] 자궁내막의 변화와 난포주기

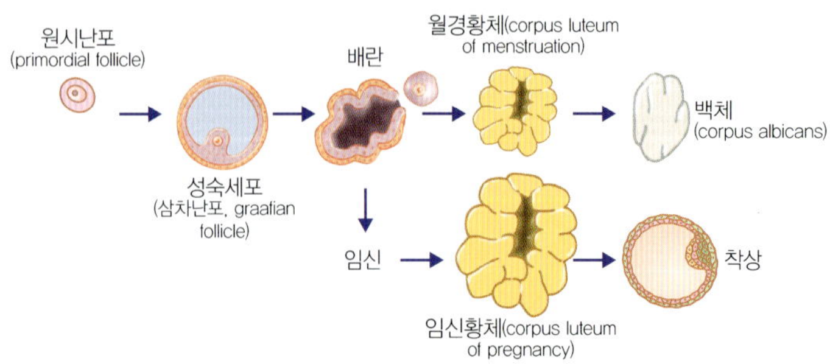

성숙난포가 배란 후에 모습을 바꾸는 월경황체는 월경 후에 백체화한다. 무배란성 주기의 난소에는 백체가 관찰되지 않는다. 임신이 성립되면 황체는 대형화되어 임신황체가 되며 태반이 성숙 및 확립되는 임신 16주까지 에스트로겐 및 프로게스테론을 계속 분비한다.

[그림 9-3] 난포의 변화

1. 외음 및 질의 질환

외음과 질의 질환에는 성병이 많은 것이 특징이다.

■ 세균성 질염(bacterial vaginosis)

질염 가운데 가장 많은 것이 가드네렐라(*Gardnerella vaginalis*)에 의한 세균성 질염이다. 세포진단 표본에서 실타래상세포(clue cell)라고 하는 점상 구조물(세균)을 포함한 상피세포가 관찰되는 것이 특징이다. 정상의 되더라인막대균(*Doderleins bacillus*)이 사라지고 분비물이 증가한다. 최근 유산의 원인으로 주목받고 있다.

■ 질칸디다증(vaginal candidiasis)

질칸디다증은 발생 빈도가 높은 질환으로(**▶ 그림 9-4**), 질의 상주균인 칸디다 알비칸스(*Candida albicans*)가 원인이다. 점막의 백색 반상 병변이나 백색 대하(분비물)가 관찰되며 외음부의 가려움을 동반한다. 성교감염 외에 당뇨병이나 임신, 광역 항생물질의 과잉투여, 경구피임제, 면역억제상태가 유발요인이 된다.

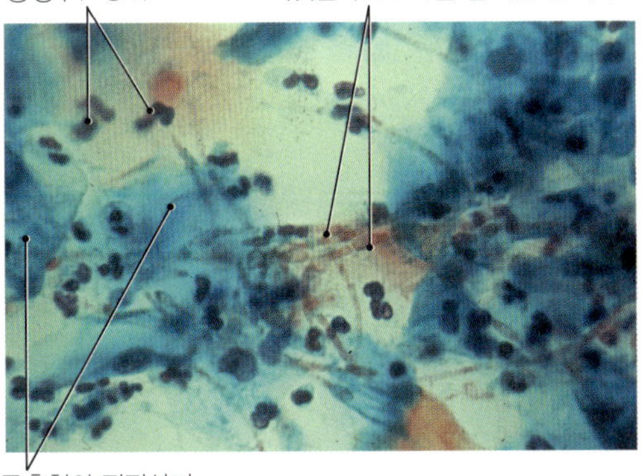

중성구(호중구) 침윤을 동반하며 거짓균사(가균사)를 늘리면서 증식하는 칸디다를 확인할 수 있다. 성병의 하나로, 임신 중에도 발생하기 쉽다. 백색 분비물이 증가한다.

[그림 9-4] 질칸디다증(찰과세포진단, 파파니콜로염색)

■ 임질(gonorrhea)

그람음성 쌍알균인 임균(*Neisseria gonorrheae*)이 원인인 성병이다. 요도나 요도 주위의 큰질어귀샘(바르톨린샘)이나 작은질어귀샘을 초발로 하는 급성 고름염증(화농염증)이다. 상행성이며, 자궁목관샘이나 자궁, 자궁관에 감염되는 경우가 있다. 임균자궁관염(임균난관염, gonococcal salpingitis)은 불임을 일으킨다. 성행위에 의해 전파되며 배막염(복막염) 이외에 구강성교로 인두염, 항문성교로 곧창자염을 일으키기도 한다.

Note

성병(STD)

① **세균** : 매독, 임질, 무른궤양(연성하감)
② **클라미디아** : 비임균요도염
③ **바이러스** : 단순헤르페스, 뾰족콘딜로마(첨규콘딜로마), B형 바이러스간염
④ **진균** : 질칸디다증
⑤ **원충** : 질편모충증
⑥ **절지동물** : 옴, 머릿니

되더라인막대균(*Doderleins bacillus*)

질에 상주하는 그람양성 막대균으로, 중층편평상피에 포함된 글리코겐을 이용해서 젖산을 생산하여 질 내 pH를 산성(pH 4.0 부근)으로 유지하고 있다. 젖산막대균의 일종이다. 산성의 pH는 잡균의 증식을 막는 질자정작용의 원동력이 된다. 반대로 세균성 질염에서는 되더라인막대균이 소실된다.

큰질어귀샘(바르톨린샘, Bartholin's gland)

질 입구부분 뒤끝의 좌우에 있는 대두 크기의 점액분비샘으로, 성적 흥분 시에 점액을 분비한다.

작은질어귀샘(소전정선, minor vestibular gland)

작은 혼합샘으로, 점액과 장액을 분비한다. 작은질어귀샘은 전립샘특이항원(PSA)을 보유하고 있기 때문에 소변 중 PSA의 수치에는 남녀차가 없다.

Note

성기헤르페스(genital herpes)와 입술헤르페스(herpes febrilis)

모두 단순헤르페스바이러스(HSV) 감염병으로, 입술은 HSV 1형, 성기는 HSV 2형이 원인이며 재발을 반복하는 것이 특징이다. 최근 구강성교에 의한 접촉감염으로 HSV 1형에 의한 성기헤르페스가 증가하고 있다. 외음부의 HSV 1형 감염은 HSV 2형에 비해 증상이 심하지만, 치유되기 쉬운 특징이 있다.

편평콘딜로마(flat condyloma)

매독의 제2기 병변으로, 외음부나 항문 주위 피부에서 삼출성으로 피부가 편평하게 융기된다(▶ 그림 9-6). 자각증상은 없다. 매독트레포네마가 다수 존재하여 감염 위험이 매우 크다. 본 사례는 항문 주위 피부에 편평하게 융기한 홍색반을 확인할 수 있다. 무수한 매독트레포네마가 감염되어 있다.

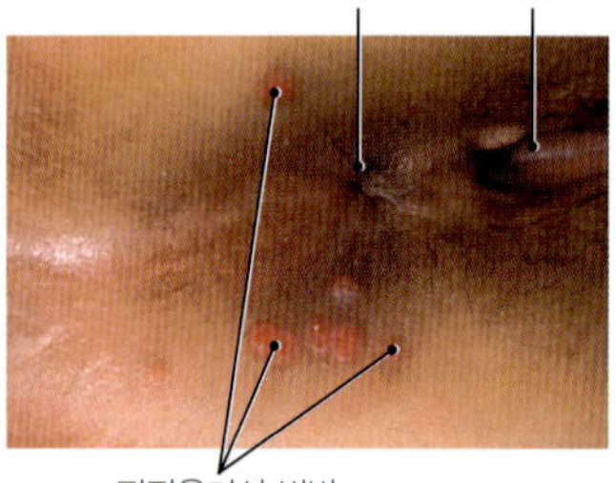

[그림 9-6] 편평콘딜로마(제2기 매독진)(육안소견)

■ 클라미디아 감염병

클라미디아 트라코마티스(*Chlamydia trachomatis*)를 원인으로 하는 클라미디아 감염병은 가장 많이 발생하는 성병이다. 감염 세포의 세포질 내에 포함체(봉입체)가 형성된다. 여성에게는 증상이 없기 때문에 감염이 만연하기 쉽다. 골반배막염(골반복막염, pelviperitonitis)의 원인이 된다. 구강성교를 통해 감염되는 클라미디아성 인두염도 증상이 없는데, 이 또한 본 질환이 만연하고 있는 이유 중 하나이다.

■ 질편모충증(vaginal trichomoniasis)

단세포생물인 원충에 속하는 질편모충(*Trichomonas vaginalis*)을 원인으로 하는 성병이다. 편모를 가지기 때문에 질편모충은 활발하게 움직인다. 분비물이 증가하며, 남성은 증상이 없기 때문에 감염을 반복한다. 치료는 성교 상대방과 함께 할 필요가 있다.

■ 단순헤르페스바이러스(HSV) 감염병

작은 수포와 얕은 유통성 궤양을 형성한다. 외음부에 많은데, 병변은 자궁목(자궁경부), 질, 음핵, 요도, 항문 주위에서도 관찰된다. 성교를 통해 감염되는 성병이다. HSV는 DNA 바이러스이며, 핵 내 포함체가 형성된다(▶ 그림 9-5). 찰과세포진단이 진단에 유용하다. 일반적으로 HSV 2형이 감염되지만, 구강성교에 의한 경우는 HSV 1형 감염도 발생한다.

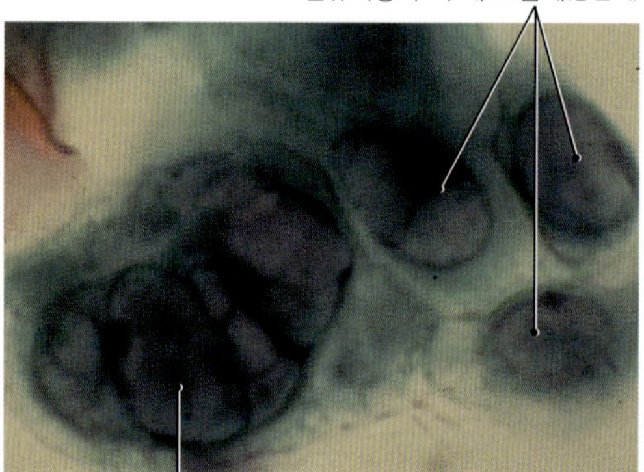

중층편평상피세포의 핵 내에 간유리상 포함체가 형성되어 있다. 일부 다핵화되어 있다. DNA 바이러스인 헤르페스바이러스는 핵을 주요 감염 장소로 한다. 외음부에 유통성 수포를 만든다.

[그림 9-5] 단순헤르페스바이러스 감염병(외음부 미란의 도말표본, 파파니콜로염색)

■ 매독(syphilis)

매독트레포네마(*Treponema pallidum*; 스피로헤타)에 의한 전신 감염병이다. 제1기에는 외음이나 질에 편평하게 융기되는, 단단하고 무통성의 궤양이 생기며, 샅고랑림프절(서혜림프절)이 비대해진다. 제2기에는 감염성이 특히 높은 편평콘딜로마(flat condyloma; 회백색~홍색의 편평한 구진)를 형성한다(▶ 그림 9-6). 항문 주위 피부에서 많이 발생하는 경향이 있다. 스피로헤타가 태반을 통과하여 태아에게 이상을 일으키는 경우가 있기 때문에 태반이 성숙한 임신 중기 이후에는 태아의 경태반 감염에 대한 주의가 특히 필요하다.

■ 뾰족콘딜로마(첨규콘딜로마, condyloma acuminatum)

사람유두종바이러스(HPV) 6형, 11형의 감염을 원인으로 하는 편평상피유두종이다. 유두 모양, 구진 모양의 성병성 사마귀를 형성한다. 외음이나 항문 주위에 호발하며 자궁목(자궁경부)에서도 발생한다. 양성이지만, 종종 다발한다.

■ 큰질어귀샘낭(바르톨린샘낭, cyst of Bartholin's gland)

질 개구부 주위에 있는 큰질어귀샘의 낭으로, 감염에 의한 도관폐쇄가 원인이 된다. 외음부(질 입구부)에 응어리가 만져진다.

■ 외음암(vulva cancer)과 질암(vaginal cancer)

고령자에게 많은 악성종양으로, 대부분 편평세포암종이다. 대개 전암성 병변인 외음상피내종양(vulvar intraepithelial neoplasia, VIN)에서 진행된다. VIN은 상피층 내에 편평상피계통의 이형세포가 관찰되는데, 바닥막(기저막)을 넘어 사이질 안으로는 침윤되지 않는다. 형태이상의 정도에 따라 VIN 1~3까지 분류된다.

■ 외음부 파제트병(Paget's disease)

외음부에 난치성 미란을 동반한 습진 유사 병변이 발생한다. 상피 내에 파제트세포(Paget cell)라고 하는 대형의 밝은 샘암종세포가 나타나는데, 심부의 부분분비땀샘(아포크린한선)에서 발생한 종양세포가 상피 안을 이동하여 표면의 상피 내에 도달한 것이다. 비침습 암이기 때문에 이 단계에 치료(수술)하면 예후는 양호하지만, 외음부를 광범위하게 절제하기 때문에 삶의 질이 저하되는 것은 피할 수 없다. 방치하면 드물게 침윤암으로 발전하기도 한다.

비슷한 병변이 유방의 유두부에서 먼저 발견되어 파제트병이라고 명명되었다. 따라서 유두부 이외의 것은 '유방외 파제트병(extramammary Paget disease)'이라고도 불린다. 뼈에도 파제트병이 있는데, 뼈의 변형을 일으키는 이 질병을 뼈파제트병이라고 하여 구분한다.

Note

사람유두종바이러스(HPV)와 질환

피부형
- 보통사마귀 : 2, 4, 7형
- 편평사마귀 : 3, 10형
- 발바닥사마귀 : 1형

점막형
- 뾰족콘딜로마 : 6, 11형
- 자궁목 형태이상, 상피내암종·침윤성 편평세포암종 : (암원성 HPV) : 16, 18형

외음상피내종양(vulvar intraepithelial neoplasia, VIN)

VIN 1~3의 분류는 자궁목 상피내종양(CIN)의 분류 ▶ 그림 9-7에 준한다.

Note

Point

자궁목염(자궁경부염, cervicitis) : 생식 가능 연령에 있는 여성에게서 관찰되는 생리적 변화로, 선별검사에는 세포진단이 유용하다.

자궁목폴립(자궁경부폴립, cervical polyp) : 염증에 동반하는 국소적인 점막의 과형성

형성이상(dysplasia)·상피내암종(intraepithelial carcinoma) : 종양원성 사람유두종바이러스의 감염이 원인이다.

침윤암(infiltrating cancer; 자궁목암) : 진행되면 국소감염을 합병하며 요관협착에 의한 물콩팥증(수신증)이나 요로감염병을 일으킨다.

편평상피화생 (squamous metaplasia)

화생이란 이미 분화를 마친 조직이 형태적으로나 기능적으로 다른 종류의 분화 조직으로 바뀌는 변화를 말한다. 보통 자궁 내의 자궁목관점막이나 자궁목관샘은 원주상피세포로 덮여 있지만, 외부 자극으로부터 자궁을 지키기 위해 유약한 세포가 여러 층으로 분열 및 분화하여 튼튼한 중층편평상피와 유사한 형태로 바뀐다. 생리적 변화이다.

2. 자궁목 질환

■ 자궁목염(자궁경부염, cervicitis)

자궁목에서는 외음이나 질과 마찬가지로 성병이 관찰되는데, 가장 많은 것은 비특이적인 만성 자궁목염이다. 세균감염인 경우에는 자궁목관에서 분비액이 증가되지만, 대부분 생식 가능한 연령의 여성에게서 관찰되는 생리적인 변화이다. 이른바 '자궁질의 미란'과 동의어이며, 여성호르몬의 영향으로 편평상피가 원주상피로 바뀐다. 그 과정에서 편평상피화생(squamous metaplasia)이 확인된다. 질확대경검사(colposcopy)를 통해 육안으로 보면 원주상피세포가 바깥으로 뒤집혀 붉게 보이는데, 이것이 염증이 있는 것처럼 보이는 까닭이다. 편의적인 병태 명칭이며 엄밀한 의미에서 병명이 아닌 점에 주의가 필요하다.

■ 자궁목폴립(자궁경부폴립, cervical polyp)

자궁목관점막의 염증에 동반한 국소적인 점막의 과형성이다. 대부분 팥알 크기 정도의 딸기 모양 폴립이 된다. 원주상피성 점막으로 이루어지며 점막고유층에는 혈관확장, 부종, 저류낭 등이 관찰되며, 표면은 미란성으로 편평상피화생을 동반하기도 한다. 암이 형성되는 경우는 없다.

■ 형성이상(dysplasia)과 상피내암종(intraepithelial carcinoma)

모두 편평원주상피접합부(squamocolumnar junction, SCJ)에서 발생한다. 사람유두종바이러스(HPV)의 감염이 원인이다. HPV는 100종 이상 있지만, 형성이상에서 암으로 진행되는 것은 암원성 HPV이다. 대부분 16형이나 18형이다.

형성이상은 중층편평상피 점막의 전암성 병변이며, 경도, 중등도, 고도의 순서로 진행되어 상피내암종(CIS)이 된다(▶ **그림 9-7**). 국제적으로 이형편평상피세포의 점막

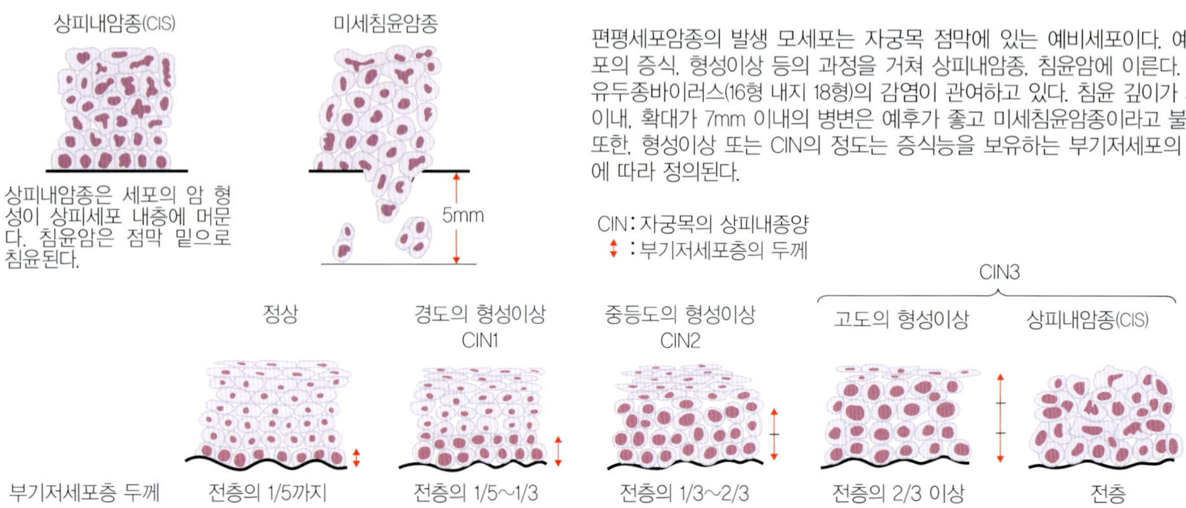

[그림 9-7] 자궁목암의 발생

내 진행 정도에 따라 자궁목 상피내종양(CIN) 1, CIN 2, CIN 3으로 분류된다. CIN 1은 경도의 형성이상, CIN 2는 중등도의 형성이상, CIN 3는 상피 내 전층이 이형세포로 치환되는 고도의 형성이상 및 상피내암종을 가리킨다. 세포진단을 통해 선별되며 생검으로 최종적 병리진단을 내린다(▶ **그림 9-8**). CIN 3의 경우 자궁목의 원뿔절제가 이루어진다. 상피내암종은 자궁목암의 초기상으로, 침윤되어 있지 않은 상태이다. 따라서 전이는 관찰되지 않는다.

경도의 형성이상이나 중등도의 형성이상은 세포진단에서 등급 IIIa로 판단된다. 이들 모두 CIS까지 진행되는 것은 아니며 대부분 자연적으로 사라진다.

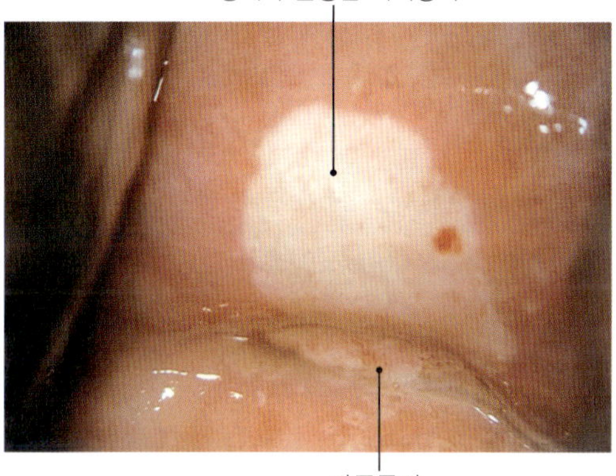

질확대경에 의한 백색상피
아세트산 도포 후의 질확대경 관찰에서 자궁질에 혼탁된 백색조를 나타내며 주위와의 경계가 분명한 백색상피가 관찰된다. 분명한 비정상 소견이며 형성이상이나 상피내암종의 가능성이 있기 때문에 생검이 이루어진다.

[그림 9-8] 자궁목에서 관찰되는 백색상피

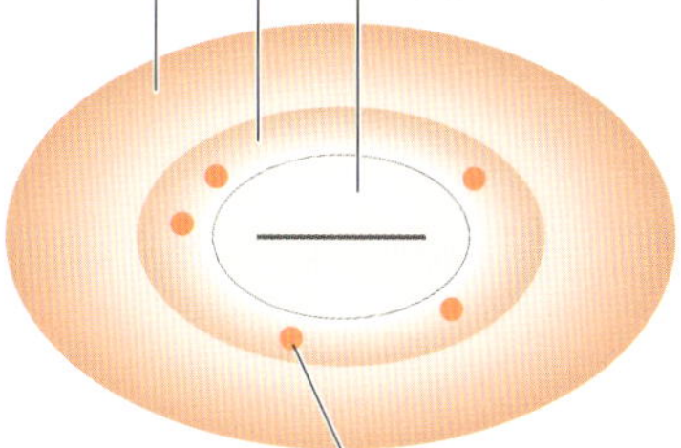

[그림 9-9] 질확대경검사에서의 관찰부위(모식도)

■ 침윤암(infiltrating cancer; 자궁목암)

자궁목에 발생하는 악성종양으로, HPV 감염이 관여하고 있다. 주로 16형/18형의 HPV가 원인이다. 따라서 자궁목암(자궁경부암, cervix cancer)은 성병이라고도 볼 수 있다. 발생빈도는 성교 상대의 수와 성행위의 낮은 시작 연령에 비래한다. 주로 편평원주상피접합부(SCJ)에서 발생한다. 대부분 편평세포암종이며 샘암종(선암종)은 전체의 5% 정도이다. 성행위 시 접촉출혈이나 분비물(대하)이 주요 증상이다. 자궁목암은

Note

편평원주상피접합부(squamocolumnar junction, SCJ)

자궁질의 점막상피는 질에서 연속되는 중층편평상피와 자궁목관점막에서 연속되는 점액원주상피가 접해 있다. 이 둘의 이행부위를 SCJ라고 한다. 편평상피화생, 형성이상이나 상피내암종, 나아가 조기 편평세포암종은 모두 이 부위에서 관찰된다.

부기저세포(parabasal cell)

중층편평상피점막의 증식을 담당하는 세포무리로, 바닥층 바로 위에 분포한다. 정상에서는 1~2층으로 얇지만, 형성이상이나 상피내암종에서는 이 증식성 부기저세포층이 두꺼워진다. 부기저층의 두께가 형성이상의 정도를 결정한다. 중층편평상피점막에서는 부기저층보다 위에 있는 각질형성세포(각질세포, keratinocyte)에는 증식능이 없고 점막 표층을 향해 분화되어 최종적으로 이상각화를 나타내면서 박리된다.

자궁목 병변과 세포진단

등급 I : 정상
등급 II : 편평상피화생
등급 IIIa : 경도~중등도의 형성이상
등급 IIIb : 고도의 형성이상
등급 IV : CIS(상피내암종)
등급 V : 침윤암

질확대경검사(colposcopy)

질확대경을 이용한 산부인과적 검사를 말하며, 주로 자궁질을 관찰한다. 3~5%의 아세트산 용액을 작용시켜서 표면의 점액을 가공 및 제거해서 관찰한다. 정상에서는 편평상피, 원주상피와 둘의 이행부위가 관찰된다(▶ **그림 9-9**).

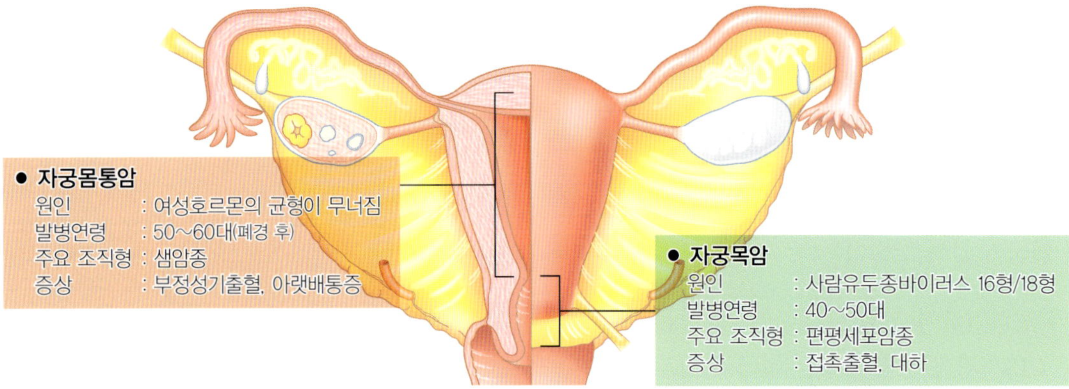

최근 우리나라에서는 자궁몸통암(자궁체부암)의 빈도가 현저하게 증가하고 있다. 자궁몸통암(샘암종)은 월경이 있는 연령의 여성에게는 드물고 보통 고령자에게서 부정성기출혈을 일으킨다. 자궁목암은 사람유두종바이러스(16형 또는 18형)의 감염을 원인으로 하는 성병으로, 편평세포암종이 대부분이다.

[그림 9-10] 자궁암의 종류

서양에 비해 우리나라에서 많은 질환인데, 최근에는 자궁몸통암(자궁체부암)의 빈도가 증가하고 있다(▶ 그림 9-10).

자궁목암은 상피 내 병변인 형성이상에서 상피내암종, 침윤암으로 진행된다. 병기는 0~IV기로 분류되며, 호발연령은 40~50대이다. 자궁암 검진으로 세포진단이 유효하며 선별검사에 널리 이용되고 있다. 진행되면 국소 감염을 합병하거나 요관협착에 따른 물콩팥증(수신증)이나 요로감염병도 일으킨다. 혈행성 전이와 림프성 전이를 일으킨다. 방사선 치료가 효과적이다.

방사선 치료 후 수년 이후에 발생하는 다리의 림프부종은 성가신 후유증이다. 방사선에 의한 림프관폐쇄 때문에 림프액의 환류장애가 일어나는데, 팽팽하게 부은 상태의 발이 오래 계속되며 회복되지 않는다.

> **Note**
>
> **미세침윤암종 (microinvasive carcinoma)**
>
> 암세포가 바닥막을 뚫고 사이질 조직으로 침윤을 시작한 것으로, 침윤의 확장이 7mm 이하, 침윤 깊이가 바닥샘에서 5mm까지인 암을 말한다. 예후는 좋다.
>
> **케냐의 자궁목암**
>
> 자궁목암은 개발도상국에서 많이 발생하는 질환이다. 케냐에서는 30대 여성의 진행암이 많아 자궁목 찰과세포진단의 보급이 요구된다.

3. 자궁몸통 질환

■ 자궁내막염(endometritis)

자궁내막염은 급성과 만성이 있다. 급성 자궁내막염은 피임기구 등의 사용으로 인해 자궁 안이 외상을 입은 경우, 출산 후 태반이 자궁 내에 남은 경우 등에 일어난다. 고령자의 자궁 속공간에 고름이 고이면 고름자궁(자궁내축농, pyometra)이라고 불린다. 가장 많은 원인은 황색포도알균이나 사슬알균에 의한 감염이다.

만성 자궁내막염에서 문제가 되는 것은 자궁내막결핵(endometrial tuberculosis)이다. 자궁관결핵을 합병하기 때문에 확실하게 불임이 된다.

> **Point**
>
> **급성 자궁내막염**(acute endometritis) : 황색포도알균이나 사슬알균에 의한 감염
>
> **만성 자궁내막염**(chronic endometritis) : 자궁내막결핵에 의한 불임이 문제가 된다.
>
> **자궁내막증**(endometriosis) : 자궁근육층에 발생하는 빈도가 가장 높으며, 근육층이 경계가 명확하지 않게 비대해진다. 자궁내막암과의 연관성은 없다.

■ 자궁내막증(endometriosis)

자궁내막조직이 골반 안의 다른 조직으로 들어가 증식하는 상태를 자궁내막증이라고 한다. 자궁근육층에 발생하는 빈도가 가장 높고 근육층이 경계가 선명하지 않게 비대해지며, 자른 단면에서 덩굴무늬를 나타낸다. 자궁샘근육증(자궁선근증, adenomyosis uteri)이라고 불린다(▶ **그림 9-11**). 종양성 병변이 아니기 때문에 자궁내막암과의 연관성은 없다.

자궁내막증의 상세한 발생기전은 명확하지 않지만, 월경 중 내막조직이 자궁관을 경유하여 역행성으로 산포되어 자궁근육층, 난소나 다른 배막조직에 생착하거나 혈행성 및 림프성으로 산포된 것으로 보고 있다.

다른 조직에서 증식한 자궁내막조직은 월경주기에 따른 호르몬의 변화에 반응하며 월경 주기에 동반하여 증식하거나 출혈을 반복한다. 그 결과 난소에 혈액이 고인 초콜릿낭(chocolate cyst)이 생긴다(▶ **그림 9-12**). 자궁근육층이나 난소 이외에 외음부, 배막, 배막뒤(후복막), 창자벽(특히 구불잘록창자), 가로막 등에서도 발생한다.

월경에 동반한 심한 통증이 특징이며 불임의 원인으로서 중요하다.

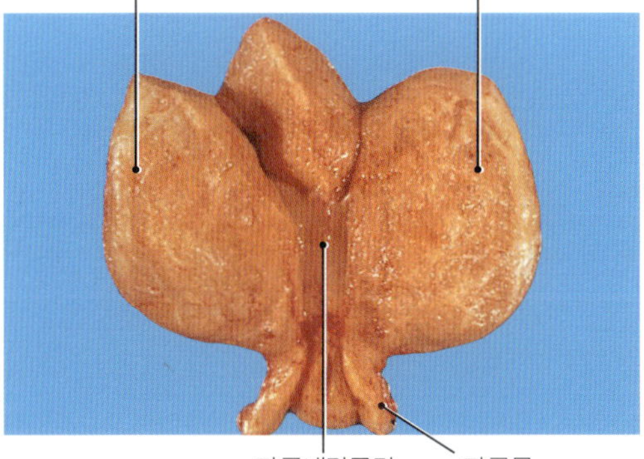

자궁근육층이 미만성으로 비대해지고 자른 단면이 덩굴무늬를 나타낸다. 자궁내막이 근육층 안으로 침윤을 나타냈기 때문에 생기는 병변으로, 심한 월경통, 불임의 원인이 된다. 자궁근종과 함께 성숙 여성에게 발생 빈도가 높은 병변이다. 부속기를 남기는 단순자궁절제술이 시행된다.

[그림 9-11] 자궁샘근육종(육안소견, 수술절제 예)

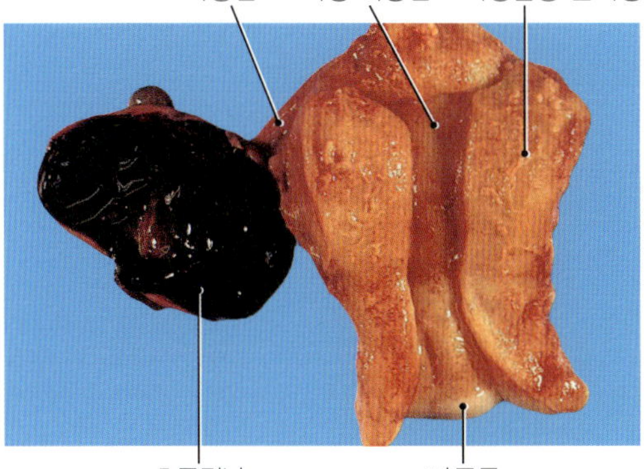

난소의 자궁내막증이다. 오래된 출혈이 산화되어 흑갈색으로 변해 얼핏 보면 초콜릿색을 나타내기 때문에 이 명칭이 붙었다. 자궁벽에 자궁내막증(자궁샘근육증)을 동반하는 경우가 많다.

[그림 9-12] 초콜릿낭(육안소견, 수술절제 예)

Note

Point

자궁내막과다형성(자궁내막증식증, endometrial hyperplasia) : 단순형 증식증에서는 악성화되지 않지만, 이형을 동반하는 샘종 유사 증식증(복잡형 증식증)의 경우 암 형성의 위험이 있다.

자궁 평활근종(leiomyoma of uterus) : 여성의 전체 종양 가운데 가장 많고 자궁 민무늬 근육층 유래의 양성종양이다. 부정출혈, 빈혈, 아랫배 덩어리(종괴) 촉지가 주요 증상이다.

자궁내막암(endometrial cancer; 자궁몸통암) : 미산부에게 많다. 폐경 후 여성의 부정출혈 원인이 된다.

고름자궁 (자궁내축농, pyometra)

자궁내막염에 의해 자궁안(자궁강) 내에 고름이 고이는 것을 말한다. 고령자에게 많다. 자궁몸통암에 의한 농성 대하나 자궁목관 유착에 의한 폐쇄 등이 원인이 된다.

초콜릿낭(chocolate cyst)

자궁내막의 낭을 말하며 난소의 자궁내막증으로 출혈을 일으킨 혈액이 주머니 모양으로 고인 병변이다. 혈액이 변색되어 초콜릿색처럼 보여서 이 이름이 붙여졌다. 양성종양이다.

가로막의 자궁내막증과 공기가슴증(기흉, pneumothorax)

드물게 가로막(횡격막)에서 자궁내막증이 관찰된다. 월경주기와 일치하여 출혈을 반복하는 동안 가로막의 벽쪽가슴막(벽측흉막)과 허파의 내장쪽가슴막(장측흉막)이 유착된다. 그 결과 월경주기와 일치하여 가슴안(흉강) 내에 공기가 새는 공기가슴증을 일으키기도 한다. 여성의 공기가슴증 환자에게는 생리에 일치한 가슴통증(흉통)이 없었는지 문진할 필요가 있다.

■ 자궁내막과다형성(자궁내막증식증, endometrial hyperplasia)

자궁내막샘의 비정상적인 증식을 말한다. 에스트로겐의 과잉자극으로 자궁내막의 샘성분과 사이질성분이 과형성을 일으킨 상태이며, 폐경 후 여성의 경우 부정성기출혈을 일으킨다. 폐경 전 여성의 경우는 무배란성 주기에 따라 난소에서 과잉의 에스트로겐이 분비되어 단순형 자궁내막과다형성(샘공간의 형태가 단순하여 낭 모양의 확장을 동반하고 있음)이 발생한다. 부정성기출혈이나 불임의 원인이다.

자궁내막암으로 진행되는 위험성은 세포이형 정도에 따라 달라진다. 단순형 자궁내막과다형성에서는 악성화되는 경우는 없지만, 형성이상을 동반하는 샘종 유사 자궁내막과다형성(복잡형 증식증)의 경우 암 형성의 위험이 있다.

■ 자궁내막폴립(endometrial polyp)

자궁내막에 발생하는 폴립으로, 양성 병변이다. 자궁내막의 국소적인 과형성에 따른다. 40세 이상 여성에게 발생하는 경우가 많으며 부정출혈을 동반하기도 한다.

■ 자궁평활근종(leiomyoma of uterus; 자궁근종)

자궁평활근종은 여성의 전체 종양 가운데 가장 많은 유형이다(▶ **그림 9-13**). 자궁의 민무늬근(평활근) 유래 양성종양이며, 악성화되는 일은 거의 없다. 에스트로겐에 반응하여 임신 중에 커지는 경우가 많으며 폐경 후에는 축소된다. 발생부위에 따라 근육층 내, 자궁내막 밑, 장막 밑으로 나뉘며, 자궁내막 밑에서 발생한 경우 월경과다를 일으킨다(▶ **그림 9-14**). 다발하는 것이 특징이다. 평활근종(특히 내막밑근종)은 불임의 원인이 된다. 부정성기출혈, 빈혈, 아랫배 덩어리(종괴) 촉지가 주요 증상이다. 연령이나 임신 희망 여부에 따라 자궁 전체를 적출하거나 경계가 선명한 응어리만 적출하는 근종적출술이 시행된다. 자녀의 장기 휴가인 여름방학이나 봄방학 기간에 수술 건수가 증가하는 경향이 있다.

드물게 자궁근육층에서 악성종양인 평활근육종(leiomyosarcoma)이 발생하며, 혈행성 전이를 일으킨다.

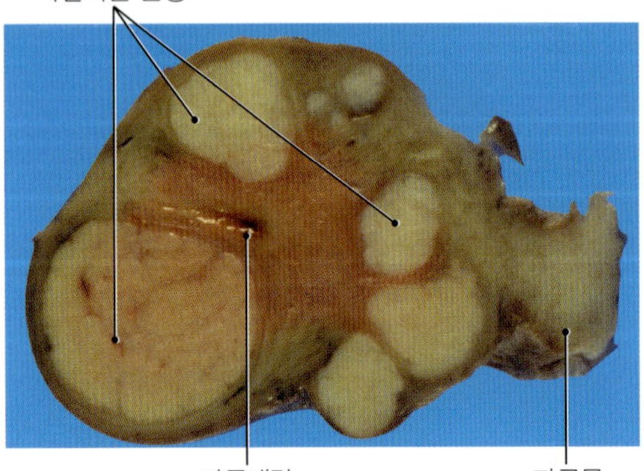

경계가 선명한 회백색 종양이 자궁근육층 내에 다발해 있다. 다발은 자궁근종의 특징이다. 혈관이 풍부한 주위의 근육층과 색조 차이가 명료하다. 호르몬 의존성이며 폐경 후에는 퇴축된다.

[그림 9-13] 자궁근종(육안소견, 포르말린 고정 후의 자른 단면)

> **Note**
>
> **무배란과 자궁내막의 관계**
>
> 배란은 난포의 황체화를 유도한다. 무배란성 주기에서는 난소에서 성숙난포로부터 황체로 변화되지 않기 때문에 난포세포에서 에스트로겐의 생산이 계속된다. 자궁내막은 분비기로 진행될 수 없어 에스트로겐에 의한 지속적 증식 자극에 의해 과다형성(증식증) 상태가 된다. 이 단순형 자궁내막과다형성에서는 증식기 샘관이 스위스치즈 모양의 속공간 확장을 나타내는 것이 특징이다. 무배란 상태에서는 월경주기가 짧아지는 예가 많다.
>
> **불임의 원인**
>
> 불임의 원인은 여성이 1/3, 남성이 1/3, 남녀 양쪽이 1/3로 간주되고 있다. 여성의 불임 원인은 다음과 같이 분류된다.
>
> ① **무월경**
> ② **무배란**
> ③ **황체기능부전**
> ④ **자궁목관점액 부전**(항정자항체를 포함)
> ⑤ **기계적 요인**
> ⓐ **자궁관**(자궁관염)
> ⓑ **자궁**(자궁내막증, 자궁내막밑근종, 자궁내막폴립, 자궁내막결핵)
> ⑥ **35세 이상의 연령**(난자의 노화)

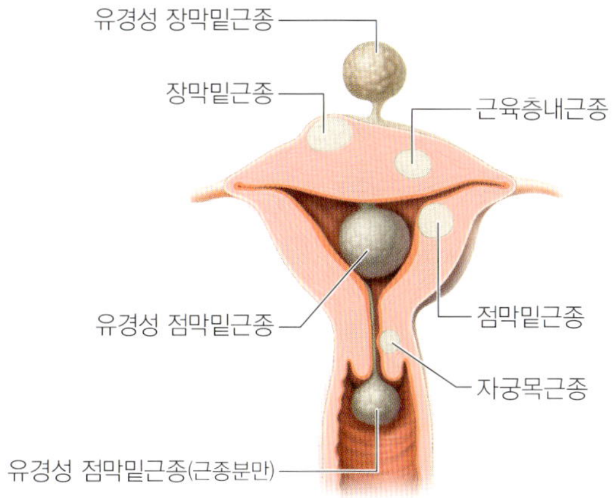

자궁근종(평활근종)은 발생부위에 따라 장막밑근종, 벽내근종, 점막밑근종으로 나뉜다. 점막밑근종은 작아도 증상이 나타나기 쉽다.

[그림 9-14] 자궁근종의 부위별 분류

■ 자궁내막암(endometrial cancer; 자궁몸통암)

최근 증가경향에 있는 암이다. 우리나라에서는 전체 자궁암의 40% 가까이를 자궁내막암이 차지하고 있다(▶ 그림 9-15). 정기적으로 자궁내막이 월경으로 박리되는 폐경 전 여성에게서는 거의 관찰되지 않는다. 경산부보다 미산부에게 많은 것이 특징이다.

최대 발생시기는 고령층이며 대부분 폐경 후 부정출혈로 발견된다. 자궁내막과다형성, 특히 이형 자궁내막과다형성이 선행되는 경우가 있다. 에스트로겐 보충요법이나 에스트로겐분비종양 등에 의해 장기간 에스트로겐 자극을 계속 받게 되면 발병률이 상승한다. 유방암에 대한 아목시펜(항에스트로겐제) 복용도 자궁내막암의 위험을 증가시킨다고 알려져 있다. 따라서 유방암 환자는 정기적인 자궁내막검사가 필요하다. 그 밖에 비만, 당뇨병, 고혈압도 위험인자이다. 두꺼운 근육층에 둘러싸여 있기 때문에 암의 침윤이 억제되며 생명 예후는 일반적으로 양호하다.

또한, 난소에 자궁내막모양샘암종(endometrioid adenocarcinoma)이 동시에 관찰되는 경우도 있으므로 주의가 필요하다.

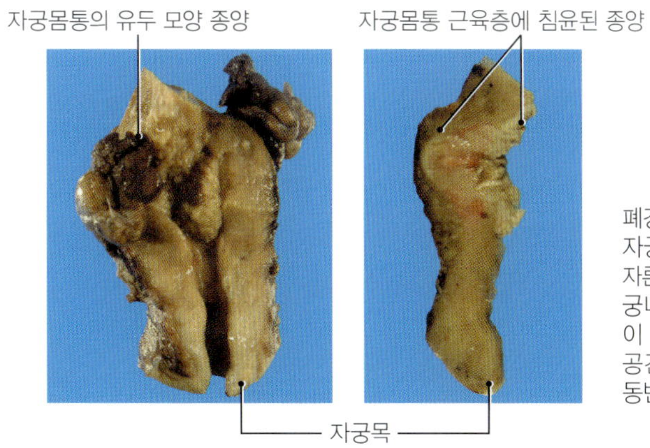

폐경 후 여성(70대)에게서 관찰된 자궁내막암(좌 : 전면을 절개, 우 : 자른 단면, 포르말린 고정 후). 자궁내막 유래 샘암종(자궁몸통암)이 근육층 내에 침윤해 있다. 속 공간을 향한 폴립 모양 증식을 동반하고 있다.

[그림 9-15] 자궁내막암(육안소견)

Note

자궁근종의 분류

자궁벽은 내막, 근육층, 장막의 3층으로 구성된다. 자궁근종은 이 근육층에 생기는 양성종양(평활근종)이다(▶ 그림 9-14).

자궁내막암과 비만

자궁내막암은 비만과 연관성이 있다. 지방조직에는 테스토스테론을 에스트로겐(여성호르몬)으로 변환하는 방향화효소(aromatase)가 분포해 있기 때문에 지방세포가 많으면 에스트로겐이 증가하는 것이 이유이다(▶ p.345, p.384의 Note 참조). 에스트로겐은 정상적인 자궁내막을 증식시킬 뿐만 아니라 자궁내막암세포의 증식을 자극한다. 비만은 나아가 유방암 위험성도 증가시킨다.

뮬러관(Mullerian duct)과 볼프관(Wolffian duct)

모두 발생 초기에 콩팥이나 생식기관과 관련하여 관찰되는 상피성 관이다. 뮬러관에서는 자궁관, 자궁, 질 등의 여성 생식기관(난소 제외)이 발생한다. 남성의 뮬러관은 퇴화된다. 볼프관에서는 부고환, 정관, 정낭, 전립샘 등의 남성 생식기관(고환 제외)이 발생한다. 여성의 볼프관은 퇴화된다. 자궁관 주위에서 관찰되는 부난소낭은 실제로 흔적이 남은 볼프관을 반영하고 있다.

항에스트로겐제(antiestrogen)

항에스트로겐제(타목시펜)는 유방암 수술 후 보조요법으로 널리 사용되며 가장 표준적인 경구제로서 자리매김하고 있다. 이 약물은 에스트로겐이 유방암세포의 에스트로겐수용체(ER)와 결합하는 것을 방해함으로써 유방암세포의 발육을 억제하는 작용을 한다. 폐경 여부와 관계없이 효과를 발휘하며, 5년간 복용하는 것이 표준이다. 항에스트로겐제를 1년 이상에 걸쳐 복용하고 있는 사람은 자궁내막암의 위험이 복용하지 않는 사람보다 약 2배 증가한다.

4. 자궁관 질환

■ 자궁관염(난관염, salpingitis)

난소나 기타 인접하는 장기의 염증에 이어서 많이 발생하는 질환이다. 결핵균, 임균, 각종 무산소균(혐기성균), 클라미디아 트라코마티스, 사슬알균(연쇄구균), 기타 고름성(화농성) 병원체가 원인이 되는데, 수술조작 등의 외상이 원인이 되기도 한다. 종종 양쪽이 침범되며 불임이 된다.

자궁관(난관) 안쪽이 고름으로 채워지면 고름자궁(자궁내축농, pyometra)이 된다. 물 같은 투명한 액으로 채워진 경우를 자궁관수종(난관수종, hydrops tubae profluens)이라고 한다.

■ 자궁관혈종(난관혈종, hematosalpinx)

자궁관 안으로 발생한 출혈로, 대부분 딴곳임신(자궁외임신, extrauterine pregnancy)이 원인이다(▶ **그림 9-22, p.381 참조**).

■ 자궁관종양

자궁관에 발생하는 양성종양을 샘종모양종양(adenomatoid tumor)이라고 한다. 양성 중피종의 다른 명칭이며, 부고환에 발생하는 경우도 있다. 부난소낭(paroophoritic cyst)이라는 작은 낭이 자궁관을 따라 다발하는 경우가 있다. 샘암종이 발생하기도 하지만, 매우 드문 일이다(▶ **p.377, Note 참조**).

5. 난소 질환

■ 난소낭(ovarian cyst)

난포가 배란되지 않고 주머니 모양으로 확장된 것을 난소낭이라고 한다. 모든 난포가 배란되는 것은 아니기 때문에 생리적으로 관찰되는 변화이지만, 에스트로겐 과잉 상태에 동반하여 발생하기도 한다.

무배란 결과 난소낭이 다발하면 무월경, 불임, 비만, 털과다증(다모증)을 일으키는데, 이것을 다낭난소증후군(polycystic ovarian syndrome; 스타인-레벤탈증후군)이라고 한다. 황체형성호르몬(LH)이나 안드로겐(남성호르몬)의 과잉분비가 원인이다. 난소쐐기절제술을 시행하면 배란이 유발되기 때문에 불임을 치료할 수 있다.

난소의 자궁내막에서 발생한 자궁내막증은 혈액이 고여 흑갈색을 띠는 점에서 임상적으로 초콜릿낭이라고 불린다(▶ **그림 9-12, p.373 참조**). 또한 남아 있는 성숙황체 내에서 출혈이 일어나면 황체낭(corpus luteum cyst)을 형성하며, 이것이 배란 시 통증의 원인이다.

Note

Point

자궁관염(난관염, salpingitis) : 결핵균, 임균, 무산소균, 클라미디아 트라코마티스, 사슬알균, 기타 고름성 병원체가 주요 원인

샘종모양종양 (adenomatoid tumor)

중피세포 유래의 양성종양으로 국한성 종양을 만든다. 자궁관, 자궁이나 부고환의 장막 아래에 발생하기 쉽다.

Point

난소낭(ovarian cyst) : 다발하면 무월경, 불임, 비만, 털과다증(다모증)을 일으킨다.

난소종양(ovarian tumor) : 양성종양과 악성종양이 있으며 대부분은 낭성 양성종양이다. 난소암은 배막파종(복막파종)이 문제가 된다.

다낭난소증후군(polycystic ovarian syndrome; 스타인-레벤탈증후군)

무배란에 의한 불임을 일으킨다. 다수의 낭에 의해 난소는 양쪽이 비대해진다. 배란이 없기 때문에 백체 형성이 관찰되지 않는다. 이 질환은 인슐린 저항성을 나타내기 때문에 당뇨병 발병 위험이 높으며 비만을 동반한다. 고인슐린혈증은 난소의 안드로겐 생성을 촉진하며 결과로서 LH 생산을 증가시킨다. 털과다증(다모증)은 안드로겐 과잉에 의한다.

■ 난소종양(ovarian tumor)

난소종양은 양성종양과 악성종양이 있으며, 80%가 양성종양이다. 악성종양이 압도적으로 많은 고환과는 대조적이다. 악성의 난소종양을 난소암이라고 한다. 양성과 악성의 중간인 경계악성이라는 병변도 있다. 대부분 난소종양은 주머니 모양이다. 진단으로는 내진, 촉진과 함께 초음파, CT, MRI 검사가 시행된다.

양성종양은 절제하면 완치되지만, 난소암은 병기에 따라 치료법이 달라진다. 수술이 기본이며, 진행된 경우 항암제에 의한 화학요법이 추가된다. 대부분의 진행난소암은 복수 저류(암성 배막염)를 일으키며 복부팽만감을 호소한다. 복수 세포진단에서 양성이 된다. 종종 혈중 종양표지자가 높은 수치를 나타내는데, 대표적인 난소암 표지자로서 CA125를 들 수 있으며, 간혹 CEA가 높아지기도 한다.

난소종양은 종양발생기원에 따라 WHO는 다음과 같이 분류되고 있다.

① 표층상피 · 사이질성 종양

난소의 표층세포 유래 종양으로, 난소종양의 3/4을 차지한다. 20세 이상 여성에게서 호발한다.

장액성, 점액성, 자궁내막모양성으로 나뉘며 모두 낭성종양이다(▶ 그림 9-16). 각각 양성종양과 악성종양이 있다. 악성종양인 경우 장액성 낭성종양, 점액성 낭성종양, 자궁내막모양샘암종으로 불린다. 예후(치료 반응성)가 나쁜 투명세포샘암종(명세포선종양, clear cell adenocarcinoma)이 난소암의 4번째 조직형이다. 양성의 충실성 종양으로 브래너종양(Brenner tumor)이 있다.

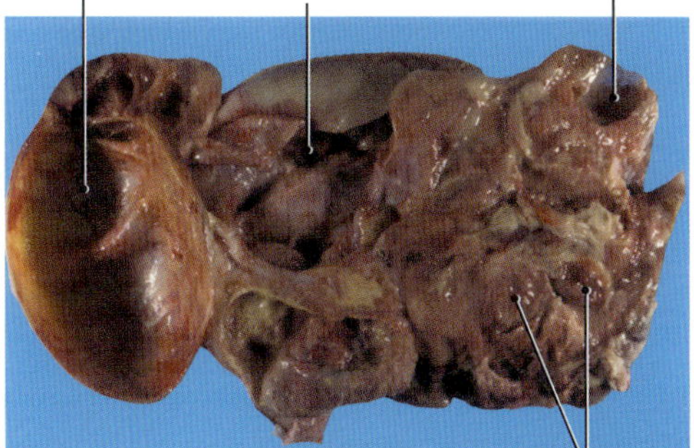

대형의 다낭성 종양이다. 일부 낭성이지만, 대부분은 충실성 병변을 형성하고 있다. 난소암의 진행양식으로서 가장 많은 것은 배막파종(암성 배막염)이다.

[그림 9-16] 난소암(자른 단면의 육안소견)

② 종자세포종양(germ cell tumor)

난소종양의 1/4을 차지한다. 20세 이하의 젊은 여성에게 발생하는 난소종양으로서 가장 많은 유형이다.

고환의 고환종(seminoma)과 같은 종양으로 미분화 종자세포종이라고 불리며, 경계악성 종양으로 분류된다. 고환의 내배엽굴종양(endodermal sinus tumor; 난황주머니

Note

경계악성 난소종양

양성, 악성 이외에 중간적인 특징을 나타내는 중간악성군이 있다.

① 기형종(미숙형)
② 미분화 종자세포종
③ 남성종양
④ 과립막세포종

난소종양의 기본적인 분류

① 표층상피·사이질성 종양
② 종자세포종양
③ 성끈기질종양
④ 전이성 종양

난소 표층상피 · 사이질성 종양의 분류

① **장액성 낭성종양** : 주머니의 내용물이 장액성이며, 종양세포는 자궁관 상피와 비슷하다.
② **점액성 낭성종양** : 주머니의 내용물이 점액성이며, 종양세포는 자궁목의 점액샘상피와 비슷하다.
③ **자궁내막모양샘암종**(endometrioid adenocarcinoma) : 조직학적으로 자궁내막샘과 유사하다. 보통은 악성(양성 병변은 자궁내막증)이다.
④ **투명세포샘암종**(명세포선종양, clear cell adenocarcinoma) : 글리코겐을 가진 세포체의 밝은 종양세포로 이루어진다. 화학요법 저항성이 있는 매우 드문 악성종양이다.
⑤ **브래너종양**(Brenner tumor) : 방광의 이행상피(요로상피)와 유사한 세포가 섬유성 사이질 내에 섬 모양의 작은 병변을 형성하면서 증식한다. 양성종양이며, 악성은 매우 드물다.

종양)과 같은 이름의 종양은 악성이며, α-태아단백질(AFP)을 생산하는 것이 특징이다. 악성도 높은 암으로는 사람융모생식샘자극호르몬(hCG)을 분비하는 융모암이 있다.

기형종(teratoma)은 난소에 발생하는 종자세포종양의 90%를 차지한다. 주머니 모양으로 모발과 피부기름샘(피지선) 성분이 발달한 성숙기형종(mature teratoma)이 많이 관찰되며 양성이다(▶ 그림 9-17). 고환의 성숙기형종과 달리 악성 성분이 섞이는 빈도는 매우 낮은 것이 특징이다. 구성성분이 피부와 유사해서 피부모양기형낭종(유피낭종, dermoid cyst)이라는 다른 명칭도 있다. 피부와 피부 부속기관에 더하여 뇌의 아교세포조직, 맥락얼기(맥락총), 망막색소층, 결막, 치아, 뼈, 기관지, 창자, 민무늬근(평활근), 갑상샘과 같은 성숙한 조직이 섞여 있는 것이 특징이다. 임신과 함께 커지기도 한다.

때로 난소낭종이 경염전을 일으켜 갑작스러운 복통을 일으키는 경우가 있다(▶ 그림 9-18). 자궁관임신과 함께 산부인과영역 질환에서 급성 복증(acute abdomen)을 나타내는 대표적인 병태이다.

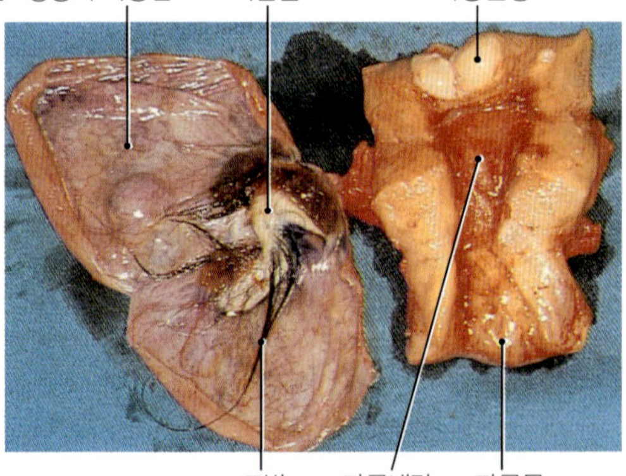

자궁과 함께 절제된 오른쪽 난소낭종이 절개되어 있다. 표면이 매끄러운 낭종 일부에 충실성 부분이 관찰되며, 같은 부위에 다수의 모발이 나 있다. 난소기형종은 유모부(두피) 피부의 성분을 주체로 하는 피부모양기형낭종(유피낭종) 형태를 나타내는 경우가 많다. 자궁근육층에서는 자궁근종(평활근종)이 관찰된다.

[그림 9-17] 난소기형종(육안소견)

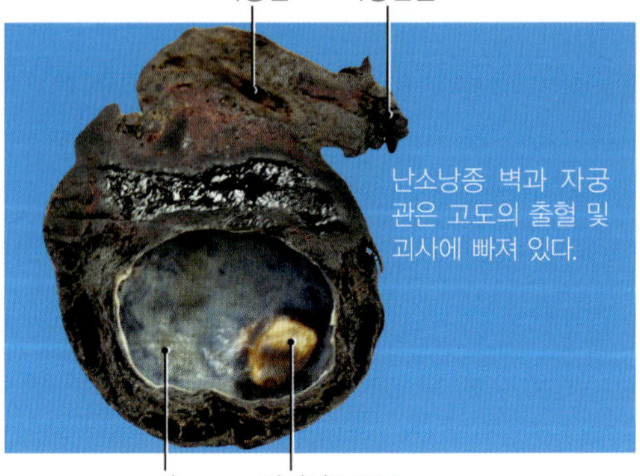

자궁관
자궁관술
난소낭종 벽과 자궁관은 고도의 출혈 및 괴사에 빠져 있다.
낭
벽결절(기형종)

난소낭종 벽과 자궁관이 모두 심한 출혈을 일으켜 흑색화되어 있다(혈액 성분이 포르말린 고정에 의해 흑색으로 보임). 난소낭종(기형종)이 꼬여서 고도의 순환장애를 일으킨 결과이다. 심한 복통을 동반하는 이른바 급성 복증(acute abdomen)의 임상소견을 나타낸다.

[그림 9-18] 난소낭종의 경염전(육안소견, 포르말린 고정 후의 자른 단면)

Note

난황주머니(난황낭, yolk sac)

임신을 확인하는 초음파검사의 지표가 된다. 임신 4~6주에는 태아주머니(태낭) 안의 배아(초기 태아)에게는 배꼽에 연결되는 노랗고 원형의 주머니인 난황주머니가 부착해 있는 것이 확인된다. 난황주머니는 이 시기의 배아 영양공급원으로서 기능한다. 난황주머니는 조혈이나 α-태아단백질(AFP)을 포함한 혈청 단백질의 생산도 담당하고 있다. 송사리 등의 어류 치어 배에 붙어 있는 노란 주머니와 동일한 기능을 한다. 그림에 큰 난황주머니를 가진 연어 치어를 나타내었다(▶ 그림 9-19).

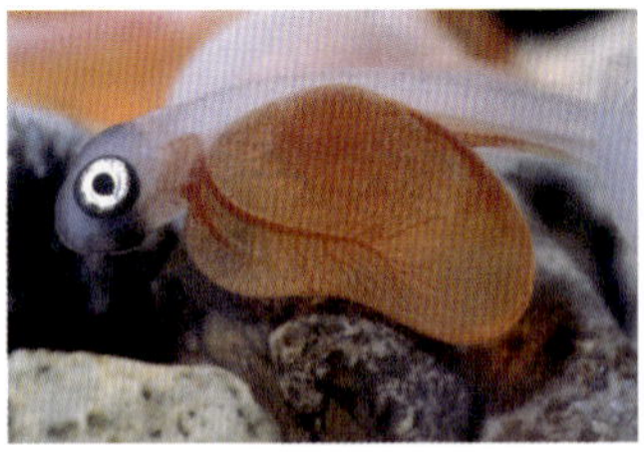

[그림 9-19] 연어 치어의 난황주머니

스테로이드 생산 세포

스테로이드호르몬의 원료는 콜레스테롤이다. 스테로이드호르몬과 그 생산부위는 다음과 같이 정리할 수 있다.

① **코티솔**(글루코코르티코이드) : 부신겉질 투명층

② **알도스테론**(광질코르티코이드) : 부신겉질 토리층

③ **테스토스테론**(남성호르몬) : 부신겉질 그물층, 고환사이질세포(라이디히세포)

④ **에스트로겐**(여성호르몬) : 난포세포

⑤ **프로게스테론**(황체호르몬) : 황체세포

3종류의 여성호르몬

E_1 : 에스트론(estrone)

E_2 : 에스트라디올(estradiol)

E_3 : 에스트리올(estriol)

③ 성끈기질종양(성삭기질종양, sex cord–stromal tumor)

난소종양의 수% 정도이며, 전 연령층에서 발생한다. 경계악성 또는 양성의 충실성 종양이다. 과립막세포종양이나 협막세포종양에서는 종양세포가 에스트로겐을 생산한다(▶ 그림 9–20). 호르몬 활성에 의한 부정출혈을 일으키는 경우가 많고 자궁내막과다형성이나 자궁내막암의 원인이 된다. 폐경 후 여성에게 발생하면 부정성기출혈 이외에 피부가 거칠어진다.

세르톨리라이디히종양(Sertoli-Leydig cell tumor)은 안드로겐(남성호르몬)을 생산하기 때문에 남성화를 일으킨다(다모, 무월경). 이 종양은 경계악성이다. 섬유종은 양성종양이지만, 드물게 가슴막삼출액(흉수)과 복수를 동반하는 경우가 있으며 메이그증후군(Meigs' syndrome)이라고 불린다.

④ 전이성 종양

모든 난소종양의 5% 정도를 차지한다. 위, 큰창자(대장), 젖샘(유선)에서 원발하는 경우가 많다.

양쪽 난소가 점액을 생산하는 반지세포(인환세포)에서 충실성으로 치환되면 크루켄버그종양(Krukenberg's tumor)이라고 한다. 대부분 크루켄버그종양은 위암에서 전이된 것이며, 예후가 나쁘다.

Note

여성호르몬의 생산 경로
(▶ 그림 9–20)

여성호르몬(에스트로겐)은 남성호르몬(테스토스테론)을 바탕으로 생합성된다. 테스토스테론을 에스트로겐으로 변환하는 효소인 방향화효소(aromatase)는 난소 이외에 지방세포에도 분포하고 있다. 폐경 후의 에스트로겐은 주로 지방세포에서 만들어진다.

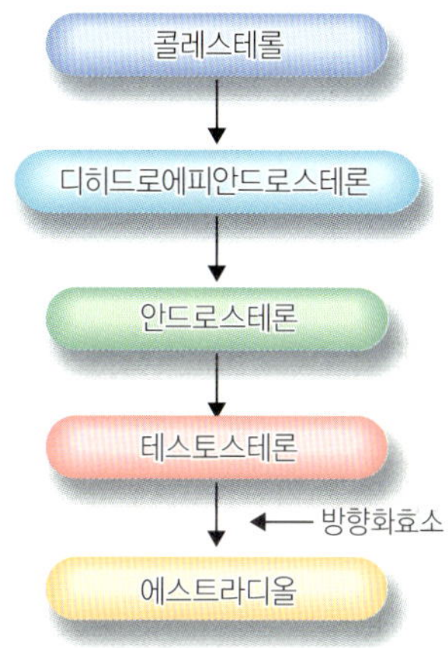

[그림 9–20] 여성호르몬의 생산 경로

국시 적중문제

Q 유방암의 위험 요인은?

가. 비수유	나. 가족력
다. 초산 연령이 늦은 사람	라. 폐경 연령이 늦은 사람

① 가, 나, 다　② 가, 다
③ 나, 라　④ 라
⑤ 가, 나, 다, 라

A 유방암의 원인

1) 연령 : 대부분 50세 이상
2) 가족력
3) 출산력 : 출산하지 않은 여성이나 30세 이후 초산인 여성
4) 월경력 : 조기 초경(14세 이전), 늦은 폐경(55세 이후)
5) 과거력
6) 에스트로겐 투여, 피임약 복용 중인 여성
7) 영양 : 비만
8) 환경 : 발암물질에 노출, 만성적 스트레스

정답 : ⑤

Note

남성화(virilism)

테스토스테론 등의 안드로겐(남성호르몬)을 생산하고 분비하는 종양이 여성의 부신이나 난소에 생기면 무월경, 다모(수염이 자람)가 나타나고 여드름이 나며, 목소리가 굵어지고 음핵이 비대하는 등의 남성화 증상이 관찰된다. 부신을 원인으로 하는 경우가 많은데(과다형성, 샘종, 암), 난소의 호르몬 생산 종양이 원인인 경우도 있다. 무배란으로 인해 불임을 주로 호소하는 다낭난소증후군(polycystic ovarian syndrome; 스타인-레벤탈증후군)에서도 경도의 남성화가 관찰된다. 선천성 효소결손으로 여아에게서 남성화가 관찰되는 경우도 있다(부신성기증후군, adrenogenital syndrome).

Point

임신이 원인이 되어 모체에 중대한 영향을 미치는 질환

태반부착의 이상 : 태반조기박리와 유착태반

딴곳임신(자궁외임신, ectopic pregnancy) : 자궁관이 가장 많으며 난소나 배안(복강), 자궁목(자궁경부)인 경우도 있다.

임신중독증(gestational toxicosis; 임신고혈압) : 임신 중에 심각한 고혈압을 일으킨다.

임신성 융모성 질환 : 2~3%가 융모암으로 진행되기 때문에 엄격한 추적관리가 필요하다.

6. 비정상 임신

정상 임신자궁의 수술절개표본을 그림에 나타내었다(▶ 그림 9-21). 환자의 희망으로 절제되었으며, 정상 임신 때의 모습을 확인할 수 있다.

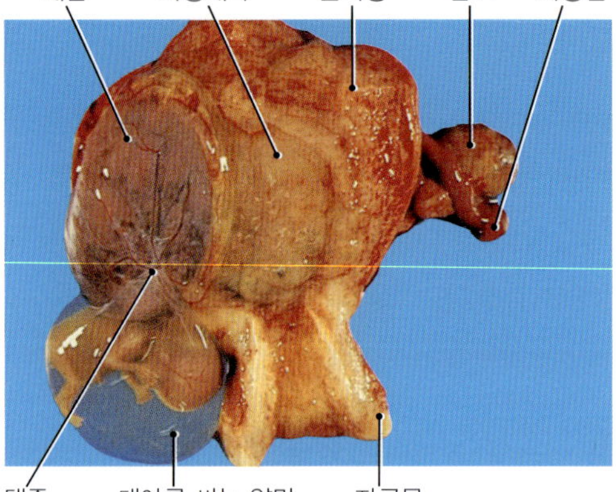

태반과 양막에 싸인 태아가 관찰된다. 자궁내막은 비후해 있고 왼쪽 난소도 커져 있다(임신황체 있음). 본인(중년 여성)의 희망으로 적출된 임신자궁이다.

[그림 9-21] 임신자궁(육안소견)

■ 태반부착의 이상

임신 37주 미만에 태반이 자궁에서 박리되는 상태를 태반조기박리(ablatio placentae)라고 한다. 분만 전 출혈, 태아사망의 중요한 원인 중 하나이며, 파종혈관내응고(disseminated intravascular coagulation, DIC)를 일으키기도 한다. 한편, 태반이 직접 자궁근육층에 부착한 상태를 유착태반(placenta accreta)이라고 하며 바닥쪽탈락막(기저탈락막, decidua basalia)이 떨어져 나간 상태이다. 자궁내막염이나 제왕절개, 기타 수술흉터가 원인이 된다. 분만 후 태반박리가 어려워지면서 거대한 혈종을 형성하는 경우가 있다.

태반이 자궁 하부에 부착된 것을 전치태반(placenta previa)이라고 하며, 부분적 또는 완전히 자궁구멍을 막는다. 유착태반을 합병하기 쉬우며 종종 출혈을 동반한다.

■ 딴곳임신(자궁외임신, ectopic pregnancy)

수정란이 자궁내막 이외의 장소에 착상하게 된 것을 딴곳임신(자궁외임신)이라고 한다. 착상 장소는 자궁관팽대(난관팽대부)가 가장 많으며 자궁관잘룩(난관협부), 난소, 배안(복강)이나 자궁목(자궁경부)인 경우도 있다.

자궁관에 착상하면 자궁관이 파열에 이르며 그 경우 대량의 복강내출혈을 일으킨다(▶ 그림 9-22). 출혈의 결과 자궁관혈종을 형성하는데, 산부인과적 급성 복증의 한 유형이다.

임균이나 클라미디아의 감염에 의해 만성 자궁관염을 발병한 경우, 수정란의 운동이 저해되어 딴곳임신(자궁관임신)을 일으키기도 한다. 자궁내막증인 경우에도 딴곳임신이 일어나기 쉽다.

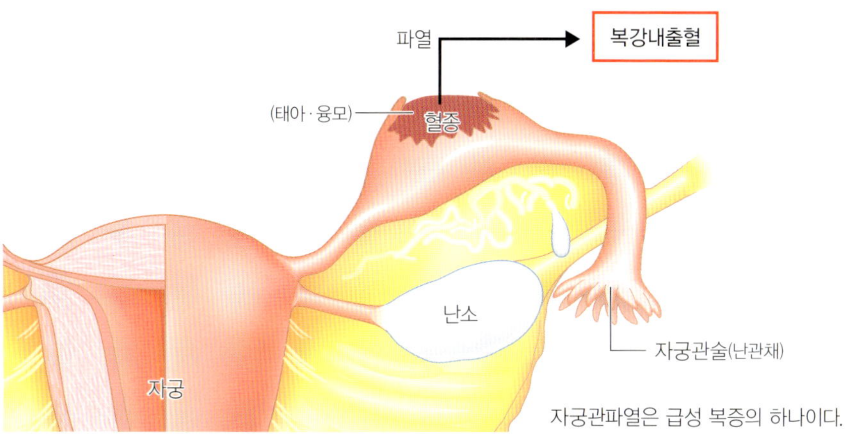

[그림 9-22] 딴곳임신(자궁관임신)의 파열

■ 임신중독증(gestational toxicosis; 임신고혈압)

임신중독증(임신고혈압)이란 임신 중에 고혈압을 일으킨 상태에서 임신 후기에 발병하며 대부분 초산에서 발견된다. 임신중독증이 발병되면 콩팥 이외에 간이나 중추신경이 침범된다. 경증인 경우는 고혈압, 단백뇨, 부종을 확인할 수 있다. 중증인 경우 경련이나 DIC를 합병하며 이를 자간(eclampsia)이라고 한다. 출산하면 상태는 신속하게 나아지지만, 중증의 경우 임산부가 사망하기도 한다.

■ 임신성 융모성 질환

임신성 융모가 부종성, 낭상으로 부풀어 포도알 모양이 되는 경우가 있는데, 이를 포상기태(hydatidiform mole)라고 한다. 포상기태는 혈청 또는 소변 중 사람융모생식샘자극호르몬(hCG)이 비정상적인 상승하는 것으로 발견할 수 있다. 초음파검사로 특징적인 눈보라 모양의 변화를 확인할 수 있다.

포상기태는 모든 융모가 낭화하여 태아나 탯줄을 확인할 수 없는 완전포상기태(complete hydatidiform mole; ▶ **그림 9-24**)와 낭화가 부분적이거나 태아나 탯줄을 확인할 수 있는 부분포상기태(partial mole)가 있다. 임신 조기에 발병하며 부정출혈이 관찰

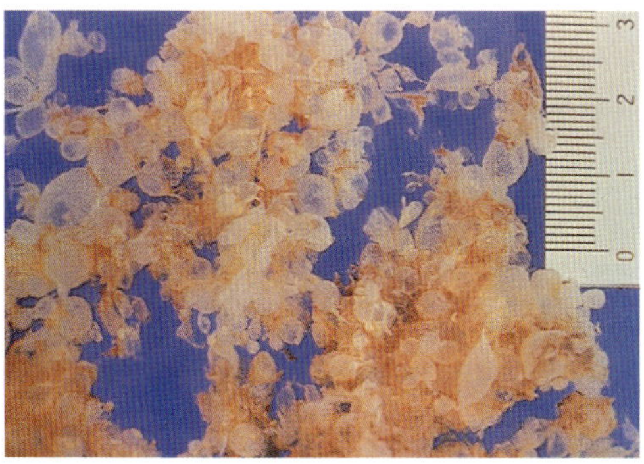

거의 모든 임신성 융모가 포도알 모양으로 부풀어 있다. 융모 내부의 혈관이 없는 것을 반영하여 기태 융모는 투명감이 높다. 태아성분은 없다.

5mm 크기까지 커진 임신 융모

[그림 9-24] 완전포상기태(육안소견)

Note

에스트로겐수용체 (estrogen receptor, ER)

ER은 에스트로겐에 의존해서 증식하는 세포가 널리 보유하는 핵내 단백질이다. 에스트로겐이 결합한 ER은 DNA를 활성화하여 mRNA의 번역을 촉진한다(▶ **그림 9-23**). 정상적인 젖샘상피, 자궁내막, 자궁 민무늬근은 대표적인 에스트로겐 의존성 세포이다. 대부분의 유방암(80%)도 ER 및/또는 PgR(프로게스테론수용체, progesterone receptor)을 발현하는 호르몬 의존성 암이며 호르몬요법이 유효하다. ER 및 PgR의 발현은 면역염색으로 판단한다. ER과 PgR이 모두 음성인 유방암에는 호르몬요법이 시행되지 않는다.

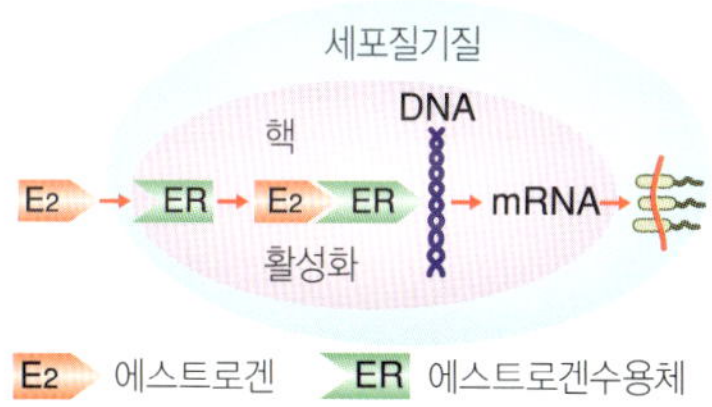

[그림 9-23] 에스트로겐과 ER의 세포 내에서의 작용

유산(miscarriage)과 조산(preterm birth)

임신 22주 미만의 임신중절을 유산이라고 하며, 22주 이후 37주 이내의 출산이 조산이다 임신 3개월 이내의 유산은 태아의 중증 기형이나 염색체이상에 의한 경우가 많다. 임신 4~6개월 중기에는 태반의 질환이나 자궁기형 등의 자궁 이상에 의한 경우가 많다. 임신 7개월 이후의 조산은 임신중독증이나 태반조기박리 등의 질환에 의한 경우가 많다.

되고 급격하게 자궁이 비대해진다. 임신주수에 비해 자궁이 비정상적으로 커지는 것이 특징이다. 때로 포도알 모양의 비정상적인 융모가 자궁벽 안으로 침윤되는 침습기태(invasive mole)가 관찰된다.

포상기태의 2~3%가 융모암으로 진행되기 때문에 엄격하게 추적관찰이 이루어진다. 보통 자궁 내용물의 소파를 2회 시행한다. 침습기태의 암 형성 비율은 더 높다고 알려져 있다.

임신성 융모암은 악성도가 높은 암으로 조기에 혈행성 전이를 일으킨다. 임신성 융모암은 포상기태 이외에 딴곳임신이나 정상임신에서도 발생한다.

7. 젖샘 질환

■ 유방병증(유선증, mastopathy)

젖샘 질환 중에서 가장 많은 것이 유방병증이다. 젖샘조직의 양성 종괴성 병변으로, 에스트로겐 활성 또는 에스트로겐 감수성이 상승하거나 프로게스테론 활성이 저하되는 것이 원인으로 추측된다.

생식 가능 연령(20~50세)의 여성에게 발생하며 사춘기 이후나 폐경 이후의 발생은 드물다. 병변은 유방 안의 응어리(경결)로서 만져지며 다발한다. 통증이나 이질감, 유두 분비를 동반하며 생리주기와 일치해 증상이 악화된다. 조직학적으로 도관 상피의 증식이나 낭상 확장, 상피의 아포크린화생(apocrine metaplasia), 사이질결합조직의 증식(섬유화) 등 다양한 병변이 함께 관찰된다.

유방병증은 유방암의 발병 위험이 없는 것으로 보고 있다. 다만 유방암의 주위 젖샘에 유방병증을 동반하는 경우가 있다. 유방병증의 한 유형인 젖샘관(유관) 내 유두종증(papillomatosis)이나 경화샘증(경화선증, sclerosing adenosis)은 유방암과의 조직학적 감별진단이 문제가 된다.

■ 젖샘의 양성종양

젖샘의 양성종양은 섬유샘종(fibroadenoma), 엽상종양(phyllodes tumor), 유두샘종(nipple adenoma), 젖샘관(유관) 내 유두종(papilloma)이 있다.

이 가운데 젊은 여성에게 가장 많이 발생하는 것은 섬유샘종이다(**▶ 그림 9-25**). 고무 같은 단단함을 가지며 경계가 뚜렷한 무통성 병변을 나타낸다. 조직학적으로 다각형 또는 원주모양 세포가 배열한 선상 · 관상 구조를 나타내는 상피성분이 섬세한 섬유성 · 점액종상 사이질에 의해 둘러싸여 있다. 사이질세포와 상피성분이 함께 증식하는 혼합종양의 한 종류이며, 양성이다.

엽상종양은 섬유샘종과 마찬가지로 섬유성분과 도관상피의 증식이 있지만, 섬유성

Note

기타 임신의 이상

① **양수색전증**(amniotic fluid embolism) : 양수성분이 자궁벽의 정맥 내로 침입한다. 분만 후 출혈을 제어할 수 없다. 갑작스러운 호흡곤란으로 발병하며 쇼크상태가 되어 사망하는 경우가 많다. DIC의 원인이 된다. 분만 10만 회에 1회의 빈도로 발생한다.

② **분만 후 뇌하수체엽괴사**(postpartum pituitary necrosis; 시한증후군) : 대량출혈에 의한 심한 저혈압에 이어서 발생한다. 범뇌하수체저하증(panhypopituitarism)을 일으키며 분만 수주일부터 수개월 후에 무월경이나 저체온으로 알게 된다.

③ **융모양막염**(chorioamnionitis) : 조기양막파열(premature rupture of membrane)에 동반한 융모막·자궁목(자궁경부)을 통해 세균이 상행성으로 감염을 일으킨다.

Point

유방병증(유선증, mastopathy) : 젖샘조직의 다발성 종괴성 병변으로, 생식 가능 연령의 여성에게서 관찰된다. 유방암의 발생위험은 없다.

젖샘의 양성종양 : 유방의 응어리는 유방암과의 감별이 가장 중요하다.

유방암(breast cancer) : 10년 생존이 치유 기준이다. 유방암 전체의 10년 생존율은 70~80%이다.

파제트병(Paget's disease) : 젖샘관(유관) 유래의 샘암종세포가 유두 표피 내에 확장되는 특수한 병형이다.

분의 증식이 두드러지고 조직학적으로 낭벽에서 엽상으로 돌출하는 구조를 나타낸다. 대부분 양성이지만, 경계악성, 악성과 각종 악성도를 가진 종양도 관찰된다. 지름 수 cm 이상의 거대한 종괴를 형성하는 것이 특징이다(▶ 그림 9-26).

유두샘종의 경우 유두를 만지면 장액성 또는 혈성 분비물을 동반하는 종괴를 느낄 수 있다. 악성으로 혼동되기 쉬운 종양이지만 양성이다. 젖샘도관 내에 생긴 유두 모양 종양을 젖샘관(유관) 내 유두종이라고 한다. 이것도 양성종양이지만, 젖샘관(유관) 내 암과 감별진단이 어려운 경우가 있다.

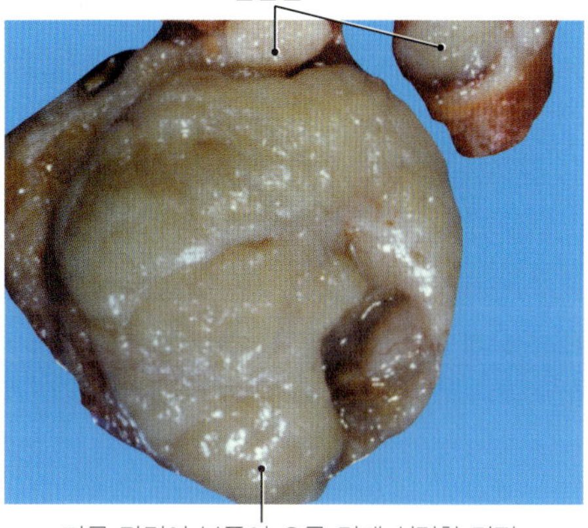

섬유샘종은 젊은 성인 여성의 유방에 경계가 뚜렷한 응어리를 만든다. 빈도가 높은 양성종양으로, 자른 단면이 매끌매끌하고 부풀어 있다. 악성화되는 경우는 매우 드물다.

[그림 9-25] 젖샘의 섬유샘종(육안소견, 생검된 결절의 자른 단면)

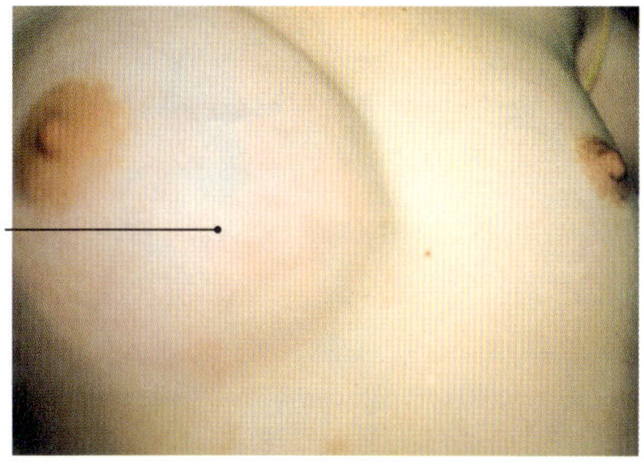

오른쪽 유방에 거대한 종괴가 관찰되며 피부가 약간 발적해 있다. 피부에 함몰이 있고, 종양 경계는 선명하다. 좌우의 유방 크기를 비교해보자.

[그림 9-26] 오른쪽 젖샘의 엽상종양 육안소견

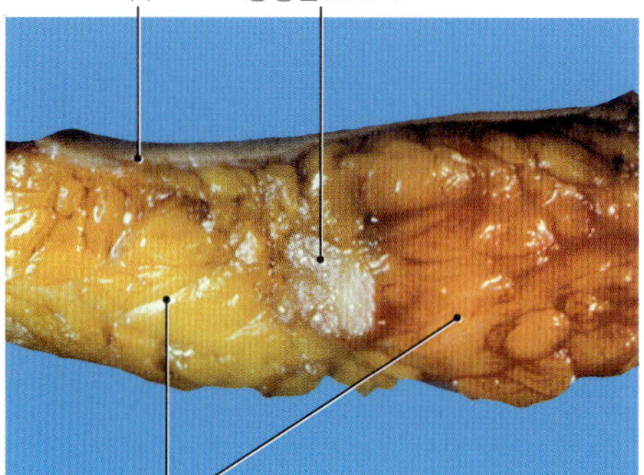

수술절제 재료로, 지름 1cm의 회백색 결절이 황색의 지방조직 내에서 확인된다. 단단하게 당겨진 느낌이 사진에서 느껴진다면 피부함몰을 나타내는 이유를 이해할 수 있을 것이다.

[그림 9-27] 유방암(경성암, 육안소견, 포르말린 고정 후 자른 단면)

Note

hCG

사람융모생식샘자극호르몬(human chorionic gonadotropin, hCG)은 정상 태반이나 융모의 합포체세포에서 생산되는 호르몬으로, α사슬과 β사슬로 이루어져 있다. 소변 중 β-hCG의 증명이 임신반응에 이용되고 있다. 융모성 질환에서는 hCG가 감도와 특이성을 가진 종양표지자이다. 소변 중 및 혈중에서 측정된다. 치료 시작, 효과 판정, 종료 모두에서 가장 중요한 지표가 된다.

젖샘의 특징

① 포유류의 특징(개구리나 조류에는 젖샘이 없다) : 진화론적으로 새로운 장기이다.
② 뇌하수체에서 젖샘을 지배하는 호르몬을 2가지 분비하고 있다 : 프로락틴(앞엽)과 옥시토신(뒤엽)
③ 비임신 시에는 분비하지 않는다 : 비임신 시의 젖샘에는 샘꽈리조직=분화세포가 없다.
④ 유방의 수는 한 번에 태어나는 자녀의 수에 비례한다 : 부유방을 가진 사람은 다태임신을 하기 쉽다.
⑤ 사람에게서는 성적 매력의 상징 : 동물에서 수유는 발정과 대립된다. 여성의 유방에 성적 매력을 느끼는 것은 인간의 특징이다.

엽상종양(phyllodes tumor)

엽상종양은 이전 낭육종(엽상육종, cystosarcoma)이라고 불리던 종양으로, 비교적 급격하게 커지는 거대한 응어리를 만드는 것이 임상적인 특징이다(▶ 그림 9-26). 종괴 안에 불규칙한 틈이나 낭공간이 관찰되며 그 안에 엽상으로 돌출한 구조를 띠어서 명명되었다. 조직학적으로는 상피성분과 사이질성분으로 이루어진 혼합종으로 섬유샘종과 유사하지만, 사이질성분이 악성화되는 경우가 있다. 악성에는 국소재발이나 원격전이의 가능성이 있다.

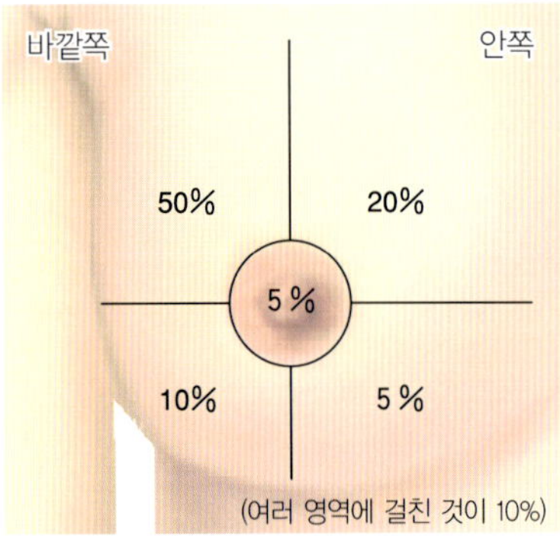

유방암은 바깥쪽 상반부에 발생하기 쉽다. 유두와 겨드랑이를 연결하는 사이의 영역에 해당한다.

[그림 9-28] 유방암의 호발부위

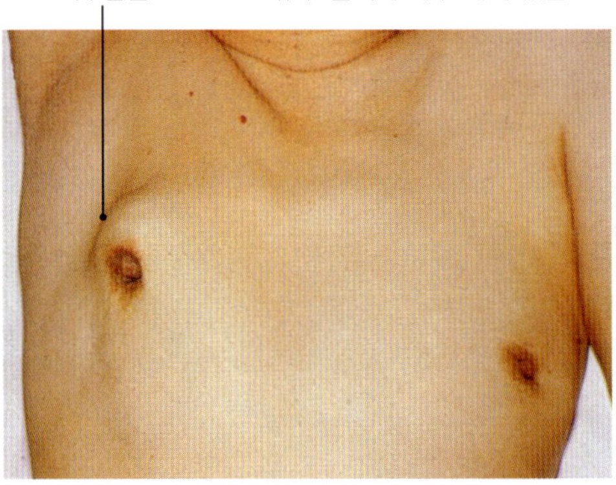

침윤성 유방암에서는 종종 표면의 피부가 당겨진 것을 확인할 수 있다. 피부함몰이 있는 젖샘 종괴의 대부분은 유방암이다. 본 사례와 같이 유방암은 젖샘의 바깥쪽 상반부에 많다.

[그림 9-29] 유방암에서의 피부함몰

Note

유방암 발생의 위험요인

① **연령** : 서양에서는 연령과 함께 발생률이 올라간다. 우리나라에서는 40~60대에 많다.
② **가족력** : 일촌의 여성에게 유방암에 걸린 사람이 있으면 발생률은 크게 상승한다.
③ **한쪽 젖샘의 유방암 발생** : 다른 쪽 유방암 발생률이 상승한다.
④ **빠른 초경, 늦은 폐경** : 임신 가능 기간이나 호르몬 활성 기간이 길어지면 발생률이 상승한다.
⑤ **비만** : 지방세포를 가진 방향화효소에 의한 에스트로겐 변환 활성에 따른다.
⑥ **30세 이후의 초산**
⑦ **고동물성 지방식** : 미국에서는 한국보다 발생률이 높다.

방향화효소(aromatase)

폐경 전에는 여성호르몬(에스트로겐)은 주로 난소에서 생산 및 분비된다. 폐경 후에도 에스트로겐은 제로가 되지 않는다. 폐경 후의 에스트로겐은 방향화효소의 활성에 의해 남성호르몬(테스토스테론)으로부터 변환된다. 방향화효소는 주로 지방세포가 보유하고 있다. 즉, 비만은 혈중 에스트로겐 수준을 상승시킨다. 이것이 폐경 후 유방암의 호르몬요법으로서 방향화효소 억제제가 유효하며 비만이 유방암의 위험을 증가시키는 이유이다. 또한, 원료인 테스토스테론은 부신겉질 그물층에서 분비되고 있다.

■ 유방암(breast cancer)

유방암은 여성의 악성종양으로서 증가하고 있는 질환이다(▶ 그림 9-27). 폐경 후에 많이 발병하지만, 20~40대에도 적지 않다. 젖샘의 위바깥쪽구역에서 발생하는 경우가 많으며 겨드랑림프절, 허파, 간, 뼈로의 전이가 많이 관찰된다(▶ 그림 9-28).

유방암은 대부분 샘암종이며, 도관 유래의 젖샘관암(유관암)과 소엽 유래의 소엽암으로 분류된다. 또한 침윤 여부에 따라 침윤암과 비침윤암으로 나뉜다. 이 가운데 침윤성 젖샘관암은 전체 유방암의 90%를 차지하여 가장 빈도가 높은 유형이다. 비침윤암은 수술로 제거하면 완치된다.

침윤성 유방암은 피부가 당겨져 표면이 함몰되는 경우가 있다(▶ 그림 9-29). 이 피부 함몰은 유방암 진단에 중요한 소견이 된다. 폐경 후 여성의 유방 응어리 대부분은 유방암이다. 젊은 사람에게 많은 유방병증이나 섬유샘종의 빈도가 내려가기 때문이다.

유방암에는 에스트로겐 · 프로게스테론수용체를 발현하는 종양과 발현하지 않는 종양이 있다. 발현하는 경우 항에스트로겐요법(타목시펜이나 LH-RH 작용제)의 효과가 기대되며 예후는 비교적 양호하다. 폐경 후 유방암의 경우 방향화효소(aromatase) 억제제가 호르몬요법으로서 유효하다(▶ 그림 9-30).

종양유전자인 HER-2(*c-erb B2*)가 증폭하는 유방암은 그렇지 않은 유전자에 비해 예후가 나쁘다고 한다(▶ 그림 9-31). HER-2가 증폭(과잉발현)하는 유방암이 재발 및 전이된 경우 허셉틴 요법이 효과적이다. 허셉틴은 HER-2에 대한 사람화 단클론항체로, 유전체 신약개발의 큰 성과로 평가되고 있다. 종양의 조직형, 형성이상, 크기, 환자의 연령, 림프절 전이 정도 등이 예후와 관련이 있다.

유방암은 화학요법이나 방사선요법에 잘 반응한다. 보통의 암과 달리 수술 후 5년 이후의 만기 재발이 많기 때문에 유방암은 10년 생존을 치유기준으로 한다. 유방암 전체의 10년 생존율은 70~80%에 달한다.

수술은 유방 전체적출과 보존수술(축소수술)이 있다. 보존수술 후에는 재발방지 목적으

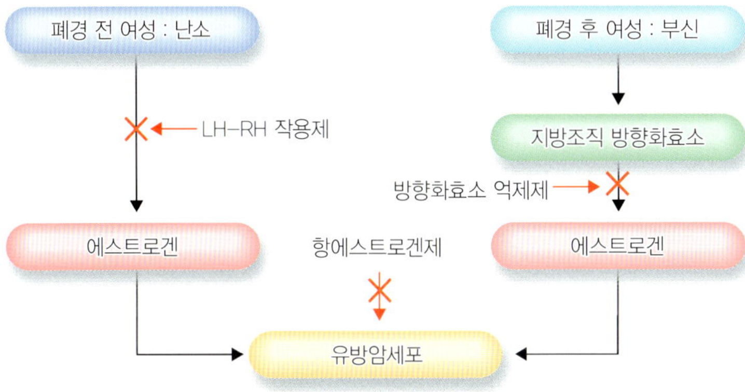

LH-RH 작용제는 폐경 전 여성에게 사용되며 난소에서의 에스트로겐 합성을 억제한다. 방향화효소 억제제는 폐경 후 여성에게 사용되며 지방조직에서의 부신 유래 남성호르몬에서 에스트로겐으로의 변환반응을 억제한다. 에스트로겐수용체를 대항(길항)하는 항에스트로겐제(타목시펜)는 두 경우에 공통적으로 사용된다.

[그림 9-30] 유방암에 대한 내분비요법의 개념

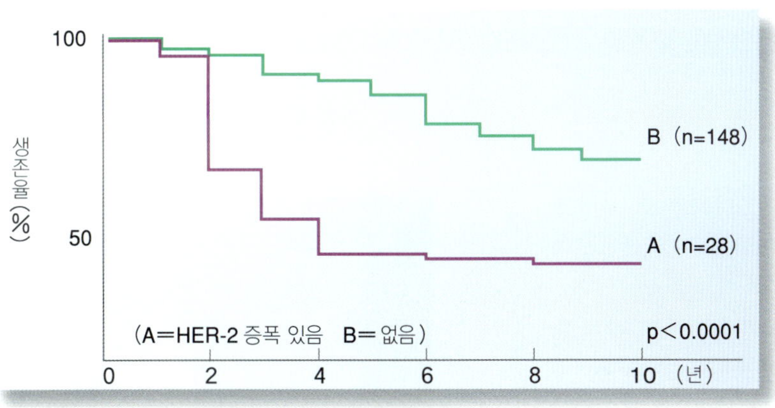

c-erb B2(HER-2) 유전자가 증폭해 있는 유방암은 그렇지 않은 유방암에 비해 예후가 나쁘다. 다만, HER-2 유전자의 증폭이 있는 재발 유방암에 대해서는 허셉틴 치료(HER-2를 표적으로 한 미사일요법)가 유효하다.

[그림 9-31] 유방암 환자의 예후와 *c-erb B2* 유전자 증폭 여부와의 연관성

로 방사선조사가 이루어진다. 수술 중 시행되는 감시림프절생검(전초림프절생검, sentinel node biopsy)은 불필요한 림프절 제거를 피하는 의미에서 중요하다(▶ **총론 제8장 종양, p.166, Note 참조**). 광범위한 겨드랑림프절 제거 후 생기는 림프부종(lymphedema)은 오랫동안 환자를 힘들게 한다(▶ **p.386, column 참조**).

■ 파제트병(Paget's disease)

유두나 젖꽃판(유륜)의 표피(중층편평상피) 내에 젖샘관(유관) 유래의 샘암종세포가 확장되는 특수한 병형이다. 임상적으로는 습진과 비슷하게 피부가 가려운 상태를 나타낸다. 젖샘 내에 유방암이 확인되는 경우와 표피 내에서만 병변이 머무는 경우의 두 가지가 있다. 예후는 양호하다.

Note

HER-2

HER-2는 *c-erb B2* 또는 *neu*라고도 불리는 종양유전자로, 단백질 산물이 세포막 위에 표출되어 세포 내의 신호전달에 직접 관여하고 있다. HER-2 유전자가 증폭하여 결과로서 HER-2 단백질이 과잉발현해 있는 유방암은 그렇지 않은 종양에 비해 예후가 나쁘다(▶ **그림 9-31**). HER-2 단백질이 과잉발현하는지의 여부는 HER-2 단백질에 대한 면역염색(특이항체를 이용한 염색)으로 확인되며 병리진단된다. HER-2 양성 유방암이 재발 및 전이된 경우는 HER-2 단백질에 대한 사람화 단클론항체가 치료에 이용된다.

유방 방사선조사의 영향

현재 유방보존술 후에는 재발방지를 목적으로 유방의 방사선조사가 시행되고 있다. 외래에서 연일 1회 2Gy(그레이)씩 주에 10Gy, 5주간 총 50Gy를 조사하는 것이 표준이다. 방사선 조사에 의해 재발률은 저하되지만, 조사를 받은 유방에는 다음과 같은 변화가 일어난다.

① **땀샘 위축** : 조사영역의 피부에서 땀이 나지 않는다.
② **혈관벽 이상** : 술을 마시면 조사영역이 붉어진다.
③ **젖샘위축** : 임신, 분만, 수유 중에 조사한 유방은 전혀 크기가 변하지 않고 젖 생산이 없다.
④ **사이질성 섬유화** : 섬유화가 심하기 때문에 재건수술을 하기 어렵다.
⑤ **사이질 섬유화** : 환자가 나이가 들었을 때 경화한 조사 유방은 처지지 않아 건강한 쪽과 차이가 두드러진다.

column

■ 유방암 진료

대부분의 유방암은 유방 내 '응어리'로서 발견된다. 응어리는 단단하며 주위 조직과 유착되어 가동성이 없는 것이 특징이다. 피부가 당겨져 배꼽처럼 움푹 들어간다(▶ 그림 9-29 참조). 더 진행되면 피부가 울퉁불퉁해지고, 혈성의 유두 분비물이 나오기도 한다.

검사로는 촉진, 유방 X선 촬영(유방촬영술), 초음파검사가 시행된다. 자가검진의 중요성이 강조되고 있다. 젖샘관(유관) 조영이나 젖샘관 내시경검사가 시행되기도 한다. 병리학점사로는 젖꼭지(유두) 분비물이나 바늘흡인에 의한 세포진단과 바늘생검, 절제종괴에 관한 조직진단이 시행된다. 확정진단은 병리진단을 통해 내려진다.

치료법으로 예전에는 유방절제가 주류였지만, 최근에는 2cm 이하의 작은 암인 경우는 유방을 최대한 남기고 방사선 치료와 조합하여 치료하는 방법이 이루어지고 있다. 큰 암인 경우에도 수술 전 화학요법으로 종양 크기를 축소시켜서 보존수술을 시행하는 경우도 보급되고 있다. 또 에스트로겐수용체 또는 프로게스테론수용체를 발현하는 종양에 대해서는 항에스트로겐제제를 투여하는 호르몬요법이 시행되고 있다.

수술 시 겨드랑림프절 제거를 필요 최소한으로 줄이기 위해 감시림프절생검이 시행된다. 감시림프절이란 암이 맨 처음 전이되는 림프절을 의미한다(▶ 총론 제8장 종양, p.166). 이 림프절을 염색법 또는 동위원소법으로 인식하여 수술 중 이 림프절만 채취하여 병리학적으로 검색(수술 중 신속진단)하는 것이다. 만일 전이가 없다면 림프절 제거를 생략한다. 림프절전이의 생략은 수술 후 삶의 질 향상에 공헌한다. 림프절제거의 후유증으로서 팔 움직임 장애, 통증, 저림에 추가하여 시간이 흐름에 따라 계속되며 개선이 기대되지 않는 심한 림프부종이 문제이다. 지금은 유방암 검진에서 병리의사가 없어서는 안 되는 존재이다.

■ 림프부종 예방에 관심을

유방암 수술을 받은 환자는 보조요법의 부작용이나 합병증에 고통을 받고 있다. 그뿐만 아니라 신체상의 변화에 고민하고 정신적 및 사회적 고통을 느끼는 일도 적지 않다.

병원에서의 의료는 치료가 일단락되면 종료된다. 그러나 환자에게는 병원에서의 치료가 일단락된 후부터 새로운 생활이 시작되는 것이다. 의료 관계자의 인식과 환자 자신의 인식의 격차는 크다고 할 수 있다.

우리나라 대부분의 병원에서는 외래와 병동과의 연계가 불충분하다. 따라서 유방암 수술을 받은 환자의 림프부종에 대한 지원체제도 만족할 수 있는 것이 아니다.

유방암 수술에 의한 림프절 제거 후 10년간 발생하는 림프부종의 빈도는 24~28%, 대부분은 수술 후 3년 이내에 발생한다. 림프부종은 발생 조기에 적절히 대처하면 급격한 악화를 방지할 수 있다. 게다가 림프부종 진행에는 자택에서의 자가간호가 크게 영향을 미친다. 피부간호나 림프마사지를 포함한 복합적 병리요법을 통해 평생 관리해야 한다.

유감스럽게 림프부종에 대한 의사의 관심은 낮고 조기치료를 진행하는 의료기관이 많지 않다. 환자는 서서히 진행되는 부종에 고통을 느끼면서 일상생활을 보내고 있다.

적어도 의료인이 되려고 하는 사람은 이러한 유방암 환자에 대한 이해와 관심을 가지고 업무에 종사하기를 바란다.

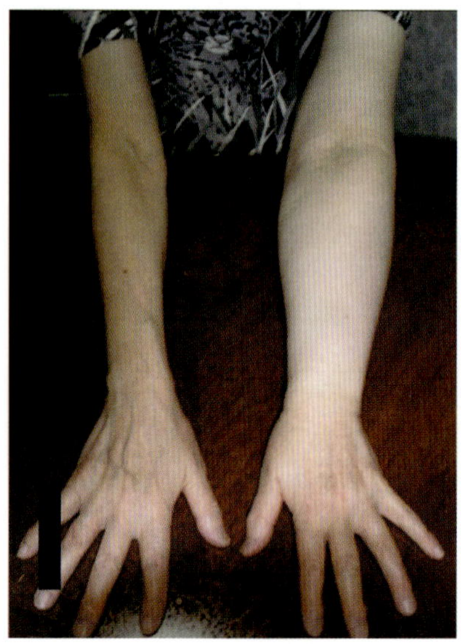

창백하고 굵은 왼쪽 팔, 냉감 있음

유방암 수술에 동반하여 겨드랑림프절 제거가 시행되면 수술 후 팔의 림프부종을 속발하는 경우가 있으며 환자의 삶의 질을 손상시키게 된다. 환자는 왼쪽 팔에 만성적인 나른함, 저림, 통증, 냉감(창백)을 호소한다. 조기 재활훈련으로 어느 정도 예방할 수 있다.

[그림 9-32] 림프부종(육안소견)

column

■ 유방촬영술

유방촬영술(mammography)은 유방암을 진단하기 위한 저압 X선 검사이다(mammo는 젖샘을 의미). 젖샘의 조직 내부를 필름으로 옮겨내기 위해 유방을 위아래, 좌우로 2장의 판에 끼워 편평하게 한 다음 촬영한다. 좌우의 유방을 각각 종횡의 2방향으로 총 4번 찍는다. 통증이 심한 경우가 있다. 기존의 촉진과 초음파에 더해 유방암 검진에 유방촬영술을 도입하게 됨으로써 진단 정밀도가 향상되었다. 유방암 등의 종괴(응어리)가 하얀 음영이 되어 유방암에 많은 석회화가 명료하게 찍힌다(▶그림 9-33). 석회화는 유방병증(유선증)이나 유두종에서도 관찰된다.

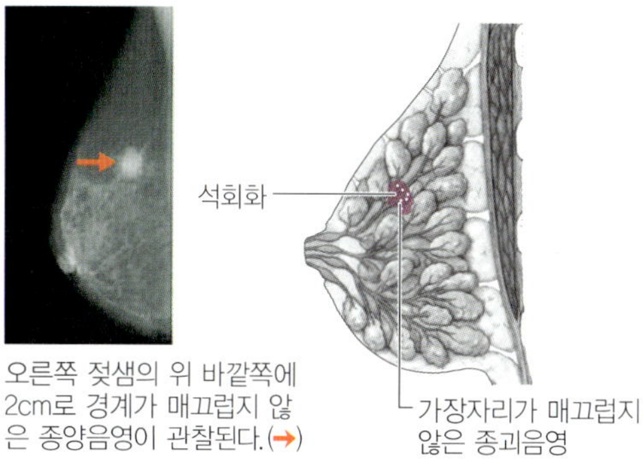

[그림 9-33] 유방촬영술 사진과 모식도

■ 유방재건술

유방제거 후에 유방재건술을 받을 수 있다. 환자의 희망에 따르기 때문에 전이가 있어도 유방재건이 시행되는 경우가 있다. 방법에는 자신의 조직을 이용하는 넓은등근피판법(광배근피판법)이나 배곧은근피판법(복직근피판법)에 추가하여 조직확장법이 시행된다. 피부나 조직이 충분히 확장된 뒤에 인공유방이 삽입되며, 최종적으로 젖꼭지(유두)를 재건한다. 반대쪽 젖꼭지를 이식하는 경우와 인공적으로 만드는 경우가 있다. 젖꽃판(유륜)에는 문신을 한다. 이들 유방은 완성도가 높은 경우가 많다고 한다. 다만 유방에 감각은 없다. 현재 근피판법 시에 신경재건의 시도가 함께 이루어지고 있다.

배곧은근피판법으로 재건된 유방을 그림에 나타내었다(▶그림 9-34). 왼쪽은 배곧은근피판 이식 전, 중앙은 피판에 의한 재건 후, 오른쪽은 젖꼭지 및 젖꽃판 재건 후(젖꽃판은 문신)를 나타낸다.

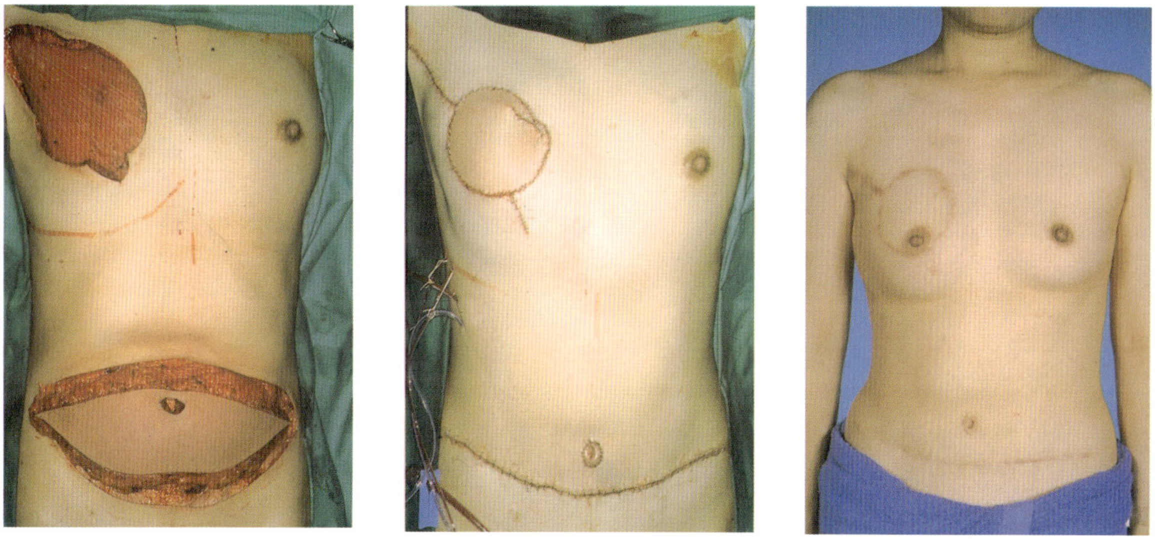

[그림 9-34] 좌 : 배곧은근피판이식 전, 중 : 피판에 의한 재건 후, 우 : 젖꼭지 및 젖꽃판재건 후(젖꽃판은 문신)

병리학(pathology)

질병의 본질적 성질을 취급하는 의학의 한 분야로서, 특히 질병에 의해 발생하는 신체의 조직이나 기관의 형태학적 변화 및 기능적 변화를 연구하는 학문. 즉, 병의 원인-발생-경과 및 그 변화 등에 관한 연구를 하는 학문으로 넓은 의미로는 생물체에서 볼 수 있는 모든 이상(질환) 및 기형을 대상으로 하며 좁은 의미로는 사람에게 일어나는 병변의 본태를 규명하고 병태의 구조와 기능의 변화를 분명히 하여 치료와 예방에 공헌하는 기초의학 분야를 가리킨다.

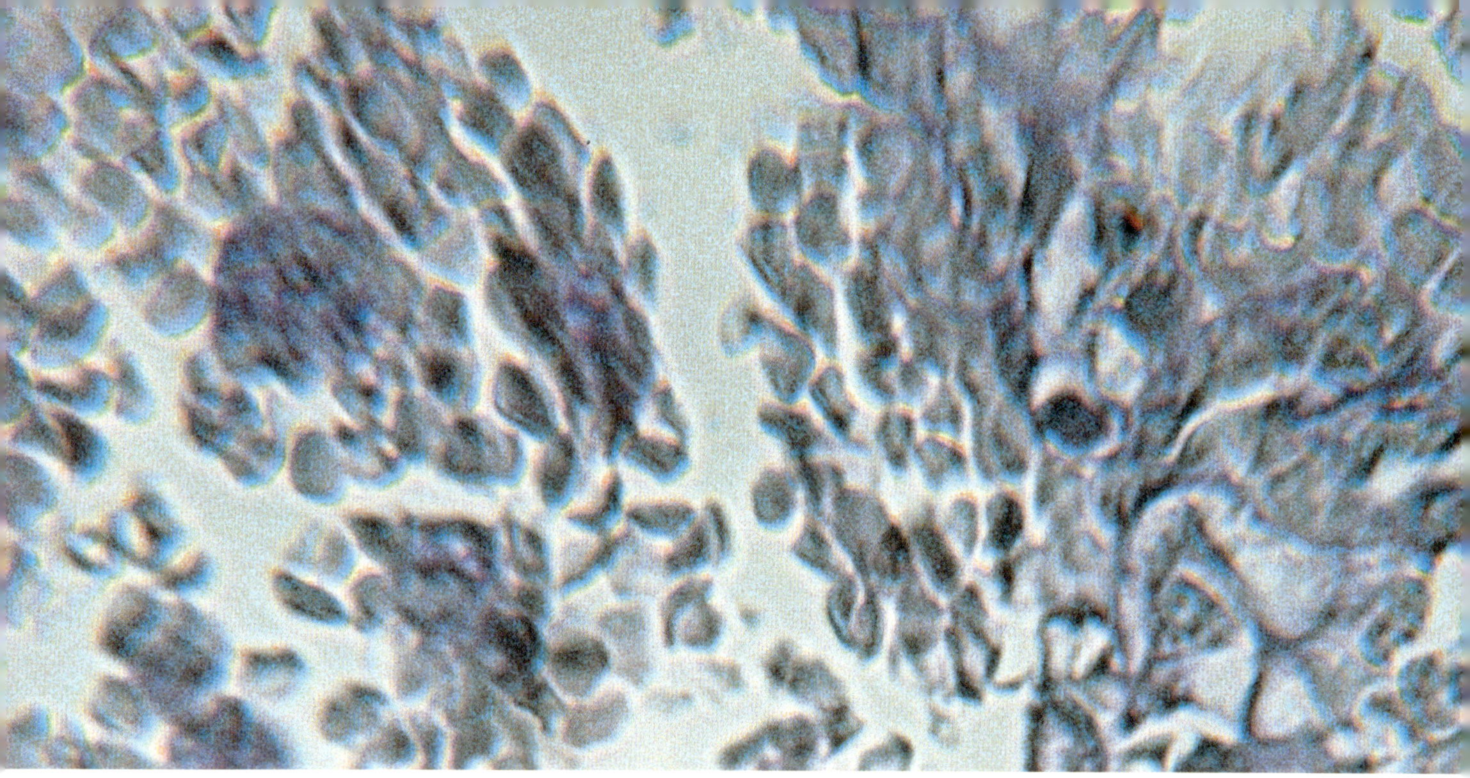

제10장 **내분비계통 질환**

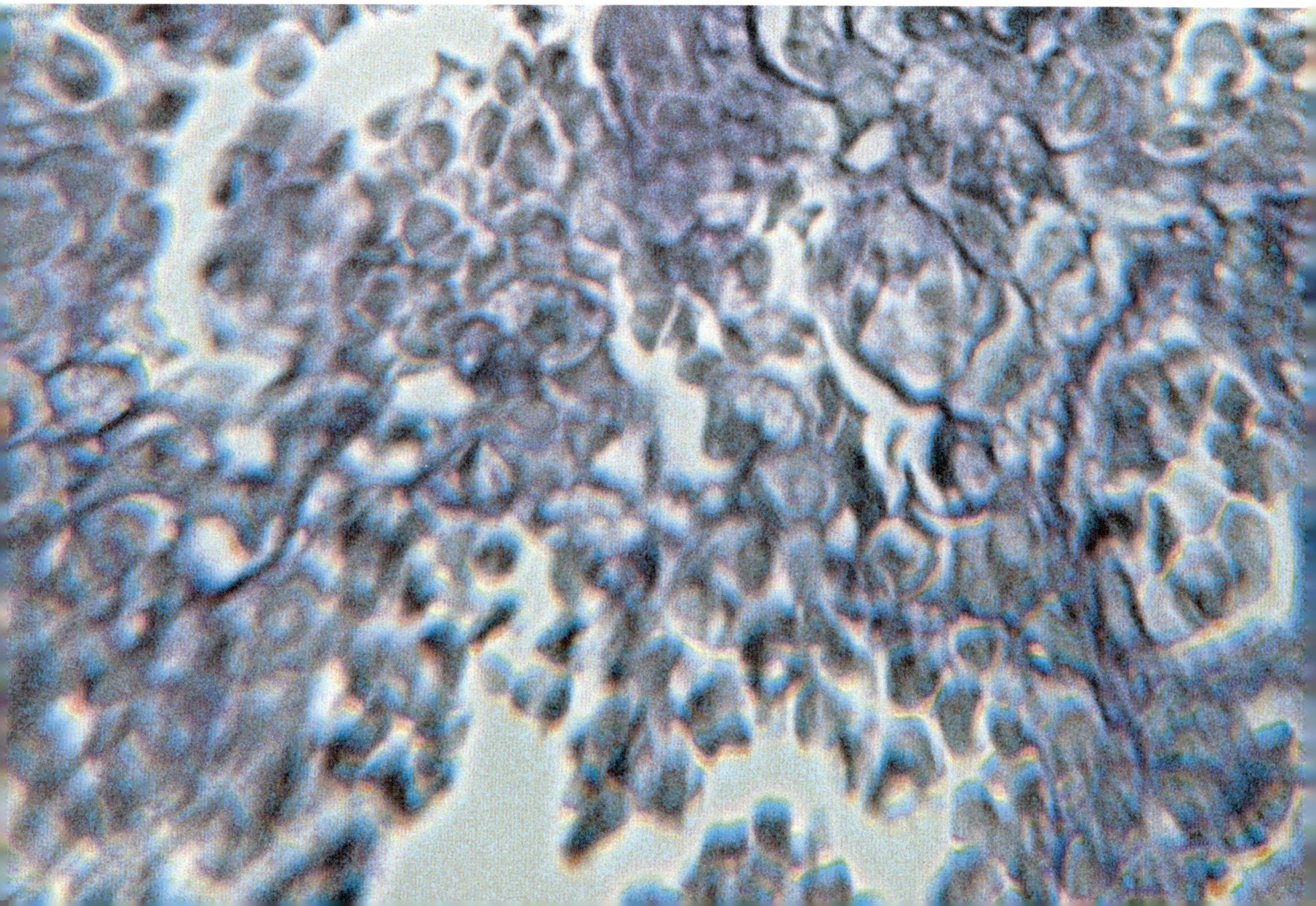

주요 용어해설

- **가스트린종(gastrinoma)** : 위산의 과잉분비를 일으키는 종양이다. 이자의 이자섬세포에서 발생하는 것이 보통이지만, 식도, 위, 지라(비장), 림프절에서 발생하기도 한다.

- **말단비대증(acromegaly)** : 뇌하수체 앞엽의 성장호르몬 분비세포가 그 기능을 유지한 채 종양화하여 성장 호르몬이 과도하게 생산됨으로써 손발이나 내장, 얼굴 일부가 비대해지는 질병이다.

- **요붕증(diabetes insipidus)** : 바소프레신의 합성 또는 작용의 장애로 수분 유지기전이 정상적으로 작용하지 않아 다뇨가 되는 질환을 말한다.

- **음성되먹임기전(negative feedback mechanism)** : 제어계 호르몬에 의해 양성되먹임기전의 호르몬이나 자기 자신이나 다른 호르몬을 억제하는 기전으로, 대상 호르몬의 작용을 불활성화하여 억제하는 것을 말한다.

- **인슐린종(insulinoma)** : 이자(췌장)에서 발생하는 인슐린 분비의 내분비종양이다. 대부분은 랑게르한스섬 B세포 유래의 종양이다. 80~90%가 단발성의 양성종양이지만, 전이를 동반하는 악성종양도 5% 정도 존재한다.

- **점액부종(myxedema)** : 일반적으로 고도로 진행한 갑상샘저하증에 속발하는 피부나 조직의 질환이다. 피부에 수화력이 높은 산성 뮤코다당류가 축적함으로써 얼굴은 눈꺼풀, 코, 볼 및 입술 등이 부종상태를 나타낸다.

- **테타니(tetany)** : 손발에 일어나는 저림을 말한다. 증상의 하나로, 혈액 중 칼슘이나 마그네슘의 감소(저칼슘혈증, 저마그네슘혈증)에 의해 일어난다.

- **항상성(homeostasis)** : 신체가 다양한 환경의 변화에 대응하여 내부 환경을 일정하게 조절하여 생존을 유지하는 현상이다.

- **호르몬(hormone)** : 생체의 외부나 내부에 일어난 정보에 대응하여 체내에서 특정 기관에서 합성 및 분비되어 혈액 등 체액을 통해 체내를 순환하여 다른 정해진 세포에서 그 효과를 발휘하는 생리활성물질을 가리킨다.

제 10 장 내분비계통 질환

◆ 내분비기관의 구조와 기능

1. 내분비샘의 구조

내분비기관(endocrine organ; 내분비샘)이란 호르몬(hormone)을 생산하고 분비하는 기관을 말한다. 주요 내분비샘(내분비선, endocrine gland)은 뇌하수체, 갑상샘, 부갑상샘, 부신, 이자(랑게르한스섬), 생식샘(고환, 난소)이다. 시상하부는 신경계통의 일부이지만, 내분비기관으로도 분류된다.

① 뇌하수체(hypophysis)

시상하부에 매달려 있으며 나비뼈(접형골) 안의 터키안장(sella turcica)에 위치하는 새끼손가락 머리 크기의 기관이다. 뇌하수체는 앞엽(전엽)과 뒤엽(후엽)으로 나뉜다.

② 갑상샘(갑상선, thyroid gland)

인두 하부에서 기관 상부의 양 측면과 앞면에 밀착한 나비 모양의 편평한 기관이다. 무게 15~20g이며, 오른엽(우엽)과 왼엽(좌엽)으로 나뉜다.

③ 부갑상샘(부갑상선, parathyroid gland)

갑상샘 좌우 양엽의 뒤쪽에 위치하며 위아래 1쌍(총 4개)인 황갈색 쌀알 크기의 기관이다.

④ 부신(adrenal gland)

좌우 콩팥 위쪽에 있는 무게 4~5g의 삼각형 모양의 편평한 기관이다. 바깥쪽을 외피가 둘러싸고 중앙에 속질(수질)이 있다.

⑤ 이자(췌장, pancreas)

호르몬을 분비하는 내분비부에 있는 랑게르한스섬(islands of Langerhans; 100~200μm 크기의 세포덩어리)은 이자꼬리(췌미부)에 많다.

⑥ 생식샘(성선, sexual gland)

생식세포를 만드는 기관으로, 남성은 고환의 사이질세포, 여성은 난소의 난막세포와 배란 후 황체세포가 관여한다.

Note

내분비와 외분비

	내분비	외분비
분비방향	혈관 내	체표, 점막 표면
분비물	호르몬	외분비액
분비량	소량	대량
도관	없음	있음
특징	표적장기, 표적세포	효소류, 점액, 쓸개즙(담즙), 영양원, 산·알칼리, 분비형 IgA, 항균성 물질

● 내분비계통의 분포와 작용

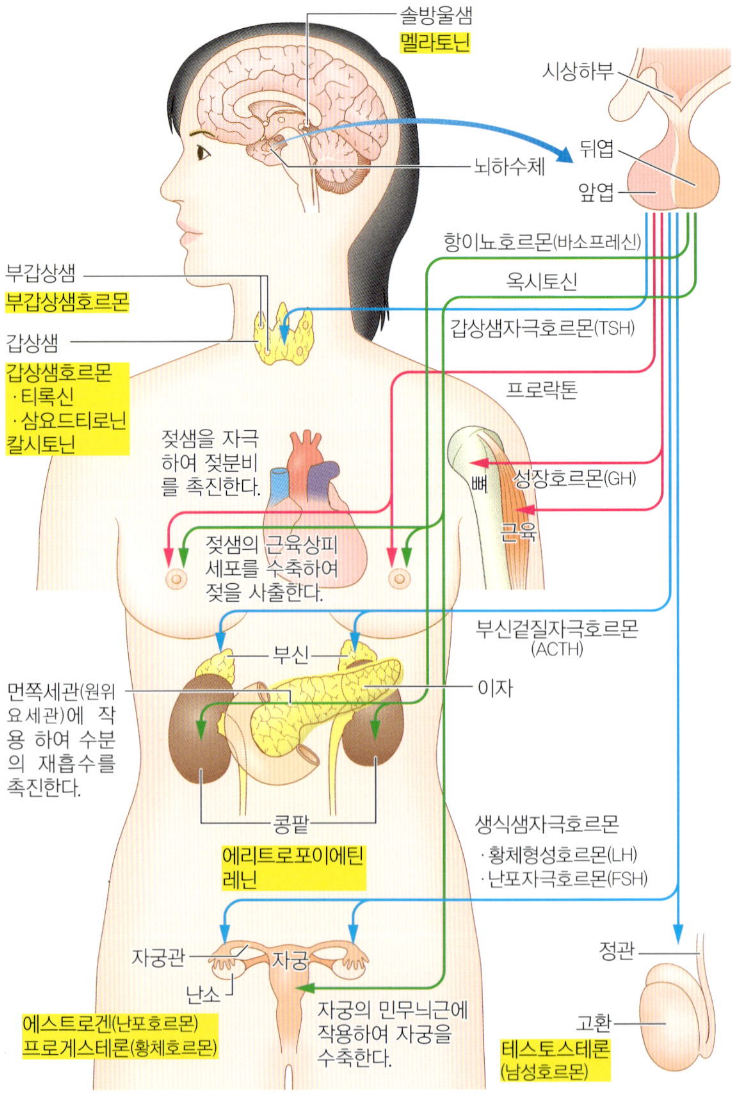

● 8가지 뇌하수체호르몬

앞엽호르몬	뒤엽호르몬
① 성장호르몬(growth hormone, GH)	⑦ 항이뇨호르몬(vasopressin, ADH)
② 프로락틴(prolactin)	⑧ 옥시토신(oxytocin)
③ 부신겉질자극호르몬(adrenocorticotropic hormone, ACTH)	
④ 갑상샘자극호르몬(thyroid stimulating hormone, TSH)	
⑤ 난포자극호르몬(follicle stimulating hormone, FSH)	
⑥ 황체형성호르몬(luteinizing hormone, LH)	

뇌하수체는 호르몬 분비의 사령탑으로, 시상하부호르몬의 지배를 받고 있다. 뇌하수체 앞엽에서는 6가지, 뒤엽에서는 2가지의 호르몬이 분비된다.

장기로서의 내분비샘은 명확하지만, 어디까지를 호르몬 분비세포에 포함시킬 것인가의 경계는 명확하지 않다. 예를 들어 심방근육에서 분비되는 심방나트륨이뇨펩티드(atrial natriuretic peptide, ANP)는 호르몬 작용을 하지만, 심방은 내분비샘으로 분류되지 않는다.

[그림 10-1] 내분비계통과 그 작용(계속)

2. 호르몬

호르몬(hormone)은 내분비샘(내분비선)에서 혈액 중으로 분비되는 물질로, 소량으로도 효과가 크다. 온몸을 순환하고 있으며, 특정 호르몬이 작용하는 것은 특정 기관(표적기관) 및 세포(표적세포)에 한정된다. 표적세포의 표면 또는 그 세포 내에는 특정한 호르몬과 결합하는 수용체(receptor)가 존재한다.

3. 호르몬의 기능 (▶ 그림 10-1)

호르몬은 신체의 균형 잡힌 성장을 촉진하고 온몸의 다양한 장기와 기관의 조화를 이루면서 항상성(homeostasis)을 유지하고 있다. 호르몬은 명확한 지시계통이 있으며 시상하부나 뇌하수체에서 생산되어 분비되는 각종 호르몬은 각각 특이적으로 다른 내분비샘에서 생산되는 호르몬의 분비를 제어하고 있다. 특정 호르몬의 혈중농도가 높아지면 상부 내분비기관이 그것을 파악하여 해당 호르몬의 분비를 억제하도록 작용하는데, 이를 음성되먹임기전(negative feedback mechanism)이라고 한다.

Note

- 내분비샘의 2가지 되먹임기전

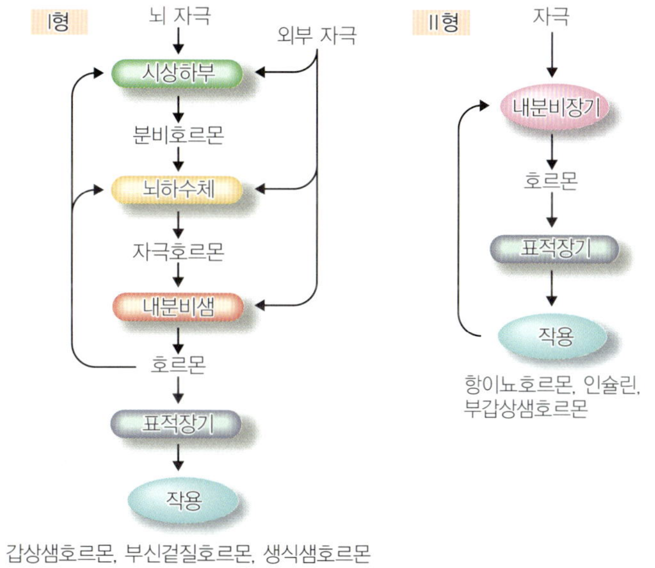

- 시상하부에서 분비되는 분비호르몬 및 억제호르몬

① 황체형성호르몬분비호르몬(luteinizing hormone–releasing hormone, LH–RH)
② 갑상샘자극호르몬분비호르몬(thyrotropin–releasing hormone, TRH)
③ 부신겉질자극호르몬분비호르몬(corticotropin–releasing hormone, GRH)
④ 성장호르몬방출인자(growth hormone–releasing factor, GRF)
⑤ 성장호르몬억제인자(growth hormone inhibiting factor, GIF) = 소마토스타틴
⑥ 프로락틴억제인자(prolactin inhibiting factor, PIF) = 도파민

호르몬의 되먹임기전에는 2종류가 있다. 즉, 시상하부와 뇌하수체의 지배를 받는 내분비샘[갑상샘, 부신겉질, 생식샘(I형)]과 뇌하수체에 지배를 받지 않는 내분비샘[뇌하수체 뒤엽, 이자 랑게르한스섬, 부갑상샘(II형)]으로 크게 나뉜다. 가스트린(gastrin) 등의 소화관호르몬도 II형에 속한다.

[그림 10-1] 내분비계통과 그 작용

Note

Point

기능항진증 : 호르몬이 과도하여 발생한다.

기능저하증 : 호르몬이 부족하여 발생한다. 내분비장기의 종양은 갑상샘을 제외하고 기능항진증을 동반하는 경우가 많다.

호르몬의 종류

① 펩티드호르몬
② 당단백질호르몬(hCG, LH, FSH, TSH)
③ 아민(세로토닌, 카테콜아민, 히스타민)
④ 스테로이드호르몬
⑤ 요오드화아미노산(갑상샘 호르몬)
(①~③은 태반의 hCG를 제외하고 내분비세포의 분비과립에 포함)

호르몬 수치의 측정

대부분 호르몬의 혈중 수치는 특이항체를 이용하는 면역학적 측정법(ELISA법)으로 측정할 수 있다.

뇌하수체 앞엽(전엽)의 샘세포

뇌하수체 앞엽에는 다음과 같은 3종류의 샘세포가 현미경적으로 구별된다.

① **혐색소성 세포** : 앞엽세포의 약 반수를 차지하며, 프로락틴을 분비한다. 세포질에는 과립이 명료하지 않고 밝게 보인다.
② **호산성 세포** : 앞엽세포의 약 40%를 차지하며, 성장호르몬(GH)을 분비한다.
③ **호염기성 세포** : 앞엽세포의 약 10%를 차지하며, ACTH, TSH, LH, FSH를 분비한다.

1. 뇌하수체 질환

■ 뇌하수체항진증(hyperpituitarism)

뇌하수체항진증의 주요 요인은 뇌하수체에 생긴 종양이다. 종양은 대부분 양성 샘종(선종, adenoma)이며, 호르몬을 생산하는 것을 기능성 샘종이라고 한다. 생산하는 호르몬의 종류에 따라 다양한 증상을 나타낸다. 비기능성 샘종은 기능성 샘종보다 그 수가 적다.

① 프로락틴 생산 샘종

혐색소성 세포에서 유래하는 샘종은 프로락틴(prolactin; 젖분비호르몬)을 생산한다. 프로락틴의 양이 과도해지면 고프로락틴혈증(hyperprolactinemia)이 되며 여성의 경우 젖이 새거나 무월경을 나타낸다. 소형 샘종이 많은 것이 특징이다.

고프로락틴혈증은 시상하부에 병변이 있거나 도파민(dopamine; 프로락틴억제인자)의 분비를 억제하는 약물(메틸도파, 레세르핀), 에스트로겐 제제를 장기간 투여하는 것이 원인이 되기도 한다.

② 성장호르몬(GH) 생산 샘종

호산성 세포에서 유래하는 샘종은 성장호르몬(growth hormone, GH)을 분비한다. 뼈끝선(골단선)이 닫히기 전의 소아는 거인증(gigantism)을 일으키고, 뼈끝선이 닫힌 후의 성인은 말단비대증(acromegaly)을 일으킨다. 두통을 동반하는 경우가 많으며 양귀쪽반맹(bitemporal hemianopsia)을 나타내기도 한다.

③ 부신겉질자극호르몬(ACTH) 생산 샘종

호염기성 샘종은 부신겉질자극호르몬성 샘종(ACTH 생산성 샘종)이라고도 불린다. 종양에서 ACTH가 과도하게 분비되면 부신겉질은 과다형성을 일으켜 두꺼워지고 부신겉질호르몬을 과잉 생산한 결과 쿠싱증후군을 일으킨다.

쿠싱증후군(Cushing's syndrome)이란 부신겉질호르몬이 과잉으로 생산되는 상태에서 나타나는 증후군 전체를 가리키며, 부신겉질 자체에 병변의 발생 빈도가 높다. 쿠싱증후군 중에 뇌하수체 앞엽에 부신겉질자극호르몬(ACTH)를 생산하는 뇌하수체샘종(pituitary adenoma)이 원인으로 발생하는 것을 쿠싱병(Cushing's disease)이라고 한다. 달덩이얼굴, 물소혹, 중심성 비만, 피부 갈라짐 등의 외모 변화와 더불어 고혈압, 저칼륨혈증, 근력저하, 고혈당, 뼈엉성증(골다공증), 무월경, 정신증상 등을 확인할 수 있다.

■ 뇌하수체저하증(hypopituitarism)

뇌하수체 앞엽에서 분비되는 각종 호르몬이 부족해지면 그 호르몬에 의해 분비가 제어되는 호르몬도 부족해져 온몸의 내분비 기능 전체가 저하됨으로써 다양한 증상을 나타낸다. 뇌하수체호르몬 분비가 저하되는 원인으로 비기능성 뇌하수체샘종에 의한 압박 또는 분만 시 출혈이나 쇼크에 의한 뇌하수체앞엽경색(괴사)을 들 수 있다.

분비가 감소되는 호르몬의 종류에 따라 다음과 같은 증상이 나타나며, 모두 드문 병태이다.

① 성장호르몬(GH)의 감소

소아에게서 성장호르몬이 감소되면 발달지체가 일어나는데, 이를 성장호르몬(GH) 분비부전 저신장증(뇌하수체난쟁이증, hypophyseal dwarfism)이라고 한다. 성인에게서 성장호르몬이 감소되면 인슐린 감수성이 항진하여 저혈당, 근육긴장 저하, 빈혈 등이 생긴다.

② 생식샘자극호르몬의 감소

소아에게 생식샘자극호르몬이 감소하면 성적 성숙이 장애를 받는다. 성인의 경우 남성이면 성욕감퇴, 발기부전, 근육량 감소, 수염 감소, 여성이면 무월경이나 질의 위축이 관찰된다. 분만 후 생기는 뇌하수체앞엽괴사에 속발하는 생식샘 기능장애, 갑상샘 기능장애, 부신겉질 기능장애 주체의 병태(범뇌하수체저하증)를 시한증후군(Sheehan's syndrome)이라고 한다.

③ 갑상샘자극호르몬(TSH)의 감소

시상하부, 뇌하수체 앞엽, 갑상샘은 음성되먹임기전(negative feedback mechanism)에 의해 갑상샘호르몬의 혈중농도를 일정하게 유지하고 있다. 따라서 뇌하수체 앞엽에서 분비되는 호르몬이 감소되면 그와 동반하여 갑상샘호르몬의 분비가 저하된다. 갑상샘호르몬은 대사를 활발하게 하거나 교감신경의 긴장이나 반응 증가에 작용하기 때문에 호르몬 분비가 저하되면 이들 기능도 동시에 저하된다.

④ 부신겉질자극호르몬(ACTH)의 감소

부신겉질의 기능이 저하된다. 원발성 부신기능부전(애디슨병, Addison disease)과는 달리 피부에 색소 침착을 일으키지 않는다.

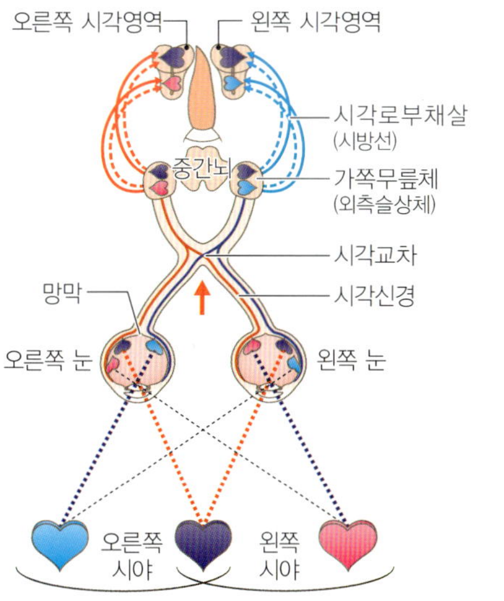

[그림 10-2] 시야와 망막과 시각신경

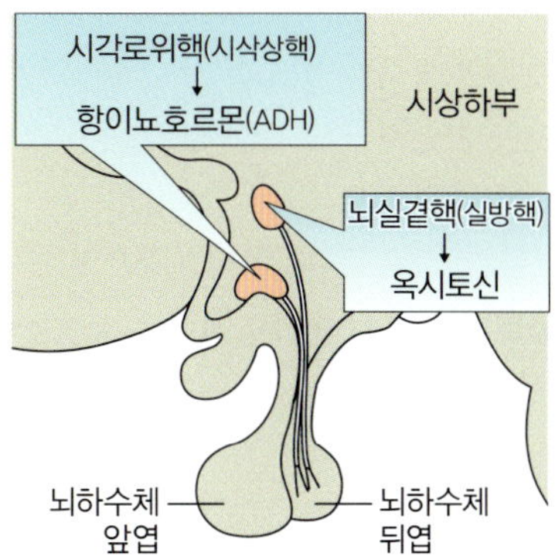

[그림 10-3] 뇌하수체 뒤엽과 시상하부

Note

말단비대증(acromegaly)

아래턱, 얼굴, 손, 발이 과도하게 비대해지는 것이 특징이다. 턱이나 이마가 튀어나오고 손발의 끝이 커진다(깍지를 낄 수 없게 된다). 고혈당, 뼈엉성증(골다공증), 고혈압을 동반하며, 내장비대도 관찰된다.

뇌하수체종양에 의한 시각교차의 압박증상

터키안장(sella turcica) 내에서 종양이 커지면 국소적인 압박상태를 나타내기도 한다. 터키안장 위에 존재하는 시각교차(optic chiasm)가 압박되면 양귀쪽반맹(bitemporal hemianopsia; 두 눈 모두 시야의 바깥쪽이 보이지 않음)을 일으킨다. 왜냐하면 양쪽 시야의 상은 망막 안쪽에 투영되며 망막 안쪽 유래의 신경섬유가 시각교차 안쪽을 지나기 때문이다. 시각교차 중앙부위가 종양으로 압박되면(화살표) 그 지배 영역에 있는 귀쪽의 시야가 보이지 않게 된다(▶ 그림 10-2).

뇌하수체 뒤엽과 시상하부

뇌하수체뒤엽호르몬인 항이뇨호르몬과 옥시토신은 각각 시상하부의 시각로위핵(시삭상핵)과 뇌실곁핵(실방핵)에서 생산되며, 그곳에서 뻗은 신경축삭을 따라 뇌하수체 뒤엽으로 들어가 신경종말에서 신 경분비(neurosecretion)된다(▶ 그림 10-3).

Note

■ 뇌하수체 뒤엽(후엽) 관련 질환

뇌하수체 뒤엽에서는 옥시토신(oxytocin)과 항이뇨호르몬(anti-diuretic hormone, ADH)이 분비된다. 특히 폐소세포암에서 ADH가 과잉으로 생산되면 항이뇨호르몬부적절분비증후군(syndrome of inappropriate antidiuretic hormone, SIADH)을 일으킨다. 증상으로 수분의 체류와 함께 저나트륨혈증, 혈장삼투압 저하를 일으켜 요삼투압이 높아진다(▶ **각론 제4장 호흡계통 질환, p.262, Note 참조**).

한편, 뇌하수체 뒤엽에서 분비되는 ADH의 양이 감소되면 요붕증(diabetes insipidus)을 일으킨다. 다뇨와 함께 탈수, 심한 구갈이 특징이다. 종양이나 외상, 염증성 질환, 지질축적증, 뇌하수체 · 시상하부의 장애를 동반하는 다양한 병태가 원인이다.

column

■ 당뇨병(diabete mellitus)과 요붕증(diabetes insipidus)

얼핏 보기에 전혀 다른 질병 같지만 두 가지 모두 다뇨와 함께 구갈을 일으키는 질환이다. 당뇨병은 영어로 diabete mellitus, 요붕증은 diabetes insipidus이며, 같은 'diabete'라는 단어가 사용된다.

당뇨병의 소변은 달지만, 요붕증의 소변은 달지 않은 것이 감별점이라고 배우지만 도대체 누가 소변의 맛을 보겠는가?

■ 남성에서 프로락틴과 옥시토신의 역할

프로락틴(prolactin)은 임신 후기의 젖샘 발달과 분화(샘꽈리세포 유도)에 빼놓을 수 없는 뇌하수체앞엽호르몬이며, 옥시토신(oxytocin)은 분만 시 자궁 민무늬근의 수축과 수유 시 젖 분비를 자극하는 뇌하수체뒤엽호르몬이다. 포유동물에 특화된 이들 뇌하수체호르몬은 남성에게서는 어떠한 역할을 하고 있을까? 비임신 여성에게도 같은 질문이 가능하다.

명확한 기능이 없다고 하는 것이 정답이다. 얼핏 비효율적으로 보이지만, 유전자 위에서 여성에게만 이 호르몬이 발현하도록 프로그램하는 것이 어려웠기 때문일 것이다.

국시 적중문제

Q 부신겉질의 기능 항진으로 글루코코르티코이드가 과도해지는 질병?

① 쿠싱증후군　② 에디슨병　③ 고알도스테론증
④ 그레이브스병　⑤ 크레틴병

A 쿠싱증후군은 글루코코르티코이드가 과다하여 나타나는 증상과 징후를 가진 상태를 말한다.

정답 : ①

2. 갑상샘 질환

갑상샘 질환은 여성에게 많이 발생하는 것이 일반적인 특징이다.

■ 갑상샘항진증(thyrotoxicosis)

갑상샘에서 호르몬 합성과 분비가 증가하고 그로 인해 갑상샘호르몬의 과잉 증상이 나타난 상태를 갑상샘항진증이라고 한다(▶ 그림 10-4).

갑상샘항진증을 나타내는 질환으로 몇 가지가 있는데, 대표적인 예가 그레이브스병(Graves' disease)이다. 그레이브스병은 갑상샘이 광범위하게 커져(▶ 그림 10-5) 갑상샘호르몬이 과다 분비된다. 그 결과 대사가 활발해지고 빠른맥(빈맥)이나 두근거림, 다한, 전신권태감, 초조함, 체중감소, 미열 등의 증상이 나타나며, 목종창, 안구돌출도 중요한 증상이다. 그레이브스병은 여성에게 많은 질환이다.

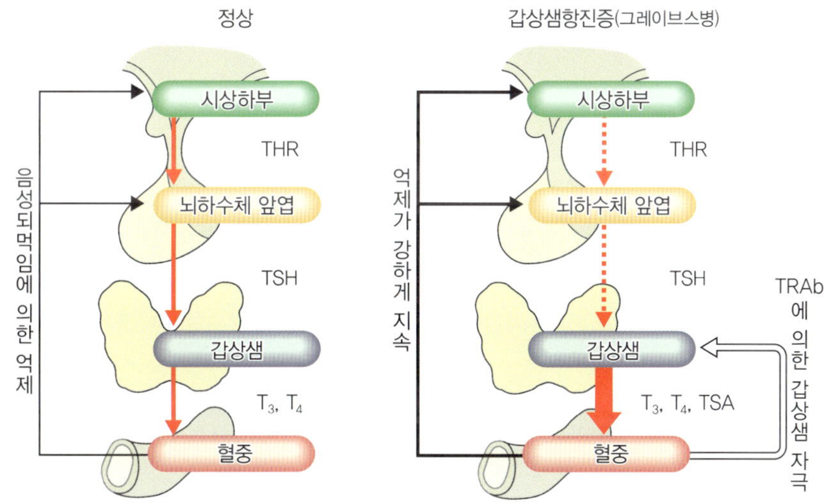

갑상샘자극항체(TSAb)는 TSH수용체에 대한 자가항체(항TSH-R항체, TRAb)로, TSH수용체를 자극하여 고리 AMP를 상승시킨다. 갑상샘은 TSH에 의한 자극에도, TRAb에 의한 자극에도 갑상샘호르몬(T_3, T_4)을 생산한다.

* TRH : 갑상샘자극호르몬분비호르몬(thyrotropin-releasing hormone ; 시상하부호르몬), ····▶ 는 감소

[그림 10-4] 갑상샘항진증의 갑상샘호르몬 분비

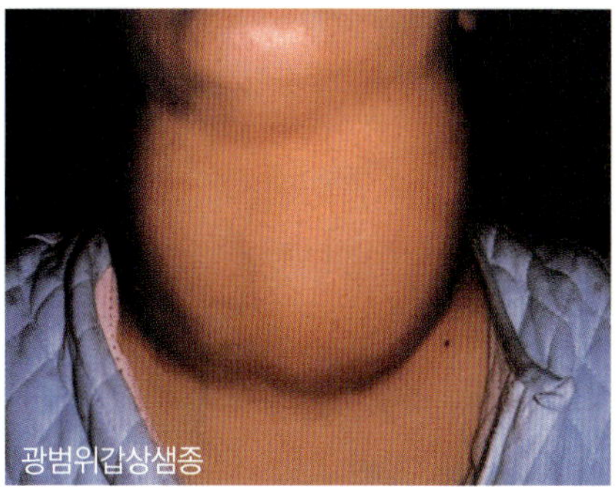

현저한 갑상샘종에 의해 목이 비정상적으로 부어 있다. 이 사례에서는 갑상샘이 미만성으로 부어 있기 때문에 종양은 아니다(보통 종양은 국소적으로 종대). 그레이브스병, 요오드 부족상태, 하시모토병 등의 가능성을 들 수 있다.

[그림 10-5] 갑상샘종(육안소견)

Note

Point

갑상샘 질환 : 여성에게 많다.

갑상샘기능검사

① 갑상샘호르몬 측정 : 총티록신(T_4), 총삼요드티로닌(T_3), 유리형 티록신(FT_4), 유리형 삼요드티로닌(FT_3)
② 혈중 TSH 측정
③ TRH 부하시험
④ 갑상샘 섬광조영술 : 방사성 요오드(^{123}I)
⑤ 혈액 생화학검사 : 혈청 콜레스테롤, 혈청 알칼리인산분해효소(ALP)
⑥ 갑상샘 초음파검사
⑦ 면역혈청학적 검사 : TSH 수용체항체, 갑상샘자극항체, 항갑상샘글로불린항체, 항갑상샘과산화효소항체

갑상샘항진증의 임상적 특징

① 불안, 신경질, 초조함, 피로감 증가
② 더위를 탐, 발한, 손이 따뜻하고 습함(미열)
③ 빠른맥(빈맥)
④ 식욕이 증가하지만, 근육양이나 체중은 감소
⑤ 설사
⑥ 월경불순, 특히 무월경이나 과소월경
⑦ 손이나 손가락이 떨림(진전)

광범위갑상샘종을 일으키는 질환

① 그레이브스병
② 요오드 부족
③ 하시모토병(단단하게 종대)
④ 원인 불명
(요오드 부족은 산악지역에서 요오드 함량이 적은 암염을 섭취하는 사람들에게서 발생하기 쉽다.)

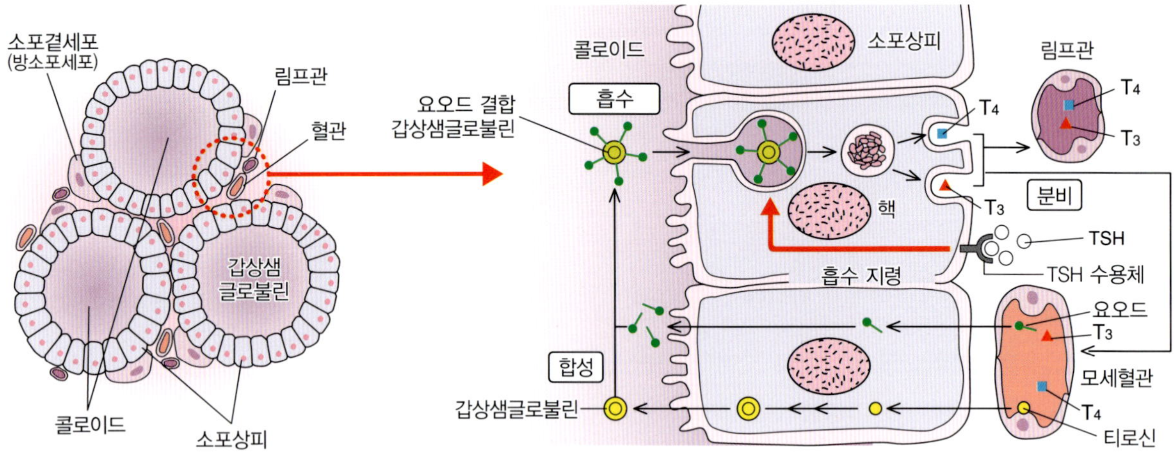

갑상샘 상피세포는 콜로이드(colloid)를 담는 소포 구조를 형성하고 있다. 소포상피는 콜로이드 내에 갑상샘글로불린(thyroglobulin)을 분비한다. 소포상피는 모세혈관에서 무기요오드와 티로신을 흡수하고 콜로이드 내의 갑상샘글로불린 분자 위에서 요오드화 티로신(즉, 갑상샘호르몬인 T_3 및 T_4)을 형성한다. 소포상피세포는 이 요오드화 티로신을 재흡수하여 림프관으로 분비한다. 이러한 일련의 반응은 뇌하수체 앞엽에서 분비되는 갑상샘자극호르몬(TSH)에 의해 촉진된다. 소포상피세포에는 TSH 수용체가 분포하는데, 그레이브스병에서는 TSH 수용체에 대한 자가항체가 생산되며 TSH 대신 TSH 수용체를 계속 자극한다. 그래서 갑상샘호르몬 생산이 과잉상태가 된다.

[그림 10-6] 갑상샘호르몬의 합성과 분비

그레이브스병은 자가면역질환이다. 생체 내에 있는 갑상샘자극호르몬(TSH) 수용체와 결합하여 이를 자극하는 자가항체(갑상샘자극성 면역글로불린)가 생산되며 항상 갑상샘세포가 자극되어 기능항진상태가 일어난다(▶ 그림 10-6).

치료는 항갑상샘제를 투여하는 것이 원칙이지만, 동위원소 치료나 경우에 따라서는 갑상샘절제술이 시행된다.

다른 내분비장기와 달리 샘종이 갑상샘항진증의 원인이 되는 경우는 매우 드물며, 갑상샘암종(갑상선암종)이 기능항진을 나타내는 경우는 없다.

> **Note**
>
> **외래의 갑상샘 질환 빈도**
>
> 그레이브스병이나 하시모토병과 같은 자가면역질환의 빈도가 높은 것이 갑상샘 질환의 독특한 특징이다(▶ 그림 10-7).

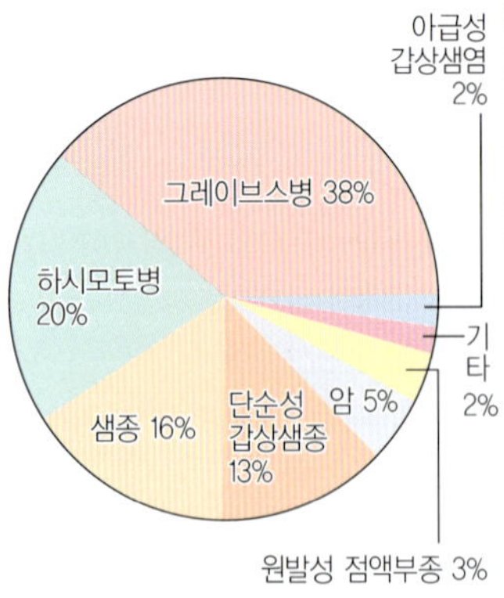

[그림 10-7] 외래의 갑상샘 질환 빈도

■ 갑상샘저하증(hypothyroidism)

갑상샘호르몬의 합성과 분비가 저하되어 혈중 갑상샘호르몬 농도가 감소함으로 인해 호르몬이 조직에 작용하지 않게 된 결과 발생하는 병태를 갑상샘저하증이라고 한다. 성인의 경우 피부에 점액 유사 물질이 침착하는 점액부종(myxedema, 점액수종)이 나타나는 것이 특징이다. 갑상샘저하증은 갑상샘 질환 중에서 발생 빈도가 높아 100~200명에 1명 비율로 나타난다. 압도적으로 여성에게 많은 병태이다(▶ 그림 10-7).

갑상샘의 기능이 저하되는 주요 원인은 노화와 함께 증가하는 자가면역과 갑상샘 자체의 발육불량이다. 자가면역이 증가하는 대표적인 예가 만성 갑상샘염, 이른바 하시모토병(Hashimoto's disease)이라는 질환이다. 갑상샘의 발육불량은 매우 드물며 신생아 갑상샘저하증(크레틴병)이라고 불린다.

크레틴병(cretinism)은 호르몬 합성에 필요한 요오드가 결핍되어 있거나 갑상샘의 형성부전 또는 선천적으로 호르몬 합성에 필요한 효소가 결손되어 있는 것이 원인으로 발생한다. 증상으로는 신체의 발육장애(저신장증), 중증 정신발달지체, 복부팽만 등을 나타낸다. 조기 발견과 조기 치료가 중요하다. 크레틴병의 임상소견을 그림에 나타내었다(▶ **그림 10-8**).

하시모토병(만성 갑상샘염)은 갑상샘 조직에서만 장애가 발생하기 때문에 장기특이적 자가면역질환에 속한다(▶ **그림 10-9**). 혈중에 갑상샘 관련 자가항체가 만들어진다. 갑상샘은 심한 만성 염증반응을 일으키며 미만성으로 단단하게 부풀지만, 말기에는 위축된다. 조직학적으로 림프소포의 종자중심(배중심, germinal center) 형성을 동반하는 고도의 림프구 침윤이 특징이다.

하시모토병은 초기에 갑상샘 기능이 대부분 정상으로 유지되며, 일시적으로 항진되기도 한다. 그러나 갑상샘 조직이 위축되면 갑상샘 기능저하를 피할 수 없다.

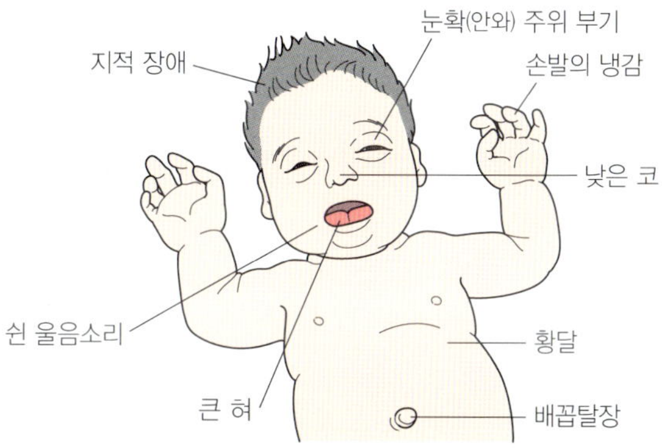

신생아기에 갑상샘저하증이 발현하면 크레틴병이 된다. 조기에 발견하여 조기에 치료하지 않으면 영아기나 학령기에 성장발달지체가 생긴다.

[그림 10-8] 크레틴병의 특징

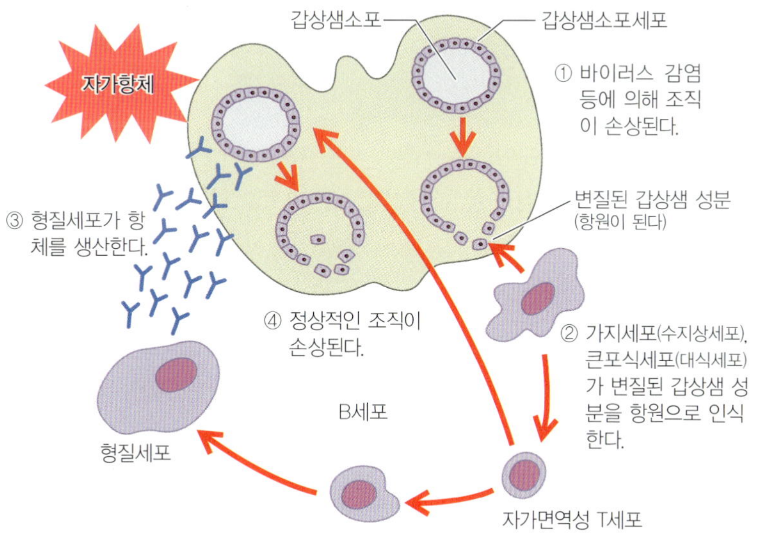

병인은 자가면역질환이다. 자신의 갑상샘 조직에 대해 반응하는 T세포와 자가항체가 갑상샘 조직을 손상시킨다. 세포면역도 관여한다.

[그림 10-9] 하시모토병(만성 갑상샘염)의 병태

Note

하시모토병(Hashimoto's disease; 만성 갑상샘염)

일본인의 이름이 붙은 가장 유명한 질환이다. 규슈대학 외과 의였던 하시모토 하카루 박사가 1912년에 림프종갑상샘종(lymphomatous goiter)으로서 보고하였다. 갑상샘저하증의 원인이 되는 만성 갑상샘염이다.

하시모토병에 의한 갑상샘저하증의 증상

① 갑상샘이 붓기 때문에 성대가 영향을 받아 목소리가 쉬거나 굵어진다.
② 갑상샘이 단단하게 붓기 때문에 목 아래가 부어서 굵어진다.
③ 열 생산이 저하되어 추위를 잘 타게 된다.
④ 나른함을 느끼며 피곤을 잘 느끼게 된다.
⑤ 식욕이 없어진다.
⑥ 피부가 건조해진다.
⑦ 다리가 붓고 체중이 증가한다.

그레이브스병과 하시모토병에서 관찰되는 자가항체

	그레이브스병	하시모토병
항TSH수용체항체	+	-
항미세소체항체	+	+
항갑상샘글로빈항체	+ / -	+

(항미세소체항체는 갑상샘 과산화효소에 대한 자가항체이다.)

■ 샘종성 갑상샘종(adenomatous goiter)

갑상샘 소포상피의 양성종양으로 여성에게 많이 관찰된다. 대부분 호르몬을 생산하지 않는 비기능성 종양이며, 소포성 샘종이라고 불린다. 샘종과 유사한 결절이 갑상샘 내에 다발하는 병태가 있으며 이를 결절갑상샘종(nodular goiter)이라고 한다. 일반적으로 기능이상은 관찰되지 않는다.

■ 갑상샘암종(갑상선암종, thyroid carcinoma)

갑상샘암종은 여성에게 많으며, 조직학적으로 유두암종, 소포암종, 속질암종, 미분화암종으로 나뉜다. 대부분 예후가 좋은 유두암종이다.

① 유두암종(papillary carcinoma)

갑상샘의 악성종양 중에 가장 빈도가 높은 암이다(▶ **그림 10-10**). 어렸을 때 머리가 방사선에 노출된 경험이 위험인자로 인식되고 있다(예전 소아의 편도비대에 방사선 치료가 시행된 시절이 있었다). 방사성요오드가 대량으로 노출된 체르노빌 원자력 발전사고 후 소아에게 갑상샘 유두암종이 다발하고 있다. 조직학적으로는 유두 모양 구조를 나타내는 분화형의 샘암종으로, 간유리상 핵이 특징이다. 림프성 전이가 관찰되는 경우도 많지만, 다른 악성종양에 비해 예후가 좋다(▶ **총론 제8장 종양, p.158 참조**). 아무리 림프절이나 허파로 전이되어 있더라도 장기간 생존 가능하다.

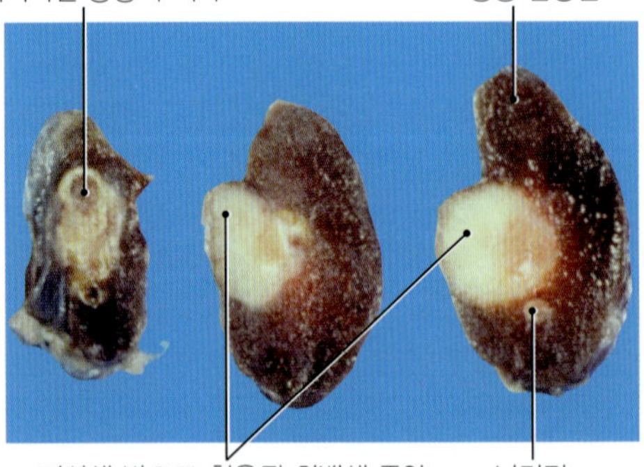

갑상샘종양의 치료 원칙은 수술 절제이다. 갑상샘 유두암종에서는 석회화를 동반하는 단단한 침윤성 종괴를 형성한다. 아무리 목 림프절에 전이가 있어도 예후는 양호하다.

[그림 10-10] 갑상샘 유두암종(육안소견, 포르말린 고정 후 자른 단면)

② 소포암종(follicular carcinoma)

비교적 드문 분화형의 갑상샘암종 형태이다. 주로 중장년에게서 발병한다. 조직학적으로 정상 갑상샘과 유사한 크기의 소포를 형성한다. 유두암종과는 대조적으로 림프성 전이는 적고 혈행성으로 허파나 뼈로 전이되는 경우가 많은 암이다.

소포암종은 세포이형이 아니라 피막 밖으로 침윤 또는 혈관침윤을 일으킨 것이다. 여러 장기의 암과는 다른(침윤하지 않으면 암이라고 하지 않음) 점이 독특하다(▶ **총론 제8장 종양, p.154 참조**).

Note

결절갑상샘종(nodular goiter)

갑상샘종은 미만갑상샘종과 결절갑상샘종으로 나뉜다. 결절갑상샘종에서는 갑상샘 소포의 과형성성 결절이 갑상샘 내에 다발한다. 각각의 결절 조직상은 소포샘종과 유사하며 구별이 어렵다. 갑상샘의 '종양 유사 병변'이라고도 불리는 양성 병변이다.

미세암종(microcarcinoma)

지름 1cm 이하의 갑상샘암종을 미세암종이라고 한다. 대부분은 유두암종이며, 피막을 갖는 경우와 피막을 갖지 않는 경우가 있다. 목의 초음파검사로 우발적으로 발견되는 우발암의 빈도가 증가하고 있다. 석회화를 나타내는 경우가 많다. 부검 시 간혹 발견되는 암으로도 갑상샘암종과 전립샘암의 빈도가 높다.

종양표지자로서의 칼시토닌

혈중 칼시토닌 농도검사는 갑상샘 속질암종 및 이소성 칼시토닌 생산 종양(카로티노이드, 폐소세포암) 진단에 유용하다.

부갑상샘 기능검사

① **혈액생화학검사** : 혈청 칼슘, 혈청 인, 혈청 HCO_3^-, PTH 수치, 부갑상샘호르몬 관련 단백질(PTH-rP), 활성화 비타민 D, 인산 재흡수 문턱값(역치)
② **엘스워드-하워드시험**
③ **영상진단**

③ 속질암종(medullary carcinoma)

갑상샘 C세포(소포곁세포)(▶ **그림 10-6 참조**)에서 유래하는 암이다. 종양세포는 혈중 칼슘 농도를 저하시키는 펩티드호르몬인 칼시토닌(calcitonin)을 생산한다. 조직학적으로 종양세포가 시트 모양으로 증식하고 사이질에 아밀로이드의 침착을 동반한다. 가족성으로 발생하는 경우가 있으며 다발내분비샘종양(MEN) 2형(시플증후군, Sipple syndrome)이라고 한다. 우성유전을 하는 암 중 하나이다.

④ 미분화암종(undifferentiated carcinoma)

상당히 예후가 나쁜 암으로, 발병 후 1년 이내에 거의 전원이 사망한다. 고령자에게 많이 관찰되며 대부분 유두암종에서 탈분화를 일으켜 발생하는데, 남성에게 잘 일어나는 현상이다. 조직학적으로 현저한 핵이형과 다수의 핵분열상을 나타낸다. 갑작스럽게 목의 굵기가 증가해 기도협착을 일으키거나 허파와 가슴막(흉막) 전이가 급격하게 진행된다.

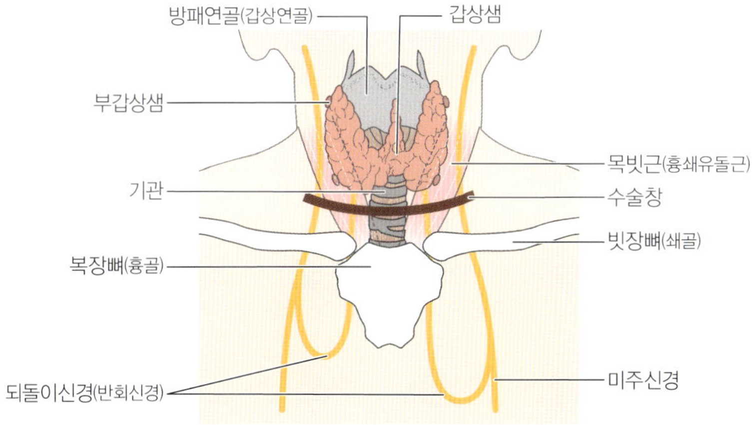

[그림 10-11] 갑상샘암종의 수술영역

Note

갑상샘암종 수술의 합병증 (▶ 그림 10-11)

① 되돌이신경(반회신경) 마비

되돌이신경은 지름 1~2mm의 성대를 움직이는 미주신경 가지로, 가슴안(흉강)에서 U턴하여 기관과 갑상샘 사이를 지나 성대에 이른다. 갑상샘절제 시 반드시 수술영역에서 나타난다. 수술 중에 손상을 입으면 되돌이신경마비가 일어나 목소리가 쉰다.

② 부갑상샘저하증 (hypoparathyroidism)

부갑상샘은 갑상샘 뒤쪽에 좌우 2개씩 있는 쌀알 크기의 황갈색 장기이다. 갑상샘절제 시 부갑상샘이 함께 절제된다. 보통 부갑상샘을 확인하여 근육 내에 이식한다. 수술 후 일과성 또는 영구적인 부갑상샘저하증을 일으키며 저칼슘혈증을 동반하기도 한다.

column

■ 속질암종 환자는 저칼슘혈증을 일으키지 않는다!

갑상샘 속질암종 환자는 혈청 중 칼시토닌 수치가 비정상적으로 높아지지만, 결코 저칼슘혈증을 일으키지는 않는다. 사람 칼시토닌에 명확한 기능이 없기 때문이다. 칼슘 저하작용이 강한 것은 연어나 장어 유래의 칼시토닌이며, 고칼슘혈증 치료에 이용되고 있다. 같은 칼시토닌이라는 이름으로 불리지만, 아미노산 배열이 매우 다르므로 혼동하지 않기를 바란다.

■ 고칼슘혈증의 원인

고칼슘혈증은 부갑상샘호르몬(PTH)이나 부갑상샘호르몬 관련 단백질(PTH-rP)의 과잉생산과 종양(전이 또는 다발골수종)에 의한 뼈파괴가 원인인 경우가 많다.

① 부갑상샘호르몬 과잉 : 원발성 부갑상샘항진증, MEN(다발내분비샘종양)에 동반하는 부갑상샘항진증
② 부갑상샘호르몬 관련 단백질 과잉 : 악성종양에 동반하는 고칼슘혈증
③ 비타민 D 과잉 : 비타민 D 중독, 만성 육아종증(사르코이드증)
④ 뼈흡수 항진 : 암의 뼈전이, 다발골수종
⑤ 요세관의 칼슘 재흡수 항진 : 티아지드 계열 이뇨제 투여
⑥ 기타 : 애디슨병, 우유알칼리증후군

3. 부갑상샘 질환

■ 부갑상샘항진증(hyperparathyroidism)

부갑상샘항진증이란 어떠한 원인으로 부갑상샘이 자극을 받아 부갑상샘호르몬(parathormone, PTH)의 분비가 증가함으로써 일어나는 질환이다. 부갑상샘 자체에 원인이 있는 원발성과 이차성, 삼차성이 있다.

① 원발성 부갑상샘항진증(primary hyperparathyroidism)

원발성인 것 중 가장 많은 원인은 부갑상샘종(parathyroid adenoma)이다. 과다형성에 의한 경우도 있다. 샘종은 1개의 샘만 비대해지지만, 과다형성의 경우 4개 모두 비대해진다. 부갑상샘종의 종양세포가 PTH를 생산하여 PTH가 과도하게 분비되며 그 작용으로 고칼슘혈증과 저인산혈증을 일으킨다.

PTH는 뼈에서 칼슘을 유리시키는 작용이 있기 때문에 뼈가 낭포상으로 변하여 낭성 섬유성 뼈염(골염)을 일으킨다. 또한, 뼈엉성증(골다공증)을 일으키기 쉽다. 소화궤양이나 이자염(췌장염)의 원인이 되기도 한다. 각종 조직에 석회 침착을 일으키기 때문에 콩팥결석을 합병하기 쉽다. 고칼슘혈증에 의해 두통이나 다뇨가 관찰된다.

드물게 부갑상샘종 또는 과다형성으로 인해 갑상샘 속질암종이나 부신 갈색세포종을 합병하거나 뇌하수체샘종(프로락틴 생산 샘종)이나 섬세포종양(췌도세포종양, islet cell tumor; 인슐린종, 가스트린종 등)을 합병하기도 한다. 모두 우성유전을 나타내는 질환으로, 다발내분비샘종양(MEN)이라고 불린다.

② 이차성 부갑상샘항진증(secondary hyperparathyroidism)

만성 콩팥기능상실(신부전)의 경우 혈청 인산 수치가 상승함과 동시에 콩팥 기능장애로 인해 비타민 D_3의 활성화가 저해된 결과 칼슘 수치가 저하되는 경향이 있다. 이때는 그것을 보충하려고 부갑상샘호르몬이 반응성으로 과잉 분비된다. 4개의 부갑상샘은 모두 과다형성을 나타내며 PTH의 분비가 촉진된다.

③ 삼차성 부갑상샘항진증(tertiary hyperparathyroidism)

이차성 갑상샘항진증으로 과다형성된 세포가 기능성 샘종으로 전환되면 삼차적으로 부갑상샘의 기능이 항진된다. 원발성과 마찬가지로 고칼슘혈증을 나타낸다.

■ 부갑상샘저하증(hypoparathyroidism)

갑상샘 적출수술 등으로 부갑상샘 4개 모두 동시에 적출된 경우에 발생한다. PTH의 분비가 저하되어 혈청 칼슘이 감소된다. 신경이나 근육이 자극을 받기 쉬워지며 테타니(tetany)라고 하는 근육의 경직성 경련이 발생한다(▶ 그림 10-12).

선천적으로 부갑상샘과 가슴샘(흉선)이 결손되어 있는 경우에도 마찬가지 증상이 나타나는데, 이를 디죠지증후군(DiGeorges syndrome)이라고 한다. 선천성 면역결핍

Note

다발내분비샘종양(multiple endocrine neoplasia, MEN)

여러 내분비장기에 과다형성, 샘종, 암이 발생하는 보통염색체 우성유전질환이다. 합병하는 종류에 따라 I형, II형으로 분류되며, 대표적인 병변부위는 다음과 같다.

MEN I형(베르머증후군) : 부갑상샘, 뇌하수체 앞엽, 이자(췌장) 랑게르한스섬

MEN II형(심플증후군) : 갑상샘 C세포, 부신 속질, 부갑상샘

비타민 D의 활성화

콩팥(신장)에서는 비타민 D가 활성형으로 변환된다. 콩팥기능상실(신부전)에서는 이 변환이 장애를 입어 창자에서의 칼슘 흡수가 저해된다. 비타민 D의 활성화에는 햇빛 유래의 자외선도 중요하다.

테타니(tetany)

혈중 칼슘 농도가 저하됨으로써 말초신경의 흥분성이 높아져 근육의 지속적인 경직을 일으키는 것이다. 조산사의 손 모양으로 경련이 일어난다(▶ 그림 10-12). 또 크보스테크징후(Chvostek's sign; 아래턱뼈를 살짝 두드려 얼굴신경(안면신경)을 자극하면 양쪽 얼굴의 근육이 경련)나 트루소징후(Trousseau's sign; 팔 근육의 경련으로 손을 뻗어 손목과 엄지손가락이 굴곡되는 현상)가 관찰된다.

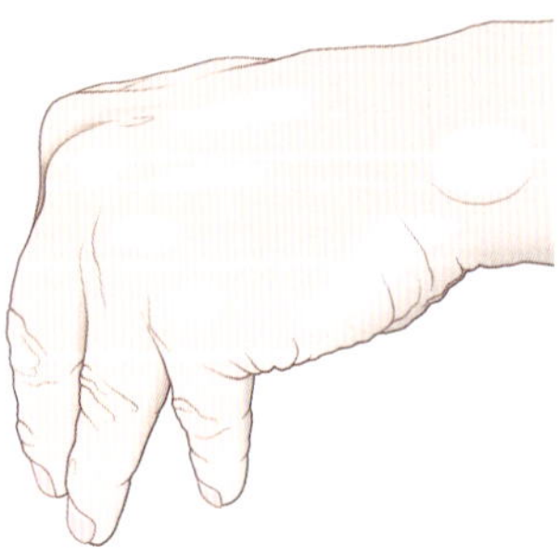

[그림 10-12] 테타니에서 관찰되는 조산사의 손 자세

의 하나이다. 또한 드물게 부갑상샘의 기능은 정상임에도 불구하고 부갑상샘저하증과 유사한 뼈대이상 등이 관찰되기도 하는데, 이러한 병태를 거짓부갑상샘저하증(pseudohypoparathyroidism)이라고 한다. 이 유형은 보통염색체 열성유전을 보인다. CT 검사에서 대뇌바닥핵에 석회 침착을 확인할 수 있는 점이 특징이다.

4. 부신 질환

■ 부신겉질항진증(부신피질항진증, hyperadrenocorticism)

① 쿠싱증후군(Cushing's syndrome)

부신겉질항진증의 대표적 질환이 쿠싱증후군이다. 부신에 생긴 샘종 등의 영향으로 혈청 중 글루코코르티코이드(glucocorticoid; 특히 코티솔)가 증가한 결과 발생한다.

코티솔(cortisol) 생산이 증가하는 원인으로는 부신겉질에 생긴 샘종, 과다형성, 암 및 뇌하수체샘종 이외에 이소성 ACTH 생산 종양이 관여하기도 한다. 이소성 ACTH 생산 종양은 폐소세포암의 빈도가 높다.

부신겉질항진증의 원인으로 가장 많은 것은 부신겉질스테로이드의 과잉투여이다. 증상으로 얼굴이 달덩이처럼 부풀거나(달덩이얼굴), 등에 지방이 침착하여 혹이 생기는(들소혹) 것이 특징이다. 몸통이 뚱뚱하고 팔다리가 가는 중심성 비만도 관찰된다. 그 밖에 피부는 손상을 입기 쉽고(피부 줄무늬) 근력저하, 뼈엉성증(골다공증), 무월경, 고혈압, 고혈당, 정신장애 등을 나타낸다(▶ 그림 10-13).

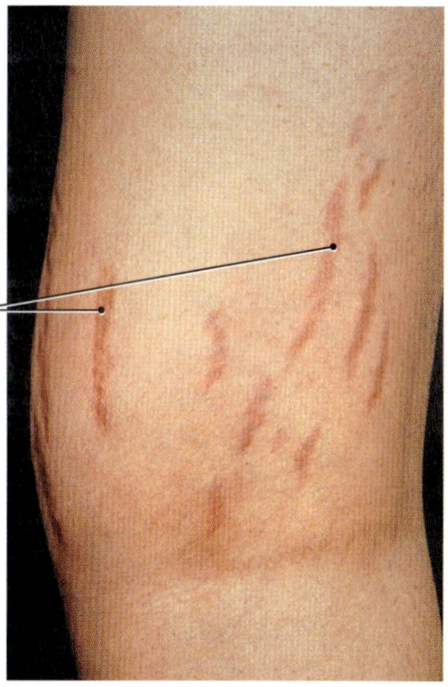

쿠싱증후군에 의한 피부 줄무늬

피부에 줄 모양의 색소침착을 확인할 수 있다. 흉터화와 발적을 동반하고 있다. 임신에 동반하는 복부 피부의 줄무늬와 유사하다.

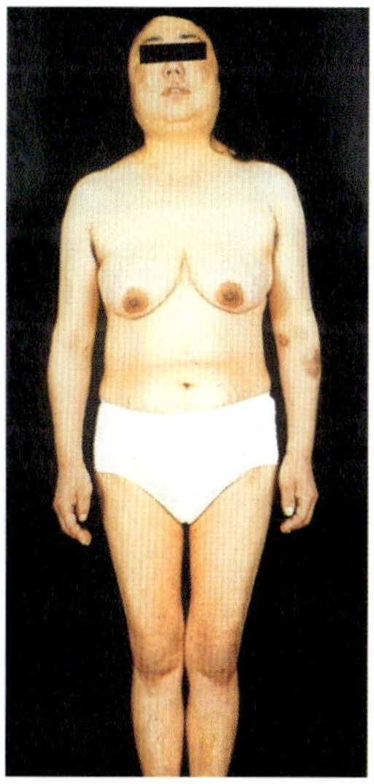

쿠싱증후군에 의한 중심성 비만

달덩이얼굴과 함께 몸통의 비만을 확인할 수 있다. 팔다리는 가늘어 이른바 중심성 비만이 관찰된다.

[그림 10-13] 쿠싱증후군의 신체증상

Note

부신겉질 기능검사

① 혈중 코티솔 측정
② 소변 중 17-디히드록시코르티코스테로이드(17-OHCS), 17-케토스테로이드(17-KS) 측정
③ 혈중 알도스테론 측정
④ ACTH(부신겉질자극호르몬) 부하시험
⑤ 덱사메타손 억제시험
⑥ 푸로세미드 정위 부하시험
⑦ 영상진단 : MRI, CT

쿠싱증후군의 원인

① **외인성** : 부신겉질스테로이드의 투여에 따른다(원인으로 가장 많다).
② **뇌하수체성** : 뇌하수체샘종에 의해 ACTH가 과잉으로 분비되어 양쪽 부신겉질이 미만성으로 과형성을 일으킴으로써 코티솔 생산이 높아진다. 쿠싱병이라고 불린다.
③ **부신겉질성** : 부신겉질에 발생한 양측성의 과다형성, 샘종, 암이 코티솔을 생산한다. 부신겉질의 종양(샘종, 암)이 원인인 경우, 뇌하수체의 ACTH 생산은 되먹임기전에 의해 억제되기 때문에 혈중 ACTH는 저하 상태가 된다. 부신겉질암은 드물다.
④ **이소성 ACTH 생산 종양** : 폐소세포암이 이소성으로 ACTH를 생산하여 부신겉질의 과다형성을 일으킨다.

고알도스테론혈증(hyperaldosteronism)

원발성 : 혈청 레닌은 감소
속발성 : 혈청 레닌은 상승

② 원발알도스테론증(primary aldosteronism)

부신겉질에 생긴 샘종이 알도스테론(aldosteron)을 생산하여 과잉 분비됨으로써 발생한다. 오렌지색의 경계가 선명한 단발성 결절이 특징이다. 알도스테론이 과잉 분비되어 전해질 조성이 흐트러짐으로써 고혈압이나 나트륨 및 수분의 저류, 저칼륨혈증을 나타낸다. 원발성인 경우 혈압이 상승함으로써 그 정보가 콩팥으로 되먹임(feedback)되어 레닌의 분비는 억제된다.

고알도스테론혈증(hyperaldosteronism)은 콩팥허혈, 부종을 일으키는 각종 질환(간경변이나 콩팥증후군, 심장기능상실) 등이 원인이 되어 이차적으로 발생하기도 하는데, 이것을 원발알도스테론증과 비교하여 속발알도스테론증(secondary aldosteronism)이라고 한다.

속발성은 원발성과는 대조적으로 혈청 레닌은 상승한다. 콩팥의 토리곁장치(방사구체장치)에서 생합성된 레닌의 작용으로 레닌 · 앤지오텐신계통이 항진되며 앤지오텐신 II에 의해 알도스테론의 분비가 촉진된다.

③ 부신성 남성화(adrenal virilism)와 부신성기증후군(adrenogenital syndrome)

부신겉질 유래의 남성호르몬(안드로겐)이 과잉 분비됨으로써 성기의 기능이나 형태에 이상을 일으키는 것이다. 성인의 겉질(피질)에서 발생하는 기능성 종양이 원인이 되며, 여성의 경우 남성화, 남성의 경우 성조숙 징후가 관찰된다. 부신겉질호르몬을 합성하는 효소가 선천적으로 결손되어 있기 때문에 발생하는 경우를 부신성기증후군이라고 한다. 신생아 집단선별검사 대상 질환이다(▶ **총론 제3장 선천이상, p.72 참조**).

■ 부신겉질저하증(부신피질저하증, adrenocortical hypofunction)

부신겉질저하증은 부신 자체에 원인이 있는 경우와, 시상하부나 뇌하수체의 손상이 원인인 경우가 있다. 모두 글루코코르티코이드(특히 코티솔)가 결핍된다.

원발성 질환이 애디슨병이다. 특발성 부신위축(자가면역성 부신염)이나 부신결핵이 원인이 되어 부신겉질의 조직이 파괴됨으로써 호르몬의 생산이나 분비가 억제된다. 나트륨이 부족하기 때문에 저혈압이 되며 염분 섭취량이 증가한다. 또 피부에는 색소침착이 관찰된다. 애디슨병에서는 되먹임기전에 의해 뇌하수체로부터 ACTH가 과잉 분비되는데, ACTH가 분해될 수 있는 멜라닌세포자극호르몬(melanocyte-stimulating hormone, α-MSH)이 피부의 색소침착을 촉진한다.

■ 부신속질종양

부신속질에 생기는 종양으로는 크롬친화세포종(갈색세포종, pheochromocytoma)과 신경모세포종(neuroblastoma)이 있다. 모두 혈액 중으로 카테콜아민(catecholamine)을 분비하며 소변 중으로 카테콜아민 대사산물을 배설한다.

Note

부신이 생산하는 호르몬

겉질(중배엽 기원)
- 토리층(구상대) : 알도스테론
- 다발층(속상대) : 코티솔
- 그물층(망상대) : 남성호르몬

속질(신경외배엽 기원)
- 카테콜아민(에페네프린, 노르에페네프린)

정상적인 부신의 육안소견

겉질에는 황색의 다발층과 갈색의 그물층을 구별할 수 있다(▶ **그림 10-14**). 그물층 안쪽에는 백색의 속질이 분포해 있다. 가장 바깥층인 토리층은 육안으로 식별할 수 없다.

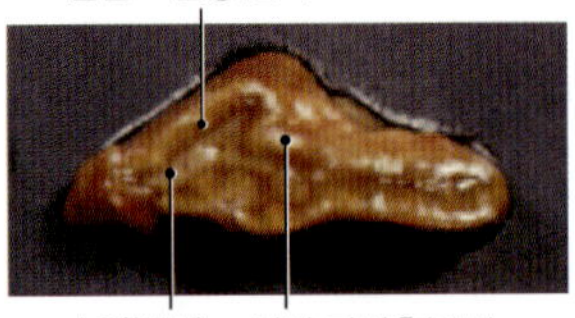

[그림 10-14] 정상적인 부신(육안소견)

워터하우스-프리데릭센증후군(Waterhouse-Friderichsen syndrome)

애디슨병은 만성 부신겉질저하증이지만, 급성 부신겉질저하증(또는 급성 부신겉질부전, 부신위기)은 워터하우스-프리데릭센증후군이라고 불린다. 수막염균성 패혈증에 의한 부신출혈이 원인이다. 수막염균성 수막염과 함께 저혈압, 청색증, 혼수 등의 쇼크증상이 관찰된다.

부신속질 기능검사

① **소변·혈중 카테콜아민 측정** : 노르에피네프린(노르아드레날린), 에피네프린(아드레날린)과 그 대사산물(노르메타프린, 메타네프린, 바닐만델산)
② **유발시험** : 글루카곤 부하와 메토클로프라미드 부하
③ **억제시험** : 클로니딘 부하와 메실산 펜톨라민 부하
④ **영상진단** : 배 초음파, 배 CT, 배 MRI
⑤ ^{131}I-메타요오드벤질구아니딘(MIBG) 섬광조영술

크롬친화세포종은 부신속질에 있는 크롬친화성 세포 유래의 종양이다. 종양세포는 카테콜아민인 노르에피네프린(노르아드레날린)과 에피네프린(아드레날린)을 분비하며, 대부분 양성종양이다(악성은 10%). 고혈압을 나타내지만, 종양을 적출하면 개선된다. 고혈압은 보통 발작형이나 지속형인 경우도 있다. 발작 시 두통, 빠른맥(빈맥), 발한 이상, 떨림을 동반한다. 수술 시 갑작스럽게 고혈압이 생기는 경우가 있으므로 세심한 주의가 필요하다. 일부에서 가족성 발생이 관찰되는데, 다발내분비샘종양 2형(시플증후군)에 의한다.

신경모세포종은 부신속질의 교감신경절세포에서 발생하는 악성종양이다. 유아기에 발생하는데, 2세 이후 발생하는 경우는 예후가 나쁘다. 크롬친화세포종과 마찬가지로 카테콜아민을 분비하며 고혈압을 일으키는 경우가 있다. 소변 중으로 카테콜아민 대사산물인 바닐만델산(vanillylmandelic acid, VMA)이 배출된다.

5. 이자 내분비부 질환

■ 이자(췌장) 랑게르한스섬의 구조

이자(췌장, pancreas)는 외분비조직과 내분비조직이 섞여 있으며, 내분비세포는 랑게르한스섬(췌도)에 분포해 있다. 지름 100~200μm(0.1~0.2mm) 크기의 랑게르한스섬은 4종류의 호르몬분비세포가 분포한다. A세포에서는 글루카곤(glucagon), B세포에서는 인슐린(insulin), D세포에서는 소마토스타틴(somatostatin), PP세포에서는 이자폴리펩티드(pancreatic polypeptide, PP)가 분비된다.

글루카곤은 간의 해당작용을 촉진하여 혈당을 높이고, 인슐린은 당신생을 촉진하여 혈당을 낮춘다. 소마토스타틴은 인슐린과 글루카곤의 분비를 억제하고 또한, 위의 운동과 위액 분비, 이자액(췌장액) 분비를 억제하는 등 기능억제에 작용한다. 이자폴리펩티드의 작용은 아직 밝혀지지 않았으나 과잉 분비되면 변비가 생긴다.

Note

10% 종양으로서의 크롬친화세포종

부신속질 유래의 크롬친화세포종의 특징을 나타내고 있다.

① 10% 악성
② 10% 부신외 발생
③ 10% 양측성
④ 10% 가족성

소아종양의 순위

① 급성 림프구백혈병
② 뇌종양
③ 신경모세포종

Point

1형 당뇨병 : 인슐린을 분비하는 세포가 이자섬염(췌도염, insulitis)에 의해 파괴되는 것이 원인이다.

2형 당뇨병 : 인슐린의 표적세포가 인슐린의 작용을 느끼지 않게 됨으로써 일어난다.

이자 랑게르한스섬의 4가지 세포

A세포 : 글루카곤
B세포 : 인슐린
D세포 : 소마토스타틴
PP세포 : 이자폴리펩티드

column

■ 이자의 랑게르한스섬에 C세포가 없는 이유

이자의 랑게르한스섬은 A세포(호산성 세포)가 글루카곤, B세포(호염기성 세포)가 인슐린을 분비한다. 세 번째 호르몬인 소마토스타틴은 D세포에서 분비된다. C세포가 빠진 이유는 이미 갑상샘에서 사용되고 있기 때문이다. C세포(소포곁세포)는 칼시토닌의 머리글자를 따서 명명되었다. 네 번째의 이자폴리펩티드는 PP세포에서 분비된다.

덧붙여서 간염바이러스도 A형(HAV), B형(HBV), C형(HCV)의 발견순으로 명명되고 있으며 현재 G형 간염바이러스(HGV)까지 발견되었다(다만 F형은 결번). 다음번에 발견되는 바이러스는 H형이나 I형이 아닌 J형일 것이다. 왜냐하면 HHV는 사람헤르페스바이러스, HIV는 AIDS 바이러스로서 이미 사용되고 있기 때문이다.

Note

인슐린의 주요 표적장기와 그 작용

① **간** : 당의 방출을 억제, 글리코겐 합성(당의 저장)을 촉진
② **근육** : 당의 흡수와 이용을 항진
③ **지방조직** : 지방합성을 촉진, 분해를 억제

2종류의 인슐린 분비 : 기초분비와 추가분비

① **추가분비** : 식후에 소화 흡수된 당이 혈관 내에 유입되면 인슐린이 분비된다. 이에 따라 혈액 중 당은 신속하게 근육, 지방세포로 흡수된다. 추가분비가 장애를 받으면 식후 혈당치가 상승한다.
② **기초분비** : 인슐린은 공복 시에도 소량이 지속적으로 분비되고 있다. 이 기초분비는 주로 간에서의 글리코겐 분해(포도당 신생)에 의한 포도당 방출을 억제하고 있다. 기초분비의 장애는 공복 시(식전) 혈당을 상승시킨다. 당뇨병 초기에는 우선 추가분비가 장애를 받고 식후 혈당이 상승, 그 후 기초분비량도 저하하여 공복 시 혈당이 상승한다.

당독성

당뇨병이 제대로 관리되지 않을 때 생기는 병태 중 하나가 '당독성'이다. 고혈당 자체가 이차적으로 이자에서의 인슐린 분비를 억제함과 동시에 간이나 근육에서의 인슐린 작용을 저하시키는 병태를 가리킨다. 인슐린저항성은 당뇨병 발병에도 관여하는데, 그 결과로서 일어나는 고혈당에 의해서도 조장된다.

고혈당의 증상

① 구갈, 다음, 다뇨
② 피로감 증가
③ 공복감, 다식
④ 체중감소

■ 당뇨병(diabetes mellitus, DM)

당뇨병이란 이자의 랑게르한스섬에서 분비되는 인슐린이 부족하거나 인슐린이 표적세포에서 제대로 작용하지 않아 생기는, 당 · 단백질 · 지질의 대사이상을 일으키는 전신질환을 가리킨다.

정상적인 상태에서 혈당치는 인슐린과 글루카곤의 작용으로 일정하게 유지되고 있다. 인슐린은 세포막에 있는 수용체와 결합함으로써 포도당의 소비와 포도당에서의 글리코겐 신생을 촉진하여 혈당치를 저하시킨다. 그러나 당뇨병으로 인해 인슐린의 분비가 줄어들거나 작용하지 않게 되면 혈당치가 상승하여 고혈당 상태가 된다. 그 결과 요당이 양성을 나타낸다.

여러 유전자의 이상에 기인하지만, 발병은 바이러스 감염이나 비만, 운동부족 등의 환경인자가 관여한다. 다뇨(당에 의한 삼투압성 이뇨작용), 구갈로 인한 다음을 동반한다. 40세 이상 성인의 10% 정도로 관찰되는 질환이다.

당뇨병은 1형 당뇨병과 2형 당뇨병으로 나뉜다(▶ 표 10-1). 또한 이자 질환(만성 이자염, 이자암)이나 그 밖의 내분비 질환, 임신 등에 의해 이차적으로 발생하기도 한다.

[표 10-1] 당뇨병의 특징(1형, 2형)

	인슐린 부족	이자섬	발병	체중	인슐린 주사
1형	절대적	B세포 소실	소아기	감소(야윔)	필수
2형	상대적	아밀로이드 침착	성인	증가(비만)	보통은 불필요

■ 1형 당뇨병

1형 당뇨병은 이자의 B세포가 파괴되어 체내 인슐린 양이 절대적으로 부족함으로써 발생한다. 소아기에 발병하는 경우가 많으며 치료에 인슐린주사를 필요로 하기 때문에 인슐린 의존성 당뇨병이라고도 한다. 2형 당뇨병과 달리 체중이 감소한다.

발생에는 유전적 소인이 중요한 역할을 하고 있으며 이자섬(췌도)에 대한 자가면역성 염증이 관여하고 있음이 시사되고 있다. 바이러스 감염 등의 환경인자가 요인이 되어 B세포에 대한 자가항체가 생산되면 자가항체가 B항체를 파괴하여 인슐린의 생산을 방해한다.

당 대신 지방이 에너지원으로서 소비되기 때문에 산성의 케톤체를 발생하여 케톤산증(ketoacidosis)을 일으키기 쉽다. 혼수상태가 되면 사망한다. 근본적 치료로 이자섬의 이식이 시도되고 있다.

■ 2형 당뇨병

당뇨병의 95% 이상이 2형 당뇨병이다. 2형 당뇨병은 인슐린의 표적세포가 인슐린의 작용을 느끼지 않게 됨으로써 포도당이 세포 내에 흡수되지 않아 발생한다. 인슐린의 양 자체가 감소하는 1형에 비해 2형 당뇨병은 인슐린의 작용이 상대적으로 저하됨으로써 일어나는데, 이를 인슐린저항성(insulin resistance)이라고 한다(▶ 그림 10-15).

이러한 인슐린 작용의 상대적인 저하는 표적세포의 세포막에 있는 인슐린수용체가 감소하거나 수용체 이후의 기능장애가 일어남으로써 생긴다. 유전적 소인이 관여하는 경우도 있으며 비만에 동반하는 지질대사장애도 중요한 인자가 된다. 고지방식(포화지방산)도 인슐린저항성을 증가시킨다. 중년기 이후 많이 발생한다. 치료로는 식사요법, 운동요법과 함께 경구용 혈당하강제를 복용한다. 진행된 단계에서는 인슐린주사가 사용된다.

이자 랑게르한스섬의 B세포가 비교적 잘 보존되어 있지만, 이자섬 사이질에 아밀로이드가 침착하는 것이 특징이다(▶ 그림 10-16). 이 아밀로이드의 주성분은 아밀린(amylin)으로, B세포에서 인슐린과 동시에 분비되는 펩티드이다. 이것은 인슐린 분비 이상을 시사하는 소견이라고 할 수 있다.

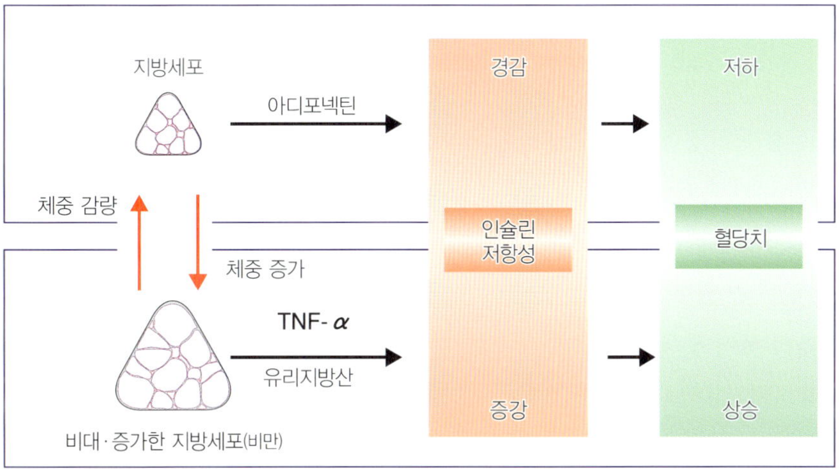

인슐린 분비량이 정상 또는 증가해 있음에도 불구하고 인슐린 작용이 저하되어 있는 상태를 인슐린저항성이라고 한다. 인슐린저항성에는 지방세포가 만드는 아디포사이토카인(adipocytokine)이 관여하고 있다. 비만으로 인해 비대 및 증가한 지방세포에서는 인슐린저항성을 증가시키는(인슐린 감수성을 저하시키는) '나쁜' 아디포사이토카인인 종양괴사인자 α(TNF-α)의 분비가 증가한다. 유리지방산의 증가도 인슐린저항성을 증가시킨다. 한편, 체중 감소상태의 지방세포에서는 '좋은' 아디포사이토카인인 아디포넥틴(adiponectin)이 분비되어 인슐린저항성을 경감시킨다. 또한, 지방세포에서 분비되는 또 하나의 아디포사이토카인인 렙틴(leptin)도 인슐린저항성을 경감시키지만, 비만한 사람에게서는 렙틴저항성이 관찰된다. 비만은 렙틴 분비를 항진시킨다(아디포=지방을 의미).

[그림 10-15] 비만과 인슐린저항성의 발생기전

■ 이차성 당뇨병

이자 질환이나 기타 내분비계통 질환에 의해 이차적으로 당뇨병이 발생하는 경우가 있다. 당뇨병을 발병시키는 이자 질환으로는 유전성 혈색소증(과잉의 철 흡수와 실질로

Note

헤모글로빈 A_{1C}

과거 1~2개월간의 혈당치를 반영하는 검사로서 HbA_{1C}(헤모글로빈 A_{1C})가 이용된다. 정상치는 4.5~5.5%이며, 당뇨병 환자에게서는 10%를 넘는 경우가 많다.

아밀린(amylin)

2형 당뇨병의 랑게르한스섬 및 인슐린종의 사이질에 침착하는 아밀로이드에서 분리된 폴리펩티드로, 아밀로이드를 만드는 물질이라는 의미로 명명되었다. 정상적인 랑게르한스섬의 B세포에서 인슐린과 함께 분비된다. 아밀린의 국소적인 침착은 인슐린 분비 이상을 반영하는 소견이다.

2형 당뇨병에서의 이자 랑게르한스섬 병변

2형 당뇨병의 랑게르한스섬에서는 B세포(인슐린분비세포)가 보존되어 있지만, 사이질에 아밀로이드물질로서 침착된다. 아밀린은 콩고레드에 오렌지색으로 염색된다(▶ 그림 10-16). 인슐린 분비이상을 반영한 소견이다.

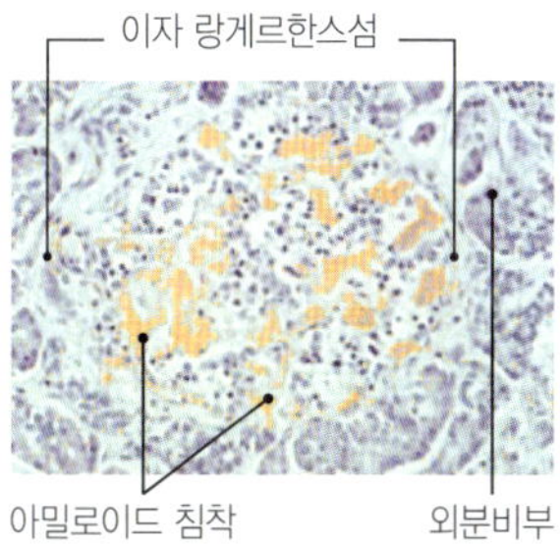

[그림 10-16] 2형 당뇨병의 이자 랑게르한스섬 병변 (콩고레드염색)

의 헤모시데린 침착을 특징으로 함), 만성 이자염(췌장염), 이자암(췌장암; 특히 이자섬 밀도가 높은 이자꼬리의 암)이 있다. 비만 등의 위험인자가 적은 중년 이후에 당뇨병이 발생한 경우 이자암의 가능성을 확인해봐야 한다.

쿠싱증후군이나 말단비대증, 글루카곤의 과잉분비(글루카곤 생산 종양)에 의해서도 당뇨병이 발병한다. 갑상샘항진증이나 크롬친화세포종(갈색세포종)에서 고혈당을 동반하는 경우도 있다.

임신은 일시적인 당뇨병을 일으키기도 한다. 임산부의 당뇨병은 태아의 출생체중을 증가시키기(거대아) 때문에 신생아가 신생아호흡곤란증후군에 걸리기 쉬우며 신생아 사망률이 상승한다(▶ **각론 제4장 호흡계통 질환, p.247 참조**).

■ 당뇨병 합병증 (▶ 표 10-2)

포도당은 농도가 높아지면 다양한 단백질과 결합하여 나쁜 영향을 일으킨다. 특히 혈관은 그 영향을 받기 쉬우며 각 장기에서 모세혈관이나 세동맥 바닥막(기저막)이 두꺼워져 세동맥경화증을 나타낸다. 미세혈관장애라고도 불리는 변화이다. 콩팥 토리의 바닥막도 두꺼워지며, 그 결과 토리굳음증(사구체경화증, glomerulosclerosis; 결절성 병변)이 발생하여 콩팥기능이 장애를 받는다. 안구에서는 망막이 침범되어 실명의 원인이 되며, 백내장도 나타난다.

말초신경계통 장애의 경우 감각장애와 자율신경실조를 일으키는데, 자율신경장애로는 현기증, 위운동 저하, 발기부전이나 무월경이 나타난다. 당뇨콩팥병증, 당뇨망막병증, 당뇨신경병증의 3가지를 합하여 당뇨병의 3대 합병증이라고 한다.

당뇨병에 동반되는 비만, 고지혈증, 고혈압은 심장동맥(관상동맥), 뇌동맥, 대동맥이나 팔다리 동맥에 죽동맥경화증을 일으키며 심근경색증, 뇌경색증이나 말초순환부전을 합병하기 쉽다. 대동맥자루(대동맥류)가 형성되기도 한다. 이것은 굵은 동맥계통에서의 변화로, 생활습관병의 증상이 현저하게 조장된다.

그 밖에 간은 지방간이 되며 피부(눈꺼풀)는 고지혈증에 의해 황색종(xanthoma)을 나타낸다. 당뇨병은 진균이나 세균에 감염되기 쉬운 상태가 된다(감염성 증가). 피부에 발진이 생기기 쉽고 이틀줄고름(치조농루, pyorrhea alveolaris)이나 무좀에도 걸리기 쉽다. 피부 가려움(특히 음부)이 나타나기도 한다.

[표 10-2] 당뇨병 합병증

① 미세혈관장애(세동맥경화증)	콩팥병증, 망막증, 말초신경장애
② 중대동맥의 죽경화증	뇌경색증, 심근경색증, 팔다리괴저, 대동맥자루
③ 감염성 증가	진균(칸디다, 털곰팡이)이나 세균의 감염병
④ 고지혈증	지방간, 피부황색종
⑤ 당뇨병혼수	케토산증, 젖산산증(인슐린 과잉 주사에 의한 저혈당혼수와의 감별이 중요)

Note

C펩티드

인슐린의 전구체인 풋인슐린(전구인슐린, proinsulin)의 구성성분으로, 풋인슐린은 인슐린과 C펩티드의 1:1 몰비로 분해 및 분비된다. C펩티드의 혈중 수준(정상 20μU/mL 이하)이 인슐린분비를 좋게 반영한다. C펩티드에는 기능성이 없고 반감기가 길다. 인슐린항체의 존재에 측정치가 간섭되지 않는 장점이 있다.

임신과 당뇨병

당뇨병이 있더라도 혈당관리가 잘 되고 있는 사람은 치료를 받으면서 임신과 출산을 할 수 있다. 임신 초기에 혈당관리가 나쁘면 유산이나 기형의 원인이 된다. 임신 중기 이후에 혈당관리가 나쁘면 조산, 거대아, 호흡곤란증후군을 일으킨다. 즉, 엄격한 혈당관리를 전제로 한 계획적 임신이 요구된다. 임신 중의 혈당관리는 식사요법과 인슐린치료에 따른다. 기형 유발의 우려가 있는 내복약은 사용하지 않는다. 당뇨병약 복용 중에 임신한 경우에는 인슐린 치료로 변경하여 임신을 지속시킬 수 있다.

Point

당뇨병의 3대 합병증 :
① 당뇨콩팥병증 (diabetic nephropathy)
② 당뇨망막병증 (diabetic retinopathy)
③ 당뇨신경병증 (diabetic neuropathy)

당뇨병혼수(diabetic coma)

① **케토산증** : 1형, 인슐린 치료 중단
② **고삼투압성 비케톤성 혼수** : 2형, 고령자
③ **젖산산증** : 약물, 쇼크가 유발
※ 인슐린 과잉투여에 의한 저혈당성 혼수와의 감별이 특히 중요하다.

당뇨병혼수(diabetic coma)는 심각한 합병증이다. 혈액, 소변 중 케톤체가 증가하는 케톤산증은 1형에 많지만, 2형에서는 감염이나 수술에 의한 스트레스 시에 발생한다. 젖산산증이나 (고혈당성) 고삼투압성 비케톤성 혼수(hyperosmolar nonketotic coma)가 나타나기도 한다.

당뇨병에서 발 관리는 특히 간호 측면에서 중요하다. 팔다리 말단(특히 다리)의 감각장애는 외상(상처)이나 화상을 입기 쉽다(▶ 그림 10-17). 다리동맥의 죽경화증(죽상경화증)에 의한 순환장애, 당뇨병에 의한 감염성 증가, 시각장애에 의한 삶의 질 저하에 의해서도 환자는 발에 외상이나 화상을 입기 쉽다. 따라서 뇌경색증 등으로 거동을 할 수 없게 되면 욕창이 생기기 쉽다는 점도 중요하다.

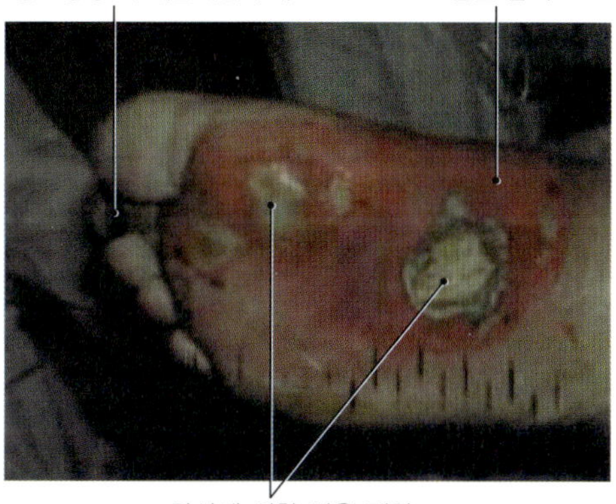

당뇨병신경병증(diabetic neuropathy)으로 인해 다리의 감각이 둔해짐으로 해서 열감을 느끼지 못하여 겨울철 팬히터에 심한 화상을 입고 말았다. 감염이 일어나 패혈쇼크(septic shock)에 빠졌으나 다리절단술로 생명을 구할 수 있었다. 당뇨병 환자의 발 관리는 대단히 중요하다.

[그림 10-17] 당뇨병신경병증에 동반한 고도의 화상

■ 섬세포종양(췌도세포종양, islet cell tumor)

섬세포종양은 이자 랑게르한스섬 유래의 종양으로, 이자 내분비종양이라고도 불린다. 호르몬을 생산하는 기능성 종양인 인슐린종과 가스트린종이 특히 중요하다.

① 인슐린종(insulinoma)

인슐린종은 이자 랑게르한스섬 B세포 유래의 양성종양이다. 인슐린 과잉분비에 의한 저혈당발작을 일으키며 불안상태와 의식장애를 동반한다. 혈당치는 50mg/dL 이하로 저하된다. 발작 시 사탕을 먹으면 증상이 개선된다. 오랜 기간에 걸친 저혈당 상태는 식욕을 항진시키기 때문에 종종 비만을 유발한다. 종양 사이질에 아밀린(amylin)으로 구성된 아밀로이드물질이 침착되는 점이 조직학적 특징이다(아밀린은 2형 당뇨병의 이자섬에도 침착). 치료법은 수술로 절제하는 것이다.

② 가스트린종(gastrinoma)

가스트린종은 섬세포종양이 이소성으로 가스트린을 생산하여 위몸통 점막의 벽세포에서 다량의 염산(위산)이 분비된 결과 난치성 소화궤양(샘창자궤양)을 다발한다. 과산상태는 설사를 유발하는데, 이 병태를 졸링거-엘리슨증후군(Zollinger-Ellison syndrome)이라고 한다. 문맥혈 중 과잉의 가스트린은 간에서 대사되기 때문에 종양이

Note

케톤체(ketone body)

케톤체는 중성지방의 분해산물이다. 혈중에서의 증가는 혈액의 산성화(산증, pH 7.3 이하)와 날숨(호기)의 케톤냄새(아세톤냄새)를 일으킨다.

당뇨병의 발 관리 원칙

① 발을 매일 관찰하고 청결하게 유지한다. 손발톱을 너무 바짝 자르지 않는다.
② 발에 맞는 신발을 신고 신발 쓸림에 주의한다.
③ 통기성이 좋고 발에 맞는 신발을 선택한다.
④ 양말은 울이나 면이 좋다. 무좀, 티눈 등은 빨리 치료한다.
⑤ 전기난로, 전기카펫, 전기모포, 난로 등의 사용에 의한 화상에 주의한다.

인슐린종의 증상

① 공복 시, 운동 시의 저혈당발작(중추신경증상을 동반)
② 발작 중 혈당치 50mg/dL 이하
③ 포도당 투여로 회복

졸링거-엘리슨증후군(Zollinger-Ellison syndrome; 가스트린종)의 병태

이자 랑게르한스섬 유래의 악성종양(섬세포종양)에 의해 가스트린을 이소성으로 생산하는 병태로, 고가스트린혈증(hypergastrinemia)을 일으킨다. 과산에 의해 소화궤양(특히 샘창자궤양)이 다발한다. 일반적인 샘창자궤양(십이지장궤양)과 달리 샘창자팽대뿐만 아니라 파터팽대 부근에도 궤양이 형성된다. 과산에 의한 설사를 동반한다. 대부분의 사례에서는 심한 간전이 후 비로소 발병하며 예후는 나쁘다. 가스트린종이라고도 불린다. 가스트린은 위몸통의 벽세포에 작용하여 염산 분비를 촉진하는 소화관호르몬이며, 정상에서는 위 날문부 점막의 가스트린세포(G세포)에서 분비된다.

column

■ 당뇨병 검사

'당뇨병은 검사의 질병'이라고 흔히 말한다. 당뇨병은 자각 증상이 없는 경우가 많기 때문에 당뇨병으로 진단되어도 치료하지 않는 사람이 적지 않다. 치료하지 않으면 조금씩 진행되어 실명이나 다리절단에 이르는 무서운 합병증을 일으킨다. 따라서 당뇨병의 진행 정도를 정기적으로 검사할 필요가 있는데, 혈당관리의 정도를 확인하고 합병증의 징후를 조기에 찾도록 해야 한다.

건강검진에서는 요당검사와 혈당검사가 필수 검사항목으로 되어 있다. 요당이 양성인 경우나 공복혈당검사에서 당뇨병이 의심될 때 포도당부하시험 또는 헤모글로빈 A_{1C}(HbA_{1C})를 측정한다. 포도당부하시험(OGTT)은 당뇨병이 의심되는 사람에게 75g의 포도당을 마시게 하고 그 후의 혈당치 변동을 통해 당뇨병인지를 판단하기 위한 검사이다(▶ 표 10-3).

혈당검사에서 당뇨병형으로 ①당뇨병 증상 있음, ②HbA_{1C}가 6.5% 이상, ③당뇨망막병증이 있으면 당뇨병으로 진단된다.

HbA_{1C} 검사는 최근 1~2개월의 혈당관리 상태를 나타내는 지표이다. 당뇨병은 고혈당 상태가 계속됨으로써 일어나는 합병증이 무서운 질병이므로 장기간의 관리 상태를 알 수 있다는 사실은 치료상 상당히 큰 의미를 가지고 있다. HbA_{1C} 7% 이하(가능하면 6.4% 이하)가 목표가 된다.

프룩토사민(fructosamine)은 혈장 단백질에 포도당이 결합하여 생긴다. 이 양을 조사함으로써 혈중에 포도당이 어느 정도 증가해 있는가를 간접적으로 파악할 수 있다(프룩토사민검사). 한편, 당화알부민검사는 알부민의 포도당 결합률을 조사한다(기준치 : 17.7±1.5%). 이 두 가지 검사는 과거 1~2주일의 혈당관리를 나타내는 지표가 된다.

[표 10-3] 혈당검사(포도당 수치mg/dL)

	정상형	당뇨병형
공복 시	110 미만	126 이상
OGTT(2시간 수치)	140 미만	200 이상

HbA_{1C} 검사에서는 파악할 수 없는 비교적 단기간의 혈당변화를 파악할 수 있다. 1,5-AG(1,5-anhydroglucitol) 검사는 더욱 예민하며, 혈당치처럼 식사나 운동에는 영향을 받지 않는다. 과거 수일간의 혈당치 지표가 된다. 식사요법이나 운동요법의 효과가 바로 결과로 나타난다.

그 밖에 혈중 인슐린농도나 24시간 소변으로 인슐린분비량을 조사하는 C펩티드검사도 시행된다. 당뇨병의 3대 합병증 대책으로서 눈바닥검사, 요단백질검사, 힘줄반사테스트 및 동맥경화성 합병증을 조사하는 혈압, 혈중 지질(콜레스테롤, 중성지방), 심전도검사도 중요하다.

식사요법이나 운동요법과 마찬가지로 검사를 의사에게만 맡기지 않도록 환자를 지도할 필요가 있다. 당뇨병은 환자의 자가관리가 중요한 질병이다. 그래서 가정에서 할 수 있는 검사가 유용하다. 시판되는 시험지로 소변을 조사하면 요당, 케톤체를 손쉽게 알 수 있다. 간이형 혈당측정기로 혈당을 자가관리할 수 있다. 가장 간단한 것은 체중측정에 의한 비만 방지이다. 스스로 시행한 검사 결과를 기록해서 주치의에게 보여주는 것이 중요하다. 일상생활 속에서 얻어진 검사치는 의사가 치료방법을 판단하는 데 매우 참고가 된다.

Note

간으로 전이되기 시작하며 발병한다. 따라서 가스트린종은 대부분 악성이다. 가스트린 생산 종양이 정상적인 가스트린 생산 세포가 분포하는 위의 날문부(유문부) 점막에서는 거의 관찰되지 않는 점도 매우 신기하다.

③ 기타 이자섬종양

글루카곤을 생산하는 글루카곤종(glucagonoma)은 대부분 증상이 없으며 양성이다. 드물게 악성 글루카곤종이 관찰되는데, 당뇨병이나 피부병변을 동반한다. 또한 혈관작용장펩티드(vasoactive intestinal peptide, VIP)를 생산하는 이자섬종양(췌도종양)이 심한 수용성 설사와 무산증을 일으키는 경우가 있다.

이자섬종양과 소화관의 카르시노이드종양은 현미경 형태, 펩티드호르몬 생산성, 저악성도 종양인 점 등 본질적으로 공통적인 성격을 나타내며 신경내분비종양으로 일컬어진다.

국시 적중문제

Q 30대 성인이 턱과 이마가 커지고 관절통증을 호소하였다. 어떤 호르몬에 문제가 있는가?

① 갑상샘자극호르몬 ② 성장호르몬 ③ 성호르몬
④ 항이뇨호르몬 ⑤ 프로락틴

A 말단비대증 : 성장호르몬이 과잉 분비되어 신체 말단의 뼈가 과도하게 증식함으로써 손, 발, 코, 턱, 입술 등이 비대해지는 만성 질환이다. 말초관절의 관절연골을 지나치게 커지게 하여, 관절염을 일으킬 수 있다.

정답 : ②

Q 다음 중 당뇨병 합병증에 대한 설명으로 옳지 않은 것은?

① 탈수 시 케톤체가 축적되어 당뇨병성 케톤혈증이 나타난다.
② 인슐린을 과량 투여 시 저혈당증이 나타난다.
③ 미세혈관 변화로 인해 녹내장이 나타날 수 있다.
④ 만성 합병증으로 당뇨병성 발부위 감염이 일어나기도 한다.
⑤ 고삼투압성 비케톤성 혼수 상태에 빠지기도 한다.

A 3) 미세혈관이 손상되면서 당뇨병성 망막증이 나타난다.

정답 : ③

Q 다음 중 뇌하수체항진증을 가진 성인에게 나타날 수 있는 증상은?

① 왜소증 ② 에디슨병 ③ 말단비대증
④ 요붕증 ⑤ 불임

A 3) 뇌하수체항진증 시 나타날 수 있는 증상은 거인증, 말단비대증, 성기능장애 등이다.

정답 : ③

Q 다음 중 뇌하수체의 기능 저하가 나타나는 것은?

가. 시한증후군 나. 결핵, 매독 다. 방사선요법 라. 뇌하수체샘종

① 가, 나, 다 ② 가, 다 ③ 나, 라
④ 라 ⑤ 가, 나, 다, 라

A 라) 뇌하수체샘종은 뇌하수체의 기능이 항진되어 호르몬을 과다 분비하는 기능성 샘종과 호르몬을 분비하지 않는 비기능성 샘종이 있으며, 대부분은 기능성 샘종이다.

정답 : ①

국시 적중문제

Q 다음 중 쿠싱증후군의 증상에 대한 설명으로 옳은 것은?

가. 전신허약　　나. 달덩이얼굴　　다. 체중 증가　　라. 뼈의 통증

① 가, 나, 다　　② 가, 다　　③ 나, 라
④ 라　　⑤ 가, 나, 다, 라

A 쿠싱증후군의 증상

1) 단백질 대사장애
   ① 근육 소모, 전신허약, 피로
   ② 뼈의 통증, 병적 골절
2) 지방 대사장애
   ① 달덩이얼굴
   ② 중심성 비만
3) 탄수화물 대사장애, 인슐린 분비장애
4) 수분과 전해질 대사장애, 체중 증가와 부종

정답 : ⑤

Q 다음 중 뇌하수체 뒤엽에서 분비되는 호르몬을 모두 고르시오(두 가지).

① 성장호르몬　② 갑상샘자극호르몬　③ 프로락틴　④ 부신겉질자극호르몬
⑤ 항이뇨호르몬　⑥ 생식샘자극호르몬　⑦ 난포자극호르몬　⑧ 옥시토신

A

1) 뇌하수체 앞엽호르몬 : 성장호르몬, 갑상샘자극호르몬, 부신겉질자극호르몬, 생식샘자극호르몬, 프로락틴
2) 뇌하수체 뒤엽호르몬 : 항이뇨호르몬, 옥시토신

정답 : ⑤⑧

Q 다음 중 내분비샘에서 분비되는 호르몬의 설명으로 옳은 것은?

① 갑상샘호르몬 – 칼슘 농도를 조절　② 프로락틴 – 자궁수축을 촉진
③ 알도스테론 – 순환 혈액량 증가　④ 에피네프린 – 혈관 이완
⑤ 코티솔 – 혈당 저하

A

1) 갑상샘호르몬 : 대사활동 자극, 부갑상샘호르몬(PTH)과 반대 작용
2) 프로락틴 : 젖 분비 및 유방조직의 성장 자극
4) 에피네프린 : 혈관 수축, 혈압 상승
5) 코티솔 : 혈당 상승, 혈압 상승

정답 : ③

국시 적중문제

Q 혈당 조절에 관여하는 호르몬은?

가. 글루카곤　　나. 갑상샘호르몬　　다. 인슐린　　라. 항이뇨호르몬

① 가, 나, 다　　② 가, 다　　③ 나, 라
④ 라　　⑤ 가, 나, 다, 라

A 혈당 조절에 관여하는 호르몬

1) 인슐린 : 랑게르한스섬 β세포에서 분비되는 단백질 호르몬으로 탄수화물 대사를 조절
2) 글루카곤 : 랑게르한스섬 α세포에서 분비되는 호르몬으로 탄수화물 대사를 조절
3) 갑상샘호르몬 : 단백질, 지방, 탄수화물의 대사를 자극

정답 : ①

Q 이자(췌장)에서 분비되는 인슐린에 대한 설명으로 알맞은 것은?

① 혈당을 높인다.
② 글리코겐을 포도당으로 전환시킨다.
③ 포도당을 간에 저장한다.
④ 단백질을 간에 저장한다.
⑤ 임신 시 인슐린 요구량을 감소시킨다.

A 인슐린의 작용

1) 혈당강하제
2) 포도당을 글리코겐으로 전환하여 간에 저장
3) 글리코겐, 단백질이 포도당으로 전환하는 것을 억제
4) 수술, 외상, 임신, 스트레스, 사춘기, 감염 등은 인슐린 요구량을 증가

정답 : ③

병리학(pathology)

질병의 본질적 성질을 취급하는 의학의 한 분야로서, 특히 질병에 의해 발생하는 신체의 조직이나 기관의 형태학적 변화 및 기능적 변화를 연구하는 학문. 즉, 병의 원인-발생-경과 및 그 변화 등에 관한 연구를 하는 학문으로 넓은 의미로는 생물체에서 볼 수 있는 모든 이상(질환) 및 기형을 대상으로 하며 좁은 의미로는 사람에게 일어나는 병변의 본태를 규명하고 병태의 구조와 기능의 변화를 분명히 하여 치료와 예방에 공헌하는 기초의학 분야를 가리킨다.

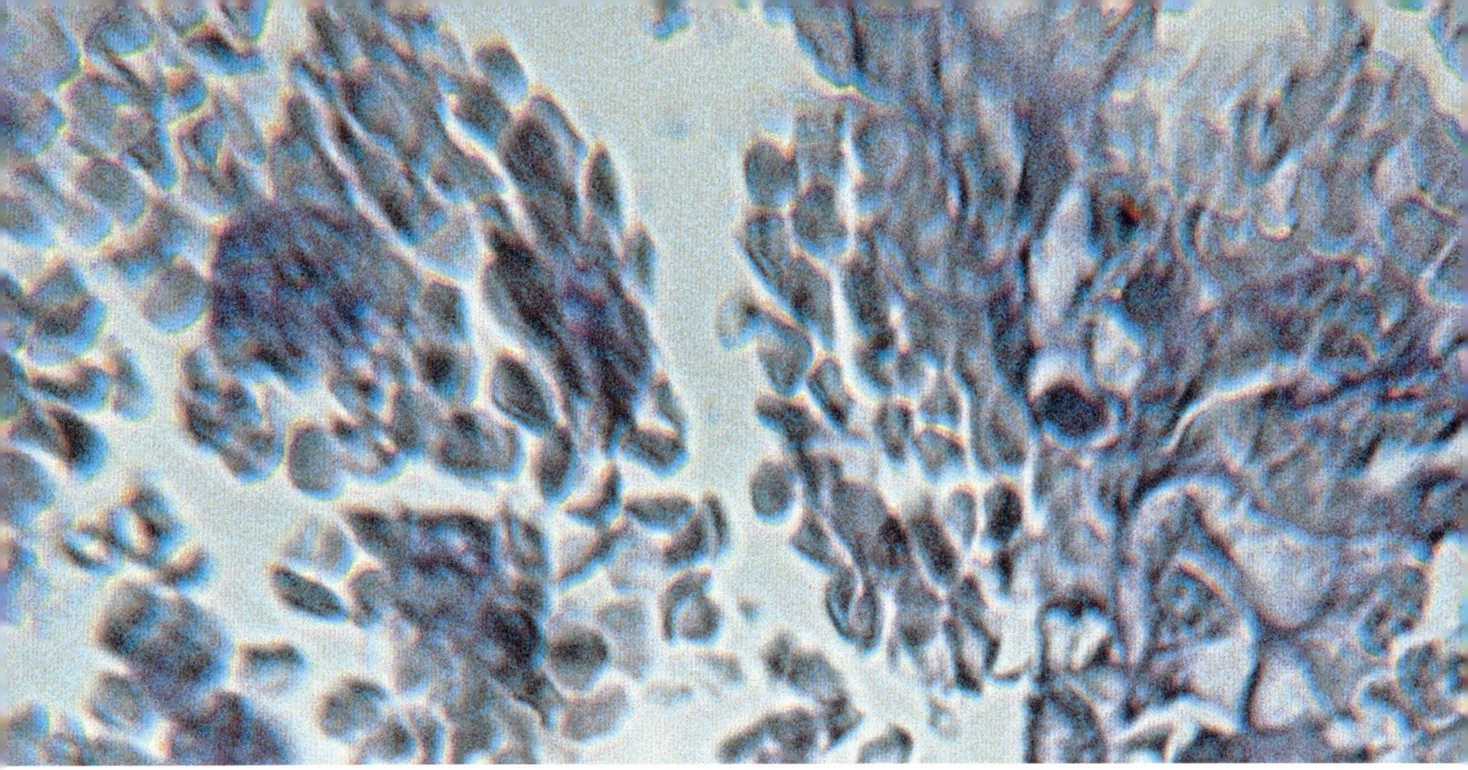

제11장 근육뼈대계통 질환

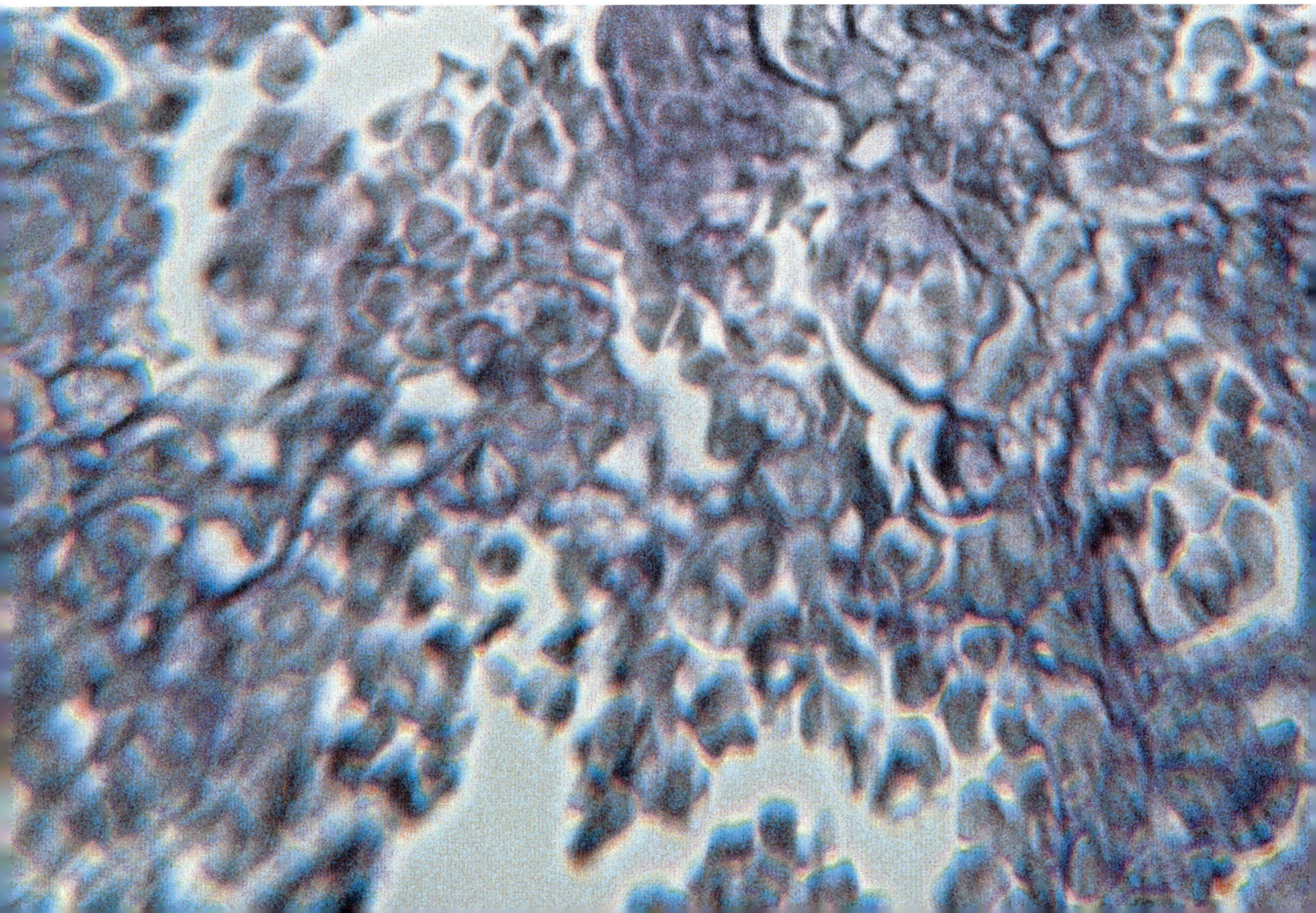

주요 용어해설

- **고요산혈증**(hyperuricemia) : 혈액 중에 존재하는 요산의 혈중 농도가 비정상적으로 높아지는 것을 말한다. 구체적 수치로는 혈중 요산농도가 7mg/dL을 넘으면 고요산혈증으로 본다. DNA 합성에 빼놓을 수 없는 물질인 퓨린체의 생산 과잉 또는 배설 저하가 그 원인이다.
- **근디스트로피**(muscular dystrophy) : 근육섬유의 파괴 및 변성과 재생을 반복하면서 점차 근육위축과 근력저하가 진행되어 가는 유전성 근육질환을 일컫는다.
- **근육병증**(myopathy) : 신경장애의 결과로서가 아니라 근육 자체의 장애로 인해 근육위축이나 근력저하가 일어나는 질환을 말한다.
- **근전도**(electromyogram, EMG) : 심전도나 뇌파와 마찬가지로 근육의 활동전위를 파형으로 기록한 것이다. 그 파형의 특징을 파악하여 신경계통이나 근육장애 유무, 종류, 성질, 부위 등의 진단을 내린다.
- **다발근육염**(polymyositis) : 뼈대근육의 염증성 변화를 주체로 하는 근육질환으로, 다른 질환을 동반하지 않고 증상이 뼈대근육에 한정된 것을 좁은 의미에서 다발근육염이라고 한다.
- **류마티스인자**(rheumatoid factor) : 사람이나 동물의 면역글로불린 G(IgG) 항체에 있는 항원결정기에 대한 항체로, 자가항체의 일종이다. 만성 류마티스관절염 등의 콜라겐병을 일으킨다.
- **변성독소**(toxoid) : 세균독소나 뱀독 등에 화학적, 물리적 처리를 가해서 면역원성을 지속시킨 채 그 독성만 제거한 것이다.
- **뼈되기**(ossification) : 발생과정에서 뼈조직이 만들어지는 것을 나타낸다.
- **신경병증**(neuropathy) : 각종 원인에 의한 말초신경의 장애를 말한다.
- **아데노신삼인산**(adenosine triphosphate, ATP) : 모든 생물에 존재하는 화학무질로, 아데닌, 리보스, 3분자의 인산으로 구성된다. 생체 내에 널리 분포하며 인산 1분자가 떨어지거나 결합함으로써 에너지 방출 및 저장 또는 물질의 대사 및 합성이라는 중요한 역할을 하고 있는 뉴클레오티드이다.
- **아포**(spore) : 일부 세균이 만드는 매우 내구성 높은 세포 구조를 말한다. 아포막, 겉질, 중심으로 이루어지며, 아포막 바깥쪽에 외피를 갖는 것도 있다. 중심에는 DNA, 리보솜, 효소, 저분자 화합물 등이 들어 있으며 반결정 상태로 되어 있다.
- **연골**(cartilage) : 연골세포와 그것을 둘러싼 기질로 이루어진 결합조직이지만, 조직 중에 혈관, 신경, 림프관은 관찰되지 않는다. 탄력성이 있고 척추동물에게 비교적 발달해 있다.
- **크레아틴키나아제**(creatine kinase, CK) : 뼈대근육이나 심장근육 등의 세포에 존재하며 크레아틴인산의 합성과 분해를 촉매하는 효소이다. 근육 수축 시에는 크레아틴인산을 크레아틴과 인산으로 분해하여 ADP에 인산기를 전이하여 ATP를 보충한다. 휴식 시에는 ATP의 인산기를 1개의 크레아틴에 전이하여 크레아틴인산을 합성한다.
- **통풍**(gout) : 혈액 중의 요산 수치가 비정상적으로 높아지는 고요산혈증을 기초로 해서 발가락관절의 심한 통증을 증상으로 하는 질환이다.

제 11 장 근육뼈대계통 질환

◇ 근육뼈대의 구조와 기능

1. 근육의 구조와 기능

근육에는 뼈대근육, 민무늬근육, 심장근육의 3종류가 있다(▶ 그림 11–1).

① 뼈대근육(골격근, skeletal muscle)

아교원섬유(collagenous fibril; 지름 1~2μm)가 모여 구성되는 근섬유(muscle fiber; 지름 10~100μm, 길이 10~100mm의 원주형 세포), 그 주위가 결합조직에 묶여 근막(fascia)에 둘러싸여 있다. 수의근(voluntary muscle)인 뼈대근육은 뼈대에 부착되어 팔다리나 신체의 각 부위를 움직인다.

뼈대근육세포는 가늘고 길며, 다핵으로 가로무늬(횡문)의 특징을 갖는다. 가로무늬는 근원섬유(myofibril)를 구성하는 근육마디(근절, myomere) 내부에 액틴(actin)과 미오신(myosin)이라는 필라멘트가 교대로 배열함으로써 생긴다.

② 민무늬근육(평활근, smooth muscle)

양끝이 가는 방추세포(fusiform cell)가 모여 구성되며, 중앙에 1개의 핵을 가진다. 민무늬근육은 내장을 움직이는 근육으로, 자신의 의지로는 움직일 수 없다(불수의근). 혈관벽(중간막)이나 피부의 털세움근(입모근)도 민무늬근육이다.

③ 심장근육(심근, myocardium)

심장벽을 구성하는 근육세포로, 세포의 중심에 1개의 핵을 가진다. 심장근육세포 사이는 사이원반(개재원반, intercalated disc)이라는 구조로 연결되며, 교통반점(nexus)이라는 세포결합장치가 갖추어져 있다. 심장근육은 불수의근이지만, 가로무늬가 있어서 특수한 근육으로 분류된다. 자극전도계통도 특수심장근육으로 이루어진다.

Note

3종류의 근육

	뼈대 근육	민무늬 근육	심장 근육
가로무늬	유	무	유
핵	다핵 편재핵	단핵 중심핵	단핵 중심핵
수의성	유	무	무
미오글로빈	유	무	유

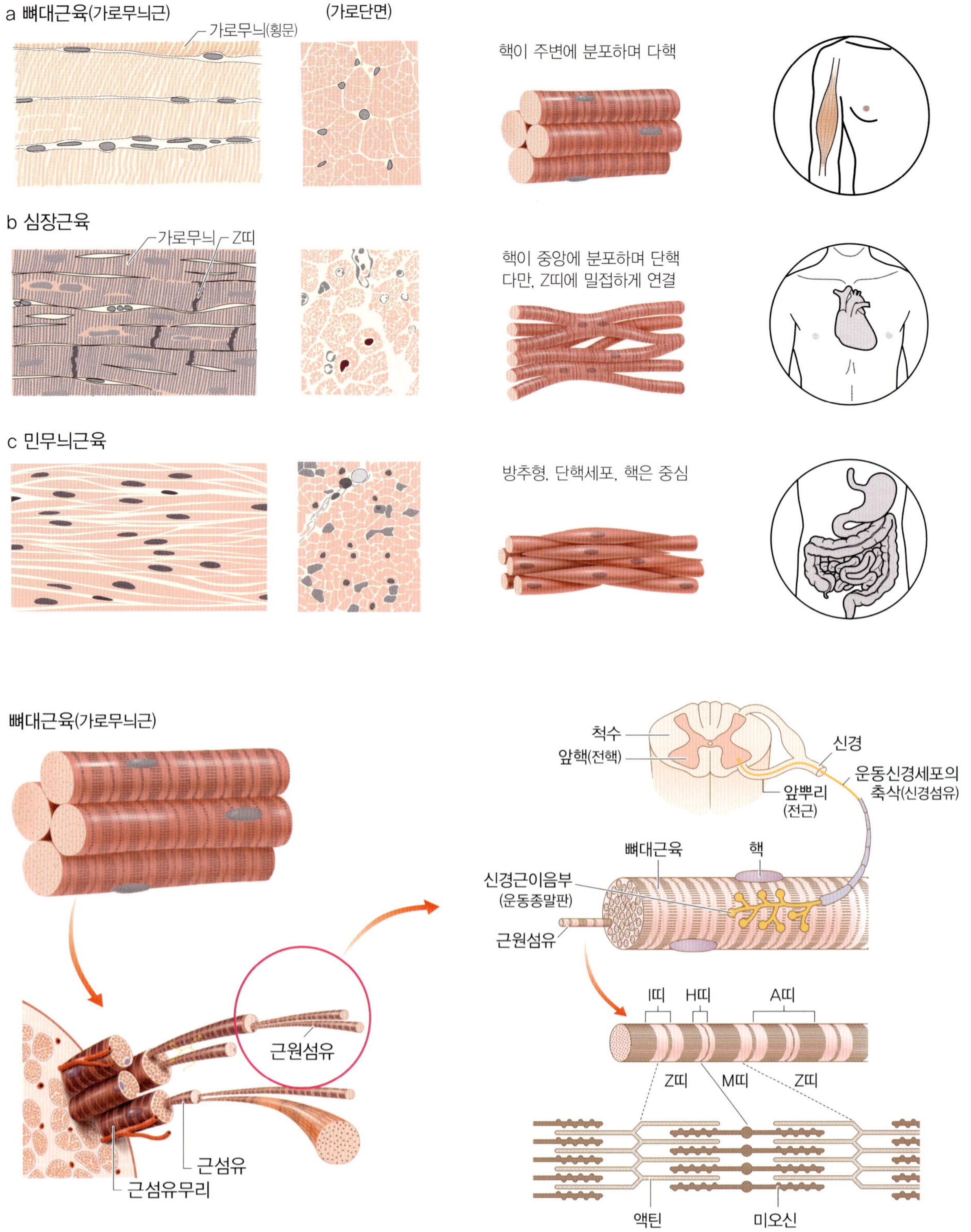

● **근육의 구조**

근육에는 뼈대근육, 민무늬근육, 심장근육의 3종류가 있다. 뼈대근육과 심장근육은 가로무늬근(횡문근)이다. 민무늬근육과 심장근육은 불수의근(불수의근)이다. 민무늬근육세포와 심장근육세포는 단핵으로, 일반적인 세포와 마찬가지 세포 중심에 위치한다. 뼈대근육세포의 핵은 세포 주변에 배열되며 다핵이다. 모식도 상반부의 왼쪽이 세로단면, 중앙이 수평단면을 나타내고 있다. 뼈대근육의 구조를 하반부에 모식화하였다. 뼈대근육세포의 세포질에는 수축단백질인 액틴과 미오신이 규칙적으로 배열되어 있으며 가로무늬(횡문)를 만든다. 척수 앞뿔세포 유래 운동신경(앞뿌리신경)의 흥분은 신경근이음부(운동종말판)에서 분비되는 아세틸콜린을 통해 뼈대근육세포로 전달된다.

[그림 11-1] 근육의 구조와 기능

2. 뼈대근육의 운동

뼈대근육의 세포는 운동신경세포로부터 전달되는 자극에 의해 지배된다. 신경세포가 아세틸콜린(acetylcholine)이라는 신경전달물질을 신경근이음부(신경근접합부, myoneural junction)에서 방출하면 근육세포질(근형질) 막의 투과성이 바뀌어 나트륨이온을 세포 안으로 진입시킨다. 이에 따라 활동전위가 발생하고 그 결과 근세포질그물에서 칼슘이온을 방출한다. 방출된 칼슘은 액틴의 조절단백질에 부착하며 미오신 결합부위를 노출시켜 그것을 당기듯이 근육을 수축시킨다. 수축은 칼슘이온이 있는 한 계속되며 그 운동에너지로는 아데노신삼인산(adenosine triphosphate, ATP)이 사용된다. 고에너지인산결합 저장물질로서 크레아틴인산이 기능한다.

> **Note**
>
> **아데노신삼인산(adenosine triphosphate, ATP)**
>
> 아데노신삼인산(ATP)이란 생물체에서 에너지의 보존과 이용에 관여하는 뉴클레오티드(nucleotide)이며, 생물체 내 존재량이나 물질대사에서의 중요성 때문에 '생체의 에너지통화'라고 불리고 있다. 인산기 사이의 결합은 '고에너지인산결합'이라고 불린다. 에너지적으로 불안정하며 결합이 떨어지면 에너지를 방출한다.

3. 뼈의 구조

뼈는 관절면을 제외하고 뼈막에 덮여 있으며 치밀질(compact substance)과 해면질(spongy substance)로 이루어진 뼈아교질(골질, ossein)과 골수공간 내의 골수(bone marrow)로 구성되어 있다(▶ 그림 11-2).

뼈는 하버스관(haversian canal)을 지나는 혈관을 통해 영양을 제공받고 있으며 뼈 표면에는 영양 혈관이 진입하는 영양구멍이 있다.

4. 뼈의 종류와 기능

뼈는 그 형태에 따라 크게 긴뼈(장골, long bone), 짧은뼈(단골, short bone), 납작뼈(편평골, flat bone), 불규칙뼈(irregular bone)의 4종류로 나뉜다.

뼈의 연결은 부동결합(봉합, 못박이관절, 연골결합, 뼈결합)과 가동결합이 있다. 2개 또는 3개 뼈의 연결부가 가동성을 가진 결합양식을 관절(joint)이라고 하며 뼈와 뼈의 연결을 유지하며 뼈대의 움직임을 가능하게 한다.

5. 관절의 종류와 기능

관절은 그 움직이는 범위에 따라 크게 못움직관절(부동관절, synarthrosis), 뭇축관절(다축관절, mixed joint), 움직관절(가동관절, abarthrosis)로 나뉜다. 움직관절은 뼈면이 관절연골로 덮이며 관절공간을 감싸는 섬유성 관절주머니(관절낭)는 윤활막으로 덮여 있다.

관절면은 윤활막조직, 반달판막(반월판, semilunar valve)이 쿠션 역할을 하며, 관절면을 만드는 관절연골의 움직임을 원활하게 유지하고 있다. 윤활막 표면을 덮는 윤활막

● 뼈의 구조

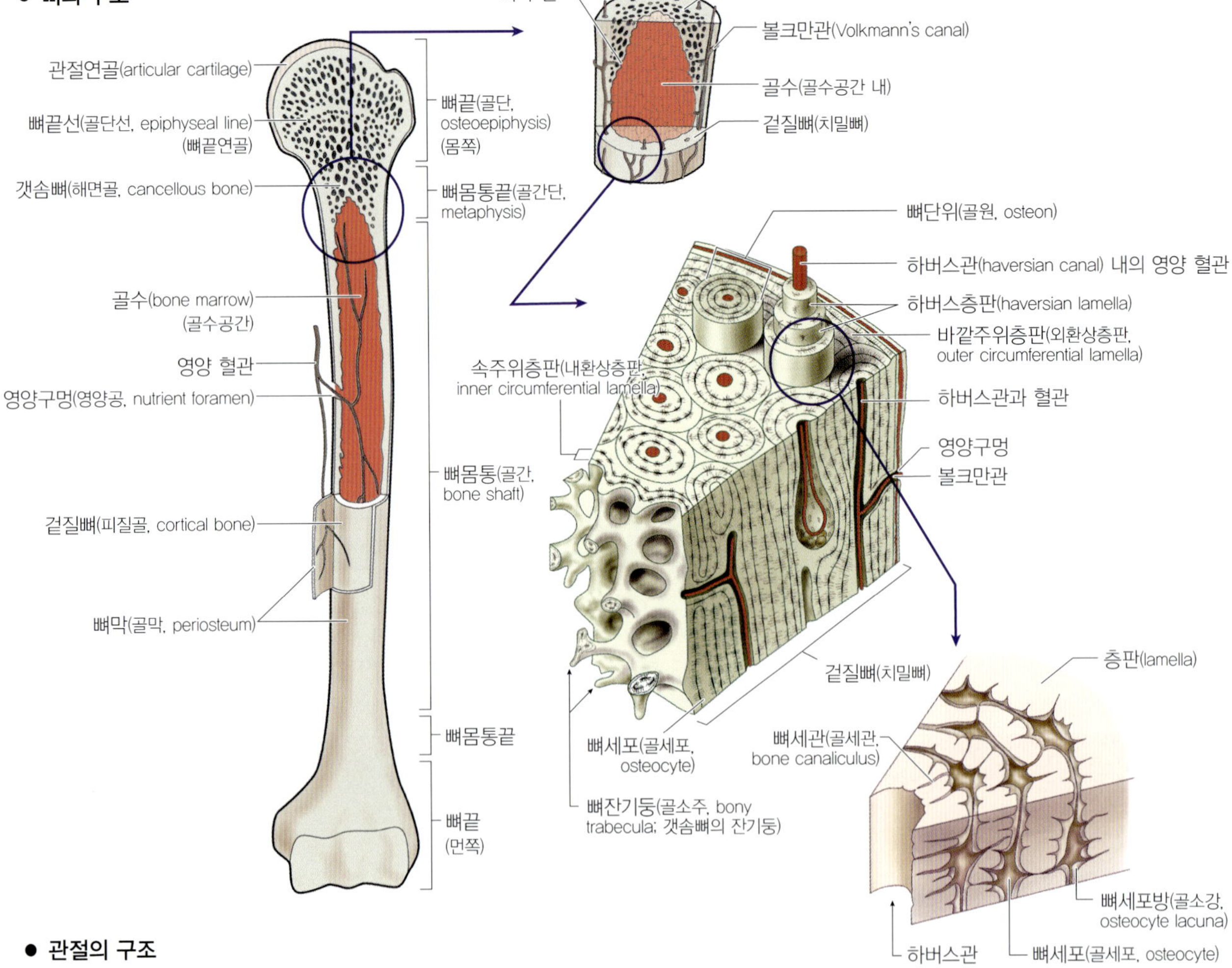

● 관절의 구조

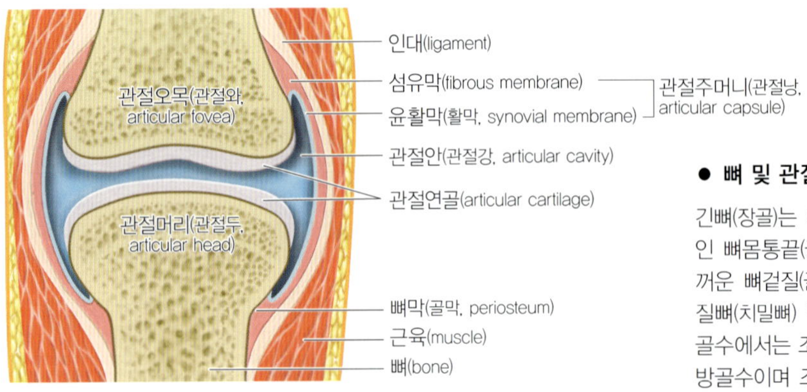

● 관절원반을 가진 형태

● 관절주머니속인대나 관절반달을 가진 형태

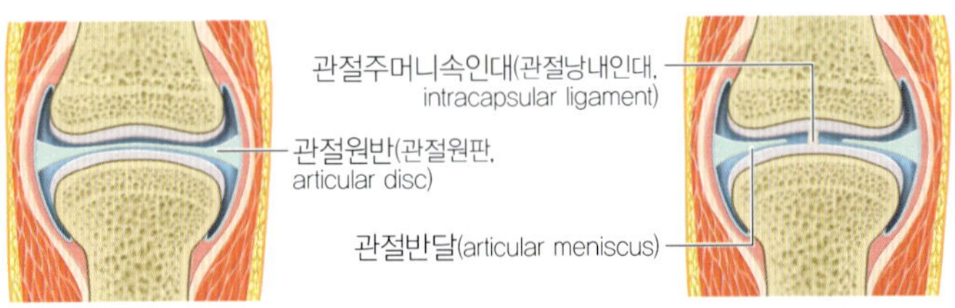

● 뼈 및 관절의 구조

긴뼈(장골)는 뼈끝(골단), 뼈몸통(골간) 및 이 둘의 접합부인 뼈몸통끝(골간단)의 세 부분으로 나뉜다. 뼈몸통은 두꺼운 뼈겉질(골피질)과 골수로 이루어진 한편, 뼈끝은 겉질뼈(치밀뼈) 안쪽에 갯솜뼈가 형성되며, 갯솜뼈 사이의 골수에서는 조혈이 이루어진다. 성인 뼈몸통의 골수는 지방골수이며 조혈은 이루어지지 않는다. 뼈겉질에는 하버스관이라는 영양 혈관의 통로가 둘러쳐져 있다. 단단한 뼈기질은 뼈세포의 분비물(수산화인회석)에 인산칼슘이 침착하여 형성된다. 뼈막(골막)에는 감각신경이 풍부하다. 뼈끝 표면은 관절연골로 덮여 있다. 뼈와 달리 연골 내에는 혈관이 없다. 관절은 움직임을 원활하게 하기 위해 윤활막, 반월판팍, 관절원반 등이 사이에 있다. 관절액은 윤활막에서 분비되며 점조도가 높은 히알루론산과 콘드로이틴황산이 풍부하다. 관절은 관절주머니와 힘줄조직으로 단단해져 있다.

[그림 11-2] 뼈 및 관절의 구조와 기능

세포는 큰포식세포(대식세포) 유래이다.

관절공간은 관절액으로 채워져 있으며 관절면의 마찰을 방지하는 역할을 하고 있다. 관절은 관절주머니(섬유막, 윤활막)나 힘줄조직(인대)에 의해 유지 및 보강되고 있다(▶ 그림 11-2).

6. 연골의 종류와 기능

연골(cartilage)은 연골세포와 그 사이를 채우는 연골바탕질(연골기질, cartilage matrix)로 이루어진다. 연골 내에서 혈관은 관찰되지 않는다. 바탕질의 성질에 따라 유리연골(hyaline cartilage), 탄력연골(elastic cartilage), 섬유연골(fibrous cartilage)로 나뉘며, 뼈 끝부분 관설이나 기도의 연골은 유리연골이다. 귓바퀴, 콧방울, 후두덮개에는 바탕질에 탄력섬유가 풍부한 탄력연골이 관찰된다. 움직임이 없는 두덩결합(치골결합)이나 척추원반(추간판)은 섬유연골로 이루어진다. 연골바탕질은 2형 아교원섬유가 확인되는데, 2형 아교원섬유는 연골바탕질에 특이성이 높다.

7. 뼈의 형성

태아기때는 먼저 유리연골로 뼈대의 형태가 만들어지지만 태생 후기~유아기에 그 대부분이 더욱 단단한 뼈로 치환된다(뼈되기).

유리연골이 뼈되기(ossification)하는 과정은 2단계이다. 우선 연골성 '모형' 주위를 뼈모세포에 의한 모세포가 둘러싼다. 이윽고 둘러싸인 연골성 모형은 흡수되고 새로 만들어진 뼈 내부에 골수공간이 열린다. 이것을 연골뼈발생(연골성 골화, cactilaginous ossification)이라고 한다.

이에 대해 뼈막에서 직접 뼈되기가 일어나는 경우가 뼈막뼈되기(골막성 골화, periosteal ossification)이다. 뼈는 혈중 칼슘농도나 뼈대에 가해지는 중력 또는 근력의 변동에 따라 끊임없이 개선된다. 뼈세포가 분비하는 1형 아교원섬유와 수산화인회석(hydroxyapatite)으로 이루어진 뼈바탕질에 인산칼슘이 침착된다.

Note

수산화인회석 (hydroxyapatite)

치아나 뼈를 구성하는 무기성분을 말한다. 인회석(apatite)이란 인산칼슘과 플루오르화칼슘이 섞인 복염성 광물을 가리킨다. 광물 인회석의 불소가 수산기(OH기)로 치환된 것이 수산화인회석이며, 치아에서는 사기질(법랑질)의 97%, 상아질의 70%를 차지한다.

Note

Point

근육위축의 3가지 패턴

근원성 근육위축 : 근육세포 자체에 문제가 있다 → 몸쪽 근육에 두드러진다.

신경원성 근육위축 : 근육으로의 신경전달에 이상이 있다 → 먼쪽 근육에 두드러진다.

폐용성 근육위축 : 장기간에 걸쳐 근육을 사용하지 않는 데 따른다.

몸쪽 근육과 먼쪽 근육

몸쪽 근육은 그 이름대로 몸통이나 팔다리의 몸쪽(엉덩허리근, 넙다리근, 어깨근, 위팔근)을 가리키며, 근디스트로피나 다발근육염 등의 근육질환에서 두드러지게 침범된다. 먼쪽 근육은 손가락, 엄지두덩, 아래팔, 종아리의 근육을 가리키며 근육위축가쪽경화증(근위축측삭경화증), 말초신경염과 같은 신경원성 질환에서 두드러지게 침범된다.

적색근육과 백색근육의 비교

적색근육과 백색근육을 비교하여 표에 정리하였다(▶ 표 11-1). 적색근육은 지속적인 유산소운동을 담당하고, 백색근육은 순발력의 원천이 되는 무산소운동을 담당한다. 회유어인 참치가 멈추면 죽는 데 비해 근해어인 고등어나 전갱이는 휴식이 필요하다. 고등어와 전갱이에서도 항상 아가미를 움직이는 검붉은 살은 적색근육에 속한다.

1. 뼈대근육 질환

■ 근육위축(근위축, amyotrophia)

근육위축이란 뼈대근육섬유가 야윈 상태를 말하며, 크게 3종류로 나뉜다.

첫째는 근원성 근육위축이라는 것으로, 뼈대근육세포 자체에 문제가 있다. 선천성으로 근력저하를 일으켜 유전자변이를 동반하는 근디스트로피(muscular dystrophy)나 자가면역질환인 다발근육염(polymyositis)이 여기에 해당한다. 근섬유의 위축은 불규칙하게 생기며 근원성 근육위축은 몸쪽 근육(엉덩허리근, 넙다리근, 어깨세모근 등 몸통에 가까운 팔다리의 근육무리)에 강하게 관찰된다.

둘째는 골수나 말초신경의 장애로 인해 이차적으로 생기는 근육위축이 있다. 이것은 신경원성 근육위축이라고 한다. 소아마비(급성 회색질척수염), 운동신경세포질환이나 외상 등에 의해 신경섬유가 손상을 받으면 근육에 대한 신경의 지배가 상실되어 적색근육과 백색근육이 모두 침범된다. 보통의 근육은 적색근육과 백색근육이 혼재해 있지만, 일단 신경 지배가 없어진 후 다시 신경에 지배를 받으면 신경전달 시 비정상적인 방전이 일어나 적색근육은 적색근육, 백색근육은 백색근육끼리 각각 덩어리를 만든다. 이것을 근섬유의 집단화(fiber type grouping)라고 한다. 신경원성 근육위축에서 특징적으로 관찰되는 현상이다. 현미경적으로 위축된 섬유가 집단을 만들어 분포하므로 군성 위축이라고도 한다. 신경원성 근육위축은 먼쪽 근육(엄지두덩근육, 아래팔근육, 종아리근육 등 몸통에서 먼 팔다리의 근육무리)에 두드러진다(▶ 그림 11-3).

근원성 근육위축을 일으키는 질환은 근육병증(myopathy; myo는 근육을 의미), 신경원성 근육위축을 일으키는 질환은 신경병증(neuropathy; neuro는 신경을 의미)으로 구별한다.

[표 11-1] 적색근육과 백색근육의 비교

	적색근육	백색근육
색상	적색	백색
별명	지근(Ⅰ형)	속근(Ⅱ형)
기능	지속적 운동	민첩한 운동
운동형식	유산소운동	무산소운동
산소소비	많음	적음
대사	호기적	혐기적
에너지대사	구연산회로	해당계
미오글로빈	많음	적음
미토콘드리아	많음	적음
지방	많음	적음
글리코겐	적음	많음
예 : 어류	원해어(참치)	근해어(고등어)
예 : 사람	마라톤선수	단거리선수

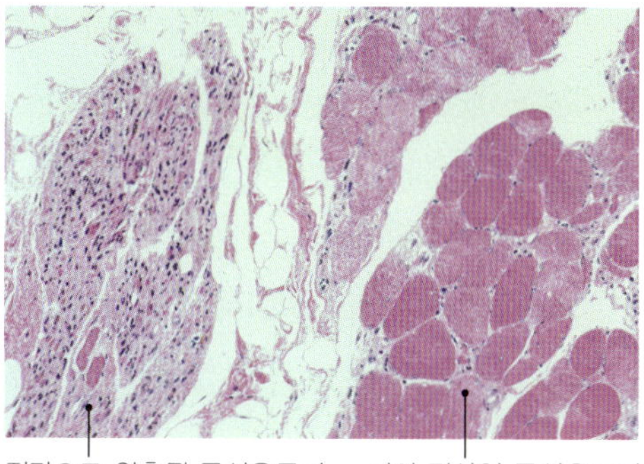

근육위축가쪽경화증(ALS)과 같은 신경질환에서는 뼈대근육은 집단별로 위축되어 근섬유의 지름을 감소시킨다. 정상의 가로무늬근섬유와 비교하여 군성 위축이 확실하다. 하나의 운동신경에 지배되는 근섬유가 집단을 이루기 때문이다.

[그림 11-3] 신경원성 근육위축 - 군성 위축(헤마톡실린-에오신염색)

셋째는 장기간에 걸쳐 움직이지 않아서 발생하는 폐용성 근육위축(무위위축)이다. 조직학적으로 백색근육섬유의 뿔 모양 위축이 특징이다. 우주비행사가 비행 중에 운동하지 않으면 지구에 귀환했을 때 걷지 못하게 되는 현상이 생기는 것으로 유명하다. 즉, 폐용성 근육위축은 비교적 급격하게 일어난다.

■ 진행근디스트로피(progressive muscular dystrophy)

근디스트로피(muscular dystrophy)란 근섬유의 파괴와 근육위축을 증상으로 하는 유전성 및 진행성 질환을 일컫는다. 디스트로피(dystrophy)란 영양장애라는 의미로, 말 그대로 근육에서 영양이 없어지는 것이 원인이다. 따라서 진행성 근이영양증이라고 표현하기도 한다.

근디스트로피는 발병 연령이나 유전형식, 임상적 경과 등에 따라 몇 가지 유형으로 분류된다. 그 가운데 뒤시엔느형은 가장 발생 빈도가 높고 중증인 병형이다. X염색체 상에 원인이 되는 유전자를 가진 X연관 열성유전(X-linked recessive inheritance) 질환이기 때문에 환자는 남성이며 보통 1세 무렵 늦어도 5세까지는 발병한다.

이 유형은 성염색체 상에 있는 디스트로피 유전자의 이상으로 인해 근육의 구성성분인 디스트로핀(dystrophin) 단백질이 만들어지지 않기 때문에 근육이 위축된다. 근육위축은 처음 넓적다리부분에 생겨 일어서기 어려워진다. 근육위축은 점차 팔 근처 부위에 이른다. 각각의 근섬유는 최종적으로 세포사하여 섬유성 조직이나 지방으로 치환된다. 그 결과 혈액 중 크레아틴키나아제(creatine kinase, CK)라고 하는 효소가 증가한다.

임상적으로 장딴지근(비복근) 등의 거짓비대(false hypertrophy; 근육 자체는 위축되어 있지만 보상적으로 지방조직이 과잉 증식하여 비대해 있는 것처럼 보이는 것)나 심장근육장애를 나타낸다. 근육이 위축해 있는 데 비해 말하기의 문제는 없고 삼킴근육과 가로막(횡격막)은 말기까지 침범되지 않는다. 증상은 항상 진행성이다. 대다수는 사춘기에 사망하며 치료가 어렵다.

Note

근전도 (electromyogram, EMG)

근전도(EMG)는 근섬유의 수축 활동 시 발생되는 활동전위, 즉 근육수축 시 발생하는 미세전류를 기록하는 것이다. 신경근 질환이 의심될 때 검사한다. 바늘근전도와 표면근전도(신경전달검사)의 두 가지 방법이 있다. 바늘근전도는 길이 5cm의 가는 전극바늘을 근육 내에 삽입해서 파형이나 지속시간을 기록한다. 신경전도검사는 피부 위에서 말초신경 위의 2점에 전기 자극을 가해서 전도속도를 산출함과 동시에 파형의 크기, 형상을 통해 종합적으로 판단한다.

디스트로핀 단백질

디스트로핀(dystrophin)은 뼈대근육 세포막에 존재하며 수축이나 이완에 근육세포가 손상되지 않도록 하는 기능을 가진다.

크레아틴키나아제 (creatine kinase, CK)

크레아틴키나아제는 CPK라고도 불리며 ATP와 크레아틴에서 크레아틴인산을 만드는 반응을 매개한다. 크레아틴인산은 근육의 에너지 저장을 담당한다. CK는 주로 뼈대근육과 심장근육에 분포하며, 그 근육이 손상될 때 혈중으로 누출된다(일탈효소). 기준치는 근육량이 많은 남성이 높다(남성 : 30~190IU/L, 여성 : 20~150IU/L). CK는 2가지 소단위로 이루어진 이량체이다. 소단위에는 2종류가 있으며(B : 뇌형, M : 근육형), 3종류의 CK 동종효소(MM형, BB형, MB형)가 생긴다. 뼈대근육에는 MM형, 심장근육에는 MB형이 많다. 급성 심근경색증에서는 혈중 CK-MB가 측정된다.

근디스트로피는 그 밖에도 베커형 근디스트로피(뒤시엔느형과 유사하지만 더 경증), 얼굴어깨위팔형(안면견갑상완형) 근디스트로피(보통염색체 우성유전을 나타내지만, 신체를 못 움직일 정도는 아니며 일반적인 생활을 보낼 수 있음), 팔다리이음형(지대형) 근디스트로피(보통염색체 열성유전을 나타내며 팔다리의 몸쪽 근육이 침범), 근긴장형 디스트로피(보통염색체 우성유전을 나타내며 일단 수축되면 이완될 수 없는 등의 근력저하가 특징) 등의 병형이 있다.

■ 중증근무력증(myasthenia gravis)

운동을 할수록 근력이 저하되어 가는 질환을 중증근무력증이라고 한다. 주로 눈, 얼굴이나 목의 근육 및 팔다리의 몸쪽 근육이 침범된다. 가장 많이 나타나는 증상은 눈꺼풀처짐(안검하수, blepharoptosis)과 복시(diplopia)이다. 근력저하는 휴식하면 회복되지만, 운동하면 다시 악화된다.

중증근무력증은 자가면역질환이다. 신경근이음부(신경근접합부)의 아세틸콜린수용체에 대한 자가항체가 아세틸콜린수용체를 파괴하거나 결합을 차단하기 때문에 일어난다(▶ 그림 11-4). 항콜린에스테라아제 작용이 있는 약물을 투여하면 임상 증상이 극적으로 개선된다. 몇 안 되는 치료 가능한 신경 난치병이다.

가슴샘(흉선)에는 뼈대근육의 아세틸콜린수용체와의 공통항원이 존재하기 때문에 가슴샘종(흉선종, thymoma)을 합병하기 쉬운 특징이 있다. 10~40대에 많고 여성에게 발병하는 비율이 남성의 약 3배이다.

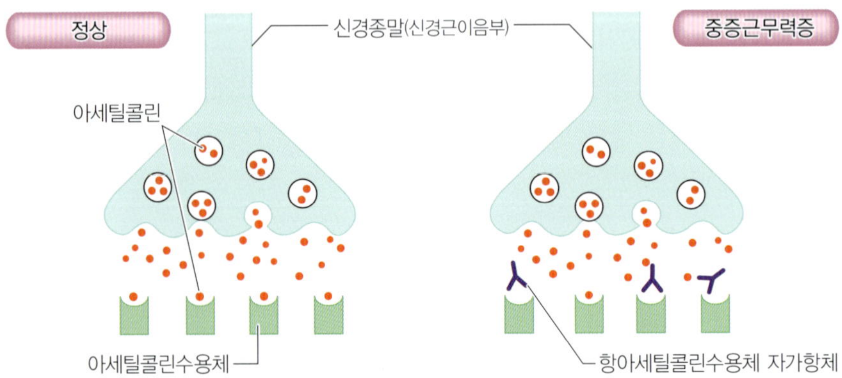

운동신경의 자극을 뼈대근육에 전달하는 구조물로서 신경근이음부(운동종말판)가 있다. 신경근이음부에서는 운동신경 말단에서 아세틸콜린이 분비되며 뼈대근육의 막 위에 있는 아세틸콜린수용체를 자극한다. 이 자극이 근육수축을 일으킨다. 중증근무력증에서는 아세틸콜린수용체에 대한 자가항체가 생산되며 운동신경 말단에서의 아세틸콜린 자극이 정상적으로 전달되지 않게 된다. 그래서 근무력 상태를 일으킨다.

[그림 11-4] 중증근무력증의 기전

Note

진행근디스트로피의 병형

① **뒤시엔느형** : 중증의 근디스트로피로, 예후는 나쁘다. 4~5세 무렵부터 팔다리의 몸쪽 근육이 위축되기 시작하며 심장근육 손상이나 감염병 합병이 일어난다. X연관 열성유전을 나타낸다.

② **베커형** : 뒤시엔느형과 마찬가지로 X연관 열성유전을 나타내지만, 진행이 느리고 예후는 양호하다.

③ **얼굴어깨위팔형**(안면견갑상완형) : 보통염색체 우성유전에 의해 얼굴, 어깨, 위팔의 근육에 위축이 일어난다. 10대에 발병하며 진행은 느리다. 난청을 동반하는 경우가 있다.

④ **팔다리이음형**(지대형) : 보통염색체 열성유전에 의해 10~20세에 발생하며 허리의 근육위축에서 시작하여 온몸으로 진행된다. 진행은 느리다.

⑤ **근긴장형** : 보통염색체 우성유전을 나타내며 제19번 염색체의 긴팔에서 CTG가 비정상적으로 반복되어 있다. 근육긴장을 동반하는 근육위축을 성인기에 발병한다. 당뇨병, 고환위축, 이마탈모를 합병한다.

근무력증위기 (myasthenic crisis)

중증근무력증의 경과 중에 감염, 외상, 월경, 출산, 스트레스 등이 요인이 되어 급격하게 온몸의 근육이 마비되는데, 특히 호흡근마비로 인해 호흡곤란증상을 나타낸다. 항아세틸콜린에스테라아제(AChE)제 부족에 의한 근무력증위기와 AChE제의 과량에 의한 콜린작동성 위기(cholinergic crisis)가 있다.

■ 람버트-이튼근무력증후군(Lambert-Eaton myasthenic syndrome)

종양 수반성 증후군으로, 임상적으로 중증근무력증과 유사한 증상을 나타낸다. 대부분 폐소세포암에 동반된다. 40세 이후 남성에게 많고, 초발 증상으로서 몸통의 몸쪽 근육, 특히 허리나 넓적다리 근육에 탈력증상이 관찰된다. 신경세포에서의 아세틸콜린 방출이 결핍되어 발생하기 때문에 근육 쪽 수용체에 이상이 생겨 발생하는 중증근무력증과는 대조적이다.

■ 가로무늬근융해(횡문근융해, rhabdomyolysis)

외상에 의한 근육의 으스러짐, 바이러스 감염, 약물, 중독, 저칼륨혈증, 다발근육염, 과도한 운동 등에 의해 팔다리의 가로무늬근이 융해 및 괴사되는 병태이다. 원인은 밝혀지지 않았으며 돌발적으로 발생하기도 한다. 근육통증을 동반한다. 육안적으로는 혈뇨이지만 요침전물을 현미경으로 검사하면 적혈구가 확인되지 않는 적색뇨를 나타낸다.

대량의 미오글로빈이 가로무늬근에서 유리되어 요세관장애에 의한 급성 콩팥기능상실(신부전)을 발병하기 때문에 미오글로빈뇨증(myoglobinuria)이라고도 불린다. 미오글로빈은 뼈대근육(골격근)이 적색을 띠게 하는 산소친화성이 높은 헴단백질이다.

■ 파상풍(tetanus)

파상풍은 토양에 상주하는 파상풍균이 상처를 통해 감염되어 발병한다. 파상풍균은 절대무산소성(편성혐기성)으로 아포를 만드는 그람양성 막대균(간균)이며, 테타노스파즈민(tetanospasmin)이라는 외독소를 분비한다. 파상풍균이 증식하려면 상처가 깊고 혐기적 조건에서 이루어진다. 따라서 이물질에 의해 오염된 상처가 파상풍을 일으키기 쉽다고 할 수 있다. 외독소는 운동신경을 거슬러 올라가 척수 앞뿔세포(전각세포)에 도달하여 근육을 경련시킨다. 초기에는 입을 벌리기 어렵고 진행되면 반사적인 전신성 경련을 일으킨다. 의식이 유지되기 때문에 경련통증에 의한 고통은 상당하다. 개발도상국에서는 많은 신생아가 파상풍으로 사망하고 있는데, 부적절하게 처리된 배꼽 상처로부터 감염되는 것이 원인이다.

불활성화시킨 파상풍변성독소(tetanus toxoid)를 예방접종함으로써 예방할 수 있으며, 일반적으로 3종 혼합백신(파상풍, 디프테리아, 백일해)이 접종된다.

■ 선천기운목(선천사경, congenital torticollis)

분만 시 목빗근(흉쇄유돌근; 목 근육을 만들고 머리를 지지하는 근육)에 상처가 생겨 근육 내에 육아조직이 형성된 후 시간이 경과되며 흉터화된다. 그 결과 머리가 환부 쪽으로 기운 상태가 된다(▶ 그림 11-6). 목빗근에 응어리가 만져진다. 볼기분만(둔위분만) 신생아에게서 많이 관찰되며, 2세 무렵까지는 자연 치유를 기대할 수 있다.

Note

미오글로빈(myoglobin)의 특징

가로무늬근(뼈대근육과 심장근육)의 세포질에 분포하는 헴단백질(함철단백질)로, 산소친화성이 높기 때문에 헤모글로빈에게서 산소를 빼앗아 미토콘드리아에 산소를 건넨다. 심근경색증 시 혈중으로 유리된다. 외상으로 뼈대근육(골격근)이 으깨어져 혈중으로 대량 방출되면 '적혈구가 없는 혈뇨'를 일으킨다(미오글로빈뇨증). 미오글로빈은 요세관 독성이 강하기 때문에 급성 콩팥기능상실(신부전)을 일으킨다(으깸증후군).

변성독소(toxoid)

세균이 생산하는 단백질성의 균체외독소를 면역원성은 유지한 채 무독화시킨 것이 변성독소이다. 오늘날 포르말린이 변성독소화제로 널리 사용되고 있다. 변성독소를 생체에 주사하면 독소활성을 중화하는 항체(항독소)가 생기므로 독소성 질환에 대한 예방접종에 이용된다. 디프테리아, 백일해, 파상풍의 3종 혼합백신(DPT)이 널리 사용되고 있다. 이들은 능동면역을 활성화한다. 그 밖에 살무사와 같은 독사의 항혈청(수동면역)도 필요에 따라 사용된다.

아포(spore)

발육에 부적절한 환경에 놓인 세균이 만드는 구조(포자)로, 불량한 환경에 견디며 오래 생존할 수 있다. 탄저균, 가스괴저균, 파상풍균이 아포를 형성한다.

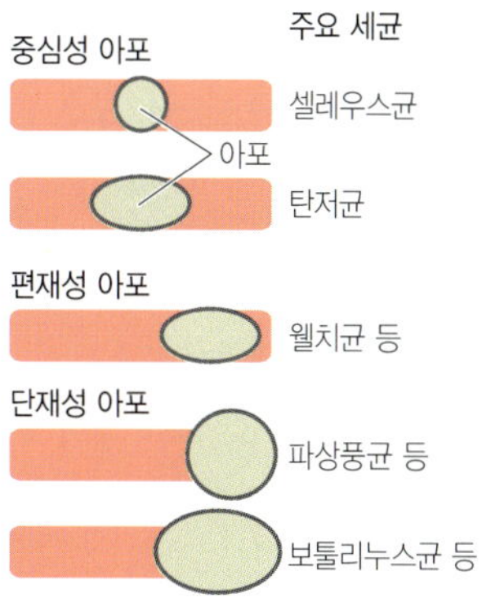

[그림 11-5] 아포

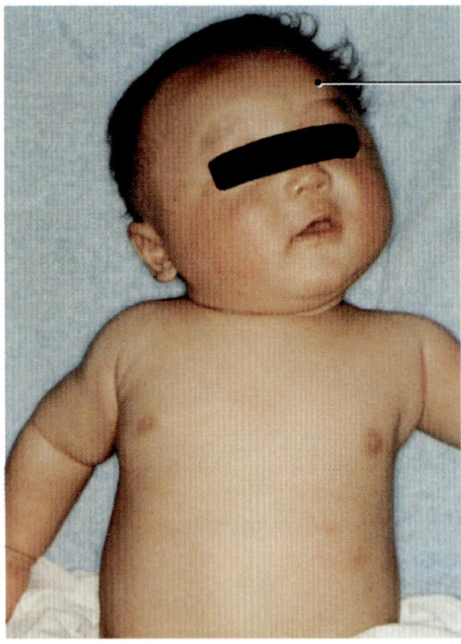

목이 오른쪽으로 기울어 있다.

오른쪽 목빗근(흉쇄유돌근)이 수축되어 생긴 기운목(사경)으로, 머리가 오른쪽으로 기울어 있다. 볼기분만으로 태어났으며, 자연 치유되는 경우가 많다.

[그림 11-6] 신생아기의 기운목(육안소견)

2. 뼈 질환

■ 골절(fracture)

골절이란 외력에 의해 뼈의 생리적인 연속성이 끊어진 상태를 말한다. 외상성 골절 이외에 병적골절(pathologic fracture)과 피로골절(fatigue fracture)이 있다. 병적골절은 뼈 자체가 병적인 상태로 약간의 외력만 가해져도 골절되는 것이고, 피로골절은 뼈의 일정 부위에 미세한 외력이 반복적으로 가해지고 그것이 축적되어 골절을 일으키는 것이다.

골절의 증상은 통증, 부기, 변형, 기능장애이며, 비정상적인 가동성을 일으키기도 한다. 전신증상으로 발열, 쇼크, 혈뇨가 나타나기도 하며 골반골절 등의 대형, 다발골절의 경우 지방색전증에 의한 호흡곤란을 합병할 우려가 있다(▶ **총론 제4장 순환장애, p.83 Note 참조**).

치유과정은 응혈형성기에 이어서 육아조직이 형성되고 2주일 정도에 섬유성 애벌뼈(가골, callus)가 출현한다. 그 후 애벌뼈가 뼈되기(골화) 하여 점차 성숙뼈로 형성된다. 이 동안 뼈를 만드는 뼈모세포(골모세포)와 뼈를 파괴하는 뼈파괴세포(파골세포)가 작용하여 뼈가 재구축된다. 완전하게 회복될 때까지 약 2개월을 필요로 한다. 잘 회복되지 않는 상태로는 변형치유, 과잉애벌뼈 형성, 거짓관절 형성, 허혈성 구축(볼크만 구축)이 알려져 있다.

골절은 단순골절(폐쇄골절, simple fracture)과 복잡골절(개방골절; 감염병을 합병하기 쉬움)로 나뉘며, 나아가 골절 양상에 따라 박리골절, 굴곡골절, 압박골절, 비틀림골절(염전골절), 엇밀림골절(전단골절), 분쇄골절 등으로 나뉜다(▶ **그림 11-7**). 어느 뼈나 골절을 일으키지만, 팔다리뼈, 척추, 빗장뼈의 골절이 많이 관찰된다(▶ **그림 11-8**).

Note

목빗근(흉쇄유돌근, sternocleidomastoid muscle)

목빗근은 목의 근육을 만드는 뼈대근육(골격근)의 하나이다. 목빗근은 복장뼈(흉골)와 빗장뼈(쇄골)에서 시작되어 관자뼈(측두골)의 꼭지돌기에서 정지한다. 지배하는 운동신경은 더부신경(제XI뇌신경)이며, 감각은 목신경얼기가 담당한다. 끄덕이거나 턱을 들거나 목을 돌릴 때 작용한다. 목을 왼쪽으로 돌리면 오른쪽 근육이 돌출되므로 만져보면 알 수 있다. 어깨가 결리거나 피곤할 때 마사지를 하거나 스트레칭의 기준이 되는 근육이기도 하다.

개방골절(open fracture)

피부가 외력이나 골절로 손상되어 골절부위가 외부로 드러난 골절로, 감염병을 합병하기 쉽다. 복합골절과 동의어이다.

병적골절의 원인

뼈종양(원발성, 전이성), 골수염, 뼈엉성증(골다공증), 뼈연화증(골연화증) 등의 뼈 병변이 있다.

거짓관절(가관절, false joint)

골절부위가 융합될 전망이 없어진 상태(치유기전의 정지)이며, 비정상적인 가동성을 나타낸다. 골절부위는 섬유성 흉터조직으로 덮여 가짜 관절이 형성된다. 발생원인으로는 불충분한 고정, 세균감염, 뼈의 결손 및 벌어짐 등을 들 수 있다.

뼈엉성증(골다공증)이 심한 고령자의 넙다리뼈목골절은 중증의 병적골절이며, 통증 때문에 거동을 못하게 되는 경우가 있다. 뼈엉성증은 또 척추의 압박골절을 일으킬 위험을 높인다(▶ **그림 11-9**). 척추의 압박골절은 등통증, 허리통증, 신장 단축의 원인이 된다.

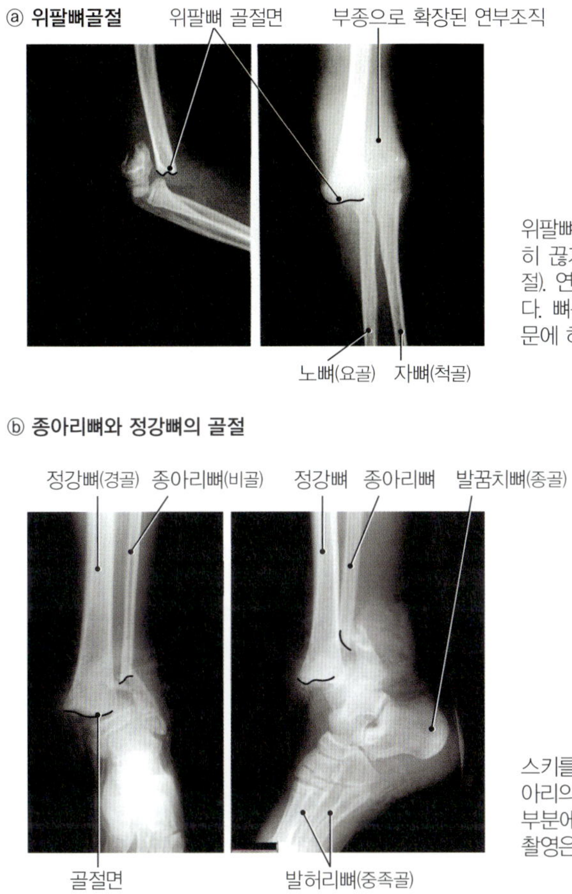

위팔뼈가 팔꿈치 윗부분에서 완전히 끊겨 있다(위팔뼈 관절융기위골절). 연부조직이 확실하게 부어 있다. 뼈는 X선이 통과하지 않기 때문에 하얗게 찍힌다.

스키를 타다가 생긴 외상으로, 종아리의 정강뼈와 종아리뼈가 발목 부분에서 심하게 벌어져 있다. X선 촬영은 골절 진단에 꼭 필요하다.

[그림 11-8] 위팔뼈골절, 종아리뼈와 정강뼈의 골절(X선 사진)

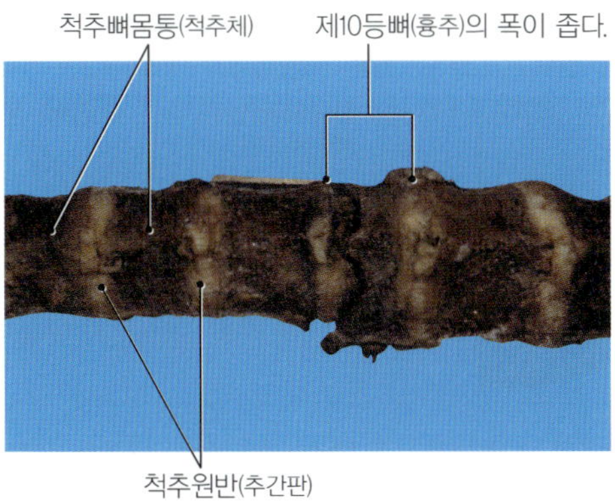

고령자에게 뼈엉성증(골다공증)이 있으면 뼈밀도가 약해진 결과 척추에 압박골절을 일으키기 쉽다. 본 사례에서는 제10등뼈의 척추뼈몸통 폭이 주위보다 확실하게 좁아져 있다.

[그림 11-9] 척추 압박골절(육안소견, 포르말린 고정 후)

Note

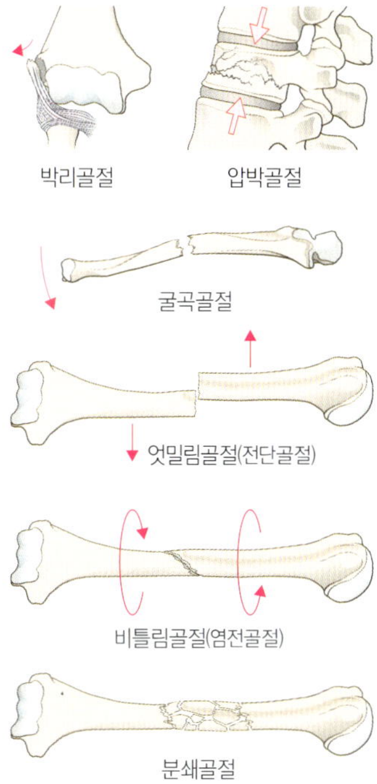

[그림 11-7] 골절의 종류

■ 대사성 뼈질환

음식물로 섭취된 칼슘은 우선 작은창자(특히 돌창자)에서 혈중으로 흡수되며, 혈중 칼슘농도가 높아지면 그 조절을 위해 칼슘은 뼈에 저장된다. 또 혈중 칼슘농도가 저하되면 뼈에 축적되어 있는 칼슘이 혈중으로 용출된다. 이를 조절하는 것이 부갑상샘 호르몬과 활성화 비타민 D이다. 어떠한 원인으로 이러한 대사가 잘 이루어지지 않거나 결과적으로 뼈가 물러지는 증상을 일컬어 대사성 뼈질환이라고 한다. 뼈엉성증과 뼈연화증이 이 범주에 포함되는 대표적인 질환이다.

① 뼈엉성증(골다공증, osteoporosis)

뼈아교질(골질, ossein)이 감소하여 뼈 자체가 물러진 상태를 가리킨다. 보상적으로 뼈바탕질의 단백질 합성과 흡수가 항진되며, 그 결과 뼈가 체중에 의한 가중을 견디지 못하는 구조로 바뀌어 잦은 빈도로 병적골절을 일으킨다. 특히 척추뼈의 압박골절이 많으며 척주 변형과 신장 단축을 일으킨다. 혈청 칼슘수치는 정상이다.

원인으로는 노화(노인성 뼈엉성증), 글루코코르티코이드(부신겉질스테로이드)의 과잉(스테로이드성 뼈엉성증)이 있다. 여성은 폐경 후에 뼈엉성증이 진행된다. 에스트로겐을 보충하는 방법이 어느 정도 효과적이다. 항에스트로겐 치료를 받고 있는 유방암 환자가 뼈엉성증이 생기기 쉬운 것이 문제가 되고 있다.

뼈엉성증은 변형성 관절증을 합병하는 경우도 적지 않다. 치료에 어류(장어, 연어) 유래의 칼시토닌(사람칼시토닌과 달리 칼슘 침착 작용을 나타냄)이 종종 이용된다(▶ **각론 제10장 내분비계통 질환, p.401, column 참조**).

② 뼈연화증(골연화증, halisteresis)

뼈연화증도 뼈엉성증과 마찬가지로 칼슘 결핍에 의한 병태이지만, 석회화된 뼈가 감소되고 석회화되지 않은 풋뼈(유골, osteoid; 부드러운 미완성 뼈)가 증가하는 것이 특징이다. 원인은 비타민 D 부족이며, 혈중 인산이나 칼슘 농도가 낮아진다. 콩팥이 나쁘기 때문에 비타민 D의 활성화가 부족해진 결과 이차적으로 발생하는 뼈연화증은 콩팥뼈형성장애(신장성 골형성장애, renal osteodystrophy)라고 한다.

증상으로 류마티즘과 유사한 뼈나 관절 통증을 일으킨다. 치료에 활성화 비타민 D가 사용된다. 뼈연화증이 장기화되면 풋뼈가 흡수되어 뼈엉성증으로 진행되기도 한다.

③ 구루병(rickets)

비타민 D 결핍에 의한 전신성 뼈연화증이 소아에게 생긴 경우를 구루병이라고 한다. 석회화 감소와 과도한 풋뼈의 축적이 특징이다. 그 결과 뼈끝의 성장판 비후, 머리뼈, 복장뼈, 갈비연골 연결부의 변형과 저신장을 일으킨다. 비타민 D를 활성화하는 자외선 부족이 원인인 경우가 있다.

Note

Point

뼈엉성증(골다공증, osteoporosis) : 노화나 글루코코르티코이드 과잉에 의해 뼈의 조직량이 감소한다.

뼈연화증(골연화증, halisteresis) : 칼슘 부족으로 인해 미완성 풋뼈(유골)가 증가한다.

구루병(rickets) : 소아의 뼈연화증으로 뼈가 변형된다.

스테로이드의 주요 부작용

① 소화궤양(위궤양)
② 뼈엉성증 및 무균성 뼈괴사
③ 피부위축, 여드름, 달덩이얼굴
④ 고혈압, 저칼륨혈증
⑤ 스테로이드당뇨
⑥ 면역계통 억제, 감염성 증가
⑦ 정신장애
⑧ 근육위축
⑨ 부신위축

비타민 D 유래와 활성화

비타민 D의 유래는 3가지이다.

① **식사 유래** : 비타민 D의 함량이 많은 식품으로는 간, 생선의 간유, 멸치, 청어, 연어, 가다랑어, 버터, 난황 등을 들 수 있다.
② **프로비타민 섭취** : 체내에 들어와 비타민 D로 바뀌는 프로비타민이 많은 식품은 표고버섯 등의 버섯류이다.
③ **일광욕** : 체내에 있는 7-디히드로콜레스테롤이 자외선을 받아서 피부에서 비타민 D가 만들어진다. 이렇게 해서 얻어진 비타민 D는 간에서 25-수산화효소의 작용에 의해 25-OH-D3이 되고 나아가 콩팥에서 1α-수산화효소의 작용에 의해 활성형 비타민 D '1,25-(OH)2-D3'으로 변한다.

column

■ 뼈나이(골연령)

소아의 손발을 X선으로 촬영하면 뼈몸통끝(골간단)과 뼈끝(골단) 사이에 X선 사진에 찍히지 않는 틈새가 있다. 이 뼈끝선(골단선)에는 연골세포가 있다. 키가 커질 때는 이 연골부분이 늘어난다. 성인에서는 뼈끝과 뼈몸통이 융합되고 연골은 소실된다.

뼈나이는 뼈의 성숙도를 연령 단위로 나타낸 것이다. 평균적인 소아의 X선 사진과 비교해서 표준화한다. 뼈는 영아기부터 사춘기 후기까지 서서히 성숙해나가기 때문에 뼈나이는 성숙 정도를 객관적으로 나타내는 좋은 지표가 된다.

성장호르몬(GH), 갑상샘호르몬, 성호르몬은 뼈나이를 촉진시킨다. 즉, 뼈나이는 내분비 질환을 평가하거나 치료하는 지표에도 사용된다. 성장호르몬(GH) 분비부전성 저신장증(뇌뇌하수체난쟁이증, hypophyseal dwarfism)이나 갑상샘저하증에서는 뼈나이가 늦어진다.

한편, 뼈엉성증에 대한 '뼈밀도' 측정도 자주 시행된다. 뼈의 음향적 평가수치나 뼈의 X선 촬영 등이 사용되고 있다. 이 경우도 연령으로 환산하여 '뼈나이'라는 단어가 사용된다.

■ 기타 비종양성 뼈병변

① 괴혈병(scurvy)

비타민 C의 결핍으로 풋뼈(유골)를 구성하는 아교원섬유가 만들어지지 않게 되는 병태를 괴혈병이라고 한다. 증상으로 피부나 잇몸의 출혈, 치아탈락 등이 나타난다. 상처치유가 늦어진다. 뼈막(골막) 밑 출혈(통증을 동반하는 경우가 많음)이나 뼈엉성증(골다공증), 뼈끝연골의 풋뼈 결여 등을 일으킨다.

② 무균성 뼈괴사(aseptic necrosis)

무균성 뼈괴사는 뼈에 혈액을 공급하는 혈관의 혈류장애로 인해 뼈조직이 응고괴사되는 상태를 가리킨다. 통증을 동반하며 뼈가 변형된다. 젊은 사람에게 많고 엉덩관절(고관절)을 만드는 넙다리뼈머리(대퇴골두)에서 발생하는 경우가 많다.

대부분 원인이 명확하지 않지만, 외상, 혈전, 감압증, 낫적혈구증(겸상적혈구증), 전신홍반루푸스(SLE)나 스테로이드제 투여에 동반하여 이차적으로 발생한다. 정강뼈결절이나 발배뼈(주상골)와 같은 특수한 부위에서 발생하는 경우도 있다.

③ 뼈발육부전증(골발육부전증, anostosis)

뼈발육부전증은 뼈가 물러 골절되기 쉬운 유전성 질환이다. 뼈나 결합조직을 만드는 1형 아교원섬유에 유전적인 장애로 인해 발생한다. 증상으로 출생 전 골절, 영유아기의 골절, 팔다리의 만곡변형, 파란 눈(청색공막)을 수반한다. 출생 직후 치명적인 경우에서부터 성인 질환까지 중증도에 상당한 차이가 있으며 다양한 병형으로 나뉘고 있다.

Note

비타민 C의 작용

항산화작용이 대표적이다. 또한 비타민 C(아스코르빈산)는 아교원섬유의 독특한 아미노산인 히드록시프롤린(hydroxyproline) 합성에 필수 보조효소이다.

페르테스병(Perthes' disease)

넙다리뼈머리(대퇴골두)의 특발성 무균성 괴사를 페르테스병이라고 한다. 성장기의 넙다리뼈머리 혈행장애가 원인이며, 4~10세(특히 6~8세) 남아에게 많다. 운동 시 엉덩관절(고관절)이 아프며 자발통은 가볍다. 관절가동영역이 제한되며 절뚝거림(파행)을 나타내는데, 대부분은 편측성이다. 최종적으로는 넙다리뼈머리가 닳아 편평해진다.

연골무형성(achondroplasia)

팔다리의 단축을 동반하며, 균형이 잡히지 않는 저신장증이 된다. 큰 얼굴, 등의 앞굽음, 코뿌리부위 함몰을 나타낸다. 보통염색체 우성유전이다.

④ 화농골수염(suppurative osteomyelitis)

뼈 및 골수의 감염병이다. 소아의 경우 대부분 혈행성 세균감염으로 발생하며, 가장 많은 원인균은 황색포도알균(황색포도구균)이다. 성인의 경우 골절 합병증 또는 수술 과정에서 발생한다.

골수가 침범되는 골수염(osteomyelitis)은 고름삼출물이 혈관을 압박하여 뼈, 골수의 허혈성 괴사를 동반한다. 괴사된 뼈는 마침내 분리뼈조각(부골, sequestrum)이 되어 지속성 감염 병변이 된다.

큰 분리뼈조각을 형성한 골수염은 외과적으로 분리뼈조각을 제거하지 않는 한 만성 골수염으로 진행된다. 만성 골수염이 되면 림프구나 조직구의 침윤을 동반한 육아조직의 증식이 관찰되며, 샛길(누공)을 형성하면 지속적으로 고름이 피부로 배출되어(피부샛길) 난치성이 된다.

⑤ 결핵성 골수염(tubercular osteomyelitis)

다른 부위(특히 허파)의 결핵과 연결되어 발생하며, 혈액을 통해 결핵균이 뼈에 도달함으로써 발생한다. 척추뼈에 발생하면 척추뼈가 파괴되어 척주가 변형된다. 이전에는 척추뒤굽음증(척추후만증, kyphosis)의 원인으로서 많았는데, 이를 척추결핵(spinal caries)이라고 한다. 척추에서 엉덩허리근(장요근)을 따라 치즈성(건락성) 물질이 흐르는 병태를 저온고름집(저온농양, cold abscess)이라고 한다. 엉덩관절 부분이나 긴뼈(장골)가 침범되기도 한다.

Note

분리뼈조각 (부골, sequestrum)

뼈세포, 뼈모세포 등의 세포성분이 거의 관찰되지 않는 죽은 뼈조직 덩어리를 말한다.

브로디고름집(브로디농양, Brodie's abscess)

혈행성 골수염으로, 만성 화농성 골수염의 특수한 유형이다. 정강뼈 먼쪽 끝에서 호발한다. X선 사진에서는 뼈경화상에 둘러싸인 원형 또는 타원형을 확인할 수 있으며 뼈종양과 혼동되기도 한다.

국시 적중문제

Q 중증근무력증에 대한 설명으로 옳은 것은?

① 원위부위부터 온다. ② 후두신경손상으로 호흡기 합병증이 있다.
③ 아침에 더 심해진다. ④ 가역적인 근무력이 초래된다.
⑤ 휴식을 취해도 근력이 회복되지 않는다.

A 중증근무력증

1) 감각 손실과 다른 신경학적 장애는 없다(신경 손상이 아님).
2) 주로 하행성이며, 활동 후 심한 근육쇠약 호소
3) 초기 증상으로 눈꺼풀처짐(안검하수), 복시, 안구진탕이 나타남
4) 후두 및 인두근육 침범 시 언어, 씹기, 삼킴 곤란, 기도흡인 위험
5) 일반적으로 근력은 아침에 가장 강하고 활동하면서 약해짐
6) 휴식을 취하면 근력 회복
7) 합병증 : 흡입, 호흡기능상실, 호흡계통 감염

정답 : ④

[표 11-2] 주요 뼈종양의 특징

	조직형	특징	호발부위	호발연령·성별
양성종양	뼈연골종	뼈 표면에서 뼈막 아래의 뼈조직이 돌출한 구조로, 연골모에 의해 덮여 있음	넙다리뼈 먼쪽 끝, 정강뼈 몸쪽 끝	25세 이하, 남성
	뼈거대세포종	다핵거대세포와 섬유성 사이질로 이루어짐	긴뼈 뼈몸통끝, 특히 넙다리뼈 먼쪽, 정강뼈 몸쪽 끝	20 ~ 40세, 여성
	내연골종	골수 내의 연골성 종양	손발가락뼈	특징은 없음
	뼈종	두꺼운 성숙 뼈로 이루어진 종양	머리뼈, 얼굴뼈, 코곁굴에 돌출하는 경우가 많음	전 연령층, 남성
	풋뼈뼈종	풋뼈(유골)와 섬유성 조직의 종양성 증식	넙다리뼈, 정강뼈의 뼈몸통끝 부근	25세 이하, 남성
	뼈모세포종	풋뼈를 형성하는 뼈모세포의 양성 종양성 증식	척추뼈	25세 이하, 남성
악성종양	뼈육종	풋뼈, 뼈형성성 종양	무릎 주위의 정강뼈 및 넙다리뼈(뼈몸통끝)	10 ~ 20세, 남성
	연골육종	연골성 종양	골반뼈, 넙다리뼈 몸쪽 및 먼쪽, 정강뼈 몸쪽, 갈비뼈, 척추뼈	30 ~ 60세, 남성
	유잉육종	미분화한 소형세포의 증식	긴뼈(뼈몸통), 골반, 어깨뼈, 갈비뼈	15세 이하, 남성

3. 뼈종양

뼈종양이란 뼈에 발생하는 종양을 말하며 다양한 종류가 관찰된다(▶ 표 11-2). 주요 증상으로 통증, 부기, 뼈의 변형, 융기 등이 있다.

■ 양성 뼈종양

뼈에 생기는 주요 양성종양으로 뼈연골종(골연골종, osteochondroma)과 뼈거대세포종(골거대세포종, giant cell tumor of bone)이 있다. 뼈연골종은 긴뼈의 뼈몸통끝(골간단)에서 발생하는 종양으로, 표면에 유리연골(연골모)로 감싸인 뼈성 융기를 형성한다. 10대에 호발하며 원발성 뼈종양 중에서 가장 많고, 양성종양의 절반을 차지한다. 뼈육종(골육종)으로는 진행되지 않는다(유전성인 다발성 병형은 드물게 악성화됨).

뼈거대세포종은 난원형 또는 방추형 세포에 섞여서 뼈파괴세포(파골세포)와 유사한 다핵거대세포가 다수 관찰되는 것이 현미경적 특징이다. 절반이 무릎에 생기며 여성에게 다소 많고 20~40대에 가장 많이 발생한다. 뼈육종이 20세 미만 중고생의 무릎에서 발생하는 것과 대조적이다. 양성종양이지만, 드물게 허파로 전이되는 악성 뼈거대세포종이 된다.

뼈종양은 복잡 다양하여 그 밖에도 많은 종류의 양성 뼈종양이 알려져 있다. 뼈종양이 병적골절로 발견되는 경우도 적지 않다.

■ 악성 뼈종양

뼈에서 생기는 악성종양으로, 빈도와 악성도가 가장 높은 것은 뼈육종(골육종, osteogenic sarcoma)이다. 뼈 원발 악성종양의 20%를 차지하며 10대에 호발한다(20세를 넘기면 대부분 관찰되지 않음). 남녀 비율은 2:1로 남성에게 많은 종양이다.

Note

Point

뼈종양 : 양성 뼈종양으로는 뼈연골종(골연골종)과 뼈거대세포종(골거대세포종)이 많다. 악성 뼈종양 중에서 악성도가 가장 높은 것은 뼈육종(골육종)이다.

뼈연부종양의 진단

뼈연부종양의 진단에는 정형외과의, 방사선진단의, 병리진단의의 연계가 필수이다(▶ 그림 11-10). 빈도가 높지 않은 대신 종양의 종류가 많기 때문에 진단이 어려운 경우도 많다.

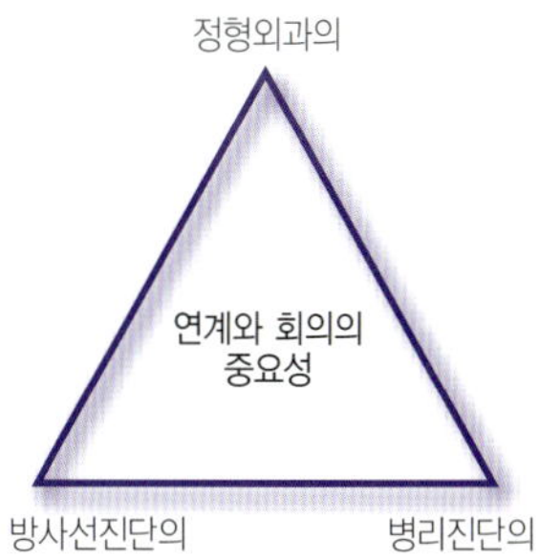

[그림 11-10] 뼈연부종양의 진단

호발부위는 긴뼈의 뼈몸통끝(골간단)이며, 특히 넙다리뼈(대퇴골) 먼쪽과 정강뼈(경골) 몸쪽(즉 무릎관절)에서 많이 발생한다. 어깨관절에서도 관찰된다. 증상으로는 국소의 종창과 통증이 나타난다. 혈청 알칼리인산분해효소(ALP) 수치는 정상의 2~3배로 상승한다.

뼈육종으로 뼈형성을 동반하는 경화형과 뼈파괴를 주체로 하는 용골형이 있으며, 경화형의 X선 사진에서 종양에 의해 뼈막이 늘어뜨려진 코드만 삼각형(Codman's trangle), 뼈막이 경련을 일으킨 햇살 모양 패턴(sunburst pattern) 등 특징적인 뼈막반응이 관찰된다(▶ **그림 11–11**). 용골형은 특징적인 소견이 없어 뼈거대세포종이나 암 전이와 감별이 어렵다.

조기에 혈행성 허파전이가 관찰되며 이전에는 현저하게 예후가 나쁘다고 보았지만(5년 생존율 5% 이하), 오늘날에는 항암제 치료의 발달(메토트렉세이트 대량요법)로 극적으로 생존율이 향상되었다(5년 생존율 70% 이상). 또한 인공관절을 이용함으로써 환부 보존이 가능해졌다.

그 밖의 뼈 원발 악성종양으로는 성인의 골반뼈에 많은 연골육종(chondrosarcoma)이나 소아의 긴뼈에 많은 유잉육종(Ewing's sarcoma) 등을 들 수 있다.

악성종양 중에서 가장 많은 것은 전이성 뼈종양이다. 뼈전이를 일으키기 쉬운 종양으로 유방암과 전립샘암을 들 수 있다. 빈도가 높은 것은 폐암, 위암, 대장암, 간세포암종이다. 콩팥세포암종이나 갑상샘암이 뼈전이로 발견되는 경우도 있다. 다발골수종(multiple myeloma; 형질세포의 악성종양)은 고령자에게 많은 골수병변으로, 종종 뼈융해상(뼈투명상)을 나타낸다.

4. 관절 질환

■ 자가면역성 관절염

자가면역성 관절염은 류마티스관절염(RA)과 혈청반응 음성 관절염(강직척추염)이 있다.

① 류마티스관절염(rheumarthritis, RA)

류마티스관절염은 윤활관절(synovial joint)을 침범하는 만성 염증성 자가면역질환이다(▶ **그림 11–12**). 혈중에 류마티스인자(rheumatoid factor)라는 변질된 면역글로불린에 대한 자가항체가 출현한다.

증상으로는 관절의 통증과 부기, 피로감이나 전신권태감을 들 수 있다. 관절의 종창이나 결림은 아침이나 휴식 후 특히 심해진다(아침경직). 손가락의 작은 관절(몸쪽 손가락뼈사이관절과 손허리뼈의 손가락뼈사이관절)을 양측성으로 침범한다. 증상이 진행되면 관절의 변형과 파괴를 일으키며(특히 손가락의 자쪽편위) 가슴막삼출액(흉수)이나 혈관염 등 관절 이외에서도 병변이 확대된다. 피부에 류마티스결절(rheumatoid

Note

뼈육종(골육종)의 X선상

뼈종양 진단에 X선 촬영은 필수이다. 뼈육종에서는 '뼈막반응', 즉 코드만 삼각형의 형성이 가장 특징적이다. 고도의 뼈막반응에서는 햇살 모양 패턴이 형성된다(▶ **그림 11–11**). 뼈막에 직각인 미세한 뼈형성상이 관찰된다. 그 밖에 기존 뼈잔기둥 파괴, 종양성 뼈형성(불규칙한 석회 침착), 겉질뼈(피질골) 끊김, 연부 종괴가 나타나기도 한다.

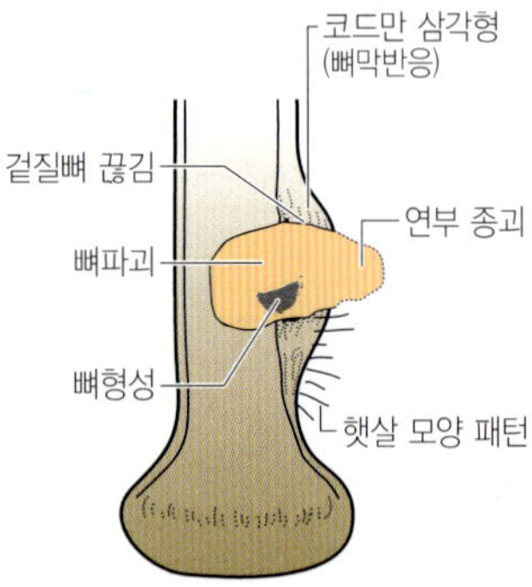

[그림 11–11] 뼈육종의 X선상(모식도)

Point

자가면역성 관절염 : 류마티스관절염과 혈청반응 음성 관절염(강직척추염)

변형성 관절증 : 노화와 쇠약에 의한 관절연골의 마모, 파괴가 원인!

대사성 관절염 : 통풍이 가장 중요

류마티스(rheumatism)의 어원

류마티스는 그리스어 *rheuma*(흐름)에서 유래한다. 그리스의 히포크라테스는 뇌에서 프레그마라고 하는 점액이 관절 등의 신체 각 부위로 흘러서 다양한 질병을 일으키는 것으로 보았다.

류마티스인자
(rheumatoid factor)

류마티스관절염을 일으키는 자가항체로, 자신의 IgG에 대한 항체 활성을 나타낸다.

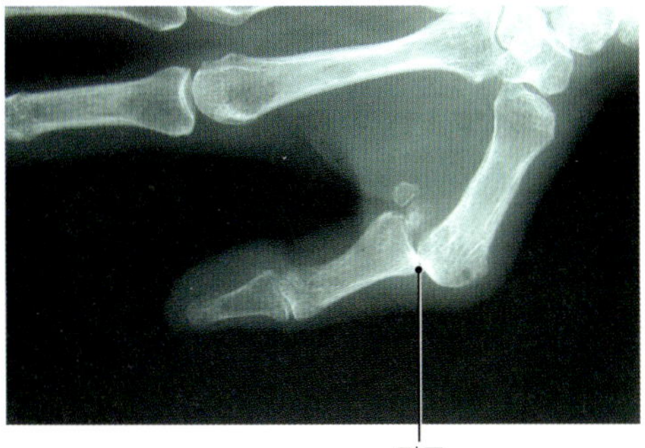

엄지손가락관절의 탈구를 나타낸 X선 사진이다. 심한 RA의 결과 탈구가 발생하여 손가락이 변형되었다.

[그림 11-12] 류마티스관절염(X선 사진)

nodule)이 나타나는 경우가 있다. 30~40대에게 호발하기 쉬우며 남녀 비율은 1:4로 여성에게 많은 질병이다.

장기간에 걸친 만성 염증이 지속되어 속발성 전신아밀로이드증(secondary systemic amyloidosis)을 합병하는 경우가 있다. 입안이나 점막의 건조감을 호소하는 쇼그렌 증후군(Sjögren syndrome)을 합병하는 사례도 관찰된다.

② 혈청반응 음성 관절염(강직척추염, ankylosing spondylitis)

혈청반응 음성 관절염은 혈중에 출현하는 류마티스인자가 음성인 것이 특징이며, 강직척수염이라고도 불린다. HLA-B27 양성자의 발생률이 높은 점에서 유전적 배경이 중요하다. 척추, 특히 엉치엉덩관절 병변에서 발병하며 뼈융합에 의해 척추의 경직을 나타내는 만성 진행성 질환이다. 척추관절증이라는 다른 명칭이 있다.

■ 변형성 관절증(arthritis deformans)

노화와 쇠약으로 인해 관절연골이 마모 또는 파괴되어 발생하는 질환이다. 엉덩관절(고관절), 무릎관절(슬관절), 척추관절 등 무게가 가해지는 관절에서 많이 발생한다. 손가락의 먼쪽 손가락뼈사이관절에서 병변이 확인되기도 한다. 관절연골의 표면은 불규칙하게 마모되어 거칠어지며 주위의 뼈는 반응성으로 증식하여 뼈돌기(골극, bony spur)라고 하는 융기를 형성한다(▶ 그림 11-13). 닳은 연골이 떨어져 나와 관절 내에 부유하는 것을 관절 내 유리체라고 한다. 관절의 쿠션인 연골이 파괴되기 때문에 통증과 운동장애를 일으킨다. 폐경 후 여성에게서 호발한다.

■ 척주옆굽음증(척주측만증, scoliosis)

척주가 가로방향으로 굽는 질환군이다. 70%가 원인 불명이며 특발성 척주옆굽음증이라고 한다. 영유아기, 학령기나 성인에게서도 관찰되는데, 압도적으로 많은 것이 사춘기의 척주옆굽음증이다. 중학교 1~2학년 여아에게 많은 것이 특징이다. 오른쪽으로 볼록한 옆굽음을 그림에 나타내었다(▶ 그림 11-14). 그 밖에 뇌성마비나 근디스트로피 등의 신경근 질환이나 신경섬유종을 원인으로 하는 척주옆굽음증도 관찰된다.

Note

류마티스결절 (rheumatoid nodule)

팔꿈치나 손가락 등의 관절 부근 피부 아래에 생기는 단단한 응어리이다. 류마티스관절염 환자의 20~25%에게서 확인된다. 중심부에 아교원섬유의 섬유소모양괴사를 확인할 수 있으며 상피모양세포가 사다리 모양으로 둘러싸고 그 바깥쪽을 림프구, 형질세포 등의 염증성 세포가 둘러싼 3층 구조를 나타낸다.

악성 류마티스관절염 (malignant rheumarthritis, MRA)

류마티스관절염(RA) 아형인 난치병이다. 피부출혈, 공막바깥염(상공막염), 손가락의 괴사, 말초신경염, 토리콩팥염(사구체신염) 등 다장기손상을 일으키며 각 장기에서 괴사혈관염(necrotizing vasculitis)을 확인할 수 있다.

변형성 무릎관절증의 X선상

변형성 관절증은 노화에 의한 관절연골의 마모가 원인이다. 이차적으로 다양한 뼈 및 관절의 변화를 확인할 수 있다(▶ 그림 11-13). 종종 뼈엉성증(골다공증)이 합병된다. 형성된 뼈돌기(골극)가 통증의 원인이다.

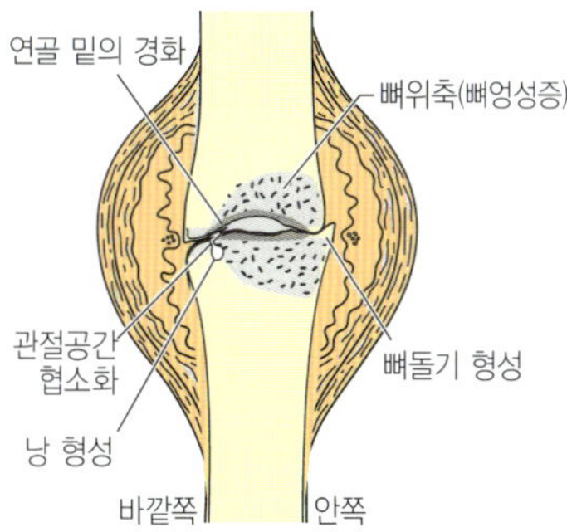

[그림 11-13] 변형성 무릎관절증의 X선상(모식도)

변형성 관절증의 두 유형

변형성 무릎관절증 : 비만한 사람에게 많으며, O다리를 나타낸다.

변형성 엉덩관절증 : 선천성 엉덩관절탈구가 선행하는 경우가 많다.

Note

척주옆굽음증(척주측만증)의 확인사항

진단에는 다음의 4가지 확인이 중요하다(▶ 그림 11-14).

① 어깨 높이의 좌우차
② 어깨뼈 높이나 위치의 좌우 비대칭
③ 허리선의 좌우 비대칭
④ 앞으로 구부릴 때 등이나 허리 높이의 좌우 비대칭

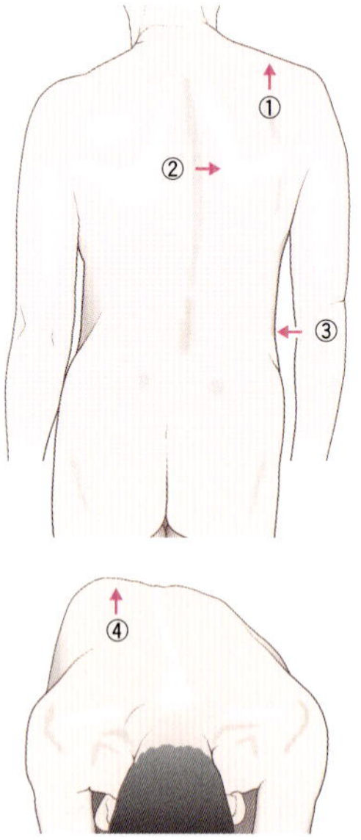

[그림 11-14] 척주옆굽음증의 확인사항

라세그징후(Lasegue's sign)

원반탈출(추간판탈출) 진단에 이용된다. 그림과 같은 위치에서 종아리를 뻗으면 허리통증을 호소하는데, 궁둥신경(좌골신경) 자극증상으로 파악된다.

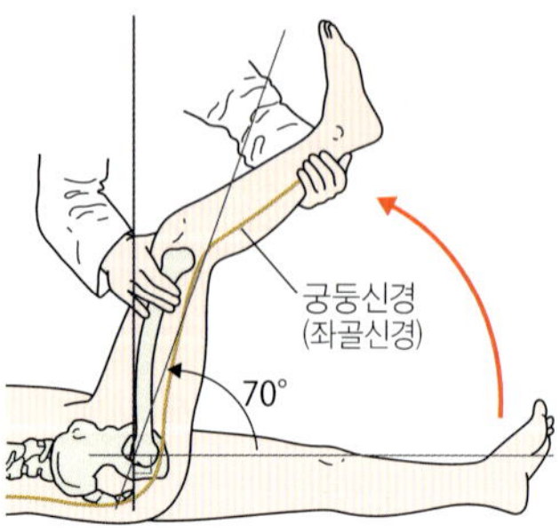

다리를 70°까지 들어 올려도 통증을 호소하지 않으면 음성이고, 70° 이하에서 허리부위, 엉덩이부위, 다리에 통증을 호소하거나 올리지 못하면 양성이다.

[그림 11-15] 라세그징후

■ 척주뒤굽음증(척주후만증, kyphosis)

등이 뒤쪽으로 불룩하게 구부러지는 상태로, 가장 많은 것은 노인성 척주뒤굽음증이다. 고령화에 동반한 등허리 근육의 근력저하, 뼈엉성증, 척추원반의 변질에 의해 발생한다. 심한 경우 척추의 압박골절을 합병하여 구부러진 정도가 심해진다. 그 밖에 척추결핵, 소아마비, 외상도 척주뒤굽음증의 원인이 된다.

■ 원반탈출(추간판탈출, herniated intervertebral disc)

척추원반(추간판)의 변질을 기반으로 외력에 의해 섬유테(척추원반 주변의 섬유연골조직)가 끊겨 속질핵(수핵, nucleus pulposus)이 뒤쪽으로 탈출하는 병태이다. 속질핵은 척추원반 중앙부분에 있는 부드러운 연골 유사 조직으로, 태생기의 척삭조직 흔적으로 보고 있다. 탈출한 속질핵이 신경뿌리(신경근)를 압박함으로써 허리통증과 궁둥신경통증(다리로의 방사통증)을 일으킨다. 환자는 심한 통증으로 인해 종종 움직이지 못하게 된다. 20~30대 남성에게 많은 질환이며, 라세그징후(Lasegue's sign) 양성을 나타낸다(▶ 그림 11-15). 제4허리뼈와 제5허리뼈 사이에서 가장 많이 발생하고, 이어서 제5허리뼈와 제1엉치뼈 사이에서 발생한다. 감각장애와 운동장애를 동반하기도 한다.

■ 대사성 관절염

대사성 관절염의 대표적인 질환은 통풍(gout)이다. 통풍은 고요산혈증(hyperuricemia)을 기반으로 하여 발생한다. 혈중 요산이 증가함으로써 관절에 요산나트륨결정이 침착되어 통풍결절(gouty node)을 만든다. 압도적으로 남성에게 많은 질환이다(▶ 그림 11-16).

통풍결절은 발의 엄지발가락관절에 가장 많이 발생하며 심한 염증반응을 일으킨다. 요산나트륨결정을 탐식한 중성구(호중구)에서 단백질분해효소나 염증성 전달물질이 방출되어 쑤시는 듯한 통증이 생긴다. 피부의 통풍결절은 관절 주위나 귓바퀴 피부에도 생기는데, 무통성이다. 요산결정이 콩팥실질에 침착하여 콩팥기능장애를 일으키기도 한다(통풍콩팥).

요산 침착을 일으키는 요인 중 하나는 육류나 알코올(특히 맥주)의 다량 섭취이다. 요산은 핵산성분인 퓨린체의 대사산물이기 때문에 퓨린체를 많이 함유하는 식품(오징어, 게, 새우, 과일 등)의 과잉섭취도 고요산혈증의 원인이 된다(▶ 총론 제2장 세포손상, p.46 참조).

통풍과 유사한 증상으로는 연골석회증(chondrocalcinosis; 거짓통풍)이 있다. 피로인산칼슘 결정이 침착함으로써 연골에 염증반응이 나타나는 증상으로, 염증은 통풍만큼 심하지 않다. 어깨 등의 큰 관절에서 많이 생기는 것이 특징이다.

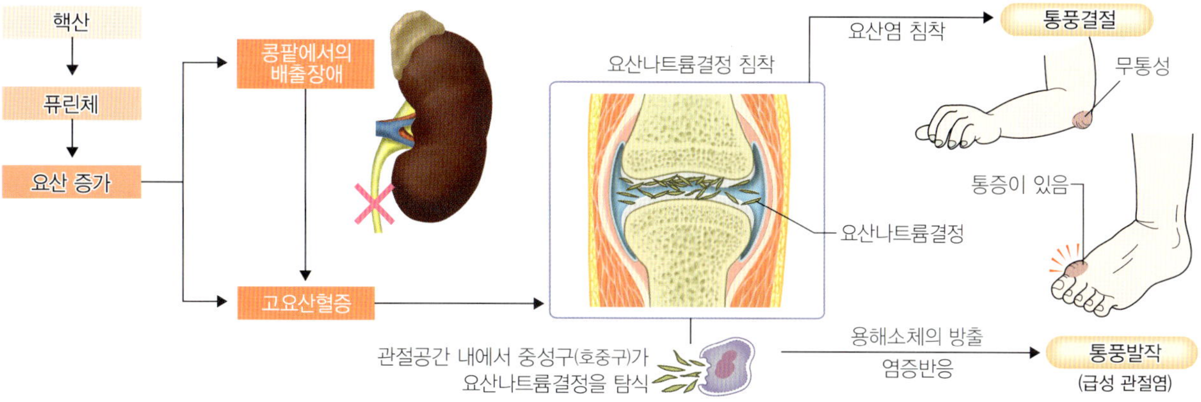

통풍은 퓨린체의 대사이상으로 인해 과도해진 요산의 나트륨염이 관절을 주체로 결합조직에 침착하는 병태를 말한다. 대부분 중년 이후의 남성에게서 발생하며 반드시 고요산혈증을 동반한다. 가장 많이 발생하는 곳이 발의 엄지발가락관절이며, 심한 통증을 동반한다. 그 밖에 팔꿈치, 손가락, 귓바퀴 피부에서 무통성 통풍결절이 확인되기도 한다. 콩팥실질에 요산염이 침착되면 콩팥의 기능장애(통풍콩팥)를 일으키기도 한다.

[그림 11-16] 통풍의 병태

■ 감염성 관절염

세균감염, 때로 바이러스나 진균 감염에 의해 발생하는 관절염을 말한다. 류마티스관절염, 변형성 관절증, 외상(외상성 관절염) 등으로 관절에 이상이 있는 사람이 혈류 감염을 일으킨 경우에 발병한다. 임균성 관절염이 잘 발생하는 부위는 무릎이다. 대부분은 단관절성이며, 다른 관절까지 확대되는 경우는 없다. 염증은 통증과 종창을 동반한다.

임균 외에 포도알균, 그람음성 막대균이나 결핵균과 같은 세균, 라임병을 일으키는 스피로헤타(보렐리아)도 관절에 감염되기도 한다.

■ 선천엉덩관절탈구(선천고관절탈구, congenital dislocation of the hip)

영아기에 넙다리뼈머리(대퇴골두)가 볼기뼈절구(관골구) 밖으로 탈구 또는 아탈구되어 있는 질병이다. 여아에게 많고 발병은 선천적 요인(자궁 내에서의 다리 위치)과 함께

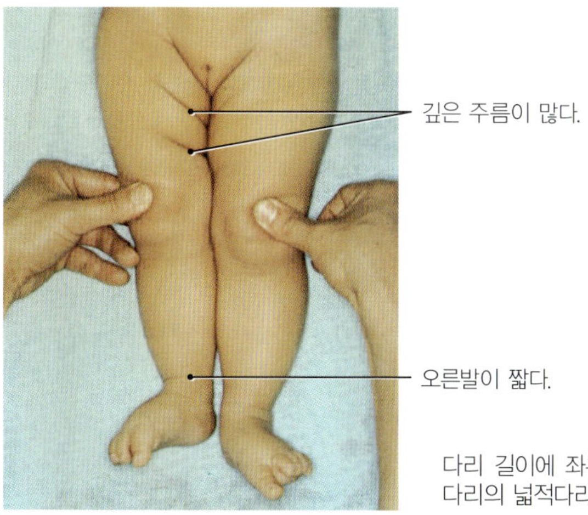

다리 길이에 좌우차가 확실하다. 짧아진 오른쪽 다리의 넓적다리 안쪽에 주름 수가 증가해 있다.

[그림 11-17] 신생아(여아)의 선천엉덩관절탈구

Note

기타 관절질환

① **비대성 뼈관절증** : 만성 허파질환, 폐암, 청색증성 심장질환, 간경변, 염증창자질환 등의 전신질환에 동반하여 발생한다. 곤봉손가락(손가락의 비후)(▶ **각론 제4장 호흡계통 질환, p.247 Note 참조**)과 노뼈(요골)와 자뼈(척골) 먼쪽 끝에서의 뼈막 비후를 확인할 수 있으며 관절의 통증, 압통, 종창이 나타난다.

② **결절종(ganglion)** : 손목관절 주위의 결합조직에 점액이 침착함으로써 발생하는 양성 낭성 병변이다.

라임병(Lyme disease)

라임병은 보렐리아속 스피로헤타에 의한 만성 전신감염병으로, 참진드기에 의해 매개된다. 참진드기 자상부위에서 원심성으로 확산되는 이동홍반(erythema migrans)이 발열과 함께 확인된다. 수개월 후에 얼굴신경마비, 심외막염이나 관절염 등 다양한 만성기 증상을 나타낸다. 라임은 미국의 지명이다.

Note

Point

연부종양 : 양성, 경계악성, 악성으로 분류되며 매우 다양하다. 병리진단이 어려운 영역이다.

'성질이 나쁜' 악성연부종양

① 횡문근육종(rhabdomyosarcoma)
② 혈관육종(angiosarcoma)
③ 악성 섬유조직구종(malignant fibrous histiocytoma)

기저귀를 대는 방법에 따른 후천적 요인이 중요시되고 있다. 다리 벌림에 제한이 있으며 발 길이의 좌우차, 넓적다리 안쪽 주름의 비대칭이 관찰된다(▶ 그림 11-17). 이를 간과하면 유아기의 보행 시작이 늦어지며 절뚝거리게 된다.

5. 연부종양

연부종양은 양성, 경계악성, 악성으로 분류되며 매우 다양하다. 동일한 명칭의 종양이라도 아형에 따라 생물학적 양상이나 악성도가 다르며, 병리진단이 가장 어려운 영역 중 하나이다. 뼈종양과 합쳐서 뼈연부종양이라고 불리기도 한다.

연부종양은 그 유래하는 세포에 따라 분류되는데, 가장 빈도가 높은 것이 양성 지

column

■ 지방세포(lipocyte)

장기나 조직의 실질세포가 감소 및 소실되는 상태인 위축(atrophy)에서는 보통 실질세포를 대신하여 지방세포가 증가하는데, 이 상태를 지방종증(lipomatosis)이라고 한다. 이자, 심장근육(특히 오른심실), 가슴샘(흉선), 림프절 등을 실례로 들 수 있다. 대부분의 경우 기능적인 이상은 동반하지 않는다. 가슴샘이 퇴축되는 것은 생리적인 현상이다. 골수에 고도의 지방화(지방골수)를 일으키는 것은 재생불량빈혈의 특징인데, 생리적으로도 긴뼈(장골)의 대부분과 조혈성 골수용량의 50%는 지방세포가 차지하고 있다. 뼈대근육(골격근)의 지방화는 근디스트로피(muscular dystrophy)의 특징이다. 간, 콩팥, 지라, 허파에서는 지방종증은 관찰되지 않는다. 지방간은 어디까지나 간세포 안으로 지방이 침착한 것이지 지방조직이 증가한 것은 아니다.

한편, 이자, 심장근육, 골수가 섬유화되는 것은 각각 만성이자염(췌장염), 진구성 심근경색증증, 골수섬유증 등의 골수증식성 질환으로, 모두 병적 상태이다. 피부나 소화관벽이 결손되면 상처치유기전이 작용해서 최종적으로 섬유화에 의한 흉터치유에 이른다. 이때도 지방세포가 나설 자리는 없다. 근디스트로피에서는 예외적으로 지방 침윤과 섬유화가 함께 나타난다.

아무래도 지방세포는 그 육안적인 형성과 마찬가지로 실질세포의 결손을 충당하는 역할을 담당하고 있다. 비가역적인 섬유화와 달리 지방 침윤은 가역적 변화인 점이 중요하다.

골수에서는 방추형의 사이질세포가 지방세포로 분화되는 과정이 잘 연구되어 있다. 연부조직에 발생하는 지방육종의 특징은 다양한 분화단계의 지방세포와 함께 섬유모세포로 분화해서 많든 적든 방추형 이형세포를 혼합하고 있는 것이다. 즉, 같은 사이엽계통 세포인 섬유모세포와 지방세포는 서로 가변적이다. 주목해야 할 점은 피부밑조직에는 결코 지방육종이 생기지 않는다는 것이다. 압력에 대한 쿠션으로 작용하는 피부밑지방조직이 무턱대고 섬유화해서는 안 된다고 운명으로 정해져 있는 것일까? 피부밑지방조직의 지방세포는 증식능력이 없는 것일까? 지방육종은 예외 없이 심부의 결합조직에서 발생한다.

최근 유방암에 대한 유방절제술 후 유방재건이 보급되고 있다. 서양에서는 인공물 삽입이 주류이지만, 유방이 작은 우리나라 사람에게는 넓은등근피판법(광배근피판법)과 배곧은근피판법(복직근피판법)이 보급되어 있다(▶ 각론 제9장 여성 생식계통과 젖샘 질환, p.387, column 참조). 원래 최근에는 조직확장법(확장이 불충분한 근막 아래에 일시적으로 생리식염수를 자유롭게 주입할 수 있는 생리식염수 백을 넣고 서서히 피부를 확장시켜서 재건에 충분한 주머니를 만든 후 영구적인 백으로 교체하는 방법)이 도입되고 있다.

유방의 형태를 재건하는 데 필요한 것은 근육이 아니라 주위의 피부밑지방조직이다. 즉, 뱃속 지방을 가슴으로 이식한 것이다. 원래 재건술을 받는 유방암 환자는 중년 여성이 많은 점, 계속되는 호르몬 치료로 아무래도 체중이 증가하는 경향이 있는 점이 환자의 고민이다. 수술 후 얼마 지나지 않아 체중이 증가하면 재건한 쪽 유방만 커지고 만다. 그 결과 좌우차가 두드러지게 된다. 배의 지방은 어디에 이식되든 어디까지나 배의 지방에 불과하기 때문이다.

방종(lipoma)이다. 혈관종(hemangioma)은 진짜 종양이라기보다 과오종의 하나로 간주된다. 신경집종(신경초종, neurilemmoma)은 슈반세포 유래의 양성종양이다. 평활근종(leiomyoma)은 자궁 이외에 피부에서도 관찰된다. 악성종양(연부육종)은 횡문근육종(rhabdomyosarcoma), 평활근육종(leiomyosarcoma), 윤활막육종(synoviosarcoma), 혈관육종(angiosarcoma), 악성 섬유조직구종(malignant fibrous histiocytoma), 섬유육종(fibrosarcoma), 지방육종(liposarcoma), 악성 신경집종(악성신경초종, malignant neurilemmoma) 등으로 나뉜다.

연부육종은 종양세포의 형태에 따라 ①원형세포종양, ②방추세포종양, ③점액성 사이질을 가진 종양의 3가지로 크게 나뉜다. 올바른 병리진단을 위해 면역조직화학적 염색을 추가하여 유전자 발현 검색(염색체자리옮김에 의한 키메라유전자의 증명)이 병용되고 있다.

Note

염색체자리옮김(염색체전위, chromosomal translocation)

종양 발생의 원인이 되는 유전자 변화 중 하나이다(▶ **총론 제8장 종양, p.161, 각론 제3장 조혈 · 림프계통 질환, p.227 참조**).

국시 적중문제

Q 다음 중 류마티스관절염에 대한 설명으로 옳은 것은?

가. 전신성 질환이다.
나. 움직일 때마다 뼈에서 소리가 난다.
다. 증상이 좌우 대칭적으로 나타난다.
라. 오후에 경직과 통증이 심하다.

① 가, 나, 다　② 가, 다　③ 나, 라
④ 라　⑤ 가, 나, 다, 라

A 류마티스관절염

1) 감염 과정에 의한 자가면역기전으로 발생하는 진행성 전신성 질환
2) 여성에게 호발
3) 증상
   ① 추운 계절에 호발하며 대칭적
   ② 조조 강직(아침에 강직 증상이 심함)
   ③ 전신증상 관찰 : 뼈엉성증(골다공증), 심한 피로감, 빈혈, 체중 감소, 피하결절, 말초신경증, 혈관염, 심낭염, 섬유성 허파질환 등
   → 뼈에서 소리가 나는 것은 관절염

정답 : ②

병리학(pathology)

질병의 본질적 성질을 취급하는 의학의 한 분야로서, 특히 질병에 의해 발생하는 신체의 조직이나 기관의 형태학적 변화 및 기능적 변화를 연구하는 학문. 즉, 병의 원인-발생-경과 및 그 변화 등에 관한 연구를 하는 학문으로 넓은 의미로는 생물체에서 볼 수 있는 모든 이상(질환) 및 기형을 대상으로 하며 좁은 의미로는 사람에게 일어나는 병변의 본태를 규명하고 병태의 구조와 기능의 변화를 분명히 하여 치료와 예방에 공헌하는 기초의학 분야를 가리킨다.

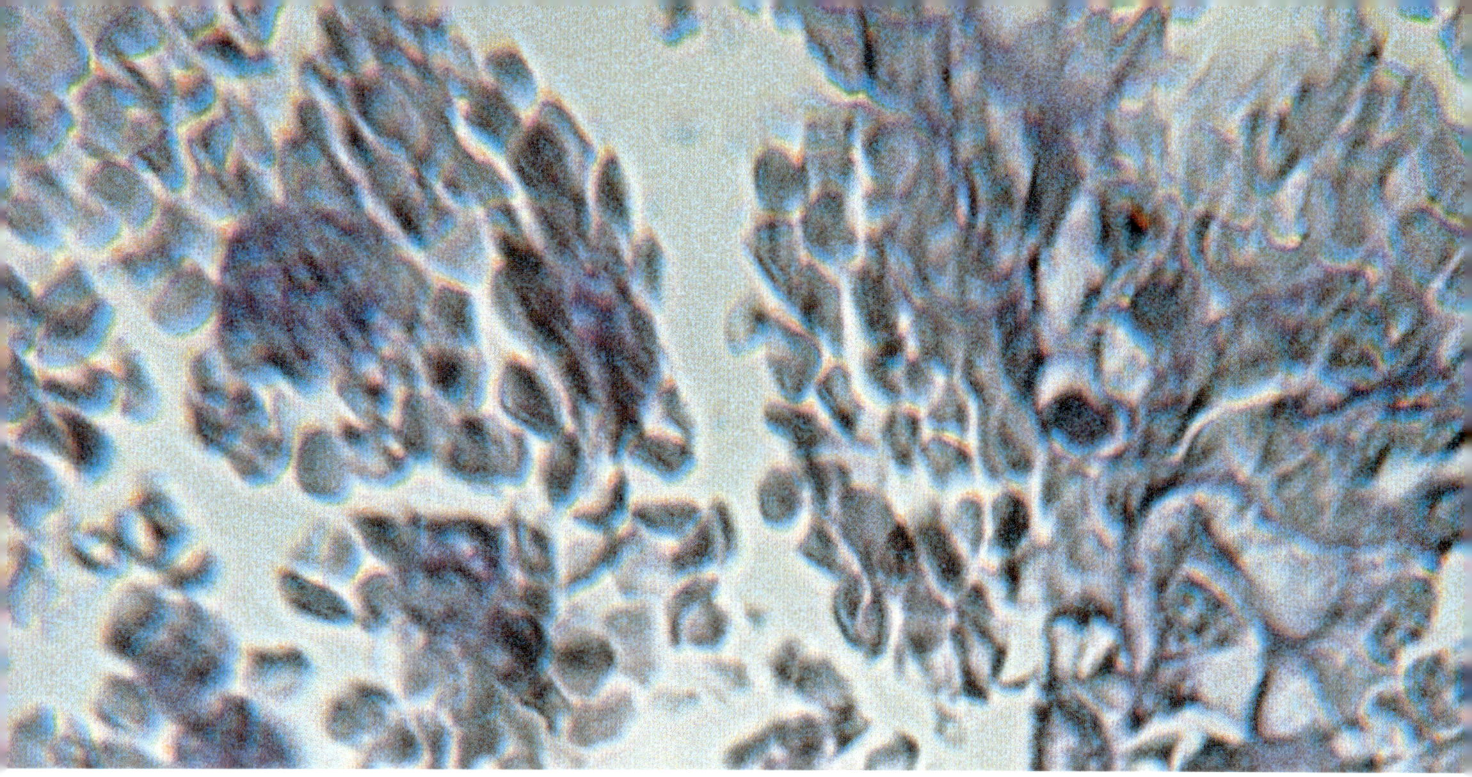

제12장 **피부질환**

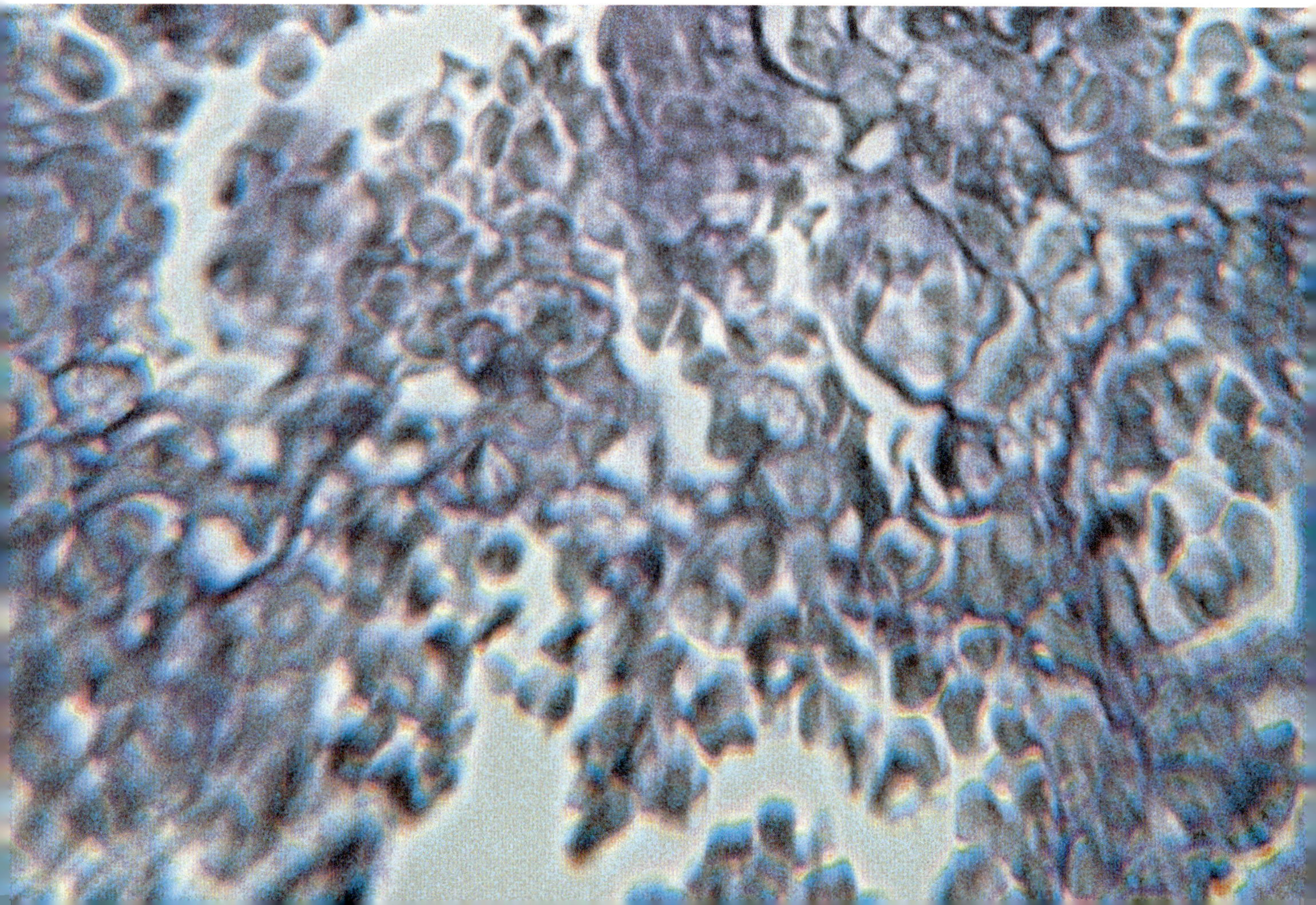

주요 용어해설

- **건선(psoriasis)** : 만성의 피부각화질환으로, 전염성은 없다.
- **다형홍반(erythema multiforme)** : 반점, 구진, 작은 수포, 출혈 등 다양한 피부병변이 나타나는 것이다.
- **부착반점(desmosome)** : 세포가 다른 세포에 접착하는 구조의 한 종류이다.
- **습진(eczema)** : 원인 물질을 특정할 수 없는 만성 피부염을 일컫는다.
- **아토피피부염(atopic dermatitis)** : 알레르기반응과 관련이 있는 것 중 피부에 염증을 동반하는 것이다.
- **악성흑색종(malignant melanoma)** : 피부, 눈확 내 조직, 입안점막상피 등에 발생하는 멜라닌세포 유래의 악성종양이다. 정확한 발생 원인은 밝혀지지 않았으나 표피 바닥층에 존재하는 멜라닌세포의 악성화에 의해 발생한다.
- **욕창(bedsore)** : 환자가 장기간에 걸쳐 같은 자세로 거동을 못하게 된 경우 몸과 지지면(대부분은 침상)과의 접촉 국소에서 혈행이 나빠져서 주변 조직에 괴사를 일으키는 것을 말한다.
- **접촉피부염(contact dermatitis)** : 어떠한 물질이 피부에 접촉함으로써 발병한 급성 피부질환이다. Ⅳ형 알레르기반응에 따른다.
- **흉터종(keloid)** : 흉터조직이 과도하게 증식한 병변으로, 양성 섬유증식성 병변으로 분류되고 있다.

제 12 장 피부질환

◆ 피부의 구조와 기능

1. 피부의 구조

피부는 상피조직(피부 및 피부 부속기관)과 그것을 지지하는 결합조직으로 구성된다. 표피(epidermis)는 각화형 중층편평상피로 이루어지며 가장 바깥층은 단단하고 튼튼한 각질층(keratin layer)이 형성된다(**▶ 그림 12–1**). 표피 아래를 진피(dermis)라고 한다. 빼곡한 섬유성 결합조직으로 이루어지며, 털낭(모낭, pilar cyst), 피부기름샘(피지선, sebaceous gland), 땀샘(한선, sudoriferous gland; 표피로 열리는 에크린땀샘과 털낭으로 열리는 부분분비땀샘)이 분포한다. 진피는 감각신경이 풍부하다. 진피 아래는 주로 지방세포로 이루어진 피부밑조직(피하조직, hypoderm)이 있으며 피부와 그 아래의 장기와 기관을 연결하는 역할을 한다.

탈망울(모구, bulb of hair)은 머리카락과 같은 센털(강모)의 경우 피부밑조직에 위치하고, 솜털(연모)의 경우 진피 내에 위치한다.

2. 피부의 기능

피부는 외부의 화학물질, 세균, 기계적 외력, 건조 등으로부터 인체의 심부조직을 보호하는 기능이 있다. 또한 피부에는 다수의 땀샘(한선)이 있어 발한을 통해 체온을 조절하고 있다. 외부와 연결된 장기 및 기관(기도나 소화관)의 안쪽을 덮는 점막이 분비와 흡수에 적합한 단층원주상피로 덮여 있으며 점액이나 섬모운동을 통해 이물질이나 세균의 침입을 막는 것과는 대조적이다.

털낭(모낭)으로 열리는 피부기름샘(피지선)에서는 피지가 분비된다. 피지 분비샘이 많은 부위(두피, 얼굴, 겨드랑이, 복장뼈부위, 어깨, 어깨사이부위)를 지루부라고 한다. 두피, 겨드랑이, 외음부 등에는 부분분비땀샘(아포크린한선, apocrine sweat gland)이 분포하며 '냄새'의 바탕이 되고 있다(동물에서 특히 중요하며, 사람에서는 체취, 암내의 원인이 됨).

Note

피부의 3층과 주요 성분

① 표피　각질
② 진피　콜라겐
③ 피부밑조직　중성지방

각질층(keratin layer)

손바닥과 발바닥에서 두껍고, 입술이나 외음(점막)에는 결손되어 있다.

피부 부속기관의 분포

털낭	유모부(센털) 무모부(솜털) (손바닥과 발바닥에는 없음)
기름샘	털낭에 부속 (지루부에 많음)
털세움근	털낭에 부속
에크린땀샘	전신 (손바닥과 발바닥에 많음)
부분분비땀샘	유모부

● 피부의 구조

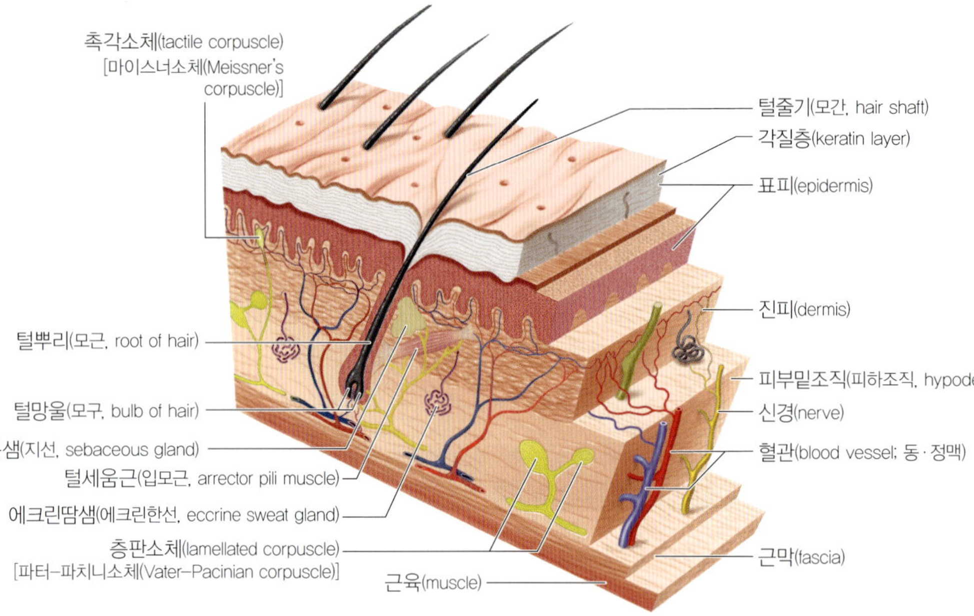

피부는 표피, 진피, 피부밑조직(피하조직)과 피부 부속기관으로 이루어진다. 피부 부속기관으로는 털낭(모낭), 피부기름샘(피지선), 털세움근(입모근), 에크린땀샘, 부분분비땀샘(아포크린한선)이 있다. 표피를 구성하는 각질형성세포(각질세포, keratinocyte)는 세포사이결합체(intercellular bridge)를 통해 서로 단단히 결합하여 마찰력에 견디는 구조를 취하고 있다. 세포증식은 주로 곁바닥층(방기저층)에서 이루어지며 표층을 향해 순차적으로 분화해간다. 각질층은 보습에 중요하다. 각질층은 때로서 박리된다. 털낭의 경우 센털(머리카락 등)의 털망울은 피부밑지방조직에 분포하고, 솜털의 털망울은 진피에 분포한다. 털세움근, 피부기름샘, 부분분비땀샘의 도관은 이 순서대로 털낭에 부착하여 열린다. 에크린땀샘은 표피로 직접 열린다.

● 피부의 구조

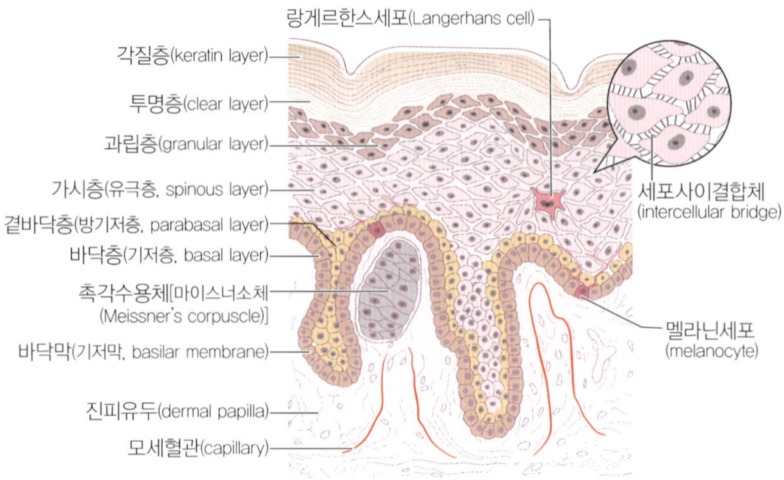

● 털의 구조

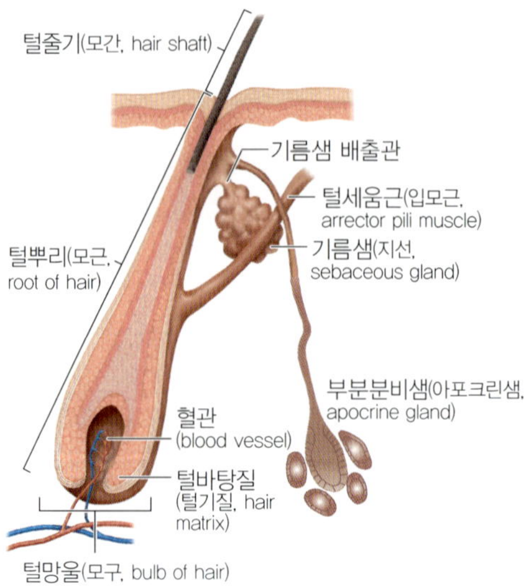

[그림 12-1] 피부의 구조와 기능

머리카락, 눈썹, 수염, 액모, 음모 등의 센털(강모)이 자라는 피부를 유모부라고 한다. 그 밖에 대부분의 피부에서는 솜털(연모)이 확인되는데 손바닥과 발바닥에는 털낭이 없으며, 표피 각질층이 특히 두껍다. 손발톱은 각질층이 변화한 것이다.

관절 바로 위의 피부는 피부밑조직이 없어 관절의 움직임을 돕고 있다.

Note

3. 피부질환 관련 용어와 그 정의

피부질환에 사용되는 용어는 특수하며, 주요 용어를 표에 정리하였다(▶ 표 12-1).

[표 12-1] 피부질환 관련 특수 용어와 그 정의

용어	정의
반점(macule)	편평하고 만질 수 없다. 주위 피부와 색조가 다른 병변이다. 지름 1cm 이하
대형반점	반점과 유사하지만 크기가 1cm 이상인 병변
구진(papule)	소형으로 만질 수 있는 피부융기이다. 지름은 1cm 이하
융기(bulla)	구진과 유사하지만 크기가 1cm 이상인 병변
소수포(vesicle)	액체를 담는 소형 물집
수포(bleb)	액체를 담는 대형 물집. 0.5cm 또는 그 이상의 병변
농포(pustule)	고름을 포함하는 물집
괴사딱지(가피, eschar)	건조한 소수포, 수포, 농포 유래의 삼출액
과다각화(hyperkeratosis)	각질층의 비후
이상각화(parakeratosis)	각질형성세포의 핵이 잔존하는 과다각화증
표피비후	표피의 비후
갯솜상태(해면상태, status spongiosus)	표피 내 세포 사이의 부종으로, 세포 사이의 틈새가 확대된다.
가시세포분리(극세포분리, acantholysis)	가시세포 사이가 서로 분리된다. 박리된 세포는 세포바깥액에 부유
태선화(lichenification)	소파에 의한 피부의 색조 증가

국시 적중문제

Q 대상포진에 관한 설명으로 틀린 것은?

① 바이러스에 의한 질환이다. ② 면역력이 저하된 성인에게 많이 발생한다.
③ 통증이 심하다. ④ 병변이 대칭적으로 발생한다.
⑤ 수포가 신경로를 따라 발생한다.

A 대상포진의 원인 병원체는 수두대상포진바이러스이며, 젊은 사람에게서는 드물게 나타나고 대게는 면역력이 떨어진 60세 이상의 성인에게서 발병한다. 신경절에 잠복상태로 있던 수두바이러스가 재활성화되면서 발생하며, 피부의 병적인 증상은 신경근의 감각신경이 분포하는 부위에 국한되어 나타난다. 심한 통증을 수반한다.

정답 : ④

1. 염증성 피부질환 및 수포성 피부질환

■ 습진(eczema) · 만성 피부염(chronic dermatitis)

습진 · 만성 피부염에는 접촉피부염이나 아토피피부염이 포함된다. 원인 물질을 특정할 수 없는 경우를 습진이라고 한다.

접촉피부염(contact dermatitis)은 옻나무나 금속 등에 접촉한 후 피부에 염증을 일으켜 심한 가려움을 동반한다(▶ **그림 12-2**). 이것은 세포면역의 작용에 의한 IV형 알레르기반응(지연형 과민반응)에 따르는데, 화학물질이 직접 피부에 손상을 주거나 또는 항원으로서 작용한 결과 큰포식세포(대식세포)와 T세포에 의한 면역반응이 일어난다.

아토피피부염(atopic dermatitis)은 유전적인 아토피소인을 기반으로 하여 다양한 환경요인이 겹쳐서 일어나는 피부염이다. 소아기에 특히 증상이 심한 것이 특징이다. 급성기때 소수포를 형성하는 갯솜상태(해면상태, status spongiosus)가 되며 만성기가 되면 표피비후, 과다각화, 진피 내의 림프구 침윤이 관찰된다. 일반적으로 습진 · 만성 피부염은 IgE가 관여하는 I형 알레르기반응을 가진 환자에게서 높은 빈도로 발생한다. 아토피피부염 환자에게 관찰되는 피부의 변화는 I형 알레르기반응에 따른 것이다.

본질적인 치료방법이 없기 때문에 피부 간호가 중요하다. 접촉피부염의 경우 접촉을 피하는 것이 중요하다.

■ 두드러기(wheal)

두드러기는 심한 가려움을 동반하는 일시적인 피부 국한성 부종이다. 경계가 선명하고 약간 부풀어 오른 병변이 다발한다. 식사나 온도자극에 대한 I형 알레르기반응이 본태이다. 모기에 물려서 빨갛게 붓는 것은 두드러기의 한 형태이다(▶ **총론 제6장 면역이상과 알레르기, p.118, column 참조**).

■ 다형홍반(erythema multiforme)

그 이름대로 반점, 구진, 소수포, 출혈과 같은 다양한 피부병변을 나타낸다. 화살의 표적과 같은 표적상 병변이 특징적이다. 약물발진(drug eruption)의 빈도가 높은데, 감염, 콜라겐병, 악성종양에 대한 피부과민반응인 경우도 있다. 발열 등의 전신증상을 동반하는 중증형을 스티븐스존슨증후군(Stevens-Johnson syndrome)이라고 하며, 입술이나 결막에 출혈성 병변을 동반한다.

■ 건선(psoriasis)

건선이란 진피 부분의 혈관이 확장되어 림프구가 피부에 접촉함으로써 일어나는 염증과, 피부 표면이 두꺼워지는 각화증이 동시에 일어나는 질환이다. 발병에 자가면역이 관여한다고 알려져 있지만, 원인은 특정하지 못하고 있다. 유전적 요인도 관여하

Note

Point

습진(eczema) : 원인 물질을 특정할 수 없는 만성 피부염을 일컫는다.

접촉피부염(contact dermatitis) : IV형(지연형) 알레르기반응에 따른다.

아토피피부염(atopic dermatitis) : 유전적인 아토피소인을 기반으로 다양한 환경요인이 겹쳐서 일어나는 피부염이다. I형 알레르기반응에 따른다.

다형홍반(erythema multiforme) : 반점, 구진, 소수포, 출혈 등 다양한 피부병변이 나타난다.

건선(psoriasis) : 염증과 각화증이 동시에 일어난다.

보통천포창(pemphigus vulgaris) : 표피 내에 수포가 생기는 II형 알레르기반응이다.

물집유사천포창(수포성 유천포창, bullous pemphigoid) : 고령자의 피부에 생기며 가려움을 동반한다. 표피 아래에 수포가 생기는 것이 특징이다.

알레르기의 병형

I형, IV형 알레르기반응에 대해서는 ▶ **총론 제6장 면역이상과 알레르기(p.115~120)를 참조**할 것

접촉피부염 (contact dermatitis)

시중에 판매하고 있는 습포제에 대한 접촉알레르기반응을 그림에 나타내었다(▶ **그림 12-2**). 부착부위와 일치하여 발적과 가려움을 호소한다.

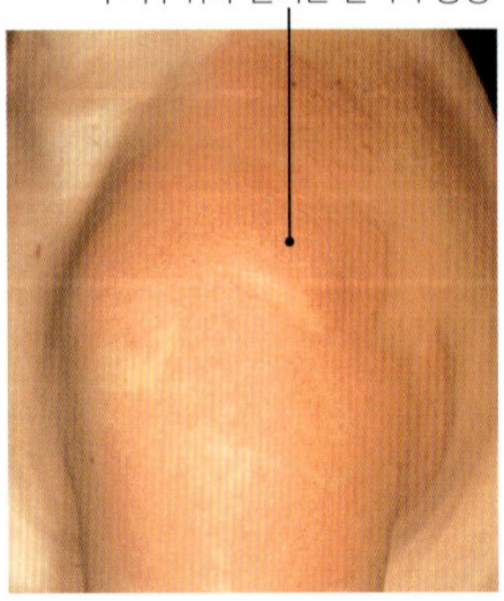

[그림 12-2] 접촉피부염(육안소견)

는 것으로 판단된다.

건선의 형태는 매우 특징적인데, 원형이나 타원형의 홍반 위에 백색 각질(비늘)이 부착해 있다(▶ **그림 12-3**). 때로 비늘이 벗겨지듯이 한꺼번에 떨어지는데, 무리하게 벗기면 약간의 출혈이 일어나는 것이 특징이다. 습진과 달리 가려움은 없다. 손가락 관절에 건선관절염(psoriatic arthritis)을 동반하기도 한다.

■ 보통천포창(심상성 천포창, pemphigus vulgaris)

보통천포창은 30~60대에 많이 발생하는 자가면역성 수포성 피부질환으로, 중층편평상피세포(각질형성세포)의 상호 접착이 장애를 받아 표피 내 수포가 생긴다(▶ **그림 12-4**). 각질형성세포 표면의 부착반점(desmosome) 성분에 대한 자가항체가 증명된다. 자가항체를 증명하기 위해서 피부 생검 표본에 대한 형광항체법이 이용된다. 피부와 점막 모두 병변이 생기는 것이 특징 중 하나이다. 병태는 II형 알레르기반응에 따르며, 치료는 스테로이드제가 경구 투여된다.

초기 병변은 입안 내에서 발생하는 경우가 많으며 이어서 피부로 옮겨간다. 수포는 종종 터져 이차감염을 일으킨다. 수포 안과 말초혈액에서 호산구가 증가한다.

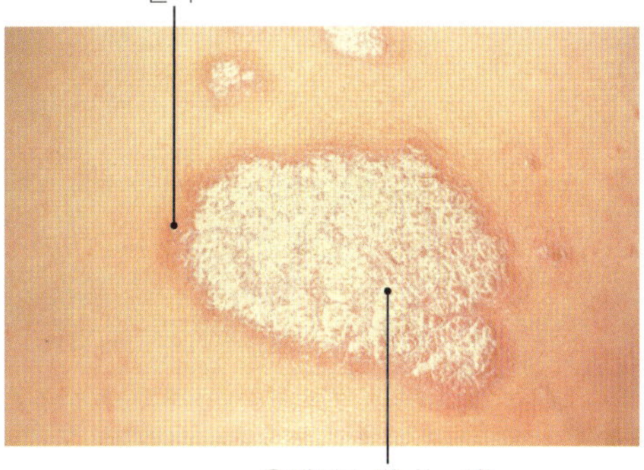

대형의 타원형으로, 약간 부어 오른 적색의 침윤성 피진(융기)이 다발해 있다. 각 피진의 표면에서 은색으로 빛나고 있는 것은 각화물이다. 건선은 습진과 달리 보통 가려움을 동반하지 않는다.

[그림 12-3] 건선(육안소견)

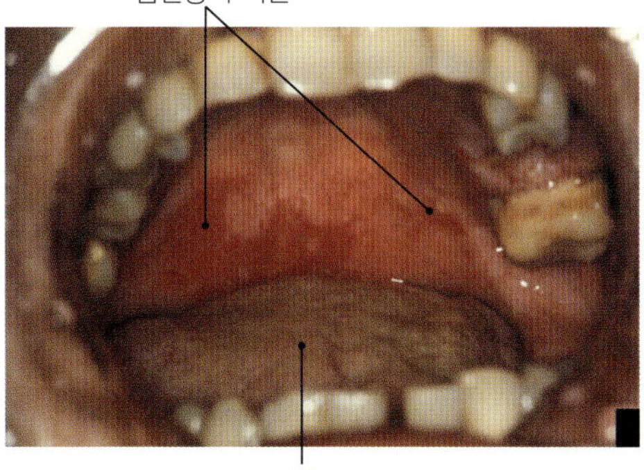

보통천포창은 표피세포 사이의 결합물질에 대한 자가면역성 질환이다. 피부의 수포에 앞서서 입안 내에서 병변을 확인하는 경우가 많다. 입안 내의 수포는 쉽게 터지며 통증이 있는 궤양을 형성한다.

[그림 12-4] 보통천포창(입안 내 육안소견)

Note

피부관리제품

피부관리제품에는 파우더, 입욕제, 비누, 샴푸, 오일, 보습제 등 다양하다. 약사법의 분류에 따라 의약품, 의약외품, 화장품으로 분류된다.

가려움(pruritus)

가려움의 유발과 증가를 예방하는 것은 질환의 관리와 치료에 유용하다. 일상생활의 지도 내용은 개개의 환자에 따르며 또 질환이나 증상에 따라 다르다.

[가려움의 일상생활지도 일례]

① 식사
② 목욕, 세안
③ 운동
④ 온도, 습도
⑤ 의류
⑥ 머리 형태
⑦ 햇빛
⑧ 스트레스
⑨ 화장
⑩ 약물

부착반점(desmosome)

표피의 중층편평상피(각질형성세포)가 만드는 세포사이결합체의 본체로, 전자현미경적으로 본 견고한 세포 사이 접착장치를 가리키는 명칭이다(▶ **그림 12-1 참조**).

보통(심상성, vulgaris)

피부질환에는 보통천포창(심상성 천포창), 보통건선(심상성 건선), 보통사마귀(심상성 우췌) 등 '보통(심상성)'이라는 형용사가 붙는 질환명이 다수 있다. '보통(심상성)'이라는 단어는 피부 이외의 장기에는 사용하지 않는다. 다른 장기에서는 일반적으로 '원발성', '특발성', '본태성'과 같은 형용사를 사용한다. 이들 의학용어는 모두 '원인 불명'의 뉘앙스를 포함하여 사용되는 경우가 많다.

Note

형광항체법의 염색순서

피부의 생검 조직을 즉시 동결하여 특수한 장치(냉동미세절단기)로 4~5μm 두께의 동결절편을 만든다. 삼투압이 같은 인산 완충액으로 세정한 후 형광색소로 표식한 항사람IgG항체를 반응시킨다. 조직 내에서 자가항원과 반응하여 침착해 있는 IgG가 있으면 그 부위만 녹색으로 빛난다. 마찬가지로 IgA나 보체가 침착되어 있어도 염색된다(▶ 그림 12–5). 방법론은 ▶ p.334 Note를 참조하기 바란다.

반결합체(hemidesmosome)

상피세포가 바닥막을 통해 바탕질에 강하게 접착할 때 특별한 '발'(접착장치)을 형성한다. 여러 종류의 단백질로 이루어진 복합체인 반결합체는 대표적인 세포 및 바탕질 사이 접착장치로서, 세포바깥바탕질과 세포질 내의 케라틴섬유를 역학적으로 연결하고 있다.

■ 물집유사천포창(수포성 유천포창, bullous pemphigoid)

고령자의 피부에 가려움을 동반하여 생기는 수포가 특징이며, 보통천포창과 비교하여 단단한(잘 터지지 않는) 표피 아래 수포가 형성된다. 점막 병변은 관찰되지 않는다. 표피 바닥세포가 진피에 접착하기 위한 구조(반결합체)에 대한 자가항체가 원인인 수포성 피부질환이다.

형광항체법에서 바닥막을 따라 선 모양의 양성 소견을 확인할 수 있다(▶ 그림 12–5). 수포 안과 말초혈액에서 호산구가 증가한다. 내장에 암을 동반하는 경우가 있으므로 주의가 필요하다.

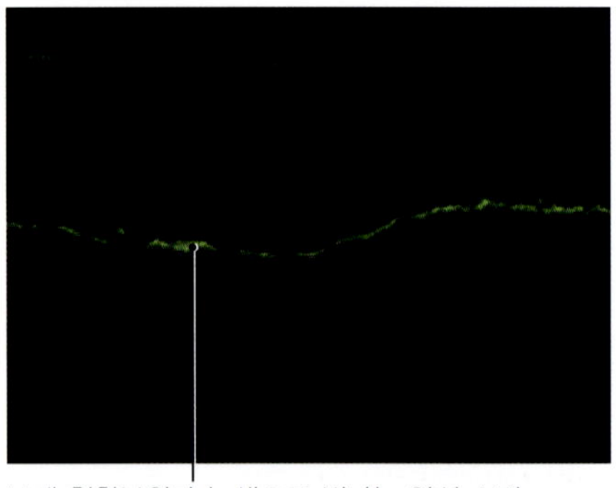

표피 바닥부위를 따라 선 모양의 양성 소견(보체 침착부위가 녹색으로 빛남)이 확인된다. 비수포 부위의 형광형체법 염색소견이다.

[그림 12–5] 물집유사천포창(형광항체법염색 : 보체 C3의 침착)

국시 적중문제

Q 피부의 주요 기능으로 옳은 것은?

가. 체온 조절　　나. 수분, 전해질의 균형　　다. 세균 이물질 침입 방지　　라. 외부환경 상태 감지

① 가, 나, 다　　② 가, 다　　③ 나, 라
④ 라　　⑤ 가, 나, 다, 라

A 피부의 기능

1) 외부의 유해한 자극에 대한 일차 방어선
2) 수분과 전해질의 외부 유출 방지
3) 체온 조절
4) 감각기능 수행
5) 비타민 D 합성
6) 면역기능 수행
7) 내부 장기의 이상 표현
8) 약물 투입 통로
9) 피하지방층 : 열 차단, 충격 흡수, 영양저장소
10) 외부 환경 상태 감지

정답 : ⑤

2. 색소이상증

색소이상증(dyschromatosis)은 멜라닌을 생산하는 멜라닌세포(melanocyte) 이상으로 발생한다. 멜라닌세포가 생산한 멜라닌은 표피 바닥층의 각질형성세포(각질세포, keratinocyte)로 이동한다. 멜라닌세포 자신은 멜라닌을 갖지 않기 때문에 표본에서는 밝은 세포로 보인다. 멜라닌세포가 부족하거나 결핍되어 발생하는 것은 백색피부증이나 백반증이다.

백색피부증(백피증, leukoderma)은 멜라닌세포의 색소 생산이 결여됨으로써 동반되는 드문 유전질환으로, 하얀 머리카락, 푸른 피부, 핑크색에서 옅은 푸른 눈동자를 나타낸다. 진단은 쉽지만, 치료법은 없다. 백반증(vitiligo)은 피부에서 탈색소반을 확인할 수 있다. 후천성 멜라닌세포 결손으로, 자가면역이 원인이 되는 경우가 있다.

기미(melasma)나 주근깨(freckle)는 병리학적으로 보면 표피 바닥층에 멜라토닌색소가 과잉으로 침착한 상태이다. 멜라닌세포의 수는 늘지 않는다. 동양인의 소아 엉덩이에서 관찰되는 몽고반점은 진피 내에 멜라닌세포가 소수 혼입해 있다. 또한 항암제 투여 후 손발톱이 검게 변하기도 한다(▶ 그림 12-6).

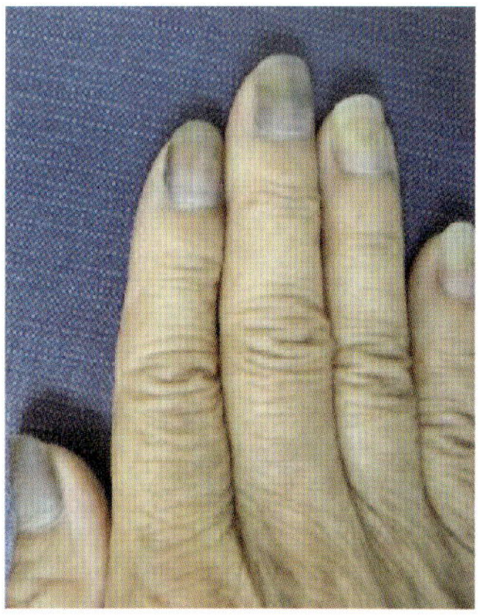

유방암에 대한 전신성 화학요법 중 관찰된 손발톱의 흑색화(색소침착)이다. 심하면 손발톱이 떨어져 나간다. 미용상 여성 환자의 고민이 되는 부작용이라고 할 수 있다.

[그림 12-6] 항암제 투여에 의한 손발톱의 흑색화(육안소견)

한편, 색소모반(pigmented nevus)은 일반적으로 '점'이라고 불린다. 이것은 병리학적으로 멜라닌세포에서 유래하는 양성종양 혹은 과오종으로 분류된다. 모반세포가 진피 또는 표피 바닥층 내에서 증가하기 때문에 검게 보인다. 모반세포는 멜라닌세포와 달리 세포 내에 멜라닌이 고여 있다. 점은 생후에 증가하는데, 태어날 때부터 관찰되는 큰 점에는 센털(강모)이 나 있는 경우가 많은 것이 특징이다.

또한, '멍'은 피부색소이상의 일반명이며, 멜라닌침착증에 추가하여 혈관종(hemangioma)에 의한 경우도 있다. 피부혈관종은 양성종양이라기 보다는 과오종에 속하며 표면부터 적색에서 보라색으로 보인다. 모세혈관의 국소적인 이상으로, 포도주 유사, 딸기 모양, 체리 모양 또는 해면상으로 보인다.

Note

Point

색소이상증(dyschromatosis) : 멜라닌을 생산하는 멜라닌세포의 이상을 원인으로 하는 병태를 일컫는다. '멍'은 색소이상증의 일반명이지만, 혈관종(hemangioma)을 포함하는 개념이기도 하다.

멜라닌세포(melanocyte)

멜라닌 생성 세포를 말한다. melano=흑, cyte=세포, melanin=흑색 물질을 의미한다. 표피 바닥층에 흩어져 있다. 정상적인 멜라닌세포는 스스로 만든 멜라닌을 갖지 않으며 주위 멜라닌세포로 모든 멜라닌과립을 건넨다. 따라서 세포질이 밝게 보이는 투명세포의 형태를 나타낸다.

Note

Point

종기(furuncle) : 황색포도알균에 의한 털집염(모낭염)

고름딱지증(농가진, impetigo) : 황색포도알균에 의한 전염성 질환으로 농포가 다발

얕은연조직염(단독, erysipelas) : 진피의 사슬알균 감염병에 의한 발진성 병태

여드름(acne) : 얼굴이나 목의 피부기름샘 폐쇄에 의한 병태. 모낭충의 존재가 병변을 악화

기저귀발진(diaper rash) : 피부의 칸디다 감염병

백선(tinea) : 피부의 사상균(무좀균) 감염병

물사마귀(전염물렁종, molluscum contagiosum) : 소아의 접촉감염. 자연 치유된다.

보통사마귀(심상성 우췌, verruca vulgaris) : 사람유두종바이러스 감염병

수두(varicella) : 발열과 전신의 소수포성 습진을 특징으로 하는 소아기의 수두대상포진바이러스(VZV) 감염병

홍역(rubeola) : 이봉성 발열과 전신의 점상홍반을 특징으로 하는 홍역바이러스 감염병

단순헤르페스바이러스(HSV) 감염병(입술헤르페스) : 컨디션 불량 시 신경절에 잠복감염되어 있던 HSV에 의해 입꼬리나 입술에 수포가 형성

옴(scabies) : 진드기에 의한 피부감염병. 감염력이 높기 때문에 원내감염이 문제

3. 피부 감염병

피부에는 다양한 감염병이 관찰된다. 종기(furuncle)는 황색포도알균에 의한 털집염(모낭염, folliculitis)이다. 소아에게 관찰되는 고름딱지증(농가진, impetigo)도 황색포도알균에 의한 전염성 질환으로, 농포가 온몸의 피부에 다발한다(▶ **그림 12-7**). 진피의 사슬알균 감염병은 얕은연조직염(단독, erysipelas)이라는 발열성 병태를 만든다. 여드름(acne)은 얼굴이나 목의 피부기름샘 구멍이 막힘으로써 발생하는 병태인데, 모낭충의 존재가 병태를 악화시킨다. 기저귀발진(diaper rash)은 피부의 칸디다 감염병이다. 백선(tinea)은 피부의 사상균(무좀균) 감염병이다. 접촉감염을 일으키며 카펫이나 슬리퍼의 공용 사용을 통해 감염이 확산된다(▶ **그림 12-8**).

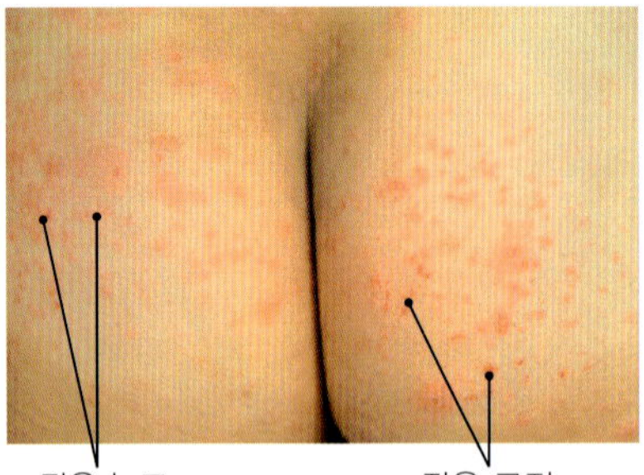

고름딱지증은 황색포도알균에 의한 감염병으로, 의학용어로 접촉전염고름딱지증(접촉전염농가진, impetigo contagiosa)이라고 불린다. 접촉감염에 의해 시설 내에서 유행한다. 6세 소아의 엉덩이에 작은 구진이나 농포가 다발해 있다.

[그림 12-7] 접촉전염고름딱지증(육안소견)

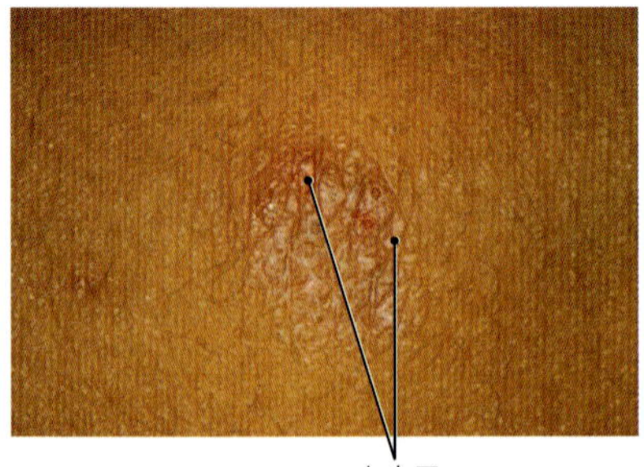

소아의 배 피부에서 관찰된 무좀균 감염소로, 국한성의 소양성 피진을 나타내고 있다. 소수포가 다수 형성되어 있다. 부친의 무좀에서 접촉감염을 일으킨 것으로 판단된다.

[그림 12-8] 체부백선(육안소견)

사마귀는 피부의 바이러스 감염병이다. 물사마귀(전염물렁종, molluscum contagiosum)는 소아에게 접촉감염을 일으킨다. 부드러운 구진이 다발하며 통증도 가려움도 없다. 보통 자연 치유된다. 성인의 경우 종종 성병으로 외음부의 피부에서 관찰된다. 일반적인 사마귀는 보통사마귀(심상성 우췌, verruca vulgaris)라고 하며, 표면에 과립상의 편평융기성 병변을 형성한다. 사람유두종바이러스(HPV) 감염병이며, 자각증상은 거의 없다. 피부에 사마귀를 만드는 HPV는 전체 100종류 이상 가운데 1~4형과 7형이 주체이다. 주로 소아에게 접촉감염을 일으킨다.

■ 수두(varicella)

수두는 발열과 온몸의 작은 수포성 습진을 특징으로 하는 소아기의 수두대상포진바이러스(VZV) 감염병이다(▶ **그림 12-9**). 전염력이 강하고 공기감염을 일으키기 때문에 원내감염이나 업무감염에 대한 주의가 필요하다. 예방접종이 효과적이다. 혈중에 중화항체가 있으면 걸리지 않는다. 다만, 백혈병 치료 중인 환아가 걸리면 치명적이므로 백혈병의 적으로 간주할 필요가 있다.

면역기능이 정상인 숙주에게 감염되면 신경세포 내에 잠복하고 있다가 성인이 된 후 저항력이 떨어졌을 때 대상포진(herpes zoster)으로 나타난다. 통증이 있는 수포성 피진이 신경을 따라 나타난다.

수두와 홍역(rubeola)은 전신성 바이러스 감염병이지만, 피부 소견이 가장 두드러지기 때문에 편의적으로 이곳에 포함시켰다.

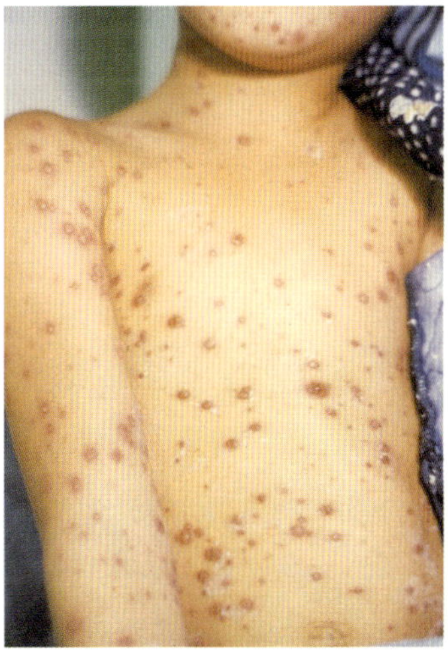

다수의 수포성 피진

수두대상포진바이러스(VZV)

분류 :	DNA바이러스
별명 :	사람헤르페스바이러스 3형
감염양식 :	공기감염
조직상 :	핵 내 포함체
예방 :	생백신

수두는 소아의 감염병으로, 고열과 함께 온몸의 피부에 다수의 수포성 피진이 형성된다. 바이러스는 공기감염을 일으키며 면역결핍자에게 기회감염을 일으킨다. 소아과 병동에서는 수두바이러스를 백혈병의 적으로 간주하고 있다.

[그림 12-9] 수두(육안소견)

■ 홍역(rubeola)

홍역은 이봉성 발열과 전신의 점상 홍반을 특징으로 하는 홍역바이러스에 의한 전신성 감염병이다. 전염력이 강하고 공기감염을 일으키기 때문에 원내감염이나 업무감염에 대한 주의가 필요하다. 예방접종이 효과적이다. 감염 후 일시적인 면역억제를 동반한다(▶ **그림 12-10**). 혈중에 중화항체가 있으면 걸리지 않는다.

질병 초기에 입안 점막(볼점막)에 백색 점상 코플릭반점(Koplik's spot)(▶ **그림 12-11**)이 확인되는 점이 특징이며, 진단 가치가 높은 소견이다. 중증화되면 폐렴을 합병한다. 소아 질환이지만, 성인이 걸리면 약물발진과 감별하기 어려운 경우가 있다. 개발도상국에서는 지금도 영양상태가 나쁜 아이들의 생명을 빼앗고 있는 무서운 감염병이다.

Note

홍역(rubeola), 수두(varicella), 풍진(german measles), 볼거리(mumps)의 중화항체 음성률

젊은 층에는 이들 바이러스성 질환에 대한 중화항체를 갖지 않는 사람이 소수 있다. 환자로부터 옮을 가능성이 높기 때문에 음성자는 예방접종을 받아야 한다.

홍역바이러스의 증식, 항체 생산과 발진의 관계

발진기에 바이러스양이 급격하게 감소되면 항체 생산이나 세포면역력이 유도된다. 이 시기에는 면역기능이 일시적으로 억제되기 때문에 투베르쿨린반응의 음성화, 결핵의 재발 등이 일어날 수 있다. 항체는 중화항체이며 일단 생산능력을 획득하면 두 번 다시는 걸리지 않는다(▶ **그림 12-10**).

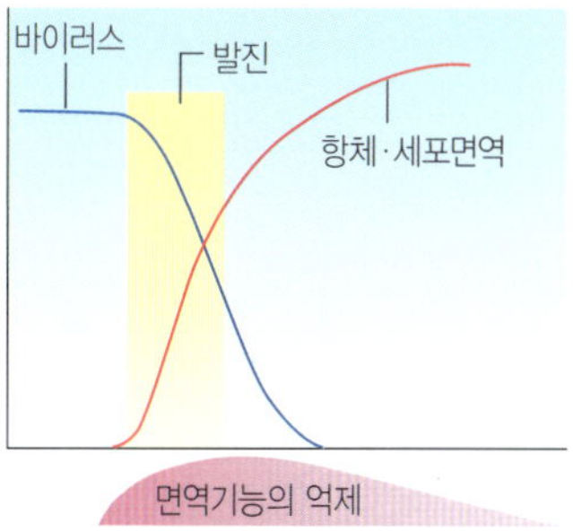

[그림 12-10] 홍역바이러스의 증식, 항체생산과 발진과의 관계

Note

삼차신경(trigeminal nerve)

제5뇌신경이며 3개의 가지로 나뉘기 때문에 이 이름이 붙었다. 얼굴의 감각과 아래턱 운동에 관여한다.

옴(scabies)의 피진분포
(▶ 그림 12-12)

옴에 의한 소양성 피진은 배, 가슴, 겨드랑이, 위팔 안쪽, 외음부, 넓적다리 안쪽에서 많이 발생한다. 붉고 작은 구진에 추가하여 결절성 피진(주로 외음부) 및 옴터널(주로 손이나 손가락 사이)이 관찰된다.

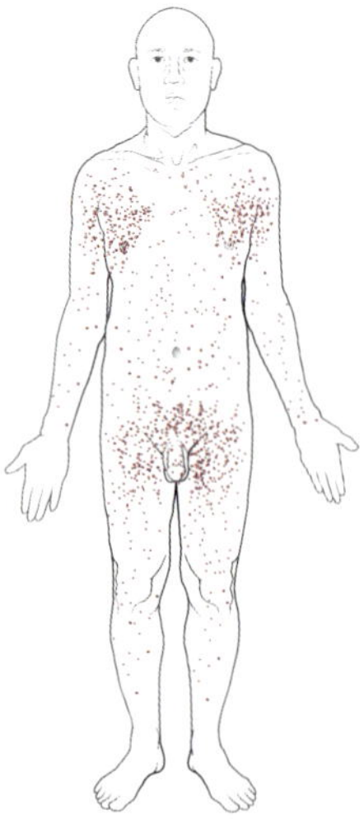

[그림 12-12] 옴의 피진분포

옴터널(▶ 그림 12-13)

옴터널은 손이나 손가락 사이에서 많이 발생한다. 터널에 암컷 성충이 거주하며 분변, 충란 및 부화한 유충(부화까지 3~4일)을 배출한다.

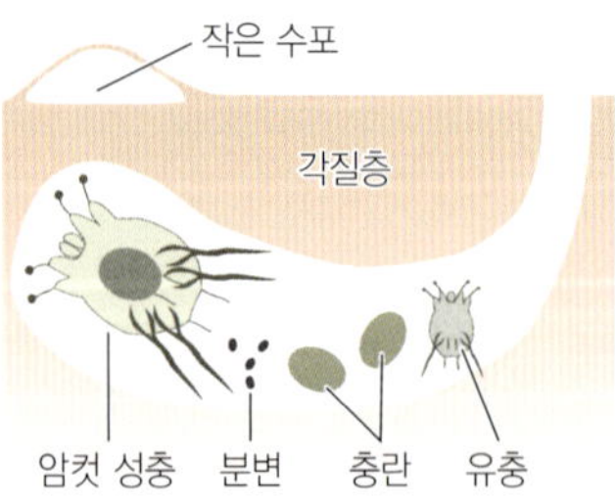

[그림 12-13] 옴터널의 모식도

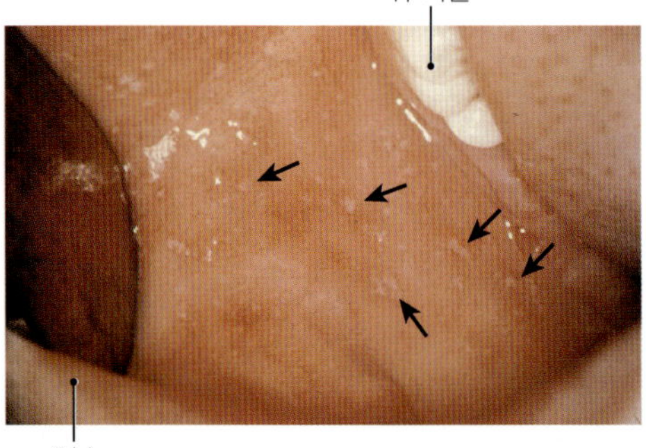

홍역바이러스
- 분류 : RNA바이러스
- 감염양식 : 공기감염
- 조직상 : 핵 내 포함체, 거대세포
- 예방 : 생백신

코플릭반점은 홍역의 초기 특징으로 진단 가치가 높다. 볼점막에서 관찰되는 백색 점상 병변이다(화살표).

[그림 12-11] 홍역의 코플릭반점(육안소견)

■ 단순헤르페스바이러스 감염병(입술헤르페스, herpes labialis)

삼차신경절에 잠복감염되어 있던 단순헤르페스바이러스(HSV)가 컨디션 불량 시 입꼬리나 입술에 많은 수포(포진)를 만든다. 재발성이며, 구강성교를 통해 성교 상대방의 외음부에 감염시킬 우려가 있음을 인식하기 바란다.

■ 옴(scabies) (▶ 그림 12-12)

진드기에 의한 피부 감염병으로, 감염력이 높기 때문에 뇌외과병동이나 노인보건시설(가려움을 호소하지 않는 사람이 많음) 등에서 원내감염이 종종 문제가 된다. 작은 구진, 작은 결절 및 옴터널의 세 형태 피진을 나타낸다(▶ 그림 12-12). 암컷 성충(크기 0.1mm 크기)은 손가락 사이나 겨드랑이나 샅고랑(서혜부)에 옴터널을 만들어 살며(▶ 그림 12-13) 충란이 린넨류에 부착하여 감염이 확산된다. 가려움이 심한 홍반이나 구진을 확인할 수 있다. 건강한 성인에게서 성병으로 전파되기도 한다. 면역결핍상태이면 고도의 감염을 일으키는데 이를 노르웨이옴(Norwegian scabies)이라고 한다. 이 경우 진단이 어렵고 종종 원내감염을 피할 수 없는 상태에 이른다.

옴터널 부위의 찰과 표본을 그림에 나타내었다(▶ 그림 12-14).

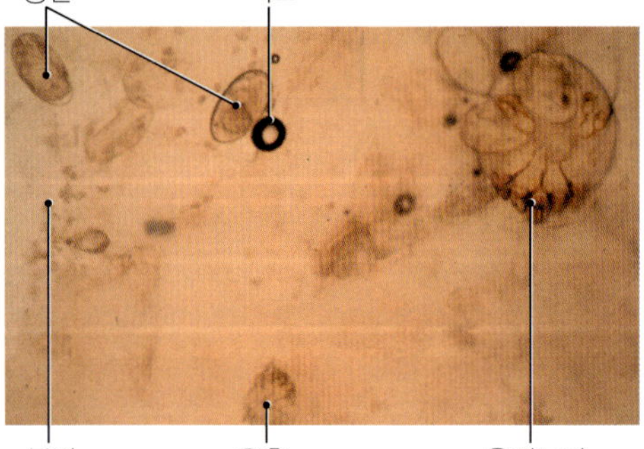

옴은 가려움이 심한 피진을 형성한다. 찰과물을 현미경으로 관찰하면 소형 진드기인 사람옴진드기(성충은 발이 4쌍)가 관찰된다. 타원형 충란, 유충(다리는 3쌍)과 분변도 관찰된다. 린넨류에 부착한 충란을 통해 접촉감염을 일으키기 때문에 원내감염을 일으키기 쉽다.

[그림 12-14] 옴(병변 찰과물의 무염색 표본)

4. 피부 종양

피부에는 다양한 양성종양과 악성종양이 관찰된다. 앞에서 설명한 모반(점)은 과오종에 상당하는 병변이지만, 실제로 모반에도 여러 종류가 있다. 대표적인 피부의 종양성 병변에 대해 간단하게 설명하겠다.

■ 지루각화증(seborrheic keratosis)

고령자에게서 높은 빈도로 관찰되는 양성종양으로, 경계가 뚜렷하고 융기하는 구진상의 각화성 병변을 만든다. 노인성 우췌라고도 불린다. 반죽을 바른 듯한 외관을 띠며 종종 검은색 점과 유사한 병변이 다발한다. 머리, 몸통, 팔다리 등의 기름이 많은 피부에서 호발한다.

■ 흉터종(keloid)

수술흉터나 피어싱 부위와 일치하여 융기성 흉터가 형성되며 누르면 통증이 느껴진다. 상처부위의 재생과정이상이며, 현미경적으로 아교원섬유의 불규칙한 증식이 관찰된다(▶ **그림 12-15**). 절제하더라도 재발하기 쉬운 특징이 있다. 아프리카계 흑인에게 생기기 쉬운 등 유전적 배경이 있다.

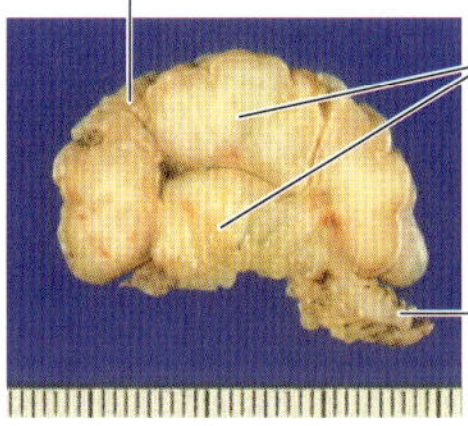

흉터종은 치유과정에서 아교원섬유가 과잉 증식하여 분엽 모양으로 부풀어 오른 결절이 형성된 것이다. 66세 여성의 복부 피부에서 관찰된 지름 3cm의 폴립 모양 병변이다.

[그림 12-15] 흉터종(절제예의 포르말린 고정 후 자른 단면)

■ 편평세포암종(squamous cell carcinoma; 가시세포암종)

편평상피세포(각질형성세포)에서 유래하는 암으로, 피부가 붉어지고 비늘처럼 단단해지는 증상을 나타낸다. 진행되면 종양이 부풀어 올라 표면이 사마귀처럼 되는 경우도 있다. 궤양을 형성하는 경우도 적지 않다. 전이는 5% 이하이며 대부분 완전절제에 의해 치유된다.

과도한 햇빛 노출과 관련이 있는 경우가 많기 때문에 햇빛 노출부위에서 많이 발생한다. 비소 등의 화학발암물질이나 방사선, X선 조사 등이 원인인 경우도 있다. 전암성 병변을 일광각화증(solar keratosis; 노인성 각화증)이라고 한다. 소아기의 화상흉터부위에서 편평세포암종이 발생하기도 한다.

침윤이 없는 표피 내 편평세포암종(상피내암종)을 보엔병(Bowen's disease)이라고 한다. 얼굴에는 관찰되지 않고 햇빛 노출이 적은 몸통에 많은 것이 침윤암과 다르다. 보엔병이 침윤성 편평세포암종으로 진행되는 빈도는 낮다.

Note

Point

지루각화증(seborrheic keratosis) : 고령자에게 많은 흑색 병변으로, 반죽을 붙인 듯한 외관이 특징

흉터종(keloid) : 흉터부위의 아교원섬유가 과잉증식

편평세포암종(squamous cell carcinoma; **가시세포암종**) : 편평상피세포(각질형성세포)에서 유래하는 암이다. 햇빛 노출부위에 호발하며, 완전 절제하면 대부분이 치유된다.

바닥세포암종(**기저세포암종**, basal cell carcinoma) : 출혈성으로 궤양을 만들어 침윤하지만, 전이를 일으키지는 않는다. 완전절제되면 완치된다.

악성흑색종(malignant melanoma) : 멜라닌세포에서 유래하는 고악성도의 악성종양

표피 유래의 전암성 병변 : 일광각화증(solar keratosis)

일광각화증은 고령자의 얼굴이나 손등 등, 햇빛 노출부위의 피부에 생기는 각화를 동반한 피진으로, 노인성 각화증이라고도 불린다. 전암성 병변이며 20~25%는 편평세포암종으로 진행된다. 조직학적으로는 표피 바닥세포층~결바닥층에 형성이상이 있는 세포가 증식하는데, 상층부에 형태이상은 관찰되지 않는다.

Note

악성흑색종에서의 침윤 깊이와 사망률

침윤 깊이에 대해서는 클라크의 레벨분류(I : 표피 내, II : 진피 유두층까지, III : 진피유두층을 넘어 그물층을 압박, IV : 그물층까지, V : 피부밑조직까지)가 있다.

표피 내라면 5년 생존율은 99%이지만, 피부밑조직까지 침윤되면 5년 생존율은 30%로 저하된다.

(진피유두층 = 진피상층부, 진피 그물층 = 진피 중~심층)

욕창 호발부위(▶ 그림 12-17)

욕창이 생기기 쉬운 부위는 뼈가 돌출된 압박부위이다(원의 크기가 빈도를 나타낸다).

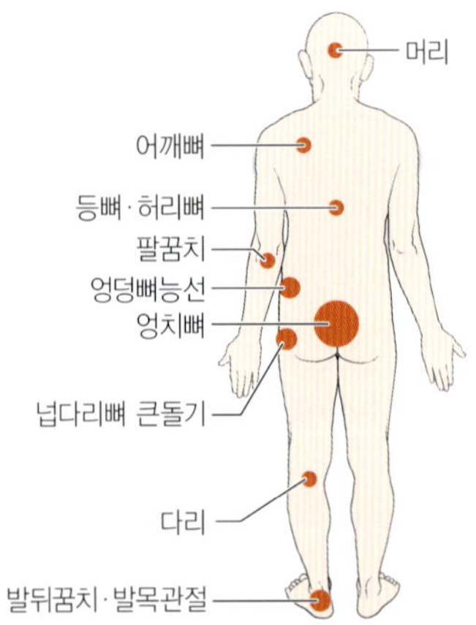

[그림 12-17] 욕창의 호발부위

MRSA에 감염된 욕창과 격리

욕창에 MRSA가 감염된 경우 원칙적으로 환자를 1인실에 격리할 필요는 없다. 격리해야 하는 것은 욕창이므로 드레싱재로 '병소 격리'를 하면 충분한 경우가 많다. 그런 다음 의료인이 적절하게 손소독을 하면 원내감염의 위험을 최소한으로 줄일 수 있다.

■ 바닥세포암종(기저세포암종, basal cell carcinoma)

바닥세포암종은 암세포가 바닥세포(기저세포)와 닮아 있어서 이 명칭이 붙었다. 햇빛 노출부위(얼굴)에서 많이 발생한다. 조직학적으로 소형세포암의 핵이 반상으로 배열하는 것을 특징으로 한다. 출혈성으로 궤양을 만들면서 침윤되지만, 전이되는 일은 없고 완전절제하면 완치된다.

■ 악성흑색종(malignant melanoma)

악성흑색종은 멜라닌세포 유래의 악성종양으로, 조기부터 림프성 전이와 혈행성 전이가 관찰되는 악성도 높은 종양이다(▶ 그림 12-16). 종양세포는 멜라닌을 생산하며 종양 자신이 흑색을 띠는 경우가 많아서 이 명칭이 붙었다. 염색성 모반(점)이 악성화되는 경우는 드물고, 처음부터 악성흑색종으로 발생하는 점이 중요하다. 조기 병변은 침윤이 없기 때문에 완전절제하면 치유된다. 햇빛 노출부위의 피부와 함께 손바닥이나 발바닥에 생기는 경우도 많다.

악성흑색종은 피부뿐만 아니라 입안, 코안(비강), 식도, 항문 등의 점막이나 뇌척수막 및 안구에서 발생하기도 한다.

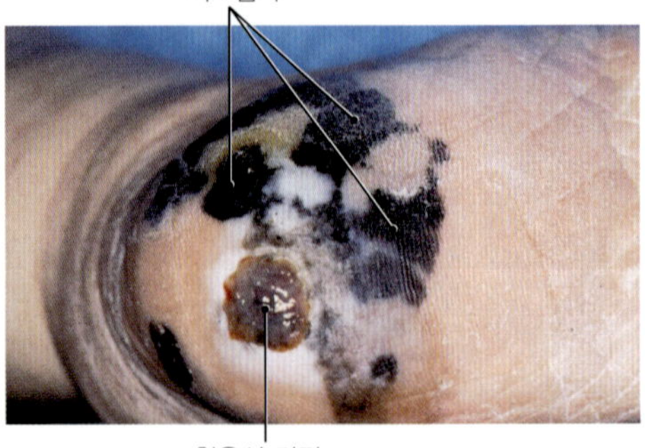

발바닥부위의 흑색 침윤성 종양으로, 중앙에 암갈색의 종괴 형성을 동반하고 있다. 악성도가 높은(예후가 나쁜) 멜라닌 생산 세포(멜라닌세포) 유래의 악성종양이다.

[그림 12-16] 악성흑색종(육안소견)

5. 피부 손상

■ 욕창(bedsore)

욕창은 거동을 못하는 상태에 있는 환자의 압박부위(특히 뼈 돌출부위)에서 생기는 압박성 궤양으로, 정기적으로 자세를 바꿔 욕창을 만들지 않는 것이 간호의 기본이다. 엉치뼈(천골)에 가장 많고 엉덩뼈능선(장골능선), 다리의 가쪽복사(외과), 넓적다리의 큰돌기(대전자), 발뒤꿈치 등에서도 관찰된다(▶ 그림 12-17, 12-18). 심하면 뼈가 노출되며 종종 이차감염을 동반한다. 메티실린 내성 황색포도알균(MRSA)에 감염되면 매우 번거로우며, 욕창이 치유되지 않으면 감염은 사라지지 않는다.

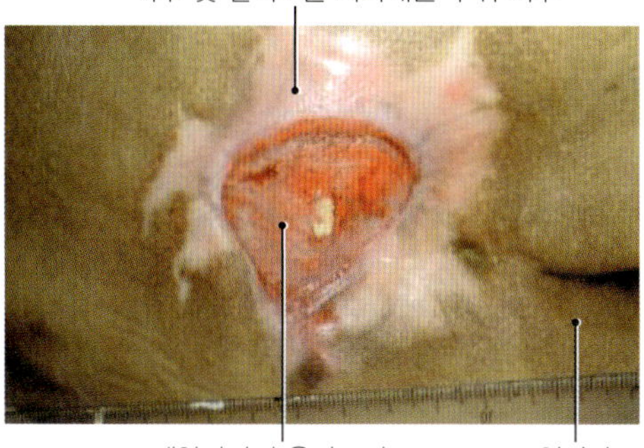

엉치뼈(천골) 부위에 생긴 욕창으로, 깊은 궤양이 형성되어 있다. 궤양바닥의 적색은 육아조직이다. 주위 피부는 두꺼워지고 탈색(백색화)되어 있다.

[그림 12-18] 엉치뼈 부위의 욕창(육안소견)

■ 화상(burn)

화상이란 열 작용에 의한 생체조직의 손상이다. 그 원인으로 화염, 열탕, 증기, 화학약품, 방사선 등이 있다. 피부손상 정도에 따라 화상은 I도~III도로 분류된다(▶ **그림 12-19**).

① **I 도** : 표피의 화상으로, 홍반과 통증이 있으나 수일이면 치유된다.

② **II 도** : 진피의 얕은 층인 경우 수포와 미란이 있고 심한 통증을 동반한다. 1~2주일 정도에 치유되며 흉터는 남지 않는다. 진피의 깊은 층인 경우 궤양, 수포, 표피탈락이 있으며 감각이 마비된다. 2~4주일에 치유되지만 흉터는 남는다.

③ **III 도** : 피부밑조직까지의 전층 손상으로, 피부 구성성분이 파괴되기 때문에 창백해지고 양피지 모양의 건조한 표피가 되며, 탄화된 표재정맥에 혈전 형성이 관찰된다. 피부이식을 요하기 때문에 치유까지 4주일 이상 필요하다. 심한 흉터가 남는다.

＊

광범위한 화상인 경우 화상 면적을 추정하는 것은 치료전략과 예후판정에 중요하며, 산출방법으로서 유아의 경우는 '5의 법칙', 성인의 경우는 '9의 법칙'에 따라 계산한다(▶ **그림 12-19**). 기도화상이 있으면 예후가 나빠진다. 화상의 중증도를 Note에 정리하였다.

Note

동상(frostbite)

동상은 전신적인 저체온증과 달리 손발의 끝, 얼굴, 귀 등 한기에 노출되기 쉬운 국소에서 일어나는 한랭손상이다. 동상의 기전은 다음과 같다.

① **조직에 대한 동결의 영향** : 세포 밖에 얼음결정이 생기면 세포 안이 탈수상태가 되어 세포는 죽음에 이른다.

② **혈류에 대한 한랭의 영향** : 피부는 한기에 노출되면 열방출을 방해받아 체온을 유지하고자 혈관수축이 일어나는데, 그러면 혈류가 악화되어 국소의 온도가 내려간다. 이윽고 혈전 형성으로 인해 말초부위가 괴사에 빠진다.

화상의 중증도

화상의 중증도는 다음의 기준으로 판정한다.

정도	II도 화상	III도 화상
경증	15% 미만	2% 미만
중등증	15~30%	10% 미만*
중증	30% 이상	10% 이상 (얼굴, 손발의 화상) (기도화상) (연부조직손상, 골절이 있는 경우)

* 얼굴, 손발의 III도 화상은 제외

● **화상의 분류**

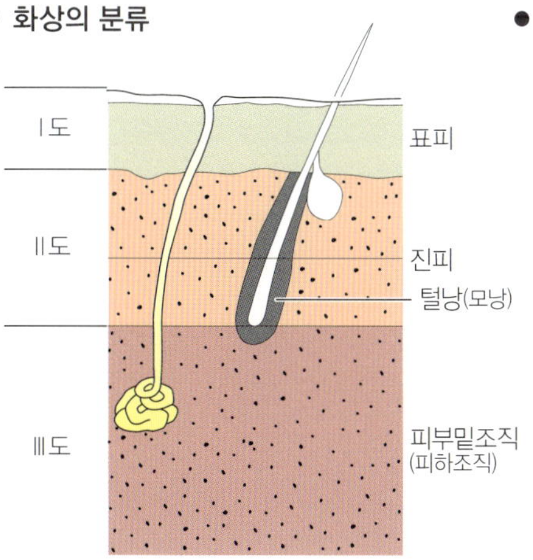

● **화상의 범위추정**

9의 법칙

5의 법칙

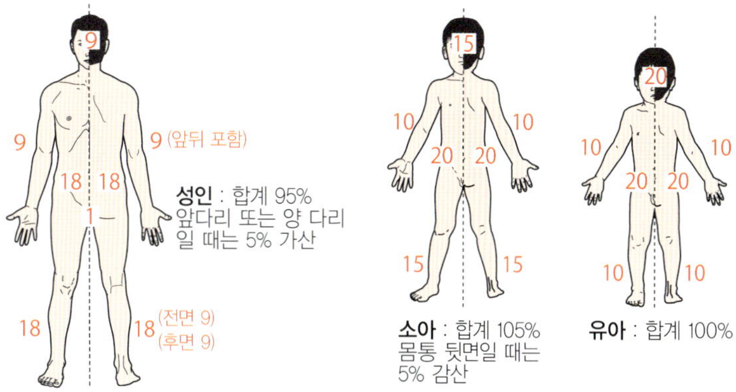

[그림 12-19] 화상의 정도와 범위

column

■ 남성호르몬과 젊은 대머리의 관계

테스토스테론(testosterone)은 세포 내에서 '5α 환원효소'의 작용으로 디히드로테스토스테론(dihydrotestosterone, DHT)이라는 남성호르몬으로 변환된다. 이 변환은 전립샘, 음낭, 털낭(털뿌리)에서 효율적으로 이루어진다. 남성호르몬은 안드로겐수용체와 결합함으로써 이 작용을 발휘한다. 실제로 탈모가 막 진행된 사람이 거세(고환절제)되면 탈모가 멈춘다는 사실이 알려져 있다. DHT가 털낭의 세포 내에서 안드로겐수용체와 결합하면 털의 발육을 담당하는 탈바탕질(털기질)에 악영향을 끼치며 모발의 성장을 억제하여 남성형 탈모증(젊은 대머리)을 일으키는 것이다. 탈모 여부는 유전적으로 결정되어 있다.

남성형 탈모증이 진행되면 이마, 머리꼭대기의 머리카락은 더 짧고 가는 솜털 모양의 모발이 되고 최종적으로는 뒤통수, 옆머리 이외의 모발은 모두 탈모된다. 남성형 탈모증에서 이마와 머리꼭대기의 모발만 탈모되는 것은 털이 남성호르몬으로부터 받는 영향이 부위에 따라 다르기 때문이다. 뒤통수, 옆머리의 모발 및 눈썹의 바깥 1/3은 갑상샘호르몬에 지배를 받고 있다. 또 수염, 가슴털, 음모, 액모는 사춘기에 남성호르몬의 영향으로 짙어지는데, 태어나면서 자라는 머리카락과 달리 남성형 탈모는 관찰되지 않는다.

■ 털주기

두피에서는 굵고 긴 성숙털(terminal hair)을 지지하는 '성장기'의 털망울(모구; 털의 근본)은 피부밑지방조직에 위치한다. '퇴행기'에는 털뿌리(모근)는 세포분열을 멈추고 털망울은 위쪽으로 짧아지며 이동한다. '휴지기'의 털망울은 진피에 위치한다(털뿌리의 길이는 성장기의 1/3이 된다). 휴지기의 털은 생리적으로 탈락된다.

머리카락의 성장기는 2~6년, 퇴행기는 2주일, 휴지기는 3~4개월이다. 머리카락은 85~90%가 성장기, 1%가 퇴행기, 10% 전후가 휴지기에 있다. 머리카락은 약 10만 개이며 하루에 평균 50~80개가 빠진다. 원형탈모증(areata alopecia)에서는 초기에 털망울 주위에서 림프구침윤이 관찰된다. 병변 중심에서는 성장기 억제에 의한 탈모가 생기고, 가장자리에서는 휴지기에 일치하는 탈모가 생긴다.

■ 대머리(baldness)

원형탈모증에서는 지름 2~3cm의 둥근 탈모반이 머리카락이 있는 머리부위에서 갑자기 생긴다. 병변은 확대되고 유합되기 쉬운 경향이 있다. 눈썹이나 수염이 빠지기도 한다. 조기 병변에서는 털낭 내에 털이 남아 검은 점으로 보인다. 원형탈모증은 실연 등의 정신적 충격 뒤에 생기는 경우가 많은 것이 특징이다. 자연적으로 치유되지만 장기간에 걸쳐 머리카락이 자라지 않거나 탈모가 재발하는 예도 적지 않다. 심하면 탈모가 진행되어 머리카락이 완전히 빠지기도 한다[온머리탈모증(전두탈모증)]. 눈썹, 속눈썹, 음모를 포함한 온몸의 털이 빠져 범발성 탈모증이 되는 경우도 있다.

갑상샘저하증에서도 탈모가 관찰된다. 머리카락(특히 옆머리), 음모가 얇아짐과 동시에 눈썹 바깥쪽의 1/3이 옅어진다. 남성의 수염은 영향을 받지 않는다.

털낭의 기능 정지상태에는 다음의 3종류가 알려져 있다.

① 젊은 대머리(남성형 탈모증)에서는 유전적 소인이 있는 남성에게서 남성호르몬의 영향으로 털주기가 짧아져서 털이 바뀌어 자라면서 성숙털(센털)인 머리카락이 솜털로 역전환된다. 다인자성 우성유전을 생각할 수 있다. 남성형 탈모증은 탈모증의 95%를 차지하며 30세 이후 남성의 30%, 50세 이상 남성의 50% 이상에 이른다.

② 항암제에 의한 성장기성 탈모에서는 털이 성장기인 채 성장을 멈추고 탈모된다.

③ 고열 후나 분만 후의 휴지기성 탈모에서는 털주기가 빨라져 빠르게 휴지기가 되어 탈모된다.

column

■ 흑발, 금발, 백발

피부색이나 털색의 바탕이 되는 멜라닌에는 흑색의 유멜라닌(eumelanin), 황적색의 페오멜라닌(pheomelanin) 2종류가 있다. 금색, 갈색, 흑색 머리카락에는 유멜라닌이 많고 적색 머리카락에는 페오멜라닌이 많이 함유되어 있다. 머리카락 색에는 유멜라닌/페오멜라닌의 비율뿐만 아니라 멜라닌의 양이나 성숙도의 차이도 영향을 준다. 멜라닌의 성숙은 멜라닌분자의 중합에 의존하며, 멜라닌의 중합도가 높아질수록 머리카락색이 검다. 갈색이나 금발 등의 밝은 색 머리카락은 멜라닌 양이 적고 중합도가 낮다(분자량이 작다).

멜라닌은 아미노산의 티로신에서 합성된다. 멜라닌합성효소인 티로시나아제(tyrosinase)의 활성은 40세를 넘으면 감소하여 멜라닌색소를 포함하지 않는 백발이 난다. 한국인의 백발 정도는 완전한 백색이 아니라 황금색을 띤다. 유멜라닌의 생산이 정지해도 페오멜라닌의 생산이 한동안 계속되기 때문이다. 백발화는 옆머리에서 시작되어 서서히 머리꼭대기로 진행된다. 뒤통수는 맨 마지막에 백발화한다. 속눈썹, 눈썹, 액모나 음모는 머리카락보다 늦게 백발화한다.

법의학적으로는 음모에 백발이 섞이면 40세로 연령을 추정한다.

멜라닌색소가 심부에 존재하면 표면에서 푸르게 보인다. 막 면도한 머리나 턱이 푸른 이유는 털뿌리가 비치기 때문이다. 진피 내에 멜라닌색소가 분포하는 예로서 동양인 소아의 엉덩이에서 보이는 몽고반점이나 청색모반을 들 수 있다. 백인의 푸른 눈은 홍채를 통과하여 망막의 색소상피가 비치기 때문이다. 멜라닌뿐만 아니라 다른 색소에서도 마찬가지이며, 헤모글로빈이 비치는 피부정맥은 푸르게 보인다.

■ 욕창을 소독하는 것은 백해무익

감염을 방지할 목적으로 욕창을 소독해야 할까? 대답은 '아니오'이다. 소독제는 섬유모세포를 손상시켜 오히려 치유를 지연시킨다. 소독제는 단백질과 반응해서 바로 불활성화되어 살균력을 상실하지만(심부에 존재하는 병원체까지 도달하지 않는다), 조직손상성은 유지된다. 소독제 대신 생리식염수나 따뜻한 물로 씻는 것이 효과적이다. 최근 양치액으로 입안을 행구면 물로 헹군 경우와 비교해서 감기에 잘 걸린다고 하는 데이터가 발표되어 물의를 일으켰는데, 소독하면 된다는 생각이 올바르지 않다는 것을 시사하고 있다.

소독해서 딱지를 만드는 것이 목표였던 지금까지의 욕창 치료는 재검토되어야 한다. 물로 세정하고 드레싱재로 습도를 유지하는 것이 치유를 촉진한다. 욕창에 부착한 MRSA는 소독해도 없어지지 않는다. 한시라도 빨리 욕창 자체를 완치시킬 필요가 있다.

국시 적중문제

Q 다음 중 3도 화상에 대한 설명으로 옳은 것은?

① 홍반, 압력을 가했을 때 창백해진다.
② 신경손상으로 인한 심한 통증이 있다.
③ 피부층이 모두 손상되어 지방층이 보인다.
④ 24시간 후에 수포가 생기고 벗겨질 수 있다.
⑤ 표피와 진피가 다양한 깊이로 파괴된다.

A 3도 화상

1) 표피, 진피, 피부밑조직, 근육, 신경, 혈관, 뼈 등이 파괴된 화상
2) 신경말단이 파괴되어 통증이 없고, 체온 조절이 되지 않는다.
3) 응고괴사가 있고 외과적 수술로 상처를 봉합할 필요가 있다.

①, ④ 1도 화상　　②, ⑤ 2도 화상

정답 : ③

병리학(pathology)

질병의 본질적 성질을 취급하는 의학의 한 분야로서, 특히 질병에 의해 발생하는 신체의 조직이나 기관의 형태학적 변화 및 기능적 변화를 연구하는 학문. 즉, 병의 원인-발생-경과 및 그 변화 등에 관한 연구를 하는 학문으로 넓은 의미로는 생물체에서 볼 수 있는 모든 이상(질환) 및 기형을 대상으로 하며 좁은 의미로는 사람에게 일어나는 병변의 본태를 규명하고 병태의 구조와 기능의 변화를 분명히 하여 치료와 예방에 공헌하는 기초의학 분야를 가리킨다.

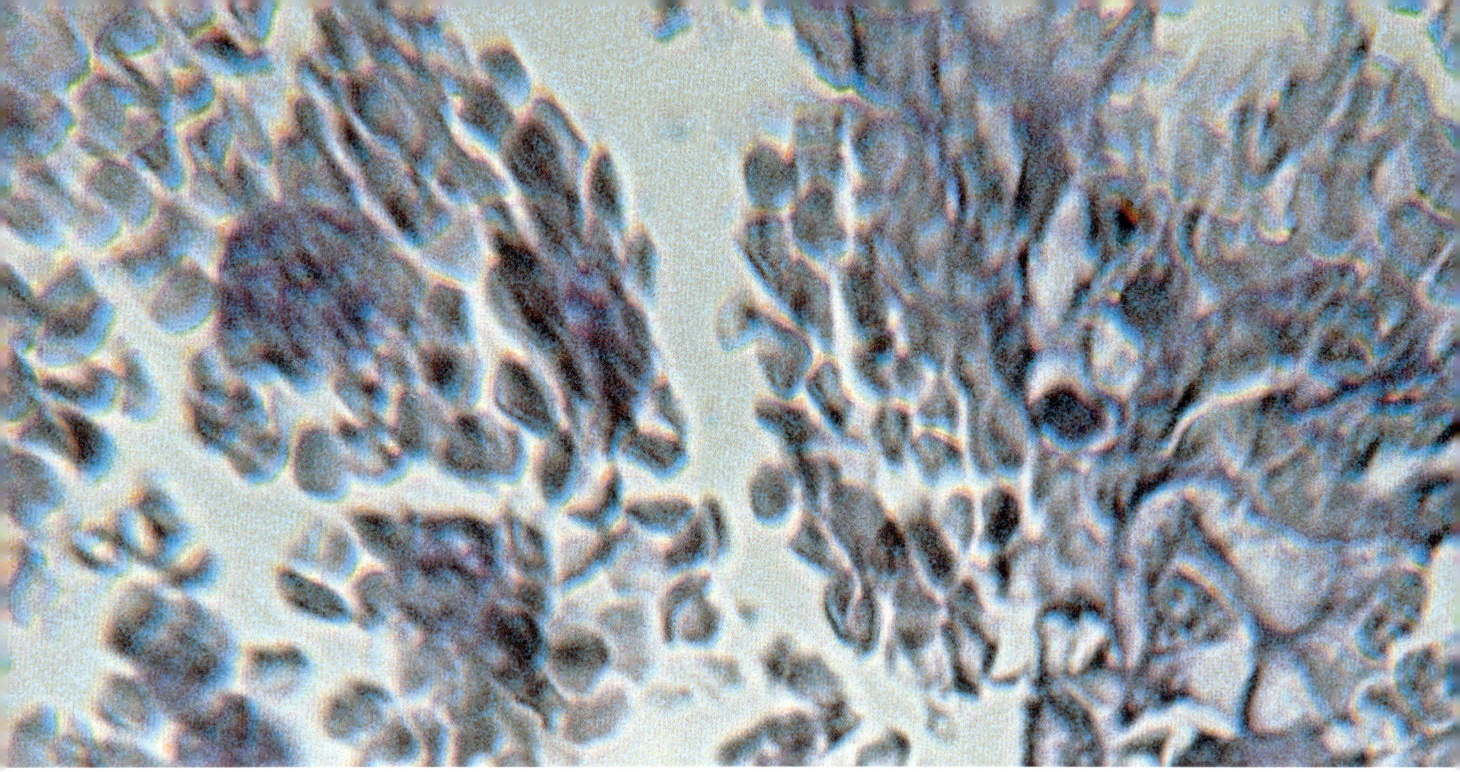

제13장 **뇌 · 신경계통 질환**

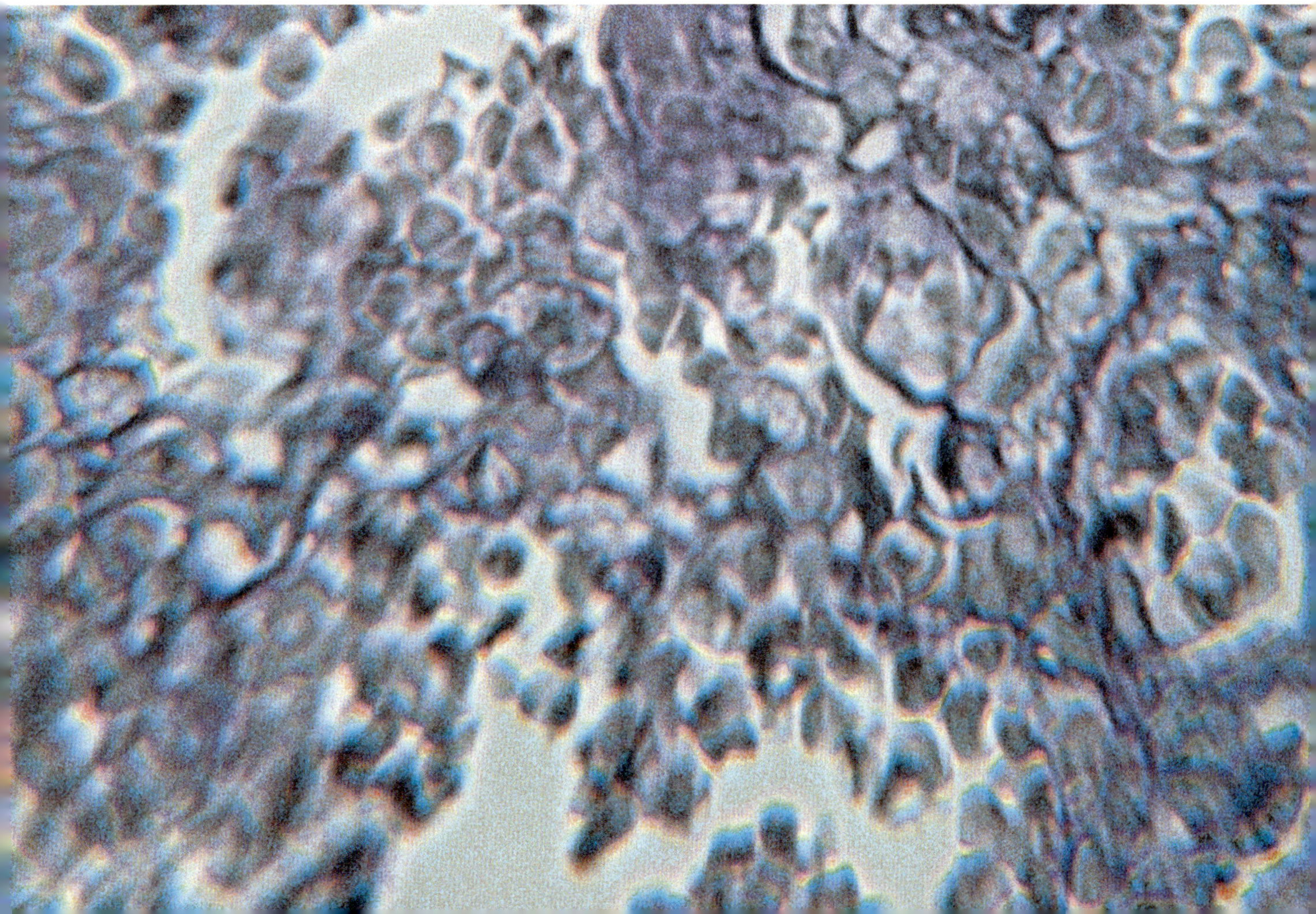

주요 용어해설

- **경련(convulsion)** : 운동신경세포에 일과성의 과도한 흥분이 생긴 결과, 전신 또는 일부 뼈대근육이 발작적으로 불수의수축을 일으키는 현상을 말한다.
- **뇌경색증(cerebral infarction)** : 뇌에 영양을 제공하는 동맥이 막히거나 좁아짐으로써 뇌허혈을 일으켜 뇌 조직이 산소 또는 영양부족으로 인한 괴사 상태가 되는 것을 말한다.
- **뇌성 마비(cerebral palsy)** : 태생기부터 신생아기의 발육 도중에 있는 뇌에 생기는 비진행성 손상 병변을 말한다.
- **뇌척수액(cerebrospinal fluid, CSF)** : 뇌실계통과 거미막밑공간을 채우는, 림프액처럼 무색 투명한 액체이다. 약알칼리성으로 세포성분은 거의 포함되어 있지 않다.
- **다계통위축증(multiple system atrophy)** : 줄무늬체흑색질변성, 올리브다리뇌소뇌위축, 샤이-드래거증후군이라는 3가지 병명을 일컬으며, 모두 파킨슨증상을 동반한다.
- **말이집(수초, myelin)** : 희소돌기아교세포(핍지교세포; 중추신경) 또는 슈반세포(말초신경)가 만드는 특수한 층상 및 막상 구조로, 말이집신경섬유(유수신경섬유)가 보유하고 있다.
- **불수의운동(involuntary movement)** : 의지에 따르지 않고 불수의적으로 반복하여 일어나는 근육수축을 말하며, 대뇌바닥핵(줄무늬체, 창백핵, 시상밑핵, 흑색질)의 손상에 의한다.
- **색전증(embolism)** : 혈관이나 림프관 내에 생긴 색전자나 혈관 밖에서 침입한 이물질에 의해 작은 혈관의 속공간이 막혀서 일어나는 질병을 말한다.
- **신경아교세포(glial cell)** : 신경계통을 구성하는 신경세포가 아닌 세포를 일컫는 말로, 사람의 뇌에는 세포수로 신경세포의 50배 정도 존재한다고 보고 있다.
- **신경아교증(교증, gliosis)** : 신경조직의 병변부위에서 별아교세포(성상교세포)가 증식하는 것을 말한다.
- **케르니그징후(Kernig's sign)** : 관절(고관절)과 무릎관절(슬관절)을 각각 90도로 굽히고 아래 허벅지를 강제적으로 펴면 정상에서는 넓적다리와 종아리를 135도 이상까지 뻗을 수 있다. 135도까지 뻗어지지 않는데도 통증을 호소하는 것을 수막자극 증상이 있다고(케르니그징후 양성) 본다.
- **프리온(proin)** : 단백질(protein)과 바이러스입자를 뜻하는 비리온(virion)의 합성어로, 바이러스처럼 전염력을 가진 단백질입자라는 의미에서 붙여진 이름이며, 양이나 염소의 면양떨림병, 광우병 및 크로이츠펠트-야콥병 등 다양한 질병을 유발하는 병원체이다.
- **핵황달(kernicterus)** : 신생아기에 황달이 출현하여 그 수치가 비정상적으로 높아짐으로 인해 뇌의 특정부위인 바닥핵, 해마이랑을 중심으로 빌리루빈이 침착되어 노랗게 물들며 신경세포가 파괴됨으로써 뇌성마비 또는 사망의 원인이 되는 것이다.

제 13 장 뇌 · 신경계통 질환

◇ 뇌 · 신경계통의 구조와 기능

1. 뇌의 구조와 기능(▶ 그림 13-1)

뇌는 머리뼈(두개골)에 둘러싸여 있으며 대뇌반구(hemicerebrum), 사이뇌(간뇌, deutencephalon), 뇌줄기(뇌간, brain stem), 소뇌(cerebellum)로 이루어진다.

대뇌반구 표면은 고랑(뇌구, sulcus)과 이랑(뇌회, convolution)으로 되어 있으며 고차 뇌기능, 사고, 감정, 감각인지, 수의운동 등에 관여하고 있다. 사이뇌는 뇌줄기 위쪽에 있으며 대뇌반구에 덮여 숨겨져 있다. 사이뇌에 있는 시상(thalamus)은 다양한 감각정보를 대뇌반구로 전달하며, 시상하부(hypothalamus)는 체온, 식욕, 대사조절 등 자율신경의 중추로서 작용한다. 소뇌는 근육긴장이나 자세조절에 관여한다. 뇌줄기는 그물체(망상체, reticular formation)라는 회색질 영역이 있으며 의식이나 각성, 수면주기에 관여하고 있다. 호흡중추나 각종 뇌신경의 신경핵도 뇌줄기에 존재한다. 중추신경계통의 구성 특징을 ▶ 표 13-1에 정리하였다.

2. 신경계통

신경계통(nervous system)은 그 구조에 따라 중추신경계통과 말초신경계통으로 분류된다.

중추신경계통(central nervous system)은 뇌와 척수로 이루어지며 신경계통의 통합과 명령본부로서 기능한다. 중추신경계통은 감각기관이 포착한 자극을 정리 및 해석해서 과거의 경험과 현재 상황을 감안하여 어떻게 반응할지를 결정한다.

말초신경계통(peripheral nervous system)은 반응을 하기 위해 결정된 뇌나 척수에서의 정보를 말단 세포에 전달하는 역할을 한다. 말단에서 뇌나 척수로 정보를 전달하는 것도 말초신경의 역할이다.

Note

[표 13-1] 중추신경계통의 구성

	회색질	백색질
대뇌	겉질(외부)	속질(내부)
소뇌	겉질(외부)	속질(내부)
뇌줄기	내부	외부
척수	내부	외부

● 뇌의 구분(시상단면)

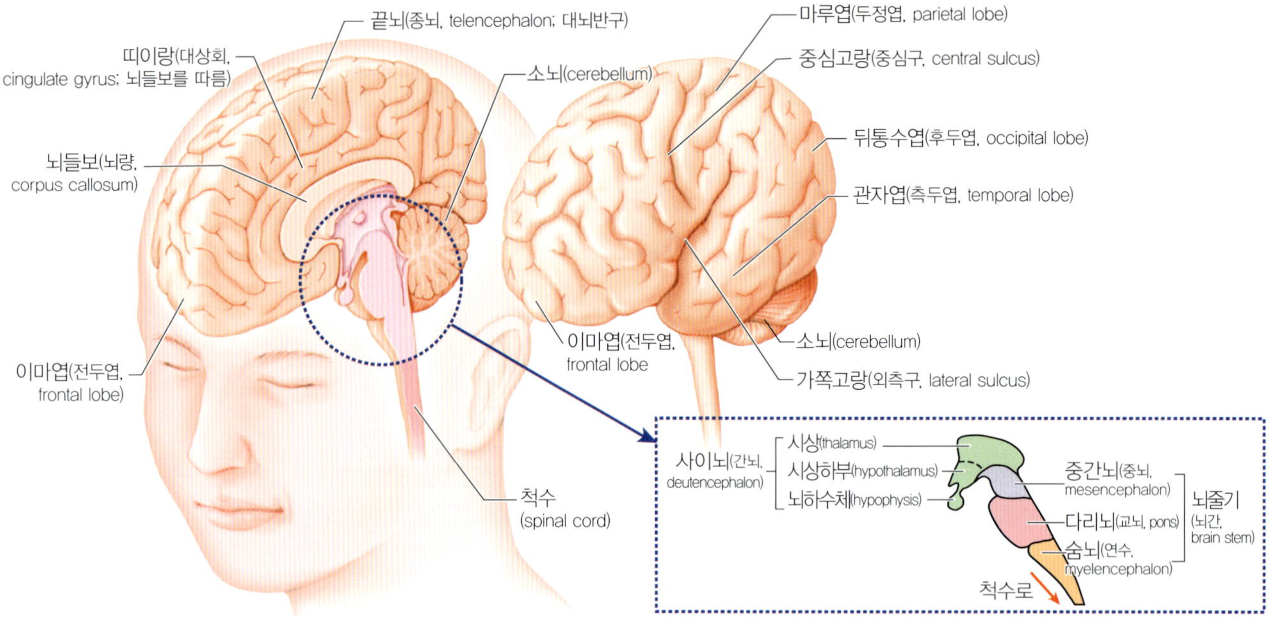

● 신경세포의 구조

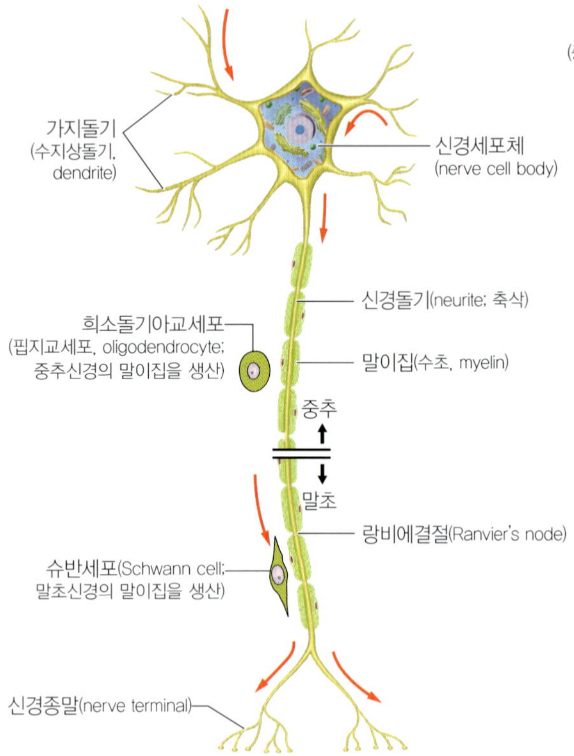

● 겉질척수로(피라미드로)

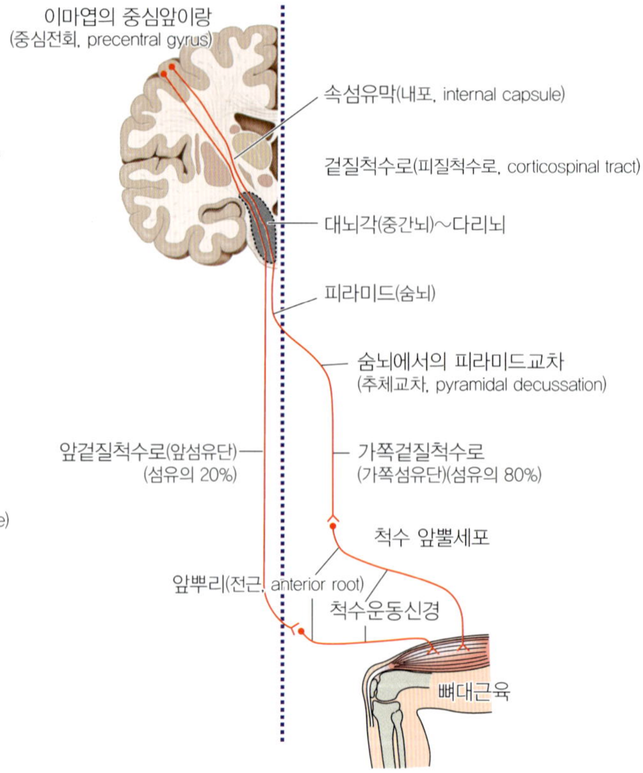

● 뇌·신경계통의 구조와 기능

중추신경계통은 뇌와 척수로 이루어진다. 대뇌와 소뇌에서는 회색질이 바깥쪽 겉질(피질)을 만드는 데 비해 척수에서는 회색질이 백색질에 둘러싸여 있다. 대뇌는 이마엽, 마루엽, 뒤통수엽, 관자엽으로 나뉘며, 고랑으로 나뉜 복잡한 이랑이 있다. 좌우의 대뇌반구는 뇌들보로 연결된다. 대뇌 바닥에는 바닥핵(기저핵)이 있다. 중간뇌는 시상과 시상하부로 구성되고, 뇌줄기는 중간뇌, 다리뇌, 숨뇌로 구성된다. 중간뇌 이하의 뇌줄기 부분에서 후각신경, 시각신경을 제외한 10쌍의 뇌신경이 나온다(▶ **표 13-3**)

[그림 13-1] 뇌·신경계통의 구조와 기능

3. 신경조직의 구조

신경조직은 신경아교(신경교, neuroglia)와 신경세포(neuron)로 이루어진다.

신경아교를 구성하는 세포는 신경아교세포(glial cell)라고 불리며, 세포의 형태에 따라 각각 다른 기능을 하고 있다(▶ 표 13-2). 이와는 달리 신경세포는 기본적으로 핵을 가진 세포체(cell body)와 그곳에서 가늘고 길게 뻗은 자극수용성의 가지돌기(수지상돌기, dendrite)와 자극전달성의 축삭(axon; 신경돌기)으로 이루어진다. 그 역할은 신경정보를 국소 또는 전신으로 전달하는 것이다.

4. 신경전달

신경세포 사이의 결합부위를 시냅스(연접, synapse)라고 한다. 신경세포를 지나는 전기신호가 시냅스에 도착하면 신경전달물질이 방출되어 신경정보가 다음 신경세포로 전달된다.

5. 말초신경

말초신경(peripheral nerve)은 척수 앞뿌리(전근)에서 나오는 운동신경, 척수 뒤뿌리(후근)에서 나오는 감각신경에 더하여 자율신경이 있다. 운동신경세포는 척수 앞뿔에 분포하고, 감각신경세포는 척수 뒤뿔 및 뒤뿌리신경절에 분포한다. 운동신경은 원심성 섬유, 감각신경은 구심성 섬유라고도 불린다.

자율신경은 교감신경(sympathetic nerve)과 부교감신경(parasympathetic nerve)으로 나뉜다(▶ 표 13-3). 교감신경은 각성, 공격 시 우위가 되고, 부교감신경은 수면, 안정, 식사 시 우위가 되며 신체의 항상성을 유지하고 있다. 자율신경은 복잡한 네트워크를 형성하고 있다.

말초신경은 조직학적으로 말이집(수초)을 가진 말이집신경(유수신경, myelinated nerve)과 말이집을 갖지 않는 민말이집신경(무수신경, unmyelinated nerve)으로 나뉜다. 말초신경의 말이집을 만드는 세포를 슈반세포(Schwann cell)라고 한다. 말이집신경섬유는 전달속도가 빠르다. 감각신경의 경우 예리한 감각이나 심부감각은 굵은 말이집신경으로 전달되고, 둔한 온각과 통각은 가는 민말이집신경으로 전달된다.

6. 겉질척수로(피라미드로)

수의운동을 담당하는 겉질척수로[피질척수로, corticospinal tract; 피라미드로(추체로, pyramidal tract)]의 투사를 그림에 나타내었다(▶ 그림 13-1). 상위 운동신경세포는

Note

[표 13-2] 세 종류의 신경아교세포

명칭	기능
① 별아교세포(성상교세포, astrocyte)	신경세포의 지지, 영양, 혈액뇌장벽 형성
② 희소돌기아교세포(핍지교세포, oligodendrocyte)	말이집(수초) 형성
③ 미세아교세포(소교세포, microglia)	탐식능

[표 13-3] 교감신경과 부교감신경

	교감신경	부교감신경
전달물질	노르에피네프린(노르아드레날린)	아세틸콜린
중추	가슴척수	숨뇌, 엉치척수
주요 신경	큰내장신경	미주신경, 음부신경
우위성	각성 시	수면 시
	흥분 시	안정 시
	운동 중	식사 중
작용	혈압상승	혈압 하강
	심박 증가	심박 감소
	뼈대근육 혈류증가	소화관 혈류 증가
	동공 확대	동공 축소
	털세움근 수축	-

기린의 운동신경세포

기린의 다리를 지배하는 운동신경세포의 축삭은 길이가 4~5m에 달한다. 심장에서 2m 떨어진 뇌를 관류하기 때문에 혈압은 260/160mmHg로 높다. 수면시간은 1~2시간으로 짧다. 대형 동물일수록 수면시간이 짧다(쥐 15~18시간, 고양이 12~13시간, 코끼리 3~4시간).

Note

중심앞이랑(중심전회)에 존재한다. 그 축삭은 한 번도 바뀌지 않고 속섬유막(내포), 중간뇌(중뇌), 다리뇌(교뇌), 숨뇌 피라미드(추체), 척수 가쪽섬유단(측삭; 일부 앞쪽섬유단)을 지나 최종적으로 척수 앞뿔세포(하위 운동신경세포)에 도달한다. 따라서 다리의 뼈대근육을 지배하는 신경세포의 축삭이 가장 길며 약 1m정도 된다. 척수 앞뿔세포의 축삭은 뼈대근육의 신경근이음부에 도달한다. 대부분의 축삭은 숨뇌의 피라미드에서 반대쪽으로 옮겨 축삭을 내려가는데, 일부는 같은 쪽의 척수 앞쪽섬유단을 내려간다.

7. 운동영역과 몸감각영역

① 운동영역(motor area)

중심앞이랑(precentral gyrus, 중심전회)에 분포하는 대형 신경세포(베츠의 신경세포)는 뼈대근육을 지배한다. 운동기능으로 본 인체를 그림에 나타내었다(**▶ 그림 13-2**). 얼굴, 혀, 손가락을 지배하는 신경세포는 수가 많다. 발을 위로 향한 물구나무서기 상태로 이해할 필요가 있다.

② 몸감각영역(체성감각영역, somatosensory area)

중심뒤이랑(postcentral gyrus, 중심후회)에 있으며 촉각, 온각, 통각 등의 피부감각과 심부감각인 운동감각을 지배한다. 운동중추의 피라미드로계통(추체로계) 중추와 마주보고 있다. 감각은 시상에서 중계된다.

모두 신체의 오른쪽이 왼쪽 뇌의 지배를 받고 있다.

8. 감각신경의 체절지배

시상통증(thalamic pain)

감각을 담당하는 시상에 출혈을 일으킨 후에 생기는 심한 통증을 시상통증이라고 한다. 평소라면 아무렇지도 않을 정도의 강도로 피부에 살짝 닿아도 느끼게 되는 독특한 통증으로 고생한다.

신체 표면에서 감각신경의 체절지배를 그림에 나타내었다(**▶ 그림 13-2**). 척수신경(C_1~C_8, T_1~T_{12}, L_1~L_5, S_1~S_3)의 감각지배는 구역성을 나타내며 네발동물의 신경지배로 설명할 수 있는 분포를 나타낸다. 목척수손상의 경우는 척수의 손상위치에 따라 팔의 기능 정도에 상당한 차이가 관찰된다. C_6 지배의 엄지손가락은 움직이지만, C_8 지배의 새끼손가락은 부자연스러운 것이 보통이다(C : 목척수, T : 가슴척수, L : 허리척수, S : 엉치척수).

국시 적중문제

Q 뇌종양 중 가장 많은 것은?

① 수막종 ② 신경아교종 ③ 뇌하수체샘종 ④ 혈관종 ⑤ 속귀신경집종(청신경집종)

A 뇌종양 중 신경아교종은 뇌종양의 약 50%를 차지한다.

정답 : ②

● 피부분절

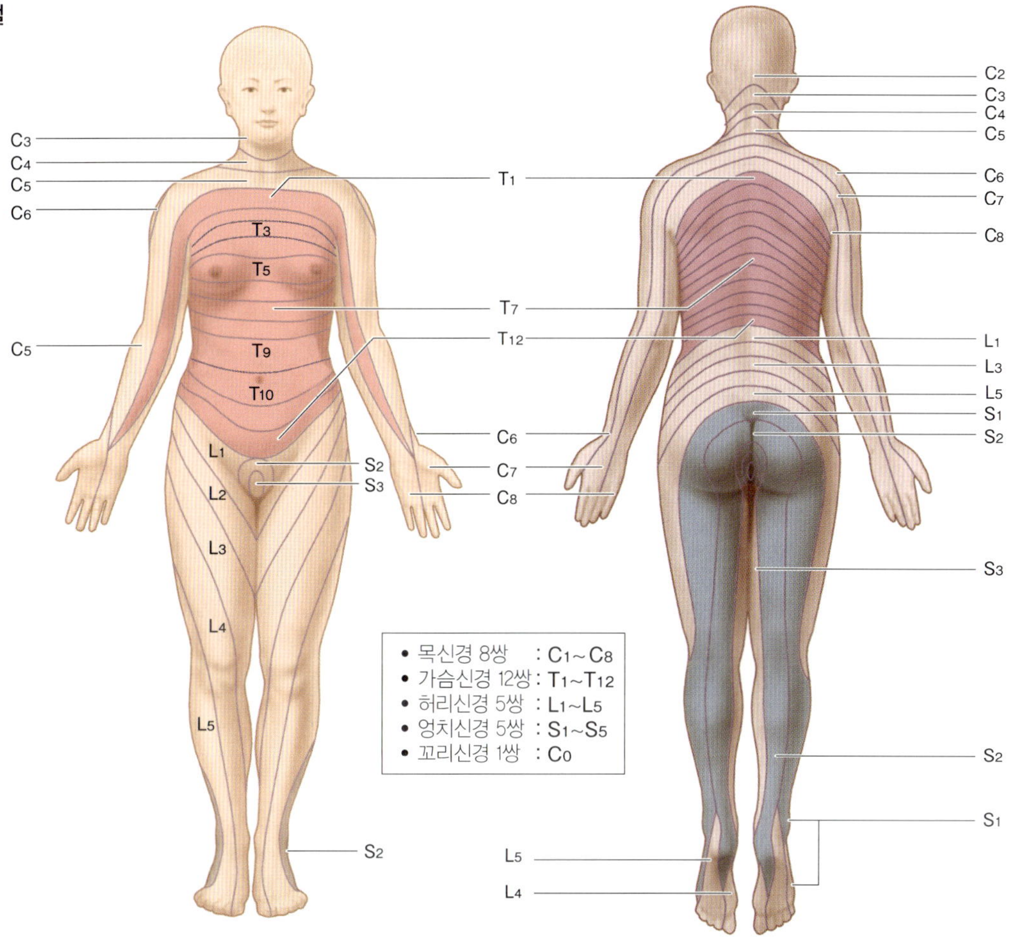

● 피부분절(팔, 다리, 몸통)

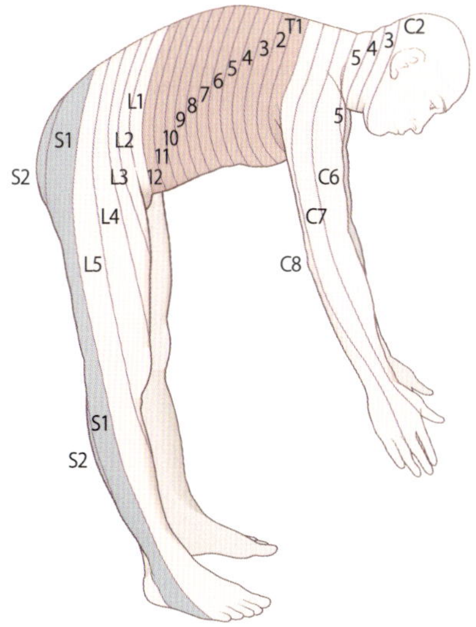

● 운동영역에서 신체 각 부위의 운동영역 국재

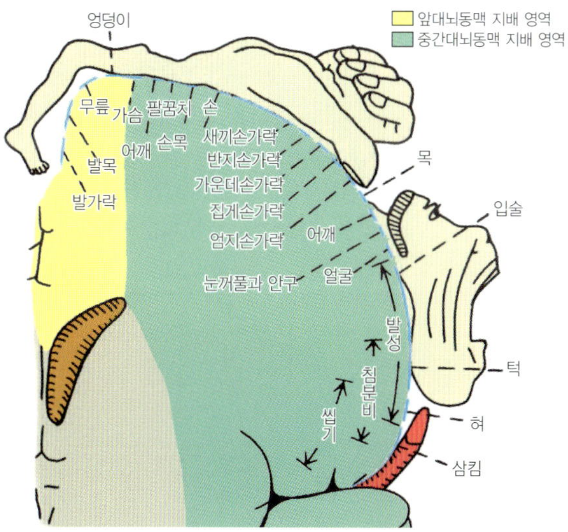

감각계통 말초신경의 체절지배도와 대뇌반구 운동영역(이마엽 중심앞이랑)에서의 뼈대근육 지배 모식도를 나타낸다. 머리와 얼굴의 감각은 삼차신경(제5뇌신경)에 지배된다. 목척수, 가슴척수, 허리척수, 엉치척수의 감각가지 지배는 층상 및 구역성이다. 그 구분은 얼핏 보기에 복잡하지만 네발보행 형태로 생각하면 이해하기 쉽다.

중심앞이랑(운동영역)에서의 뼈대근육 지배는 머리를 아래, 발을 위로 한 독특한 분포를 나타낸다. 섬세한 움직임이 요구되는 얼굴, 혀, 인두, 손가락 끝의 면적이 넓은(지배하는 운동신경세포수가 많음) 것은 당연하다. 뇌동맥 지배와 함께 이해하기 바란다. 중심뒤이랑(감각영역)에서도 마찬가지 그림이 그려진다.

[그림 13-2] 운동영역과 감각체절지배

Note

1. 선천성 질환

신경계통의 선천성 질환은 중추신경계통(뇌 또는 척수)의 발달에 동반하는 이상이다. 전체 기형의 약 10%를 차지한다. 원인은 염색체이상이나 바이러스, 매독 등에 의한 감염을 들 수 있다. 모체의 엽산결핍증에 동반하는 경우나 과도한 알코올 섭취를 원인으로 하는 것도 있다.

① 신경관결손증(neural tube defect)

뇌와 척수는 발생과정에서 속이 빈 관 모양으로 발생하는데, 이를 신경관(neural canal)이라고 한다. 신경관결손이란 이 신경관이 정상적으로 발달하지 않는 비정상적인 상태를 가리킨다. 가장 중증인 이상이 무뇌증(anencephaly; 뇌조직이 발달하지 않음)이다. 척추갈림증(이분척추, spina bifida; 신경관이 뇌척수막으로 완전히 덮이지 않음)이 뇌수막류(encephalomeningocele)를 동반하기도 하며, 모체의 엽산결핍이 원인이다.

② TORCH증후군

모자감염에 의해 일어나는 감염병을 일컫는다. 톡소플라스마(Toxoplasma), 풍진(Rubella), 거대세포바이러스(Cytomegalovirus), 단순헤르페스바이러스(Herpes simplex virus)의 머리글자를 따서 TORCH증후군이라고 한다. O를 기타(others)로 해석하여 수두대상포진바이러스, 매독균 등을 포함하기도 한다. 소아의 심장, 피부, 안구나 뇌에서 장애가 관찰된다. 맥락망막염(chorioretinitis)이나 작은머리증(소두증, microcephaly)의 원인이 된다.

③ 물뇌증(수두증, hydrencephalus)

머리뼈공간에 뇌척수액(cerebrospinal fluid, CSF)이 증가하는 상태를 가리킨다. 선천기형이나 염증, 종양 등에 의해 CSF의 순환경로가 막힘으로써 물뇌증이 생긴다(▶ 그림 13-3). 영아의 경우 증가한 CSF 때문에 머리뼈가 현저하게 확대되는 경향

12쌍의 뇌신경

뇌에서 나온 12쌍의 말초신경을 표에 나타내었다(▶ 표 13-4).

[표 13-4] 12쌍의 뇌신경

번호	명칭	주요 기능	부위
I	후각신경(olfactory nerve)	후각	대뇌
II	시각신경(optic nerve)	시각	대뇌
III	눈돌림신경(동안신경, oculomotor nerve)	안구운동	중간뇌
IV	도르래신경(활차신경, trochlear nerve)	안구 하방시	다리뇌
V	삼차신경(trigeminal nerve)	얼굴 감각	다리뇌
VI	갓돌림신경(외전신경, abducens nerve)	안구 갓돌림	다리뇌
VII	얼굴신경(안면신경, facial nerve)	얼굴운동, 미각	다리뇌
VIII	속귀신경(청신경, acoustic nerve)	청각, 평형각	다리뇌
IX	혀인두신경(설인신경, glossopharyngeal nerve)	인두의 감각, 운동	숨뇌
X	미주신경(vagus nerve)	부교감신경	숨뇌
XI	더부신경(부신경, accessory nerve)	목, 어깨의 운동	숨뇌
XII	혀밑신경(설하신경, hypoglossal nerve)	혀의 운동	숨뇌

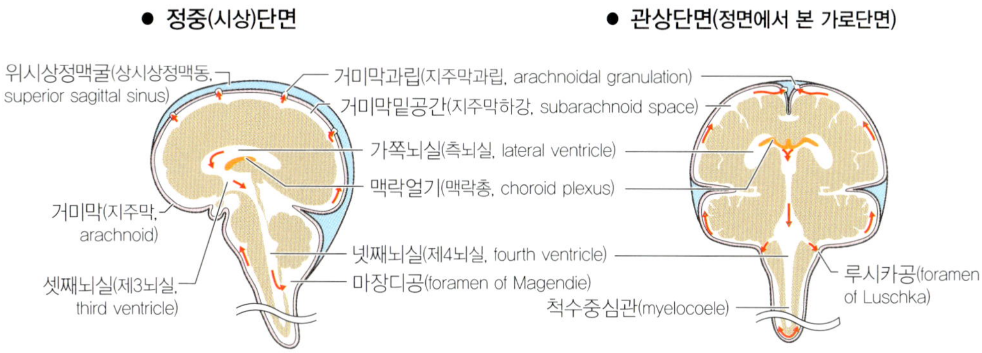

[그림 13-3] 뇌척수액의 순환

이 있다. 뇌가 뇌척수액에 의해 압박을 받아 뇌손상을 일으킨다. 드물게 뇌척수액을 생산하는 맥락얼기에 양성종양이 생겨 뇌척수액을 과잉 생산한다. 아놀드-키아리기형(Arnold-Chiari malformation)은 소뇌편도의 일부가 머리뼈의 큰구멍(대후두공)을 지나 척수까지 빠져나가 매달려 있는 형태가 되는 선천적 형태이상을 가리킨다. 뇌척수액의 순환이 억제되기 때문에 물뇌증을 합병한다.

2. 뇌혈관질환

뇌혈관장애는 암, 심장질환에 이어 한국인의 사망원인 3위를 차지하고 있으며, 크게, 뇌혈관질환은 경색성 병변과 출혈성 병변 2가지로 나뉜다. 경색성 병변은 혈관이 막힘으로써 허혈성 괴사를 일으키고, 출혈성 병변은 뇌혈관이 파열되어 머리뼈 내에 출혈을 일으킨다. 뇌졸중은 이 둘을 합친 개념이다. 임상증상으로 의식장애, 실어증, 실조(휘청거림)나 운동마비를 일으킨다. 마비는 병변부위의 반대쪽에 생긴다.

■ 뇌경색증(cerebral infarction)

뇌가 허혈상태에 빠져 뇌조직이 괴사되는 병태를 뇌경색증이라고 한다(▶ 그림 13-4). 뇌경색증은 뇌혈관에 생긴 혈전에 의한 색전증(embolism) 또는 심방세동이나 판막증 등에 의한 혈전색전증(thromboembolism)이 원인이 된다. 뇌경색증이 생기는 빈도가 가장 높은 곳이 중간대뇌동맥 영역이다(▶ 그림 13-5, 13-6). 임상증상은 경색과 괴사에 빠진 부위에 따라 달라진다.

뇌로 유입되는 동맥이 죽경화(죽상경화)에 의해 협착되면 혈전이 형성되어 혈관이 막힌다. 협착의 결과로서 일과성 허혈발작(transient ischemic attack, TIA)이 선행되는 경우가 있으며 증상은 단계적으로 악화되어 간다. 생활습관병의 하나이며, 비만, 고혈압이 있는 사람에게서 많이 관찰된다. 같은 환자가 심근경색증이나 다리의 혈류장애, 대동맥자루(대동맥류)를 일으키기 쉬운 것은 당연하다.

Note

물뇌증(수두증, hydrencephalus)

물뇌증은 뇌실의 확장을 나타내는 병태를 가리킨다. 뇌척수액이 정체되면 물뇌증을 일으킨다. 뇌압항진을 동반하는 경우가 많은데, 정상압물뇌증(정상압수두증, normal pressure hydrocephalus)도 있다. 뇌척수액 순환로가 막힌 경우(뇌종양이 대표적)와 원인이 밝혀지지 않은 경우가 있다. 물뇌증이 장기간 계속되면 뇌실질은 위축된다.

뇌척수액의 순환

뇌실(가쪽뇌실, 셋째뇌실, 넷째뇌실)의 맥락얼기에서 생산된 뇌척수액은 넷째뇌실의 루시카공, 마장디공을 지나 거미막밑공간(지주막하강)으로 운반된다. 거미막밑공간을 순환한 뇌척수액은 위시상정맥굴(상시상정맥동)을 따라 분포하는 거미막과립(지주막과립)에서 흡수되어 정맥동굴(정맥동)로 환류된다(▶ 그림 13-3).

뇌탈출증(뇌류, cephalocele)

뇌 전체는 한정된 용적의 머리뼈에 담겨 있는데, 뇌부종이나 혈종, 종양 등 공간을 점거하는 병변을 일으키면 압력이 쉽게 높아져서 뇌조직 일부가 경질막(경막)으로 구분된 본래의 장소에서 빠져나오게 된다. 이를 뇌탈출증이라고 한다. 의식이나 호흡상태가 악화되기 때문에 임상적으로 중요하다.

Note

끝동맥의 폐쇄와 뇌경색증

끝동맥(종동맥, end artery)인 뇌동맥에서는 동맥경화로 인해 막히거나 목동맥이나 심장에서 생긴 혈전이 흘러나와 뇌동맥에 걸려 막히는 등 색전부위가 생기면 색전부위 앞쪽은 쐐기 형태의 경색소(괴사소)를 만든다(▶ 그림 13-6).

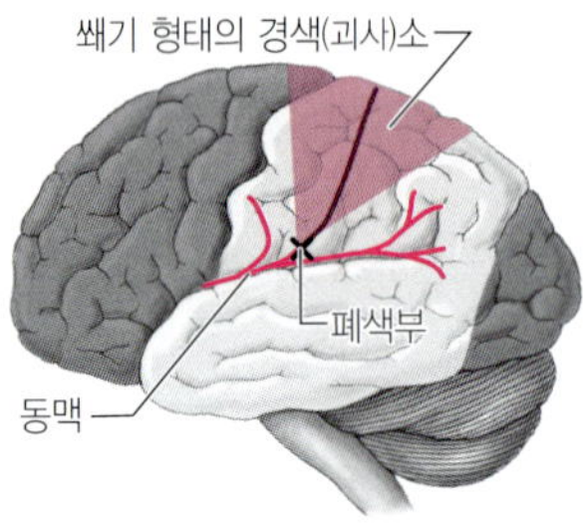

[그림 13-6] 끝동맥의 폐색과 경색

신경아교증(교증, gliosis)

신경에 어떠한 병변이 있으면 별아교세포가 증식하여 신경아교미세섬유(gliofilament)가 풍부한 조직으로 치환된다. 이 회복성 상태를 신경아교증이라고 한다. 중추신경에서는 조직회복 시에 섬유모세포가 아니라 신경아교미세섬유가 증식한다.

뇌혈관 내에 혈전 덩어리나 공기방울, 지방방울이 막히는 색전증에서도 뇌경색증이 생긴다. 심장질환 환자의 심장막공간 내 혈전이나 속목동맥(내경동맥)의 벽혈전이 떨어져 나와 뇌로 운반되며 대부분 혈전색전증이 된다. 색전증에 의한 뇌경색증은 발작적으로 증상이 나타난다. 뇌색전증은 고혈압이나 동맥경화가 심하다고는 할 수 없다. 공기방울이 막히는 것은 잠수병(caisson disease)이며, 지방방울이 막히는 것은 골절 후에 관찰된다.

경색에 빠진 뇌조직은 시간이 지나면 낭포화된다. 주위에는 별아교세포(성상교세포)가 증가하여 병변 부위를 둘러싸게 되는데, 이 현상을 신경아교증(교증, gliosis)이라고 한다.

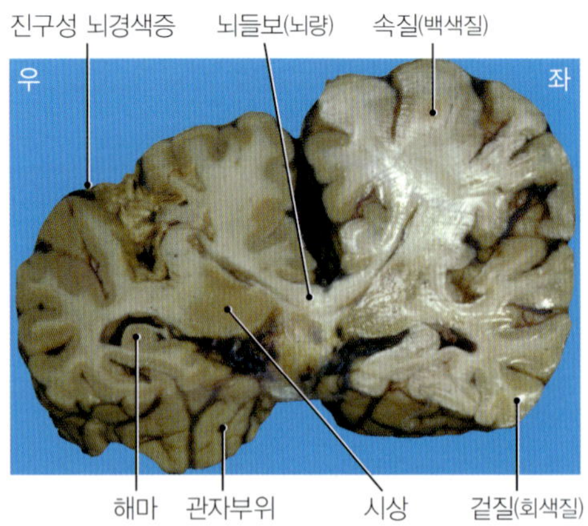

오래된 뇌경색증(뇌연화증)으로, 오른쪽 마루엽(두정엽)에 병변 중앙이 낭포화된 국소성 병변을 확인할 수 있다. 오른반구는 왼반구에 비해 위축 및 축소되어 있다.

[그림 13-4] 뇌경색증(육안소견, 포르말린 고정 후의 이마단면)

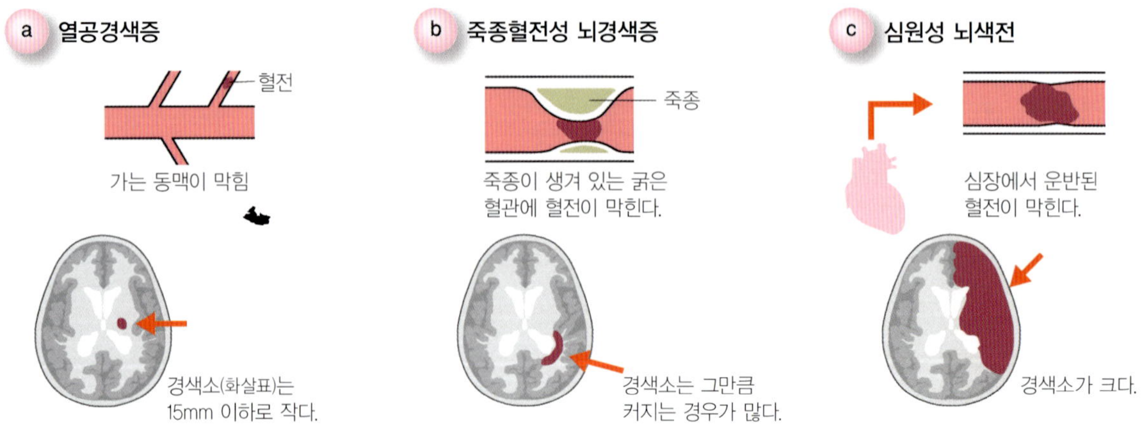

주요 동맥에서 수직으로 나뉘는 가는 동맥은 뇌 심부(바닥핵)나 뇌줄기를 환류하고 있다. 이 가는 동맥이 막히면 작은 공간으로 이루어진 작은 경색(열공경색증)을 일으킨다.

죽종혈전성 뇌경색증은 주요 동맥(뇌나 목의 굵은 동맥)의 죽종혈전성 병변에 의해 생긴다. 죽종은 노화, 고혈압, 당뇨병, 이상지질혈증 등을 요인으로 하여 그 부위에서 혈전이 된다. 또는 혈전이 벗겨져 하류에서 색전을 일으킨다.

심원성 뇌색전에서는 심방세동, 심장판막증, 심근경색증 등으로 인해 심장 안에 혈전이 생기고, 그것이 뇌에서 혈전색전을 일으킨다. 증상이 갑자기 생기는 경우가 많다.

[그림 13-5] 뇌경색증의 임상적 분류

열공경색증(lacunar infarction)은 뇌의 심부(대뇌바닥핵이나 다리뇌)에서 일어나는 고혈압성 작은 경색을 가리킨다. 뇌 안의 작은 동맥에 동맥경화가 일어나 미세한 경색이 다발한다. 대뇌바닥핵이나 다리뇌에서 많이 발생한다. 증상으로 감각장애만 나타내는 것이 특징이다.

■ 일과성 허혈발작(transient ischemic attack, TIA)

갑자기 편마비, 감각장애, 실어증, 반맹 등의 증상이 출현하여 24시간 이내에 완전하게 회복되는 발작이다. 미세색전이 원인이다. 영구적인 손상까지 이르지 않지만, 나중에 영구적인 폐쇄성 장애를 합병하는 예가 적지 않다. 심장의 협심증에 상당하는 뇌허혈 병태이다.

■ 뇌내출혈(intracerebral hemorrhage, ICH ; 고혈압성 뇌내출혈)

뇌실질 안에 있는 가는 혈관이 터져 뇌실질 내에 혈종을 형성하는 상태를 가리킨다 (**▶ 그림 13-7**). 대부분의 경우 고혈압에 의한 작은 혈관의 괴사와 파열이 원인이다. 고혈압성 뇌출혈이라고도 불린다.

고혈압이 발생하면 작은 동맥 분지부에서 혈관지름이 확대되어 작은 동맥자루(동맥류)를 형성한다. 그것이 파열되어 출혈을 일으키면 뇌내출혈이 된다. 대뇌바닥핵에서 출혈을 일으킨 경우를 외측형 뇌출혈, 시상에서 출혈을 일으킨 경우를 내측형 뇌출혈이라고 한다. 혈종이 뇌실로 파열되면 예후가 나빠진다. 그 밖에 다리뇌출혈, 소뇌출혈, 겉질밑출혈이 관찰된다. 다리뇌출혈은 특히 예후가 나쁘다. 이전에 비해 뇌내출혈의 빈도는 감소하고 있어, 증가하고 있는 뇌경색증과 대조적이다.

뇌출혈 발작 시 급격한 강압은 시행하지 않으며, 발작 시의 80%를 강압 목표로 한다.

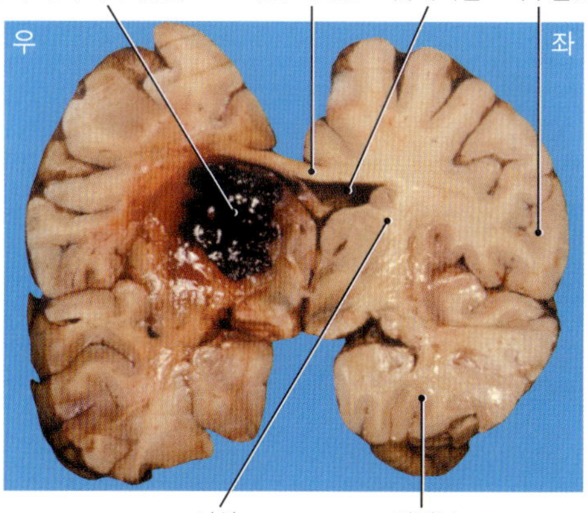

오른쪽 대뇌바닥핵에 지름 3cm 크기의 혈종이 형성되어 있다. 전형적인 고혈압성 뇌출혈(외측형 출혈) 소견이다. 오른쪽 대뇌반구는 부어 오른쪽으로 튀어나와 있다.

[그림 13-7] 외측형 뇌내출혈(육안소견, 포르말린 고정 후의 이마단면)

Note

뇌내출혈(고혈압성 뇌출혈)의 병형

① 조가비핵출혈(외측형)
② 시상출혈(내측형)
③ 다리뇌출혈(▶ p.85 그림 4-7 참조)
④ 소뇌출혈
⑤ 겉질밑출혈

머리내출혈의 종류

① 경질막바깥혈종(외상성)
② 경질막밑혈종(외상성)
③ 거미막밑출혈(동맥꽈리파열)
④ 뇌내출혈(고혈압성)

column

■ 뇌졸중 환자는 다리의 마비보다 팔의 마비가 심한 이유

뇌졸중(cerebral stroke)이란 뇌혈관이 막히거나(뇌경색증) 터져서 출혈을 일으켜(뇌출혈) 산소나 영양이 도달하지 않게 됨에 따라 뇌가 담당하고 있는 기능이 장애를 입는 병태를 일컫는 말이다. 최근에는 대부분의 뇌졸중이 뇌경색증이다. 혈관폐쇄의 원인이 되는 혈전 또는 색전은 중간대뇌동맥에서 가장 높은 빈도로 발생한다.

뇌동맥은 좌우의 속목동맥(내경동맥)과 척추동맥(추골동맥)이 합류하여 뇌바닥에서 윌리스동맥고리(circle of Willis)를 만든다. 대뇌는 앞·중간·뒤대뇌동맥에서 영양을 제공받는다. 좌우의 척추동맥은 1개의 뇌바닥동맥(뇌저동맥)이 되고 최종적으로 2개의 뒤대뇌동맥(후대뇌동맥)이 된다. 속목동맥은 앞·중간대뇌동맥으로 나뉘고 앞대뇌동맥이 대뇌반구의 안쪽, 중간대뇌동맥이 바깥쪽에 영양을 제공한다. 이 세 종류의 대뇌동맥이 뇌바닥에서 1개의 앞교통동맥(전교통동맥)과 2개의 뒤교통동맥(후교통동맥)에 의해 고리 모양으로 연결된 구조가 윌리스동맥고리(arterial circle of Willis)이다(▶ 그림 13-8).

중간대뇌동맥은 대뇌동맥 중에서 가장 크며 대뇌반구의 이마엽(전두엽)에서 뒤통수엽(후두엽)에 걸친 가쪽면의 넓은 범위에 영양을 제공한다. 대뇌반구 이마엽의 중심앞이랑(중심전회)에 분포하는 '운동영역'은 의식적으로 신체를 움직이는(수의운동) 기능의 최고중추이다. 운동영역의 위치와 신체의 지배부위 사이에는 대응관계가 있으며 얼굴을 아래, 다리를 위로 한 물구나무서기 상태의 분포가 특징이다(▶ 그림 13-2 참조). 중간대뇌동맥이 지배하고 있는 영역은 얼굴이나 팔의 운동을 담당하는 부분에 상당한다. 운동영역에서 내려가는 운동신경로(피라미드로)는 숨뇌(연수)에서 좌우로 교차되어 있기 때문에 운동영역은 신체의 반대쪽 운동을 지배한다. 따라서 중간대뇌동맥 영역에 뇌경색증이나 뇌출혈이 일어나면 반대쪽 팔이나 얼굴에 심한 편마비가 일어나는 것이다.

또한, 앞대뇌동맥에서 발생한 뇌경색증의 경우 마비는 팔보다 다리에서 심하게 나타난다. 앞대뇌동맥의 지배 영역이 다리의 운동을 담당하고 있는 부분(대뇌반구 안쪽면)과 일치하기 때문이다.

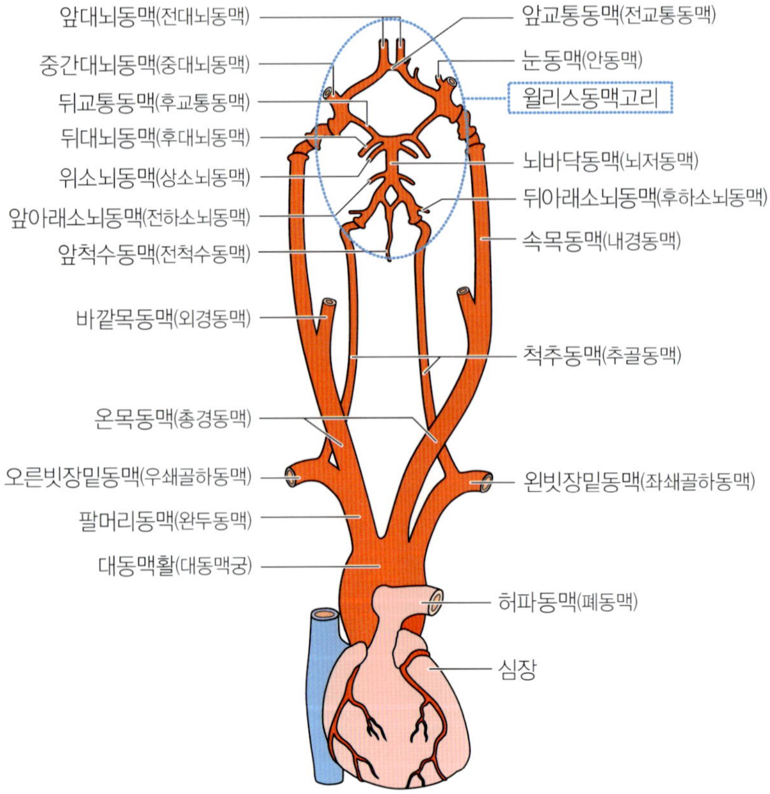

[그림 13-8] 윌리스동맥고리의 모식도

■ 거미막밑출혈(지주막하출혈, subarachnoid hemorrhage, SAH)

거미막밑공간(지주막하강)에 갑자기 출혈이 일어나는 병태를 거미막밑출혈이라고 한다. 머리를 심하게 부딪친 것처럼 심한 두통이 생긴다. 수막염의 경우와 마찬가지로 수막자극증상인 케르니그징후(Kernig's sign)가 양성이 된다(▶ 그림 13-9).

거미막밑출혈의 원인은 딸기 모양의 뇌동맥꽈리(뇌동맥류)가 파열된 것이 80%를 차지한다. 뇌바닥에서 윌리스동맥고리의 동맥 분지부 벽이 얇아져 작은 뇌동맥꽈리를 형성하고 그것이 파열된 것이다(▶ 그림 13-10). 빈도는 낮지만, 젊은 사람에게 뇌동정맥기형 파열에 의한 거미막밑출혈이 확인되기도 한다. 모야모야병(moyamoya disease)도 거미막밑출혈의 원인이 된다. 소아는 발병이 적고 성인 이후에 관찰된다.

거미막밑공간으로 출혈이 일어나 뇌동맥이 경축을 일으킴으로써 광범위한 뇌허혈의 결과 의식장애가 나타난다. 사망률이나 뇌손상의 발생 빈도가 높은 심각한 병태이다. 외과적 처치로 뇌동맥꽈리를 조기에 클리핑하거나 혈관 내 치료를 하면 예후가 개선된다.

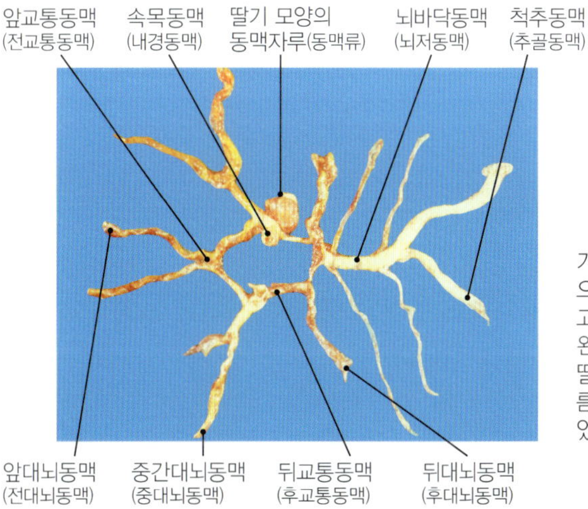

거미막밑출혈(지주막하출혈)을 일으켜 사망한 환자의 윌리스동맥고리로, 동맥 분지부(왼속목동맥과 왼뒤교통동맥의 분지부)에 형성된 딸기 모양의 동맥자루(동맥류; 지름 1cm 크기)에서 출혈이 확인되었다.

[그림 13-10] 뇌동맥꽈리(윌리스동맥고리의 육안소견)

3. 머리외상

뇌는 머리뼈로 보호되며 또한 뇌척수액이 액체 쿠션으로 작용하고 있다. 그러나 심한 충격이 머리에 가해지면 뇌는 손상을 입는다. 교통사고 등에 의한 머리외상(Head Injury)은 최근 증가 경향에 있다. 천공성 외상과 비천공성 외상이 있으며, 천공성 외상의 경우 감염을 일으키기 쉬운 것이 특징이다.

Note

케르니그징후(Kernig's sign)
(▶ 그림 13-9)

바로누운자세(앙와위)에서 엉덩관절(고관절)과 무릎관절(슬관절)을 각각 90도로 굽히고 아래 허벅지를 강제적으로 펴면 정상에서는 넓적다리와 종아리를 135도 이상까지 뻗을 수 있다. 135도까지 뻗어지지 않았는데도 통증을 호소하는 것을 수막자극증상이 있다고(케르니그징후 양성) 본다.

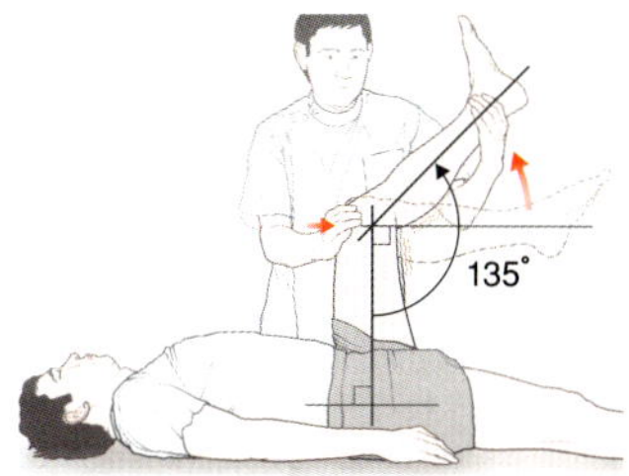

[그림 13-9] 케르니그징후

모야모야병
(moyamoya disease)

모야모야병(윌리스동맥고리폐쇄증)에서는 양쪽 속목동맥(내경동맥)의 말단부가 진행성으로 협착 및 폐쇄된다. 보상적으로 곁혈관 그물(모야모야혈관)이 보인다. 원인은 밝혀지지 않았으며 난치병이다. 한국인과 일본인에게 많다. 5세를 중심으로 하는 소아 예와 30~40세의 성인 예가 있다. 소아 예에서는 뇌경색증이나 일과성 허혈발작(TIA)을 나타낸다. 성인 예의 대부분은 머리속출혈(뇌출혈, 거미막밑출혈)을 동반한다.

■ 경질막바깥혈종(경막외혈종, epidural hematoma)

관자(측두), 마루(두정) 부위의 머리뼈골절에 의해 중간뇌막동맥(중경막동맥)이 손상되면 머리뼈와 경질막 사이에 혈종을 형성하는데(**▶ 그림 13-11a**), 이것을 경질막바깥혈종이라고 한다. 뇌실질 내 손상은 동반하지 않기 때문에 부상 직후 대부분 의식이 맑다.

방치하면 혈종이 점차 커져 뇌를 압박한다. 뇌탈출증(뇌류, cephalocele)으로 사망하는 비율이 높은데, 뇌실질 안으로 출혈을 일으키지 않기 때문에 수술로 혈종을 제거하면 증상이 극적으로 개선된다.

■ 경질막밑혈종(경막하혈종, subdural hematoma)

위시상정맥굴(상시상정맥동)로 들어오는 연결정맥(bridging vein) 및 뇌 표면의 세정맥이 파열되어 형성되는 혈종이다(**▶ 그림 13-11b**). 증상으로 대뇌 압박증상이 서서히 나타나는 것이 임상적인 특징이다. 경과는 부상 직후부터 수시간 또는 수주일에 걸쳐 진행된다. 따라서 부상 직후 바로 발생하는 것을 급성 경질막밑출혈, 부상 후 수주일부터 2~3개월 후 발생하는 것을 만성 경질막밑혈종으로 구별하고 있다(**▶ 그림 13-12**). 고령자이거나 만취 상태에 있는 사람의 경우 부상 자체를 기억하지 못하는 경우도 적지 않다.

■ 뇌타박상(brain contusion)

머리외상에 의해 뇌실질(대뇌반구)이 으깨진 상태이다. 부상 부위 바로 아래의 뇌가 손상되는 경우와 부상 부위 대각선상(반대쪽)의 뇌가 손상되는 경우가 있다. 뇌내혈종(intracerebral hematoma)이 형성된다. 머리바닥골절이나 심한 뇌부종을 동반하면 예후가 나쁘다.

Note

머리뼈절개술 (개두술, craniotomy)

머리 안의 질환을 수술하기 위해서는 뇌를 보호하고 있는 머리뼈의 일부를 제거할 필요가 있다. 대뇌 심부에 있는 병변인 경우에는 대뇌겉질을 절개하는데, 수술 후 장애가 최대한 적은 부위가 선택된다.

신경질환의 발병 양식과 증상 완성까지의 시간

증상이 완성되기까지의 시간은 질환에 따라 특징이 있다. 대표적인 신경질환의 시간적 관계성을 모식화하였다(**▶ 그림 13-12**).

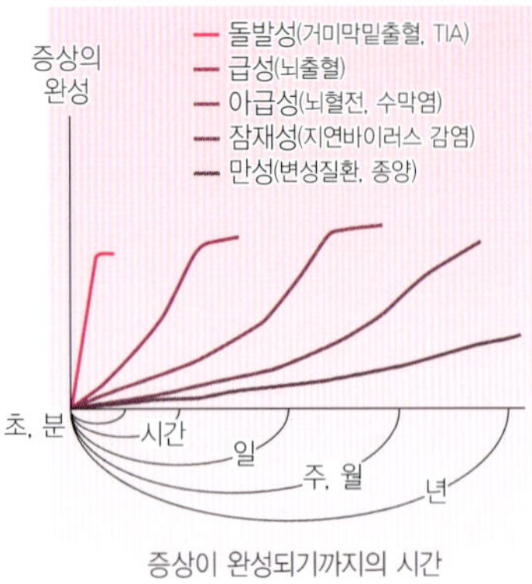

[그림 13-12] 신경질환에서 발병 양식과 증상 완성까지의 시간

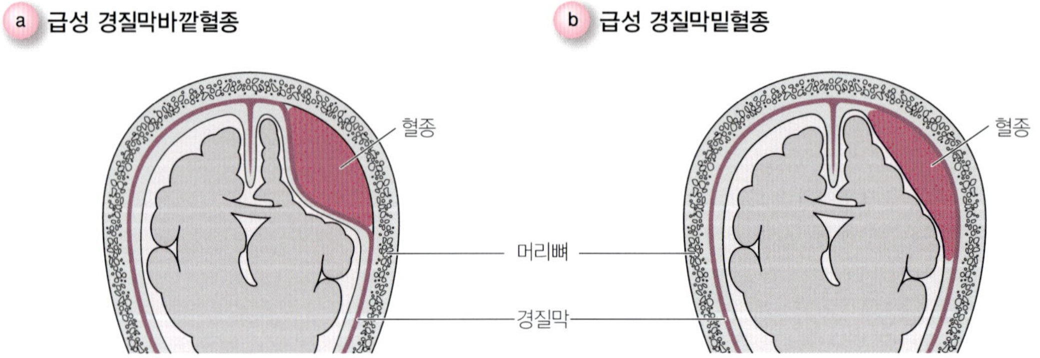

모두 머리외상에 동반되는 머리 안의 출혈로, 혈종에 의해 뇌가 압박되기 때문에 증상이 나타난다. 수술로 혈종을 제거할 필요가 있다. 급성 경질막바깥혈종은 외상 직후에 발병한다. 급성 경질막밑혈종은 외상의 과거력이 분명하지 않은 경우가 많고 서서히 증상이 출현한다. 술 취한 상태에서 넘어져 머리를 부딪친 남성의 예가 많다.

[그림 13-11] 경질막바깥혈종과 경질막밑혈종

4. 의식장애

의식(consciousness)이란 '깨어 있는 상태에서 자기 자신이나 사물에 대하여 인지하는 작용'으로 정의된다. 뇌에 어떠한 형태로 직접적 또는 간접적으로 손상이 가해졌을 때 의식장애가 일어난다. 의식장애는 일시적인 의식장애(실신)와 지속적인 의식장애가 있다.

지속적인 의식장애를 일으키는 질환은 머리 내 병변과 머리 바깥 병변으로 크게 나뉜다. 모두 내인성과 외인성의 병태가 있으며, 주요 병태를 표에 정리하였다(▶ 표 13-5).

의식장애를 진찰함에 있어서는 활력징후 확인, 발병 시 상황이나 과거력의 정보수집, 신체소견의 평가가 중요하다. 의식장애 평가법은 글래스고혼수척도(Glasgow coma scale, GCS)가 있는데, 눈뜨기반응, 언어반응, 운동반응으로 평가한다(▶ 표 13-6).

[표 13-5] 의식장애를 일으키는 병태

머리 내 병변	1. 내인성 질환	① 뇌혈관장애(머리속출혈, 뇌경색증) ② 뇌종양(원발성, 전이성) ③ 감염병(수막염, 뇌염) ④ 뇌전증 ⑤ 신경질환(조현병, 히스테리)
	2. 외인성 병태	① 머리외상
머리 바깥 병변	1. 내인성 질환	① 대사질환(당뇨병혼수, 저혈당증, 요독증, 간성혼수) ② 전해질이상(저나트륨혈증, 고나트륨혈증) ③ 심장질환(쇼크, 부정맥, 애덤스-스토크스증후군) ④ 호흡기 질환(이산화탄소혼수, 과환기증후군)
	2. 외인성 병태	
	a. 내인성 질환	① 신경독(알코올, 수면제·마약·각성제 중독, 농약, 일산화탄소 중독) ② 이상체온(열중증, 열사병) ③ 순환부전(탈수증)
	b. 외인성 병태	① 저산소혈증(질식) ② 순환장애(쇼크)

[표 13-6] 글래스고혼수척도(GCS)

관찰반응	반응	점수
눈뜨기반응	자발적으로 눈을 뜬다. (spontaneous)	4
	명령에 눈을 뜬다. (to speech)	3
	통증자극에 눈을 뜬다. (to pain)	2
	전혀 눈을 뜨지 않는다. (none)	1
운동반응	명령에 따른다. (obey commands)	6
	통증자극에 국재성 반응이 있다. (localize to pain)	5
	통증자극에 도피성 반응을 보인다. (withdraws to pain)	4
	통증자극에 이상굴절반응을 보인다. (abnormal flexion)	3
	통증자극에 이상신전반응을 보인다. (abnormal extension)	2
	운동반응이 없다. (none)	1
언어반응	적절하고 지남력이 있다. (orientated)	5
	혼돈된 대화를 한다. (confused conversation)	4
	부적절하고 관계없는 언어를 한다. (inappropriate words)	3
	이해할 수 없는 소리를 낸다. (incomprehensible sounds)	2
	소리를 내지 못한다. (none)	1

Note

두통의 종류

① 일상적으로 생기는 두통 : 감기, 숙취 등
② 뇌질환이 원인이 되는 두통(증상성 두통) : 거미막밑출혈(SAH), 수막염, 만성 경질막밑혈종, 뇌출혈
③ 만성(반복성) 두통(기능성 두통) : 편두통, 근육긴장성 두통(스트레스두통)

긴급성이 높은 두통

① 거미막밑출혈(SAH), 뇌출혈 : 갑자기 발생
② 수막염 : 발열과 함께 발생
③ 뇌종양 : 만성적이지만, 마비가 있음
④ 급성 녹내장 : 시야가 좁음

5. 머리 내 감염병

■ 화농성 수막염(purulent meningitis)

화농성 수막염은 세균이 혈행성 또는 가운데귀(중이)나 코곁굴(부비동)을 경유하여 뇌척수막에 감염을 일으켜 고름염증(화농염증)을 일으키는 병태이다. 증상으로 발열, 두통, 전신쇠약, 목경직을 동반하는데, 이를 수막자극증상이라고 한다. 케르니그징후(Kernig's sign)가 양성이 된다. 원인균으로 수막염균, 폐렴알균, 인플루엔자균, 대장균, B군 사슬알균, 황색포도알균 등을 들 수 있다(▶ 표 13-7). 뇌척수액 배양검사를 통해 원인균을 결정하는데, 그 전에 뇌척수액 도말표본으로 시행하는 그람염색이 신속하며 원인균 추정에 매우 효과적이다. 뇌척수액검사에서 중성구(호중구)가 증가하고 당은 감소하며 단백질 농도는 증가한다(▶ 표 13-8).

화농성 수막염은 일반적으로 소아에게서 많이 발생하며 연령에 따라 원인균의 종류가 달라진다. 신생아기 수막염에서는 거미막밑공간(지주막하강)이 막혀 뇌척수액이 고임으로써 물뇌증(수두증, hydrencephalus)으로 진행된다.

수막염의 원인균은 협막을 생산하는 균이 많기 때문에 서양의 경우 협막백신(특히 인플루엔자균)의 예방접종이 보급되고 있다. 따라서 서양에서는 소아기의 수막염 발병 빈도가 낮지만, 우리나라에서는 협막백신이 접종되고 있지 않기 때문에 선진국 중에서도 소아 수막염 발생 빈도가 높다고 할 수 있다.

[표 13-8] 수막염에서 뇌척수액검사의 특징

	화농성	결핵성	진균성	바이러스성	암성
중성구	+ +	–	–	–	–
림프구	–	+ +	+ +	+ +	+ +
단백질	현저하게 증가	현저하게 증가	증가	정상	증가
당	현저하게 감소	현저하게 감소	현저하게 감소	감소 ~ 정상	감소 ~ 정상

(정상 뇌척수액의 단백질농도 : 30~50mg/dL, 당농도 : 65mg/dL)

■ 뇌고름집(뇌농양, brain abscess)

천공성 외상이나 다른 부위에서 감염이 파급되어 발생하는 것으로, 원인균은 황색포도알균, 폐렴알균, 녹색사슬알균, 대장균 등이 있다. 뇌 안에 국한성의 중성구(호중구) 집락소(고름집)를 만든다. 감염원으로는 가운데귀염(중이염)이 가장 많고 코곁굴염(부비강염)이나 기관지폐렴, 심내막염에 의한 경우도 있다.

Note

편두통

① 월 1~2회의 심한 두통이 있다.
② 30대 여성에게 많다.
③ 수시간에서 3일간 심하게 아프다.
④ 머리 한쪽이 욱신욱신 아프다.
⑤ 오심이 있다.
⑥ 소리나 빛에 통증이 심해진다.
⑦ 번쩍번쩍하는 빛이 퍼지는 것이 보인다.

중추신경계통 감염병의 특징

중추신경계통에는 림프관이 존재하지 않는다. 따라서 감염경로는 혈행성이거나 외상, 코곁굴(부비강), 가운데귀(중이), 치아 등으로부터의 국소적인 파급에 한정된다.

화농성 수막염의 원인균과 연령

화농성 수막염의 원인균과 연령에 따른 차이를 정리하였다(▶ 표 13-7).

[표 13-7] 세 종류의 신경아교세포

연령	원인균
신생아	대장균, B군 사슬알균, 리스테리아
소아	인플루엔자균, 수막염균, 폐렴알균
성인	수막염균, 폐렴알균
고령자	대장균, 폐렴알균, 황색포도알균

수막염의 증상

① 발열
② 수막자극증상 : 두통, 오심 및 구토, 목강직, 케르니그징후
③ 의식 및 정신장애 : 착란, 혼미, 혼수
④ 뇌신경증상 : 복시, 얼굴신경마비, 난청, 삼킴장애
⑤ 혈관병변에 의한 증상 : 경련, 편마비

※ 워터하우스-프리드릭센증후군(Waterhouse-Friderichsen syndrome)에 대해서는 ▶ p.404 Note를 참조할 것

■ 결핵수막염(tuberculous meningitis)

다른 부위(특히 허파)에서 결핵균이 이차적으로 확산됨으로써 발생한다. 증상으로 두통, 전신권태감, 구토 등의 수막자극증상이 비교적 천천히 나타난다. 소아에게서 많이 관찰된다. 뇌척수액 중에 림프구가 증가하는 것이 특징이다. 진단이 어렵고 뇌척수액의 PCR법에 의한 결핵균 유전체의 증명이 유용하다.

■ 신경매독(neurosyphilis)

매독 감염 후 치료하지 않고 10~20년 경과하면 발생하는 진행성 뇌염을 진행마비(general paresis)라고 한다. 치매, 착란, 우울 등의 증상을 나타내며 인격이 황폐해진다. 척수가 침범되면 주로 심부의 감각장애의 한 병변이 생기며 신경통, 운동실조, 마비를 일으킨다. 척수매독(tabes dorsalis)이라고도 불린다.

■ 크립토코쿠스수막염(cryptococcal meningitis)

뇌의 진균 감염은 대부분 크립토코쿠스 감염에 의한 크립토코쿠스수막염을 나타낸다. 대부분 감염성 증가 상태에서 발생하는 기회감염병이다. 스테로이드 치료 중이거나 AIDS 환자에게서 관찰된다. 허파에 감염된 진균이 혈액을 경유하여 뇌척수막에 도달하는 경우가 많으며 수막자극증상이 천천히 나타나는 것이 특징이다. 뇌척수액을 묵즙염색을 하면 협막을 만드는 효모형 진균이 보인다. 조직학적으로 진균은 다핵거대세포에 탐식되고 있다(육아종염증, granulomatous inflammation).

■ 바이러스뇌염(viral encephalitis)

바이러스수막염이나 수막뇌염(meningoencephalitis)을 포함한다. 약독 백신바이러스를 포함한 다양한 바이러스가 뇌염의 원인이다. 단순헤르페스바이러스에 의한 단순헤르페스뇌염(herpes simplex encephalitis)은 경련이나 정신증상을 동반하며 관자엽(측두엽)이나 이마엽(전두엽) 아랫면에 출혈성, 괴사성 염증을 일으킨다.

전염성 바이러스뇌염으로 모기가 매개하는 아르보바이러스뇌염(arboviral encephalitis)이 중요하다. 일본뇌염, 서나일뇌염 등이 중증 감염병을 일으킨다. 일본뇌염은 일본에서는 거의 사라졌지만, 동남아시아에서는 아직도 맹위를 떨치고 있다. 손발입병(수족구병, hand-foot-mouth disease) 바이러스인 엔테로바이러스 71, 광견병바이러스도 치명적 뇌염을 일으킨다. 폴리오바이러스는 척수 앞뿔세포를 침범하는데, 백신접종으로 예방할 수 있다.

그 밖에 거대세포바이러스, 수두대상포진바이러스, 사람면역결핍바이러스(HIV) 등이 AIDS 환자에게 기회감염으로서 뇌염을 일으킨다. AIDS환자의 거대세포바이러스뇌염은 종종 망막염에 의한 실명이 선행된다.

Note

뇌척수액검사

(뇌압이 항진되어 있을 때는 뇌탈출증을 일으킬 우려가 있으므로 검사를 피하거나 세심한 주의를 기울여 검사한다.)

① 뇌척수액압(기본치 : 65~195 수주, 5~15mmHg)
② 외관(정상 : 물처럼 투명)
③ 세포수와 세포의 종류
④ 단백질(30~50mg/dL)
⑤ 당(혈당치의 60%)
⑥ 세균검사(도말, 배양, PCR검사)
⑦ 면역혈청학적 검사(항체검사)
⑧ 생화학검사(효소, 전해질 등)

묵즙염색(indian ink stain)

뇌척수액 중의 크립토코쿠스를 증명하는 검사법이다. 원심분리한 침전물에 묵즙을 떨어뜨려 현미경으로 관찰한다.

바이러스뇌염의 조직상

뇌염에서의 조직학적 변화로서 혈관 주위의 림프구 침윤, 신경아교세포(미세아교세포)의 증식, 괴사한 신경세포의 탐식상, 국한성 조직괴사 병소가 관찰된다.

AIDS 뇌병증

HIV가 뇌 안의 $CD4^+$ 큰포식세포(대식세포)에 감염되어 발생하는 뇌병증으로, 혈관 주위성으로 다핵거대세포가 관찰된다(CD4는 보조T세포뿐만 아니라 큰포식세포에서도 발현한다). 임상적으로는 진행성 치매 이외에 정신이상, 운동실조, 피라미드로징후(추체로징후, pyramidal sign), 불수의운동이 관찰된다. 청·장년기에 많다.

■ 급성 뇌병증(acute encephalopathy; 라이증후군)

소아의 급성 뇌병증으로 라이증후군(Reye syndrome)이 있다. 간세포의 미세한 지방 침착과 현저한 뇌부종이 특징이다. 발병은 미토콘드리아 손상이 관련하고 있다. 증상으로 발열, 의식장애, 경련이 나타나며, 뇌염과 비슷하지만 뇌에서 염증반응은 관찰되지 않는다. 대부분의 사례에 인플루엔자나 수두 등 급성 바이러스 감염병의 발열에 대해 아스피린이나 비스테로이드소염제가 투여되고 있다. 미국에서는 소아 발열에 대한 아스피린 투여가 금지되어 라이증후군이 격감한 실적을 올리고 있다. 지금도 겨울철에 유행하는 인플루엔자에 이어서 발생하는 소아의 뇌병증(인플루엔자뇌병증)이 관찰되는데, 이것도 라이증후군으로 볼 수 있다. 소아의 발열에 대해 해열제를 사용하면 안 된다. 다만, 아세트아미노펜은 비교적 안전한 해열제이다.

■ 지발성 바이러스 감염병(slow virus infection)

아급성 경화범뇌염(subacute sclerosing panencephalitis)의 경우 홍역 발병 후 수년이 지나 서서히 진행되는 말이집탈락뇌염(탈수성 뇌염, demyelinating encephalitis)이 관찰된다. 지능 저하, 의욕 저하, 성격변화, 운동실조, 경련 등을 일으킨다. 변이형 홍역바이러스에 의한 지속감염이 원인이 되고 있다. 홍역 발병 환아의 4만 명에 1명 비율로 발병하는 드문 질환이다.

진행다초점백색질뇌병증(progressive multifocal leukoencephalopathy)은 세포면역결핍 환자(백혈병 치료 후, AIDS, 스테로이드 투여 후)에게서 관찰되는 치명적인 말이집탈락성(탈수초성) 질환으로 파포바바이러스(papovavirus)에 속하는 JC바이러스의 기회감염이 원인이다.

■ 프리온병(prion disease)

프리온병이란 프리온(proin)이라는 DNA나 RNA를 갖지 않는 특수한 감염성 단백질 입자가 원인인 질환을 일컫는다. 프리온은 일반적인 감염성 병원체와 달리 가열하더라도 불활성화되지 않는다. 잠복기간이 길고 치매 증상을 일으키며 뇌가 스펀지 모양이 되는 해면상 뇌병증을 나타낸다.

프리온병은 사람의 쿠루병(kuru), 크로이츠펠트-야콥병(Creutzfeld-Jakob disease, CJD), 동물의 소해면상뇌병증(bovine spongiform encephalopathy, BSE; 광우병) 등이 포함된다. 이 가운데 쿠루병은 파푸아뉴기니 지방에서 예전 사육제 때 죽은 사람의 뇌를 먹는 습관이 있었던 점에서 감염이 확대되었다.

CJD는 쿠루병과 유사한 형태학적 변화를 동반하며 뇌가 현저하게 해면상으로 변한다. 감염원이 불명확한 경우가 많은데, 각막이식이나 수입 건조경질막을 사용하여 발병한 사례가 보고되고 있다.

BSE는 앞의 2가지와 마찬가지로 뇌가 해면상으로 변하며 아밀로이드 침착을 동반하는 질환이다. 동물이나 사람이 프리온을 가진(광우병에 걸린) 소고기를 섭취함으로

Note

Point

소아의 발열, 특히 인플루엔자 시 해열제를 사용하지 않을 것!

파포바바이러스 (papovavirus)

파포바바이러스는 소형의 이중 가닥사슬 DNA바이러스로, 유두종바이러스와 폴리오마바이러스를 포함하는 종양원성 바이러스이다. 사람유두종바이러스는 사마귀나 자궁목 편평세포암종의 원인이다. 폴리오마바이러스에는 BK바이러스와 JC바이러스가 포함되며 때로 면역결핍 상태에 있는 사람에게 기회감염을 일으킨다. BK바이러스는 방광염, JC바이러스는 진행다초점백색질뇌병증을 일으킨다(BK와 JC는 모두 환자의 이니셜에서 유래).

프리온의 불활성화

프리온 단백질은 소독에 고도의 내성을 가진 감염체로, 일반적인 소독제, 비등이나 고압증기멸균(121℃, 10분간)에서는 불활성화되지 않는다. 프리온을 불활성화하려면 다음과 같은 강력한 처리가 요구된다.

① 3% 도데실황산나트륨, 100℃, 3~5분간
② 고압증기멸균, 132℃, 1시간
③ 1N 수산화나트륨, 실온, 1시간
④ 1~5% 차아염소산나트륨, 실온, 2시간
⑤ 60~95% 개미산, 실온, 1~2시간

변이형 CJD와 유전성 CJD

사람의 변이형 CJD(광우병)에서는 해면상 변화는 적고 비정상 프리온 단백질로 이루어진 아밀로이드반이 고도로 침착된다. 또 일부 CJD는 유전성을 나타낸다. 프리온 단백질유전자 코돈 200의 돌연변이가 대표적이다.

써 감염되는데, 프리온을 보유한 척수의 혼입이 문제시되고 있다. 사람의 BSE는 변이형 CJD라고도 불린다.

모든 질환에서 운동실조나 진행성 언어장애, 정신장애, 치매가 나타나 조기에 사망한다. 치료법은 없다.

6. 뇌성마비

태생기부터 신생아기의 발육 도중에 있는 뇌에 생기는 비진행성 손상 병태를 뇌성마비(cerebral palsy)라고 한다. 평생 동안 계속되지만, 변형성 운동 및 자세이상을 일으킨다. 다음의 표와 같은 병형이 알려져 있다(▶ 표 13-9).

팔다리의 경직(강직)을 특징으로 하는 경직형이 가장 많고, 경성 팔다리마비(중증형) 또는 경성 양마비(경증형)가 관찰된다. 혼합형(경직형+아테토시스형)이 이어서 많은 유형이다. 최근에는 핵황달에 속발하는 아테토시스형은 거의 관찰되지 않는다. 지능장애, 뇌전증(간질)이나 행동이상을 동반하는 경우가 있지만, 지능이 정상인 경우도 적지 않다.

경직형은 잭나이프자세(jack knife position)가 관찰된다. 이것은 손발을 굽히는 데 저항이 있으며 어느 시점부터 급격하게 저항이 사라지는 상태를 가리킨다. 아테토시스(athetosis)는 불수의운동의 일종으로 천천히 몸을 꼬는 듯한 동작을 가리킨다. 손발가락을 애벌레처럼 비비 꼰다. 수의운동에 의해 증강된다.

[표 13-9] 뇌성마비의 병형

병형	장애부위	특징
경직형	피라미드로(추체로)	미숙아에게 많다.
아세토시스형	바닥핵(기저핵)	핵황달에 동반된다.
실조형	소뇌	떨림, 근력저하
혼합형	복합	경직형 + 아테토시스형

Note

핵황달(kernicterus)

모체와 태아의 혈액형(Rh형) 부적합 결과 용혈빈혈이 생기면 지용성 간접빌리루빈이 혈중에서 고도로 상승한다. 이때 빌리루빈이 대뇌바닥핵에 침착되어 핵황달을 일으킨다(대뇌바닥핵은 육안적으로 황색을 띤다). 그 결과 아테토시스형 뇌성마비가 생긴다.

국시 적중문제

Q **교통사고로 머리손상을 입은 20대 남자가 응급실에 왔다. 의식수준을 평가했을 때 이름을 부르면 눈을 뜨고, 통증자극을 주었을 때 움츠리는 운동 양상을 보였으며, 사건 경위를 물었을 때 상황에 맞지 않게 알아들을 수 없는 말을 했다. 이를 계산하면 GCS는 몇 점인가?**

① 5~6점 ② 7~8점 ③ 9~10점 ④ 11~12점 ⑤ 13~14점

A 글래스고혼수척도(glasgow coma scale, GCS)

1) 부르면 눈을 뜬다 : 3점 2) 통증자극을 주었을 때 움츠린다 : 4점
3) 상황에 맞지 않게 알아들을 수 없는 말을 한다 : 2점
⇒ 총 9점

정답 : ③

Note

불수의운동
(involuntary movement)

의지에 따르지 않고 불수의적으로 반복하여 일어나는 근육수축이다. 대뇌바닥핵(줄무늬체, 창백핵, 시상밑핵, 흑색질)의 손상에 의한다. 산소결핍증, 핵황달, 출생 시 장애 또는 선천성 질환에 동반한다.

① **무도병 유사 운동** : 보행 시 춤을 추는 듯한 운동
② **아테토시스** : 손발이나 혀를 꼬는 듯한 운동
③ **근긴장이상** : 몸통이나 팔다리의 몸쪽 근육을 비틀듯 길게 계속되는 운동
④ **무도병** : 팔다리가 시작되는 곳부터 던지는 듯한 크고 격렬한 운동의 반복
⑤ **근간대경련** : 근육 무리 일부의 급격한 운동으로, 바로 원래 상태가 된다.
⑥ **경련사경** : 머리가 돌아가거나 기우는 운동. 일측성으로 심하게 일어난다.
⑦ **틱** : 얼굴, 몸, 몸통의 재빠른 순간적인 근육수축

경련의 원인 질환

① **뇌전증**(간질)
② **대사성 질환** : 저혈당, 고체온 외
③ **머리 내 감염병**
④ **뇌종양**
⑤ **뇌혈관장애**
⑥ **중독** : 알코올, 중금속 외
⑦ **외상**
⑧ **임신** : 자간
⑨ **소아** : 발작

7. 발작과 경련

발작(Seizure)이란 대뇌겉질(cerebral cortex, 대뇌피질)의 뉴런(Neuron)에 이상전기가 불수의적으로 과다하게 방전되어 일어난 결과, 발생한 부위에 따라 의식이나 운동, 감각, 자율신경, 행동 등의 이상이 증상으로 나타난 것이다.

또한, 경련(convulsion)이란 운동신경세포에 일시적으로 과도한 흥분이 생긴 결과, 전신 또는 일부 뼈대근육이 발작적으로 불수의수축을 일으키는 현상을 가리킨다.

발작과 경련의 분류와 원인 질환을 아래에 정리하였다.

발작의 분류		
부분발작 (partial seizure)	① 단순부분발작(simple partial seizure) : 의식소실 없음 ② 복합부분발작(complex partial seizure) : 의식소실 동반됨 ③ 전반성 발작으로 이행하는 부분발작	
전반성 발작 (generalized seizure)	① 결신발작(absence) ③ 강직성 발작(tonic) ⑤ 강직-간대성 발작(tonic-clonic)	② 근간대성 발작(myoclonic) ④ 간대성 발작(clonic) ⑥ 근이완성 발작(atonic)

경련의 분류
① 특발성 뇌전증 ② 증상성 뇌전증 : 기질성 뇌질 환, 대사성, 호흡 및 순환부전 ③ 근간대경련(myoclonus) ④ 히스테리발작(hysterical seizure) ⑤ 연축(spasm) : 파상풍, 얼굴 경련 ⑥ 경련(cramp) : 쥐, 필기경련

근간대경련(myoclonus)도 경련으로 분류된다. 무도병(chorea) 유사 운동보다 급격하고 규칙성이 적은 불수의운동이다. 수의운동으로 유발되는 경향이 강한 것을 동작성 근간대경련이라고 한다. 항경련제에 의한 약물요법이 시행된다.

경련발작이 장시간 지속되거나 발작과 발작 사이에 회복이 관찰되지 않을 정도로 빈번하게 반복되는 상태를 경련발작 중적상태라고 한다. 전신성 경련의 중적상태에서는 심각한 뇌기능장애를 남길 가능성이 있다. 정맥을 확보하여 항경련제(디아제팜)를 정맥주사할 필요가 있다.

■ 뇌전증(간질, epilepsy)

뇌전증이란 대뇌 신경세포의 과잉 발사에서 유래하는 반복성 경련발작(뇌전증발작)을 주요 증상으로 하는 만성 뇌질환을 일컫는다. 조현병(정신분열증), 기분장애(조울증)와 함께 3대 정신병으로 불린다.

뇌전증은 부분발작과 전반발작으로 나뉜다. 보통 의식장애를 동반한다. 전반발작에는 강직, 간대발작(clonic seizure; 전신성 경직으로 시작되어 간대발작으로 이행하며 발작 후 의식을 잃음, '대발작')과 실신발작(syncopal attack; 수초~10수초간의 의식소실발작이며 경련은 없음, '소발작')이 있다. 보통 실신발작은 양성이다.

원발성 뇌전증 이외에 기질성 뇌질환, 대사이상, 중독 등에 의한 이차성 뇌전증이 있다. 원발성 뇌전증이 소아기부터 관찰되는 만성 질환인 데 비해, 이차성 뇌전증은 성인이 되어 비로소 확인되는 것이 특징이다.

모든 경련발작이 뇌전증은 아니며 모든 뇌전증이 경련을 동반하는 것은 아니다. 1번의 발작으로 뇌전증으로 진단할 수 없다. 뇌전증 진단은 뇌파검사가 유용하다. 증상성 뇌전증과의 감별진단을 위해 신경학적 검사, 혈액생화학적 검사, 영상진단이 시행된다.

8. 말이집탈락질환(탈수초질환)

말이집(수초, myelin)의 선택적 붕괴(즉 탈수초)를 특징으로 하는 염증성 질환을 일컬으며, 이차적으로 신경세포나 신경아교세포가 손상된다.

■ 다발경화증(multiple sclerosis)

말이집탈락질환 중에서 가장 많은 질환이다. 20~30대 여성에게서 발병하는 경우가 많으며 원인은 밝혀지지 않았다. 면역학적 인자 또는 바이러스 감염이 지적되고 있다. 서양에 많고 동양은 적은 경향이 있다. 초발증상으로 시력장애가 많고 그 후 운동마비, 감각장애, 방광곧창자장애 등이 나타난다. 악화와 무증상의 긴 관해기를 반복하면서 점차 진행되어 간다. 중추신경계통에 불규칙적으로 분포하는 탈수초반이 관찰된다.

■ 급성 파종뇌척수염(acute disseminated encephalomyelitis)

바이러스 감염, 예를 들어 홍역, 유행귀밑샘염(유행이하선염), 풍진, 수두 등에 걸린 뒤 이어서 일어나는 감염 후 뇌척수염이다. IV형 알레르기반응을 일으켜 완전히 회복되는 예도 있고 치명적인 예도 있는 등 다양하다. 급성 말이집탈락(탈수초) 병변이 광범위하게 확인된다. 이들 바이러스의 생백신 접종 후에도 마찬가지로 뇌병변이 관찰되기도 한다.

■ 길랭-바레증후군(Guillain-Barre syndrome)

말초신경을 침범하는 말이집탈락질환이다. 캄필로박터장염(식중독)이나 위점막의 필로리균 감염(만성 활동성 위염)에서 생산되는 항당지질항체(항GM1항체)가 자가면역적으로 운동신경섬유를 손상시킨다. 다리에서 시작되는 근력저하와 근육위축이 특징이며, 이것이 온몸으로 퍼지면 호흡기능상실로 사망하기도 한다. 감각신경은 침범되지 않는다.

9. 신경변성질환

신경변성질환이란 원인이 밝혀지지 않고 특정 신경세포 무리가 탈락됨으로써 서서히 진행되는 신경질환을 일컫는다.

■ 알츠하이머병(Alzheimer disease)

진행성 치매를 나타내는 원인 불명의 질환이다. 이전에는 초로기에 생기는 치매에

Note

뇌파도 (electroencephalogram, EEG)

뇌의 활동전위를 기록한 것으로, 두피 위에 부착한 전극을 통해 측정한다. 휴식 상태의 파를 α파라고 한다. 수면 패턴도 뇌파로 알 수 있다. 느린파형파수면(서파수면)과 렘수면(역설수면)으로 나뉜다.

렘수면(REM sleep)

수면 중에 고진폭의 느린파(서파) 패턴이 사라지고 각성 시에 관찰되는 저진폭파가 확인되는 상태이다. 이때 눈이 급격하게 움직이는 한편, 긴급 시에는 저하된다. 얕은 수면이며 꿈을 꾸는 시기이다.

말이집(수초, myelin)

희소돌기아교세포(핍지교세포; 중추신경) 또는 슈반세포(말초신경)가 만드는 특수한 층상 및 막상 구조로, 말이집신경섬유(유수신경섬유)가 보유하고 있다. 말이집에는 당지질 함량이 높다. 축삭(신경돌기) 주위를 둘러싸며 신경전도속도를 높이고 있다.

치매의 원인 질환

① 알츠하이머병
② 혈관치매(다발성 뇌경색증)
③ 픽병
④ 크로이츠펠트야콥병
⑤ 헌팅톤무도병
⑥ AIDS 뇌병증

픽병(Pick disease)

임상적으로 알츠하이머병과 유사한 치매성 질환이다. 대뇌겉질, 특히 관자엽(측두엽)과 이마엽(전두엽)의 현저한 위축, 신경잔섬유(neurofilament)로 이루어진 원형의 세포질 내 포함체(픽소체) 형성이 특징이다. 인격 붕괴가 심하다.

국한하여 이 병명이 사용되었지만, 현재는 어느 연령층에서나 알츠하이머병이라고 진단된다. 고령화사회에서 '치매'에 대한 대책은 사회적 중요성을 증가시키고 있다. 유전성은 없다.

병리학적으로 대뇌겉질의 신경세포에 신경원섬유의 변화가 관찰된다. 커진 신경돌기가 공 모양으로 모인 노인반도 관찰된다. 이들 병리학적 변화는 고령자나 40세 이상의 다운증후군 환자에게서도 관찰된다. 유전자변이의 연구가 진행되고 있다.

증상으로 우선 기명력 저하(최근 생긴 일을 잊음)가 나타나 서서히 진행된다(건망기). 이어서 지남력 상실, 계산능력 저하, 실어, 배회, 환각망상상태(혼란기)로 진행된다. 최종적으로 고도의 인지장애, 실금과 같은 치매기에 이른다. 운동기능은 유지되며 구축이나 마비와 같은 운동장애는 마지막까지 나타나지 않는다.

■ 알코올성 뇌병증(alcoholic encephalopathy; 베르니케뇌병증)

알코올중독 환자에게서 관찰되는 뇌실질의 손상으로, 티아민(비타민 B_1)의 만성적인 결핍으로 인해 유두체를 중심으로 한 뇌줄기 회색질의 위축과 말이집탈락(탈수초)이 관찰된다. 베르니케뇌병증(Wernicke's encephalopathy)이라는 다른 명칭이 있다. 주요 임상증상은 착란, 운동실조와 눈근육마비이다.

■ 헌팅톤무도병(Huntington's chorea)

보통염색체 우성유전을 나타내는 치명적인 질환이다. 줄무늬체(corpus striatum; 꼬리핵과 조가비핵)나 이마엽(전두엽) 겉질의 신경세포 탈락, 신경아교증을 동반하며 진행성으로 위축된다. 30~40세에 발병하며, 증상으로 춤추는 듯한 단시간의 돌발적인 불수의운동(신체 일부분에서 일어난 움직임이 갑자기 예기치 않게 다른 부분으로 연속되어 나타남), 즉 무도병 유사 운동이 일어난다. 이어서 진행성의 근육긴장 증가, 변 · 요실금, 식욕부진, 체중감소 등의 증상이 나타나며 치매에서 죽음에 이른다. 치료법은 없다.

■ 척수소뇌변성(spinocerebellar degeneration)

척수나 소뇌를 침범하며 운동실조(휘청거림, 눈떨림, 협조운동장애)를 나타낸다. 대부분이 유전성 질환이다. 정신 · 지능장애는 없다. 심부감각(위치각)이 장애를 입는 경우도 있다. 다양한 임상형이 있으며 책임 유전자 연구가 진행되고 있다. 올리브다리뇌소뇌위축(olivopontocerebellar atrophy)이라는 병형에는 유전성은 없다.

■ 파킨슨병(Parkinson's disease)

중장년에서 발병하는 질환이다. 중간뇌 흑색질의 탈색소(멜라닌 함유 세포의 감소)에 의해 흑색질에서 줄무늬체(선조체)로 가는 신경전달경로가 손상되어 줄무늬체의 도파민이 감소한다. 증상으로 안정 시 떨림, 동작완만, 앞으로 기울인 자세, 소폭보행(가속도보행), 무표정(가면얼굴), 근육구축 등이 특징적으로 나타난다. 자율신경도 손상되

Note

혈관치매(vascular dementia)

다발성 뇌경색증에 의한 치매로, 백색질에 광범위하게 허혈성 변화를 일으키는 경우를 빈스완거병(Binswanger's disease)이라고 한다. 인격이나 질병인식은 유지되는 경우가 많으며, 정신기능의 장애는 부분적이다. 고혈압이나 고지혈증을 동반하는 경우가 많다.

베르니케-코르사코프증후군(Wernicke-Korsakoff syndrome)

알코올성 뇌병증에서 착란, 운동실조, 눈근육마비의 베르니케세 징후에 추가하여 기억상실과 작화증을 동반하는 경우를 베르니케-코르사코프증후군이라고 한다.

심부감각(위치각) 장애와 척수 뒤섬유단 병변

척수 뒤섬유단(후삭)은 심부감각(위치각)의 전도로이다. 이 위치가 장애를 받는 질환은 다음과 같다.

① **척수소뇌변성** : 프리드라이히 실조증
② **아급성 연합변성** : 비타민 B_{12} 결핍증
③ **척수매독** : 제3기 매독
④ **아급성 척수시신경병증** : 퀴노포름중독
⑤ **변형성 경추증**

파킨슨병의 역사

1817년 J. 파킨슨에 의해 처음 발견되었다. 오랜 난치성 질환으로서 알려져 있었지만, 현재는 L-도파 및 도파민 작용제에 의한 치료제가 효과적이며, 환자 삶의 질이 개선되고 있다.

기 때문에 변비나 기립저혈압, 발한이상도 관찰된다. 유전성은 없다.

이들 임상증상을 통칭하여 파킨슨증후군(Parkinson's syndrome)이라고 한다. 파킨슨증후군을 나타내는 원인으로는 파킨슨병 이외에 뇌염 후, 외상, 약물, 독소가 있다.

■ 운동신경세포질환(motor neuron disease)

운동신경세포의 대표적 질환은 근육위축가쪽경화증(근위축측삭경화증, amyotrophic lateral sclerosis, ALS)이다. 루게릭병이라는 다른 명칭도 있다. 근육을 정상적으로 움직이기 위한 운동신경세포(중심앞이랑의 베츠세포와 척수 앞뿔세포)가 소실되어 근육이 신경원성으로 위축된다(▶ **각론 제11장 근육 · 뼈대계통 질환, 그림 11–3, p.423 참조**).

중년 조기에 발병하며 1~6년의 경과로 사망한다. 대부분 호흡기능상실이 사망원인이다. 원인은 밝혀지지 않았으며 유전성은 없다. 근육위축은 먼쪽부위에서 시작된다. 혀나 팔의 근육이 움찔움찔 움직인다. 초발증상은 행동을 시작하기 어렵거나 손에 힘이 들어가지 않는 경우가 많다. 음식을 삼키기 어려워지고 혀가 꼬이는 숨뇌마비증상이 먼저 나타나는 경우는 더 중증이다.

최종적으로 안구운동만 유지된다. 곧창자방광장애는 관찰되지 않으며, 욕창이 생기지 않는 점도 특징이다. 감각장애는 관찰되지 않는다. 지적 능력은 잘 유지되기 때문에 매우 비참한 질병이라고 할 수 있다. 현재, 인공호흡기를 장착하고 위샛길(위루)로 영양관리를 하면 장기간 생존이 가능하다.

Note

다계통위축증 (multiple system atrophy)

다계통위축증은 줄무늬체흑색질변성(striatonigral degeneration), 올리브다리뇌소뇌위축(olivopontocerebellar atrophy), 샤이–드래거증후군(Shy-Drager syndrome)이라는 3가지 병명을 일컫는다. 모두 파킨슨증상을 동반한다. 줄무늬흑색질변성에서는 파킨슨병과 비교하여 떨림이 두드러진 환자의 비율이 낮아 파킨슨병 치료제의 유효성이 적다. 올리브다리뇌소뇌위축에서는 소뇌증상(신체의 균형을 잡기 어려워짐)이 두드러지고, 샤이–드래거증후군에서는 자율신경증상(기립저혈압, 발한장애, 요실금, 발기장애, 코골이, 수면무호흡증후군)이 두드러진다.

숨뇌마비(연수마비, bulbar palsy)

숨뇌(연수)에서 나오는 운동신경(혀인두신경, 더부신경, 혀밑신경)이 마비되어 혀운동, 삼킴운동과 발성에 장애를 받는다.

ALS의 음성징후

① 안구운동마비가 없다. ② 방광곧창자장애가 없다. ③ 욕창이 생기지 않는다. ④ 감각장애가 없다.

column

■ ALS 환자는 추위를 잘 탄다

근육위축가쪽경화증(근위축측삭경화증, ALS) 환자는 겨울을 싫어한다. 왜 그럴까?

체온은 열생산과 열상실의 균형으로 유지되고 있다. 열은 발산과 전달로 상실된다. 땀의 증발도 중요하다. 열의 일부는 호흡이나 배뇨, 배변에서도 상실된다. 열 생산은 기초대사반응과 음식섭취 후의 '특수역원작용(specific dynamic action; 식품의 체내흡수에 동반하는 비가역적 에너지소비)'에 추가하여 근육운동에 의한 열 생산이 중요하다. 뼈대근육이 전신적으로 위축되어 근육운동이 소실된 단계에서 ALS 환자에게는 열 생산량이 부족하다.

ALS 환자는 보통 사람보다 훨씬 추위에 약하다는 사실을 이해하고 신경 쓸 수 있는 의료인이 되기 바란다. 기침이나 가래배출을 할 수 없는 상태에서는 겨울철에 많은 감기는 큰 적이다. ALS 환자에게 인플루엔자백신 접종은 필수이다.

10. 신경계통 종양

중추신경계통 종양은 양성 및 악성에 관계없이 신경 장애를 일으킨다(▶ 표 13-10). 대부분의 종양은 머리 내에서 발생한다(때로 척수에서도 관찰됨). 머리 내 종양은 대부분 성인의 경우 소뇌천막 위에서 발생하고, 소아의 경우 소뇌천막 아래에서 많이 발생한다. 중추신경계통 종양은 소아의 악성종양 중 백혈병에 이어서 두 번째로 많이 발생한다. 뇌종양은 상당히 종류가 많은 것이 특징이며, 신경아교세포 유래의 신경아교종(교종, glioma)과 그 이외의 종양으로 나뉜다.

양성종양이라도 머리 내의 압박증상에 따라 비참한 임상소견을 나타내는 경우가 있다. 원발성뿐만 아니라 전이성 뇌종양의 빈도가 높은 것도 특징이다. 공통적인 임상증상으로 두통, 구토, 울혈유두 등의 머리내압 항진증상이 관찰된다.

■ 신경아교종(교종, glioma)

① 별아교세포종(성상교세포종, astrocytoma)

별아교세포(성상교세포)에서 유래하는 종양으로, 원발성 뇌종양 중에서 가장 많은 유형이다. 모든 연령층, 또 뇌와 척수의 모든 장소에서 발생한다. 성인의 경우 대뇌반구, 소아의 경우 소뇌와 다리뇌에서 많이 관찰된다.

현미경적 이형도에 따라 등급 1~4까지 나뉜다. 등급 3, 4는 악성이다. 등급 4는 아교모세포종(교모세포종, glioblastoma)이라고 불리며 장년기에 대뇌반구에서 원발하는 경우가 많고 예후는 매우 나쁘다(▶ 그림 13-13). 소아의 별아교세포종은 대부분 등급 1, 2이다. 등급 1, 2는 조직학적으로 양성이라 하더라도 수술로 제거할 수 있는 경우가 적어 생명 예후는 좋다고 할 수 없다.

Note

성인과 소아의 뇌종양

① 성인에게 호발하는 뇌종양 : 신경아교종, (대뇌)별아교세포종, 신경집종, 수막종, 전이성 종양

② 소아에게 호발하는 뇌종양 : 속질모세포종, (소뇌)별아교세포종, 머리인두종, 뇌실막종

소뇌천막(tentorium cerebelli)

소뇌, 뇌줄기(뇌간)와 대뇌는 소뇌천막이라는 단단한 막(경질막)에 의해 나뉘어 있다. 뇌줄기와 대뇌는 천막패임(tentorial notch: 소뇌천막의 틈새)을 통해 연결되어 있다.

머리내압 항진증상

① 뇌종양에 의한 경우(만성, 진행성)
- ⓐ 두통(야간, 기상 시에 심함)
- ⓑ 오심 및 구토
- ⓒ 울혈유두(검안경 관찰)

② 뇌출혈에 의한 경우(급성)
- ⓐ 의식장애
- ⓑ 호흡장애
- ⓒ 혈압상승
- ⓓ 느린맥

[표 13-10] 주요 중추신경계통 종양

	특징	호발부위	호발연령
별아교세포종(성상세포종, astrocytoma)	머리 내 원발 종양으로 가장 많다. 이형도에 따라 등급 1~4로 나뉜다. 등급 4는 신경아교종에 상당한다.	대뇌반구	전 연령층
희소돌기아교세포종(핍지교종, oligodendroglioma)	천천히 증식한다. 석회화를 동반한다.	대뇌반구	중년층
뇌실막종(상의세포종, ependymoma)	뇌실 내, 뇌실 주위에 증식한다.	넷째뇌실	소아, 청년층
속질모세포종(수모세포종, medulloblastoma)	미성숙 신경세포의 증식을 나타내는 소아의 고악성도 종양	소뇌벌레	영유아
솔방울샘종양(송과체종양, pineal tumor)	베세포종양이 많고 방사선 감수성이 높다.	솔방울샘	청년층
수막종(meningioma)	뇌실질 바깥(수막세포)의 종양으로, 보통은 완전적출이 가능하다. 두 번째로 많은 머리 내 원발 종양이다.	대뇌반구, 대뇌낫, 나비뼈능선	중년 여성
신경집종(신경초종, neurilemmoma)	속귀신경 종양은 별아교세포종, 수막종에 이어서 빈도가 높은 머리 내 종양이다. 양성으로 적출 가능하다.	제8뇌신경(머리 내인 경우)	중장년
전이성 종양	원발성 뇌종양보다 많다.	원발 부위는 허파, 젖샘, 피부, 콩팥, 소화관(위, 큰창자), 간, 갑상샘 등	중장년

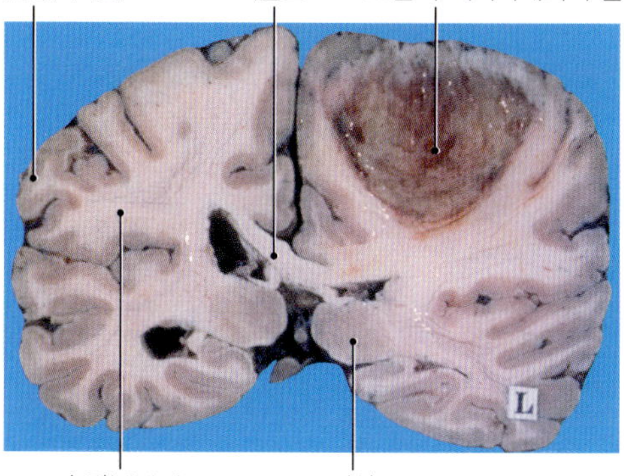

가장 예후가 나쁜 뇌종양으로, 대형(최대지름 5cm)의 괴사성 종양이 왼쪽 마루엽에 침윤되어 있다. 대부분의 악성아교모세포종은 1년 이내에 사망한다.

[그림 13-13] 악성아교모세포종(육안소견, 포르말린 고정 후의 이마단면)

② 희소돌기아교세포종(핍지교종, oligodendroglioma)

중년층에 발생하며 천천히 발육하는 종양이다. 대뇌반구에서 원발한다. 현미경적으로 대형의 원형핵과 경계가 명료한 세포가 부석 모양으로 배열하는 '삶은 달걀 모양의 외관'이 특징이다. 종종 종양 내 석회화가 관찰된다.

③ 뇌실막종(ependymoma)

뇌실의 뇌실막세포 유래로, 소아와 청년층에게 많이 발생한다. 넷째뇌실에서 호발한다. 조직학적으로 혈관 주위를 둘러싸거나 또는 중앙 공간을 향해 돌기를 뻗듯이 배열하는 관 모양 구조(로제트)가 관찰된다.

■ 기타 뇌종양

① 수막종(meningioma)

뇌척수막의 거미막(지주막)에서 유래한다. 대부분 양성이며, 증식능력은 낮고 발육은 느리다. 종양 전체를 적출할 수 있으면 치유된다. 수막종 가운데 악성수막종은 10% 정도이다. 조직학적으로 소용돌이구조나 사립체가 관찰된다.

② 신경집종(신경초종, neurilemmoma)

말초신경섬유를 구성하는 슈반세포에 생긴 양성종양이다. 연부종양으로서 적지 않지만, 뇌에서는 속귀신경(제8뇌신경)에서 발생하는 경우가 많으며, 소뇌다리뇌각종양의 대부분을 차지한다. 성인에게서 많이 관찰된다. 초발증상으로 현기증이 나타나는 경우는 적고 대부분은 고음의 청력장애로 발병한다. 조직학적으로 핵이 울타리 모양으로 배열되어 있는 것을 관찰할 수 있다.

③ 전이성 뇌종양

모든 원발성 종양보다 빈도가 높으며, 허파, 젖샘, 콩팥, 소화관, 간, 갑상샘 등에서 전이되어 온 악성종양이다(▶ 그림 13-14).

Note

신경섬유종증(neurofibromatosis)

폰레클링하우젠병(Von Recklinghausens disease)이라고도 불리며 보통염색체 우성유전을 나타내는 질환이다. 신경섬유종이 피부에서 다발하며 피부에 커피색 착색반(카페오레반)을 동반한다. 모반증(phacomatosis)이라고도 불리는 병태의 대표적인 질환이다. 속귀신경 종양(신경집종)을 동반하기도 한다.

뇌실막세포(ependymocyte)

아교세포의 일종으로 뇌실이나 척수중심관의 속면을 덮는 단층 입방상피로, 섬모를 가진다. 뇌실막종의 발생 모세포이다. 맥락막을 덮는 세포도 뇌실막세포이다. 맥락얼기세포는 뇌척수액을 생산 및 분비한다.

로제트(rosette)

꽃받침 모양의 종양세포 배열을 나타내는 현미경적 소견이다. 신경관을 모방하는 소관을 중심으로 종양세포가 배열되는 진성 로제트와 혈관 주위에 배열되는 가성 로제트가 있다.

소뇌다리뇌각종양

소뇌와 다리뇌가 접하는 부위에 발생하는 종양으로, 신경집종이 가장 많다. 수막종, 신경아교종, 속질모세포종, 뇌실막종인 경우도 있다.

속질모세포종(medulloblastoma)

수모세포종 또는 수아세포종이라고 한다. 미분화 신경상피 세포로 구성된 소뇌종양으로 강한 방사선 감수성을 갖고 있다.

Note

솔방울샘(송과체, pineal gland)

솔방울샘은 사이뇌(간뇌) 뒷부분에서 셋째뇌실 위벽의 일부가 뒤쪽으로 돌출한 솔방울 크기의 내분비기관이다. 멜라토닌(melatonin)이라는 아민을 생산하는 솔방울샘세포로 이루어진다. 멜라토닌은 체내리듬을 조절하는 작용을 하며 시차 예방이나 수면장애(불면) 치료에 이용된다.

뇌하수체샘종도 뇌종양의 일종

내분비질환에서 설명한 뇌하수체샘종(pituitary adenoma)도 머리 내 종양이기 때문에 뇌종양의 하나로서 분류되는 경우가 많다. 크기가 큰 뇌하수체샘종은 머리뼈절개술(개두술)의 대상이 된다.

가로막신경과 딸꾹질

가로막신경(횡격막신경, phrenic nerve)은 지름 1mm 정도의 가는 신경으로, 제3~5목신경에서 시작되어 앞목갈비근(전사각근) 앞을 내려와 빗장밑동·정맥 사이를 지나 가슴안(흉강) 안으로 들어간 후 세로칸가슴막(종격흉막)과 심장막 사이에서 허파문(폐문) 앞을 내려가 가로막에 이른다. 목뼈손상으로 가로막신경이 마비된 경우 가로막신경을 전기적으로 자극하는 '가로막 조율기(pacemaker)'가 이용되기도 한다. 한편, 딸꾹질은 가로막의 불수의성 경련에 의해 발생한다. 경련에 의해 가슴압내압이 저하되어 공기가 급속도로 흡입되고 그 들숨(흡기)이 성문폐쇄에 의해 저해됨으로써 특유의 소리를 낸다. 과식, 과도한 음주, 흥분 등이 계기가 되며 건강한 사람에게서도 관찰된다. 딸꾹질은 보통 수분 정도에 멈추며 일과성이다. 딸꾹질이 빈번하게 나타나거나 장시간 지속되는 경우는 어떠한 기질적 질환이 원인인 경우가 많다. 기질적 원인에는 알코올중독, 가로막신경의 물리적 자극, 복부 병변에 의한 가로막의 물리적 자극을 들 수 있다.

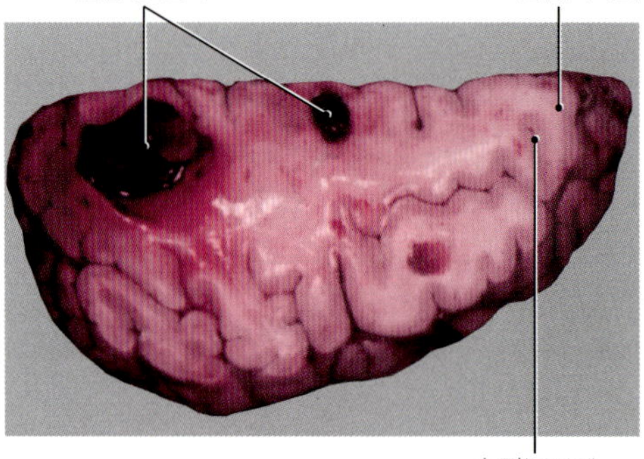

전이성 뇌종양은 종종 뇌 안에서 다발한다. 폐암, 위암, 대장암, 유방암 등의 샘암종(선암종)에 의한 전이가 많다. 본 사례는 갑상샘암종이 대뇌반구에 다발적으로 전이되어 출혈성을 나타내고 있다.

[그림 13-14] 전이성 뇌종양(육안소견, 포르말린 고정 후 머리꼭대기의 수평단면)

④ 속질모세포종(수모세포종, medulloblastoma)

소아의 소뇌벌레(충부)에서 발생하는, 악성도 높은 미성숙 신경계통 세포 유래의 악성종양이다. 조직학적으로 세포질이 적은 로제트나 혈관 주위성 가성 로제트를 형성하면서 충실성으로 증식한다.

⑤ 솔방울샘종양(송과체종양, pineal tumor)

솔방울샘종양은 대부분 솔방울샘(송과체) 실질세포 유래가 아니라 생식세포(종자세포) 유래의 악성종양이다. 고환종양과 유사한 부고환종양, 난황주머니종양이나 기형종이 관찰된다. 10~20대 남성에게 많은 경향이 있다. 물뇌증(수두증, hydrencephalus)을 일으키기도 한다.

11. 척수질환

■ 척수손상(spinal cord injury)

가슴허리척수 이행부 손상(허리척수손상)과 하위 목척수 손상(목척수손상)으로 크게 나뉜다. 교통사고, 산업재해나 운동사고가 원인이 되어 척추에 골절이나 탈구가 생긴 경우 약 40%정도 척수손상이 속발한다. 가슴허리척수 이행부 손상이 60%, 하위 목척수 손상이 30%이다. 완전손상(횡단성 마비)인 경우와 부전손상(부전마비)인 경우가 있다.

완전손상인 경우 손상위치 아래의 감각 및 운동, 심부반사는 소실된다. 마비영역에 혈관확장이나 발한저하가 관찰된다. 방광곧창자장애와 성기능장애를 동반하며, 결과적으로 휠체어 생활을 하게 된다.

가슴허리척수 이행부 손상은 교대마비(alternating paralysis; 양다리의 감각 및 운동장애), 하위 목척수 손상은 팔다리마비가 일어난다. 하위 목척수 손상인 경우 손상위치에 따라 팔의 운동마비 정도가 달라진다. 제6목척수 위치(C_6)의 손상이면 손가락을 움직일 수 없지만, C_7 손상에서는 엄지손가락을 움직일 수 있다(▶ **그림 13-2 참조**). 가로막신

column

■ 통증의 종류-찌르는 듯한 통증과 욱신욱신한 통증

통증의 감각(통각)은 다음의 3가지로 분류된다. ①신경섬유 종말에 존재하는 통각수용기(nociceptor)가 직접 자극을 받아 생기는 통증, ②말초신경 또는 중추신경 자체에 이상이 있어 생기는 통증, ③심인성 통증이다.

①에는 피부나 심부조직에 분포하는 통각섬유 유래의 '몸통증(체성통, somatic pain)'과 내장 자체에 분포하는 통각섬유 유래의 '내장통증(visceral pain)'이 있다. 몸통증은 나아가 피부나 점막에서 생기는 '표면통증'과 뼈막, 관절, 인대와 같은 심부에서 생기는 '심부통증'으로 나뉜다. 내장통증은 엄밀하게는 내장자체(특히 피막)에 분포하는 통각섬유에 의한 진짜 내장통증을 가리키지만, 실제 가슴통증이나 배통증에는 가슴벽이나 배벽 등에 분포하는 통각섬유 유래의 심부통증이 섞여 있다.

말초신경은 흥분전도속도가 다른 신경섬유의 모임이다. 신경섬유는 전도속도가 빠른 순서대로 A, B, C섬유로 명명되어 있다. A, B섬유는 말이집신경섬유, C섬유는 민말이집신경섬유이다. A섬유에서 가장 가는 Aδ섬유와 C섬유가 통증을 전달한다. Aδ섬유는 심한 압박이나 절단 등의 기계적 자극에 반응해서 빠르고 예리한 통증을 전달한다. C섬유는 기계적 자극 이외에도 열이나 화학적 자극에도 반응하며 느리고 둔한 통증을 전달한다.

찌르는 듯한 표면통증은 Aδ섬유, 욱신욱신한 표면통증은 C섬유에 의한다. 이 둘의 차이는 중추신경에서의 거리가 멀수록 알기 쉬우며 얼굴에서는 알기 어렵다. 심부통증이나 내장통증을 전달하는 통각섬유는 그 분포밀도가 표면통증에 비해 낮기 때문에 통증부위가 애매해진다. C섬유가 차지하는 비율이 높은 것도 2종류의 통증을 식별하기 어렵게 하고 있다. 내장통증에는 또한 연관통증(referred pain)이라는 현상이 추가되어 실제 병변의 위치와 통증을 느끼는 장소가 다른 경우가 드물지 않다. 연관통증이란 내장통증이 떨어져 있는 체표면으로 방사되는 현상이다. 내장통증과 몸통증의 전도로가 서로 섞여서 주행하고 있으며 내장통증을 몸통증처럼 파악하기 때문으로 보고 있다.

경이 완전 마비되는 C_3 이상의 손상이면 호흡마비를 일으켜 치명적이다. 목척수 손상의 경우 갈비사이신경(늑간신경)은 완전 마비되며 호흡운동은 가로막신경 지배의 가로막운동으로만 의존한 결과 폐활량이 상당히 저하된다.

Note

■ 척수염(myelitis)

척수염은 뇌염과 동시에 생기는 경우가 많은데, 뇌염 증상은 가볍고 척수염 증상이 먼저 나타나는 경우가 있다. 모두 드문 질환이다.

① 급성 회색질척수염(acute poliomyelitis; 폴리오)

폴리오바이러스(poliovirus)의 급성 감염이 척수 앞뿔세포(전각세포)에서 일어나 운동마비를 일으킨다. 무증상감염(불현성 감염)이 많고, 발병은 약 10% 가량이다.

② 아급성 척수시신경말초신경증(subacute myelo-optic neuropathy)

정장제인 퀴노포름(quinoform)의 부작용으로 1960년대에 문제가 된 질환으로, 설사와 복통에 이어서 다리의 감각이상, 운동마비, 방광곧창자장애, 시각신경장애를 일으킨다.

③ 시신경척수염(optic neuromyelitis; 데빅병)

다발경화증의 아형으로, 주로 시각신경과 척수가 침범된다. 시력장애와 척수횡단 증상이 수주일 이내 간격으로 잇달아 일어난다.

Note

말총신경(마미신경)

척수가 척추 L_1 위치에서 끝나기 때문에 허리신경, 엉치신경, 꼬리신경은 척주관을 똑바로 내려간다. 그 모습에서 하위 척수신경 다발을 말총(마미)이라고 한다.

처진손, 원숭이손, 기도손

	손상신경	증상
처진손	노신경 (요골신경)	손관절의 뒤굽힘 불능, 손목손허리관절의 폄 불능, 아래팔 펴짐쪽과 엄지, 검지, 중지의 등쪽 감각마비
원숭이손	정중신경	엄지둔덕근육 위축(엄지와 다른 손가락이 동일 평면이 되어 대립운동을 할 수 없게 됨), 검지, 중지의 손바닥쪽 감각장애
기도손	자신경 (척골신경)	약지, 소지의 폄장애, 손목손허리관절은 과다신전, 뼈사이근육의 위축

④ 사람T세포백혈병바이러스 관련 척수병증(HTLV associated myelopathy, HAM)

혈청에서 사람T세포백혈병바이러스(HTLV-1) 항체가 양성인 사람에게 관찰되는, 가슴척수 백색질을 중심으로 한 느린 진행성 척수염이다. 양측성 운동마비(보행장애)와 배뇨장애를 일으키며, 백혈병 소견은 동반하지 않는다.

■ 척수종양(spinal cord tumor)

뇌종양과 거의 비슷한 병변이 관찰된다. 가장 많은 것은 척수신경의 슈반세포 유래 신경집종(신경초종)이다. 수막종, 신경아교종도 관찰된다. 말총신경(마미신경)은 뇌실막종이 발생한다. 임상적으로 팔다리의 운동 및 감각장애, 방광곧창자장애, 방사통증, 근육위축 등이 확인된다.

12. 말초신경질환

■ 말초신경손상

외상성 손상과 교액성 손상으로 나뉜다.

① 외상성 신경손상

손 신경에 많은 것이 특징이다. 노신경마비(요골신경마비, saturday night palsy)에서는 처진손, 정중신경마비(median nerve paralysis)는 원숭이손, 자신경마비(척골신경마비, ulnar nerve palsy)는 기도손이 된다. 교통 외상(오토바이사고)의 경우 팔신경얼기 손상을 일으키는 경우가 있다.

② 교액성 신경손상

가장 많은 것은 손목굴증후군(수근관증후군, carpal tunnel syndrome)이다(정중신경마비)(▶ **각론 제15장 전신질환, p.498 참조**). 자신경관증후군은 팔꿈치 안쪽에서의 자신경 압박이 원인이다. 깁스에 의한 압박이 종아리신경을 마비시켜 발처짐(족하수, foot drop)을 일으키기도 한다.

■ 신경병증(neuropathy; 말초신경염, 말초신경병증)

단일 또는 복수의 말초신경이 침범되는 단일신경병증(mononeuropathy)과 좌우 대칭성으로 침범되는 다발신경병증(polyneuropathy)이 있다. 운동장애가 두드러지는 경우와 감각장애가 두드러지는 경우가 있다.

① 길랭-바레증후군(Guillain-Barre syndrome; 다발, 운동성)

▶ p.477 참조

② **당뇨병신경병증(diabetic neuropathy; 다발, 감각성)**

감각장애가 심하기 때문에 발 관리의 중요성이 지적되고 있다(▶ **각론 제10장 내분비계통 질환, p.408 참조**). 눈돌림신경마비나 갓돌림신경마비를 일으키는 운동성 단일신경병증을 동반하기도 한다.

③ **샤르코-마리-투스병(Charcot-Marie-Tooth disease; 다발, 운동성)**

두 다리의 먼쪽 부위에서 근육위축과 근력저하를 일으킨다. 10~30대에 발병하며, 보통염색체 우성유전을 나타낸다.

④ **가족성 아밀로이드신경병증(familial amyloid neuropathy; 다발, 감각성)**

보통염색체 우성유전질환이다. 트랜스타이레틴(transthyretin; 프레알부민) 유전자의 점돌연변이에 의한다. 아밀로이드가 말초신경에 침착된다(▶ **총론 제3장 선천이상, p.74 참조**).

⑤ **결절다발동맥염(polyarteritis nodosa; 단발, 감각성)**

말초신경에 영양을 제공하는 혈관의 괴사혈관염에 따른다(▶ **각론 제15장 전신질환, p.505 참조**).

⑥ **한센병(Hansen's disease; 단발, 감각성)**

말초신경의 비후를 동반한다. 오랜 경과 중에 손발가락의 끝이 떨어져나간다.

⑦ **기타**

암성(감각, 운동성, 폐암에 따름), 중독성(감각성, 노르말헥산 만성 중독이나 약물성) 등

Note

신경병증의 병변부위별 분류

① **축삭장애(신경돌기 이상)** : 약물성, 당뇨병성, 유전성, 아밀로이드성, 혈관염성
② **말이집장애(분절성 말이집탈락)** : 길랭-바레증후군, 아연중독
③ **신경세포손상** : 뒤뿌리세포(후근세포) 손상, 암성

축삭장애

신경세포의 축삭이 손상을 받으면 그 부위에 따라 말초의 축삭은 급격하게 변질 및 소실된다. 이 변화를 월러변성(Wallerian degeneration)이라고 한다. 세포체 부근에서는 축삭이 비정상적으로 부풀기도 한다. 축삭장애의 영향은 신경세포체에도 이른다. 세포체의 종대와 중앙부의 니슬소체(Nissl body) 소실을 확인할 수 있다.

국시 적중문제

Q 수막자극증상을 알 수 있는 검사는?

가. 케르니그징후(Kernig's sign)　　나. 호먼스징후(Homans sign)
다. 브루진스키징후(Brudzinski sign)　　라. 바빈스키징후(Babinski's sign)

① 가, 나, 다　　② 가, 다　　③ 나, 라
④ 라　　⑤ 가, 나, 다, 라

A 수막자극증상을 알 수 있는 검사

1) 목경축(nuchal rigidity) : 목을 구부렸을 때 목이 뻣뻣해지고 통증이 동반되면 양성
2) 케르니그징후(Kernig's sign) : 다리를 펼 때 종아리 근육에 통증과 경련이 있으면 양성
3) 브루진스키징후(Brudzinski sign) : 목을 가슴쪽으로 부드럽게 굽힐 때 엉덩관절(고관절)과 무릎이 저절로 굽혀지면 양성

정답 : ②

병리학(pathology)

질병의 본질적 성질을 취급하는 의학의 한 분야로서, 특히 질병에 의해 발생하는 신체의 조직이나 기관의 형태학적 변화 및 기능적 변화를 연구하는 학문. 즉, 병의 원인-발생-경과 및 그 변화 등에 관한 연구를 하는 학문으로 넓은 의미로는 생물체에서 볼 수 있는 모든 이상(질환) 및 기형을 대상으로 하며 좁은 의미로는 사람에게 일어나는 병변의 본태를 규명하고 병태의 구조와 기능의 변화를 분명히 하여 치료와 예방에 공헌하는 기초의학 분야를 가리킨다.

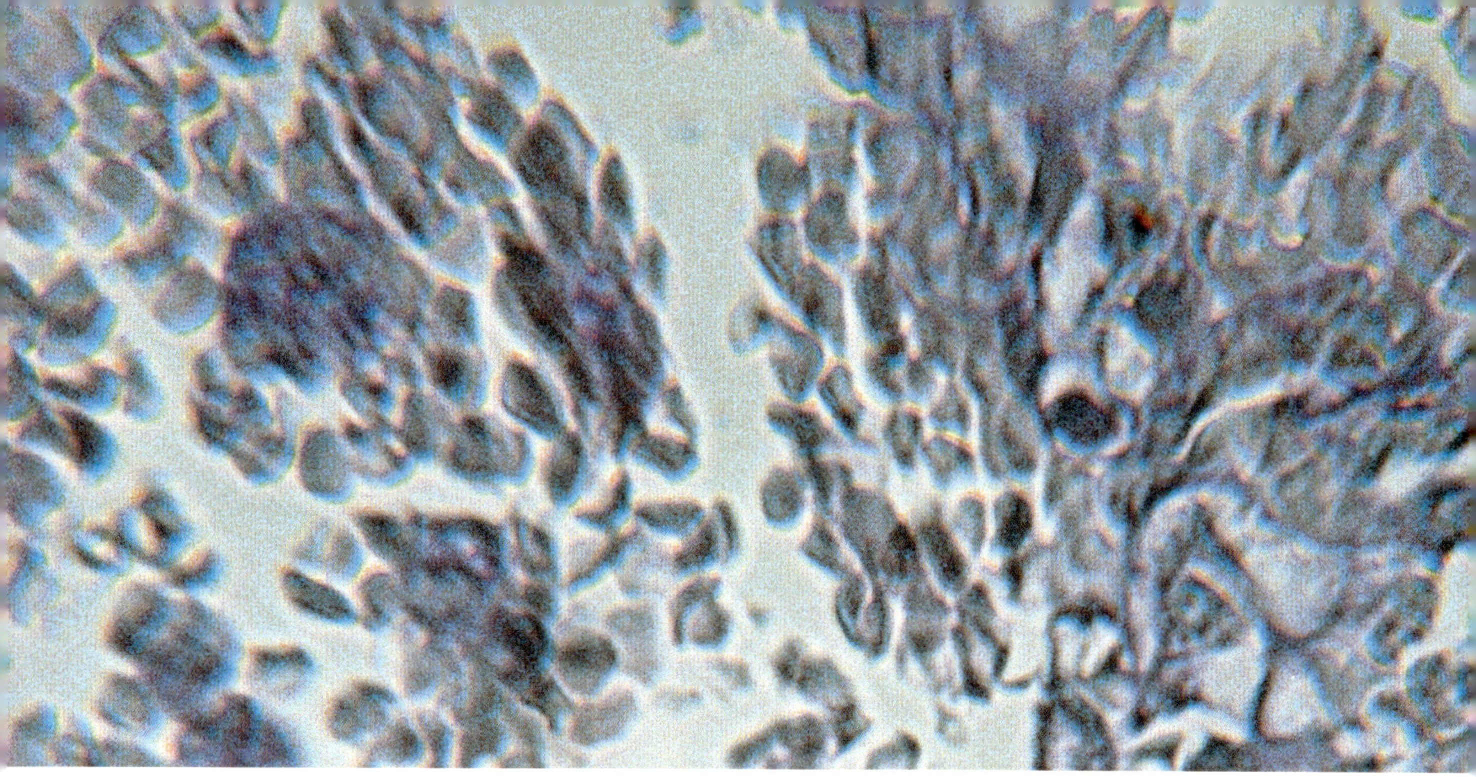

제14장 **눈 · 귀 질환**

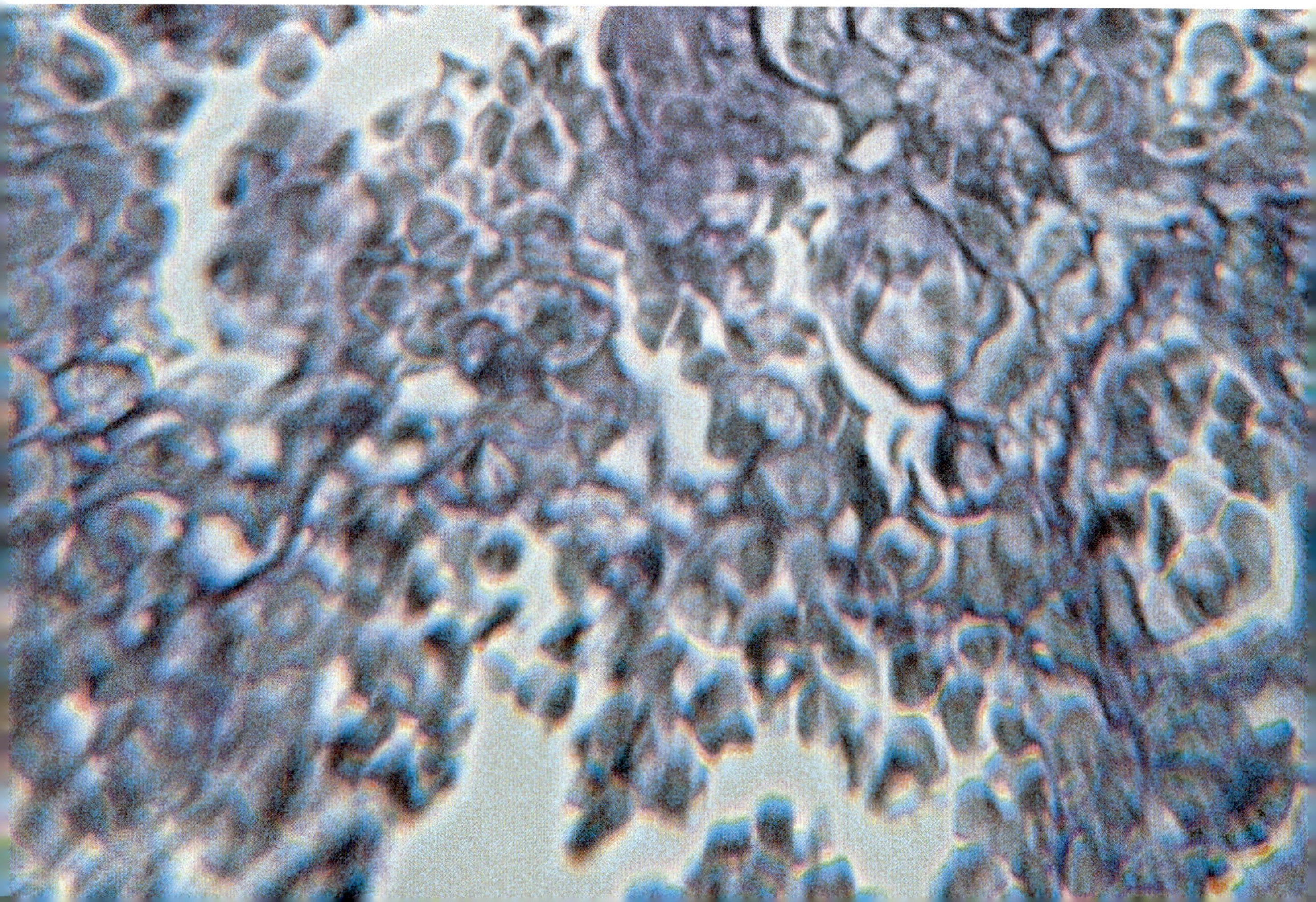

주요 용어해설

- **노년황반변성(senile macular degeneration)** : 황반부에 비정상적인 신생 혈관이 생겨 보고자 하는 곳이 보이지 않는 상태(중심암점)를 말한다. 시력의 예후가 나쁘고 고령자의 실명원인이 된다.
- **녹내장(glaucoma)** : 안압의 상승으로 인해 시각신경이 눌리거나 혈액 공급에 장애가 생겨 시각신경의 기능에 이상을 초래하는 질환이다.
- **당뇨망막병증(diabetic retinopathy)** : 만성 질환인 당뇨병에 의해 말초순환에 장애가 발생하는데, 이때 망막의 미세순환에 장애가 생겨 시력감소가 일어나는 눈의 합병증을 말한다.
- **백내장(cataract)** : 눈에서 카메라의 렌즈에 해당하는 부분인 수정체가 혼탁하게 변해서 시력의 장애가 생기는 것을 말한다.
- **색각이상(color anomaly)** : 망막의 시각세포에 이상이 생겨 색을 식별하지 못하는 상태를 말한다.
- **전도난청(전음난청, conduction deafness)** : 바깥귀(외이)나 가운데귀(중이) 등 '전음기관'이라고 불리는 부분의 장애로 인해 생기는 난청을 말한다.
- **지각난청(감음난청, perceptive deafness)** : 속귀(내이)에서 대뇌겉질에 이르는 청각전도로 위에 발생한 병변으로 인해 생기는 난청을 말한다.

제 14 장 눈 · 귀 질환

◆ 눈과 귀의 구조와 기능

1. 눈의 구조(▶ 그림 14-1)

시각기관인 눈은 안구와 눈 부속기관으로 이루어진다. 눈 부속기관으로 눈꺼풀(안검), 결막, 눈근육, 눈물기관이 있으며 안구를 보호하고 안구의 기능을 돕는다.

① 안구(eyeball)

시각신경을 통해 뇌와 연결된다. 안구벽은 3층의 막으로 이루어진다. 바깥막(안구섬유막)의 앞쪽 1/6은 각막(cornea), 뒤쪽 5/6는 공막(sclera; 흰자위 부분)이다. 중간막(안구혈관막=포도막)은 앞쪽이 섬모체(모양체, ciliary body)와 홍채(iris), 뒤쪽이 혈관과 색소가 풍부한 맥락막(choroid)이다. 속막은 색소상피층(pigmented layer)과 망막(retina)이다. 망막은 안구벽의 가장 안쪽에 위치하며 시각신경으로 연결된다(▶ 그림 14-2, 14-3).

수정체(crystalline lens)는 양오목렌즈 모양으로 섬모체띠(모양체소대, ciliary zonule)를 통해 섬모체와 연결된다. 유리체(vitreous body)는 수정체와 망막 사이에 있는 젤리 모양의 조직으로 안구의 뒤쪽 3/5을 차지한다.

② 눈 부속기관(ocular adnexa)

눈꺼풀(안검, palpebra)은 위아래 2장으로 이루어지며 바깥쪽이 피부, 안쪽이 결막(안검결막)이다. 안구의 가장 바깥쪽에 위치하는 눈물샘(누선, lacrimal gland)에서 분비된 눈물은 각막이 건조해지는 것을 방지한다. 눈물은 눈물점에서 눈물소관을 지나 눈물주머니에 모인 후 코눈물관을 거쳐 코안으로 배출된다.

안구의 운동은 4개의 곧은근(안쪽곧은근, 가쪽곧은근, 위곧은근, 아래곧은근)과 2개의 빗근(위빗근, 아래빗근)에 의한다. 눈돌림신경, 도르래신경, 갓돌림신경에 지배된다.

Note

바깥눈근육과 안구운동장애

	운동기능	지배신경
위곧은근(상직근)	위안쪽	눈돌림신경(동안신경)
아래곧은근(하직근)	아래안쪽	눈돌림신경
안쪽곧은근(내측직근)	안쪽	눈돌림신경
가쪽곧은근(외측직근)	바깥쪽	갓돌림신경(외전신경)
위곧은근(상사근)	아래 바깥쪽	도르래신경(활차신경)
아래곧은근(하사근)	위바깥쪽	눈돌림신경
눈꺼풀올림근(상안검거근)	눈뜨기	눈돌림신경

안구운동은 상기 6종류의 바깥눈근육이 협조하여 일어난다. 모두 눈동맥(안동맥)에 영양을 제공받는다. 마비에 의해 안구운동장애, 즉 복시(diplopia; 사물이 이중으로 보임)를 일으킨다. 갓돌림신경마비(외전신경마비)는 머리내압 항진증상 중 하나이다. 눈돌림신경마비(동안신경마비)는 속목동맥(내경동맥), 앞교통동맥(전교통동맥) 분지부의 동맥자루(동맥류) 초발증상이다. 안구운동장애는 뇌손상, 신경변성질환이나 중증근무력증의 중요한 징후가 된다.

● 눈확(안와)과 안구의 시상단면

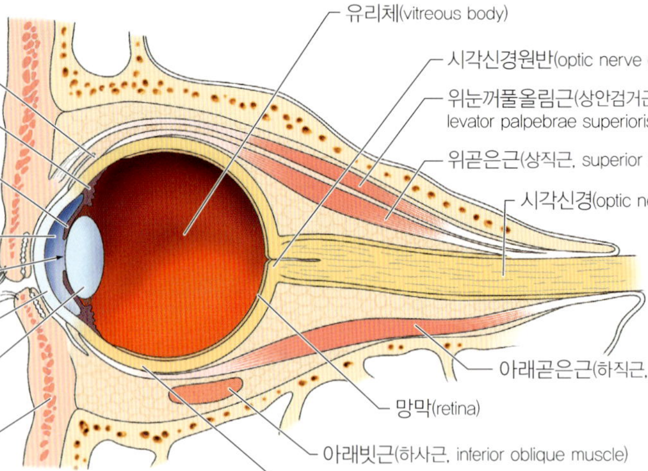

● 눈과 눈물기관

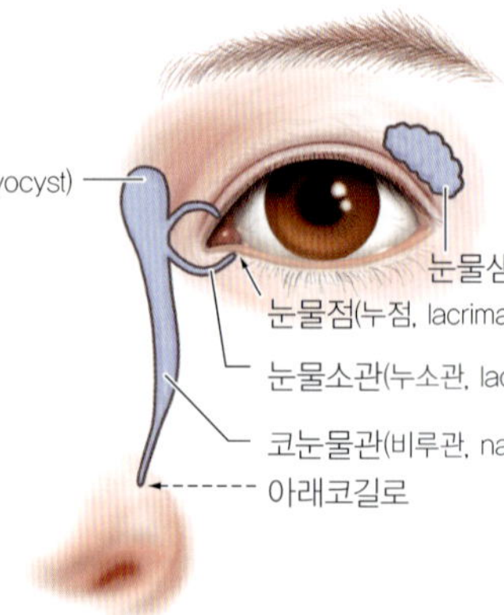

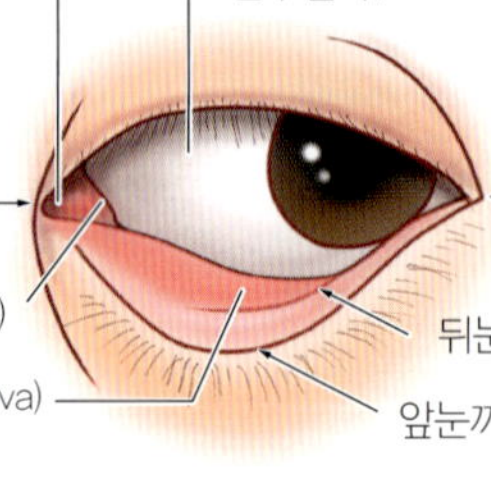

안구는 멜라닌층이 지지하고 있는 망막에 투영된 영상을 시각신경(제2뇌신경)을 통해 대뇌(뒤통수엽)로 전달하는 카메라이다. 수정체는 렌즈, 홍채는 조리개의 역할을 한다. 영상은 망막 위의 황반(macula)에 초점을 맺는다. 안구의 움직임을 제어하는 눈근육은 3개의 뇌신경에 지배를 받는다. 눈물은 눈물샘(누선)에서 만들어져 코눈물관(비루관)에 의해 코안(비강)으로 흘러들어 온다.

[그림 14-1] 눈과 귀의 구조(계속)

- **귀의 구조(이마단면)**

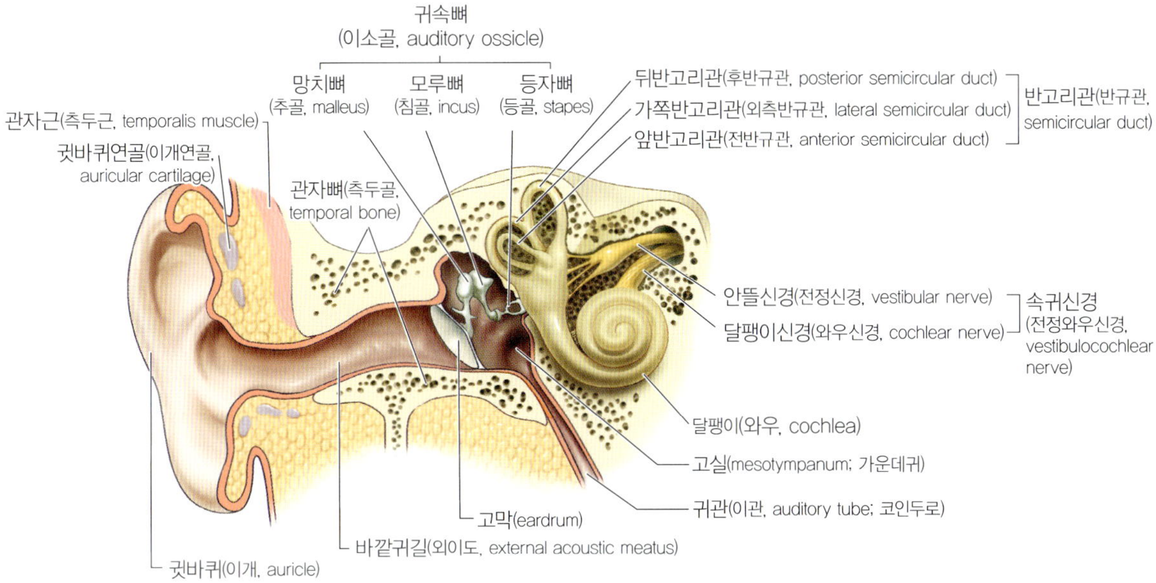

- **달팽이**

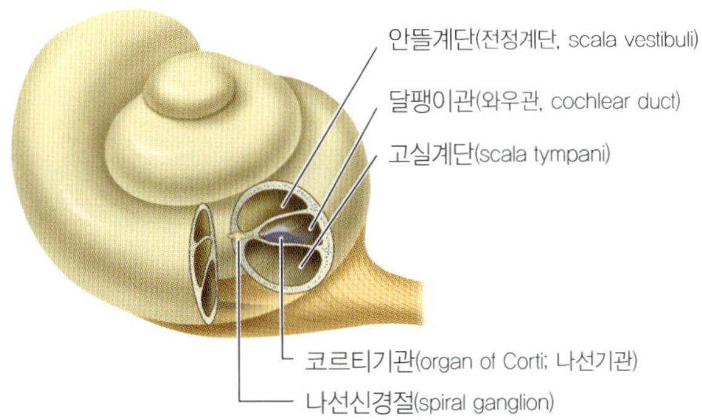

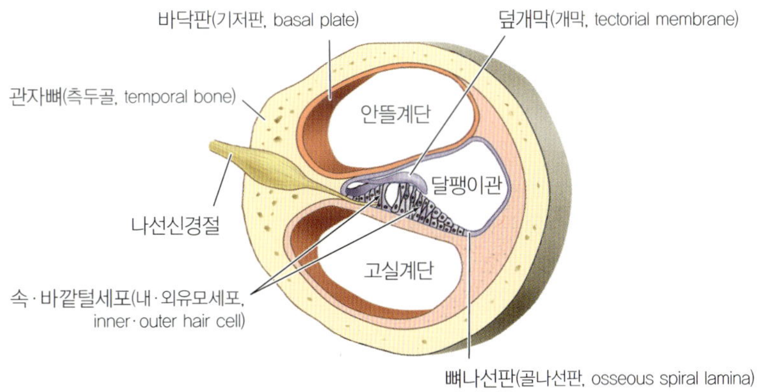

귀는 청각과 평형감각의 수신기이다. 귓바퀴(이개)에서 모인 소리가 고막에서 공명되어 가운데귀 내의 귀속뼈(이소골)에 의해 관자뼈(측두골) 내부의 속귀(달팽이와 반고리관)에 이르며 최종적으로 속귀신경(제8뇌신경)을 통해 관자엽(청각)과 소뇌(평형감각)로 전달된다. 귀관(이관)은 코인두로 열린다.

[그림 14-1] 눈과 귀의 구조

Note

반고리관(반규관, semicircular duct)과 달팽이(와우, cochlea)

반고리관	평형감각	안뜰신경(전정신경)
달팽이	청각	달팽이신경(와우신경)

동공(pupil)

홍채의 중앙부위 구멍에 해당하는 것이 동공이다. 빛은 이곳을 지나 눈 안으로 들어온다. 동공은 카메라에 있는 조리개와 같은 것으로, 어두운 곳에서는 크게 확대되고 밝은 곳에서는 작게 축소되어 빛의 양을 조절한다. 생리적인 동공의 크기는 지름 2~4mm이며, 좌우는 거의 같은 크기이다. 신생아기에는 작고 5~25세에 최대가 되며 노년이 되면 다시 작아진다. 동공이 커지는 것을 동공확대(산동, mydriasis), 반대로 작아지는 것을 동공수축(축동, miosis)이라고 한다.

2. 귀의 구조(▶ 그림 14-1)

청각과 평형감각에 필수인 귀는 바깥귀, 중간귀, 속귀로 이루어진다.

① 바깥귀(외이, external ear)

귓바퀴(이개)와 바깥귓구멍(외이공)에서 시작되어 바깥귀길(외이도; 약 2.5~3cm)까지를 말한다.

② 가운데귀(중이, middle ear)

바깥귀길에서 들어오는 음파를 뼈진동으로 바꾸어 속귀로 전달한다. 고막(eardrum), 고실(mesotympanum), 귀관(이관, auditory tube)으로 이루어지며, 귀관은 코인두로 이어진다.

③ 속귀(내이, inner ear)

관자뼈(측두골) 내부에 있으며 뼈미로(골미로, bony labyrinth)와 막미로(membranous labyrinth)로 이루어진다. 뼈미로는 안뜰(전정), 달팽이(와우), 반고리관(반규관)으로 구성되며, 뼈미로는 둥근주머니(구형낭)와 타원주머니(난형낭), 막반고리관, 달팽이관(와우관)으로 구성된다.

3. 눈과 귀의 기능

① 시각

망막의 시각신경이 수용체가 되어 망막에 빛이 닿음으로써 생기는 감각이다. 순응, 원근조절, 색상 판단 등의 기능이 있다. 순응(adaptation)이란 밝음(명순응)이나 어두움(암순응)에 눈이 익숙해지는 현상이다. 이 조절은 동공의 빛반사에 의해 이루어진다(동공조임근과 동공확대근에 의해 빛을 조절). 원근조절은 수정체의 두께를 조절함으로써 이루어지며 조절에 이상이 생기면 근시(myopia), 원시(hyperopia), 난시(astigmatism)가 생긴다. 망막의 시각세포에 이상이 생겨 색을 식별하지 못하는 상태를 색각이상(color anomaly)이라고 한다.

② 청각

바깥귀길(외이도)에서 들어온 음파는 고막을 진동시키고 그 진동은 귀속뼈(망치뼈, 모루뼈, 등자뼈)로 전달되어 안뜰창을 진동시킨다. 그리고 나선기관, 털세포, 달팽이신경을 지나 대뇌겉질의 청각중추로 전달된다.

③ 평형각

중력이나 가속도 등이 안뜰의 타원주머니(난형낭)나 둥근주머니(구형낭), 막반고리관의 감각상피를 자극하여 속귀신경인 안뜰(평형)신경에 의해 소뇌로 전달된다.

1. 시각기관 질환

■ 결막염(conjunctivitis)

가장 많은 결막염의 원인은 꽃가루증으로, 알레르기결막염(allergic conjunctivitis)에 속한다. 코염(비염)을 동반하는 경우가 많고 눈물이나 콧물에서 호산구를 다수 확인할 수 있다. 계절성이 뚜렷하다.

세균감염에 의한 결막염은 사슬알균, 황색포도알균, 폐렴알균 등이 원인이 된다. MRSA 결막염은 원내감염을 일으킨다. 눈의 위화감, 이물감, 결막의 발적, 고름 저류를 확인할 수 있다. 바이러스결막염(viral conjunctivitis)은 아데노바이러스 감염이 문제이다. 아데노바이러스 8형은 감염력이 매우 강해 유행각결막염(epidemic keratoconjunctivitis)을 일으킨다. 귀 앞부분 림프절이 붓는 것이 특징이며, 안과 외래에서 원내감염방지(접촉감염방지)가 중요하다. 성감염에 의한 클라미디아결막염(chlamydial conjunctivitis)도 증가하고 있다.

■ 각막염(keratitis)

단순헤르페스바이러스에 의한 각막염은 각막혼탁의 원인으로서 중요하다. 콘택트렌즈 사용자에게서 관찰되는 유통성 각막염은 가시아메바의 감염이 원인이다. 콘택트렌즈 보존액 안에서 증식한 아메바가 감염을 일으키며 콘택트렌즈 위치와 일치하여 각막혼탁을 확인할 수 있다. 진행 예에서는 모두 각막이식의 대상이 된다(**▶ 그림 14-2**). 외상에 의한 진균각막염(mycotic keratitis)도 관찰된다.

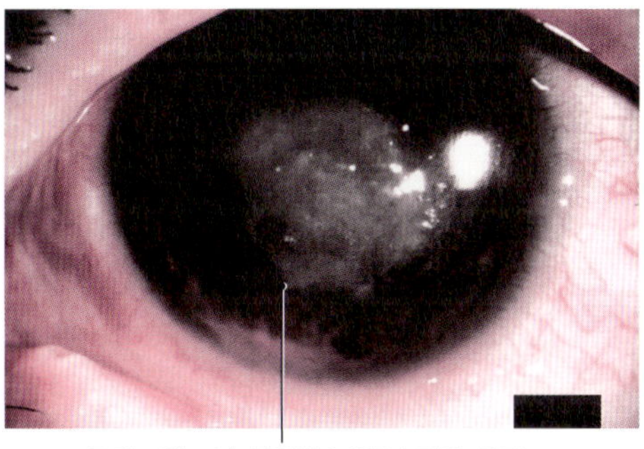

콘택트렌즈 위치와 거의 일치하여 각막혼탁이 확인되며 통증이 심하다. 가시아메바는 자유생활성 아메바의 대표이며, 따뜻한 물속에서 서식한다. 본 질환은 콘택트렌즈 소독이 불충분한 경우에 발생한다.

콘택트렌즈와 일치한 부위의 각막 혼탁

[그림 14-2] 가시아메바 감염에 의한 각막염(육안소견)

■ 미숙아망막병증(retinopathy of prematurity)

미숙아망막병증이란 망막에 있는 미세혈관이 비정상적으로 성장하는 질환이다. 아직 충분히 발달하지 않은 망막에 대량의 혈액이 흐르기 때문에 망막이 벗겨지고 떠올라 실명에 이른다. 대부분 신생아 호흡곤란증후군을 치료하기 위해 투여된 고농도의 산소(보육기에 의해 과잉 산소공급)가 원인이었다. 최근에는 이러한 병태는 예방적으로 피해지고 있다.

Note

Point

결막염(conjunctivitis) : 알레르기성과 바이러스성이 있다.

유행결막염(epidemic conjunctivitis) : 아데노바이러스 8형의 감염. 감염력이 강하기 때문에 원내감염 예방대책이 중요하다.

각막염(keratitis) : 콘택트렌즈 사용자에게서 관찰되는 유통성 각막염은 가시아메바의 감염이 원인이다.

미숙아망막병증(retinopathy of prematurity) : 망막 내의 미세한 혈관이 비정상적으로 성장한다.

당뇨망막병증(diabetic retinopathy) : 당뇨병에서의 미세혈관손상으로 실명의 원인이 된다.

녹내장(glaucoma) : 방수가 눈 안에 모여 안압이 상승하고 시각신경이 압박되며 시야결손, 두통을 일으킨다.

백내장(cataract) : 수정체의 조직 내액과 단백질이 고여 생기는 불투명 혼탁이 특징이다.

굴절 및 조절이상 : 근시, 원시, 난시, 노안이 있다.

사시(heterotropia), **약시**(amblyopia) : 시력저하의 원인이 된다.

망막모세포종(retinoblastoma) : 영유아의 망막에 발생하는 유전성 악성종양이다.

눈꺼풀의 병변 : 다래끼의 학명은 맥립종이다.

■ 당뇨망막병증(diabetic retinopathy)

당뇨병에서 미세혈관 손상으로 발생한다. 한국인의 실명원인으로 가장 많다. 망막에 미세동맥류, 정맥 확장, 백반 등이 관찰된다. 모세혈관 투과성 항진이나 부종에 따른 변화이다. 비증식성 망막병증은 당뇨병에 걸린 후 10년 정도부터 발병한다. 망막에 새로운 혈관이 형성된 병태를 증식성 망막병증이라고 하며 출혈이나 망막박리를 동반한다.

■ 녹내장(glaucoma)

눈의 앞방과 뒤방은 방수(aqueous fluid)로 채워져 있다. 정상적인 경우 방수는 섬모체에서 생산되어 슐렘관에서 흡수된다. 그러나 방수의 생산에 비해 슐렘관에서 흡수가 저하되면 방수가 눈 안에 머물러 안압이 상승한다. 이에 따라 시각신경이 압박되어 시야결손이나 심한 두통을 일으킨다.

눈바닥에서는 시각신경유두가 위축 및 함몰된다. 방치하면 녹내장이 되며 실명 위험이 있다(▶ **그림 14-5**). 섬모체염이나 외상, 종양 등이 원인으로 발생하기도 한다.

■ 백내장(cataract)

고령자의 시력장애 중 가장 많은 질환이 백내장이다. 수정체의 조직내액과 단백질이 고여 생기는 불투명 혼탁이 특징이다. 90세 이상 고령자에게서는 거의 대부분 관찰된다. 선천성인 경우나 외상, 이물질, 장기간 스테로이드 투여, 방사선, 당뇨병, 아토피피부염이 원인이 되기도 한다.

Note

트라코마(trachoma)

병원체는 클라미디아 트라코마티스(*Chlamydia trachomatis*)이며, 결막 상피세포에 감염된다. 개발도상국에서는 치료를 받지 않아 트라코마에 의한 염증이 오래되어 고도의 속눈썹증(trichiasis)에 의해 시력을 잃는 사람이 많다. 같은 병원체를 원인으로 하는 봉입체결막염(inclusion conjunctivitis)이라는 성병(클라미디아결막염)이 증가하고 있다.

망막(retina)

안구벽의 가장 안쪽에 있으며 안구 뒤극(후극)의 약간 안쪽에서 시각신경과 연결된다. 망막 안에서 황반(macula; 중심와)이 가장 잘 보이는데, 시각신경유두는 보이지 않는다(▶ **그림 14-3, 14-4**).

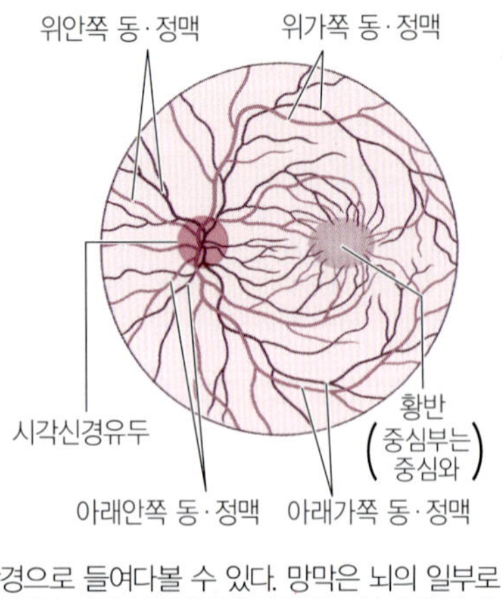

눈바닥은 검안경으로 들여다볼 수 있다. 망막은 뇌의 일부로 간주할 수 있으므로 예를 들어 뇌의 세동맥경화증의 정도를 추측할 수 있다.

[그림 14-3] 정상적인 눈바닥 소견(왼쪽 눈의 모식도)

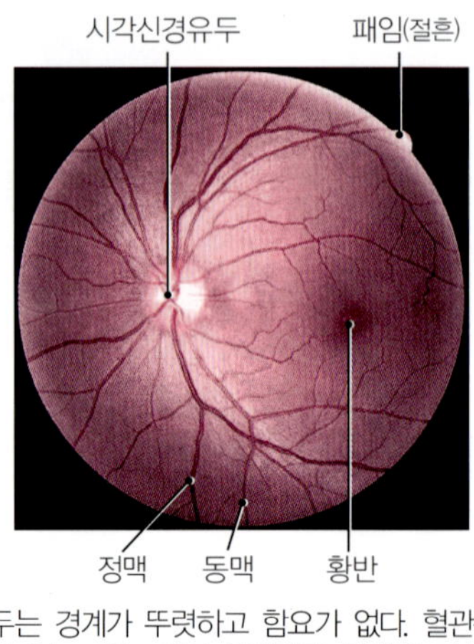

시각신경유두는 경계가 뚜렷하고 함요가 없다. 혈관은 진하고 굵은 것이 정맥, 얇고 가는 것이 동맥이다. 황반은 다소 검은색으로 보인다. 검안경의 패임은 왼쪽 귀쪽을 나타낸다.

[그림 14-4] 정상적인 눈바닥사진(왼쪽 눈)

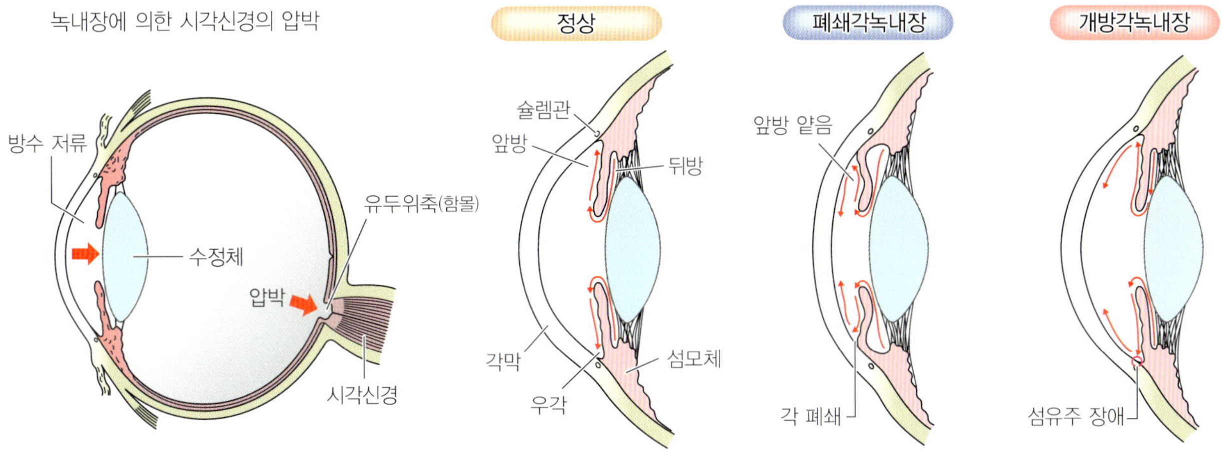

안구의 수정체(렌즈)와 각막으로 둘러싸인 공간을 앞방(전방)이라고 한다. 이 부분을 채우는 방수가 과도하게 고이기 때문에 안압이 상승하는 병태를 녹내장이라고 한다. 정상적인 경우 방수는 그물체(홍채)와 각막이 만드는 우각(linea angle)에 분포하는 슐렘관으로 흡수된다. 녹내장에서는 이 방수 흡수기능이 장애를 받는다. 우각이 물리적으로 막히는 폐쇄각녹내장(angle–closure glaucoma)과 막히지 않는 개방각녹내장(open–angle glaucoma)으로 크게 나뉜다. 가장 많은 원발성 개방각녹내장에서는 슐렘관은 열려 있지만, 주위 섬유주가 섬유화되어 있기 때문에 방수가 슐렘관으로 유입되기 어렵다. 녹내장에서는 두통, 눈통증, 시야협착이 확인된다. 방치하면 실명하는 경우가 있다.

[그림 14–5] 녹내장의 종류

■ 굴절·조절의 이상(▶ 그림 14–6)

① **근시(myopia)** : 초점이 망막 앞에 맺히는 상태이다. 렌즈의 굴절력이 과도해지거나 눈축이 연장됨으로써 발생한다. 가까이 있는 물체는 보이지만 멀리 있는 물체가 잘 보이지 않는다.

② **원시(hyperopia)** : 초점이 망막 뒤쪽에 맺힌다. 렌즈의 굴절력이 저하되거나 눈축이 짧아짐으로써 발생한다. 멀리 있는 물체는 잘 보이지만 가까이 있는 물체는 잘 보이지 않는다.

③ **난시(astigmatism)** : 가로방향과 세로방향에서 굴절력에 차이가 생겨 초점이 맺히기 어려운 상태이다. 대부분 각막 표면의 요철에 따른다.

④ **노안(presbyopia)** : 섬모체에 의한 렌즈조절이 불량한 상태이다. 노화와 함께 생리적으로 생긴다. 가까이 있는 물체가 잘 보이지 않는다.

⑤ **눈피로(asthenopia)** : 굴절 및 조절 이상에 따른 피로를 가리킨다.

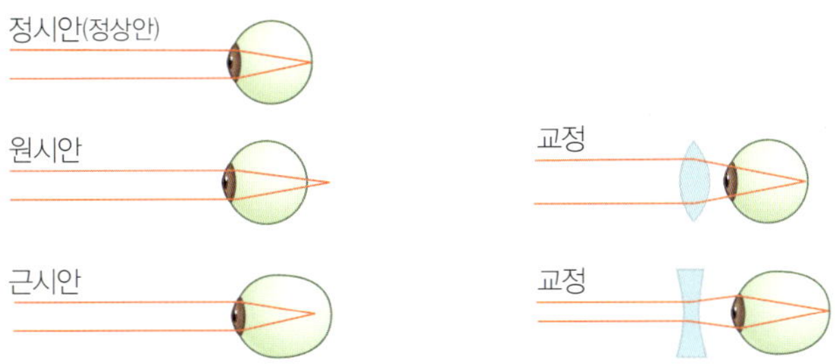

원시에서는 망막 뒤쪽에 상이 맺힌다. 근시에서는 원방시의 상이 망막 바로 앞에 맺힌다. 각각 볼록렌즈, 오목렌즈의 안경을 사용하여 교정한다.

[그림 14–6] 근시와 원시의 모식도

Note

색각이상(color anomaly)

색의 감지는 적색, 녹색, 청색의 3원색에 의한다. 색각이상(색맹)은 망막의 원뿔세포(추체세포, cone cell) 이상으로 인해 색을 정상적으로 식별할 수 없는 상태를 가리킨다. X연관 열성유전을 나타내며 대부분이 남성이다.

① **전색맹(monochromatopsia)** : 적색, 녹색, 청색 중 어느 하나가 1종류의 원뿔세포밖에 갖지 않아 색을 식별할 수 없다.

② **적녹색각 이상** : 색각이상 중에서 가장 많으며 적색과 녹색을 구별하기 어렵다. 적색원뿔세포계 또는 녹색원뿔세포계 세포의 이상에 따른다.

③ **청황색각 이상** : 청색원뿔세포계 세포의 이상에 따른다. 선천적인 청황색각 이상은 매우 드물다. 후천적인 색각이상으로서 청황색각 이상이 많다.

망막중심동맥폐쇄(central retinal artery occlusion)

① **원인** : 대부분은 혈전색전증(눈동맥은 속목동맥의 제1분지)

② **증상** : 급격한 시력저하

■ 사시·약시

① **사시(heterotropia)** : 좌우안의 시선이 같은 방향을 향하고 있지 않은 비정상적인 상태로, 양안의 기능이상이나 약시를 동반한다.

② **약시(amblyopia)** : 기질적 변화가 없거나 있어도 설명이 되지 않는 시력저하를 가리킨다.

■ 안구의 종양

영유아의 망막에 발생하는 악성종양을 망막모세포종(retinoblastoma)이라고 한다(▶ 그림 14-7). 양쪽에 발생하는 종양은 가족성이며 *Rb*종양억제유전자의 이상이 우성 유전된다(*Rb*는 망막모세포종의 약자). 유전되는 것은 모친 또는 부친 유래의 대립유전자 중 어느 하나의 이상이다. 제2의 이상(돌연변이)이 다른 하나의 대립유전자에서 일어나면 종양이 발생한다. 이것을 이타가설(two hit hypothesis)이라고 한다. 증상으로 눈이 하얗게 혼탁해지며 고양이 눈처럼 빛난다. 사시로 발견되는 경우도 있다. 조기 병변에 레이저(광응고) 치료를 하면 안구를 보존하면서 치유될 수 있다. 치유된 환아가 성장하면 뼈육종(골육종)을 일으키기 쉬운 점이 주목받고 있다.

망막을 지지하는 맥락막에서 악성흑색종이 발생하는 경우가 있다.

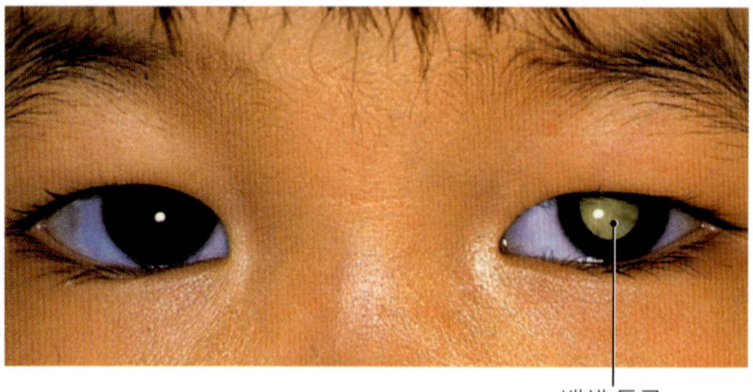

망막모세포종은 유아의 안구 내 악성종양으로, 종종 유전성을 나타낸다. 망막 내에 종양이 채워져 눈동자가 하얗게 되는 것이 특징이다.

[그림 14-7] 망막모세포종(육안소견, 백색 동공)

■ 기타 눈질환

① **망막박리(retinal detachment)** : 외상 이외에 당뇨망막병증이나 종양이 원인이 되어 망막이 망막상피층의 상부(시각세포층과의 사이)에서 박리되는 병태이다. 레이저 치료가 효과적이다.

② **망막색소변성(pigmentary retinal dystrophy)** : 대부분 유전성으로 망막색소층의 기능실조가 서서히 발생하여 야맹이나 시력저하를 일으킨다.

③ **눈바닥출혈** : 외상, 당뇨병 이외에 유발 원인이 없이 고령자의 망막혈관이 파열되어 유리체 안으로 출혈을 일으킨다. 날파리증(비문증, muscae volitantes; 눈앞에 모기가 날고 있듯이 보이는 상태)이 특징이다.

Note

결막암

아프리카, 케냐에서는 결막의 편평세포암종이 많다. 한국인에게는 드문 질환이지만, 직사광선이 강한 적도지방에서는 결막에 대한 자극이 과도하기 때문에 발생한다.

복시(diplopia)

좌우 눈의 망막 대응점에 상을 맺지 않고 어긋나기 때문에 사물이 이중으로 보이는 상태를 가리킨다. 마비사시(paralytic strabismus)에서는 복시를 일으키지만, 선천사시(congenital strabismus)나 조절사시(accommodative strabismus)에서는 복시를 일으키지 않는다. 양안시의 기능발달이 나쁘기 때문이다.

포도막염(uveitis)

증상 : 눈부심, 눈물, 눈통증, 앞이 흐림

① 베체트병
② 하라다병(멜라닌세포에 대한 자가면역질환)
③ 사르코이드증
④ 톡소포자충증

군날개(익상편, pterygium)

코 쪽 안구결막이 결막혈관을 동반하여 삼각형 모양으로 끝을 각막 중앙을 향해 각막 위로 침입하는 반응성 병변이다. 고령자에게 많고 고지나 해변 등 자외선이 강한 지역에 사는 사람, 옥외에서 일하는 남성에게 많은 경향이 있다. 탄력섬유의 과잉 증식이 원인이다. 진행되면 각막이 흔들려 난시가 된다.

노년황반변성(senile macular degeneration)

황반부에 비정상적인 신생 혈관이 생겨 보고자 하는 곳이 보이지 않는 상태(중심암점)를 일으킨다. 노화로 인해 바닥막이 찢겨 맥락막 유래의 모세혈관이 망막색소상피 하부로 침입한다. 시력의 예후가 나쁘고 고령자의 실명 원인이 된다.

④ **칸디다성 눈속염(칸디다성 안구내염, candida endophthalmitis)** : 중심정맥영양을 투여 받고 있는 환자의 유리체와 망막에서 일어나는 칸디다 감염이다. 날파리증이 나타난다.

■ 눈꺼풀 병변

눈꺼풀(안검)은 피부와 비슷한 병변이 발생된다. 눈꺼풀 특유의 병변을 정리하였다.

[염증성 병변]

① **콩다래끼(산립종, chalazion)** : 눈꺼풀판샘(안검판선) 또는 털샘(모낭선)의 만성 육아종염증이다.

② **다래끼(맥립종, hordeolum)** : 눈꺼풀판샘의 급성 고름염증(속다래끼) 및 피부 부속샘(땀샘, 기름샘), 털낭의 급성 고름염증(바깥다래끼)이 있다.

③ **바이러스성 질환** : 물사마귀(전염물렁종), 보통사마귀(심상성 우췌), 헤르페스바이러스 감염병이 있다.

[종양 유사 병변 및 종양성 병변]

① **좁쌀종(비립종, milium)** : 표피 아래에 생기는 작은 낭포이다.

② **표피모양낭종(epidermoid cyst)** : 피부와 부속기관으로 이루어진 낭포이다.

③ **피샘암종(지선암, sebaceous carcinoma; 마이봄샘암)** : 눈꺼풀의 기름샘(지선)인 마이봄샘 유래의 샘암종으로 고령자에게 많이 발생한다.

Note

눈꺼풀처짐 (안검하수, blepharoptosis)

눈꺼풀이 내려가는 것을 말한다(눈뜨기=눈꺼풀올림은 눈돌림신경과 교감신경 지배).

① 선천성 눈꺼풀처짐
② 눈돌림신경 마비
③ 중증근무력증
④ 호르너증후군

토끼눈(토안, lagophthalmos)

눈꺼풀이 닫히지 않는 것을 말한다(눈감기는 얼굴신경 지배).

① 얼굴신경 마비
② 눈꺼풀 외상

눈물흘림(유루, epiphora)

① 선천성 코눈물관 폐쇄
② 코질환에 의한 코눈물관 폐쇄
③ 외상성 코눈물관 폐쇄

국시 적중문제

Q 전도난청(전음난청)이 있는 환자에 대한 설명이 아닌 것은?

① 고막과 가운데귀(중이)에 염증이 있다. ② 대화 시 큰 목소리로 말한다.
③ 의사소통에 어려움이 있다고 말한다. ④ 소음이 커지면 놀란다. ⑤ TV 볼륨을 크게 한다.

A 전도난청(전음난청)은 바깥귀(외이)나 가운데귀(중이)의 손상으로, 속귀(내이)까지 소리를 전달하는 데에 장애가 나타난 것이다. 음을 증폭시켜 소리를 들려주면 청력이 손상되지 않은 사람들처럼 들을 수 있어 보청기의 효과가 지각난청(감음난청)보다 상대적으로 좋다.

정답 : ④

Q 결막염의 증상으로 옳은 것은?

가. 통증 나. 가려움증 다. 분비물 증가 라. 결막부종

① 가, 나, 다 ② 가, 다 ③ 나, 라
④ 라 ⑤ 가, 나, 다, 라

A 결막염의 증상 : 통증, 가려움, 이물감, 빨갛게 부어오름, 눈곱이 낌, 충혈, 결막부종, 가성 눈꺼풀처짐(안검하수) 등

정답 : ⑤

2. 청각기관 질환

■ 바깥귀길염(외이도염, otitis externa)

바깥귀길의 털낭(모낭), 피부기름샘(피지선)에 생기는 고름염증으로, 황색포도알균에 감염되어 발병한다.

■ 가운데귀염(중이염, otitis media)

인플루엔자균, 폐렴알균이나 모락셀라 등에 의한 고름염증으로, 귀의 통증, 귀지와 전도난청(conductive hearing loss)을 일으킨다. 고막천공을 일으키기도 한다. 만성화한 가운데귀염으로, 각질물이 다량으로 고이며 진행되는 경우를 바깥귀길진주종(외이도진주종, external canal cholesteatoma)이라고 한다. 각질물이 하얗게 빛나 진주처럼 보여서 이 이름이 붙었다. 수술이 필요한 병태이다. 가운데귀염이 수막염이나 뇌고름집(뇌농양)의 원인이 되기도 한다.

■ 미로염(내이염, labyrinthitis)

대부분이 바이러스 감염으로 난청을 일으킨다. 종종 돌발난청(sudden hearing loss)이라는 임상병태명이 이용된다. 반고리관의 장애로, 심한 현기증과 구토를 동반하는 경우를 메니에르병(Menieres disease)이라고 한다.

■ 귀경화증(이경화증, otosclerosis)

가운데귀의 귀속뼈를 통한 전도가 악화되는 원인 불명의 난청성 질환이다. 등자뼈가 속귀에 끼워진 부위의 움직임이 저하되는 것이 원인이다. 귀속뼈를 절제하여 인공 귀속뼈를 유치하는 수술이 시행된다. 베토벤의 청력저하 원인 질환으로 알려져 있다. 서양에 많고 한국에는 적은 질환이다.

■ 눈떨림(안진, nystagmus)

안구의 불수의적인 왕복운동을 가리킨다. 뇌줄기(뇌간)의 안뜰신경핵 또는 속귀 반고리관(반규관)이 자극을 받아 생긴다. 눈떨림의 원인으로서 선천성 요인, 소뇌장애, 속귀장애, 유전질환이나 중독을 들 수 있다.

수평눈떨림(수평안진, horizontal nystagmus; 옆으로 움직임)은 30초간 이상 몸을 회전한 다음 멈추고 그 후 어느 한 지점을 가만히 응시할 때 생리적으로 발생한다. 두 눈이 급격하게 좌우로 움직인다.

온도눈떨림(온도안진, caloric nystagmus)도 생리적 현상이다. 온수(44℃)를 바깥귀길에 주입하면 그 방향을 향해 눈떨림이 일어난다. 냉수(30℃)에서는 방향이 그 반대가 된다.

Note

Point

바깥귀길염(외이도염, otitis externa) : 황색포도알균에 의한 고름염증

가운데귀염(중이염, otitis media) : 인플루엔자균, 폐렴알균이나 모락셀라 등에 의한 고름염증

미로염(labyrinthitis) : 바이러스 감염에 의한 돌발난청과 거의 같은 뜻. 현기증과 구토를 동반하는 경우는 메니에르병

귀경화증(이경화증, otosclerosis) : 가운데귀의 귀속뼈를 통한 전도가 악화

눈떨림(안진, nystagmus) : 불수의의 율동적인 안구운동

난청의 2종류

① 전도난청(전음난청, conduction deafness) : 가운데귀의 이상(편측성/양측성)

② 지각난청(감음난청, perceptive deafness) : 속귀의 이상(양측성, 반수는 선천성, 유전성)

멀미(동요병, 운동병, kinetosis)

속귀자극에 의한 안뜰의 자율신경반사에 의한다. 숨뇌(연수)의 구토중추가 자극받는다.

알포트증후군(Alport syndrome)

보통염색체 우성유전질환으로 콩팥염과 난청을 일으킨다. 유전성 콩팥염의 하나로, 남성에서 병변이 심하다.

약물성 속귀장애

아미노배당체 계열 항생물질(스트렙토마이신 또는 겐타마이신)이 주요 요인이다. 양측성 손상이기 때문에 현기증보다 휘청거림이 심한 것이 특징이다. 난청은 드물다.

인공속귀

수술로 속귀(내이)의 달팽이(와우)에 가는 전극을 심어 속귀신경을 전기적으로 자극해서 청각을 되돌리는 치료법이다. 보청기가 효과 없는 고도 지각난청(감음난청)이 대상이다.

수직눈떨림(수직안진, vertical nystagmus)은 눈이 위아래로 움직이며 회전눈떨림(회전안진, rotatory nystagmus)인 경우는 눈이 회전하듯이 움직인다.

Note

column

■ 난청(hearing loss, deafness)

출생 1,000명 중 1명의 비율로 고도 난청아가 태어나고 있다. 난청은 모든 선천성 질환 중에서도 빈도가 높은 것 중 하나이다. 대부분이 속귀의 기능이상에 의한 지각난청(감음난청)이다. 현재, 신생아 난청선별검사가 시작되어 난청아의 조기발견이 가능해지고 있다.

속귀의 특정 세포에 국한하여 존재하는 단백질의 이상은 지각난청으로 이어진다. 난청의 약 반수에서 유전자이상이 관여하고 있다는 사실이 판명되면서, 특정 난청유전자 연구가 진행되고 있다. 유전형식은 보통염색체 열성유전이 40%, 보통염색체 우성유전이 10%, X연관 열성유전이 2%이다. 난청에는 다른 신체소견(근육, 뼈대, 요로계통, 피부, 눈이나 색소의 이상)을 동반하는 증상성 난청(30%)과 비증상성 난청(70%)이 있다. 비유전성 난청은 약물이나 바이러스 감염이 원인인 것으로 판단된다.

■ 베토벤의 귀경화증(이경화증, otosclerosis)

난청에는 전도난청(전음난청, conductive hearing loss)과 지각난청(감음난청, perceptive deafness)이 있다. 속귀의 반고리관(반규관)까지 소리를 전달하는 바깥귀 및 가운데귀에 장애가 있는 경우가 전도난청이고, 반고리관보다 앞에 장애가 있는 경우가 지각난청이다. 귀속뼈(이소골; 망치뼈, 모루뼈, 등자뼈)의 움직임이 나빠지는 귀경화증은 전도난청을 나타낸다. 전도난청에서는 가까이에서 하는 대화가 들리고 전화를 걸 수 있다. 보청기가 효과적이다. 그러나 약간 떨어진 장소에서 나는 소리는 전혀 들리지 않는다. 바이올린 소리를 조율할 수는 있지만, 지붕을 두드리는 빗소리는 그것이 아무리 태풍이라 할지라도 전혀 들리지 않는다.

교향곡 9번과 피아노 소나타 32번 등 다수의 유명한 명곡을 작곡한 베토벤(1770~1827)의 귀는 25세 무렵부터 악화되어 그 후 전혀 들리지 않게 되어 머릿속으로만 작곡을 했다고 하는 것이 정설이다. 1987년 빈의 학자 2명이 베토벤은 서양인에게 많은 질환인 귀경화증이었다고 발표하였다. 귀경화증은 '어느 새인가 발병해서 서서히 진행되는 양측성 전도난청'이 특징이다. 귀경화증이었다면 완전히 들리지 않았던 것이 아니라 사실은 죽을 때까지 자신이 치는 피아노 소리는 들렸을 것이다. 그렇기 때문에 그러한 작품들을 완성시킬 수 있었던 것이다!

국시 적중문제

Q 다음 중 청력소실, 현훈, 이명을 특징으로 하는 질환은?

① 메니에르병　② 귀경화증(이경화증)　③ 꼭지돌기염(유양돌기염)
④ 가운데귀염(중이염)　⑤ 전도난청(전음난청)

A 메니에르병은 안뜰(전정)과 반고리관(반규관)의 속림프 과다로 발생하며, 발작적인 현훈과 청력소실, 이명 등이 나타나고, 치료를 위해 저염 식이와 이뇨제를 사용한다.

2) 등자뼈(등골)의 바닥부위에서 과도하게 뼈가 증식되는 질병
3) 귀 바로 뒤에 있는 관자뼈(측두골)의 돌기인 꼭지돌기(유양돌기)에 생기는 염증
4) 가운데귀(중이)에 생기는 염증
5) 가운데귀염(중이염)이나 고막 파열 등의 이유로 고막에서 신경까지의 소리전달체계에 이상이 있는 것

정답 : ①

병리학(pathology)

질병의 본질적 성질을 취급하는 의학의 한 분야로서, 특히 질병에 의해 발생하는 신체의 조직이나 기관의 형태학적 변화 및 기능적 변화를 연구하는 학문. 즉, 병의 원인-발생-경과 및 그 변화 등에 관한 연구를 하는 학문으로 넓은 의미로는 생물체에서 볼 수 있는 모든 이상(질환) 및 기형을 대상으로 하며 좁은 의미로는 사람에게 일어나는 병변의 본태를 규명하고 병태의 구조와 기능의 변화를 분명히 하여 치료와 예방에 공헌하는 기초의학 분야를 가리킨다.

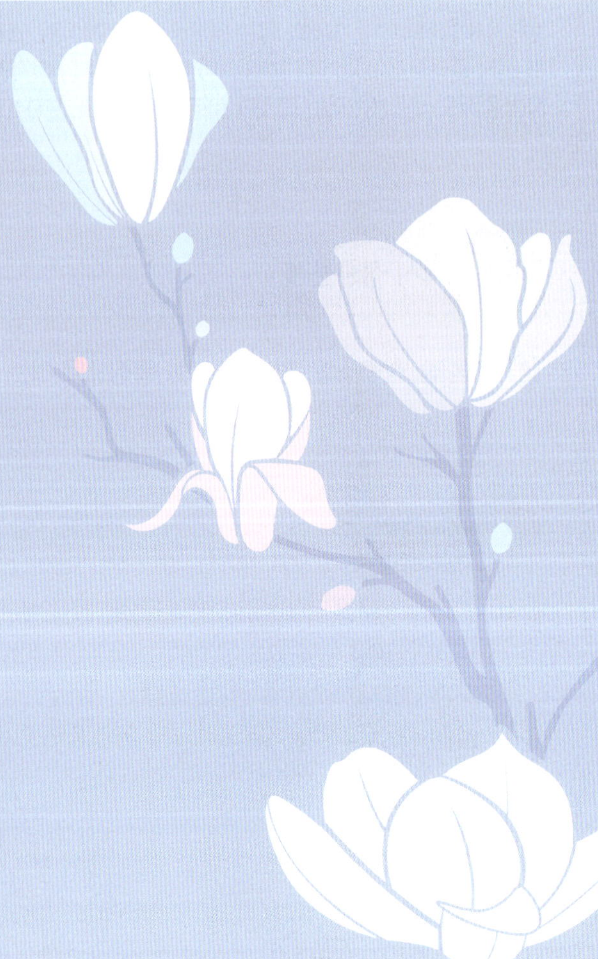

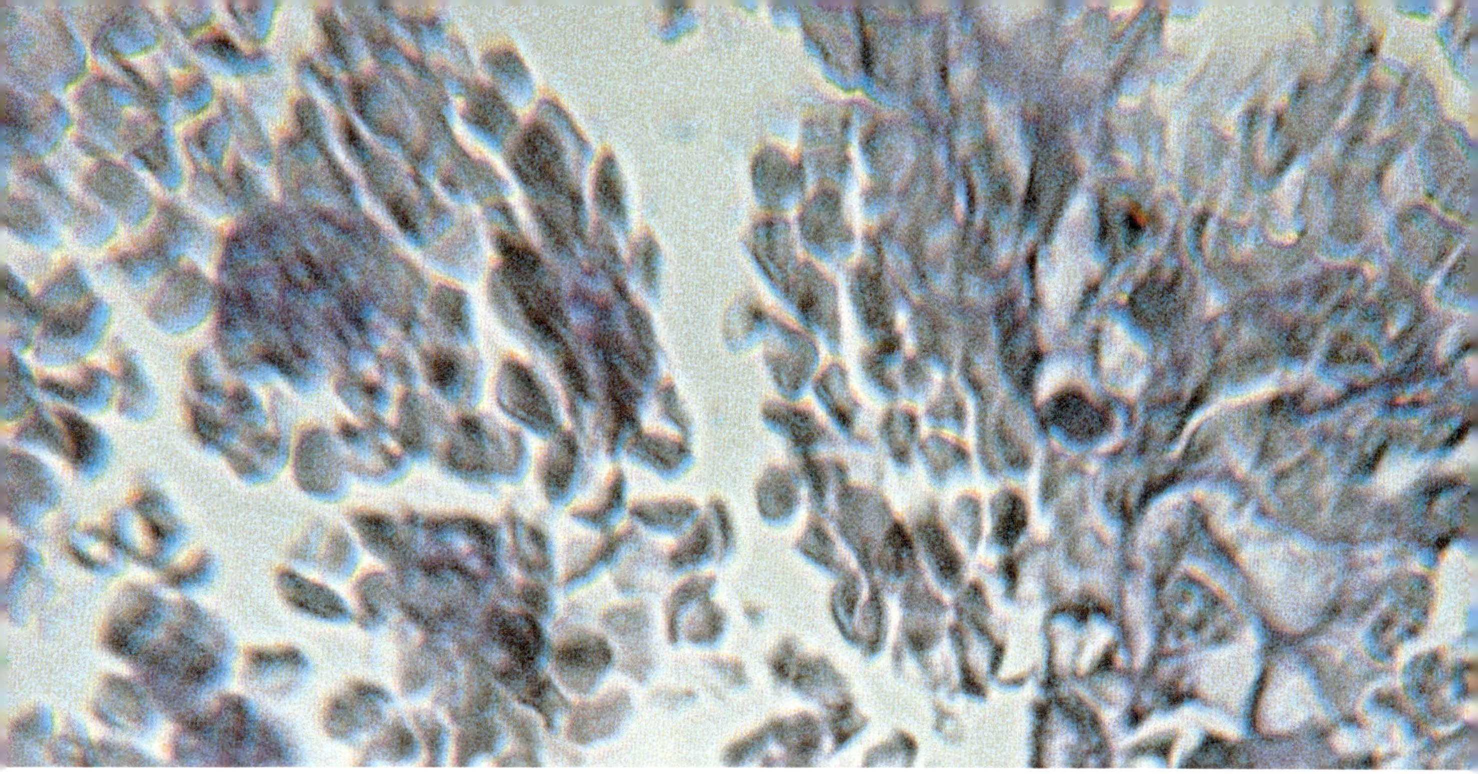

제15장 **전신질환**

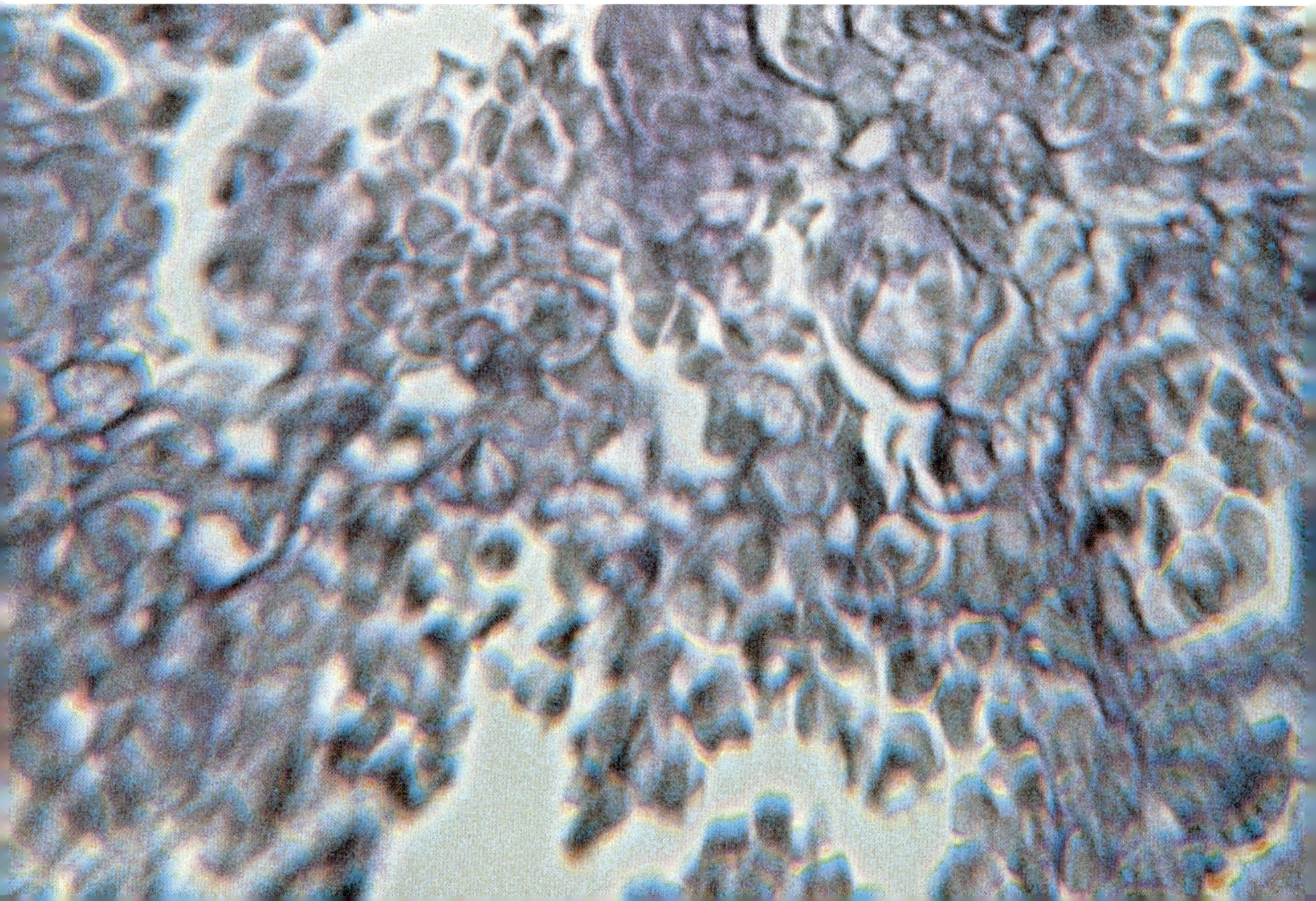

주요 용어해설

- **간헐열(intermittent fever)** : 하루 변화가 크고 1일 이상의 간격을 두고 무열기와 유열기가 교대하는 열형을 말한다.
- **레이노현상(Raynaud's phenomenon)** : 한랭 시나 냉수에 담갔을 때 팔다리 말초부, 특히 양 손가락이 대칭적으로 아프고 저림감과 함께 창백해지거나 청색증 등의 허혈증상을 일으키는 경우로, 젊은 여자에게 많이 발생한다.
- **아밀로이드(amyloid)** : 어떤 특정한 구조를 가진, 물에 녹지 않는 섬유상 단백질을 말한다. 기관에 아밀로이드가 비정상적으로 축적되면 아밀로이드증 등의 신경변성질환의 원인이 된다.
- **오르내림열(이장열, remittent fever)** : 하루 변화가 1℃ 이상의 고열이 계속되는 열형을 말한다.
- **재발열(recurrent fever)** : 무열기와 유열기가 불규칙하게 교대하는 열형을 말한다.
- **지속열(continued fever)** : 하루 변화가 1℃ 이내의 고열이 계속되는 열형을 말한다.
- **콜라겐병(교원병, collagen disease)** : 전신의 여러 장기에 염증이 생겨 장기의 기능장애를 일으키는 일련의 질환군을 일컫는다. 전형적인 증상으로 발열, 피진, 권태감, 관절통, 관절염, 근육통, 내장병변, 레이노현상 등이 나타나며 여성에게 많이 발생하는 것도 특징이다.
- **하루변이(일내변동, diurnal variation)** : 뇌에 있는 '생체시계'에 의해 제어되는 체온, 심박수, 혈압 등의 수치나 각성-수면리듬이 하루 중에서 변동되는 것을 말한다. 예를 들어 체온은 생리적으로 아침에 가장 낮고 저녁에 가장 높아진다.

제 15 장 전신질환

1. 콜라겐병

콜라겐병(교원병, collagen disease)은 1942년 클렘페러 등에 의해 제기된 질환 개념으로, 전신의 결합조직을 계통적으로 침범하는 만성 염증성 질환이다. 자가면역질환이며 병리학적으로 아교원섬유의 섬유소모양괴사가 특징이다. 결합조직병(connective tissue disease)이라고도 불린다. 콜라겐병의 위치와 임상적 특징을 그림과 표에 정리하였다(▶ 그림 15–1~3, 표 15–1).

고전적인 콜라겐병은 다음의 6가지 질환이 포함된다.

① 류마티스관절염(rheumarthritis, RA)

▶ 각론 제11장 근육 · 뼈대계통 질환, p.432 참조

② 전신홍반루푸스(systemic lupus erythematosus, SLE)

③ 피부비후증(경피증, pachydermatosis, SSc)

④ 다발근육염/피부근육염(polymyositis/dermatomyositis, PM/DM)

⑤ 결절다발동맥염(polyarteritis nodosa, PN)

⑥ 류마티스열(rheumatic fever, RF) ▶ 각론 제1장 심장질환, p.182 참조

콜라겐병 유사 질환으로서 다음의 질환이 있다..

① 혼합결합조직병(mixed connective tissue disease, MCTD)

② 겹침증후군(중복증후군, overlap syndrome)

③ 쇼그렌증후군(Sjögren syndrome)

④ 베게너육아종증(Wegener's granulomatosis)

⑤ 베체트병(Behcet's disease)

Note

콜라겐병의 개념도

콜라겐병(교원병, collagen disease)은 병리학적으로 결합조직병이고, 면역학적으로 자가면역질환에 속하며, 임상적으로는 류마티스성 질환에 속한다. 콜라겐병이 아닌 결합조직병, 자가면역질환, 류마티스성 질환도 다수 알려져 있다. 이들 개념을 도식화하여 나타내었다(▶ 그림 15–1).

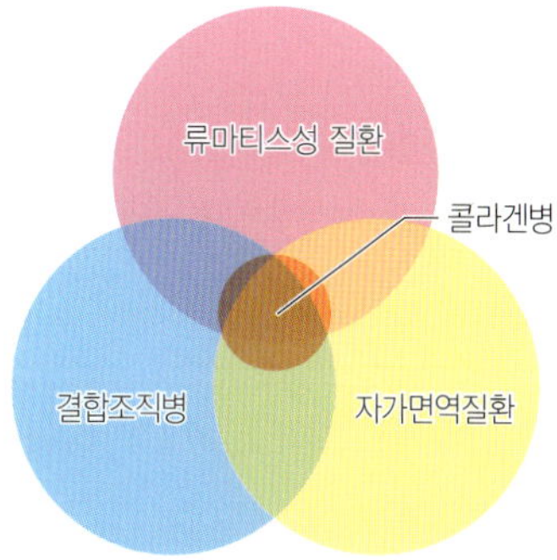

[그림 15–1] 콜라겐병의 개념도

콜라겐병의 위치

콜라겐병은 내인과 외인이 맞물려 성립하는 대표적인 질환이다.

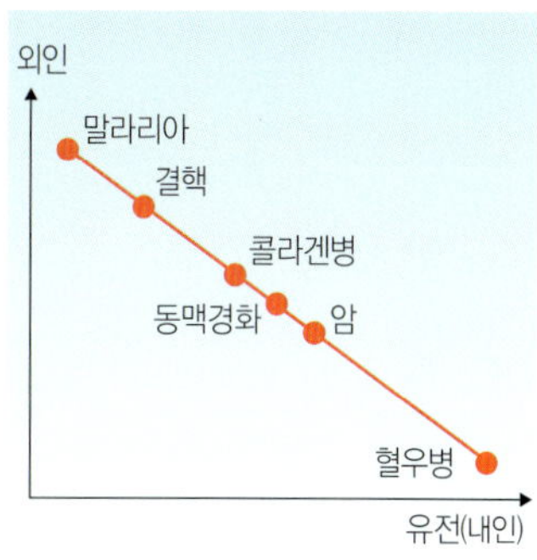

[그림 15–2] 콜라겐병의 위치

Note

콜라겐병의 임상경과(▶ 그림 15-3)

콜라겐병(교원병)은 완화와 악화를 반복하는 만성 질환이다. 치료로 완화가 계속되는 경우는 예외적이다. 콩팥병변 등이 악화되면 죽음에 이르기도 한다.

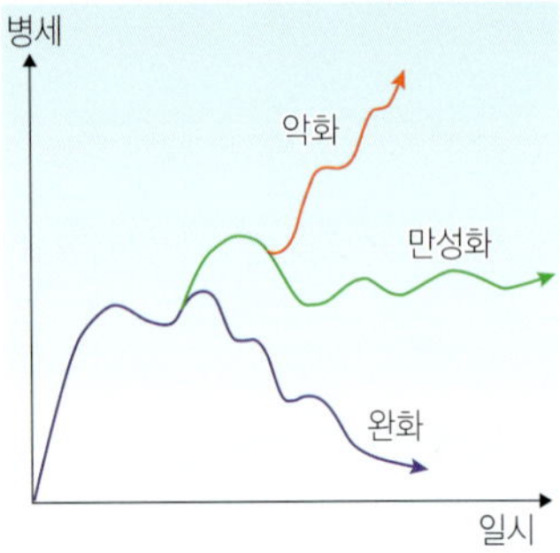

[그림 15-3] 콜라겐병의 임상경과

원반 모양 루푸스

피부에 원반 모양 피진을 일으키는 병태로, SLE의 피진 중 하나인데 전신증상이 가벼운 경우가 많다. 남성에게 많다.

LE세포

혈중 항핵항체(항DNA-히스톤 항체)가 있는 경우 물리적으로 손상을 받은 중성구(호중구)의 핵을 보체 존재 하에서 다른 중성구가 탐식한다. 이렇게 변질된 핵을 탐식하는 중성구를 LE세포라고 한다. 시험관 내에서 인공적으로 만들어지는 현상이다. 항핵항체의 존재를 나타내는 검사로서 오래 사용되어 왔다. LE세포의 형성기전을 모식화하여 나타내었다(▶ 그림 15-5).

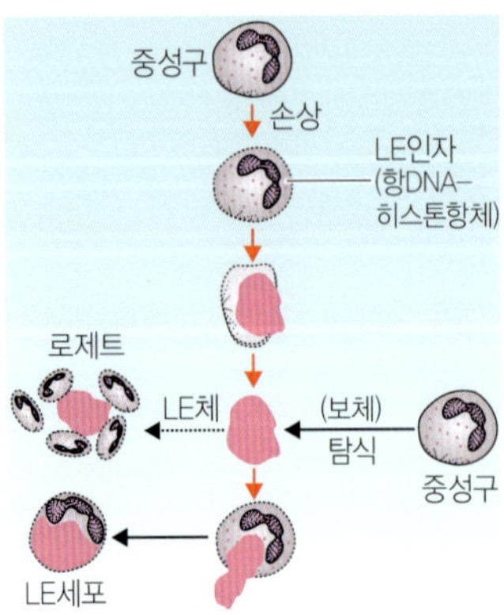

[그림 15-5] LE세포의 형성기전

[표 15-1] 콜라겐병의 일반적인 특징

① 발열, 체중감소, 전신권태감 등의 전신증상
② 관절증상, 피부증상, 소화기·순환기·호흡기 증상 등 전신의 다장기에 이르는 다양한 증상
③ 자가항체 등의 면역이상
④ 특이적 소인
⑤ 여성에게 다발
⑥ 원인 불명
⑦ 스테로이드호르몬이 효과적

■ 전신홍반루푸스(systemic lupus erythematosus, SLE)

SLE는 20~30대 여성에게 많은 자가면역질환이다(남녀 비율 = 1:10). 일련의 항핵항체(antinuclear antibody)의 존재와 면역복합체가 매개하는 염증성 다장기 병변이 특징이다. 특히 피부, 관절, 콩팥, 장막, 지라, 허파가 침범되기 쉬우며, SLE의 예후를 결정하는 장기는 콩팥이다.

SLE의 임상적 특징은 나비 모양 홍반(▶ **그림 15-4**)이나 원반 모양 루푸스를 포함하는 피진, 햇빛과민증, 입안 내 궤양, 레이노현상, 관절염, 장막염(심외막염, 가슴막염), 콩팥 손상, 중추신경 손상, 사이질폐렴을 들 수 있다. 검사데이터에서 다양한 자가항체가 증명된다. 항핵항체 가운데 항Sm항체, 항DNA항체(단일가닥사슬 DNA 및 이중가닥사슬 DNA), 항히스타민항체가 특징적이다. 혈청 보체가의 감소, 매독반응의 거짓 양성, LE세포 양성, 혈소판 감소, 백혈구 감소도 동반한다. 류마티스관절염과 달리 관절염은 대관절을 침범하며 파괴성 병변(변형)은 관찰되지 않는다.

콩팥에서는 루푸스콩팥염(루푸스신염, lupus nephritis)을 확인할 수 있다. 조직상은 다양하며 철사고리병변(wire loop lesion)은 SLE에 특징적이다. 혈청 보체가의 저하와 콩팥 병변의 활동성이 비례한다. 지라(비장)에서는 백색속질의 혈관주위성 동심원상 섬유화(onion skin lesion)를 확인할 수 있고, 피부에서는 표피 바닥층(기저층)의 액상화와

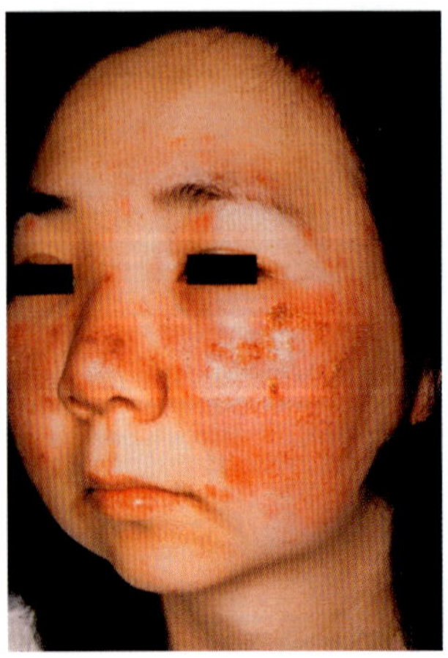

SLE 피진의 전형적인 형태로, 얼굴의 코에 걸치듯 나비 모양으로 좌우 대칭성의 홍반을 확인할 수 있다. 햇빛에 쬐이면 악화된다. 얼굴 전체가 부어 있듯이 둥근 것은 스테로이드 투여의 부작용으로서 생긴 달덩이얼굴(moon face)이다. SLE는 여성에게 압도적으로 많은 질환이다.

[그림 15-4] 전신홍반루푸스(SLE) 환자에게서 관찰되는 나비 모양 홍반과 달덩이얼굴

림프구 침윤을 확인할 수 있다. 활동기에 작은 혈관벽에 섬유소모양괴사(괴사혈관염)가 관찰된다.

■ 피부비후증(경피증, pachydermatosis, SSc)

전신의 피부에 경화를 일으키는 자가면역질환이다. 40~50대에 가장 많이 발생한다. 남녀비는 1:7로 여성에게 많다.

피부증상은 팔다리의 말초부위에서 시작되는 피부경화이며, 가면얼굴이 되기도 한다. 레이노현상과 관절의 경직을 동반한다. 내장병변은 식도벽의 경화에 의한 삼킴장애와 폐섬유증에 의한 호흡곤란이 특징이다. 콩팥의 세동맥이 침범되어 악성고혈압을 나타내기도 한다. 자가항체는 scl-70항체(항국소이상화효소II항체)가 특징적이다. 고γ-글로불린혈증을 동반한다.

■ 다발근육염/피부근육염(polymyositis/dermatomyositis, PM/DM)

뼈대근육(골격근)에 미만성 염증을 일으키는 질환이다. 주로 팔다리 몸쪽 근육의 근력저하와 근육통이 나타난다. 피부증상이 없는 경우 다발근육염이고, 피부병변을 동반하는 경우가 피부근육염이다. 위눈꺼풀, 볼이나 목의 부종상 홍반(연보라발진)이 특징이다.

남녀 비율은 1:2로 다소 여성에게 많고 40~60세에 가장 많이 발병한다. 내장의 악성종양 합병 빈도가 높은 점이 특징이며, 급성 미만성 사이질폐렴이 사망원인이다. 때로 심근염을 합병한다. 혈청 크레아틴키나아제(CK) 수치가 상승하며 종종 항핵항체가 양성이 된다.

■ 결절다발동맥염(polyarteritis nodosa, PN)

온몸의 중소 동맥에 섬유소모양괴사를 동반하는 괴사혈관염이 확인되는 질환이다. 결절동맥주위염(periarteritis nodosa)이라고도 불린다. 다른 콜라겐병과 달리 남성에게 많이 발생하는 것이 특징이다.

혈관염에 속발하는 허혈성 변화가 다양한 장기에 증상을 일으킨다. 피부궤양, 심근경색증, 콩팥염, 소화기증상(급성 복증), 말초신경염 등 다양한 증상이 관찰된다. 허파가 침범되는 경우는 적은 것이 특징이다.

기관지천식과 호산구증가증이 나타나는 경우 육아종성 혈관염을 나타내며, 척-스트라우스증후군(Churg-Strauss syndrome)이라고 불린다. 혈청 중에서 중성구세포질항체(pANCA)가 양성이 되는 경우가 많으며, 이 점은 진단 가치가 높다. 주로 세동맥이 침범되는 병형을 현미경적 결절다발동맥염이라고 하며 pANCA가 양성이다.

혈관염을 동반하는 다른 질환과 함께 '혈관염증후군'이라고 통칭되기도 한다(▶ **각론 제2장 혈관계통 질환, p.206 참조)**.

Note

레이노현상 (Raynaud's phenomenon)

한랭 시나 정신적 스트레스에 의해 손이나 발가락의 세동맥에 연축이 일어난 결과 피부가 창백해져 청색증이 일어난다. 회복 시에는 홍조를 띤다.

다발근육염/피부근육염의 주요 피부증상

연보라발진(heliotrope rash; 양측 또는 편측 눈꺼풀부위가 보라색으로 부은 피진), 고트론징후(Gottron sign; 손가락관절 등면의 피부가 벗겨진 보라색 피진), 팔꿈치나 무릎 등의 관절 등면에 생긴 약간 융기한 홍반색 피진이 특징이다.

매독반응 거짓양성

SLE에서는 종종 항인지질항체가 양성이 되기 때문에 카르디오리핀(cardiolipin)을 항원으로서 이용하는 바서만반응(Wassermann's reaction; 매독반응)이 거짓양성을 나타낸다. 이것을 생물학적 거짓양성이라고 한다. 매독 균체성분에 대한 응집반응(TPHA)은 음성이다.

철사고리병변 (wire loop lesion)

SLE에서 관찰되는 콩팥염의 하나인 미만성 루푸스콩팥염에 전형적인 현미경 소견이다. 토리(사구체)의 모세혈관 내 피하에 다량의 면역복합체의 침착이 연속적으로 존재하기 때문에 콩팥세관고리벽의 일부가 바늘을 구부린 듯한 고리 모양으로 보인다. 철사고리(wire loop)란 세균배양검사에 이용되는 철선 끝의 둥근 고리를 가리킨다.

혼합결합조직병(mixed connective tissue disease, MCTD)과 겹침증후군(중복증후군, overlap syndrome)

혼합결합조직병은 SLE, SSc, DM의 증상 및 소견이 혼합한 듯한 병태를 나타내는 자가면역질환으로, 30~40대 여성에게서 많이 관찰된다. 관절통, 레이노현상, 식도운동 저하, 근육염, 허파동맥고혈압 등을 확인할 수 있는데, 콩팥 병변은 없다. 항핵항체 가운데 항RNP(리보핵단백질)항체가 확인되는 점이 혈청학적 특징이다.

겹침증후군은 SLE, SSc, DM, RA 가운데 여러 개가 합병하는 병태로, 항RNP항체는 음성이다.

쇼그렌증후군(Sjögren syndrome)

온몸의 외분비샘에 만성 염증을 일으키는 질환으로, 중년 여성에게서 많이 관찰된다. 침샘염과 눈물샘염을 반드시 일으키며 입안 내 건조감, 안구건조증이 관찰된다. 발한이 감소되고 침샘이 붓기도 하며, 질의 건조감을 호소하기도 한다. 관절염, 레이노현상, 사이질폐렴, 사이질콩팥염을 합병하는 경우가 적지 않은 데다가 류마티스관절염(RA)에 쇼그렌증후군이 합병되는 경우도 있다. 하시모토병과의 합병도 알려져 있다. SS-A, SS-B라고 일컬어지는 항핵항체의 출현이 특징이며, 이 점은 진단 가치가 높다. 진단은 입술의 작은침샘 생검이 시행된다. 경과 중 B세포성 악성림프종을 합병하기도 한다.

베체트병(Behcet's disease)

입안 점막의 유통성(아프타성) 궤양(▶ 각론 제5장 소화계통 질환, 그림 5-3, p.277 참조), 외음부 궤양(▶ 그림 15-6), 안구의 포도막염, 관절염, 결절성 홍반 등의 피부병변, 부고환염 등을 확인할 수 있다. 내장 병변에 의한 소화관궤양(장관베체트병), 대동맥병변(혈관베체트병), 중추신경병변(신경베체트병)으로 나뉜다. 모두 혈관염이 주가 되는 병변이다. 특징적인 자가항체는 알려져 있지 않다.

베게너육아종증(Wegener's granulomatosis)

코안, 허파, 콩팥 및 온몸의 중소 혈관에 괴사성 육아종염증을 일으키는 원인 불명의 질환이다. 콩팥에서 괴사성 토리콩팥염(사구체신염)을 확인할 수 있다. 섬유소모양 괴사를 동반하는 혈관염과 더불어 거대세포를 동반하는 육아종이 형성된다. 코안이나 허파는 종종 괴사되어 공동화를 동반한다. 중성구세포질항체(cANCA)가 특징적이어서 진단 가치가 높다. 면역억제요법이 효과적이다.

감별진단으로 NK세포형 악성림프종이 중요한데, 모두 진행성 비괴저의 병형을 취한다.

Note

척-스트라우스증후군(Churg-Strauss syndrome)

전신성 혈관염으로, 중소동맥이나 세동맥의 혈관벽 안이나 혈관 주위에 호산구 침윤을 동반하는 괴사성 육아종이 형성된다. 기관지천식(bronchial asthma)과 호산구증가증(acidophilia)을 동반한다.

pANCA(perinuclear antineutrophil cytoplasmic antibody)

중성구(호중구)의 살균성 효소인 골수세포형과산화효소(myeloperoxidase, MPO)에 대한 자가항체로, 최근에는 MPO-ANCA라고 불린다. 형광항체법에서 중성구의 핵 주위 세포질이 녹색으로 빛난다. 척-스트라우스증후군, 현미경적 결절다발동맥염이나 ANCA 관련 콩팥염에서 양성이 된다.

작은침샘 생검의 소견

입술샘(순선)이 생검된다. 쇼그렌증후군에서는 침샘(타액선) 도관 주위에 림프구, 형질세포가 침윤되고 샘꽈리(선방)의 위축을 동반한다.

포도막염(uveitis)과 무시

포도막(홍채, 섬모체, 맥락막)에 염증을 일으키는 것을 말한다. 초발증상은 눈에 안개가 낀 것처럼 보인다(무시). 일반적으로는 전부포도막염(홍채섬모체염)과 후부포도막염(맥락막염)으로 나뉜다.

cANCA

중성구의 세린 단백질분해효소(serine protease)에 대한 자가항체로, 형광항체법에서 중성구의 세포질 전체가 녹색으로 빛난다. 베게너육아종증에 특징적이며 진단 가치가 높다.

진행성 비괴저

코점막이 괴사되는 병태로, 베게너육아종과 악성림프종(NK세포림프종)이 원인이다. 후자가 빈도가 높다.

2. 기타 전신질환

그 밖의 전신질환으로 아밀로이드증과 사르코이드증이 있다. 두 질환은 각론에서 여러 차례 언급하였고, 아밀로이드증은 총론에서도 설명하였다. 선천성 대사이상증은 ▶ **총론 제3장 선천이상(p.63)을 참조**하기 바란다.

■ 아밀로이드증(amyloidosis)

아밀로이드증은 물에 녹지 않는 섬유성 단백질인 아밀로이드(amyloid)가 침착되는 것을 특징으로 하는 질환이다. 아밀로이드단백질은 콩고레드염색에서 양성을 나타낸다. 보통의 헤마톡실린-에오신염색에서는 호산성 무구조물로서 관찰된다. 전신성과 국한성이 있으며, 각각 특징이 있는 병형으로 세분된다(**▶ 표 15-2**). 전신아밀로이드증에 대해서는 유효한 치료법이 없다는 것이 임상적인 어려움이다.

전신아밀로이드증(generalized amyloidosis)은 원발성(AL형)과 속발성(AA형)으로 크게 나뉜다. AL형은 면역글로불린의 가벼운(L) 사슬이 아밀로이드로 침착되는 병형으로, 다발골수종에 수반되기도 한다. AA형 전신아밀로이드증은 폐결핵, 한센병, 류마티스관절염과 같은 만성 소모성 질환에 속발된다. 혈청 단백질의 일종인 아밀로이드 A 단백질이 아밀로이드화한다. 모두 온몸의 혈관벽이나 실질 장기를 침범하며, 심장과 콩팥 침착에 의한 심장기능상실(심부전)과 콩팥기능상실(신부전)이 생명 예후를 결정한다. 고령자에게 발생하는 콩팥증후군의 원인이 된다. 소화관에 침착되면 난치성 설사의 원인이 된다.

그 밖의 전신아밀로이드증으로서 보통염색체 우성유전을 나타내는 가족성 아밀로이드증(familial amyloidosis)이 있다. 말초신경에 변이 트랜스티레틴(transthyretin; 전알부민)이 침착된다.

투석아밀로이드증은 β_2-저분자글로불린이 뼈, 관절을 중심으로 침착하여 손목굴증후군(**▶ 그림 15-7**)이나 파괴성 척추증을 일으킨다. 혈액투석을 10년 이상 계속한 경우에 발생한다. 최근에는 β_2-저분자글로불린을 통과시키는 투석막이 사용되면서 이 병태를 피할 수 있게 되었다.

프리온병(특히 광우병)이나 알츠하이머병에서도 뇌에 특수한 아밀로이드단백질(각각 프리온단백질과 β-아밀로이드단백질)이 침착된다. β-아밀로이드단백질이 뇌혈관벽에 침착되어 뇌출혈(겉질밑출혈)의 원인이 되기도 하는데, 이는 국한성 병변이다.

[표 15-2] 주요 전신아밀로이드증

병형	아밀로이드화 침착 단백질	침착부위
원발성·골수종 수반성	면역글로불린 L사슬(AL)	전신(특히 심장)
속발성	아밀로이드 A단백질(AA)	전신(특히 콩팥)
가족성	트랜스티레틴(AF)	말초신경
투석 관련	β_2-저분자글로불린	뼈, 관절

Note

베체트병에서의 외음부궤양

베체트병에서는 외음부, 특히 음낭 피부에 유통성 궤양을 일으킨다. 본 사례에서는 두 곳이 궤양화되어 있다(**▶ 그림 15-6**). 입안궤양을 동반하기도 한다. 베체트병에 특징적인 자가항체나 병리 병변은 알려져 있지 않으며 진단은 오로지 임상적 평가에 의존한다.

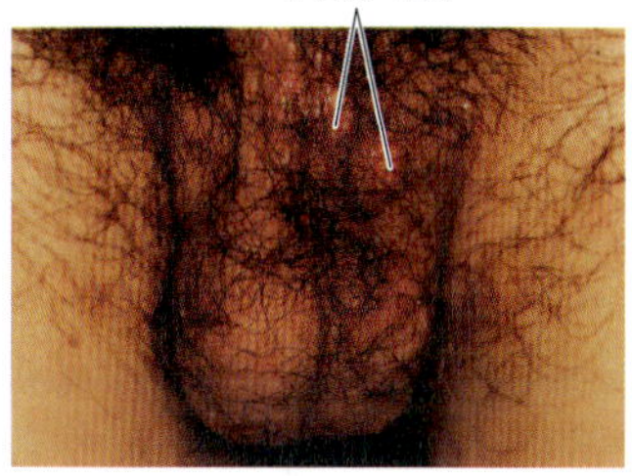

[그림 15-6] 베체트병에서의 외음부 궤양

아밀로이드의 어원

아밀로이드(amyloid)는 1854년에 루돌프 비르효에 의해 처음 사용되었다. 요오드전분반응에 양성을 나타내는 비정상 물질, 즉 전분과 유사하지만 다른 물질(amyl : 전분, oid : 유사)로서 명명되었다. 아밀로이드증은 이전 유전분증이라고도 불렸다. 아밀로이드단백질의 침착 부위에는 당단백질이나 사이질성 점액다당류가 함께 침착되어 있다.

전알부민(prealbumin)

혈청 단백질의 하나로, 갑상샘호르몬을 운반하는 작용이 있기 때문에 트랜스티레틴(갑상샘호르몬 운반체라는 의미)이라고도 불린다. 가족성 아밀로이드증에서는 점돌연변이에 의해 아밀로이드화하여 말초신경에 침착된다 (**▶ 총론 제3장 선천이상, p.74 참조**).

2형 당뇨병에서는 이자 랑게르한스섬에 아밀린(amylin)이 아밀로이드로서 침착되고(▶ **각론 제10장 내분비계통 질환, p.407 참조**), 갑상샘 속질암종에서는 프로칼시토닌(procalcitonin)이 아밀로이드로서 침착된다.

■ 사르코이드증(sarcoidosis)

원인 불명의 전신성 육아종성 질환이다. 최근, 피부 상주균인 프로피오니박테륨 아크네(*Propionibacterium acnes*)의 감염이 원인으로 유력시되고 있다. 결핵과 유사한 육아종을 만드는데, 치즈괴사(건락괴사)는 관찰되지 않으며 림프구 침윤도 가볍다. 투베르쿨린반응은 음성화한다.

허파를 침범하는 빈도가 높고 양측 허파문림프절의 종창이 특징이다. 허파는 사이질폐렴 소견을 나타낸다. 진단을 목적으로 빗장위오목(쇄골상와) 림프절 생검이 이루어진다.

피부병변(결절성 홍반)이나 포도막염을 동반하는 점이 특징이다. 그 밖에 콩팥, 소화관, 뼈대근육 등 모든 장기에서 병변이 관찰되지만, 심장 병변의 유무가 생명 예후에 중요하다. 고칼슘혈증, 고γ-글로불린혈증과 혈청 앤지오텐신전환효소(ACE) 활성의 상승이 검사상 중요하다.

3. 발열성 질환

체온은 오전 6시 무렵이 가장 낮고 오후 3~4시 무렵이 가장 높은 하루변이(일내변동, diurnal variation)를 나타낸다. 아침 기상 직후의 체온을 기초체온이라고 한다. 발열(febricity)은 37℃대의 미열, 38℃대의 중등도열, 39℃ 이상의 고열로 나뉜다.

[표 15-3] 발열을 일으키는 질환

감염병	1) 전신성 : 패혈증, 심부 진균증, 바이러스 감염병, 수입 감염병(말라리아 등)
	2) 국소성
	① 호흡계통 : 편도염, 코곁굴염, 폐렴, 결핵, 가슴막염
	② 소화계통 : 쓸개염, 막창자꼬리염, 배막염, 간농양
	③ 비뇨계통 : 깔때기콩팥염, 전립샘염
	④ 중추신경계통 : 뇌염, 수막염
	⑤ 기타 : 가운데귀염, 골수염, 연조직염
악성종양	1) 혈액질환 : 백혈병, 악성림프종
	2) 고형암
콜라겐병	SLE, 피부근육염, 결절다발동맥염
내분비질환	갑상샘항진증
중추신경계통 질환	뇌출혈, 뇌경색증
기타	악성고열증, 열사병, 약물알레르기

Note

손목굴증후군(수근관증후군, carpal tunnel syndrome)

손목굴(수근관)이란 손관절 부위에 있는 손목뼈(수근골)와 가로손목인대(횡수근인대)로 이루어진 터널이며, 이 안에 긴엄지굽힘근힘줄(장모지굴근건; 1개), 검지에서 소지의 깊은·얕은손가락굽힘근힘줄(심·천지굴근건; 4개씩 8개), 정중신경이 지나간다. 정중신경이 압박되어 제1~제4지가 저리게 된다(▶ **그림 15-7**). 중증화되면 엄지둔덕(모지구)이 얇아진다. 대부분은 원인 불명이지만, 손을 혹사시키는 사람의 힘줄윤활막염(건초염, tenosynovitis) 이외에 아밀로이드 침착, 갑상샘저하증(hypothyroidism), 말단비대증(acromegaly)의 초기증상인 경우가 있다.

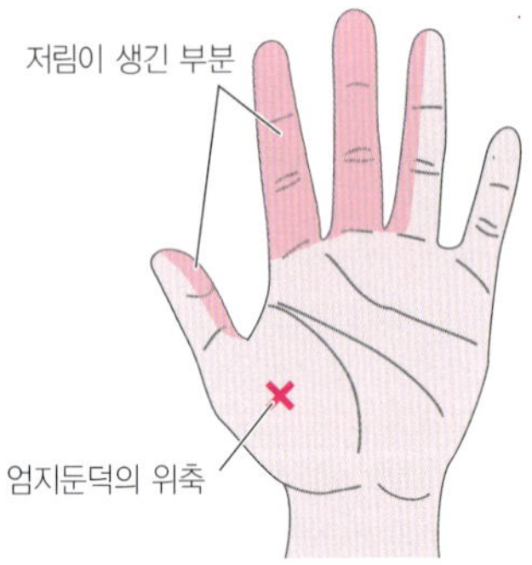

압박성 정중신경 손상에 의해 제1~제4지까지가 저리다. 진행되면 엄지둔덕의 위축을 동반한다.

[그림 15-7] 손목굴증후군

β_2-저분자글로불린(microglobulin)

사람백혈구항원(HLA)의 구성성분(가벼운 사슬)으로, 모든 유핵세포의 세포막에 발현하는 단백질이다. 정상에서는 소변 중으로 배설된다. 분자량이 11,800으로 작기 때문에 '저분자'글로불린이라는 이름이 붙었다.

발열을 일으키는 3대 질환으로 감염병, 악성종양, 콜라겐병이 있다(▶ 표 15-3). 혈액질환 및 악성종양과 콜라겐병은 발열 지속기간이 2주일 이상인 경우가 많은 것이 특징이다. 응급도가 매우 높은 발열성 질환으로서 패혈증, 열사병, 악성고열증, 뇌염, 수막염, 중추신경장애(뇌졸중), 화농성 배막염 등을 들 수 있다.

발열성 질환의 경우 전신 상태를 잘 관찰하여 발열의 응급도를 판단한다. 발열 정도, 하루변이, 지속성도 원인 추정에 도움이 된다(▶ 그림 15-8). 일반검사는 소변검사, 혈구계산(백혈구분획), CRP(C반응단백질), 적혈구침강속도를 측정한다. 생화학검사는 전해질, 간기능, 콩팥기능의 이상을 확인한다. 영상진단은 가슴 및 배의 단순 X선 촬영이 우선 시행된다. 필요에 따라 초음파검사, CT, MRI가 추가된다.

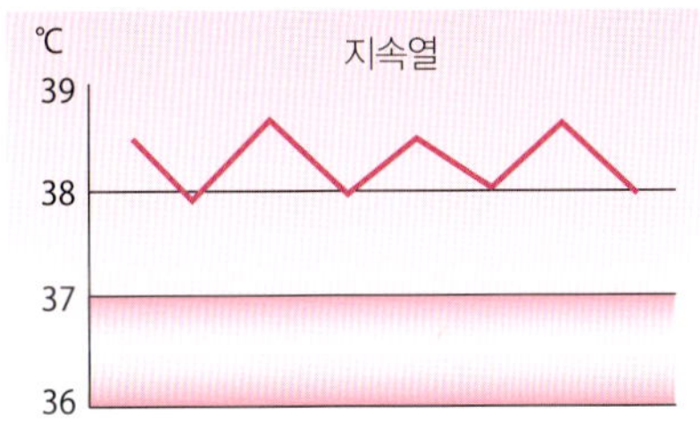

지속열(계류열, constant fever) : 체온의 일차가 1℃ 이내의 고열이 지속된다.

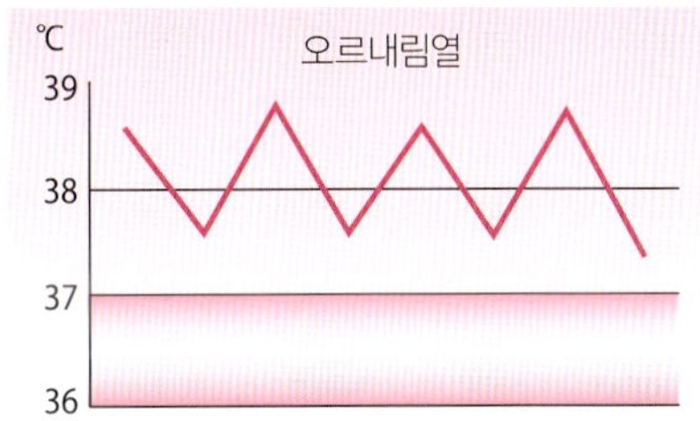

오르내림열(이장열, remittent fever) : 체온의 일차가 1℃ 이상의 고열이 지속된다.

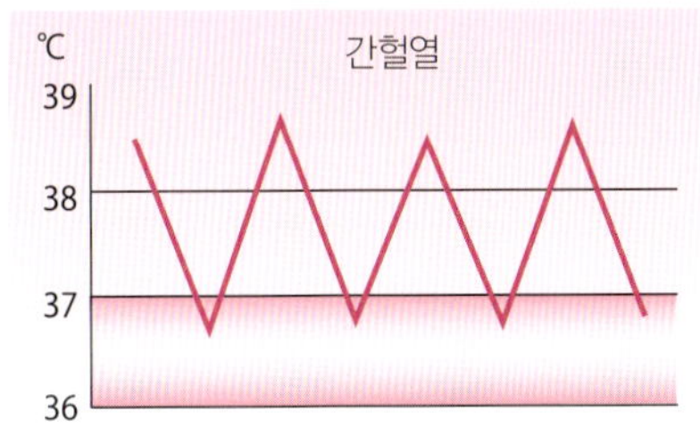

간헐열(intermittent fever) : 체온의 일차가 1℃ 이상이며 하루에 몇 번인가의 무열기가 있다.

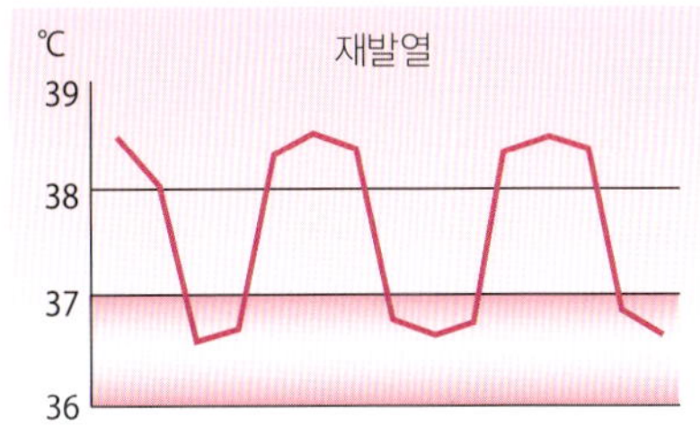

재발열(recurrent fever) : 무열기와 유열기가 불규칙하게 교대한다.

[그림 15-8] 다양한 열형

■ 원인불명열(fever of unknown origin, FUO)

고전적인 원인불명열의 정의는 3주일 이상 지속되는 발열로 그 사이에 38.3℃(101℉) 이상에 이르는 열이 수차례 이상 있고 입원 후에도 1주일 이상 원인을 특정할 수 없는 경우를 말한다. 최근 진단기술의 발달로 입원 후 정밀검사기간은 3일로 단축되었다. 이를 원내형 FUO라고 한다. 또 중성구감소형 FUO와 HIV형 FUO는 별도로 취급한다.

고전형 FUO는 감염병, 콜라겐병, 악성종양(종양열), 원내형 FUO는 감염병, 수술 후 합병증, 약물열이 원인일 가능성이 높으며, 중성구감소형과 HIV형의 대부분은 감염병이나 일부 약물열이 원인일 가능성이 높다.

Note

파괴성 척추증

투석아밀로이드증의 중증 뼈병변으로, 아밀로이드단백질이 척추, 척추인대나 척추원반(추간판)에 침착한 결과 척추뼈몸통, 척추 유지구조, 척추원반이 진행성으로 파괴된다. 목뼈나 허리뼈에 병변이 생기기 쉽다. 척추관협착에 의한 척수증상(교대마비)이나 척추변형(척주뒤굽음증)을 동반한다.

발열의 응급도 판정

① **전신상태(호흡, 순환, 의식) 확인**

② **문진**

- ⓐ 발열이 갑자기 일어났는가 서서히 일어났는가, 발열 정도, 하루변이, 지속성
- ⓑ 전구증상 및 수반증상 : 복통, 두통 유무
- ⓒ 과거병력, 약물 사용력
- ⓓ 직업력, 해외여행력, 애완동물 사육 여부

③ **신체소견** : 복막자극증상, 수막자극증상

④ **각종 검사(일반생화학, X선, 초음파 등)**

섭씨와 화씨

섭씨 온도는 C로 나타낸다. 1792년 셀시우스의 머리글자를 따서 1기압의 영점을 섭씨 0도로 하고 물이 끓는 온도를 섭씨 100도라고 하였다. 이 사이를 100등분한 온도계를 섭씨온도계라고 한다. 화씨는 F로 나타낸다. 이것은 독일인 파렌하이트의 머리글자를 딴 것으로 1714년에 만들어졌다. 화씨의 명칭은 이 이름을 중국에서 화륜해(華倫海)의 한자를 붙인 것에 따른다. 영점 0도(섭씨)를 화씨 32도, 끓는점 섭씨 100도를 화씨 212도의 눈금으로 정하였다. 화씨온도 F의 계산방법은 $F=C\times9\div5+32$이다. 덧붙여서 F는 화씨온도, C는 섭씨온도를 가리킨다.

column

■ 발열기전 – 가장 많은 발열 원인은 감염병

병원체가 체내에 침입하면 백혈구에서 사이토카인이 분비되어 면역기전이 활성화된다. 사이토카인이 프로스타글란딘의 생산을 유도하고 이것이 시상하부의 체온조절중추를 자극해서 체온을 상승시킨다.

발열은 정상보다 높은 온도로 재설정된 평열로 간주된다. 평열이 평소보다 높은 온도로 설정되면 신체는 추운 환경에 놓였을 때와 같은 반응을 일으킨다. 근육은 떨리고 체내의 대사가 항진되어 열을 생산하며 피부혈관이 수축해서 열발산을 감소시킨다. 이때 추위를 느낀다.

이처럼 발열은 생리적 반응이기 때문에 발열 초기에 해열제를 사용해도 바로 내려가는 일은 없다. 신체가 추위를 느끼고 있을 때 몸을 냉각시키면 기분이 좋을 리가 없다. 발열에 대한 해열 처치는 발열 시기를 충분히 파악할 필요가 있다.

■ '열이 있거나 주사 맞은 뒤에는 목욕하지 않는다'고 하는 것은 비상식

발열 시에는 땀을 흘린다. 땀범벅인 피부는 세균 증식에 최적이다. 이러한 때야말로 목욕을 해서 신체를 청결하게 하고 몸이 따뜻한 동안 이불에 들어가 푹 잠을 자도록 하자! 또 주사를 맞은 뒤 주사 자국이 언제까지나 벌어져 있는 것은 아니다.

다른 나라 사람들은 열이 있을 때일수록 욕조에 들어간다. 샤워만 하는 서양인들이 모두 그렇게 한다. '열이 있으니 목욕하지 말자'라든지 '주사를 맞았으니 오늘은 목욕하지 말자' 하는 것은 비상식적인 일이다.

국시 적중문제

Q 전신홍반루푸스, 갑상샘 질환, 류마티스관절염의 공통점은 무엇인가?

① 자가면역질환　② 염증성 질환　③ 갑상샘항진증
④ 부신겉질항진증　⑤ 뇌하수체항진증

A 토리콩팥염(사구체신염), 중증근무력증, 전신홍반루푸스, 류마티스관절염 등은 자가면역질환이다.

정답 : ①

Q 전신홍반루푸스의 특징 중 틀린 것은?

① 적혈구수 증가　② 혈소판 감소　③ 백혈구수 감소
④ 적혈구침강속도(ESR) 증가　⑤ 면역글로불린 증가

A 전신홍반루푸스의 진단

1) 혈청 내 자가항체, 항DN항체, 항Sm항체의 존재 확인
2) 백혈구감소증
3) 적혈구침강속도(ESR) 증가
4) 면역글로불린 증가
5) 보체 감소, 혈청에 면역복합체 존재

정답 : ①

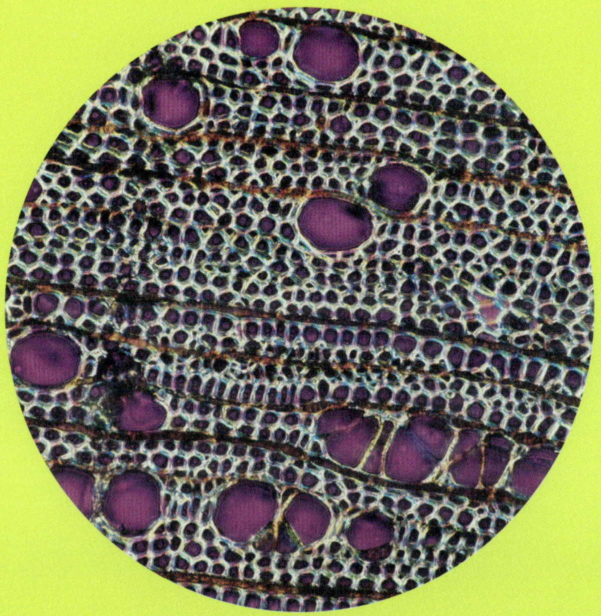

찾아보기

한글

영어

찾아보기
한글

ㄱ

ㄴ

ㄷ

ㄹ

ㅁ

ㅂ

ㅅ

ㅇ

ㅈ

ㅊ

ㅋ

ㅌ

ㅍ

ㅎ

기타

찾아보기 영어

A

B

C

D

E

F

G

H

I

J

K

L

M

N

O

P

R

S

T

U

V

W

X

Y

Z

최신 심플 병리학

Quick Master **Pathology**

2018년 3월 1일 인쇄
2018년 3월 10일 발행

저 자 YUTAKA TSUTSUMI
편 역 김경아, 김미향, 김인숙, 김향이, 박미화, 배은숙, 배익렬,
서연희, 이상민, 이선미, 정인숙, 조 경, 허금희 (가나다순)
발 행 인 홍성용
발 행 처 도서출판 대광의학

등록번호 제2015-000013호
주 소 서울특별시 구로구 경인로 579(신도림동 410-13) 안성빌딩 A동 416호
Tel. 02) 6737-2000 Fax. 02) 6737-2001
홈페이지 www.dkbooks.net
E - mail dkmd@daum.net
정 가 35,000원
I S B N 979-11-88705-00-9 93510

▶ 본 교재의 수익금 일부는 월드비전에 기부되어 어린이 교육사업에 사용됩니다.

▶ 파본이나 낙장은 교환해 드립니다.